小児栄養消化器肝臓病学

Pediatric Gastroenterology, Hepatology and Nutrition

日本小児栄養消化器肝臓学会 編集

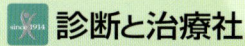

診断と治療社

小児栄養消化器肝臓病学

口　絵

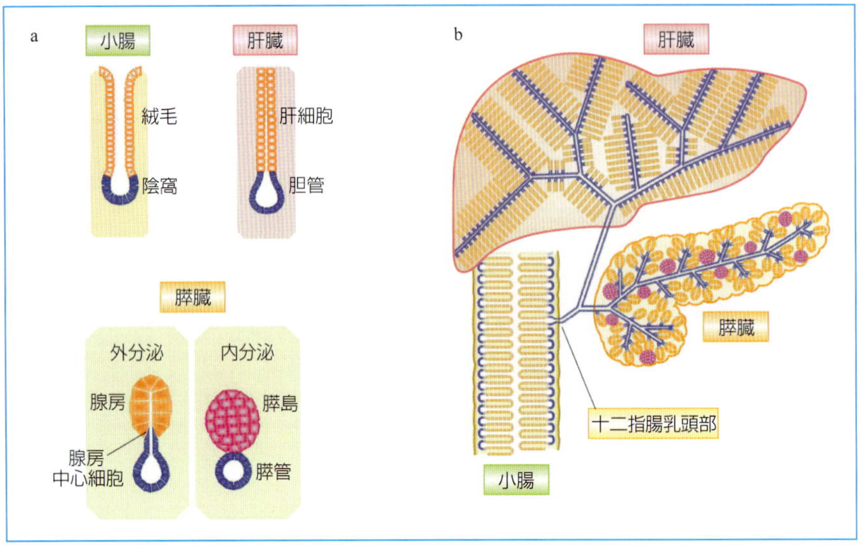

口絵 1　成体の肝臓，膵臓，小腸における Sox9 の発現〔p.7 参照〕

〔古山賢一郎，川口義弥：肝臓，膵臓，腸に共通した幹細胞の解明（http://first.lifesciencedb.jp/archives/1981）より転載〕

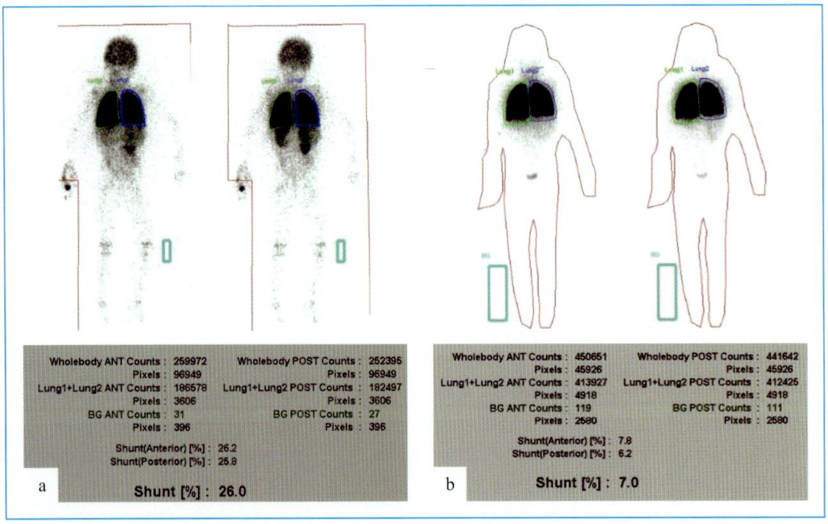

口絵 2　肺血流シンチ（肝肺症候群）〔p.67 参照〕

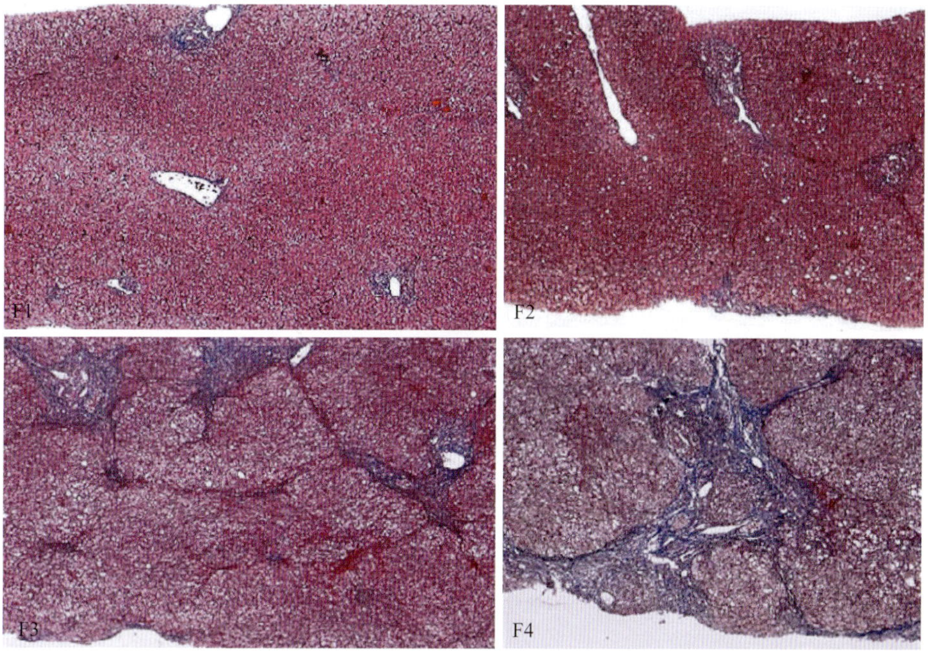

口絵 3　慢性肝炎の組織像（HE 染色，×100）〔p.101 参照〕

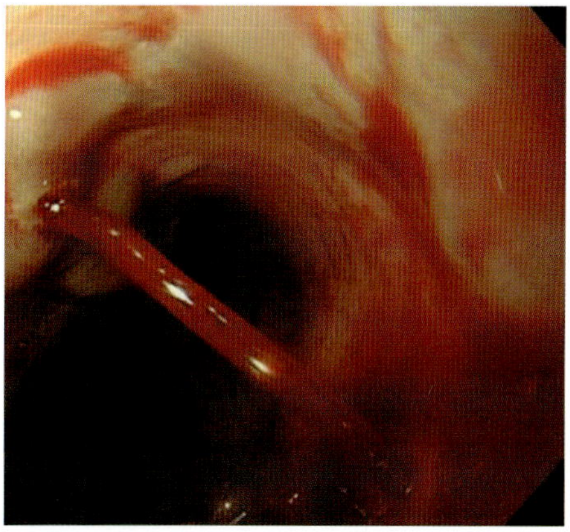

口絵 4　食道静脈瘤からの噴出性出血〔p.143 参照〕

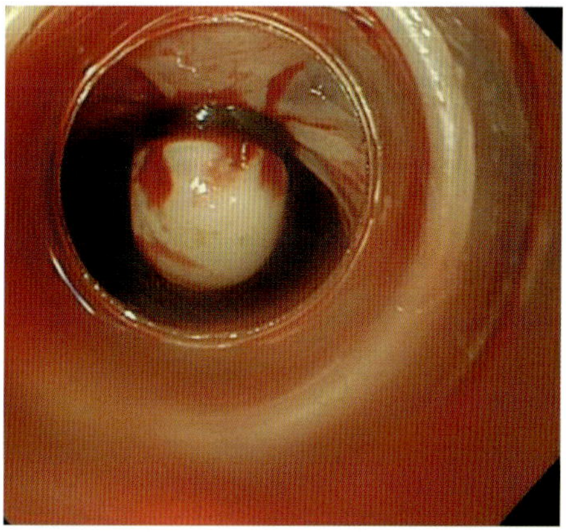

口絵 5　食道静脈瘤出血を EVL にて止血〔p.143 参照〕

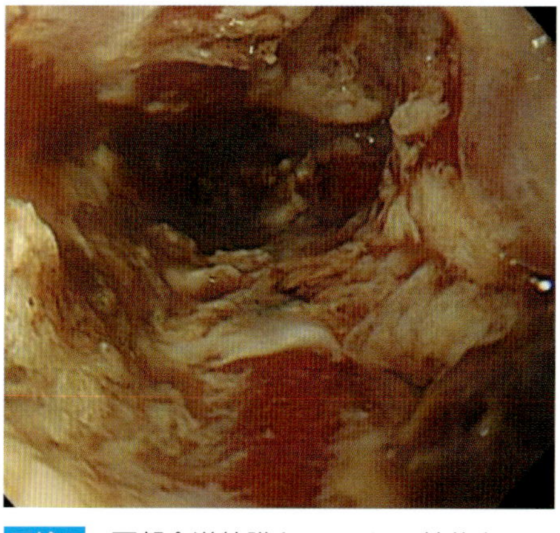

口絵 6　下部食道粘膜を APC にて焼灼〔p.143 参照〕

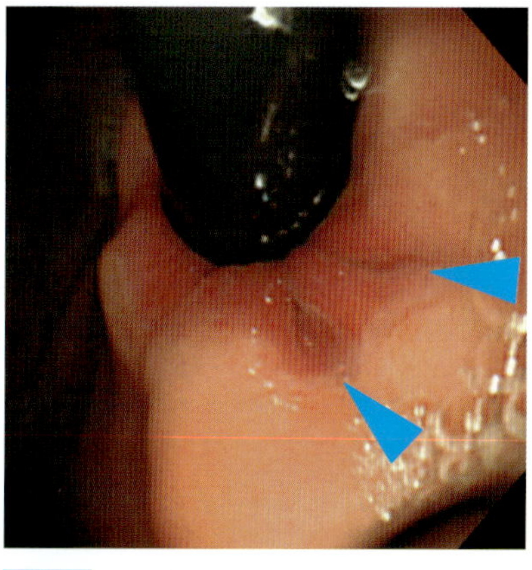

口絵 7　食道・胃接合部内視鏡所見〔p.192 参照〕

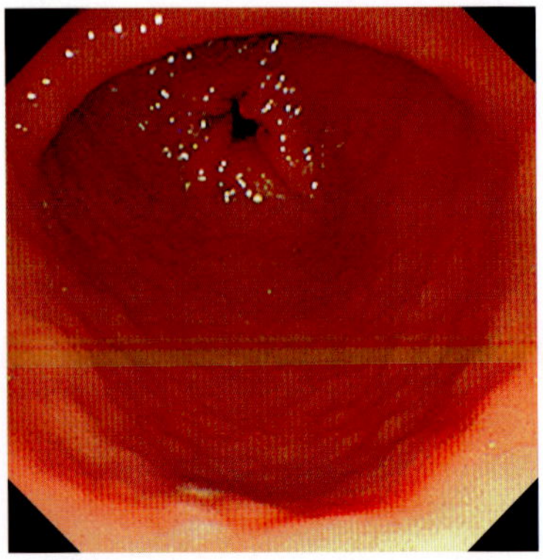

口絵 8　*H. pylori* 感染による前庭部結節性変化〔p.209 参照〕

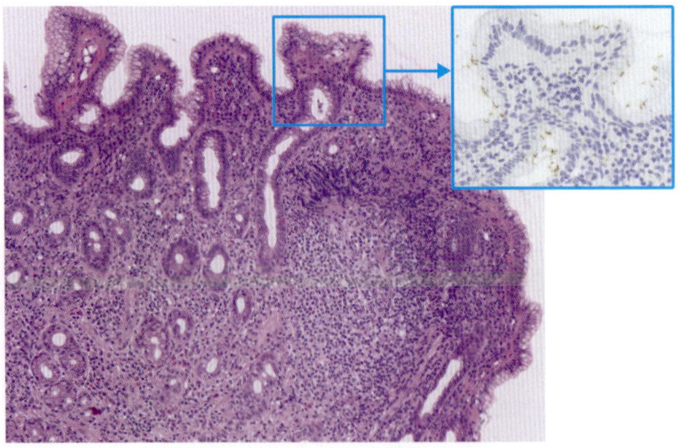

口絵 9　口絵 8 と同症例の前庭部の病理組織像（HE 染色，免疫組織染色）〔p.210 参照〕

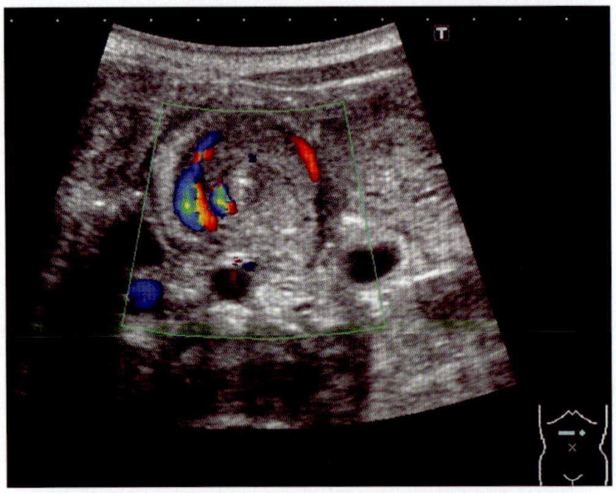

口絵 10　腹部超音波（whirlpool sign）〔p.224 参照〕

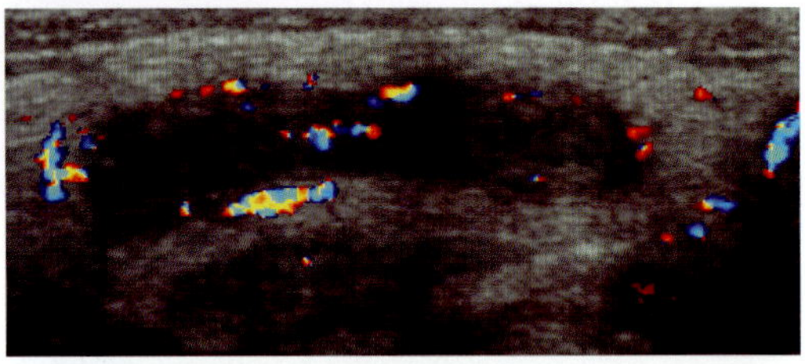

口絵 11　超音波〔p.249 参照〕

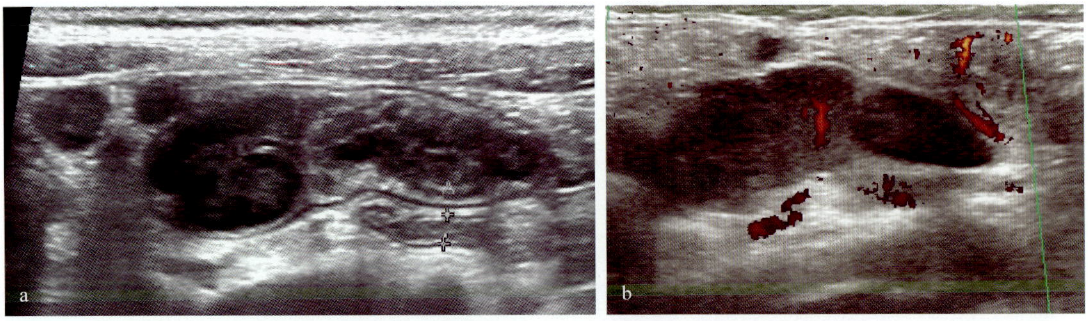

口絵 12　回腸末端炎，腸間膜リンパ節炎〔p.250 参照〕

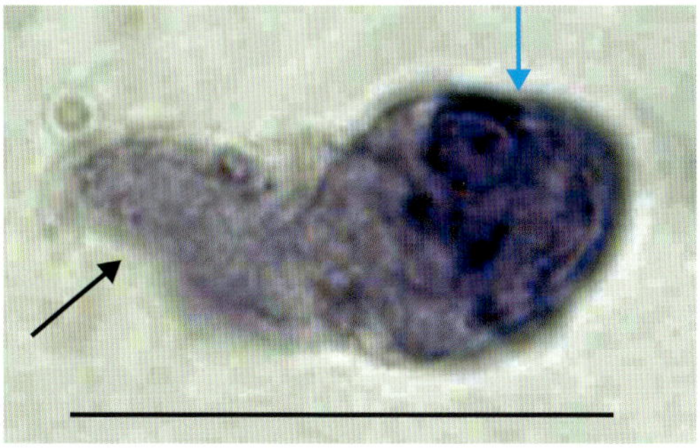

口絵 13　赤痢アメーバ栄養型〔p.253 参照〕
〔自治医科大学 感染・免疫学講座医動物学部門 松岡裕之教授のご厚意による〕

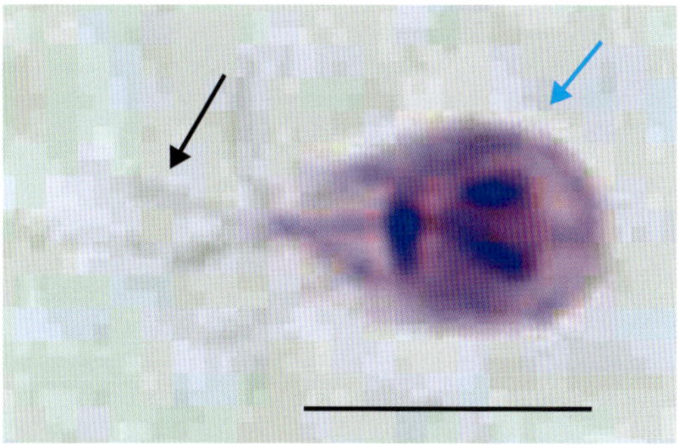

口絵 14　ランブル鞭毛虫栄養型〔p.253 参照〕
〔自治医科大学 感染・免疫学講座医動物学部門 松岡裕之教授のご厚意による〕

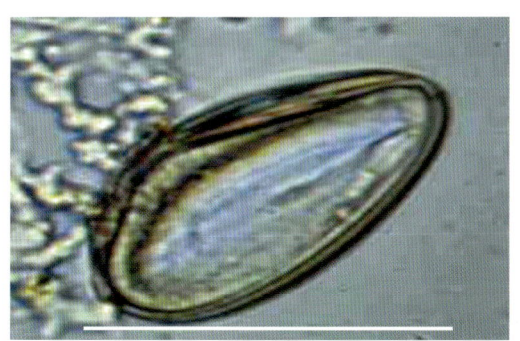

口絵 15　蟯虫の虫卵〔p.253 参照〕
〔自治医科大学 感染・免疫学講座医動物学部門 松岡裕之教授のご厚意による〕

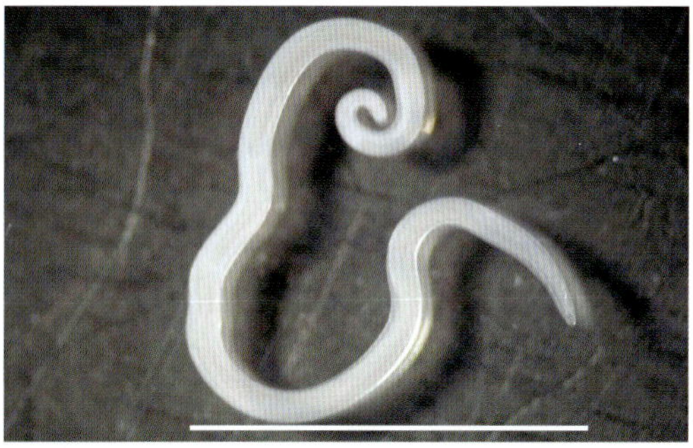

口絵 16　アニサキス幼虫〔p.253 参照〕
〔自治医科大学 感染・免疫学講座医動物学部門 松岡裕之教授のご厚意による〕

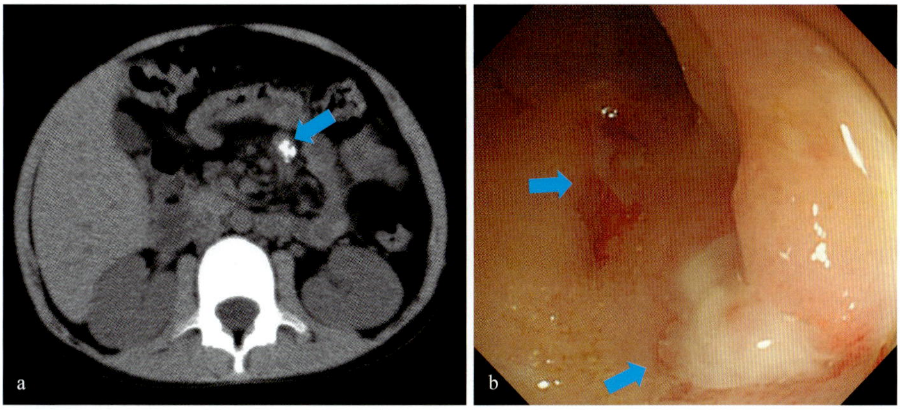

口絵 17　腹部単純 CT（a）および下部消化管内視鏡（b）〔p.259 参照〕

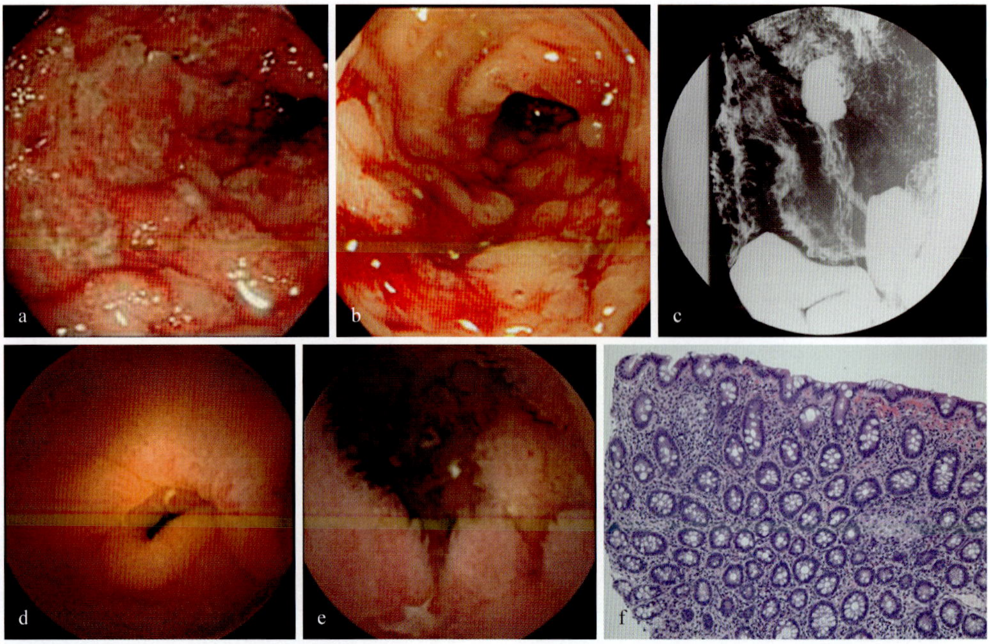

口絵 18 Crohn 病の画像所見〔p.264 参照〕

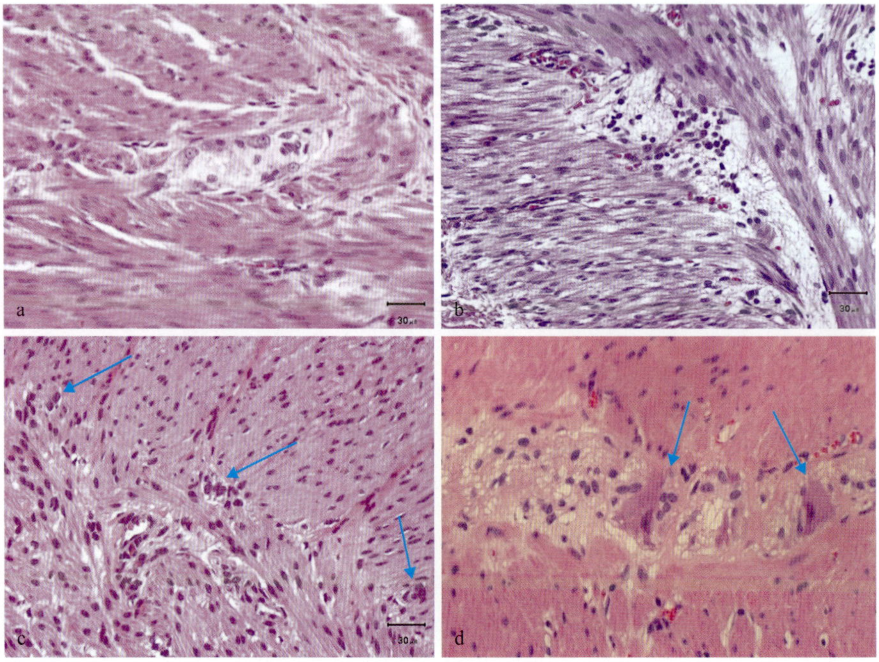

口絵 19　H 類縁疾患の病理像〔p.296 参照〕

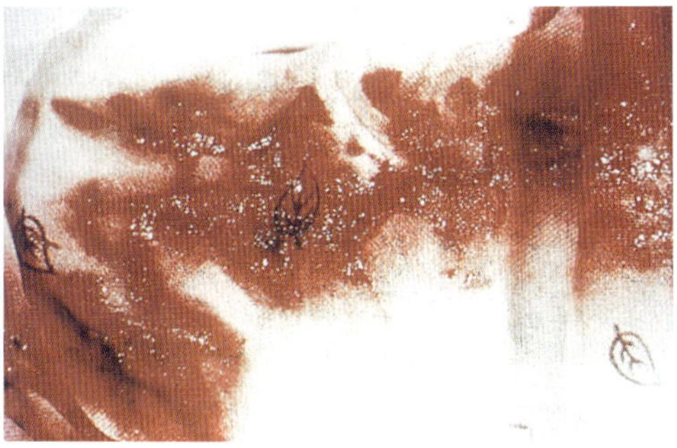

口絵 20　イチゴゼリー様粘血便〔p.325 参照〕
（教育用スライド．文光堂より）

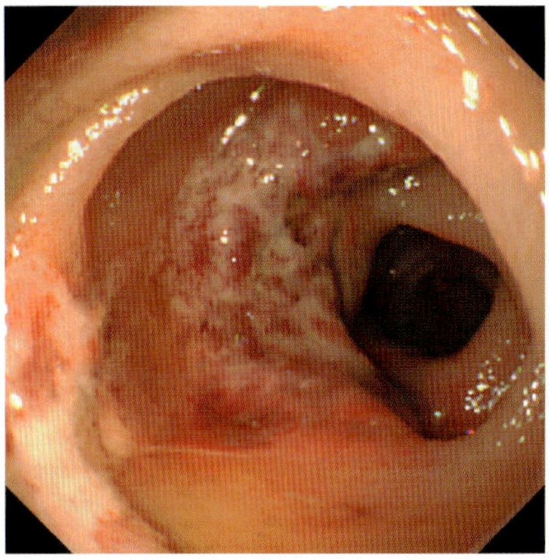

口絵 21　内視鏡所見〔p.354 参照〕

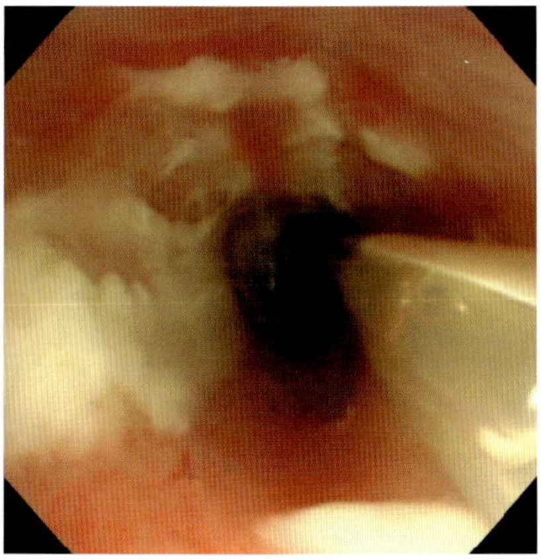

口絵 22　腐食性食道炎（強アルカリ洗剤誤飲）〔p.368 参照〕

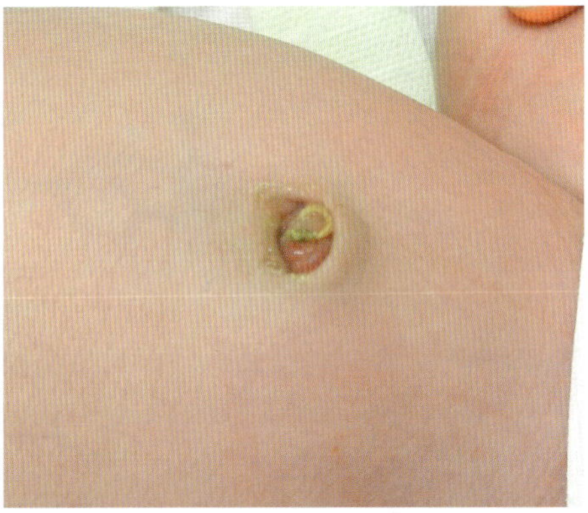

口絵 23　臍肉芽腫の症例〔p.390 参照〕

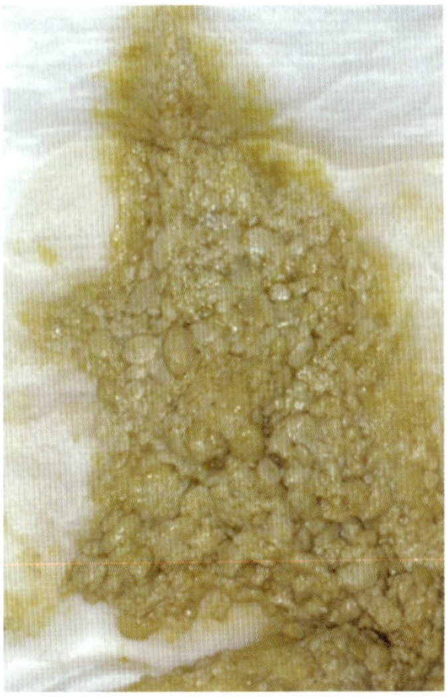

口絵 24　淡黄色便〔p.412 参照〕

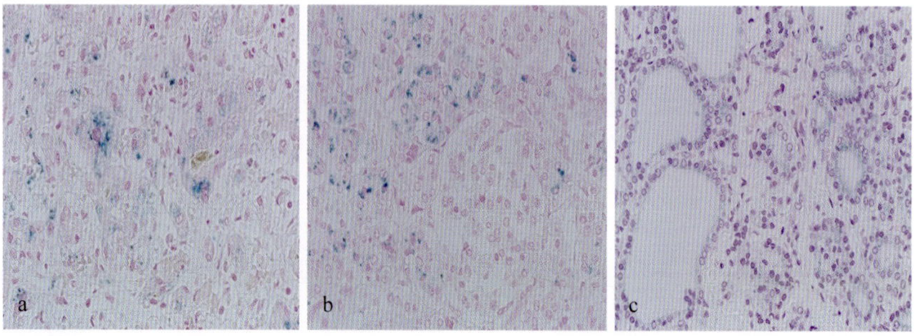

口絵 25　新生児ヘモクロマトーシスの組織所見・鉄染色（千葉県こども病院症例）〔p.436 参照〕

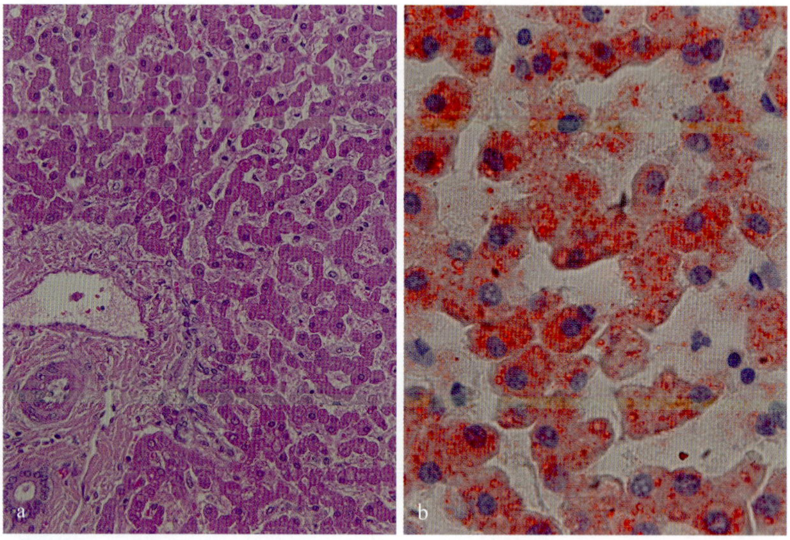

口絵 26　剖検症例〔p.470 参照〕

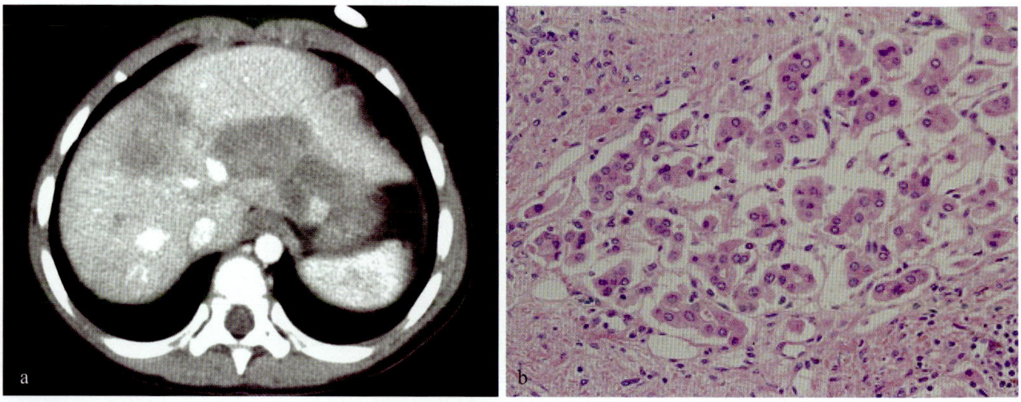

口絵 27　肝芽腫（2 歳 4 か月，男児）〔p.486 参照〕

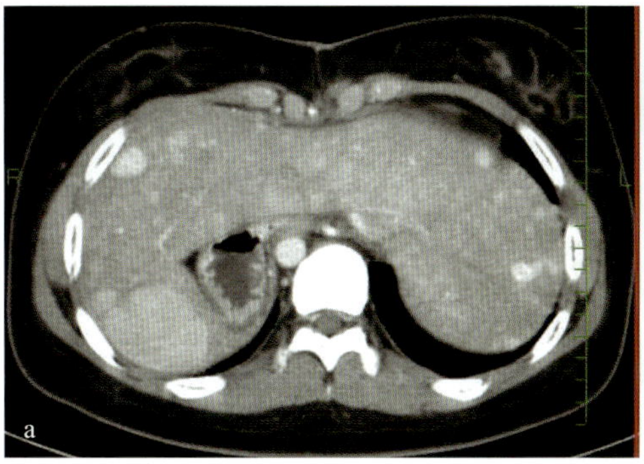

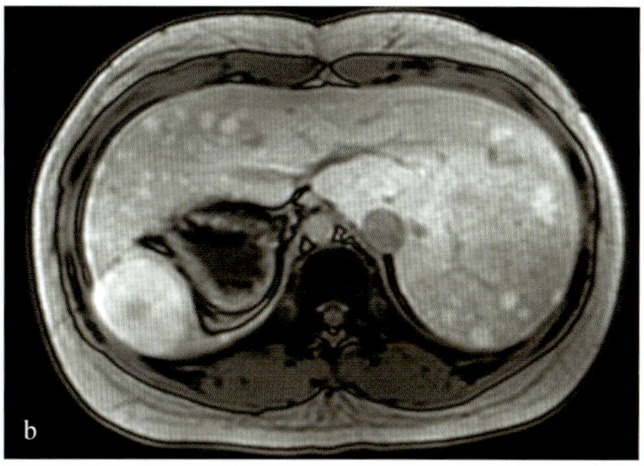

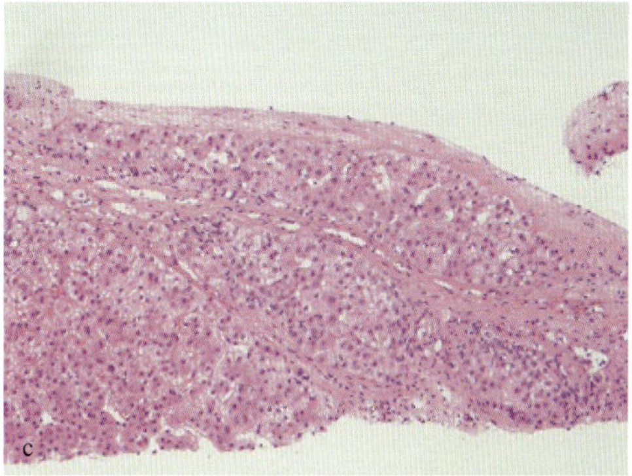

口絵 28　FNH（13 歳，女児．内臓逆位，心奇形合併）〔p.488 参照〕

資料 1

便色カード

胆道閉鎖症早期発見のための比色チャート.

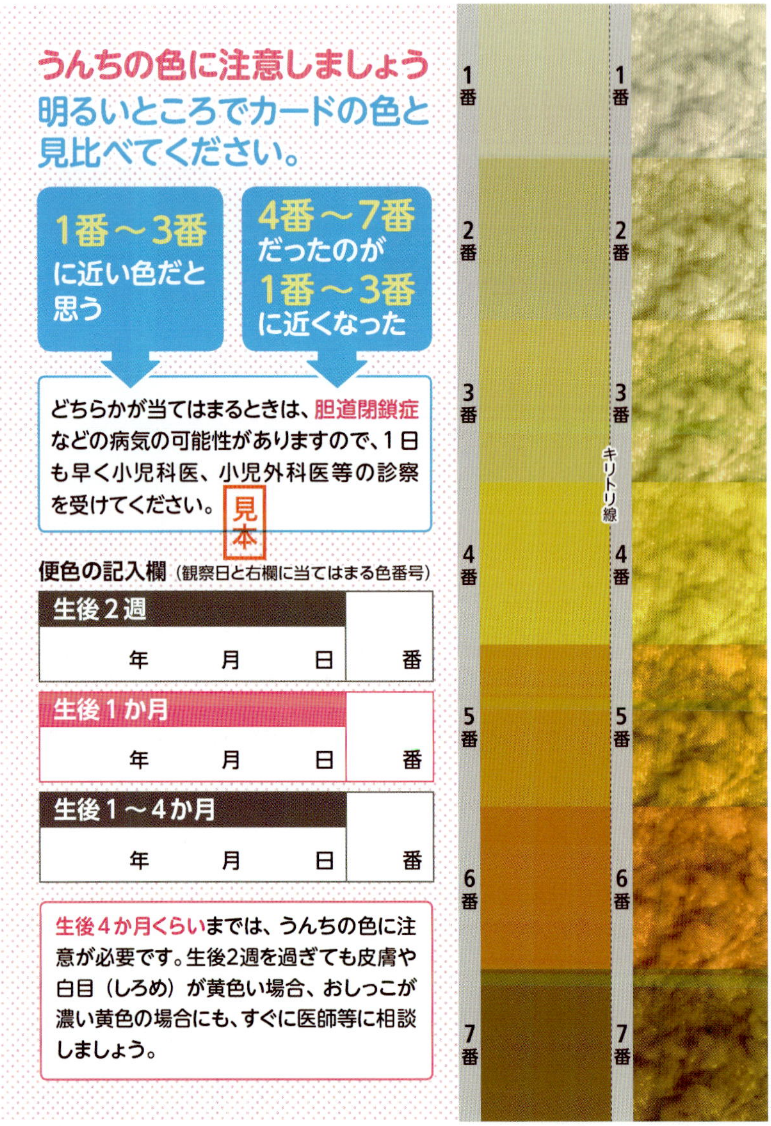

（実物は葉書大）

刊行にあたって

この度，日本小児栄養消化器肝臓学会では，小児栄養消化器肝臓病の教科書，『小児栄養消化器肝臓病学』を作成いたしました．

本学会では，若手医師の教育，より高い技術と豊富な知識をもつ医師の育成，関連する分野でのガイドラインの整備など，小児医療に貢献できるよう積極的に取り組んでおります．本書は，そうした学会の取り組みの一環であり，学会の総力をあげた教科書を目指しました．

小児の消化器疾患は，口腔・食道・胃・腸・肝臓・胆道・膵臓さらに栄養領域，また成人期へ移行する慢性疾患もあり，非常に幅広い領域にわたります．本書は，本学会の運営委員を中心に，学会員をはじめ小児外科，小児放射線，形成外科，小児アレルギー，児童精神など小児の消化器疾患にかかわりのある各領域のエキスパートの先生方にも御参画いただくことで，そうした幅広い消化器疾患を網羅的に取り上げることができました．

本書が小児栄養消化器肝臓病学を専門とされる医師だけでなく，これから小児栄養消化器肝臓病学を学ぼうとされる若手小児科医をはじめ，小児外科医，内科医など小児を診察する機会のある多くの先生方に読んでいただき，日常診療の一助となれば望外の喜びです．また１人でも多くの医師が小児栄養消化器肝臓病学を専門とされることを願っております．

最後にこの場を借りて，お忙しい中御執筆いただきました先生方の御尽力に，心より感謝申し上げます．

2014 年 9 月

日本小児栄養消化器肝臓学会運営委員長
玉井　浩

序 文

日本小児栄養消化器肝臓学会は，その前身である小児栄養発育研究会と日本小児消化器病研究会が1974年に創設されたのを嚆矢とする．1986年に両者が合体して日本小児栄養消化器病学会となった(2006年に名称変更)．運営委員長は初代が，故加藤英夫教授，続いて藪田敬次郎教授，小池通夫教授，山城雄一郎教授，私が5代目で，現在は玉井　浩教授が引き継いで今日に至っている．2013年で創立40周年を迎えたのを記念し，10月31日から東京で，The 13th Congress of Asian Pan-Pacific Gastroenterology, Hepatology and Nutrition(President：Akira Matsui, MD.)と第40回日本小児栄養消化器肝臓学会(会長：玉井　浩教授)を合同開催できたことは記憶に新しい．

私が運営委員長在任中に掲げた目標の1つが前述の国際学会開催であり，もう1つが専門書としての『小児栄養消化器肝臓病学』の刊行であった．前者はともすれば内向きになりがちだった学会員の視野を諸外国に拡大することであったのに対して，後者はこの分野の専門家を目指す人々に，現時点で知っておくべき事項を示すことを目指した．この専門書はまた，この分野以外の小児科専門医，総合医に対して，それぞれの担当する患児のもつプロブレムにエビデンスに基づいて対処する，そして必要なときには学会事務局を通して相談すべき専門家は誰かを伝える海図の役目をはたすことを目的とした．

現在，私どもの学会は大きなターニングポイントを迎えている．栄養においては低栄養からプロバイオティクス，肥満・NAFLDに，消化管においては急性胃腸炎から炎症性腸疾患，消化管アレルギーに，肝臓においてはウイルス肝炎から胆汁うっ滞，代謝性疾患，肝(細胞)移植に主要な話題が移行してきている．胎児性幹細胞，iPS細胞などの進歩は，われわれの分野においても，難治性とされてきた各種の疾患の病態生理の解明，診断・治療法の発展に多大の貢献をするだろう．

このような背景から，私ども編集主幹・委員は，それぞれの専門分野で実際に活躍している，しかも次世代の小児栄養消化器肝臓病学を担う若手に，この専門書の執筆を依頼することにした．小児外科および小児外科系の専門医にも多大の貢献をしていただいた．この分野も日進月歩であるので，数年ごとの改訂が必須である．その際には電子媒体の使用も考慮にいれるべきである．また最新の医療と患児・家族の間で看護師，コメディカルのはたす役割は大きい．第2版以降ではそうした職種の人々も執筆に参加してほしいと思う．最後に診断と治療社スタッフのバイタリティ溢れる貢献がなければ，本書は刊行できなかったことを記して謝意を表する．日本小児栄養消化器肝臓学会会員が中心になって本書を成長発達させていくことを願って序文とする．

2014年9月

日本小児栄養消化器肝臓学会前運営委員長
松井　陽

C O N T E N T S

小児栄養消化器肝臓病学

各　論

F　腸間膜・腹壁疾患

G　肝胆道疾患

Ⅰ. ウイルス性肝炎・その他の肝炎

Ⅱ. 胆汁うっ滞

Ⅲ. 嚢胞性肝胆道疾患

Ⅳ　その他の肝胆道疾患

執筆者一覧

編集主幹(50音順)

田口智章　九州大学大学院小児外科学分野
玉井　浩　大阪医科大学小児科
友政　剛　パルこどもクリニック
松井　陽　聖路加国際大学看護学部

編集委員(50音順)

秋山卓士　広島市立病院機構広島市立広島市民病院小児外科
乾　あやの　済生会横浜市東部病院小児肝臓消化器科
牛島高介　久留米大学医療センター小児科
内田恵一　三重大学消化管・小児外科
河島尚志　東京医科大学小児科
清水俊明　順天堂大学医学部小児科
須磨崎　亮　筑波大学医学医療系小児科
瀧谷公隆　大阪医科大学小児科
田尻　仁　大阪府立急性期・総合医療センター小児科
永田　智　東京女子医科大学小児科
中山佳子　信州大学医学部小児医学講座
余田　篤　大阪医科大学小児科

分担執筆(50音順)

青松友槻　大阪医科大学小児科
秋山卓士　広島市立病院機構広島市立広島市民病院小児外科
虻川大樹　宮城県立こども病院総合診療科
新井勝大　国立成育医療研究センター消化器科
石毛　崇　群馬大学大学院医学系研究科小児科学
位田　忍　大阪府立母子保健総合医療センター消化器・内分泌科
乾　あやの　済生会横浜市東部病院小児肝臓消化器科
井上幹大　三重大学消化管・小児外科
猪股裕紀洋　熊本大学小児外科・移植外科
岩澤堅太郎　済生会横浜市東部病院小児肝臓消化器科
岩間　達　沖縄県立中部病院小児科
牛島高介　久留米大学医療センター小児科

臼井規朗	大阪府立母子保健総合医療センター小児外科
内田恵一	三重大学消化管・小児外科
漆原直人	静岡県立こども病院小児外科
惠谷ゆり	大阪府立母子保健総合医療センター消化器・内分泌科
衞藤　隆	日本子ども家庭総合研究所
及川〈川本〉愛里	済生会横浜市東部病院小児肝臓消化器科
大塚宜一	順天堂大学医学部小児科
岡島英明	京都大学肝胆膵・移植外科／小児外科
岡田和子	岡田小児科クリニック
岡田忠雄	北海道教育大学教育学部札幌校養護教育専攻医科学看護学分野
奥田真珠美	兵庫医科大学ささやま医療センター小児科
奥山眞紀子	国立成育医療研究センターこころの診療部
鍵本聖一	埼玉県立小児医療センター総合診療科
鹿毛政義	久留米大学病院病理部
笠原群生	国立成育医療研究センター臓器移植センター
柏木保代	東京医科大学小児科
加藤晴一	かとうこどもクリニック
金森　豊	国立成育医療研究センター外科
金子健一朗	名古屋第一赤十字病院小児外科
金子　剛	国立成育医療研究センター形成外科
河島尚志	東京医科大学小児科
川原央好	浜松医科大学小児外科
北村知宏	順天堂大学医学部小児科
木下義晶	九州大学大学院小児外科学分野
木村昭彦	久留米大学医学部小児科
工藤孝広	順天堂大学医学部小児科
工藤豊一郎	国立成育医療研究センター肝臓内科
窪田正幸	新潟大学大学院小児外科
窪田　満	埼玉県立小児医療センター総合診療科
熊谷秀規	自治医科大学小児科
黒田達夫	慶應義塾大学医学部小児外科
河野達夫	東京都立小児総合医療センター放射線科
児玉浩子	帝京平成大学健康メディカル学部健康栄養学科
小松陽樹	東邦大学医療センター佐倉病院小児科
近藤宏樹	大阪大学大学院医学系研究科小児科学
今野武津子	札幌厚生病院小児科

財前善雄	福岡市立こども病院小児外科
佐伯　勇	広島市立病院機構広島市立広島市民病院小児外科
佐々木美香	もりおかこども病院小児科
清水俊明	順天堂大学医学部小児科
東海林宏道	順天堂大学医学部小児科
神保圭佑	順天堂大学医学部小児科
杉浦時雄	名古屋市立大学大学院医学研究科新生児・小児医学分野
鈴木光幸	順天堂大学医学部小児科
須磨崎　亮	筑波大学医学医療系小児科
世川　修	東京女子医科大学小児外科
十河　剛	済生会横浜市東部病院小児肝臓消化器科
髙野智子	大阪府立急性期・総合医療センター小児科
髙谷竜三	大阪医科大学小児科
高柳正樹	千葉県こども病院小児救急総合診療科
田川　学	筑波大学附属病院小児内科
瀧谷公隆	大阪医科大学小児科
田口智章	九州大学大学院小児外科学分野
田澤雄作	国立病院機構仙台医療センター小児科
田尻　仁	大阪府立急性期・総合医療センター小児科
玉井　浩	大阪医科大学小児科
角田知之	済生会横浜市東部病院小児肝臓消化器科
靏　知光	雪の聖母会聖マリア病院小児外科
土橋一重	昭和大学医学部小児科学講座
友政　剛	パルこどもクリニック
豊田　茂	野尻こどもファミリークリニック
永田　智	東京女子医科大学小児科
中原さおり	日本赤十字社医療センター小児外科
中原康雄	国立病院機構岡山医療センター小児外科
中山佳子	信州大学医学部小児医学講座
名木田　章	水島中央病院小児科
西亦繁雄	東京医科大学小児科
野口篤子	秋田大学小児科
野坂俊介	国立成育医療研究センター放射線診療部
野村伊知郎	国立成育医療研究センターアレルギー科
萩原真一郎	埼玉県立小児医療センター総合診療科
羽鳥麗子	群馬大学大学院医学系研究科小児科学

濵田吉則	関西医科大学小児外科
林田　真	九州大学大学院小児外科学分野
日衛嶋栄太郎	京都大学医学部附属病院小児科
日高奈緒	信州大学医学部小児医学講座
藤井　徹	順天堂大学医学部小児科
藤澤卓爾	藤沢こどもクリニック
藤澤知雄	済生会横浜市東部病院小児肝臓消化器科
藤武義人	相模台病院小児科
渕本康史	国立成育医療研究センター外科
古川泰三	京都府立医科大学小児外科
別所一彦	大阪大学大学院医学系研究科小児科学
米沢俊一	もりおかこども病院小児科
前田貢作	兵庫県立こども病院小児外科
増本幸二	筑波大学医学医療系小児外科
松井　陽	聖路加国際大学看護学部
松藤　凡	聖路加国際病院小児外科
松村成一	順天堂大学医学部小児科
丸尾良浩	滋賀医科大学小児科
光永哲也	千葉大学大学院医学研究院小児外科学
宮坂実木子	国立成育医療研究センター放射線診療部
三善陽子	大阪大学大学院医学系研究科小児科学
虫明聡太郎	近畿大学医学部奈良病院小児科
村上　潤	鳥取大学周産期・小児医学
村越孝次	東京都立小児総合医療センター消化器科
村山　圭	千葉県こども病院代謝科
持田郁子	大阪大学大学院医学系研究科核医学講座
八木　実	久留米大学医学部小児外科
柳　忠宏	久留米大学医学部小児科
山田寛之	大阪府立母子保健総合医療センター消化器・内分泌科
山田佳之	群馬県立小児医療センターアレルギー感染免疫科
横井暁子	兵庫県立こども病院小児外科
横山孝二	自治医科大学小児科
余田　篤	大阪医科大学小児科
和田　基	東北大学大学院医学系研究科小児外科学分野
渡邉芳夫	あいち小児保健医療総合センター小児外科

総　論

総論 A 発生と機能

1 消化管

消化管の発生と発達

消化管は，内胚葉から分化した原始腸から発生する．原始腸の頭側部を前腸とよび食道，胃，十二指腸が，尾側部を後腸とよび横行結腸から肛門までの大腸が，その中間部を中腸とよび十二指腸から横行結腸までの腸管が，それぞれ形成される．妊娠4週目には前腸，中腸，後腸の3つの部分に分かれる．当初はまっすぐな管である原始腸（図1）[1]は，それぞれの消化管の発達に伴って，腹腔内で回転や固定を繰り返していく．消化管は出生後，身体の成長とともに成長し，機能的な発達と相まって成熟する[2]．

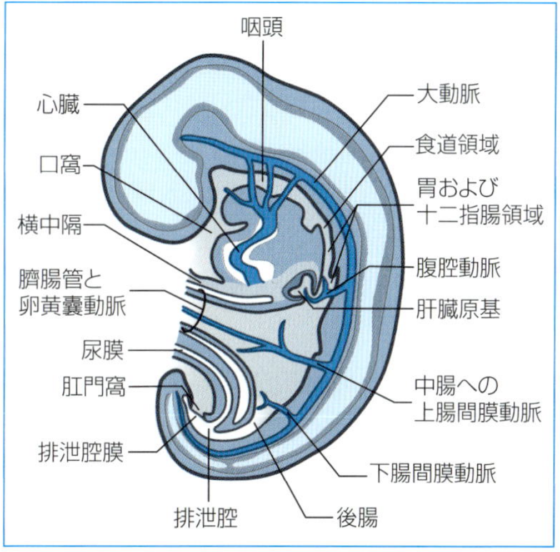

図1 妊娠4週目の胚子正中断面の模式図
〔Moore KL, et al.(瀬口春道監訳)：消化器系．ムーア人体発生学(原書第8版)．医歯薬出版，204-211，2011，を元に作成〕

食道の長さは年齢とともに延長するが，身長の伸びより遅く，体幹と食道の長さの比は乳児で1：0.53，2〜4歳で1：0.48，14〜20歳で1：0.27，成人で1：0.26となる．胃の形態は乳児期には立位をとっているが，徐々に水平位に近づき，3歳頃になると成人に近くなる．出生後，小腸の長さは急速に増加し，新生児期の腸全体の長さは約4mで小腸はその6/7を占め，乳児では腸の長さが約5mで小腸はその5/6を，成人では腸の長さは約9mで小腸はその4/5を占めるようになる．

消化吸収能の発達

おもな機能は，三大栄養すなわち糖質，脂質，および蛋白の消化吸収である[3]．腸絨毛の形成は妊娠8週頃より小腸近位部より始まり，その後徐々に遠位部へと絨毛形成が進み，10週頃になると回腸末端まで到達する．絨毛の表面に存在する消化酵素（刷子縁酵素）が栄養の消化には重要であり，妊娠24週頃から活性が上昇し，絨毛の長さや密度自体は出生時には十分となっていて，生後直ちに水分や栄養の消化吸収が行えるよう準備が進められる．実際，妊娠22〜23週で出生した超早産児においても，ある程度の消化吸収能は備わっている．また，羊水を飲み小腸で水分を吸収する機能は妊娠12週頃より獲得している．他方，羊水中の成長因子は消化管の成熟に役立っている．妊娠末期には400〜500 mLの羊水を嚥下し，同量の尿を排泄している．

口から摂取した多糖類の消化は，唾液のアミラーゼの作用で始まるが，主として小腸内で膵液のアミラーゼにより行われる．しかし，新生児期にはアミラーゼ活性は低く，3歳頃まで成人レベルには達しない．他方，母乳中の糖質の約95%は乳糖であり，この乳糖を分解するラクターゼは小腸粘膜微絨毛の先端に刷子縁酵素として存在し，出生時から高い活性を有している．

蛋白は，胃内でペプシンの作用により一部消化され，十二指腸において膵酵素であるトリプシンやキモトリプシンによって，アミノ酸が2～10個結合したオリゴペプチドにまで消化され，オリゴペプチダーゼなどの刷子縁酵素によってアミノ酸にまで分解され吸収される．これらの蛋白質の消化吸収能も出生時は未熟であり，2～3歳頃まで発達を続ける．

脂質は三大栄養素のなかでもっとも消化吸収障害をきたしやすいが，その理由は消化管，肝臓，および膵臓の機能がすべて十分でないと食物中脂質の大部分を占める中性脂肪の消化吸収障害が生じるからである．膵酵素であるリパーゼ活性，および肝臓から分泌される胆汁酸の濃度は新生児期から乳児期では低く，容易に脂質の消化吸収不全が起こりうる．他方，母乳中にもリパーゼ(bile salts-stimulated lipase：BSSL)が含まれており，母乳栄養児においては脂質の消化吸収は比較的よく保たれている．炭素数が8から12である中鎖脂肪酸(medium chain triglyceride：MCT)は，リパーゼや胆汁酸がなくても吸収され，門脈を経て直接肝臓へ入る．

消化管運動の発達

消化管の機能としてもっとも重要なのは，食物を効率よく消化吸収することであるが，その役割をスムーズに行うために必要な条件として，消化管の運動が正常に保たれていることがあげられる．正常な消化管の運動により，食物が消化酵素の作用を受けて消化された後，小腸の吸収上皮から吸収され，さらに不要となった残渣が排泄される．しかしながら，小児，特に新生児・乳児ではその運動能は未熟であり，消化吸収能に影響を及ぼしているだけでなく，嘔吐や下痢を生じやすい原因ともなっている[3]．

食道の基本的な機能とは，経口摂取した食物を胃まで送り，さらに胃内容が逆流しないようにすることといえる．その機能は，食道上部括約筋，食道体部，食道下部括約筋(lower esphageal sphincter：LES)の3つの要素から成り立っている．LESの機能として，食物が胃から食道に逆流することの防止と，嚥下に伴う筋の弛緩による食物の食道から胃への転送があげられる．

胃から送られた食物は，規則的な蠕動運動により胃液と十分に混和され，幽門輪を通って十二指腸に排出され，膵液や胆汁と混和されながら空腸，回腸，そして大腸へと運ばれる．胃内停留時間は，食物の種類や体位などにより影響を受けるが，成熟児では5～8時間と考えられている．乳児期後期，さらに小児期では，新生児期よりも胃内停留時間は長くなる．

生後1か月頃の乳児は，哺乳中あるいは哺乳直後に排便をし1日数回の便通を認める．これは胃の中へ食物が入ると直腸を刺激する胃・大腸反射によるもので，生後2か月を過ぎるとこの反射だけで排便をすることは少なくなり，排便回数も減少する．さらに1歳半頃にはある程度排便を自分でコントロールできるようになり，2歳の終わり頃までには，腹圧を加えるためにいきむことを覚える．

腸内細菌叢

生後初めて排泄される胎便は通常無菌であるが，生後2ないし3日で大腸菌や連鎖球菌が出現し，1週頃にはビフィズス菌が最優勢菌となって，全体の90%以上を占めるようになる．乳児期になると離乳食を摂取することにより，グラム陰性嫌気性桿菌優勢の成人と類似したパターンとなり，ビフィズス菌は減少して全体の10%程度になる．その後も腸内細菌叢は，年齢とともに成人パターンに変化していく[4]．

腸内細菌叢は宿主が健康である限りきわめて安定しており，外来性菌の排除を担う重要な生体防御因子である．この外来性菌排除能はコロナイゼーションレジスタンス(colonization resistance：CR)とよばれ，嫌気環境でより有利に働くことが明らかにされている．人工栄養児と高齢者では他に比して大腸菌(好気性菌)/ビフィズス菌(嫌気性菌)比が高く，CRが低いと考えられ，特に母乳栄養児に比して人工栄養児のCRが低いことは，人工栄養児が感染を起こしやすいことに一致する．

表1 消化管ホルモンの分布と作用

ホルモン	分布	作用
ガストリン	胃前庭部	胃酸分泌，粘膜の成長，胃の運動
セクレチン	十二指腸	膵液分泌
コレシストキニン(CCK)	空腸	胆嚢収縮，膵酵素分泌
モチリン	空腸	上部消化管運動の亢進
GIP(gastric inhibitory peptide)	空腸	インスリン分泌
ノイロテンシン	回腸	胃の分泌と運動の阻害
エンテログルカゴン/グリセンチン	回腸	粘膜の成長，腸内容転送の阻害
PP(pancreatic polypeptide)	膵臓	胆嚢収縮と膵酵素分泌の阻害

消化管機能に影響を及ぼす因子

消化吸収能およびその発達に影響を及ぼすものとして種々の要因が考えられるが，基本的には，各消化吸収過程の成熟度，経口摂取状況，消化管ホルモンの動態，および病的状態の有無，などによって決定される[3)].

経腸栄養が消化吸収能の発達に関与する機序として，食物中の栄養素，ホルモン，あるいはホルモン様物質などの直接作用と，それらによって分泌が刺激された消化管ホルモンによる間接作用とが考えられる．直接作用はさまざまな生理活性物質を含む母乳でより強い．消化管ホルモンは，胃や腸管の粘膜および膵組織にびまん性に存在する分泌細胞より分泌されるポリペプチドやアミンであり，消化管における消化，吸収，運動，および消化管粘膜の成長などに関係している(表1)．生後早期からの経腸栄養によって消化管ホルモンの分泌が促進され，消化吸収能も発達する．

他方，ミルクを増やしたときの消化管への影響として，過度の増量は消化吸収障害による下痢や低出生体重児では壊死性腸炎の原因ともなり，適切な経腸栄養法の選択が必要である．

●文献

1) Moore KL, et al.(瀬口春道監訳)：消化器系．ムーア人体発生学(原書第8版)．医歯薬出版，204-211，2011
2) 豊田　茂：消化器の発生．大関武彦，他(総編集)，小児科学(第3版)．医学書院，1141-1144，2008
3) 清水俊明：消化管の発達．小児内科 33：1199-1205，2001
4) 清水俊明：新生児医療におけるプロバイオティクスの有用性．医学のあゆみ 240：228-231，2012

(清水俊明)

総 論 A 発生と機能

2 肝・胆・膵

肝臓と膵臓の機能と系統発生

動物は食物を体内に摂取し，消化・吸収・代謝，さらに不消化物を排泄する器官として消化器系臓器を有する．脊椎動物の消化器は，口腔から肛門まで食物を運搬する消化管と肝臓・膵臓などの消化腺に大別される．消化腺からは胆汁酸や消化酵素などを含む分泌液が消化管内に放出され，外分泌腺として働く．肝臓は胆道系を介する胆汁分泌のほかにも，種々の物質代謝で中枢的役割を果たし，また造血機能も有するなど，多彩な機能を発揮している．膵臓も消化酵素の外分泌のほかに内分泌機能を有し，膵(Langerhans)島でインスリン，グルカゴン，ソマトスタチン，膵ペプチド，グレリンを産生する．系統発生的にみると，脊椎動物になってから肝臓と膵臓は形成され，脊椎動物としてもっとも原始的な円口類(ヤツメウナギ)では，成長後に膵臓内分泌細胞の集塊が幼生期の総胆管から生じる．

肝胆膵の解剖学的な発生

肝臓，肝外胆道系，膵臓は，いずれもほぼ同時期に前腸末端部から内胚葉性上皮芽として発生する(**図1**)[1]．肝臓原基は胎生22日頃に前腸末端(十二指腸)の腹側に内胚葉性肥厚として出現し，2〜3日で急速に増殖して肝憩室(hepatic diverticulum)となり，さらに増殖・分岐しながら横中隔へ侵入して肝芽細胞索が形成される．この上皮性細胞索は卵黄囊静脈や臍静脈と混じりあい，肝ジヌソイドを生じる．肝外胆管系原基は，胎生26日までに十二指腸腹側の肝憩室直下に萌出する胆囊憩室(cystic diverticulum)として発生し，胆囊管および胆囊が分枝する．胆道は，この前腸から直接発生する肝外胆管系と，肝芽細胞に由来する肝内胆管が肝門部で二次的に結合して形成される．結合部分は肝門部肝外胆管〜左右肝管の第一分枝のレベルとされる．膵臓は2個の内胚葉性上皮に由来する芽体が融合して形成される．胎生26日に肝憩室の対側に背側膵芽(dorsal pancreatic bud)が，引き続いて胆囊憩室の直下に腹側膵芽(ventral pancreatic bud)が萌出する．その後，胎生5週頃に十二指腸が右に回転しC字型になると，総胆管開口部や腹側膵芽も十二指腸の周囲を回旋して背側膵臓と接するようになり，胎生6週の終わりには両者は融合して，最終的に膵臓が形成される．膵臓の鉤状突起は腹側膵臓に由来する．膵管系も結合し，副膵管は背側膵臓に，主膵管は腹側膵臓に由来する．

胎内発生の細胞分化と分子機構

最近の研究によれば，マウスの場合は胎生8〜9日のほぼ24時間で，内胚葉の均一な細胞集団が肝臓や膵臓の原基に分化する．この発生過程を分子レベルで解析すると，前腸の前駆細胞は心臓周囲の横中隔から分泌されるFGF2やBMPに反応して，まず肝芽細胞と膵臓や肝外胆道系に共通の前駆細胞に分化する．さらに前者から肝実質細胞と肝内胆管が，後者から肝外胆管系(肝管・胆囊管・胆囊・総胆管)と腹側膵臓が発生する．膵胆管合流異常の存在や胆管がんと膵がんの類似性は，発生過程における胆管と膵管の密接な関係を反映している[2]．胎生期に転写因子Ptf1aが欠失すると，膵臓に分化するべき細胞が小腸に分化する[3]．Hes1が欠失すると肝外胆道系の代わりに膵臓様組織が形成される[4]．これらのことから，内胚葉(前腸)前駆細胞から各消化器官の実質細胞へと分化する

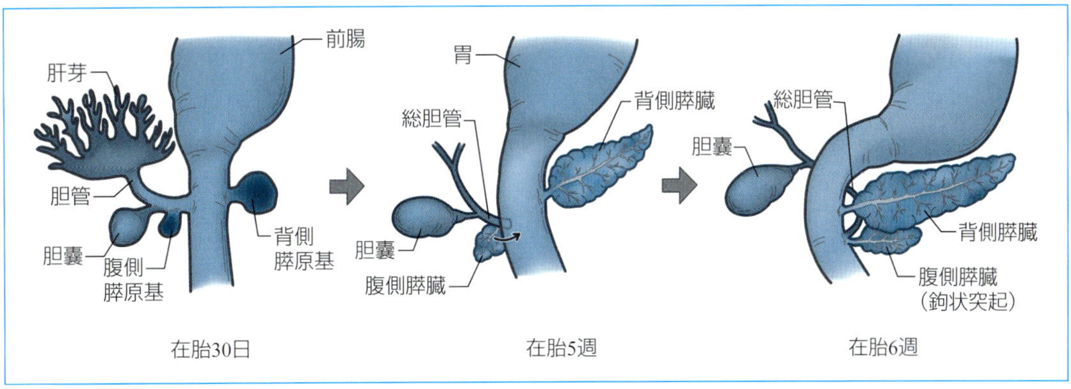

図1 肝臓，胆管，膵臓の器官形成
〔Gilbert SF：Developmental Biology. Sinauer Associates, 2013, を元に作成〕

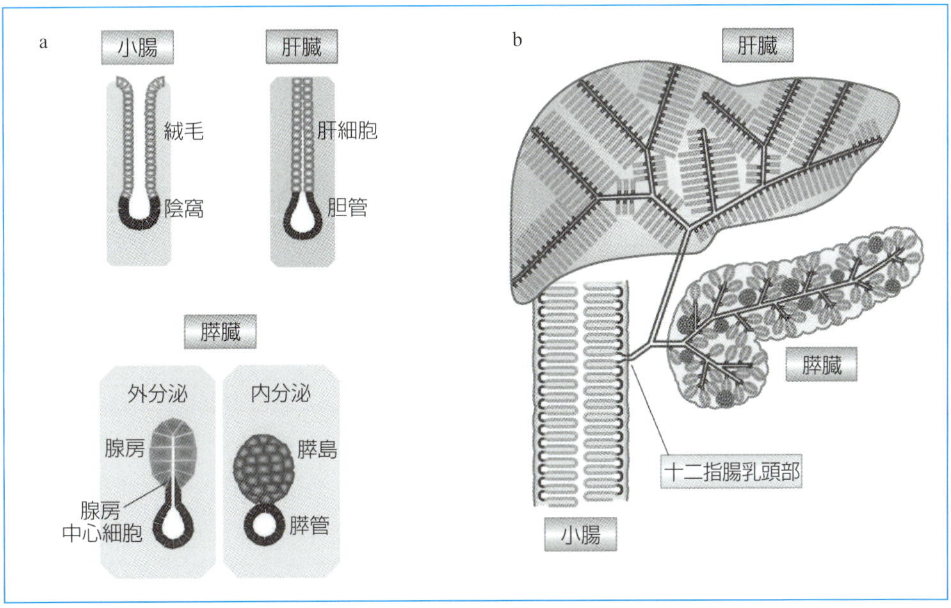

図2 成体の肝臓，膵臓，小腸におけるSox9の発現〔口絵1，p.ii〕
a：それぞれの臓器における構造単位とSox9の発現．青色のSox9陽性前駆細胞から，オレンジ色の絨毛，肝細胞，膵臓外分泌の腺房が継続的供給される．膵臓内分泌を担う膵島（赤）は青色の膵管から新生されない
b：胆管および膵管の樹状構造は十二指腸の乳頭部を介して腸管陰窩と連続したSox9発現領域を形成し，前腸系前駆細胞として働く．青色がSox9発現領域

〔古山賢一郎，川口義弥：肝臓，膵臓，腸に共通した幹細胞の解明（http://first.lifesciencedb.jp/archives/1981）より転載〕

過程は連続的に進行し，分化プログラムのかなり後期に到っても，胆管，膵臓，腸管などの間で細胞分化の方向を変える能力（可塑性）が残されていることがわかる．

消化器系に共通する組織幹細胞と臓器の再生機構

近年，遺伝学的な細胞系譜追跡法など新しい実験手法を駆使することによって，マウスモデルでは消化器系の組織幹/前駆細胞の実態が明確になり，胎生期の臓器発生から生後の再生過程にわたって，分子・細胞レベルで統一的に理解できるようになってきた．特に肝臓，膵臓，腸に共通した幹細胞系の存在が示されたことは，臨床的にも再生・修復機構を考えるうえで重要な知見であり，以下にその概略[5)]を記す．

肝臓と膵臓外分泌は，ともに前腸上皮から枝分かれした樹状の胆管と膵管に肝実質細胞と膵外分泌細胞が連結するという共通の解剖学的な構造を有する．胆管，膵管，小腸陰窩底部と連続したSox9陽性細胞群には消化器系臓器の前駆細胞が含まれており，これらの細胞から肝細胞，膵臓外分泌細胞，小腸絨毛細胞などが生涯にわたって供給され続けていることが証明された[5)]（図2）[6)]．肝臓では門脈域周囲の胆管（Hering管）から肝細胞が分化し，門脈域から中心静脈に向かって遊走する．これらのHering管細胞は，胆管細胞と肝細胞の二分化能を維持したまま，自己複製を続ける組織幹細胞として機能する．膵臓の外分泌系では，枝分かれした末梢膵管および腺房中心細胞から消化酵素をつくる腺房細胞が供給される．しかし，内分泌系を担う膵島は，生後1週齢に膵管に分布するSox9陽性細胞から離れて形成される．これと同時に，Sox9陽性前駆細胞からの膵内分泌細胞の新たな供給は停止する．成体では，インスリンを分泌するβ細胞など膵島細胞は，前駆細胞から新生されるのではなく，膵島細胞自身の分裂・自己複製によって維持される．小腸では生涯にわたって，腸管陰窩のSox9陽性前駆細胞からすべての腸管上皮細胞が分化し，絨毛頂上に向かって移動する．

●文献

1) Gilbert SF：Developmental Biology. Sinauer Associates, 2013
2) 中沼安二：胆道の病理—胆道と膵臓の潜在的可塑性から観察．胆道 24：73-81，2010
3) 川口義弥：原腸細胞からの膵分化機構．肝胆膵 59：543-552，2009
4) 須磨崎　亮：肝内胆管，胆道，膵：共通の視点に立った腫瘍発生—発生の観点から．肝胆膵 62：7-15，2011
5) 青山芳樹，他：肝胆膵に分布する前腸系前駆細胞．肝胆膵 66：575-585，2013
6) 古山賢一郎，川口義弥：肝臓，膵臓，腸に共通した幹細胞の解明（http://first.lifesciencedb.jp/archives/1981）

（須磨崎　亮）

総 論　B 症 候

1 嚥下障害

定 義

嚥下とは，食物を見たときから始まる「摂食・咀嚼・嚥下」の流れのなかの1つである．摂食の過程には図1に示すように全部で5段階あり，そのうち後半の3段階が「嚥下」と分類される[1]．

①先行期：食物を見ることで唾液が分泌され，消化器管の活動の準備が始まる．

②準備期：口腔内に入った食物を噛んで咀嚼し，食塊を形成，嚥下するための準備を行う．

③口腔期：嚥下第1相といわれ，食塊を舌の上に乗せ口蓋と舌の間に保持している状態であり，準備期との境目はなく，合わせて広義の口腔期という．

④咽頭期：嚥下第2相とよばれ，舌の動きにより口腔内にある食塊を後方へ押し，軟口蓋は後上方へ移動することで鼻腔との交通を遮断し，食塊を中咽頭・食道入口部へと運ぶ協調運動である．この運動は不随意運動であり，咽頭期の嚥下反射は延髄の嚥下中枢により精密に制御されている．

⑤食道期：嚥下第3相であり，食道入口部まで運ばれた食塊が蠕動運動と重力により食道内を移送され，噴門まで達する期間である．

嚥下障害とは嚥下機能のどこかが損われることで，食べること，飲み込むことの障害を呈し，うまく食べられない，飲み込めない状態である．後述する摂食・嚥下機能のうち何らかの原因により障害されると嚥下障害となる．本項では，摂食・嚥下障害について記すこととする．

摂食・嚥下障害の分類

摂食・嚥下障害の分類を表1[1]に示す．摂食・嚥下障害は，形態異常，神経・筋系障害，その他の大きく3つに分類される．小児では，先天奇形による形態異常，脳性麻痺や神経・筋疾患などの神経・筋系障害が多い[1]．

摂食機能の多くは出生後に発達していく機能であるため，脳性麻痺や運動発達遅滞を基礎疾患に

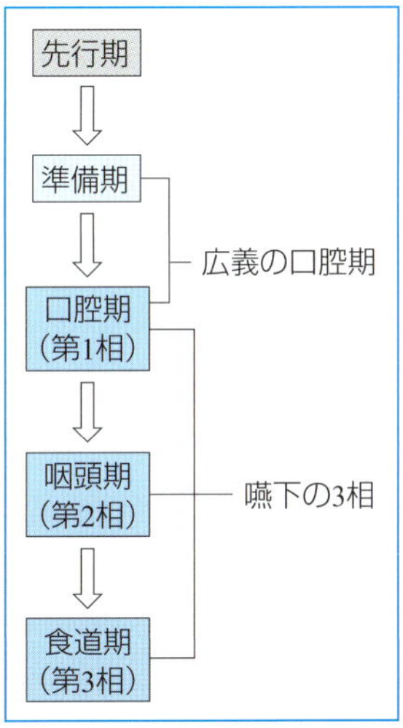

図1　摂食・嚥下障害の過程

表1　摂食・嚥下障害の分類

形態異常	先天的	唇顎口蓋裂，その他の顎形態異常など
	後天的	歯列咬合不正，咽頭・食道障害，口腔・咽頭の手術（腫瘍摘出など）による解剖学的欠陥
神経・筋系障害	発達障害	脳性麻痺，精神発達遅滞，各種症候群など
	中途障害	脳血管障害，痴呆，神経筋疾患，脳外傷など
その他		老化現象，個人差，投薬など

〔柴田貞雄，他：摂食・嚥下のメカニズム．金子芳洋，他（監），摂食・嚥下リハビリテーション．医歯薬出版，19-36，1998，より引用一部改変〕

表2　摂食・嚥下機能の獲得段階，その機能障害による症状

摂食・嚥下機能	機能障害による症状
①経口摂取準備期	拒食，過敏性，接触拒否，誤嚥，原始反射の残存など
②嚥下機能獲得期	むせ，乳児嚥下，逆嚥下，流涎など
③捕食機能獲得期	こぼし，過開口，舌突出，食器かみなど
④押しつぶし機能獲得期	丸のみ，舌突出，食塊形成不全など
⑤すりつぶし機能獲得期	丸のみ，口角からのもれ，処理時の口唇閉鎖不全など
⑥自食準備期	犬喰い，押し込み，流し込みなど
⑦手づかみ食べ機能獲得期	手指での押し込み，引きちぎり，こぼし，咀嚼不全など
⑧食器食べ機能獲得期(スプーン，フォーク，箸)	食器での押し込み・流し込み，こぼし，咀嚼不全など

〔柴田貞雄，他：摂食・嚥下のメカニズム．金子芳洋，他(監)，摂食・嚥下リハビリテーション．医歯薬出版，19-36，1998，より引用一部改変〕

もつ児には摂食・嚥下障害がみられることが多い．

摂食・嚥下機能を獲得するには，他の機能と同様に発達段階がある．摂食機能の獲得の段階は機能特徴をもとに8段階に分けられる．また，食行動は粗大運動や微細運動の発達と関連が深く，摂食・嚥下発達は口腔内の歯の萌出との関連が深いとされる．摂食・嚥下機能獲得段階とその機能障害による症状を表2[1]に示す．各段階での発達障害や機能減退による摂食嚥下障害を評価し理解することで，発達を促す対処方法(リハビリテーション)につなげることができる[1]．

検　査

摂食・嚥下障害は誤嚥をきたす可能性があるが，誤嚥(嚥下)の起こる咽頭期は体外から確認できない．したがって，嚥下の評価を正確に行うために嚥下の検査が重要となる．嚥下機能を評価する検査のなかで，もっとも重要な検査は嚥下造影検査(video fluorography：VF)である．VFは，形態異常や動きの異常を確認するだけでなく，模擬食品を用いて実際に摂食している状況を透視下で確認することができる．また，ビデオ録画することでより詳細な嚥下機能評価，病状説明や指導などにも利用できる．他の検査として咽頭超音波検査，内視鏡検査，筋電図，嚥下圧測定，シンチグラフィなどがある．

嚥下造影(VF)

1．目　的

誤嚥の有無，程度，随伴症状，誤嚥の条件(姿勢や食物の性状など)を確認できる[2]．

2．方　法

もっとも安全と考えられる条件(姿勢や食物の性状)で開始する．姿勢はクッションチェアや椅子・車椅子などに患児を乗せ，半座位(30～50°ほど)とし，頸部は軽い前屈位～中間位を保持する．造影剤は，誤嚥の可能性を考慮してバリウムより低浸透圧性非イオン系ヨード造影剤を使用する．摂取方法としては，経口摂取開始時の検査ではシリンジを用いて少量(1～3 mL)の造影剤を舌の前上部に投与し，観察する．経口摂取している例では，スプーンなど使用している食器を用いて少量から投与する．性状は，誤嚥しにくい粘性の高い液体やペースト状，ゼリー状のものから開始する[2]．

3．評　価

小児では一般的に側面から透視の動画を記録していく．観察項目は，口腔期から咽頭期の連携，梨状窩・喉頭部の動きや造影剤の残存・程度，むせ・喘鳴などの誤嚥症状などについて記録する[2]．

治　療

摂食・嚥下機能のうち，どこが障害されているかによって治療は異なるが，訓練法として直接訓練，間接訓練，呼吸訓練の大きく3つに分けられる．直接訓練とは，食物を摂取して行う訓練のことで，体位や食物形態などの代償的手段を併用して行うことが多い．間接訓練とは，食物を利用せず機能障害にアプローチする訓練である．呼吸訓練は，嚥下障害に対する訓練だけでなく，誤嚥に

よる呼吸器合併症の対策として重要である[3].

直接訓練は誤嚥の可能性があるため，誤嚥が疑われる場合には事前に嚥下造影を行うなど，安全性を確認したほうがよい．訓練前にはまず，覚醒度や意欲，姿勢などの環境を整える．障害部位や程度に応じて，乳首の工夫や頸部前屈・回旋などの代償手段を組み合わせて，嚥下しやすい食形態（ペースト，ゼリー状）から進めていく[4].

間接訓練は，口唇や頬の緊張や過敏性に対し口唇・頬・顎のマッサージやブラッシング，ストローによる訓練や，咳嗽訓練，構音・発声訓練，呼吸訓練などを通じて口腔・喉頭・咽頭の機能向上を促す[5].

呼吸訓練は，呼吸のコントロール能力の向上，咳嗽機能の獲得，誤嚥による肺炎予防などの効果が期待できる．

●文献

1）柴田貞雄，他：摂食・嚥下のメカニズム．金子芳洋，他（監），摂食・嚥下リハビリテーション．医歯薬出版，19-36，1998
2）北住映二：摂食・嚥下機能の評価診断検査法―嚥下造影検査．北住映二，他（編），子どもの摂食・嚥下障害―その理解と援助の実際―．永井書店，51-58，2007
3）才藤栄一，他：摂食・嚥下障害の中途障害への対応．金子芳洋，他（監），摂食・嚥下リハビリテーション．医歯薬出版，146-158，1998
4）田角　勝：食べる機能と障害．小児科診療 74：1139-1142，2011
5）平井孝明：摂食・嚥下障害（2）小児症例の摂食・嚥下障害．理学療法ジャーナル 42：147-154，2008

（工藤孝広）

総 論　B 症 候

2 嘔　吐

定 義

嘔吐(vomiting)とは，胃の内容物が食道，口腔を経由して強制的に体外へ排出される運動であるが，一般的には口腔から消化管内容が排出されることの総称である．

一方，胃食道逆流(gastro-esophageal reflux：GER)は，胃食道接合部(ECJ)における逆流防止機構が未熟または先天的・後天的に欠如，不完全であるために，胃内容が食道に容易に逆流する現象であり，GERは嘔吐の原因の1つとして位置づけられる．

病態生理

嘔吐は延髄に存在する嘔吐中枢が刺激されることによって起こり，消化管や腹腔内臓器からはおもに迷走神経と交感神経を介し，感覚器や咽喉頭からは前庭神経，視神経，舌咽神経などを経て，嘔吐中枢が刺激される．また，腎不全や薬物などによる嘔吐は，第四脳室底に存在するchemoreceptor trigger zone(CTZ)が種々の化学物質に反応することで嘔吐中枢が刺激され起こる．嘔吐の原因は多岐にわたり，上部消化管疾患のみならず，下部消化管疾患，肝胆膵疾患，感覚器疾患，代謝疾患，感染症など，多くの疾患の一症状として認められ，反射であるため自分で制止することはできない．

臨床所見

原疾患により嘔吐の性状が大きく異なる．すなわち，嘔吐の時期(食事との関係)と回数，嘔吐の勢い，吐物の性状(胆汁性，無胆汁性，血性，酸臭の有無)と量などが原疾患によりさまざまである．また，多くの場合，頭痛，発熱，悪心，腹痛，腹部膨満，感冒症状，下痢，便秘，血便などの嘔吐以外の随伴症状を伴う．嘔吐の原因によらず，頻度が増えると脱水状態となり，体重減少，尿量減少，電解質異常，皮膚の乾燥をきたし，進行すると意識障害に陥ることもある．胃食道接合部の裂傷のため，吐物が徐々に血性となることもある．

鑑別疾患・検査

小児での嘔吐をきたす疾患(表1)は内科的・外科的に多岐にわたり，新生児・乳児期，幼児期，学童期でも大きく疾患が異なる．嘔吐が胆汁性嘔吐の場合は，ほとんど例外なく器質的疾患が存在し，外科的治療の対象となることが多い．新生児・乳児期疾患は，問診から得られる情報が多いが[1)]，嘔吐をきたす消化器系疾患を鑑別するためには，以下の検査が必要となる．

1．腹部超音波

放射線被ばくがなく，痛みなどの侵襲もないため，問診と触診で鑑別診断を絞り込んだ後の第一選択の画像検査である．肥厚性幽門狭窄症のdoughnut sign，腸回転異常症のcorkscrew sign，腸重積のtarget signやpseudo-kidney sign，胆道系疾患，腹部腫瘤，鼠径ヘルニア嵌頓など，得られる情報は多い．

2．胸腹部単純X線

食道，胃，腸管など消化管内のガスの位置・量により，ほとんどの消化管疾患や便秘，空気嚥下症は疑いうる．また，横隔膜疾患にも有用であり，横隔膜ヘルニア，横隔膜弛緩症は容易に確定診断可能である．

3．上部消化管造影

上部消化管疾患による嘔吐の確定診断を得るた

表1 小児期嘔吐の原因疾患

食道疾患	・先天性食道閉鎖症 ・先天性食道狭窄症(膜様狭窄，筋性肥厚，気管原基迷入) ・後天性食道狭窄症(逆流性食道炎瘢痕狭窄，食道閉鎖症術後吻合部狭窄) ・食道裂孔ヘルニア ・食道アカラシア ・好酸球性食道炎
胃疾患	・胃・十二指腸炎(ウイルス性，細菌性，ストレス性，感冒性，*H. pylori* 感染症) ・胃・十二指腸潰瘍 ・好酸球性胃腸炎 ・胃食道逆流症(GERD) 原発性 続発性(先天性食道閉鎖症，先天性横隔膜ヘルニア，肥厚性幽門狭窄症，先天性十二指腸閉鎖症，腸回転異常症，臍帯ヘルニア，腹壁破裂などの術後) ・胃軸捻転症 ・肥厚性幽門狭窄症 ・幽門閉鎖症
十二指腸疾患	・先天性十二指腸閉鎖・狭窄症(輪状膵，十二指腸前門脈) ・腸回転異常症
小腸・大腸・肛門疾患	・先天性小腸閉鎖・狭窄症 ・腸重積 ・腸管重複症 ・急性虫垂炎 ・癒着性腸閉塞 ・麻痺性腸閉塞 ・Hirschsprung 病 ・Hirschsprung 病類縁疾患 ・鎖肛 ・便秘
横隔膜疾患	・先天性横隔膜ヘルニア ・横隔膜弛緩症
肝胆膵疾患	・膵炎 ・先天性胆道拡張症
その他	・鼠径ヘルニア嵌頓 ・腹腔内腫瘤，後腹膜腫瘤 ・頭蓋内圧亢進(脳腫瘍，脳出血，髄膜炎) ・アレルギー疾患(ミルクアレルギー) ・内分泌疾患(周期性嘔吐症) ・代謝性疾患(アセトン血性嘔吐症) ・空気嚥下症 ・急性中耳炎 ・腎不全 ・薬物 ・ストレス ・車酔い

めの，もっとも確実で必要不可欠な検査であり，食道から十二指腸までの内腔の狭窄・閉鎖，形態的変化，走行異常，GER の有無と逆流の程度などの器質的疾患はすべて鑑別できる．

4. 血液学的検査

脱水の有無をチェックするのみでなく，胃液喪失による低クロール性代謝性アルカローシスや電解質異常，随伴症状としての貧血，炎症反応，他臓器機能障害，内科的疾患を検索できる．

5. 24 時間 pH モニター

上部消化管造影で GER が疑われた場合に，24 時間での逆流の頻度や程度を食事や睡眠，姿勢などの日常生活と関連づけて評価し，治療方針を確定する．

6. 上部消化管内視鏡

逆流性食道炎の有無や程度を把握するためには，直接内視鏡で確認することが必要となる．また，胃・十二指腸炎や胃・十二指腸潰瘍，好酸球性消化管疾患など，粘膜面の観察・生検が診断確定のために必要な場合にも行われる．

7. その他

注腸造影は，Hirschsprung 病での caliber change や腸重積の蟹爪様陰影欠損の確認のために必要である．また，腸回転異常症と十二指腸閉鎖症の鑑別や，micro-colon の確認のためにも有用である．CT や MRI も，器質的疾患の検索のために施行されることがある．

治 療

嘔吐の治療は，原因の除去がもっとも重要であり，治療法は原疾患により異なる．内科的疾患の場合には，原疾患の治療に加え，制吐薬として嘔吐中枢や CTZ に作用するもの，抗ヒスタミン薬，抗コリン薬，精神安定薬，制酸薬などが投与される．外科的疾患の場合には，それぞれの疾患に対する手術的治療が行われる．

●文献

1) 世川 修：嘔吐，溢乳．小児科診療 70(Suppl.)：208-211，2007

(世川 修)

総 論 B 症 候

3 食欲不振

定 義

食欲不振とは，空腹時でも摂食意欲が低下している状態を表す症状である．食欲不振は身体的障害だけでなく心理的障害でもみられる症状の1つである．小児では前者でみられることが多い．

病態生理

視床下部外側野にある摂食中枢と同部腹内側野にある満腹中枢は，神経性調節によって拮抗的に働き，摂食行動を制御している．この神経性調節にはさまざまな神経伝達物質(セロトニン，ドパミン，ヒスタミン，ノルアドレナリン，コルチコトロピン放出因子，ニューロペプチドY，α-メラニン細胞刺激ホルモン)が関与している．両中枢は神経伝達物質だけでなく，血中のブドウ糖，遊離脂肪酸，インスリンにも影響を受ける．

上部消化管壁の伸展反射や消化管の化学受容体への刺激は，求心性迷走神経を介して延髄にある孤束核に伝えられる．この孤束核から両中枢に信号が伝達されて，食欲が低下する．疼痛，腹部不快感，感情の変化を認識した上位中枢から信号を受けた場合も，摂食中枢を抑制して食欲を低下させる．

皮下脂肪組織で産生分泌されるレプチンは，食欲を低下させるホルモンである．レプチンは，脳血管にあるレプチン受容体に結合して血管脳関門(blood-brain barrier：BBB)を通過し，食欲促進因子である短期効果型ニューロペプチドYと長期効果型アグーチ関連ペプチドの作用を抑制する．この信号が弓状核から室傍核に投射され，さらに孤束核まで信号が伝達されて食欲を低下させる．また，視床下部室傍核で発見されたネスファチンは，体内時計を構成する分子の1つで，摂食中枢に作用してオキシトシンを放出し，食欲を強く抑制する．この抑制作用経路はレプチンのそれとは別である．

さまざまな炎症を引き起こすIL-1αとβ, IL-2, IL-6, IFN-α, TNF-αなどのサイトカインによる食欲不振の病態が解明されてきた．IL-1α, IL-6, TNF-αはBBBを通過して摂食中枢に直接作用する[1]．BBBを通過できなかったサイトカインは脳血管内皮細胞の受容体に結合し，その内皮細胞が生理活性物質を脳の間質液中に遊離して食欲を低下させる[1]．また末梢組織でのIL-1β刺激が迷走神経を介して食欲を抑制する機序もある[2]．多数のサイトカインが分泌される病態の代表例である感染症の急性期にみられる食欲不振については，以下のように考えられている[1]．第一段階として，病原微生物の断片(細菌壁由来のリポ多糖体やペプチドグリカン・細菌由来のDNA・2重鎖ウイルスRNA・ウイルス由来の糖蛋白)が遊離され，炎症誘発性サイトカインが産生される．第二段階として，炎症性サイトカインがBBBを通過して直接中枢神経に作用するか，BBB外の嘔吐中枢や脳血管内皮細胞を刺激してエイコサノイドを産生させる．第三段階として，炎症部位からの求心信号や脂肪組織からのレプチン分泌を亢進させる．慢性炎症性疾患にみられる食欲不振も同様の機序で起こると考えられている[3]．

食欲不振は薬剤の副作用でも発現する．食欲を直接抑制する薬剤としては覚醒剤(アンフェタミン，メタンフェタミン)や交感神経作用薬(マジンドール)がある．両剤とも摂食中枢を直接抑制する作用をもっているが，後者では神経終末でのセロトニン，ドパミン，ヒスタミン，ノルアドレナリンを介した機序での食欲抑制作用もある．

臨床所見

他の消化管症状を伴うことが多い．しかしながら，急性胃腸炎乳児で悪心や嘔吐あるいは下痢がみられても，食欲が保たれていることを少なからず経験する．味覚・咀嚼・嚥下障害や口内痛があれば食欲が低下するので，口腔内の異常にも注意が必要である．消化管以外の疾患や障害に起因する症状にも留意する．食欲不振が強く，長期間に及ぶ場合には脱水症や消耗症となる．

鑑別疾患・検査

食欲不振がみられる系統別の疾患や障害を表 1 に示す．随伴している症状や生活環境について問診することが大切である．随伴症状によって推定される原因疾患あるいは障害の鑑別診断に必要な検査を行う．全身状態が軽症であれば外来での経過観察，中等症以上であれば血液検査(検血一般，急性相反応蛋白，電解質，肝腎機能，甲状腺機能)と尿検査を行う．消化器疾患を疑った場合には腹部超音波検査を行う．身長と体重を測って栄養評価をする．

治　療

軽度であれば，治療の原則は食欲不振の原因除去である．急性疾患が原因である場合には，疾患に対する治療により病状の改善とともに食欲が増してくる．投与薬剤の副作用が原因である場合には，その薬剤投与を中止するか同効他剤に変更する．慢性疾患や心理障害であれば原因の除去に努めながら，苦味薬，芳香性健胃薬，消化薬を用いる．食欲不振の原因が確定できない場合や原因除去が困難な場合には，食欲増進を期待して消化管蠕動運動亢進作用があるアセチルコリン作動薬，

表 1　小児期食欲不振の原因となる系統別の障害あるいは疾患

障害系統	障害あるいは疾患
消化器	全消化管疾患，肝障害，膵障害
感染・免疫	全感染・免疫疾患
発達・精神	精神発達遅滞，神経性食思不振症，小児神経症
腎泌尿器	慢性腎障害
循環器	心不全
内分泌	副腎皮質機能低下症，甲状腺機能低下症
血液	サラセミア
悪性新生物	全悪性腫瘍
代謝	脱水，先天代謝異常，亜鉛欠乏，ビタミンD 中毒
口腔	歯科疾患，口内炎，口腔内乾燥，味覚障害
薬剤の副作用	抗菌薬・抗腫瘍薬・麻薬の投与
心理	憂うつ，不安，緊張
環境	運動過剰，高山病，急性放射線障害

ドパミンおよびドパミン D_2受容体拮抗薬，セロトニン 5-HT_4受容体作動薬，オピアト作動薬を使用する．食欲不振が強くて長期間に及ぶ場合には生命維持に危険が生じるので，積極的な支持療法が必要である．

経口的栄養補給を優先し，患児の食欲を引き出すために好物を与えるように配慮する．食欲を刺激するために香辛料を加えたり，食材の配色や盛りつけを工夫したりすることも大切である．

●文献

1）Langhans W : Signals generating anorexia during acute illness. Proc Nutr Soc 66 : 321-330, 2007
2）Maier SF, et al. : The role of the vagus nerve in cytokine-to-brain communication. Ann N Y Acad Sci 840 : 289-300, 1998
3）Mak RH, et al. : Orexigenic and anorexigenic mechanisms in the control of nutrition in chronic kidney disease. Pediatr Nephrol 20 : 427-431, 2005

（名木田　章）

総 論　B 症 候

4 下 痢

定 義

便の性状や回数には個人差があるが，通常，幼児期から年長児になると数回/日から1回/数日程度である．下痢とは，いつもより便の水分が多いために硬度が低下したり，排便回数の増加した状態である．一般に成人では200 mL/日，小児では10 mL/kg/日以上をいう．原因により感染性と非感染性下痢に，性状により水様性，粘液性，膿性，血性あるいは粘血性下痢に，分類される．また，下痢の持続期間から急性と慢性下痢に分けられる．

病態生理

水分の1日吸収量を正常成人でみると，小腸(8.5 L)は大腸(0.4 L)より大である．そのため小腸に起因するときの下痢は，大腸の場合に比べて量が多い．たとえばウイルス性胃腸炎では，小腸絨毛先端の成熟した吸収細胞に選択的に障害を及ぼす．未熟な再生上皮細胞の分泌能は吸収能より劣るため，水電解質や栄養素の吸収不良になりやすい．

下痢を発症機序からみると次のようになる．

1．浸透圧性下痢(表1)

非吸収性の溶質が，吸収障害により腸管内に蓄積するために浸透圧が上昇し，便性は水様となる．溶質が糖質であると，便は酸性になる．乳糖不耐症のような分解酵素の活性低下や先天性グルコース・ガラクトース吸収不全などで認められる．

2．分泌性下痢(表1)

小腸では絨毛上皮細胞が吸収能，陰窩細胞では分泌能に機能分化している．電解質としてNa^+は，もっとも水分の吸収に関与している．Na^+はおもに空腸で受動的あるいは能動的に吸収されるが，おのおの荷電Na^+ポンプと中性Na^+ポンプといった異なる輸送機構がある．一方，陰窩では，Cl^+の分泌が能動的に行われている．中性Na^+ポンプがサイクリックAMP，サイクリックGMP，Ca^{2+}とジアシルグリセロールなどの第二の伝達物質の阻害を受けると下痢を生じる．陰窩では第二の伝達物質により分泌が亢進するため，これらの物質が増加すると下痢となる．Na^+とCl^-の能動輸送にはVIP(vasoactive intestinal polypeptide)も関与し，腸管腔に多量の電解質を喪失させる．これは水分摂取を制限しても効果なく，下痢は慢性化する．

3．粘膜障害性下痢(滲出性下痢，炎症性下痢)

細菌性腸炎，炎症性腸疾患や薬剤性腸炎などによる消化管粘膜の著明な障害により，腸管壁より血液や体液が漏出する．このため血性，膿性あるいは粘液性下痢を生じる．

4．腸管運動亢進性下痢

腸管通過時間の短縮による水分の吸収障害や，消化不良による非吸収性の溶質の増加のために下痢(軟便～硬便)を生じる．中耳炎や尿路感染症などの腸管外感染，過敏性腸症候群，慢性非特異的下痢(乳幼児のtoddler下痢)や甲状腺機能亢進症などによる．

表1　浸透圧性下痢および分泌性下痢の鑑別

	浸透圧性	分泌性
便量	＜20 mL/体重/日	＞20 mL/体重/日
絶食	下痢軽快	下痢軽快なし
便中Na^+	＜50 mEq/L	＞60 mEq/L
osmotic gap*1	＜100 mOsm/体重	＞100 mOsm/体重
浸透圧*2	≧280 mOsm	＜280 mOsm

*1：osmotic gap＝便浸透圧－(Na^+＋K^+)×2
*2：浸透圧＝2×(Na^+＋K^+)

5．腸管運動低下性下痢

腸内容が停滞し，腸内細菌が異常増加するために下痢となる．仮性腸閉塞，blind loop 症候群や糖尿病などでみられる．

6．腸管粘膜透過性亢進性下痢

毛細血管圧が亢進するため，水分が管腔に移動する．門脈圧亢進（肝硬変など）や腸管リンパ管閉塞などでみられる．便は水様性で，時に蛋白漏出がある．

7．その他

短腸症候群のように粘膜吸収面積減少による下痢がある．

臨床所見

1．下 痢

多くは水様性である．母乳栄養児の正常便は，下痢と見間違うほど水様のことがある．年長児の過敏性腸症候群や toddler 下痢も水様性である．ウイルス性下痢は酸臭を伴う水様便で，血液の混入はみられない．細菌性の下痢は悪臭のある水様性，膿性あるいは粘血便である．炎症性腸疾患では水様性あるいは血性である．テネスムス（裏急後重）は直腸の炎症をきたす赤痢や潰瘍性大腸炎でみられる．

2．嘔 吐

消化管感染症の随伴症状として，発熱とともに好発する．特にロタウイルス，腸管アデノウイルスやノロウイルスによる胃腸炎では，夜間から明け方に突然激しい嘔吐がみられることがある．

3．腹痛・腹部膨満

細菌性腸炎に比し，ウイルス性胃腸炎では腹痛は軽度である．グル音の減少や腹部膨満は腸管麻痺の状態を示唆している．

4．脱 水

脱水の程度を知るもっとも容易な指標は，体重減少の割合である．そして軽度（3%），中等度（5%），高度（10% 前後）かを推測する．また血清 Na の喪失の程度で，等張性，高張性あるいは低張性脱水かの評価を行う．乳児は年長児に比し，細胞外液量の比率が高いため脱水となりやすい．

5．栄養・消化吸収不良

慢性下痢では消化酵素の分泌も減少し，消化不良のため栄養素の吸収能が低下する．このため，低蛋白血症による浮腫や低血糖による傾眠，さらに亜鉛欠乏による皮疹などがみられる．特に乳児は 2 週間以上下痢が持続すると粘膜防御機構の破綻を生じ，栄養障害，消化吸収不全および免疫異常の病態よりなる悪循環を惹起する．

鑑別疾患・検査

まず急性下痢か慢性下痢かを判断する（表 2）．急性下痢は感染性胃腸炎によることが多いが，乳幼児ではしばしば腸管外感染にも伴う．偽膜性大腸炎は，腸内細菌叢の乱れにより嫌気性菌であるクロストリジウム菌（*Clostridium difficile*）が繁殖し，その外毒素により発症する．また，出血性大腸炎はペニシリン系などの抗菌薬による菌交代を生じ，クレブシエラ菌（*Klebsiella oxytoca*）の増殖のために誘発される．

慢性下痢をきたす疾患も多彩である（表 2）．感染性胃腸炎に引き続いて起こる遷延性あるいは難治性下痢を感染後腸症（postinfectious enteropathy）あるいは腸炎後症候群（postenteritis syndrome）とよび，乳糖不耐やアレルギー性胃腸症を合併することがある．年長児に好発する潰瘍性大腸炎や Crohn 病は，乳幼児期での発症報告が増加している．これには XIAP（X-linked inhibitor of apoptosis）欠損症，Wiskott-Aldrich 症候群，IPEX（immune dysregulation, polyendocrinopathy, enteropathy, and X-linked）症候群，慢性肉芽腫症，IL-10 受容体異常症，NEMO（nuclear factor-κB essential modulator）異常症や分類不能型免疫不全症（common variable immunodeficiency：CVID）との合併が知られている．

鑑別のためにはまず血液生化学検査を行い，炎症所見，貧血，低蛋白血症や脱水状態を把握する．ロタウイルス，腸管アデノウイルスおよびノロウイルスについては便中のウイルス抗原が同定できる．細菌感染を疑えば，便培養を行い，原虫や特徴的な形態を有する細菌は便の直接鏡検が有用である．毒素が検出できるものとして腸管出血性大腸菌や *Clostridium difficile* がある．慢性下痢では，プレアルブミン，レチノール結合蛋白やトランスフェリンなどは早期の蛋白代謝改善の指標に

表2 下痢の原因

1．哺育過誤	
2．腸管感染	ウイルス性：ロタウイルス，腸管アデノウイルス，ノロウイルス，エンテロウイルス（エコー，コクサッキーなど），サイトメガロウイルスなど 細菌性：サルモネラ，カンピロバクター，エルシニア，大腸菌（病原性大腸菌，腸管出血性大腸菌など），ブドウ球菌，腸炎ビブリオ，クロストリジウム 原虫性：クリプトスポリジウム，ジアルジア
3．腸管外感染	呼吸器感染症，中耳炎，尿路感染症，敗血症，髄膜炎
4．免疫異常	新生児壊死性腸炎，アレルギー性胃腸症，好酸球性胃腸炎，免疫不全症候群，自己免疫性腸炎，潰瘍性大腸炎，Crohn 病
5．代謝内分泌異常	単糖類分解酵素欠損症（乳糖不耐症など），先天性クロール下痢症，先天性ナトリウム下痢症，グルコース・ガラクトース吸収不全，単糖類吸収不全，先天性エンテロキナーゼ欠損症，先天性リパーゼ欠損症，先天性アミラーゼ欠損症，先天性トリプシノーゲン欠損症，無βリポ蛋白血症，セリアック病，嚢胞性線維症，Wolmann 病，胆汁酸代謝異常症，Shwachman-Diamond 症候群，腸性肢端皮膚炎，甲状腺機能亢進症，副甲状腺機能低下症，Addison 病，Zollinger-Ellison 症候群，VIP 産生腫瘍，肝硬変
6．形態異常	腹壁破裂，腸管ポリープ，腸回転異常，先天性微絨毛萎縮，Hirschsprung 病，慢性偽性腸閉塞，短腸症候群，blind loop 症候群，蛋白漏出性胃腸症（リンパ管拡張症，サイトメガロウイルス腸炎など），悪性リンパ腫
7．その他	川崎病，薬剤（抗菌薬，抗腫瘍薬，下剤など），中毒（鉛，有機リンなど），過敏性腸症候群，慢性非特異性下痢（toddler 下痢）

青字は慢性下痢をきたす疾患

なる．そして微量ミネラルや脂溶性ビタミンを測定する．便中の還元糖検出のためクリニテストを行い，小腸粘膜の吸収能の評価として D-xylose 吸収試験を行う．脂肪便の診断にはズダン III 染色が有用である．便中の電解質測定は，分泌性下痢と浸透圧性下痢の鑑別になる．腸管蛋白漏出の診断には便中 α1-アンチトリプシン・クリアランスとともにシンチグラムや小腸生検を行う．診断の困難な慢性下痢には，消化管粘膜の生検により組織学的検索（光顕，電顕，免疫染色，ウイルス抗原など）を行う．

治 療

1．食事療法

急性下痢では脱水を回避し，嘔吐が消失すれば可及的速やかに炭水化物を主体とした固形食に移行する．乳児難治性下痢では，蛋白加水分解乳やペプチドあるいはアミノ酸ミルクなどの特殊ミルクや成分栄養剤（エレンタール® P）などが応用される．

2．輸液療法

経口摂取が不良で，脱水があれば経静脈的な電解質輸液を行う．代替する治療として，経口補水液（oral rehydration solution：ORS）療法がある．症状出現の3～4時間以内に開始することにより，脱水の回避に有用である．これには十分な電解質を含み，浸透圧の低いものがよい．スポーツ飲料は浸透圧が高く，電解質の含有が少ないので長期には用いない．

慢性下痢で栄養状態が不良の症例では，絶食として電解質補液で脱水などの是正を試み，乳児では特殊ミルクか経腸栄養剤を開始する．これでも無効であれば完全静脈栄養を考慮する．

3．薬物療法

鎮吐薬として抗ドパミン薬（ナウゼリン®，プリンペラン®）が頻用されている．下痢には整腸薬を第一選択とする．乳酸菌，ビフィズス菌の単剤や酪酸菌製剤や糖化菌の合剤がある．カゼインを含有する乳酸菌製剤（ラックビー®，エンテロノン®-R）は，牛乳アレルギーでは控える．これに収斂剤の乳酸カルシウムやタンニン酸アルブミン（牛乳アレルギーには禁）を併用する．腸管運動抑制薬（ロペラミド，コデイン）は生後6か月未満や細菌性腸炎には禁忌である．アドソルビン® は有害物質の吸着剤であるが，栄養分も吸収するのでウイルス性胃腸炎では控える．抗菌薬としてはホスホマイシンが一般的である.

●参考文献

・ Flick J : Diarrhea. In : Kliegman RM, et al.(ed), Practical Strategies in Pediatric Diagnosis and Therapy. W. B. Saunders, Philadelphia, 279-300, 1996
・ Butzner JD : Acute vomiting and diarrhea. In : Walker-Smith JA, et al.(eds), Practical pediatric gastroenterology. BC Decker Inc, 51-69, 1996
・ 豊田 茂 : 下痢. Modern Physician 17 : 613-616, 1997
・ 豊田 茂 : 乳児下痢症. Modern Physician 19 : 1021-1024, 1999

(豊田 茂)

総 論　B 症 候

5 便　　秘

定 義

1. 便　秘

便秘とは，便が滞った，または便が出にくい状態，と定義される.「便が滞った状態」とは，何らかの原因によって排便回数や便量が減少した状態であり，「便が出にくい状態」とは，排便するのに努力や苦痛を伴う状態である．便秘症とは，便秘またはそれによる症状が表れ，診療や治療を必要とする場合である[1].

2. 正常の排便

排便回数は小児の年齢や成熟度により異なる．胎便は，生後3～4日間，1日4～5回みられ，胎便排泄遅延(生後24時間以降)を認める場合には，後述するような器質的原因の存在が疑われる．排便回数は，生後1週の間に増加するが，数日に1回から1日12～14回と個人差が大きいため，この時期の便秘の診断は排便回数によらない．生後1か月では1日平均4回，3か月の母乳栄養児では平均3回，人工乳栄養児では平均2回の排便を認める．2歳までに排便回数は1日1～2回に減少し，3，4歳で1日1回程度となる.

分 類

病状の期間から急性便秘と慢性便秘に分けられる．急性便秘症は，腸回転異常による腸軸捻症，ヘルニア嵌頓，腸重積，麻痺性イレウスなど，急性腹症に続発するものが多い．発熱疾患における急性の脱水時や急性胃腸炎が治癒した後に一時的にみられる便秘は一過性便秘ともよばれ，便が排出されてしまうと症状が消失し，正常の排便状態に復する．その他の多くは慢性便秘症である(表1).

また，便秘の原因による分類として，消化管の解剖学的異常を含む器質的な障害の有無により，器質性(症候性)便秘と機能性(特発性あるいは習慣性ともよばれる)便秘に分類される．器質性便秘には，基礎疾患・全身疾患に伴う便秘も含まれる(表2)[1].

新生児期，乳児期前半に発症する便秘は器質性便秘であることが多く，幼児期以降は機能性便秘が大半を占める.

病態生理

1. 排便機構

結腸に送り込まれた食物残渣は腸内細菌により分解され，弱い結腸蠕動により肛門側に送り出される．この間に水分は吸収され，食物残渣は有形の糞便となる．下行結腸からS状結腸に便がある程度満たされ，食物が胃から十二指腸に入ると，胃－結腸反射および十二指腸－結腸反射により，1日に数回，数分間続く大蠕動(mass peristalsis)が起こる．大蠕動は，おもに横行結腸中央のキャノンの収縮輪から始まり，S状結腸までの長い範囲で糞便を急速に移動させる強い収縮である.

糞便が直腸に到達し直腸壁が進展されると，直腸粘膜の神経終末が刺激され，骨盤神経の求心路を経て，排便反射の下位中枢(仙髄)と延髄，視床下部，上位中枢(大脳皮質)へと伝わり，便意を生じる.

便意が生じると，反射的に骨盤神経を遠心路として，直腸を収縮させ内肛門括約筋を弛緩させる．この排便反射に協調して"いきむ"，すなわち，随意的に横隔膜と腹筋を収縮させ腹圧を高めると同時に骨盤底筋群(外肛門括約筋，恥骨直腸筋，肛門挙筋)を弛緩させることで便を排泄する.

表1 病状の期間による便秘の分類

便秘の発症時期	急性便秘	慢性便秘
新生児期	胎便栓症候群，腸回転異常症による腸軸捻症，麻痺性イレウス，敗血症	消化管閉鎖・狭窄，先天性腹壁欠損症，Hirschsprung 病，直腸肛門奇形，胎便性イレウス，重複腸管，先天性腎性尿崩症，分娩時脊髄損傷，脊髄髄膜瘤，脊髄空洞症，先天性甲状腺機能低下症
乳児期	ヘルニア嵌頓，腸重積，急性熱性疾患	腎尿細管性アシドーシス，Fanconi 症候群，ポリオ，ビタミン D 欠乏性，くる病，食事量・質の欠陥
幼児期	急性熱性疾患	多発性神経炎，脳性麻痺，精神発達遅滞，肛門裂創，排便の意識的な抑制，不適切なトイレットトレーニング，下剤・浣腸・坐薬の連用，食事量・質の欠陥
学童期	急性熱性疾患	過敏性腸症候群，排便の意識的な抑制，下剤・浣腸・坐薬の連用，食事量・質の欠陥

表2 慢性便秘症をきたすおもな外科的・内科的基礎疾患と病態

A．外科的疾患	1）腸管神経異常に伴うもの	Hirschsprung 病，腸管神経の未熟性・低形成を認める Hirschsprung 病類縁疾患，internal anal sphincter achalasia，intestinal neuronal dysplasia
	2）直腸肛門形態異常に伴うもの	直腸肛門奇形，rectocele，congenital funnel anus
	3）脊髄神経系の異常に伴うもの	脊髄脂肪腫，二分脊椎，髄膜瘤，脊髄奇形，脊髄損傷，脊髄牽引症候群
	4）骨盤内病変に伴うもの	Currarino 症候群，仙骨前奇形腫，卵巣嚢腫
B．内科的疾患	1）代謝内分泌疾患	甲状腺機能低下症，高カルシウム血症，低カリウム血症，糖尿病，副甲状腺機能亢進症，尿崩症，MEN（multiple endocrine neoplasia）type 2B
	2）消化器疾患	嚢胞性線維症，セリアック病
	3）神経・精神疾患	神経線維腫症，重度心身障害，脳性麻痺，先天性の発達遅滞，自閉症や注意欠陥多動性障害などの発達障害，反抗挑戦性障害，うつ病，摂食障害，心身症による身体化障害
	4）腹筋の異常	prune belly 症候群，腹壁破裂，Down 症
	5）結合織の異常	強皮症，全身性エリテマトーデス，Ehlers-Danlos 症候群
	6）薬剤	麻薬，フェノバルビタール，スクラルファート，制酸薬，抗高血圧薬，抗コリン薬，抗うつ薬，交感神経作用薬，抗腫瘍薬（ビンクリスチンなど），鉄剤，コレスチラミン
	7）その他	重金属摂取（鉛など），ビタミン D 中毒，ボツリヌス中毒，牛乳不耐症，牛乳アレルギー，特殊ミルク，起立性調節障害，消化管異物，硬化性苔蘚

〔日本小児栄養消化器肝臓学会，他（編）：小児慢性機能性便秘症診療ガイドライン．診断と治療社，2013〕

生後 1 年頃までは随意的に排便を抑制できないが，2 歳を過ぎる頃からは大脳皮質による調節が可能となり，外肛門括約筋の随意的な収縮・弛緩ができるようになる．

2．便秘の病因[2)]

便秘は，前述した排便機構に何らかの障害があることで発症する．

1）大蠕動の障害

①糞便量の減少：食欲不振，哺乳量・食事摂取量の不足，嘔吐，飢餓，食物繊維の不足，浣腸，下剤，坐薬の使用などでみられる．

②硬便：牛乳の過剰摂取，および急性熱性疾患に伴う発熱や脱水，腎尿細管性アシドーシス，尿崩症，Williams 症候群，排便のがまんなどによる糞便の乾燥でみられる．

③消化管の機械的閉塞：消化管閉鎖，鎖肛，直腸肛門奇形，胎便性イレウス，胎便栓，消化管狭窄，腸回転異常症，腸軸捻症，重複腸管，ヘルニア嵌頓，腸重積などでみられる．

④麻痺性イレウス：腹膜炎，術後イレウス，肺炎や急性疾患に伴うイレウス，重症低カリウム血症などでみられる．

⑤慢性仮性腸閉塞症：便秘，嘔吐，腹部膨満，尿閉を特徴とする．
⑥Hirschsprung病：腸壁内神経叢の神経節細胞の先天的欠損により，胎便排泄遅延，腹部膨満や胆汁性嘔吐などの下部消化管閉塞症状を示す．腹部単純X線検査での拡張した腸管ガス像，注腸造影検査でのcaliber change（病変部が細く，正常腸管が太く造影される口径差），直腸肛門内圧検査における直腸肛門反射の欠如を特徴とする．
⑦肛門・直腸狭窄に伴う巨大結腸症：先天性肛門・直腸狭窄や鎖肛の術後に生じた直腸の狭窄，腫瘍などが原因となる．

2）排便反射の異常

①排便の意識的な抑制：遊びに熱中している，登校前に排便の時間がない，トイレの環境が不良，旅行による環境の変化，不適切なトイレットトレーニングなどにより，排便をがまんすると糞便は乾燥し硬くなり，排便時に痛みを伴うようになる．すると，さらに排便をがまんするようになる．
②坐薬，下剤，浣腸の多用．
③脊髄障害：仙髄2，3，4節にある排便反射の下位中枢より上の脊髄損傷により，排便を意識的に抑制できなくなる．脊髄損傷，脊髄髄膜瘤，脊髄正中離開症，脊髄腫瘍などでみられる．

3）肛門括約筋の障害

裂肛，肛門狭窄（先天性，鎖肛の術後），痔瘻などでみられる．

4）排便に作用する随意筋の緊張低下

先天性腹壁欠損症，floppy infant，脳性麻痺，ポリオ，Guillain-Barré症候群，乳児ボツリヌス症，くる病，貧血，甲状腺機能低下症などでみられる．

5）自律神経，排便中枢の障害

過敏性腸症候群，慢性便秘症に伴う巨大結腸症・遺糞症，月経前症候群などでみられる．

臨床所見

全身の診療を行い，器質性（症候性）便秘症とその原因となる基礎疾患の存在を見逃さないようにする．腹部所見として，腹部膨満，腸蠕動の亢進，鼓音，腸雑音の亢進，圧痛，腫瘤などの有無をみる．下腹部に著明な便塊を巨大腫瘤として触知することがある．肛門所見として肛門部の裂創・狭窄，肛門括約筋のれん縮，直腸における便塞栓（fecal impaction）の有無を確認する．

表3　便秘症をきたす基礎疾患を示唆する徴候（red flags）

胎便排泄遅延（生後24時間以降）の既往
成長障害・体重減少
繰り返す嘔吐
血便
下痢（paradoxical diarrhea）
腹部膨満
腹部腫瘤
肛門の形態・位置異常
直腸肛門指診の異常
脊髄疾患を示唆する神経所見と仙骨部皮膚所見

〔日本小児栄養消化器肝臓学会，他（編）：小児慢性機能性便秘症診療ガイドライン．診断と治療社，2013〕

鑑別疾患・検査

1．鑑別疾患

便秘をきたすおもな疾患を表1，2に示した．これらの鑑別疾患は，便秘の原因となる器質的疾患を疑わせる徴候（red flags）（表3）よりその存在を疑い，基礎疾患の精査を進める[1]．なお，慢性機能性便秘症については，RomeIII基準（表4）[1,3,4]が発表されているが，実際の日常診療においては必ずしもこの基準を満たす必要はなく，病歴や症状，所見から診断する．

2．検　査

便秘症は，注意深い医療面接と身体所見により診断されるものであるが，便秘の原因となる器質的疾患を鑑別する際には，表5に示す検査を適宜選択して行う．なお，直腸内便塞栓の診断において，超音波検査は簡便かつ有用である（図1）[5]．

治　療

器質性便秘症では，便秘の原因となる疾患の治療により症状の消失あるいは軽減が期待される．機能性便秘症の治療については，他項を参照されたい（**各論D-Ⅳ.20.慢性機能性便秘症 治療**参照）．

表 4　Rome III 基準

新生児・乳児	4 歳未満の小児では，以下の項目の少なくとも 2 つが 1 か月以上あること 1．1 週間に 2 回以下の排便 2．トイレでの排便を習得した後，少なくとも週に 1 回の便失禁 3．過度の便の貯留の既往 4．痛みを伴う，あるいは硬い便通の既往 5．直腸に大きな便塊の存在 6．トイレが詰まるくらい大きな便の既往 随伴症状として，易刺激性，食欲低下，早期満腹感などがある．大きな便の排便後，随伴症状はすぐに消失する 乳児では，排便が週 2 回以下，あるいは硬くて痛みを伴う排便で，かつ診断基準の少なくとも 1 つがある場合，便秘とみなされる
小児・思春期	発達年齢が少なくとも 4 歳以上の小児では，以下の項目の少なくとも 2 つ以上があり，過敏性腸症候群の基準を満たさないこと 1．1 週間に 2 回以下のトイレでの排便 2．少なくとも週に 1 回の便失禁 3．便を我慢する姿勢や過度の自発的便の貯留の既往 4．痛みを伴う，あるいは硬い便通の既往 5．直腸に大きな便塊の存在 6．トイレが詰まるくらい大きな便の既往 診断前，少なくとも 2 か月にわたり，週 1 回以上基準を満たす

〔Hyman PE, et al.：Childhood functional gastrointestinal disorders：neonate/toddler. Gastroenterology 130：1519-1526, 2006/Rasquin A, et al.：Childhood functional gastrointestinal disorders：child/adolescent. Gastroenterology 130：1527-1537, 2006/日本小児栄養消化器肝臓学会，他(編)：小児慢性機能性便秘症診療ガイドライン．診断と治療社，2013〕

表 5　検査項目

1．一般検尿，便潜血反応・脂肪量
2．末梢血液，血清 Na，K，Cl，Ca，P，糖，総蛋白と分画，総コレステロール，ALP，赤沈，CRP，pH，CO_2，TSH，f T_4，副甲状腺ホルモン(PTH)
3．汗 Cl，Na
4．髄液検査
5．尿濃縮試験，水制限試験，バソプレシン負荷試験，ブドウ糖負荷試験
6．発達検査，知能検査
7．腹部単純 X 線，化骨核・脊椎・骨盤部 X 線，注腸造影，腹部超音波
8．直腸肛門鏡検査，大腸内視鏡検査，直腸肛門内圧測定，大腸内圧測定，直腸生検

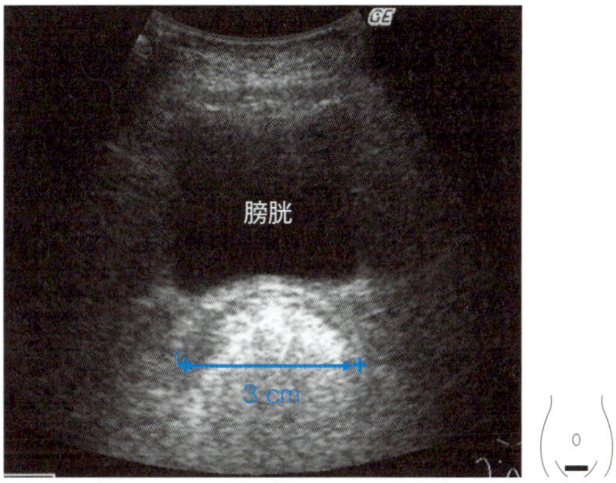

図 1　超音波による直腸内便塞栓の評価
慢性機能性便秘症児(6 歳，男児)の直腸横断面．直腸横径(3 cm)は便塊により拡張している．直腸指診にて直腸内に便塞栓を認めた
〔羽鳥麗子，他：慢性便秘症児における超音波法を用いた直腸内便塞栓の評価．小児科診療 77：1356-1359，2014〕

●文献

1) 日本小児栄養消化器肝臓学会，他(編)：小児慢性機能性便秘症診療ガイドライン．診断と治療社，2013
2) Green M：Constipation. In：Pediatric Diagnosis：Interpretation of symptoms and signs in children and adolescents. 6th ed., W. B. Saunders, Philadelphia, 234-238, 1998
3) Hyman PE, et al.：Childhood functional gastrointestinal disorders：neonate/toddler. Gastroenterology 130：1519-1526, 2006
4) Rasquin A, et al.：Childhood functional gastrointestinal disorders：child/adolescent. Gastroenterology 130：1527-1537, 2006
5) 羽鳥麗子，他：慢性便秘症児における超音波法を用いた直腸内便塞栓の評価．小児科診療 77：1356-1359, 2014

(羽鳥麗子)

総 論　B 症 候

6 腹　痛

定 義

腹痛は，腹部領域に疼痛として知覚される自覚症状である．しかし，腹痛を言葉で表現できない乳児期では「不機嫌」という表現で苦痛を訴える．個人差もあるが，腹痛の訴えができるのは2歳半〜3歳以降で，さらに痛みの性状，部位などを比較的正確に説明できるのは6歳以降である．

病態生理

腹痛は，発生機序から内臓痛（visceral pain），体性痛（somatic pain），関連痛（referred pain）の3つに分けられる．

内臓痛は，腹腔内臓器を形成する平滑筋層と個々の臓器を覆う臓側腹膜に分布する知覚神経末端受容器の興奮によって生じ，求心性内臓神経線維を介して脊髄後根神経節，反対側の脊髄視床路，視床，大脳皮質へと伝達される．消化管など管腔臓器のれん縮や急激な伸展，拡張，実質臓器の牽引，腫脹，虚血，臓側腹膜の炎症などから内臓痛は発生する．腹部の中心線上，対称性に鈍く，うずくような疼痛であり，一般的に局在が不明瞭である．

体性痛は，体表面や体腔内部組織の体性痛覚線維が刺激を受けたときに生じる痛みであり，脳脊髄神経求心線維を介して脊髄後根神経節に伝わる．皮膚や体表粘膜の侵害受容器が刺激を受けて生じる表在痛と，関節，靭帯，骨膜などの受容器からの深部痛に分けられる．壁側腹膜，腸間膜，横隔膜などの炎症，物理的・化学的刺激などが発生原因となる．突き刺すような鋭い痛みを特徴とし，持続的かつ限局性で，明瞭な圧痛点があるが，深部痛では鈍痛のこともある．鎮けい薬に無効のことが多く，しばしば腹腔内の重篤な病変を示唆する．

関連痛は，原因となる臓器以外の部位に出現する疼痛である．内臓痛が強いと，自律神経知覚線維に伝わる内臓痛のインパルスが脊髄後根で隣接する脳脊髄神経側に興奮が伝わり，その神経分節に属する皮膚領域に痛みとして感じるために生じる．急性虫垂炎の心窩部痛，精巣捻転の下腹部痛，また，小児ではまれだが急性膵炎の左肩甲部放散痛や胆嚢炎の右肩甲部痛などは関連痛の代表的なものである．

ただ，実際の腹部の疼痛感覚は内臓痛，体性痛，関連痛が複雑に絡んで生じており，さらに疾患によっては内臓知覚が自律神経系や中枢神経系とも相互に連動している（腸脳相関：brain-gut interaction）．たとえば過敏性腸症候群では，種々の心理社会的ストレスにより視床下部・下垂体から副腎皮質刺激ホルモン放出ホルモン（corticotropin-releasing hormone：CRH）-副腎皮質刺激ホルモン（adrenocorticotropic hormone：ACTH）系が刺激され，さらにCRHにより腸管のセロトニン分泌が亢進して平滑筋の運動異常，腸管炎症，大腸粘膜刺激が生じる．これらの消化管障害が腹痛や腹部不快感を起こす．また本患者では内臓知覚過敏が亢進していることが知られており，この内臓知覚過敏により求心性知覚神経系が持続的に興奮し，その刺激が大脳辺縁系を賦活させ，さらに心理的ストレスが増していく，という本症候群の慢性化の悪循環が注目されている[1)]．

臨床所見

1．全身状態の把握

まず，患児の全身状態，苦痛の程度を把握する．

顔色，表情，活発さ，体位，歩行状態，バイタルサインなどから，危急症かどうか判断する．緊急性が高い場合は処置・治療が優先されるが，多くの場合，同時進行で診断的アプローチを進めていく．

2．病歴聴取

患児の状態が安定していれば，時間をかけて病歴聴取を行う．確認すべき項目として，患児の年(月)齢，発症時間，経過時間，疼痛の程度，部位，排便状態(便秘の有無など)，随伴症状(下痢，嘔吐，血便，吐血，発熱，体重減少，月経異常など)，痛みの経過(持続的か間欠的か，改善傾向の有無，増強，急性，慢性)，食事との関係(空腹時，食後)，治療歴(薬剤服用の有無)，既往歴(アレルギー，消化器疾患や腹部手術の既往など)，家族歴(家族内同症状の有無など)，などがある．慢性腹痛では，ストレス環境の有無や自律神経障害の諸症状も確認項目になる．

3．視 診

乳児期では，発作的に火がついたように激しく泣き，泣きやまず，表情も険しく苦悶状，四肢が屈曲位になるときは，腹痛が強いことが推察される．幼児期も表情や態度，顔色，グッタリ感，姿勢，歩行などは参考になるが，保護者の訴えと患児の状態に乖離があるときは，しばらく経過観察する．消化管など管腔臓器のれん縮は，一定のサイクルで繰り返す．そのため，痛み(不機嫌)はしばしば間欠的になる．

著明な腹部膨満は，どの年齢層においても病的所見である．その原因が鼓腸によるものか，腹水によるものか，実質臓器や腫瘤・腫瘍によるものか，後述する触診，波動，打診などで確認する．

年長児であっても全身の視診は重要である．特に皮疹(各種感染症，アレルギー疾患など)，黄疸(肝炎)，紫斑〔IgA 血管炎(Henoch-Schönlein 紫斑病)〕，鼠径部(鼠径ヘルニア嵌頓)，外陰部(精巣捻転)などに注意する．その他，炎症性腸疾患や膠原病など固有の疾患の腸管外合併症などにも気をつけておくと，診断の手がかりとなる．

4．聴診・触診

聴診では，腸蠕動音の聴取が重要である．一般的にイレウスでは蠕動音は亢進するが，特に特有の金属音を聴取するときは機械性イレウスを疑う．麻痺性イレウスでは腸蠕動音が低下する．急性胃腸炎では病期によって亢進～低下と一定でない．

触診では，圧痛点・徴候(McBurney 圧痛点，Lanz 圧痛点，Blumberg 徴候，Rosenstein 徴候など)，腹膜刺激症状(反跳痛，筋性防御など)，腫瘤触知，波動，肝脾腫などの所見を確認する．痛みを言葉で表現できない児や診察室で緊張して表現できない児では，患部を圧したときの不快な表情や防御反応が参考になる．ただ乳幼児では圧痛点や腹膜刺激症状などの所見が明確に出ないこともあり，注意が必要である．前述した疾患特有の関連痛のポイントを知っておけば診断に有用である．

鑑別疾患・検査

1．鑑別疾患(表 1)

腹痛の原因は多岐にわたるが，プライマリ・ケアの現場で遭遇する軽症例については，前述した病歴の聴取，随伴症状や身体所見の観察を丁寧に行うことによって，その鑑別は比較的容易である．その多くは，感染性胃腸炎を主体とする急性胃腸炎や便秘症である．しかし，排便後も軽快しない中等度以上の腹痛，緊急的な処置・治療を必要とする急性腹症，数週間から数か月間も反復したり持続する腹痛，さらに長期的に続く慢性腹痛については，得られた臨床所見から年齢別，病期別，部位別に分類し[2]，鑑別する疾患を絞りながら同時に下記の検査を進めていかなければならない．

2．検 査(表 2)

第一ステップのスクリーニング検査と疾患を特定するための次のステップの検査に分かれるが，後者は網羅的に実施すべきものでなく，診断過程のなかで選択されるものである．

実際の日常診療では，腹痛患児の診断に苦慮するケースは少なくない．特に，診断確定に時間的余裕のない急性腹症では，早めに小児外科医と連携すべきである．急性虫垂炎と類似症状を呈する疾患として，Meckel 憩室炎，重複腸管，腸重積，大網梗塞，卵巣腫瘍による茎捻転，骨盤内炎症，内科疾患として腸間膜リンパ節炎，回盲部エルシ

表1 年齢層別*・病期別にみた腹痛の原因疾患の分類

		急性腹痛	慢性腹痛（数週間～数か月以上，反復したり持続する疼痛）
乳幼児期	内科領域	急性胃腸炎(感染性胃腸炎)，便秘症，上気道炎，気管支炎，肺炎，気管支喘息発作，尿路感染症など	慢性便秘症，臍疝痛(colic)，消化管アレルギー(食物アレルギーを含む)，乳糖不耐症，空気嚥下症，反復性尿路感染症，水腎症など
	外科領域	腸重積，腸回転異常症，Meckel 憩室炎，重複腸管，イレウス，鼠径ヘルニア嵌頓，S 状結腸軸捻転，腹部外傷など	Hirschsprung 病/類縁疾患，胆道拡張症，腫瘍など
幼児～学童期	内科領域	急性胃腸炎(感染性胃腸炎)，便秘症，IgA 血管炎(Henoch-Schönlein 紫斑病)，肺炎，気管支喘息発作，胃食道逆流症，寄生虫，急性肝炎，膵炎，腎盂腎炎，腸間膜リンパ節炎，心筋炎，溶血性貧血の溶血発作，急性胃粘膜病変，糖尿病性ケトアシドーシス，鉛中毒など	慢性便秘症，反復性腹痛症，胃食道逆流症，乳糖不耐症，胃・十二指腸潰瘍，寄生虫，膠原病，間欠性ポルフィリン症など
	外科領域	腸重積，急性虫垂炎，Meckel 憩室炎，腹膜炎，重複腸管，イレウス，精巣捻転，腹部外傷(臓器破裂，漿膜下血腫)，胆道拡張症，膵損傷，脾損傷など	Hirschsprung 病/類縁疾患，胆道拡張症，腫瘍，間欠性水腎症など
学童期	内科領域	急性胃腸炎(感染性胃腸炎)，便秘症，IgA 血管炎(Henoch-Schönlein 紫斑病)，膀胱炎，腸間膜リンパ節炎，急性肝炎，胆管炎，胆石症，胆嚢炎，膵炎，腎盂腎炎，尿路結石，心筋炎，イレウス，精巣捻転，糖尿病性ケトアシドーシス，鉛中毒など	慢性便秘症，心因性腹痛，過敏性腸症候群，慢性機能性腹痛，胃・十二指腸潰傷，慢性胃炎，逆流性食道炎，胃食道逆流症，好酸球性食道炎，月経困難症，炎症性腸疾患(潰瘍性大腸炎，Crohn 病)，腸管 Behçet 病，膠原病，好酸球性胃腸炎，寄生虫，てんかん，周期性嘔吐症，尿路結石，間欠性ポルフィリン症など
	外科領域	急性虫垂炎，腹膜炎，精巣捻転，骨盤内炎症性疾患，腹部外傷(臓器破裂，漿膜下血腫)，卵巣嚢腫茎捻転，付属器炎など	腫瘍，間欠性水腎症など

*：年齢層別疾患は頻度的に占める割合が多い年齢層に分類している(新生児時期の疾患は省略)

表2 腹痛患児のおもな臨床検査項目

1．スクリーニング検査	血算・血液像，CRP，血液ガス分析，血糖，血中ケトン 凝固因子活性(TP，HTP，APTT，FDP，D-ダイマー) 生化学(TP，T-Bil，D-Bil，AST，ALT，LDH，γ-GTP，Amy，Na，K，Cl，Ca，BUN，Cr，CK) 尿検査(定性，沈渣，培養検査) 便検査(潜血，培養検査) 腹部単純 X 線(立位，臥位) 胸部単純 X 線(正面，側面) 腹部超音波
2．診断を特定するための検査(必要に応じて施行)	各種アレルギー検査，各種ウイルスマーカー，HbA1c，XIII 因子活性 便検査(虫卵，ウイルス迅速検査，ウイルス分離，*H. pylori* 抗原)，腫傷マーカー 腹部 CT(単純，造影)*，腹部 MRI(単純，造影) 上部消化管内視鏡，下部消化管内視鏡，小腸内視鏡，カプセル内視鏡 消化管造影(上部消化管造影，注腸造影，小腸造影) MR 胆管膵管撮影(magnetic resonance cholangiopancreatography：MRCP) 消化管粘膜生検組織検査，核医学検査，食道内圧検査，pH モニタリング，肛門内圧検査

*：施設の環境によってはスクリーニング検査に入る

ニア感染症，IgA 血管炎(Henoch-Schönlein 紫斑病)などがある．画像所見で典型的所見が描出されないときは，慎重に判断する．

一方，年長児の慢性腹痛では，心理的要因の強い心因性腹痛や過敏性腸症候群など消化管機能障害が多くを占める．これらの疾患群の診断にあたっては，詳しい病歴聴取と身体所見の丁寧な診察が何よりも重要である．器質的疾患の除外は必要であるが，その名目のために不必要な検査や侵襲性のある検査が過度に施行されがちになるので，注意が必要である．

3. 腹腔鏡下精査

画像診断が進歩した現在でも確定診断がつかず，時に開腹術に踏み切るかどうか迷う事例は存在する．最近そのようなケースに，腹腔鏡下精査を行い，診断がつき次第治療を行う，という方法も広まってきた[3)]．

治 療

1. 全身管理

原因疾患の治療が基本だが，急性腹症など全身状態が悪化している場合は，呼吸循環の確保，脱水補正など全身状態の改善が優先される．

2. 鎮痛薬や鎮けい薬の使用

従来，治療方針が決定するまでは症状がマスクされ診断に影響を及ぼすため，鎮痛薬や鎮けい薬は投与しないことが原則であった．しかし最近，「急性腹症児にオピオイドのような強い鎮痛薬を使用しても治療方針を誤るリスクはきわめて少ない」というメタアナリシスが示され[4)]，欧米では「小児においても苦痛で苦しむ患児に早期から積極的に鎮痛薬を投与すべき」との意見が主流になりつつある．ただわが国の現状では，連携する外科医との議論・同意が必要となるであろう[5)]．鎮けい薬としてはスコポラミン，鎮静薬としてヒドロキシジンやミダゾラムの点滴静注が使いやすいが，症例によっては，ペンタゾシンやモルヒネなど，強い鎮痛効果をもつオピオイドを使用せざるを得ない場合もある．

●文献

1) 工藤孝広：腹痛．小児科診療 76：181-187，2013
2) Katiraei P, et al.：Need for a comprehensive medical approach to the neuro-immuno-gastroenterology of irritable bowel syndrome. World J Gastroenterol 17：2791-2800, 2011
3) Drăghici I, et al.：Laparoscopic exploration in pediatric surgery emergencies. J Med Life 3：90-95, 2010
4) Ranji SR, et al.：Do opiates affect the clinical evaluation of patients with acute abdominal pain? JAMA 296：1764-1774, 2006
5) 新井勝大：疼痛管理の実際．小児内科 40：683-685, 2008

（藤澤卓爾）

総 論 B 症候

7 吐下血

定 義

消化管からの出血は“吐血”と“下血”に大別される．吐血(hematemesis)は，十二指腸終末のTreitz靭帯よりも口側，つまり上部消化管からの出血により生じる血性もしくは暗茶色の吐物を指す．下血は消化管のどの部位からの出血によっても起こりうるが，その性状により2つに分類される．一つは黒色便(melena)であり，これは上部消化管・小腸近位部からの出血による黒色，もしくはタール色の便のことを表す．一方，血便(hematochezia)は，下部消化管からの出血による，鮮赤色もしくは栗色の排便のことである．血便は下部消化管に限らず，大量出血時や下痢を伴う場合は，上部消化管出血でもみられることがある．

病態生理

小児で消化管出血をきたす原因疾患は数多く存在し，その原因によって出血の病態もさまざまである．代表的なものとして消化管の潰瘍による出血があるが，これは潰瘍部位の粘膜組織が炎症により破綻することで，動脈もしくは静脈血管が露出し，出血が起こる．出血病変は消化管という特殊な環境により，止血作用も抑制的な状態となっている．原因疾患は多岐にわたるものの，吐物や便の色・形状によっておおよその出血部位を予測できる．排出物の色調は，出血部位と腸管の通過時間に依存するためである(**図1**)[1]．

鮮紅色	食道・胃・十二指腸由来で，急性，進行性もしくは大量の出血
コーヒー残渣様	少量が胃内に貯留し，時間が経過した出血

a：吐血

鮮紅色	おもに左半結腸より肛門側の出血
暗赤色	小腸から右半結腸にかけての出血
黒色便	上部消化管由来の出血

b：下血

図1 排出物の色調
〔中島寛隆，他：消化管出血の止血処置．カラー写真で必ずわかる！ 消化器内視鏡―適切な検査・治療のための手技とコツ(改訂版)．羊土社，104-139, 2010，より改変〕

黒色便となる理由には諸説があり，①血液が消化管を通過する間に酸素に触れ酸化するため，②胃酸の作用によってヘモグロビンが塩酸ヘマチンに変化するため，③腸内細菌によりヘモグロビンが分解されるため，などといわれている．黒色便は，成人では胃内の50～100 mL程度の出血で現れるとされている．上部消化管出血の症状は，必ずしも吐血ではなく下血としても現れるため，吐血する疾患はすべて下血の原因となり得る．黒色便と吐血がともにみられる場合は，大量の進行中の上部消化管出血を意味する．

臨床所見

1．初期評価

一般的に消化管出血は，無症状からショックに至るまで，その重症度は軽症～重症と幅広い．そのため消化管出血の患児を診察する場合，最初に行われるべきはバイタルサインの確認である．実際には小児の出血は少量であることが多く，安定的な患児がほとんどであるが，まれに循環動態が脅かされる大量の出血があるケースもあり，的確な緊急性の評価が求められる．バイタルサインが不安定である場合には循環動態の全身管理を要するが，出血局所の止血処置も同時に必要になる．

表1　消化管出血の年齢別の鑑別診断

	新生児期	乳児期	幼児期	学童・思春期
吐血	母体血の嚥下 ストレス性潰瘍 胃炎 血管奇形 ビタミンK欠乏症 血友病 医原性外傷	食道炎 胃炎 ストレス性潰瘍 血管奇形 ビタミンK欠乏症 血友病 静脈瘤 異物誤飲	鼻出血の嚥下 食道炎 胃炎 胃・十二指腸潰瘍 Mallory-Weiss症候群 食道・胃静脈瘤 薬剤性潰瘍 異物誤飲	鼻出血の嚥下 食道炎 胃炎 胃・十二指腸潰瘍 Mallory-Weiss症候群 食道・胃静脈瘤 薬剤性潰瘍 腹部外傷
下血	ミルクアレルギー 腸重積 感染性腸炎 壊死性腸炎 Hirschsprung病 腸回転異常症 腸管重複症	裂肛 腸重積 感染性腸炎 食物アレルギー リンパ濾胞増殖症 凝固異常症 Meckel憩室 腸管重複症	裂肛 感染性腸炎 ポリープ 腸重積 リンパ濾胞増殖症 炎症性腸疾患 IgA血管炎（アレルギー性紫斑病） Meckel憩室 溶血性尿毒症症候群 血管奇形 虚血性腸炎 腸管重複症	裂肛 感染性腸炎 ポリープ 炎症性腸疾患 IgA血管炎（アレルギー性紫斑病） Meckel憩室 溶血性尿毒症症候群 血管奇形 虚血性腸炎 腸管重複症 内痔核

＊下線は頻度の高いもの
＊吐血の原因に含まれる疾患は，同時に下血の原因疾患ともなりうる

出血の程度・種類・病歴である程度の出血部位の特定も同時に行い，外科的な介入が必要か，高度医療機関へ搬送すべきか，即座に判断すべきである．

2. 問診および身体診察

バイタルサインが安定していれば，次に必要なのは詳細な問診である．小児の消化管出血の原因は，成人と異なり年齢特異性がある．各年齢別に頻度の高い疾患群をあらかじめ念頭におき，鑑別診断を行っていくとよい．出血の性状は必ず医師自身で行い，吐物や便の色・形状で出血部位および疾患を絞り込むようにする．そのうえで急性か慢性か，発熱・腹痛の有無，周囲の流行感染の有無，基礎疾患や家族歴，内服歴（非ステロイド性抗炎症薬，ステロイド，ワルファリンなど）を確認する．吐血の場合は，鼻出血や口腔内出血の有無の確認も重要である．血液成分かどうか紛らわしい場合は，直近で食べたものを尋ねる．

腹部の診察では，肝脾腫大・腹水・圧痛の有無を確認する．また皮膚の黄染・点状出血・紫斑・毛細血管拡張などは，疾患の特異的な症状であるので見逃さないようにする．乳幼児以降の下血の原因として裂肛はよくみられるため，肛門部位の診察も心がける．Crohn病を疑った場合には肛門病変を，潰瘍性大腸炎を疑った場合には可能であれば直腸鏡を用いて直腸粘膜を観察することも診断の手助けになる．

鑑別診断・検査

消化管出血の年齢別の鑑別診断を表1に示す．出血が明らかでない限りは，潜血検査で血液反応を確認する．化学的検査法の場合，陽性例は必ずしも血液というわけではなく，赤肉・鉄剤・野菜類などで擬陽性が生じる可能性を十分考慮しておく．より感度に優れた免疫学的検査法が多用されるが，上部消化管出血だと検出率が低くなってしまうことに注意する．吐血の持続出血が疑われる場合は，経鼻胃管チューブの吸引で確認できる．鮮紅血かコーヒー残渣様かで，急性か亜急性かを判断する．まれではあるが，経鼻胃管チューブは

胃や静脈瘤の血餅をはがすおそれがあり，注意する．基本的な血液検査は全血・生化学・凝固機能であり，輸血の可能性が示唆されれば同時に血液型やクロスマッチも調べておく．貧血・血小板数・肝胆道系酵素・凝固機能・炎症反応などを評価する．BUN/Cr 比は出血源が不明である場合の出血源の特定に有用であり，30 以上だと上部消化管出血である可能性が高い．

次に画像検査として，まず単純 X 線は異物の存在や腸閉塞や穿孔を確認できる．腹部超音波は重要な検査であり，肝脾腫大・門脈圧亢進・腹水の有無，腸管壁の厚さ・重積腸管など，得られる情報が多い．小児の内視鏡検査も積極的に行われており，潰瘍が疑われた場合，出血源が不明な場合などはよい適応であり，炎症性腸疾患が考えられる場合は，診断のためにも必須の検査となる．下血精査で下部内視鏡によって出血源が特定できなかった場合は，上部内視鏡も行うべきである．上下部内視鏡で所見がなく，暗黒色や栗色の便を認めたときは小腸出血を疑う．小腸の検査としては，シングルまたはダブルバルーン内視鏡やカプセル内視鏡がある．いくつかの検査を経てもなお出血源が不明の場合は，血管造影検査や核医学検査（標識赤血球スキャン）も有用である．

治 療

原疾患の根本治療がもっとも重要なことはいうまでもなく，ここでは止血処置について述べる．循環動態の安定を最優先にし，バイタルサインが不安定なときは細胞外液を中心に急速注入を行う．失血が高度であるときは輸血も必要である．活動性の出血がある場合は，迷わず内視鏡的な処置に踏み込むべきであろう．内視鏡的止血処置で頻用されるのは止血クリップ法であり，機械的に止血を行う．また，組織を焼却して止血する方法もとられ，局所組織凝固法として高周波凝固やアルゴンプラズマ凝固（argon plasma coagulation：APC）が代表的である．そのほかに，トロンビンなどの薬剤散布や病変に薬剤を注入し血管収縮や硬化を起こして止血する方法がある．これらには高張性食塩水・エピネフリン，純エタノールなどが使用される．食道静脈瘤の止血には内視鏡的な硬化剤の注入（endoscopic injection sclerotherapy：EIS）や結紮術（endoscopic variceal ligation：EVL）がある．結紮術のほうが合併症のリスクが低く，安全であり，好まれる傾向にある．

内視鏡的な処置で止血困難であるときは，血管造影法による出血源の明瞭化と塞栓術による止血を考慮する．薬物治療としては，上部消化管出血の場合，プロトンポンプ阻害薬（proton pump inhibitor：PPI）が頻用される．静脈瘤出血の場合は，オクトレオチド（サンドスタチン®）が安全かつ効果的である．根本治療として手術が必要な疾患もあり，たとえば Meckel 憩室や腸管重複症などがあげられる．

●文献

1）中島寛隆，他：消化管出血の止血処置．カラー写真で必ずわかる！ 消化器内視鏡―適切な検査・治療のための手技とコツ（改訂版）．羊土社，104-139，2010

●参考文献

・Wyllie R, et al.：Gastrointestinal hemorrhage. In：Friedlande, et al.（eds）, Pediatric Gastrointestinal and Liver Disease. 4th ed., Saunders, 146-153, 2010
・Fleisher GR, et al.：Gastrointestinal bleeding. In：Teach SJ, et al.（eds）,Textbook of Pediatric Emergency Medicine. 6th ed., Lippincott Williams & Wilkins, 283-290, 2010
・Bogoch A（著）/土屋雅春，他（訳）：第 6 章出血．ボッカス LH，バーグ E（編），ボッカス消化器病学（1）臨床診断．西村書店，64-105，1988
・Urashima M, et al.：BUN/Cr ratio as an index of gastrointestinal bleeding mass in children. J Pediatr Gastroenterol Nutr 15：89-92, 1992

（松村成一）

総 論　B 症 候

8 腹部膨満，腹部腫瘤

定 義

1. 腹部膨満

乳幼児の腹部は，腹壁筋肉の発達が未熟で薄く，腹腔内臓器の占める割合が大きいことや脊柱前彎のために，成人に比べて正常でも腹部が膨満気味である[1,2]．病的な腹部膨満は，この状態がさらに増強して，腹部の柔らかさが失われて緊満した状態である．その原因には次のようなものが考えられる．

①消化管が拡張した状態(鼓腸や腸閉塞)．

②腹腔内に水や空気が貯留した状態(腹水やフリーエア)．

③腹腔内実質臓器の腫大や腹腔内実質臓器の腫瘍と他の腹腔内腫瘍．

2. 腹部腫瘤

腹壁・腹腔内臓器・後腹膜腔または骨盤腔から発生した腫瘤の総称である．

病態生理

腹部膨満や腹部腫瘤はそれぞれ 1 つの症候であるので，病態生理はその症候を生じた疾患によって異なる．本項では，原因から生じる病態・症状を簡単に示す．おのおのの病態生理はそれぞれの疾患の項を参照していただきたい．

1. 腹部膨満

①腸管が拡張することによって腸管および腹壁も進展して痛みを生じる．また，腸管内容の通過障害を起こして，悪心や嘔吐を生じる．さらに，腸管拡張によって横隔膜が押し上げられることで，呼吸速迫や呼吸困難を生じる．

②腹水の貯留によって，横隔膜が押し上げられて，呼吸速迫や呼吸困難を生じる．また腹腔にフリーエアが生じるということは，消化管の穿孔を意味するので，消化管内容が腹腔内に漏れて腹膜炎を引き起こし，炎症のための痛みや腸閉塞状態から嘔吐や悪心を生じる．

③腹腔内の実質臓器が腫大することで，腹腔内容積が減少し，横隔膜が押し上げられて，呼吸速迫や呼吸困難を生じる．また，腫瘍や腫大した実質臓器が捻転を起こして痛みを生じることもある．

2. 腹部腫瘤

当初は無症状に経過することが多いが，大きくなると腹腔内容積を減少させ，呼吸速迫や呼吸困難を生じる．また骨盤内腫瘍では直腸の圧迫による便秘や膀胱・尿道圧迫による排尿困難を生じる．他の圧迫症状としては，尿管を圧迫して水腎症を生じる．

鑑別診断・検査

考えられる疾患を表 1 に示す．鑑別診断の細かな点や具体的な疾患での鑑別は，各疾患の各論を参照していただきたい．本項では大まかな鑑別診断に必要な検査方法(多くは画像診断)を列記する．

1. 単純腹部 X 線検査

①便秘，腸閉塞，腸閉鎖

②腹水など

2. 注腸検査

①Hirschsprung 病，Hirschsprung 病類縁疾患

②腸重積，重複腸管

3. 超音波検査

①肝，脾腫

②肝芽細胞腫，神経芽細胞腫，胚細胞腫，Wilms 腫瘍，横紋筋肉腫，卵巣嚢腫，リンパ管腫，肝血管腫など

③鼠径ヘルニア嵌頓，虫垂炎，腸重積

表1 腹部膨満・腹部腫瘤と考えられる疾患

病因	新生児・乳児期	幼児期	学童期
消化管拡張	便秘症 Hirschsprung 病 胎便関連腸閉塞 壊死性腸炎 腸閉鎖 重複腸管 腸重積 鼠径ヘルニア嵌頓 重症感染症 クレチン症 ミルクアレルギー 吸収不全症候群	便秘症 Hirschsprung 病 重症感染症 腸重積 鼠径ヘルニア嵌頓 クレチン症 食物アレルギー 吸収不全症候群	便秘症 潰瘍性大腸炎 Crohn 病 クレチン症 過敏性腸症候群
腹水	胎児水腫 心不全 ネフローゼ症候群 先天性クロール性下痢症	ネフローゼ症候群 心不全 蛋白漏出性胃腸症	ネフローゼ症候群 心不全 蛋白漏出性胃腸症
臓器腫大	胎内感染 胎児赤芽球症 水腎症 胆道閉鎖症 先天性胆道拡張症 白血病 心不全	Gaucher 病 Niemann-Pick 病 Langerhans 組織球症 白血病 悪性リンパ腫 胆道閉鎖症 先天性胆道拡張症 水腎症 心不全	白血病 悪性リンパ腫 胆道閉鎖症 先天性胆道拡張症 Wilson 病 糖原病 水腎症 心不全
腫瘍	神経芽細胞腫 Wilms 腫瘍 肝芽細胞腫 胚細胞腫 卵巣嚢腫 腸間膜嚢腫 肝血管腫	神経芽細胞腫 Wilms 腫瘍 肝芽細胞腫 胚細胞腫 卵巣嚢腫 腸間膜嚢腫 肝血管腫 横紋筋肉腫	神経芽細胞腫 Wilms 腫瘍 肝芽細胞腫 胚細胞腫 卵巣嚢腫 腸間膜嚢腫 肝血管腫 横紋筋肉腫 妊娠

〔杉本 徹：便秘・腹部膨満．三河春樹，他(編)，小児救急の手引き(下巻)．臨床医薬研究協会，16-32，2005．より引用改変〕

④水腎症

4．CT スキャン・MRI 検査

①肝，脾腫

②肝芽細胞腫，神経芽細胞腫，胚細胞腫，Wilms 腫瘍，横紋筋肉腫，卵巣嚢腫，リンパ管腫，腸間膜嚢腫，肝血管腫など

③腸重積，重複腸管，虫垂炎

④水腎症

5．組織検査

①Hirschsprung 病，Hirschsprung 病類縁疾患

②肝芽細胞腫，神経芽細胞腫，胚細胞腫，Wilms 腫瘍，横紋筋肉腫

治 療

各疾患については，各論を参照し，必要に応じて専門医に紹介する．

●文献

1) 吉村文一：腹部膨満．白木和夫(監)，小児消化器肝臓病マニュアル．診断と治療社，23-24，2003
2) 杉本 徹：便秘・腹部膨満．三河春樹，他(編)，小児救急の手引き(下巻)．臨床医薬研究協会，16-32，2005

（秋山卓士）

総論 B 症候

9 黄　疸

定　義

黄疸とは血液中のビリルビンの増加によって眼球結膜，粘膜，皮膚が黄色に染まる現象である．黄疸として認識できる血清ビリルビン値は，人種・年齢・患者によって異なる．血清ビリルビン値は正常人では 1 mg/dL(17 μmol/L)以下であり，黄色人種では 3～5 mg/dL 以上になると黄疸と認識される．貧血を伴うときは黄疸と判断されやすい．新生児期を除き，黄疸はすべて病的な症状である．

病態生理

ビリルビンはヘムからビリベルジンを介して生成される．発生源としては 70～80% が老廃赤血球のヘモグロビン，20～30% が骨髄内での無効造血やその他のヘム蛋白である．血中のビリルビンは肝細胞に取り込まれ，グルクロン酸と抱合されて胆汁中に排泄される．血清ビリルビンにはアンバウンド，非抱合型，抱合型，デルタの 4 種類あるが，健常人では大部分が非抱合ビリルビンである．胆汁うっ滞時には，抱合ビリルビンに加えて，抱合ビリルビンとアルブミンの共有結合したデルタビリルビンが増加する．抱合ビリルビンは尿中に排泄されて，褐色尿の原因となる．一方，デルタビリルビンは腎糸球体でろ過されず，肝細胞にも取り込まれないため血中に長く留まり，抱合ビリルビン値が低下しても黄疸が続く原因となる．古典的なジアゾ反応で直接検出される直接ビリルビンには，抱合ビリルビンとデルタビリルビンの両方が含まれる．しかし，慣習的に高ビリルビン血症で増加するビリルビンの種類は，直接＝抱合と間接＝非抱合とに分類される．直接優位の高ビリルビン血症(直接型高ビリルビン血症)は，直接ビリルビン値が総ビリルビンの 15～20% 以上に増加した状態である．臨床的には直接ビリルビン値が 1.5 mg/dL 以上の場合に直接型高ビリルビン血症を考えて，胆汁うっ滞性疾患を鑑別する．

臨床所見

黄色の皮膚には特徴がある．間接型高ビリルビン血症の皮膚色はレモン色の明るい色調であり，直接型ではくすんだ褐色調になる．手掌や足底が黄色にもかかわらず，眼球結膜に黄疸がみられないときはカロチン血症を考える．柑橘類の過剰摂取によって起こり，無害である．胆汁うっ滞が長期間続くと瘙痒感が出現するので，掻破痕に注意する．抱合ビリルビンの尿中排泄による褐色尿は，顕性黄疸より前に気づかれるため，直接型高ビリルビン血症の発症時期を推測する手がかりになる．淡黄色便や灰白色便はロタウイルス腸炎を除けば，閉塞性黄疸が高度であることを示し，胆道閉鎖症，先天性胆道拡張症，新生児肝炎，劇症肝炎などでみられる．低出生体重児の遷延性黄疸でも一過性に灰白色便を排出することがあり，この場合は胆道閉鎖症を慎重に鑑別する．「黄色」といっても色の感覚は個人差が大きく，医師自身の目で便色を直接確かめるか，または母子手帳で胆道閉鎖症のマス・スクリーニングに用いられる便色カードを使用する．閉塞性黄疸では脂溶性ビタミンの吸収障害をきたす．特に乳児期のビタミン K 欠乏による出血傾向では，頭蓋内出血をきたす可能性があるので治療を優先する．

鑑別疾患・検査

小児の黄疸は多様な原因によって起こる．患児

表1 乳幼児期に直接型(抱合型)高ビリルビン血症をきたす疾患

A．感染症
　1．敗血症
　2．ウイルス性肝炎
　　A型肝炎
　　B型肝炎
　　C型肝炎(まれ)
　　サイトメガロウイルス
　　風疹ウイルス
　　単純ヘルペスウイルス
　　HHV6
　　水痘帯状疱疹ウイルス
　　コクサッキーウイルス
　　エコーウイルス
　　レオウイルス3型
　　パルボウイルスB19
　　HIV
　3．その他
　　トキソプラズマ症
　　梅毒
　　結核
　　リステリア症
B．急性肝不全
C．中　毒
　1．経静脈栄養に伴う胆汁うっ滞
　2．エンドトキシン血症を伴う敗血症(尿路感染症など)
　3．薬剤性
D．自己免疫性肝疾患
　1．自己免疫性肝炎
　2．原発性硬化性胆管炎
　3．炎症性腸疾患や免疫不全症に伴う硬化性胆管炎
E．代謝異常
　1．アミノ酸代謝異常
　　シトリン欠損による新生児肝内胆汁うっ滞(NICCD)
　　遺伝性チロシン血症
　2．脂質代謝異常
　　Wolman病
　　Niemann-Pick病(C型)
　　Gaucher病
　3．糖質代謝異常
　　ガラクトース血症
　　果糖不耐性
　　糖原病Ⅳ型
　4．先天性胆汁酸代謝異常症
　　3-oxo-Δ^4-steroid 5β-reductase deficiency
　　3β-hydroxy-Δ^5-C_{27}-steroid dehydrogenase/isomerase deficiency 等
　5．その他の代謝異常
　　Wilson病
　　下垂体機能低下症
　　甲状腺機能低下症
　　ミトコンドリア肝疾患
　　Zellweger症候群
　　α1-アンチトリプシン欠損症
　　膵嚢胞性線維症
　　Indian childhood cirrhosis(乳児期の銅過剰摂取)
　　家族性血球貪食性リンパ組織球症に伴う肝障害
　　アルギナーゼ欠損症
F．染色体の異常
　1．Down症候群
　2．18トリソミー，13トリソミー
G．その他の肝内胆汁うっ滞性疾患
　1．持続性肝内胆汁うっ滞
　　新生児肝炎症候群(特発性)
　　Alagille症候群
　　非症候群型肝内胆管減少症
　　進行性家族性肝内胆汁うっ滞症
　2．反復性肝内胆汁うっ滞
　　良性反復性肝内胆汁うっ滞症
　　リンパ浮腫を伴った遺伝性反復性肝内胆汁うっ滞(Aagenaes症候群)
　3．Caroli病，先天性肝線維症
H．胆道疾患
　1．胆道閉鎖症
　2．先天性胆道拡張症，膵・胆管合流異常
　3．胆汁栓・粘液栓(濃縮胆汁症候群)
　4．胆管結石，溶血性疾患
　5．胆管狭窄
　6．胆管穿孔
　7．腫瘤(悪性腫瘍)
I．その他の胆汁うっ滞症
　1．新生児仮死，ショック
　2．先天性心疾患に伴ううっ血肝，循環不全
　3．血球貪食リンパ組織球症による肝障害
　4．新生児ヘモクロマトーシス
　5．一過性異常骨髄増殖症(TAM，21-トリソミー)に伴う肝疾患
　6．移植片対宿主病(GVHD)，肝中心静脈閉塞症(VOD)
　7．短腸症候群に伴うもの
　8．新生児ループスエリテマトーデス
　9．histiocytosis X
J．体質性黄疸
　1．Dubin-Johnson症候群
　2．Rotor症候群

下線の疾患は頻度が多いまたは重篤なため重要な疾患
〔須磨崎　亮：黄疸，肝障害．内山　聖，他(編)，小児科学(第3版)．医学書院，1154-1158，2008，より改変〕

の年齢と直接型・間接型高ビリルビン血症の区別によって，鑑別疾患を絞ることが診断の第一歩である．乳幼児期に直接型高ビリルビン血症をきたす疾患を**表1**[1]に示した．

1．黄疸のスクリーニング検査

黄疸を疑ったら，まず総ビリルビンと直接ビリルビンを測定する．直接型高ビリルビン血症では，肝機能検査と血清総胆汁酸値によって胆汁うっ滞の有無を検討する．さらに，胆道疾患による閉塞性黄疸と肝細胞障害を鑑別する．ALP，LAP，γ-GTPは胆道系酵素と称され，胆道疾患で著しい高値を示す．一方，トランスアミナーゼやLDHの上昇が目立ち胆道系酵素の異常が軽度の場合は，肝疾患を考える．またPT(プロトロンビン時間)やヘパプラスチンテストを検査して，出血傾向の有無を確認する．PT延長がビタミンK静注により改善すれば脂溶性ビタミンの吸収障害，改善がなければ肝不全などの重篤な肝疾患で

ある．間接型高ビリルビン血症の場合は，網状赤血球やLDH(アイソザイム1型)の上昇，ハプトグロビン低下など溶血の指標について調べる．生後3か月以降の黄疸で胆汁うっ滞や溶血がなければ，体質性黄疸を疑う．

2. 乳児の胆汁うっ滞

1か月健診の頃にみられる黄疸の大部分は，母乳性黄疸による間接型高ビリルビン血症である．しかし，このなかに胆道閉鎖症や新生児肝炎などによる直接型高ビリルビン血症が混在しており，これを見逃さないように注意する．生後2週以降になっても黄疸がみられる場合は，便色を確認して直接ビリルビン値を測定する．淡黄色便ではまず胆道閉鎖症を疑い，早期手術を念頭において診断を急ぐ．その後の鑑別法については，「乳児黄疸ネット」(http://www.jspghan.org/icterus/)を参照されたい．

3. 幼児期以降の直接型高ビリルビン血症

幼児期以降の黄疸では，乳児期と異なり直接型高ビリルビン血症が多く，これはさらに肝機能異常の有無によって胆汁うっ滞性黄疸と体質性黄疸が区別される．胆汁うっ滞性黄疸は先天性胆道拡張症，原発性硬化性胆管炎などの胆道疾患に伴いやすい．

トランスアミナーゼが急激に，または多峰性に上昇する急性肝炎症候群では，A型肝炎，B型肝炎，薬剤性や自己免疫性肝炎，Wilson病を鑑別するために，HA-IgM抗体，HBc-IgM抗体，抗核抗体，抗平滑筋抗体，抗LKM-1抗体，血清IgG値，ヘパプラスチン，尿中銅を測定する．HBc-IgM抗体は，慢性B型肝炎の急性増悪でも検出されることがある．臨床経過から薬剤性肝障害を疑う場合は，薬剤リンパ球刺激試験(drug lymphocyte stimulation test：DLST)を行う．黄疸を伴う急性肝炎症候群は，重篤な肝障害を示唆する所見である．小児のC型，E型肝炎や通常の伝染性単核症等では，黄疸の出現はまれである．高熱や血球減少を伴う場合は，フェリチンを測定して血球貪食リンパ組織球症を鑑別する．基礎疾患が不明のときは，さらにPCR法によってEBウイルスDNAを検索する．高度の肝障害，特に血液凝固障害に黄疸を伴う場合は，劇症肝炎や急性肝不全への進行に注意する．この場合は，軽度の意識障害も肝性昏睡の始まりとして認識する必要がある．幼若児で意識障害の判断が困難な場合は，脳波検査を行う．「年長児で基礎に肝硬変など進行した肝障害があり，これが増悪して黄疸が出現する」，いわゆるacute on chronicの経過ではWilson病，自己免疫性肝炎，原発性硬化性胆管炎などを鑑別する．

●文献

1) 須磨崎　亮：黄疸，肝障害．内山　聖，他(編)，小児科学(第3版)．医学書院，1154-1158，2008

(須磨崎　亮)

総 論 B 症 候

10 肝腫大

定 義

肝腫大とは，病的に肝臓が大きくなった状態を指す．

病態生理

肝腫大の原因は，①肝臓への物質の蓄積，②炎症，③腫瘍性疾患，④肝うっ血，⑤胆道系の病変，などである(**表1**)[1]．

1．肝臓への物質の蓄積

糖原病(グリコーゲン蓄積症)の場合はグリコーゲンが肝細胞に蓄積する．ムコ多糖症はヘパラン硫酸・デルマタン硫酸などが，ムコリピドーシスの1つであるGaucher病の場合はグルコセレブロシドが，細網内皮系に蓄積する．そのため，糖原病では肝腫大のみで原則として脾腫を伴わないが，ムコ多糖症やGaucher病では，細網内皮系である脾臓の著明な腫大を伴う．

次に脂質の蓄積による肝腫大がある．過栄養や運動不足により内臓脂肪が蓄積し，内臓脂肪からの遊離脂肪酸の分泌亢進が生じ，脂肪肝が形成される．さらにインスリン抵抗性が惹起され，肝臓への脂肪蓄積が促進される．これは糖尿病とも関連している．一方，先天代謝異常症による脂肪肝の場合もある．脂肪の合成が促進される先天代謝異常症(シトリン欠損症など)や，脂肪の分解が損なわれる疾患〔ミトコンドリア脂肪酸代謝異常症(fatty-acid oxidation disorder：FAOD)など〕で

表1　肝腫大の鑑別診断

肝臓への物質の蓄積	グリコーゲン	糖原病(グリコーゲン蓄積症)，中心静脈栄養，糖尿病合併妊娠出生児
	ムコ多糖	ムコ多糖症
	糖脂質	ムコリピドーシス(Gaucher 病など)
	脂質	栄養障害，肥満，先天代謝異常症〔シトリン欠損症，ミトコンドリア脂肪酸代謝異常症(FAOD)など〕，Reye 症候群，脂肪乳剤の輸注，中心静脈栄養，嚢胞性線維症，糖尿病，妊娠
	金属	Wilson 病，ヘモクロマトーシス
炎症	ウイルス性肝炎	EB ウイルス，サイトメガロウイルス，B 型肝炎ウイルス，C 型肝炎ウイルス
	細菌感染	胆管炎，敗血症，肝膿瘍
	その他の感染症	寄生虫性膿瘍，アメーバ性膿瘍
	薬剤性肝炎，自己免疫性肝炎	
腫瘍性疾患	良性	限局性結節性過形成(focal nodular hyperplasia：FNH)，アデノーマ，血管内皮腫，過誤腫，肝嚢胞，血腫
	悪性	肝芽腫，肝細胞がん，血管肉腫，未分化胚細胞腫瘍，リンパ腫，白血病，組織球症，神経芽腫，Wilms 腫瘍
肝うっ血	肝内血管障害	肝中心静脈閉塞症(veno-occlusive disease：VOD)，Budd-Chiari 症候群
	肝外循環障害	うっ血性心不全，心弁膜障害，心タンポナーデ，収縮性心外膜炎
胆道系の病変	胆道閉鎖症，先天性総胆管拡張症，Caroli 病，先天性肝線維症	

〔Boamah L, et al.：Manifestations of liver disease. In Kliegman RM, et al.(eds)：Nelson Textbook of Pediatrics. 18th ed., WB Saunders, Philadelphia, 1661-1668, 2007，より引用改変〕

脂肪肝による肝腫大を認める．FAOD においては，脂肪酸が β 酸化で分解されないため，中性脂肪が蓄積する．

最後に，銅や鉄の代謝異常症である Wilson 病やヘモクロマトーシスにおける金属の蓄積が肝腫大の原因となるが，これらは蓄積による容量の増加ではなく，金属のフリーラジカルによる炎症が原因と考えられる．

2. 炎　症

ウイルス性肝炎，薬剤性肝炎，自己免疫性肝炎，胆管炎などで肝腫大をきたす．乳児期以降に最も多く経験するのは，EB ウイルスによる伝染性単核球症である．サイトメガロウイルスが原因であることも多い．肝臓内の Kupffer 細胞は，感染によって破壊された肝細胞や免疫複合物を貪食し活性化する．そして，門脈域への炎症細胞浸潤もあいまって肝腫大を生じる．肝膿瘍でも肝腫大をきたすが，その理由は肝腫瘍と同じ占拠性病変によるもので，腫瘍との鑑別が重要である．

3. 腫瘍性疾患

悪性腫瘍(原発性，転移性)，白血病を見落とさないことが重要である．特に短期間に肝脾腫が進行した場合は，骨髄検査を含む悪性腫瘍の検索が必要である．

4. 肝うっ血

肝うっ血には 2 つの機序があり，肝内での血管障害によるものと，肝外での循環障害によるものである．前者は，肝中心静脈閉塞症(veno-occlusive disease：VOD)や Budd-Chiari 症候群がその代表である．VOD は，悪性疾患に対する放射線照射，化学療法後に生じるもので，肝中心静脈閉塞を伴う循環障害性肝障害で，類洞内皮細胞の障害である．

後者の肝外における循環障害は，うっ血性心不全，心弁膜障害，心タンポナーデ，収縮性心外膜炎などの心疾患で生じる．早急に治療を要するため，迅速な診断が必要である．

5. 胆道系の病変

胆道閉鎖症の場合，腫大した肝を硬く触れるが，胆汁うっ滞により肝腫大が生じているというよりも，門脈域の線維性拡大が原因であり，リモデリングの結果としての肝腫大である．先天性総胆管拡張症の場合は，肝腫大というよりも，拡張した胆管を腹部腫瘤として触れることがある．Caroli 病は末梢肝内胆管の小囊胞状拡張を主病変とする疾患である．この疾患も胆道閉鎖症と同様に肝線維化を伴うが，肝腫大の理由はその囊胞状の病変である．先天性肝線維症は，ductal plate の形成異常によって増生した細胆管周囲に生じる高度の線維化であり，胆管病変ということもできるが，この肝腫大は胆道閉鎖症と同様のリモデリングであると考えられる．

臨床所見

乳児では右季肋下に肝前下縁を 3.5 cm，小児では 2.0 cm 触れるまでは正常だが，それ以上は肝腫大といえる[1)]．成人の肝前下縁はわずかに触れるか触れないかの程度である．

腹部超音波検査での肝腫大の評価は主観的なものが多いが，心窩部縦走査で腹部大動脈に沿った矢状断面による肝左葉の大きさの計測，右肋骨弓下走査で門脈右枝水平部を描出した断面による肝右葉の大きさの計測の報告があり，**図 1** に示す[2)]．

さらに腹部超音波検査で重要なのは，肝腫大以外の観察ができることである．肝静脈の径が拡大していれば，前述した病態生理の 4．肝うっ血が疑われ，胆道系の異常があれば 5．胆道系の病変が，占拠性の病変があれば 3．腫瘍性疾患が疑われる．肝実質のエコー輝度の上昇があれば，1．肝臓への物質の蓄積のなかの脂肪肝を疑うことになる．

鑑別疾患・検査

表 1 に鑑別すべき疾患をあげる[1)]．そして first line の検査を**表 2** にあげる．その結果と病歴聴取や身体診察から得た情報をもとに，鑑別診断を進めるべく，**表 2** に示した second line の検査を行う．

鑑別診断において重要なことは，もっとも疑わしい診断名(most likely diagnosis)を考える前に，可能性は低くてもぜひ除外したい危険な診断名(must rule out)から検討することである．肝腫大の鑑別診断において must rule out が必要な疾患は，4．肝うっ血の心不全と 3．腫瘍性疾患の白

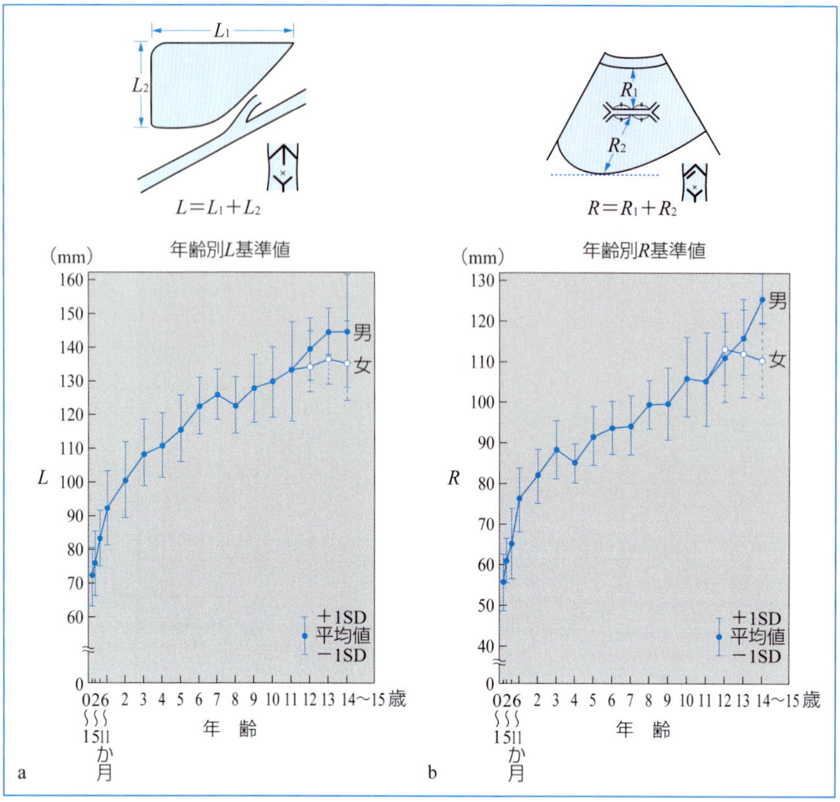

図1 腹部超音波検査による小児肝腫大の基準

a：肝左葉，b：肝右葉

〔横田京子，他：超音波断層像における小児肝腫大の評価．日本小児科学会雑誌 105：1222-1226，2001〕

血病を含む悪性疾患である．そのため，肝腫大を認めたときに最初に行うことは，バイタルサインを確認して心不全徴候がないかを確認することであり，胸腹部単純X線での心拡大や肝陰影の拡大も診断の一助になる．そして採血検査を行って，末梢血に芽球が出ていないかを確認することが重要である．芽球を認めなくとも，悪性疾患の疑いがあれば骨髄穿刺が必要であり，血液悪性腫瘍の専門家にすぐに連絡をとらねばならない．

これらのmust rule outの疾患が否定されてから，正しい臨床推論に基づいて他の肝腫大の原因を考えていく．

1．肝臓への物質の蓄積に関しては，疾患特異的な生化学的検査がまず必要であるが(尿中ムコ多糖分析など)，やみくもに検査をオーダーするのではなく，病歴聴取や身体診察から肝腫大以外の所見を集め，most likely diagnosisを導き出し，それを証明するために検査を行うことで診断率が向上する．同じ蓄積という病態による肝腫大でも，安定期でも肝腫大があり脾腫を伴わない場合は，肝型糖原病(I型，III型，VI型，IX型)を考える．一方で，ムコ多糖症やムコリピドーシスの場合は明確な脾腫を伴うが，脾腫の割には門脈圧が亢進しておらず，腹壁皮静脈の怒張を認めない．脂肪が蓄積するタイプの疾患では，病勢の増悪時には著しい肝腫大を認めるが，安定期には明らかでないことも多い．なお，低血糖の存在でFAODが鑑別にあがることもある．

また2．炎症，特に感染症に関しては，採血によるウイルス抗原・抗体価の検査のみならず，家族歴でのウイルス性肝炎の有無，母体の妊娠中の感染徴候の有無(TORCH症候群)，患児の発熱・上気道症状・発疹の有無を丁寧に聴取しなければならない．新生児の場合は，臍帯血のIgMが診断

表 2　肝腫大の検査

first line		
	末梢血血算	
	凝固系検査	PT，APTT，HPT，フィブリノーゲン，ATIII など
	生化学検査	TP, Alb, T-Bil, D-Bil, AST(GOT)，ALP(GPT)，LDH，γ-GTP，LAP, Ch-E, ALP, CK, Amy，アルドラーゼ，総胆汁酸，T-chol，TG，HDL-chol, AFP, IV 型コラーゲン, BUN, Cr，尿酸，血清鉄，血糖，血液ガス，乳酸(ピルビン酸)，アンモニア, 血中ケトン体分画, 血中遊離脂肪酸など
	尿検査	一般検尿，尿中 β2MG/Cr など
	腹部超音波，腹部 CT(単純＋造影)，腹部 MRI，手 X 線，胸部 X 線，腹部 X 線など	
second line		
	ウイルス検査	B 型肝炎ウイルス, C 型肝炎ウイルス，A 型肝炎ウイルス，EB ウイルス，サイトメガロウイルスなど
	免疫学的検査	免疫グロブリン，補体，抗核抗体，フェリチンなど
	先天代謝異常の検索	濾紙血タンデムマス，尿中有機酸分析, 尿中胆汁酸分析，血中アミノ酸分析，尿中ムコ多糖分析，血清銅，セルロプラスミン，尿中銅/Cr，インスリン，HbA1c など
	悪性腫瘍の検索	尿中 VMA・HVA，骨髄穿刺など
	肝生検	

のきっかけになる．乳児期以降の EB ウイルス感染症の場合は，特徴的な咽頭の白苔・頸部リンパ節腫大・異型リンパ球の増加が診断の手がかりになる．薬剤性肝炎を考えて薬剤服薬歴を聴取することも重要である．

5．胆道系の病変では灰白色便と黄疸が診断のきっかけとなるが，2．炎症でも同様の便になることに注意しなければならない．しかし，乳児期早期の黄疸を伴う肝腫大であれば，必ず胆道閉鎖症を軸に鑑別診断を進めていく．

治　療

まずは肝腫大の原因を診断し，それに応じた治療を行う．しかし，あまりにも著明な肝腫大の場合，横隔膜を圧迫して呼吸困難に陥ることもある．バイタルサインに注意し，診断がつく前に呼吸管理を要することもある．

●文献

1）Boamah L, et al.：Manifestations of liver disease. In：Kliegman RM, et al.(eds), Nelson Textbook of Pediatrics. 18th ed., WB Saundars, Philadelphia, 1661-1668, 2007
2）横田京子，他：超音波断層像における小児肝腫大の評価．日本小児科学会雑誌 105：1222-1226，2001

（窪田　満）

総 論 B 症 候

11 脾腫大

定 義

何らかの原因で脾臓が大きくなっている状態である．左肋骨下縁で 2 cm 以上触知できるとき，画像(超音波や CT など)により脾臓の腫大を評価できるときに診断される．

病態生理

脾臓は，循環血液のリザーバーとしての働きや異常な血液成分のフィルターの役目がある．また，免疫臓器としての働きもあり，血中病原体に対しマクロファージによる貪食や抗体産生を行っている．脾腫が高度になると，循環血液のリザーバー量が増加することや機械的な血球破壊が亢進することにより，汎血球減少をきたす．さらに，腫大した脾臓による消化管圧迫症状や，腹部打撲による脾破裂の危険性が生じる．

病 因

表 1 に示すように，感染によるもの，うっ血によるものは一般臨床でもよく遭遇するが，腫瘍，浸潤や蓄積によるもの，自己免疫疾患や自己炎症性疾患によるもの，溶血性貧血によるものなどもある[1]．肝腫大を伴うか否かは重要である．

臨床所見

左肋骨下縁に脾臓を触れる．脾腫が高度になると，汎血球減少をきたし，腹部膨満，腹痛，食欲不振などの消化器症状をきたす．

鑑別診断・検査

1. 検 査

画像検査で評価する．超音波検査が第一選択で

表 1 脾腫をきたす疾患

1. うっ血	
1）心疾患	心不全
2）血管狭窄	脾静脈狭窄，肝静脈狭窄，肝外性門脈閉鎖
3）肝疾患	肝線維症，Caroli 病(先天性多発肝内胆管拡張症，congenital intrahepatic ductal dilatation)，肝硬変
2. 新生物	
1）悪性	白血病，悪性リンパ腫，細網肉腫，転移性腫瘍
2）良性	血管腫，リンパ管腫，過誤腫，皮様嚢腫，腫瘍関連マクロファージ(tumor associated macrophage：TAM)
3. 感染	
1）細菌性	腸チフス，結核，梅毒，感染性心内膜炎，敗血症，膿瘍
2）ウイルス性	EBV，CMV，AIDS，ウイルス関連血球貪食症候群(virus-associated hemophagocytic syndrome：VAHS)
3）その他	マラリア，トキソプラズマ，日本住血吸虫症，真菌
4. 炎症性疾患	
1）自己免疫性	全身性エリテマトーデス(systemic lupus erythematosus：SLE)，若年性特発性関節炎(juvenile idiopathic arthritis：JIA)，Felty 病
2）炎症性	サルコイドーシス
5. 浸潤および蓄積	
1）ライソゾーム病	Gaucher 病，Niemann-Pick 病，GM1 ガングリオシドーシス，ムコ多糖症など
2）他の代謝疾患	糖源病，ガラクトース血症，フルクトース不耐症，チロシン血症など
3）histiocytosis X	
6. 血液疾患	
1）溶血性貧血	遺伝性球状赤血球症，ヘモグロビン異常症，Rh 不適合による溶血性貧血，自己免疫性溶血性貧血
2）特発性血小板減少性紫斑病	
3）髄外造血	地中海貧血，大理石病，骨線維症

〔藤澤知雄：肝・脾腫．五十嵐隆，他(編)，今日の小児診断指針(第 4 版)．医学書院，299-302，2004，より一部改変〕

である．大きさはspleen index（古賀の式；脾の後上縁と前下面の長さと脾門部を起点とするこれに直交する径の積で求められる面積）で年齢ごとの基準値より判断する[2]．また，脾臓内の占拠病変やエコー輝度，脾静脈・脾動脈の血流評価，脾臓周囲の炎症，副脾などの評価も行う．超音波検査で評価が不十分な場合は，造影CTやMRIによる評価が必要になる．

2．鑑別診断

鑑別するものとしては肝左葉の腫脹，左上腹部腫瘤，副脾があるが，画像検査で行う．

治 療

原因疾患の治療が第一である．

原因疾患のコントロールが難しく，脾腫による症状が強い場合には，脾摘を選択することもある．幼児期より脾腫をきたし，脾摘を要する代表的疾患は遺伝性球状赤血球症である．さらに，特発性血小板減少性紫斑病，ヘモグロビン異常症，自己免疫性貧血などが適応となる[3]．その場合は脾摘後重症感染症が問題となり，起因菌の約半数が肺炎球菌である．脾摘後の敗血症の発生率は5歳未満で高率であることが報告されており，脾摘は5歳以上に行うべきと判断される．脾摘後重症感染症の予防には，肺炎球菌ワクチン接種や予防的抗菌薬投与が有効である．2歳以上の脾臓摘出患者に対して23価肺炎球菌ワクチンの保険適用があり，本ワクチンの接種が積極的に推奨される．

●文献

1）藤澤知雄：肝・脾腫．五十嵐隆，他（編），今日の小児診断指針（第4版）．医学書院，299-302，2004
2）Koga T, et al.：Ultrasonographic determination of the splenic size and its clinical usefulness in various liver diseases. Radiology 115：157-161, 1975
3）高野邦夫，他：幼児の脾腫大-主に外科的疾患について．小児外科 45：171-175，2013

（高野智子）

総 論 C 検査手技

1 単純X線検査

目 的

小児消化器病の診療において，単純X線撮影は，腹部の評価を中心に行われるが，状況に応じて胸部の評価を目的とすることもある．また，疾患や病態に関連した骨格系の変化を評価する際にも行われる．

腹部ならびに胸部に共通する適応は，カテーテルやチューブ類の位置確認，異物誤飲の評価などである．

腹部の適応は，消化管ガス，便塊貯留，異所性ガス，腹水(図1)，異常な石灰化，臓器腫大，軟部腫瘤，肺底部病変(図2)，などの評価があげられる[1](表1)．しかし，超音波，CT，MRIといった画像診断検査法が一般的となった今日では，腹部単純X線撮影の適応は限定的である．

胸部の適応は，呼吸器症状の原因検索，検査や治療に先行するスクリーニング目的などである．

骨格系の適応は，肝胆道系疾患ならびに消化管疾患に関連した骨格系病変の評価である(図3，4)．その他，胸部や腹部の撮影の際に認めた骨格系の異常の精査目的に，改めて骨格系が撮影され

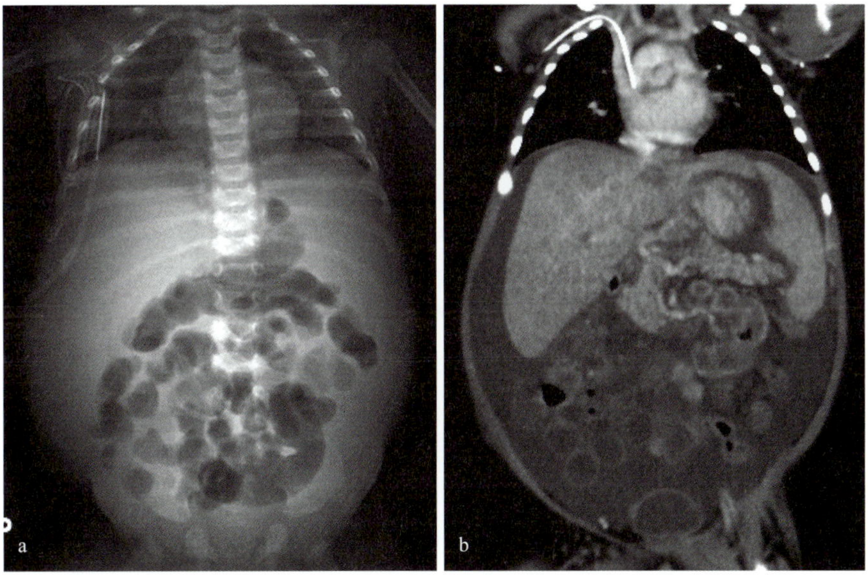

図1 腹水
生後5か月，男児．胆道閉鎖症にて葛西手術後．減黄不良にて肝移植目的に紹介となった
a：単純X線写真胸腹部臥位正面像では，腹部は膨満し，消化管ガスが中央化していることから腹水貯留が疑われる．肺野ならびに縦隔には明らかな異常を認めない．CVカテーテル先端は，上大静脈と右房の境界付近に位置していると思われる．引き続き，超音波にて腹水を確認した(未呈示)
b：後日行った術前精査目的の胸腹部造影CT冠状断MPR像において，腹水が確認できる．また，CVカテーテル先端は上大静脈と右房の境界付近に確認可能である

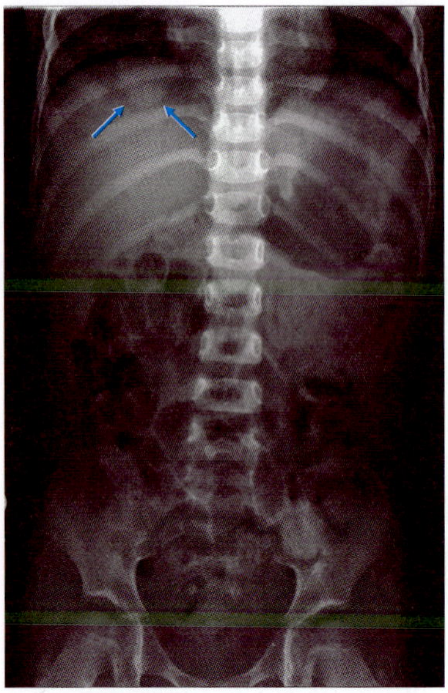

図 2　肺底部肺炎
腹痛を主訴に来院．腹部単純 X 線写真臥位正面像において，右肺底部に円形濃度上昇域(➡)を認め，肺底部の円形肺炎の所見である．左半結腸には便塊がやや目立つが，その他の腹部消化管ガスは非特異的である

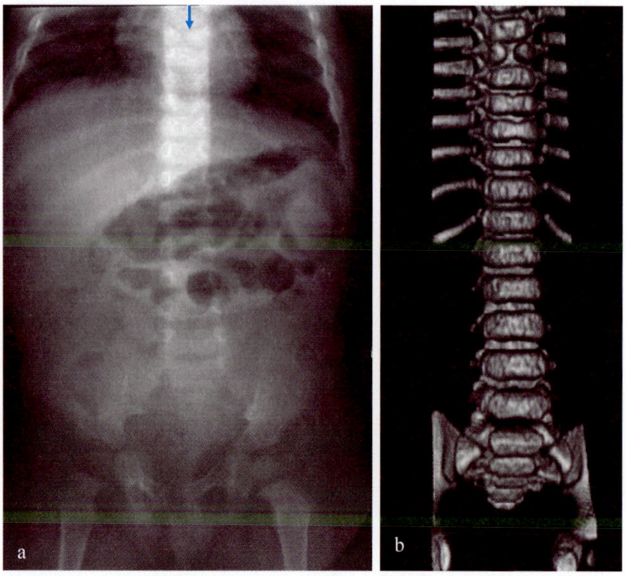

図 3　Alagille 症候群
生後 7 か月，女児．肝移植目的に紹介となった
a：腹部単純 X 線写真臥位正面像において，第 6 胸椎に蝶形椎を認める(➡)．第 8 ならびに第 9 胸椎中央に変形が疑われる
b：移植前評価目的に行われた体幹部造影 CT の際の脊椎部 3D 再構成像では，椎体病変はいずれも容易に確認できる

表 1　腹部単純 X 線撮影が適応となる病態

- チューブやカテーテル類の確認
- 消化管ガス：麻痺性イレウス，消化管閉塞
- 便塊貯留
- 異物誤飲
- 異所性ガス：腹腔内遊離ガス，消化管壁内ガス，門脈内ガス，胆道内ガス，など
- 腹水
- 異常な石灰化
- 臓器腫大
- 軟部腫瘤
- 肺底部病変：肺底部肺炎，など
- 骨格系病変：肝胆道系ならびに消化管疾患に関連する長管骨，椎体や肋骨の病変

る場合もある(図 5)．

方　法

単純 X 線撮影は, X 線管球で発生した X 線が対象を通過し，X 線受容体で受け，その強弱を画像化する検査法である[1]．最近では，CR(computed radiography)に加え，X 線を直接デジタル信号に変換する DR(digital radiography)も普及しつつ

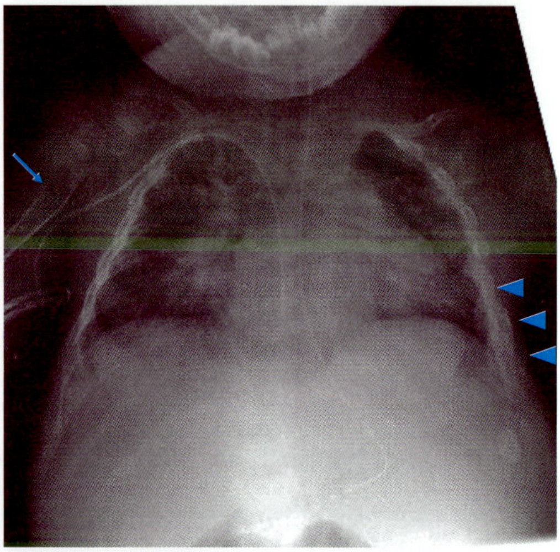

図 4　肝性骨異栄養症
生後 16 か月，男児．胆道閉鎖症にて葛西手術後，肝移植目的に紹介となった．ポータブル単純 X 線撮影胸部臥位正面像では，右上腕骨近位骨幹部に骨折を認める(➡)．また，右第 7 肋骨，左第 5〜7 肋骨外側部に骨の限局した膨隆を認め，肋骨骨折後の所見である(▶)．右上肢から挿入された PI カテーテル先端は右房内と思われる．胃管の先端は胃内である．右肺門周囲影の増強も認められる．

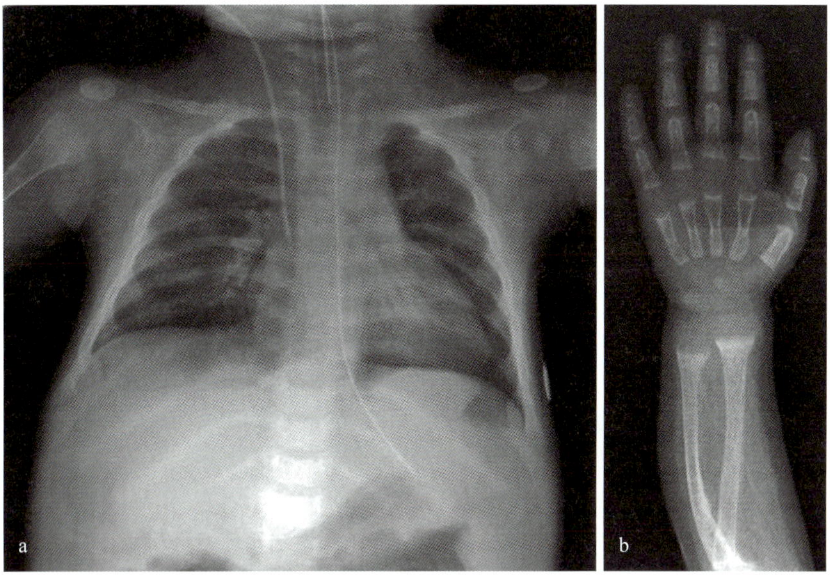

図 5 肝性骨異栄養症

生後 11 か月，女児．胆道閉鎖症にて葛西手術後，肝移植目的に紹介となった

a：気管内挿管後のポータブル単純 X 線撮影胸部臥位正面像では，挿管チューブ，CV カテーテル，胃管それぞれの先端は容易に確認可能である．左下葉内側の含気低下も認める．また，骨格系では，両側上腕骨近位骨幹端には辺縁不整(fraying)を認め，くる病の存在が疑われる

b：約 2 か月前に単純 X 線撮影手部正面像が行われており，橈骨・尺骨遠位骨幹端の杯状変化(cupping)，辺縁不整(fraying)，横径拡大(flaring)が明瞭で，くる病の診断は容易である．また，各中手骨遠位骨幹端にも同様の所見を認める．

上腕骨近位骨幹端の所見は肝移植後数か月には消失していた(未呈示)

ある[1)]．

単純 X 線撮影には，検査室での検査に加え，病棟や手術室で行うポータブル撮影がある．腹部は，臥位正面像が基本である．臥位で撮影は腹厚が平均化することから腹部全体で良好なコントラストが得られる，腹部臓器が後腹膜脂肪織を圧排することで辺縁がみやすくなる，といった利点がある[1)]．また，仰臥位では腸管ガスの分布と性状が自然な状態で観察でき，立位に比しはるかに多い情報が得られる[2)]．立位正面像は，消化管内の液面形成(air-fluid level)の評価を目的に撮影される[2)]．しかし，消化管内の液面形成は，消化管閉塞に特異的な所見ではない[2)]．立位が困難な場合は，decubitus 像(側臥位正面像)ならびに患児を仰臥位としたまま側面から撮影する cross-table lateral 像(仰臥位側面像)を撮影するとよい[2)]．消化管のある部分に閉塞/狭窄が存在する場合，これより近位の消化管は拡張し緊満感を伴い，閉塞/狭窄より遠位の消化管は虚脱し内腔のガスは減少または消失する．小児消化管閉塞をきたす疾患/病態の鑑別診断を“AIMs”として紹介する(表 2)[3)]．また，内ヘルニア嵌頓や捻転の場合は，消化管の近位と遠位が閉塞/狭窄し，腸液(腸管虚血では出血)を含んだ軟部腫瘤として認められる(closed-loop obstruction)．これらの疾患/病態は何らかの治療的介入が必要であり，いずれも正しい診断が必須で，単純 X 線撮影に続いて超音波や

表 2 小児消化管閉塞をきたす疾患/病態の鑑別診断

A	Adhesion(癒着) Acute Appendicitis(急性虫垂炎)
I	Intussusception(腸重積) Incarcerated Inguinal Hernia(鼠径ヘルニア嵌頓)
M	Malrotation with volvulus(中腸軸捻転を伴った腸回転異常) Miscellaneous(その他)：Meckel 憩室，消化管重複症など

〔宮崎　治：小児急性腹症．救急医学 37：1300-1306, 2013. より一部改変〕

CTが行われる場合が多い．特に，closed-loop obstructionの場合は，この部分の消化管虚血を生じるため，迅速な対応が必須である．

胸部は，正面像でスクリーニング可能であるが，病変の性状や存在部位の正確な評価が必要な場合に側面像の撮影も行われる．胸水の評価は，患側下のdecubitus撮影も行われる．

消化管穿孔に伴う腹腔内遊離ガスの評価には，胸部立位正面像あるいは左側下の腹部decubitus像が有用である．新生児では臥位正面像で肝前面の透亮像や消化管ガス像周囲の透亮像として認められる．

骨格系は正面像を基本とし，適宜，側面像や斜位像を加える．慢性肝疾患に合併する骨病変は肝性骨異栄養症(hepatic osteodystrophy)として知られている[4]．胆道閉鎖症やAlagille症候群，進行性家族性肝内胆汁うっ滞症といった小児慢性胆汁うっ滞性肝疾患では，腸管への胆汁排泄が減少することで脂溶性ビタミンであるビタミンDの吸収が減少し，ビタミンD欠乏性くる病になる[4]．一方，胆汁うっ滞をきたさない慢性肝疾患においても骨病変を認めるが，その機序はIGF(insulin-like growth factor)-1の減少，栄養摂取の低下，サイトカインネットワークの異常，といったさまざまな病態が複合的に関与している[4]．慢性肝疾患における骨代謝の指標としては単純X線撮影が重要で，長管骨骨幹端，特に橈骨・尺骨遠位骨幹端の杯状変化(cupping)，辺縁不整(fraying)，横径拡大(flaring)は，くる病で認める所見である[4](図5-b)．慢性肝疾患では，骨の脆弱性に起因した骨折を認める場合もある(図4)．また，Alagille症候群を疑った場合の椎体奇形の評価は，まず単純X線撮影で行われる(図3-a)が，心大血管ならびに腹部精査目的に行ったCTの撮像データを基に再構成することで，より正確に評価できる(図3-b)[5]．

潰瘍性大腸炎やCrohn病に代表される炎症性腸疾患における腸管外病変は多岐にわたるが，関節炎はもっとも頻度が高く，約25%に認められる[6]．消化管粘膜の免疫調節能の破綻により炎症性サイトカインが過剰に産生され，制御不能な消化管炎症が惹起され，関節も侵されることになる[6]．小児では，炎症性腸疾患に伴う関節病変としては仙腸関節炎および脊椎関節炎の頻度が高く，画像診断検査としては単純X線撮影が第一に行われるが，精査にはMRIが有用である[6]．

利点・欠点

単純X線撮影の利点としては，胸部や腹部では広い範囲を短時間に評価できる点があげられる[5]．肺野に関しては，含気した肺と病変のコントラストがつきやすいので，含気が均一で明らかな異常がない場合は，ある程度の確信をもって疾患の除外が可能である．骨格系については，前述のとおり，くる病の指標として単純X線撮影が有用である(図5-b)．肝胆道系疾患症例では，スクリーニング目的に撮影された胸部単純X線撮影の際に，肋骨や上腕骨近位部を注意深く観察すると，慢性肝疾患に伴った骨変化を認める場合がある(図4，5-a)．また，炎症性腸疾患症例で腹部単純X線撮影が行われた場合は，仙腸関節の変化にも注目すべきである．

単純X線撮影の欠点は，被ばくを伴う点に加え，胸部では縦隔陰影の詳細評価ができない点，腹部では明らかな異常を指摘できなくても病変の存在を否定できない点である．

●文献

1) 野坂俊介，他：腹部単純X線写真の読影の基礎．小児外科 45：265-271，2013
2) 畠山信逸：画像診断 I—単純X線・造影—食道・胃・小腸・大腸．白木和夫(監)，小児消化器・肝臓病マニュアル．診断と治療社，34-41，2003
3) 宮崎　治：小児急性腹症．救急医学 37：1300-1306，2013
4) 窪田　満：肝疾患と骨代謝．藤枝憲二(監)，小児の骨の発達とその異常性．診断と治療社，69-73，2008
5) 野坂俊介，他：胆汁うっ滞の画像診断．小児内科 43：1000-1007，2011
6) Cardile S, et al.：Current issues in pediatric inflammatory bowel disease-associated arthropathies. Word J Gastroenterol 20：45-52, 2014

(野坂俊介)

総 論 C 検査手技

2 消化管造影検査

目 的

小児消化器病診療における消化管造影の適応は内視鏡の導入に加え，侵襲がほとんどない超音波や低侵襲な MRI，ならびに CT といった画像診断検査で多くの情報が得られるようになった今日では，かなり限定的となった．

消化管造影には**表 1** のとおり各種検査法がある．**表 2** に消化管造影のおもな適応を示す[1]．その他，透視装置を用いた食道異物(コイン，ボタン電池，食物)の摘出，胃内異物(ボタン電池)の摘出，各種消化管チューブ(ED チューブ，イレウス管)透視下挿入，腸重積整復といった手技は，消化管造影の手順と共通する部分が多い．

方 法

消化管造影検査は一般的に覚醒下に行うため，乳幼児以下では検査内容に応じて被検患児の適切な固定がきわめて重要となる．適切な固定により，体動が少なくなると検査時間を短縮でき，また検査の際に介助者として必要となる医療者の人数も最小限とすることができ，総体としての被ばくを低減できる[2]．

検査に用いる造影剤には陰性造影剤と陽性造影剤がある．陰性造影剤とは空気(ガス)のことで，上部消化管の先天性閉鎖は，十二指腸閉鎖の double bubble sign，近位空腸閉鎖の triple bubble sign といった具合に典型的なガス像のみで診断できる[2]．陽性造影剤は X 線不透過で，撮影すると白く写る[2]．陽性造影剤には，バリウム(硫酸バリウム懸濁液)，イオン性水溶性造影剤，非イオン性水溶性造影剤がある．イオン性水溶性造影剤(ガストログラフィン®)は診断目的に使うことはない[2]．バリウムはもっとも歴史があり頻用されているが，濃度は充盈像のみの場合は 30 w/v% 程度で十分で，粘膜病変評価目的で二重造影を行う場合は 60～120 w/v% の濃度を用いる[2]．

前処置は検査の目的，検査内容，患児の年齢により異なる．上部消化管造影では，新生児，乳児は 3～4 時間の禁乳，禁食，1～2 歳は 6 時間の禁食，2 歳以上は少なくとも 8 時間の禁食が望ましい[3]．小腸造影もおおむね上部消化管造影に準じた前処置を行う．注腸造影では，Hirschsprung 病を疑う便秘精査の場合，前処置は必要ない[3]．粘

表 1 おもな消化管造影の種類(関連手技を含む)

嚥下造影
上部消化管造影
小腸造影
注腸造影
その他：食道異物摘出，胃内異物摘出，各種チューブ挿入，腸重積整復

表 2 消化管造影のおもな適応

粘膜病変	潰瘍 ポリープ 下血の原因検索
内因性・外因性狭窄	血管輪などの血管病変*1 肥厚性幽門狭窄症*2 腸回転異常・中腸軸捻転*2 Hirschsprung 病
機能評価	逆流現象：鼻咽腔逆流，胃食道逆流 嚥下機能：誤嚥
合併病変評価	小腸閉鎖を疑った場合に行う注腸造影

*1：気道症状精査中に診断されることが多い
*2：超音波検査で診断困難な場合実施
〔畠山信逸：画像診断 I ─単純 X 線・造影─食道・胃・小腸・大腸．白木和夫(監)，小児消化器・肝臓病マニュアル．診断と治療社，34-41，2003．より一部改変〕

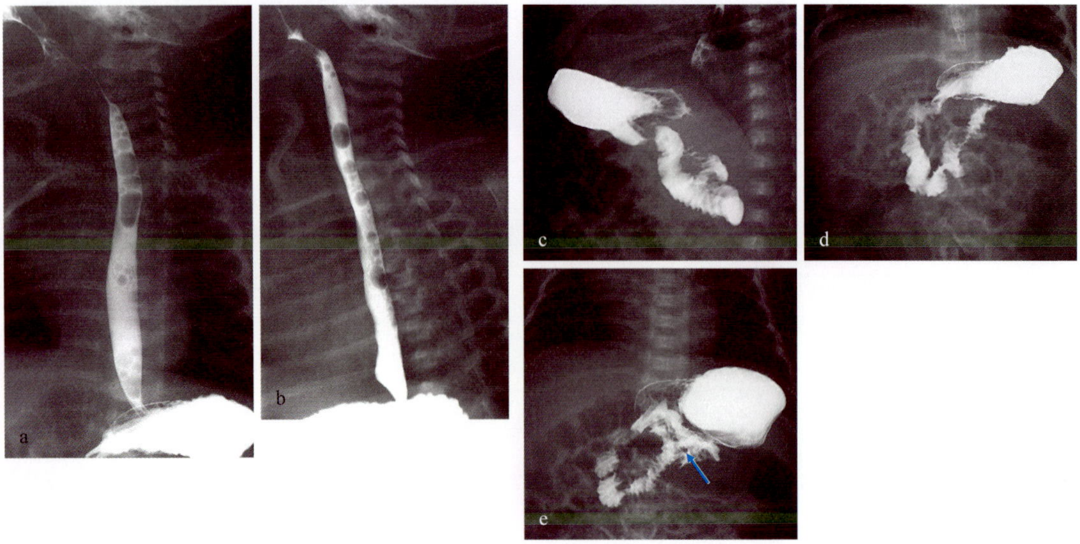

図1 正常上部消化管造影

a：食道正面像，b：食道側面像，c：胃・十二指腸右下側面像，d：胃・十二指腸臥位正面像，e：胃・十二指腸臥位正面像（Treitz 靭帯）

生後1か月女児．上部消化管の解剖ならびに胃食道逆流評価目的に検査を行った．哺乳瓶を用いて経口投与にて食道造影を行った．a ならびに b では食道内の造影剤の流れは良好である．内腔に認める複数の透亮像は嚥下された空気による．食道に対する外因性の圧排は認めない．右下側臥位にて食道側面像を撮影した後，同じ体位で胃・十二指腸部分を観察，撮影すると，幽門管から十二指腸の走行は正常であることが確認できる(c)．十分量の造影剤が十二指腸に流れた時点で，患児を仰臥位とし撮影すると，十二指腸ループの正常走行が確認できる(d)．さらに，患児を左下側臥位とし，すばやく仰臥位にもどすと，近位空腸が造影され，Treitz 靭帯(e，➡)を十二指腸球部レベルの高さで椎体の左側に確認できる．5分間の間欠的透視において，1回の胃食道逆流を認めるのみで，有意な胃食道逆流ではないと判断した

膜病変精査の場合は，絶飲食，浣腸，下剤投与，事前の食事内容調整などを年齢に応じて適宜組み合わせる[3]．

検査の際に重要なのは，被検患児の保温，モニター（血液酸素飽和度，脈拍数），吸引や酸素投与の準備である[3]．特に新生児の検査では，被検患児の保温がきわめて重要で，検査に先立ち検査室の温度を上げておく必要がある[3]．

以下，個々の検査方法の実際について解説する．

1．嚥下造影

被検患児の状態に応じて臥位，坐位あるいは立位で検査を行う．新生児から乳児で本検査を行う頻度が高いため，側臥位が主体となる．嚥下の様子を透視画像保存あるいは連続撮影にて評価する．

2．上部消化管造影

造影剤の投与方法は，経口的な場合と，経鼻的にチューブを挿入し目的に応じて先端を食道内や胃内として行う場合がある．新生児，乳児は臥位で行う場合が多い．幼児期以降は立位と臥位の組み合わせで行う．解剖や造影剤の通過性を評価する場合は充盈法を基本とし（図1，2），粘膜を評価する場合は二重造影法とする．充盈法の場合でも，胃食道逆流を評価する際，胃管が挿入されていれば，胃内を適度緊満させるために，造影剤に加えて空気を注入する．

3．小腸造影

造影剤の投与方法は，経口的な場合と，経鼻的にチューブを挿入し先端を十二指腸付近として造影剤を注入する場合がある．経鼻的なチューブ挿入は苦痛を伴うが，適切な位置にチューブが挿入されれば，造影剤を確実に小腸に注入することが可能で，より正確な評価，検査時間の短縮，といった利点がある．小腸造影の多くは，Crohn 病といった炎症性腸疾患を疑った場合の精査として行われる（図3）．

6〜7歳以上の覚醒下に検査が行える年齢であれば，炎症性腸疾患の評価において MR enterography はきわめて有用で，第一選択の画像診断検

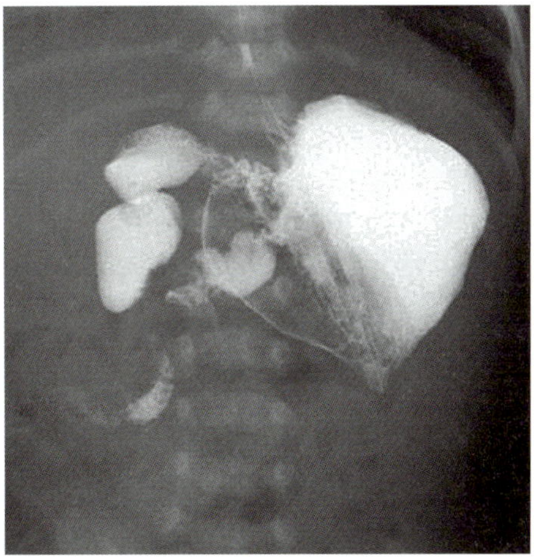

図2　上部消化管造影(腸回転異常，中腸軸捻転)
出生直後の男児．胆汁性嘔吐の精査目的に行った腹部超音波では重なる消化管ガスにより，十分に観察できなかったため，上部消化管造影が依頼された．あらかじめ挿入されている経鼻胃管より造影剤を注入し，撮影を行った．正面像ではTreitz靭帯の形成はなく，十二指腸遠位部で造影剤の停滞を認めた後，造影剤はやがて遠位に流れ，正中から右下腹部に走行する近位空腸が確認できる．遠位十二指腸から近位空腸はいわゆるcorkscrew様で，腸間膜が上腸間膜動脈を中心に時計方向に捻転している所見である．緊急手術にて腸回転異常ならびに中腸軸捻転が確認された

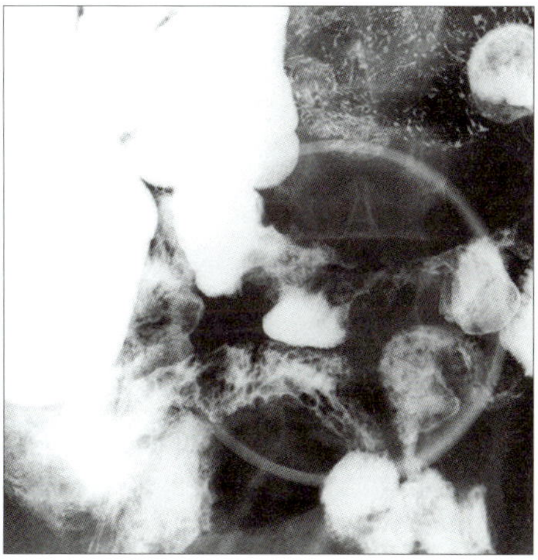

図3　小腸造影(Crohn病)
14歳男児．腹痛，貧血，便潜血を認め，炎症性腸疾患を疑い小腸造影を行った．経鼻的にチューブを挿入し，先端を近位空腸とし，間欠的な透視下に造影剤を投与しながら圧迫筒にて適宜圧迫し，撮影を行った．検査開始より約50分で十分量の造影剤が上行結腸に到達した．回盲部付近の撮影では，遠位回腸には粘膜の敷石状変化，腸間膜付着側の縦走潰瘍と対側の憩室様変化を認め，Crohn病と診断した

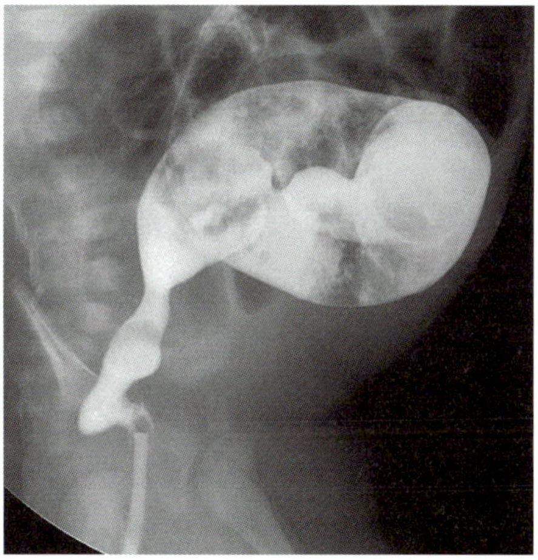

図4　注腸造影(Hirschsprung病)
生後約2週間の男児．腹部膨満を主訴に救急診療科受診，単純X線にて遠位消化管の通過障害を示唆する多数の拡張消化管ループを認めた．骨盤部の直腸ガスは乏しかった．以上よりHirschsprung病を疑い，注腸造影を行った．直腸内腔は狭小化し，口側のS状結腸に向かって内腔が徐々に拡大する，transition zoneを認め，short segment型のHirschsprung病の所見である

査であると報告[4]されている．MR enterographyの利点は，消化管のみならず消化管外病変が評価できること，DWI(拡散強調画像)による炎症腸管の拡散制限やcine sequenceによる消化管蠕動の評価，など[4]である．

4．注腸造影

造影剤は経肛門的に直腸内に挿入したチューブを介して投与する．解剖や通過性を評価する場合は充盈法を，粘膜の評価を行う場合は二重造影法を行う．上部消化管造影同様，新生児，乳児は臥位で行うが，Hirschsprung病は直腸遠位部の評価が重要であるため，左下側臥位で検査を開始し，適宜患児を斜位として病変が明瞭に描出される工夫が必要である(図4)．下血を主訴とする場合は，粘膜評価目的に二重造影を行う(図5，6)．

利点・欠点

消化管造影検査は，比較的簡便に行えるという

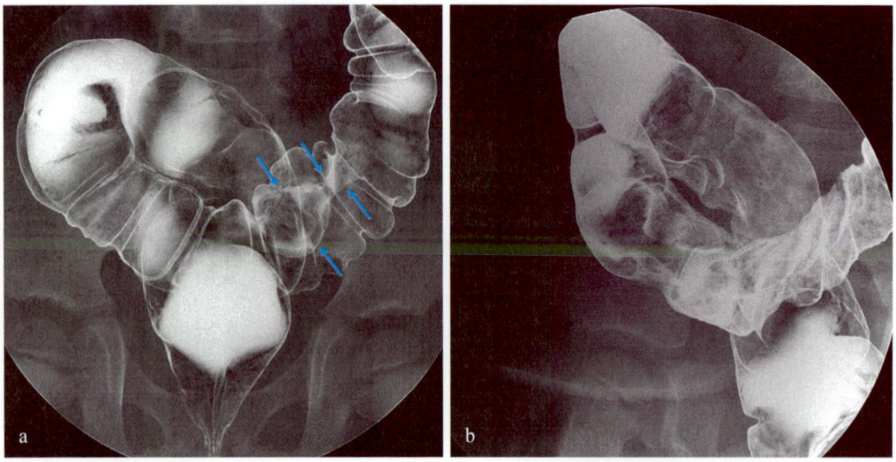

図 6　注腸造影(結腸ポリープ)
4 歳男児．約半年間続く下血を主訴に来院．注腸造影(a)では，下行結腸と S 状結腸の移行部内腔に有茎性のポリープを認める(➡)．左前斜位像(b)では，ポリープの全体像が明瞭である．後日内視鏡的切除が行われ，病理診断は若年性ポリープであった

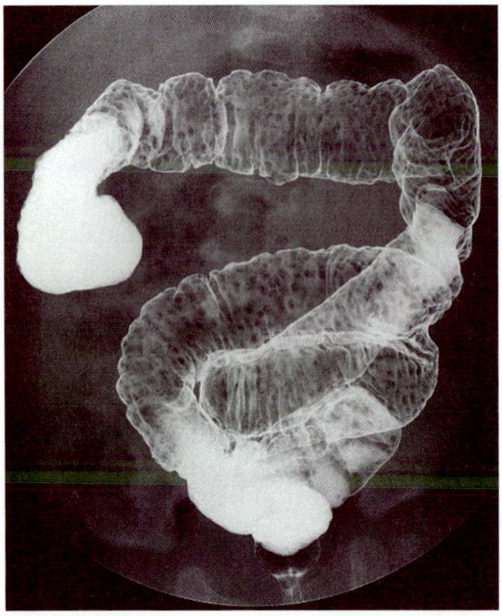

図 5　注腸造影(リンパ濾胞過形成)
生後 4 か月女児．下血を主訴に来院．精査目的に行った注腸造影では，大腸の広い範囲に無数の円形透亮像を認めた．リンパ濾胞過形成の所見である

利点があるが，経鼻的あるいは経肛門的なチューブ挿入は苦痛を伴うという欠点がある．最大の欠点は被ばくであるが，ALARA(as low as reasonably achievable)の原則を遵守することが極めて重要である．

●文献

1) 畠山信逸：画像診断 I ―単純 X 線・造影―食道・胃・小腸・大腸．白木和夫(監)，小児消化器・肝臓病マニュアル．診断と治療社，34-41，2003
2) 相原敏則：FAQ in“上部消化管の画像診断手技”．小児外科 34：271-281，2002
3) 野坂俊介：小児の消化管造影検査．日本小児放射線学会雑誌 22：3-14，2006
4) Chavhan GB, et al.：MR enterography in children：Principles, technique, and clinical applications. Indian J Radiol Imaging 23：173-178, 2013

(野坂俊介)

総 論 C 検査手技

3 腹部超音波検査

目 的

腹部超音波(超音波)は非侵襲的で簡便な検査であり，ベッドサイドでも容易に施行でき，小児の画像検査においても超音波は有用なimaging modalityで，一次スクリーニングとしても重要である．さらに，機器の進歩で腹部CT以上の腹部所見が得られることもしばしば経験される．これらのことから超音波の目的は，患児の腹部臓器の状態を評価することと，種々の疾患の確定診断をすることである．

方 法

検査方法に制限はなく，あえて言及するなら，乳幼児の検査の場合に覚醒下で施行するか，鎮静下で施行するか，である．検査は原則として覚醒下で容易に可能である．ただし，緊急性の高い例，言い換えると緊急手術の必要性の有無などの判断が必要なときには，鎮静下で施行することもある．また，やや専門的であるが，飲水による消化管の評価や，超音波造影剤を使用するか，などがある．飲水と造影剤に関しては専門的であり，詳細は省略する．

検査室内においては，装飾，玩具などを工夫して，楽しい環境にする．筆者は音の出る電車の絵本や，天井に画像の映る玩具などを常備している．また，余裕があれば検者が子どもに話しかけ，保護者と遊ばせながら検査をする．乳幼児では保護者の膝枕などを利用して子どもを安心させ，前もって好きな絵本や玩具を持ってきてもらう，などの工夫が大切である．

年齢によって，被検者の身長や体重には幅があり，個々の体重，体脂肪にあわせて，プローブだけでなく，フォーカスなども調整する．新生児や乳児では通常のサイズのコンベックス型プローブでは，心窩部横操作は肋骨に当たり困難で，可能であればサイズの小さな高周波のコンベックス型プローブを使用すると検査はより容易となる．一般に成人よりも高周波数(5～10 MHz)のプローブが勧められ，消化管の観察ではリニア型が有用なことが多い．消化管ガスを観察視野外に除くためには，体位変換や圧迫法だけでなく，リニア型からいったんコンベックス型に変更してガスを排除したあとに，再度リニア型で観察することや飲水法なども採用する．

利点・欠点

1. 利 点

①X線と異なり被ばくがなく，繰り返し観察可能で，腸重積の超音波下整復においても，X線透視下整復のような時間的な制約はない．

②いずれの場所でも検査でき，腸閉塞，劇症肝炎，重症膵炎の経過観察では，毎日ベッドサイドで観察することが勧められる．

③他の画像検査と異なり，腸蠕動の有無などの評価がリアルタイムで観察できる．腸閉塞では，増悪すると腸蠕動は低下し，腸管壁は肥厚し，軽快すると腸蠕動が観察され，内容物の肛門側への移動が観察可能である．

④各種疾患の経過観察が容易である．具体的には，乳児肥厚性幽門狭窄症や虫垂炎の内科治療，麻痺性腸閉塞などがある．

⑤得られる情報量の割には比較的安価である．

2. 欠 点

①術者の技量に依存する．大きな腫瘤性病変は初心者でも容易に観察できるが，その発生母地の検

索には習熟を要する．消化管の病変部位の同定や質的診断にも技量を要する．

②術者が未熟であると，他の画像検査に比較して客観性に欠け，病変を正確に記録できないことがある．この点は，腹部CTでも正しい読影ができなければ同じことがいえる．

③空気や骨の観察は困難で，さらにプローブと観察したい臓器の間に空気や骨が存在する場合には，それらの後方の臓器の観察が困難である．しかし，圧迫法，体位変換，飲水などで工夫して観察すると，解決されることが多い．

腹部疾患

1．消化管

普通便か下痢便か，腸の蠕動運動が亢進しているか低下しているか，あるいは腸閉塞を合併しているか，などの消化管の状態を評価する．疾患としては成人と共通の疾患もあるが，乳児の肥厚性幽門狭窄症，虫垂炎，腸重積，腸閉塞などでは，超音波だけで容易に確定診断が可能である．また，便秘，IgA 血管炎（Henoch-Schönlein 紫斑病，アレルギー性紫斑病と同義）や病原性大腸菌による出血性腸炎などでは，超音波によって強く疾患が示唆されることが多い．

1）肥厚性幽門狭窄症

本症の診断は超音波が感度も特異度も高く，X 線での上部消化管透視による診断法は被ばくがあり控えるべきである．

超音波での診断基準は報告者によって多少異なるが，幽門管長 14 mm 以上，幽門筋厚 4 mm 以上とするのが一般的である（図 1）．幽門管の長さは健常児では 2～3 mm の短いもので，筋厚も 1～2 mm 程度なので，前記の基準を満たさなくても，3 mm 以上に肥厚し，かつ 10 mm 近くに延長した幽門管であれば疑わしい．さらに幽門管が「開かない」，つまり，胃蠕動にかかわらず常に幽門管の延長と幽門筋の肥厚が観察できるとことが確定診断の所見である．

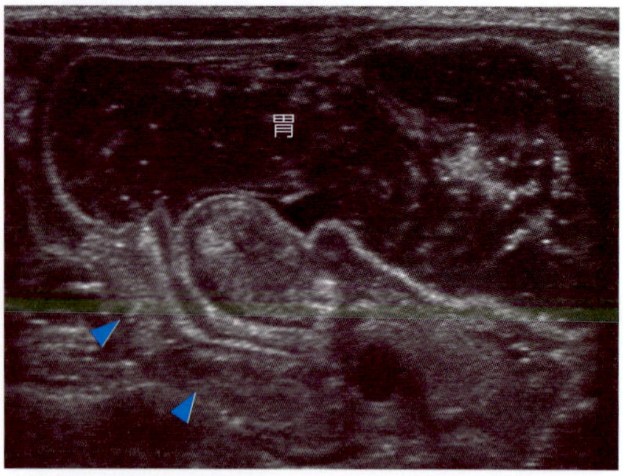

図 1　肥厚性幽門狭窄症
幽門の長軸像（▶）で幽門管は延長（22 mm）し，幽門筋は肥厚（7 mm）している

2）腸重積

腸重積の診断においては，超音波が感度・特異度のいずれも高く，先進部病変となる器質疾患も診断しやすい．また，非観血的治療法として，超音波下整復は簡便で整復率も高い．

乳幼児の特発性腸重積の大部分は回腸結腸型であり，重積部先端は右上腹部にあることが多い．超音波での確定診断は重積した腸管の短軸像（multiple concentric ring sign，target sign，crescent in doughnut sign）と長軸像（pseudokidney sign，sandwich sign）を記録することが確定診断となる（図 2）．診断後に，重積部より口側の腸管の腸閉塞の程度を評価する．また，ドプラ法で重積部の血流を観察して，腸管虚血の程度を評価することも重要である．重積部の血流が保たれていれば一般的に内科治療の適応で，血流が観察できなければ，腸管壊死も考慮され，外科治療の適応となる．

3）急性虫垂炎

超音波機器の解像力の向上で，小児の正常虫垂の 80～90% 以上が観察可能である．したがって，虫垂炎の診断と除外診断に超音波は最良の診断ツールである．典型的な虫垂炎では超音波で十分確定診断が可能で，CT を撮像する必要はない．超音波で診断が困難で本症が疑われる例に限定して，CT を撮像する．

多くの場合，虫垂は腸腰筋の腹側で，これをまたぐように存在する．超音波での虫垂炎の確定診断は，虫垂そのものに見られる炎症所見として，直径が 6 mm 以上で，圧迫で変形せず，ピンポイントで虫垂に圧痛が認められることがある（図 3）．逆に，プローブで圧拍する部位を虫垂の真上

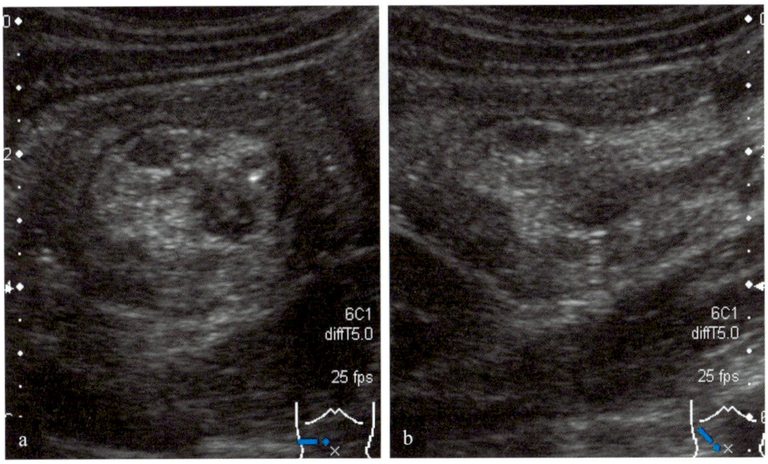

図 2　腸重積
a：multiple concentric ring sign，b：pseudokidney sign

から数 cm ずらしただけで，圧痛が弱くなる．

4）便　秘

下腹部横断あるいは矢状断像にて，膀胱の背側にある直腸を描出する．習慣性便秘の児では，膀胱を凸に押し上げるように圧排している便塊がみられる．硬便であるため，便の表面で超音波が反射され，音響陰影を形成する．糞石の腹部腫瘤では，腫瘤壁が腸管壁の五層構造であることを確認し，同腫瘤のドプラがみられないことから腸管内容物であることを確認する．

5）出血性腸炎

Escherichia. coli O157 などによる腸炎では，しばしば第三層を中心とした全大腸の著しい壁肥厚を呈する．腫脹した腸管の短軸像は target 様に見える．本疾患は虚血性腸炎で，全大腸が肥厚することもあるが，この肥厚は右側結腸優位の傾向がある．しかし，全大腸あるいは左側大腸の壁肥厚のほうが著しいこともある．また，右下腹部痛を訴えて，虫垂炎と鑑別が必要なこともある．通常の腸炎よりも粘膜病変が強い場合が多く，腫脹した大腸をプローブで圧迫すると強い痛みを訴える．超音波で腸管壁肥厚は容易に観察可能で，回盲部から離れた大腸の壁肥厚が観察されれば虫垂炎は否定的で，不要な手術を回避できる．同時に溶血性尿毒症症候群を合併しやすく，可能であれば，腎臓のエコー輝度や腎動脈の血流を観察することが，早期の溶血性尿毒症症候群の診断にもつながる．さらに，超音波は腸管壁の炎症による肥厚の程度の経過観察にも有用である．

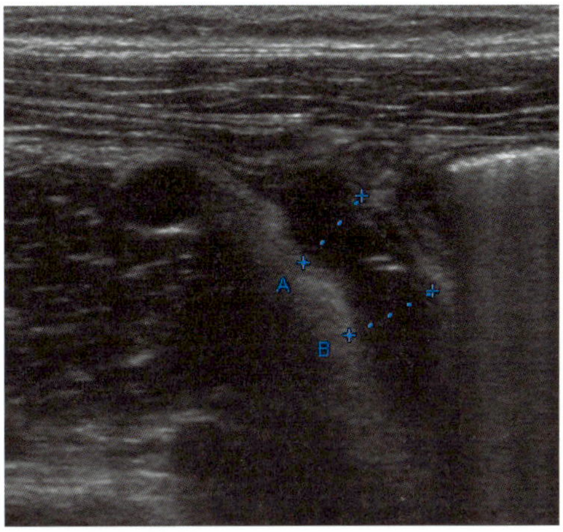

図 3　急性虫垂炎
虫垂根部に近い部分では虫垂径の拡張はなく，先端方向（A，B）の部分で壁構造が失われて，膿が貯留している
A：8.4 mm，B：8.9 mm

2．肝臓，胆嚢，膵臓，脾臓，腎臓などの充実臓器

各臓器の腫大の有無，腫瘍性病変の有無，水腎症の有無などを評価できる．肝炎の多くでは腫大し，肝門部リンパ節が腫大する．

1）胆道閉鎖症

新生児で胆嚢が小さかったり，無胆嚢であれば胆道閉鎖症を疑い，triangular cord サインの有無を観察する．

2）先天性胆道拡張症など

先天性胆道拡張症は超音波の診断感度が高く，超音波のみで確定診断される．嚢腫状に拡張胆管を確認できれば診断は容易である．びまん性に軽度の拡張を伴う場合には，診断が困難なこともある．嚢腫状の拡張が著しい例では右腎の水尿管などと鑑別が必要なこともあり，いつも上流が総肝管ないし左右の肝管につながることを確認する．

胆道病変の評価においては，胆道結石の診断感度は高く，比較的ハイエンド機器があれば胆管や膵管の蛋白栓なども観察可能である．種々の疾患で肝硬変となると肝実質は粗になり，肝表面が不整で，肝門部を中心として側副血行路が観察される．

3）膵疾患

膵炎の重症度評価の一助となり，腫大だけでなく膵周囲の液体貯留や炎症の波及が観察される．しかし，通常の急性膵炎では超音波での診断は困難である．また，膵管は容易に観察され，慢性膵炎が超音波のみで診断されることもある．

4）その他

肝臓，脾臓，腎臓などの膿瘍は超音波で示唆されることが多く，同時に診断後の超音波下ドレナージなどにも使われる．

腎結石や水腎症の診断感度は高く，水腎症の程度も評価される．骨盤内では卵巣捻転，卵巣腫瘍，鼠径ヘルニアなどの診断の助けとなる．

3．腹腔内リンパ節

リンパ節を超音波で観察して診断に至ることはまれである．しかし，間接所見として炎症の有無などを評価するのに有用である．腸炎では腸間膜リンパ節が腫大し，Crohn 病では病変部腸管の周囲の腸間膜リンパ節が腫大する．肝炎では肝門部リンパ節が，膵炎では膵周囲のリンパ節が腫大する．また，腹部発生の悪性リンパ腫では累々と腹腔内リンパ節が腫脹することがある．

超音波とインターヴェンション・治療，その他

腹部領域でも肝臓，腎臓の生検は超音波下で施行することが主流である．さらに，機器の進歩で数 mm の腫瘤の狙撃生検も可能である．実際に，肝転移の有無などでも使われている．また，腹腔内膿瘍の排膿にも超音波下でドレナージチューブを留置することも多い．さらに，水頭症のシャントチューブの位置の確認，腹膜透析などの各種の留置したチューブの折れ曲がり，ずれ，移動なども評価できる．

小児科領域で導入されている例はまだ少ないが，消化管内視鏡などでの内視鏡下超音波も，今後，導入されてくると思われる．

◎おわりに

一次救急の現場で超音波機器を装備していない施設は少なく，救急外来で超音波は多用されている．一方で，近年種々の医療技術の専門性が高くなり，その結果，各種検査も細分化される傾向が強く，超音波も技師が施行することが多くなってきている．しかし，超音波の簡便性，非侵襲性，そして成人以上に詳細に観察可能であるという特性から，実臨床の場で，ぜひ，医師も施行することが望まれる．字数の関係で腹部疾患のすべてを述べることは困難なため，超音波画像や各種疾患の詳細は他誌を参照されたい．

●参考文献

- 余田　篤，他：小児救急の腹部超音波診断．超音波医学 38：243-254，2011
- 余田　篤：小児科領域の消化管疾患．畠　二郎，他（編），超音波エキスパート 14：消化管エコー UPDATE．医歯薬出版，97-110，2013
- 余田　篤：消化管疾患—腸重積，肥厚性幽門狭窄症，急性虫垂炎などの診断方法．外来小児科 12：60-68，2009
- 余田　篤：小児の急性腹症—その時どうする：超音波診断．小児内科 40：660-664，2008
- 余田　篤：消化管疾患における超音波検査の応用．小児科診療 70：1020-1027，2007
- 余田　篤：そこが知りたい小児の肝・胆道疾患：胆道閉鎖症は超音波検査で診断が可能になったのか？　小児内科 36：1270-1271，2004
- Baud C, et al.：Sonographic diagnosis of colitis in children. Eur Radiol 14：2105-2119, 2004
- Siegel MJ：Pediatric Sonography. 3rd ed., Lippincott Williams & Wilkins, 213-384, 2001

（余田　篤）

総 論 C 検査手技

4 腹部CT検査

目 的

多列検出器型CT(multi detector-row CT：MDCT)の普及により，スキャン時間が著しく短縮し，小児においても覚醒下で行える頻度が高くなった．そのため，CTの適応は拡大傾向であるが，一般的に，小児腹部疾患に対する画像診断検査の第一選択は超音波であり，臨床症状や血液検査所見，超音波所見に応じてさらなる情報を得るためにCTが選択される．適応となる病態は，腫瘤性疾患，膿瘍，外傷，腹痛精査，炎症性疾患，術前精査などがあがる[1〜3]．

1．肝・胆・膵疾患

適応となる疾患は，腫瘍性疾患，膿瘍，胆道閉鎖症，胆道拡張症，原発性硬化性胆管炎，門脈大循環短絡，輪状膵，膵炎などである[4]．びまん性肝疾患，肝炎に対するCTの有用性は低く，超音波所見に追記すべきことが少ないことが多い[3]．ただし，劇症肝炎では，強い炎症に伴う低濃度域などを認めることがある[5]．胆道拡張症などの胆道系疾患に対しては，膵胆管合流形態の評価にはMRIが有用であるが，緊急時においては造影CTが適応される．その他，外科治療，臓器移植に関連して，解剖学的評価や側副血管，臓器の大きさなどの精査目的にCTが用いられる[2,3]．

2．消化管疾患

消化管疾患では，虫垂炎，腸閉塞などの急性腹症や炎症性腸疾患，腫瘍性疾患などがCTの適応となる．

虫垂炎は，臨床症状や血液検査所見などを考慮のうえ，超音波所見で説明できないような病態であった場合，体格が大きい，肥満，腸管ガスが多いなどの理由により超音波で十分な観察ができない場合に，CTがよい適応となる[1,3]．

方 法

1．被ばく低減への配慮

小児は，成人に比して放射線に対する感受性が高いため，年齢，体格に応じた条件で撮影する必要がある．2001年にBrennerらが，アメリカで年間60万件行われる15歳以下のCTのために，将来，約500人がCT被ばくによるがんで死亡する計算になると報告[6]し，マスコミを介してCT被ばく過多が世界中に広まった．これを契機に，アメリカ小児放射線学会では"Image Gently"という被ばく低減キャンペーンを開始し，ALARA(as low as reasonably achievable)の原則に基づいて，被ばく低減に配慮し，検査目的，検査部位，年齢や体格に応じた撮影条件にすべきであることを推奨している．

日本でも，2005年に日本医学放射線学会，日本放射線技術学会，日本小児放射線学会協同による「小児CTガイドライン―被ばく低減のために―」が公表され，日本医学放射線学会，日本放射線専門医会・医会が編集した「画像診断ガイドライン2013年版」が刊行されている[7,8]．造影検査だけで目的が達せられる場合，単純CTは控える，多相撮影を控えることも低被ばくにつながる[8〜10]．また，被ばくのない超音波やMRIで代用できる検査内容であれば，CTを行わないことも大切である．

2．単純CT

小児は，内臓脂肪が少なく，良好なコントラストが得られない傾向があるため，造影CTが推奨される．そのため，単純CTをルーチンとして撮影する必要はない．単純CTが有用となるのは，石灰化や出血，脂肪肝，腫瘍性病変の性状の評価

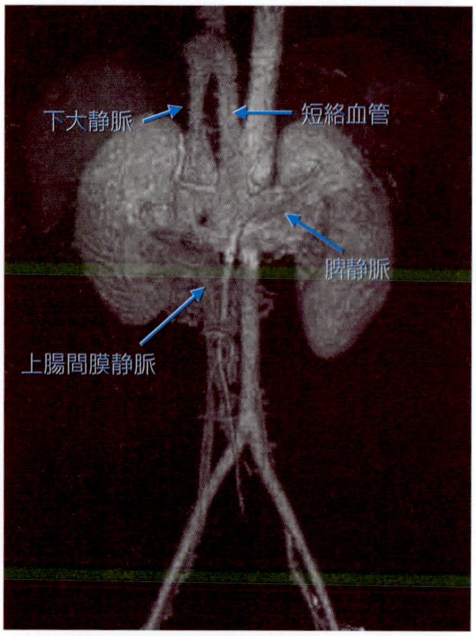

図 1　門脈大循環短絡の症例で，100 kV を用いて撮影した造影 CT で作成した 3DCT
上腸間膜静脈，脾静脈合流後の門脈が直接下大静脈に合流している状態が理解しやすい

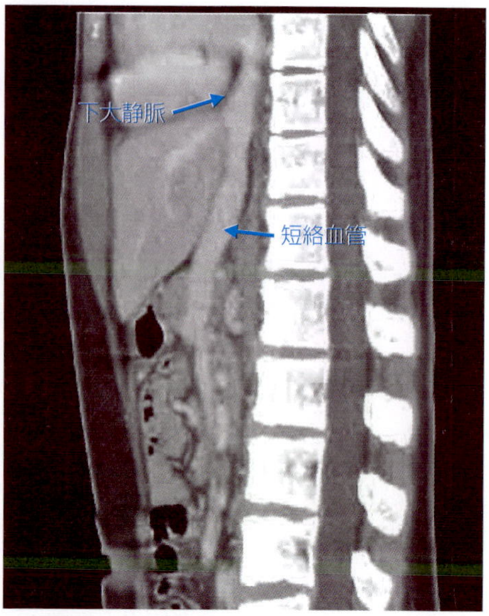

図 2　MPR 矢状断像
volume scan であるため，任意の角度での再構成画像を作成し，評価することができる

などである[11]．

3．造影 CT

検査目的に応じて，造影剤を適切に注入することが重要である．

投与する造影剤の総量は，2.0 mL/kg が基本である[12]．適切な部位に末梢ルートが留置できた場合は，自動注入器で造影剤を注入する．注入速度は，留置されたルートのサイズにより変化する．推奨される注入速度の目安は，20 G で 3～4 mL/秒，22 G で 1.5～2.5 mL/秒，24 G で 1～1.5 mL/秒である[12]．ただし，新生児，乳児では用手的注入となる場合が多い．造影剤注入前には，生理食塩水で注入具合を確認したのちに，注入速度を調整することが大切である．

造影早期相や多相撮影が必要となるのは，腫瘍性疾患の精査，血管奇形との鑑別，消化管出血，外傷，である．そのほかの疾患は，おおむね平衡相のみの 1 相で評価できることが多く，撮影のタイミングとしては，造影剤注入開始から 50～60 秒である．一般的な多相撮影のタイミングの目安は，動脈相は造影剤注入開始から 20～25 秒，門脈相は 45～55 秒，静脈相は 80～90 秒である．ただし，撮影のタイミングは，造影剤の注入速度や検者の体格などによっても多少変化する．新生児，乳児では，前述の目安よりも若干早めのタイミングがよいことが多い[11,12]．

4．低電圧での造影 CT，CT-angiography

従来，腹部 CT は，管電圧を 120 kV に設定しているが，近年，80 kV や 100 kV の低電圧による撮影が行われるようになっている．新生児ならびに乳児に対する心大血管系に推奨される低電圧を用いた造影 CT は，腹部にも有用である．管電圧を 80～100 kVp の低電圧することによって，被ばく低減，造影剤投与の低減，血管内の造影コントラストの増加，造影効果が長く維持されるなどの利点がある[13～15]（**図 1**，**図 2**）．これにより，高速静注のできない新生児や乳児に対しても高濃度の造影剤を用いることなく，CT-angiography を作成することが比較的容易となる．筆者の施設では，管電圧 80 kV を体重 10 kg 以下に，100 kV を体重 10～20 kg に導入している[16]．

利点・欠点[17]

1．利　点

①短時間で検査可能である．そのため，覚醒下での検査の頻度が増える．

②客観的評価に優れている．

③画像再構成や 3D 画像の作成が可能である．解剖学的構造の理解が容易となり，術前精査としても有用である(図 1，2)．
④複数の臓器を同時に評価することができる．
⑤石灰化や出血，腹腔内遊離ガス像の描出に鋭敏である．

2. 欠　点

①被ばくがある．
②新生児，乳児については鎮静のリスクがある．
③造影剤の副作用がある．
④腎障害があるとヨード造影剤の使用ができない．
⑤びまん性肝疾患や肝炎などは所見に乏しく，超音波が有用である．

CT は，被ばくのリスクがあり，常にリスクを上まわる利点のうえに行われるべきである．また，新生児，乳児では鎮静のリスクもあることから，全身状態を十分に考慮しながら，安全に鎮静することが大切である．

●文献

1) Hernanz-Shulman M, et al.：Gastrointestinal tract. In：Slovis TL, ed., Caffey's pediatric diagnostic imaging. 11th ed., Mosby, 1762-1784, 2008
2) Lowe LH, et al.：Introduction to the hepatobiliary system. In：Slovis TL, ed., Caffey's pediatric diagnostic imaging. 11th ed., Mosby, 1856-1860, 2008
3) Alan D：Pediatric body CT. In：Alan D, ed., Springer-Verlag, 174-266, 1987, 2008
4) Boamah LM, et al.：Evaluation of patients with possible liver dysfunction. In：Kliegman RM, et al. ed., Nelson textbook of Pediatrics. 19th ed., Elsevier, 1378-1381, 2011
5) Murakami T, et al.：Liver necrosis and regeneration after fulminant hepatitis：pathologic correlation with CT and MR findings. Radiology 198：239-242, 1996
6) Brenner DJ, et al.：Estimated risks of radiation-induced fatal cancer from pediatric CT. Am J Roentgenol 176：289-296, 2001
7) 日本医学放射線学会，他：小児 CT ガイドライン—被ばく低減のために—．2005（http://www.radiology.jp/modules/news/article.php?storyid＝118）
8) 日本医学放射線学会，他(編)：画像診断ガイドライン 2013 年版．金原出版，2013
9) Verona GA, et al.：Reducing abdominal CT radiation dose with the adaptive statistical iterative reconstruction technique in children；a feasibility study. Pediatr Radiol 41：1174-1182, 2011
10) Strauss KJ, et al.：Image gently：ten steps you can take to optimize image quality and lower CT dose for pediatric patients. Am J Roentgenol 194：868-873, 2010
11) Siegel MJ：Liver and biliary tract. In：Siegel MJ, ed. Pediatric body CT. 2nd ed., Willams & Wilkins, 177-216, 2008
12) Siegel MJ：Practical CT techniques. In：Siegel MJ, ed. Pediatric body CT. 2nd ed., Willams & Wilkins, 1-32, 2008
13) Paul JF, et al.：Multidetector CT for congenital heart patients：what a paediatric radiologist should know. Pediatr Radiol 40：869-875, 2010
14) Kanematsu M, et al.：Whole-body CT angiography with low tube voltage and low-concentration contrast material to reduce radiation dose and iodine load. Am J Roentgenol 202：W106-W116, 2014
15) Fujikawa A, et al.：Vascular enhancement and image quality of CT venography：comparison of standard and low kilovoltage settings. Am J Roentgenol 197：838-843, 2011
16) 宮崎　治：CT 被ばく—正当化と最適化．日本小児放射線学会雑誌 30：3-8，2014
17) Hernanz-Shulman M, et al.：Overview. In：Slovis TL, ed., Caffey's pediatric diagnostic imaging. 11th ed., Mosby, 1759-1761, 2008

（宮坂実木子）

総 論 C 検査手技

5 MRI，MRCP

目 的

1．肝・膵などの実質病変の評価

超音波で確定困難な実質病変に対して，MR(magnetic resonance)は広く用いられる．びまん性・局所性いずれの病変にも有用な情報を提供する．近年はMRI(magnetic resonance imaging)を用いて脂肪や鉄の含有量を，またMR spectroscopyを用いてグリコーゲンの含有量などを定量化する方法も提唱されている[1]．

2．胆道系の評価

胆道や膵管の拡張，合流異常の評価に用いる．胆石や蛋白栓など閉塞機転の診断にも有用である．

3．消化管の評価

小腸閉塞などに対する消化管運動の評価，炎症性腸疾患(inflammatory bowel disease：IBD)や腫瘤などに対する壁在病変の評価に用いられる[2]．

方 法

1．実質病変の評価

実質病変の評価には従来型の撮像法が適用される．

1）前処置

通常は特別な前処置を要さない．鎮静や造影剤投与を行う場合には，それに応じた前処置が必要となる．

2）撮像法

成人では十数秒間の呼吸止めで撮像する方法が有用だが，小児ではこの撮像法の適応は限られる．自由呼吸下に撮像せざるを得ず，いかに呼吸によるアーチファクトを低減するかが問題となる．

方法は2つに大別される．1つは呼吸同期法であり，腹部に巻き付けるなど体外に置いた呼吸センサーを用いる方法と，横隔膜の動きを画像でモニターしながら同期する方法とがある．呼吸による位置情報のずれを修正する方法であり，理論上は後者が優れている．もう1つは加算法である．1回の呼吸相では吸気が短く呼気が長いことを利用して，加算回数を多くすることにより，結果として呼気で得られた画像信号を多く残す方法である．撮像シークエンスはT1強調，T2強調，拡散強調像が基本である．横断像のみでなく，冠状断像あるいは矢状断像を組み合わせて評価すべきである．

3）造影剤等の使用

必要としないことが多いが，腫瘍や血流評価などではケースバイケースで用いられる．

2．胆道系の評価

胆道，膵管の評価にはmagnetic resonance cholangiopancreatography(MRCP)が優れている(**図1**)．この方法は，胆道や膵管内にある水信号を強調して撮像し，三次元画像収集を行うことで，立体的な全体像を把握しやすくする方法である[3]．

1）前処置

描出能を向上させるため，年齢に応じて4～8時間程度の禁食が必要となる．胃や十二指腸内の過剰な液体は撮像の妨げとなるため，検査前数時間は飲水も禁止することが多い．

2）撮像法

水信号を強調して，背景を打ち消す撮像法を用いる．Heavy T2像あるいはMR hydrographyともよばれる．成人では数秒間の呼吸止めで厚いスライスの撮像を行うこともあるが，小児では三次元画像収集が一般的であり，呼吸同期はほぼ必須である．いずれも現行機種では，最適化された撮像法がデフォルトで組み込まれているはずである．全体像の把握には冠状断像も有用であるが，

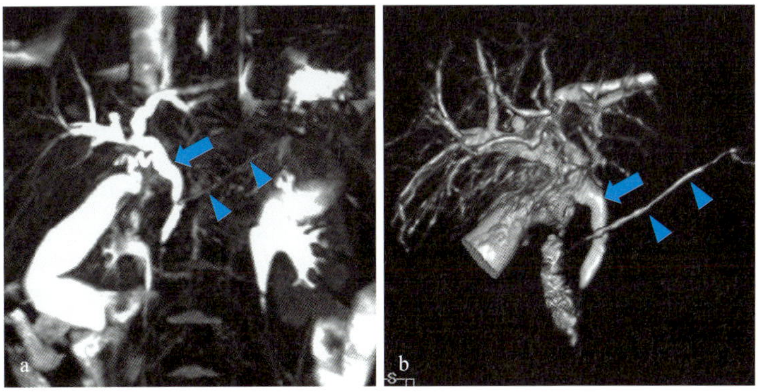

図1 幼児，先天性胆道拡張症
膵・胆管合流異常による先天性胆道拡張症の症例．横隔膜同期によるMRCP冠状断収集からの再構成
a：maximum intensity projection（MIP）冠状断像．胆嚢拡張とともに，肝内および肝外胆管の拡張が描出されている（➡）．膵管には拡張はないが（▶），乳頭外で総胆管と合流し，共通管を形成している
b：volume rendering（VR）像．VR再構成を行うことにより，これらの位置関係がより明瞭に描出される．膵管（▶）は胆道と合流するとともに，胆道の腹側を通過して，副膵管から十二指腸に開口している様子がわかる

小児で問題になる膵・胆管合流異常の評価には横断像での収集が優れる．

3）造影剤等の使用

ガドリニウム（Gd）製剤を用いる必要はないが，他の理由で投与するのであれば，投与後のほうがより良好な画像が得られる．他に消化管蠕動を抑制するためにスコポラミンが，膵液分泌を促進するためにセクレチンが用いられることがある[4]．

十二指腸は液体が過剰でも，また完全に空虚でも診断には適さない．マンガンを主成分とする専用経口造影剤が市販されており，これを検査前に経口投与することで，撮像パラメーターの調整により十二指腸との位置関係をより明瞭に描出することができる．

3．消化管の評価

MRを用いた消化管の評価法は，cine MRとMR enterography（MRE）に大別される．

1）cine MR

数秒間の撮像を繰り返すことで，動画のように消化管の蠕動や伸展を確認する撮像法である．小腸閉塞の診断や閉塞部位の確認に用いられる．通常は，前処置をせずに施行する．短時間でも良好なS/N比が得られるsteady-state法（balanced-FFE法など）や，シングルショットT2強調像が用いられることが多く，冠状断での撮像が理解しやすい．イレウスチューブは先端に金属を有することがあり，挿入はMR検査終了後に行う．

2）MRE

小腸閉塞などに対して消化管を概観する目的で前処置なしで施行する場合と，消化管を液体で充満して壁と伸展性を観察する場合とに大別され，後者のみを指すことも多い．

a．前処置

低残渣食を含む食事制限を推奨する報告もあるが，後述する小腸の充満の障害にならなければ食事制限は不要，との意見もある．MREでもっとも重要な前処置は，小腸を消化管造影剤で充満させることである．年長児では経口的に，年少児や非協力的患児では経鼻胃管により，2.5％マンニトールを成人量500～1,500 mLを参考に数回に分けて投与する．少なくとも検査60分前には初回投与を開始する必要がある[2]．

b．撮像法

撮像には2回法と1回法がある．経口造影剤投与後，回腸の充満が良好な45分後に撮像する方法が1回法であり，これに加えて空腸の充満が良好な20分にも撮像するのが2回法である．小児では，鎮静の必要性などから1回法が好まれる．基

表1　幼少児に対するMRE撮像法の1例

検査開始前
90分　点滴ライン確保
60分　マンニトール内服あるいは経管注入(成人量を1,500 mLとして体重補正)
30分　経口鎮静薬投与
検査開始
位置決め画像・リファレンススキャン
①シングルショットT2強調像(HASTE, SS-TSEなど), 横断像
消化管充満程度を判定
②同　冠状断像
③同　脂肪抑制併用冠状断像
④T2強調FISP(true FISP, balanced-FFEなど), 脂肪抑制併用冠状断像
必要あればスコポラミン・グルカゴンなど投与
⑤T1強調3D撮像法(THRIVE, VIBEなど), 脂肪抑制併用冠状断像
⑥Gd-DTPA 0.2 mL/kg 静注
⑦造影後T1強調3D撮像法, 脂肪抑制併用冠状断像
静注後30, 60, 90, 120秒後

〔河野達夫：小児炎症性腸疾患の診断—画像診断. 友政 剛(監), 小児・思春期のIBD診療マニュアル. 診断と治療社, 67-74, 2013〕

本撮像法は超高速撮像法によるT2強調像, true FISP像, そして造影前後T1強調像である. 冠状断を基本とし, T2コントラストの撮像法と造影後では脂肪抑制を併用する. 表1に撮像法の1例を示す[2].

c. 造影剤等の使用

壁在病変の評価のため, Gd製剤の使用が基本である. 他の薬剤として, 経口的メトクロプラミド前投薬, 消化管蠕動を抑制して壁を明瞭に描出するため検査直前のスコポラミンやグルカゴン投与などの報告がある.

d. 画像所見

MREは消化管腫瘍やIBDの診断に特に有用である. IBDを示唆する画像所見として, 壁肥厚, 皺壁の異常, 潰瘍形成, 浮腫, などがあげられる. また, 消化管壁の造影効果は活動性の指標としても有用とされる[5].

利点・欠点

1. 低侵襲である

MR検査は他の代替的検査法と比較して, 被ばくを伴わず, かつ低侵襲で病変が描出可能である. ほとんどすべての画像診断において, 超音波に引き続いて施行されるべき検査法である.

2. 組織分解能に優れる

空間分解能や時間分解能は超音波やCTに劣るが, 水分含有量をはじめとして, 組織の組成の差異を画像信号の違いとして描出する能力に優れる. そのため, 膵実質と膵管などを明瞭に分離することが可能である.

3. 液体の成分の違いにより画像信号に大きな差が生じる

MRCPは膵胆管を明瞭に描出する能力があるが, これは主として水を画像化する撮像法である. そのため, 胆道内に蛋白栓や胆砂などが充満していると, 良好に描出されなくなる. 筆者らはMRCP施行前に超音波を施行し, 蛋白栓などがみられる症例では異なる撮像法を選択している.

4. 呼吸によるアーチファクトが生じる

膵胆管はせいぜい数mm程度の構造物であり, 呼吸性移動は通常これよりも大きい. そのため, 呼吸性移動の補正なしでは小児の膵胆管の描出は不可能, といっても過言ではない. 一般に周期的な安定した呼吸の場合には, 呼吸同期撮像法は良好に作動する. しかし不安定な呼吸では画像収集の効率が悪く, 長時間を要したり, 撮像自体が完了しないことがある.

●文献

1) Ouwerkerk R, et al.：Liver metabolite concentrations measured with 1H MR spectroscopy. Radiology 265：565-575, 2012
2) 河野達夫：小児炎症性腸疾患の診断—画像診断. 友政 剛(監), 小児・思春期のIBD診療マニュアル. 診断と治療社, 67-74, 2013
3) Delaney L, et al.：MR cholangiopancreatography in children：feasibility, safety, and initial experience. Pediatr Raiol 38：64-75, 2008
4) Trout AT, et al.：Does secretin add value in pediatric magnetic resonance cholangiopancreatography? Pediatr Radiol 43：479-86, 2013
5) Tolan DJ, et al.：MR enterographic manifestations of small bowel Crohn disease. Radiographics 30：367-384, 2010

（河野達夫）

総　論　C 検査手技

6 腹部血管造影検査

目　的

侵襲がほとんどない超音波や低侵襲であるMRI，ならびにCTといった画像診断検査で多くの情報が得られるようになった今日の小児消化器病診療において，診断のみを目的とした腹部血管造影が行われることは少なくなった．腹部血管造影はほとんどの場合，経カテーテル的治療を前提に行われる．**表1**に腹部領域の経カテーテル的治療を示す[1)]．これらは，大きく塞栓術，拡張術，血管内注入療法，その他，に分類されるが，前2者がほとんどである．実際に行われる経カテーテル的治療の種類は，個々の施設の診療内容により異なる．

経カテーテル的治療に先行あるいは治療時に行われる腹部血管造影は，血管内に直接造影剤を注入しながら経時的に画像を得ることで，血行動態を詳細に評価することができる．

方　法

被検患児の年齢にもよるが，一般的に全身麻酔下に行うことが望ましい．血管造影はSeldinger法で行う．Seldinger法では，皮膚に小切開を加えた後，穿刺針で血管を穿刺する．血管穿刺はこれまで血管を触知することで行われてきたが，最近では高周波プローブを用いて超音波ガイド下に行うことが推奨されている[2)]．動脈穿刺後，穿刺針の内套を抜去して外套のみとし，外套をわずかに引き抜きながら血液の逆流が確認できたところで透視下に注意深くガイドワイヤーを進め，ガイドワイヤーが血管内に十分挿入されたところで穿刺針の外套を引き抜き，シースイントロデューサーといわれる鞘状構造物をガイドワイヤーに沿わせて進め，血管内に留置する．シースイントロデューサー内腔は，あらかじめ用意したヘパリン加生理食塩水で洗浄する．

上述のとおり，経皮的に血管内にアクセスする部分はシースイントロデューサーを挿入留置することで，カテーテル操作が容易になるばかりでなく，血管損傷の頻度が減る．しかし新生児・乳児では，血管へのアクセスの際に用いられる頻度が高い大腿動脈は細径であるため，シースイントロデューサーを用いた場合，これより末梢(足部方向)の血流が低下することも少なくないので注意を要する．一般的な4Frに加え，最近では，3Fr径のシースイントロデューサーも市販されている[1)]．

腹部領域での血行動態の把握，あるいは治療を目的とする血管への経皮的な到達方法は，大腿動脈あるいは静脈が用いられる頻度が高いが，その他の到達方法も含めると，**表2**のとおりである．さらに最近では，門脈への到達方法として血管造影室にて小開腹下に回結腸静脈を切開し，直視下ならびに透視下にシースイントロデューサーを進め，血管に固定する場合があり，この方法で門脈系のインターベンションを行う場合もある．これは，外科医と協同で行う手技で，血管造影室を手術室に準じた環境にする必要があり，ハイブリッド手術の1つといえる．

シースイントロデューサーを留置した後，カテーテルを目的とする血管に誘導するのは，透視下にガイドワイヤーを用いて行う．通常はカテーテルを腹部大動脈に進め，事前に行われているCT画像から椎体レベルなどを参考に，カテーテル先端を目的とする血管が分岐するあたりに置き，少量の造影剤を注入して確認する(**図1-a, b**)．目的とする血管であることが確認できたら，ガイドワイヤーを進め，これに沿うようにカテー

表1 腹部領域の血管系経カテーテル的治療法

塞栓術	外傷性実質臓器損傷に対する動脈塞栓術 肝悪性腫瘍に対する動脈塞栓術 肝血管腫に対する動脈塞栓術 脾機能亢進症に対する部分的脾動脈塞栓術 門脈体循環短絡症に対する短絡路塞栓術 消化管出血に対する動脈塞栓術
拡張術	肝移植後門脈狭窄に対するバルーン拡張術/ステント留置術 肝移植後肝静脈狭窄に対するバルーン拡張術/ステント留置術
血管内注入療法	血栓溶解術(生体肝移植後門脈血栓など) 潰瘍性大腸炎に対するステロイド動注療法
その他	経頸静脈的肝内門脈肝静脈シャント術(TIPS) 経頸静脈的肝生検 血管内異物摘出

〔野坂俊介, 他：小児におけるIVRの展開. 小児外科 42：640-643, 2010. より一部改変〕

テルを進める(実際には“かぶせる”といった作業となる)(図1-c). カテーテルがある程度進んだら, 造影剤を注入して確認する(図1-d). 先端をさらに進める必要がある場合は, 再びガイドワイヤーを挿入し, 上記の作業を繰り返す.

上腸間膜動脈や腹腔動脈といった腹部のおもな血管は腹部大動脈から前方に分岐しているため, 側面透視がきわめて有用である(図1-a～d). 特に乳幼児では, 上腸間膜動脈は腹部大動脈に対して急峻な角度で分岐している(図1-d)ので, カテーテル先端を適切な位置まで進める作業に先立ち, あらかじめガイドワイヤーを十分に進めておくことが重要である. この状態であれば, カテーテルを進める際にガイドワイヤーをわずかに手前に引くことでテンションがかかり, カテーテルを容易に“かぶせる”ことができる. また, 選択するカテーテルは, 先端部分がわずかに屈曲したタイプが有用である. 成人で用いる頻度が高いシェファードフック型のカテーテルは, 大動脈径が小さいために先端が伸びた状態となり, カテーテル先端を誘導したい血管の起始部に“ひっかける”ことができない. 先端J型のガイドワイヤーを用いることはいうまでもないが, 時にガイドワイヤー先端の屈曲を用手的にさらに強くすることで, ガイドワイヤー操作がしやすくなる場合がある.

3 Frや4 Frのいわゆる親カテーテルを目的血

表2 腹部領域の血管への到達方法

動脈	大腿動脈
静脈	大腿静脈 内頸静脈
肝静脈	大腿静脈 内頸静脈 経皮経肝
門脈	経皮経肝 小開腹下経回結腸静脈 門脈体循環短絡症では経静脈的(大腿静脈, 内頸静脈)

管に誘導することが困難な場合は, 先端J型のマイクロカテーテルとマイクロガイドワイヤーを組み合わせて, 上述の手技を行うと成功しやすい. マイクロカテーテルでは造影剤注入量に制限があるが, 血管が細径な乳幼児で問題となることは少ない.

カテーテル先端を目的とする血管に誘導できたら, 造影を行う. 表3に腹部血管造影における体重別造影剤投与量を示した[2]. これらはあくまで参考値であり, 実際の経上腸間膜動脈性門脈造影では, 注入した造影剤が大動脈に逆流しないように注入速度を下げて十分量の総量を注入するなどの工夫も必要である(図2-a, b). また, カテーテル先端位置が末梢である, 流速の低い静脈である, 血管壁にあたり逆流が乏しい(図2-c), バルーン閉塞下(図2-d)といった場合は, 用手的造影剤注入を考慮すべきである. 使用可能な造影剤総量は4～6 mL/kgを目安にする[3].

造影検査や経カテーテル的治療終了後は, カテーテルならびにシースイントロデューサーを抜去し, 局所の圧迫止血を行い, 止血が確認できたら圧迫固定する[3]. 大腿動脈穿刺の場合は, 圧迫固定した後, 股関節部から下肢全体をシーネで固定することもある[3]. 術後, 特に穿刺部局所の安静は, 経カテーテル的治療の内容にもよるが, 通常は終了後6時間を目安とする[3].

利点・欠点

腹部血管造影による利点は, 前述のとおり血行動態を詳細に評価できることである. また, 経皮的に血管内にカテーテルを挿入し, カテーテル先

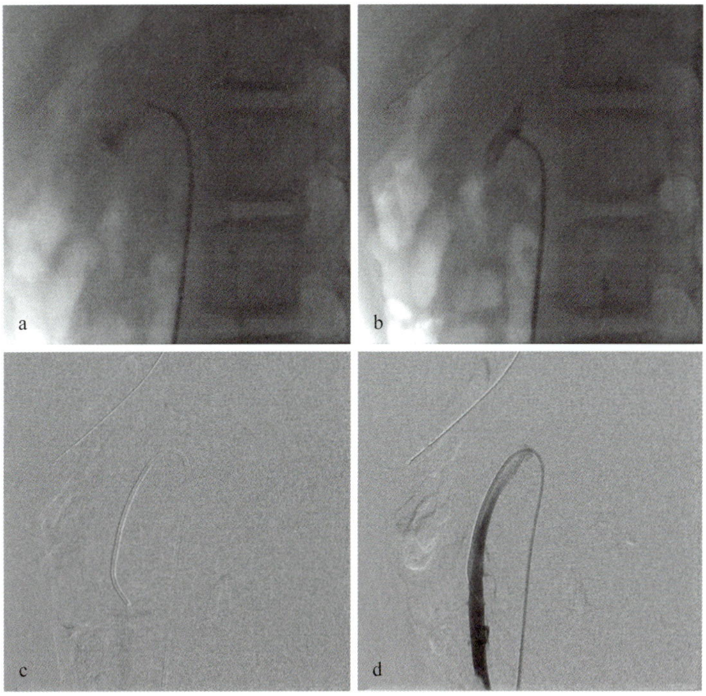

図 1　上腸間膜動脈へのカテーテル誘導

側面透視にて，先端屈曲型のカテーテルを血管起始部付近として少量造影剤を注入しながら作業をする

a：少量造影剤注入にて上腸間膜動脈がかすかに造影されている

b：カテーテルをわずか下方に引き，再び造影するとカテーテル先端が確実に上腸間膜動脈起始部にあることが確認できる．この状態で，注意深くガイドワイヤーを進める．十分末梢までガイドワイヤーを進めることが，続く手技成功の鍵となる

c：ガイドワイヤーに沿わせてカテーテル先端を本幹末梢に進めた状態

d：上腸間膜動脈造影時の側面像．カテーテル先端は理想的な位置である

表 3　腹部血管造影における体重別造影剤投与量

血管	被検患児の体重(kg)				
	＜10	10～20		20～50	
	注入方法	注入速度(mL/秒)	注入量(mL)	注入速度(mL/秒)	注入量(mL)
腹部大動脈		5～10	8～15	10～20	20～40
腹腔動脈		2～3	10～20	3～5	15～30
脾動脈	用手的造影剤注入推奨	2～3	10～15	3～5	15～20
肝動脈		2～3	5～10	3～5	10～15
上腸間膜動脈		2～3	10～15	3～5	15～30
下腸間膜動脈		用手造影剤注入推奨		1～3	6～9

〔Heran MK, et al.：Joint quality improvement guideline for pediatric arterial access and arteriography：from the Society of Interventional Radiology and Pediatric Radiology. Pediatr Radiol 40：237-250, 2010. より一部改変〕

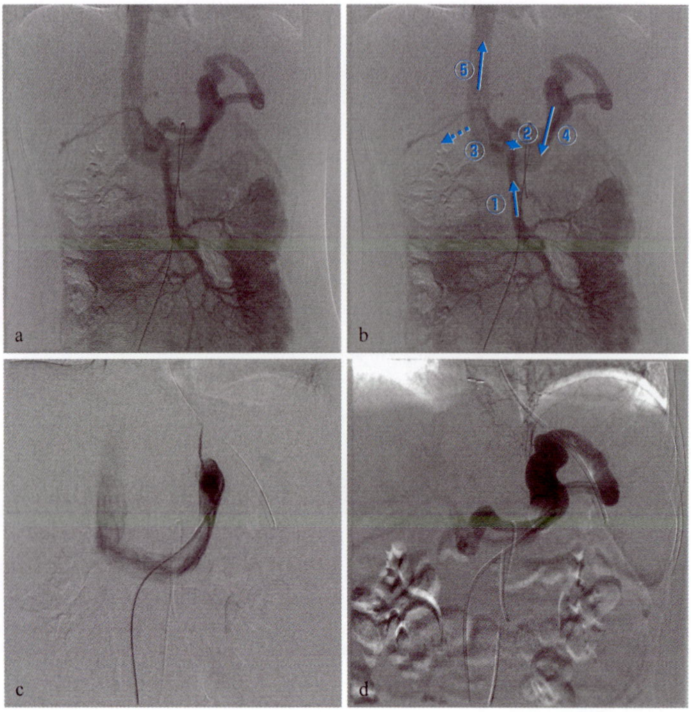

図2 先天性肝外門脈体循環短絡症

a，b：経上腸間膜動脈性門脈造影．体重27 kgの男児．2 mL/秒で総量14 mLをインジェクターにて自動注入し，造影した．門脈系評価目的のため，遅延相を重視した撮影時間設定を行った．血行動態を理解しやすくするために，bに血流方向を➡で示した．①上腸間膜静脈，②脾静脈と合流部で求肝性と遠肝（脾静脈を逆流）性血流に分かれ，③一部肝内に向かう低形成肝内門脈枝の造影あり，④左腎静脈に向かう短絡路，⑤下大静脈，の順に描出されることが判明した

c：経大腿静脈的に挿入したカテーテルを短絡路（bの④）に進め，先端の確認を目的に用手的に造影した

d：ガイドワイヤーを用いて血管閉塞用バルーンカテーテルに交換し，バルーンを短絡路で拡張し，閉塞した状態で逆行性に造影すると，bの④を介して脾静脈と左胃静脈が求肝性に造影され，かすかに肝内門脈枝（bの③）が造影されていることがわかる．この状態でカテーテルを用いて圧計測をすると門脈圧を正確に評価できる

端を病変部に誘導し，病変部分を直接治療することが可能であるということも利点といえる．一方，欠点としては，経皮的に血管内にシースイントロデューサーやカテーテルを挿入することに起因する穿刺部やカテーテル先端部分の血管損傷の可能性，造影剤を用いることに起因する造影剤アレルギーの可能性や腎毒性の可能性，X線を用いることに起因する被ばく，といった侵襲性があげられる．

腹部血管造影を行う場合は，上記の利点を最大に，そして欠点を最小にすることがきわめて重要である．ALARA（as low as reasonably achievable）の原則を遵守することはいうまでもない．

●文献

1）野坂俊介，他：小児におけるIVRの展開．小児外科 42：640-643，2010
2）Heran MK, et al.：Joint quality improvement guideline for pediatric arterial access and arteriography：from the Society of Interventional Radiology and Pediatric Radiology. Pediatr Radiol 40：237-250, 2010
3）野坂俊介，他：小児の血管造影．臨床画像21（増刊号）：168-173，2005

（野坂俊介）

総論 C 検査手技

7 シンチグラフィ

シンチグラフィ(scintigraphy，以下シンチ)とは微量の放射性同位元素(radioisotope：RI)で標識した医薬品を体内に投与し，放出される放射線を検出し，その分布を画像化して医薬品の体内分布や動態について調べる検査法のことである．得られた画像をシンチグラム(scintigram)という．

目 的

臓器，組織または細胞の機能，例えば血流などを定量的に診断する．栄養消化器肝臓病学の範囲では，蛋白漏出シンチ，出血シンチ，Meckel(異所性胃粘膜)シンチ，胃排泄シンチ，肝胆道シンチ，肝アシアロシンチ，肺血流シンチ，唾液腺シンチ，などがある(表1[1,2]，2[3])．

利 点[3]

①微量の検査試薬による機能検査で，被験者への薬理作用や薬剤副作用が少ない生理的な検査であ

表1 栄養・消化器・肝臓病の評価に用いられるおもなシンチ

検査名	使用薬剤	原理	その他
蛋白漏出シンチ，出血シンチ	^{99m}Tc-HSA-D(DTPA-human serum albumin，ヒト血清アルブミン)	標識率が高く，血中にとどまる時間が長いので，蛋白漏出の診断に有効．集積像は腸管内を移動する	出血と蛋白漏出の鑑別はできない．上部消化管出血は内視鏡検査を行う．下部消化管出血が対象．0.1 mL/分の出血が検出可能といわれる
胃排泄シンチ	^{99m}Tc-スズコロイド：固形食に混ぜる ^{99m}Tc-DTPA：液状食に混ぜる	判定には，投与後一定時間における残存率や $T_{1/2}$ などを用いる	ミルクや粥など食物にRIを混ぜる．臥位，坐位，経口，鼻注など状態に応じた検査が行える．胃食道逆流が検出されることもある
Meckel 憩室シンチ	$^{99m}Tc\text{-}O_4^-$	胃粘膜組織の粘液産生細胞が $^{99m}Tc\text{-}O_4^-$ を血中から取り込み分泌する性質を利用する	胃粘膜組織を有しない憩室は検出できない
肝胆道シンチ	^{99m}Tc-PMT	肝細胞が，血中ビリルビンやブロムサルファレインなどの色素を摂取し，胆汁に排泄する機能を利用する	体質性黄疸の診断に ^{99m}Tc-HIDA，^{99m}Tc-EHIDAを使うこともある
肝受容体シンチ	^{99m}Tc-GSA(DTPA galctosyl human serum albumin)	アシアロ糖蛋白受容体を描出する	慢性肝疾患患者の肝機能評価に有用である
肝シンチ	^{99m}Tc-スズコロイド ^{99m}Tc-フィチン酸 ^{99m}Tc-サルファコロイド	Kupffer 細胞が血中のコロイドを貪食する機能を利用し，放射性コロイドで肝を描出する	限局性病変の描出はCTや超音波に比べ検出感度が劣る
肺血流シンチ	^{99m}Tc-MAA(macroaggregated albumin，大凝集アルブミン)	肺の毛細血管径サイズのアルブミンを使い，正常なら肺にトラップされることを利用する	肝肺症候群時の右左シャントの評価

〔長谷川義尚：消化器系；肝シンチ，肝受容体シンチ，肝胆道系シンチ，胃通過時間の測定，Meckel 憩室シンチ，消化管出血の診断．西村恒彦(編)，UPPER 放射線医学―核医学．南山堂，245-260，2001/植原敏勇：肺血流シンチグラフィ．西村恒彦(編)，UPPER 放射線医学―核医学．南山堂，174-182，2001，より改変〕

る．

②検査試薬の臓器，組織または細胞特異性（親和性）を利用した生化学的検査である．

③一般に低侵襲であり，負荷検査を含めた反復検査ができる．

欠 点[3)]

①解剖学的情報は少なく，異常領域をCTなど他の画像検査と照合，融合する必要がある．

②検査装置の空間分解能が多検出型のγ（ガンマ）カメラで約8〜10 mmと低く，微細な局所診断は難しい．小児は成人と比較して対象臓器が小さく，また，γ（ガンマ）カメラとの距離が開きやすく，分解能がさらに下がる．

③検査装置の時間分解能が低く，もっとも高速なSPECT（single photon emission computed tomography）装置で最短でも1〜数秒/スライスを要するため，急速な機能変化の検出には限界がある．小児ではRIの投与量が少なく，感度が低下する．そのため放射線カウントを収集するのに時間がかかり，時間分解能も低下する．

④一般に検査標的臓器の被ばく線量は低い．しかし，RI薬剤が排出経路で濃縮されるため，尿路系と膀胱近傍にある生殖器の被ばく線量が比較的高い．

⑤シンチに使用するRI薬剤は減衰するために保存できず，また1バイアル2〜3万円と高価なものが多く，検査に合わせて購入しており，緊急検査の対応が困難である．

注意点

よい検査，つまり診断に必要な結果を安全に得るために，検査の手順を確認することが大切になる．

①前処置：ヨード内服，食事制限の有無など．

②RI投与ルートの確保：いつ，どこで，誰が行うか．

③RI投与：投与場所は，放射線管理区域内に限定されている．投与するRIは多くの場合，静注薬剤が0.5〜2 mL程度で，すぐに終了する．当院では，成人に対しては，翼状針に三方活栓，10 mLの生食シリンジをつけて静脈を確保し，RI投与，生食でフラッシュをしている．翼状針による静注ルートの確保が困難な場合は，小児科外来などでの末梢静脈ルートの確保をお願いしている．

投与薬剤がごく少量であるため，刺入部のそばに三方活栓をおくこと．刺入部の確認がしやすい固定で行い，金属の入ったシーネは使用しない．薬剤投与後，生理食塩水などで十分にフラッシュしても少量のRIがルート内に残ってしまうため，抜針することが局所の被ばく低減になる．投薬後や検査終了後，覚醒後に抜針し，検査室で廃棄す

表2 撮影法，画像再構成法によるシンチの分類

静的画像（static image）	プラナー像（planar image）2次元的な表示	1回撮像	全身の前/後面を一度に撮像する（一度にといっても，撮像可能な約40 cm長/5分を身長分繰り返す） スポット撮像（局所，体位や方向を変えた撮影）	骨，ガリウムシンチなど
		2回撮像	早期像と後期像	
	SPECT像 3次元的な表示		3次元的に放射能分布を表示する	脳血流，心筋血流など
動的画像（dynamic image）		経時的連続撮像	体内分布が速やかに変化する場合．局所にROI（region of interest）を設定すると，局所の動的機能を表わす時間-放射能曲線が得られる	Meckel憩室，胃排泄，肝受容体，肺血流，換気，レノグラムなど
		追加静的画像	経時的連続撮像に追加する	蛋白漏出，出血，肝胆道
機能画像（functional image）			動的画像の画像解析処理を行い，ピクセル単位の数値で画像化し，局所機能を表す	心筋局所壁運動，心筋局所駆出率マップなど

〔仙田宏平，他：改訂 核医学Q & A―基礎から臨床まで．仙田宏平，他（編），丸善プラネット，4-5，13，2006，より改変〕

る．やむを得ず(抜去できない)中心静脈ルートから投与する場合は，ルートの扱い(消毒法，フラッシュ可能なルートや身体に近い投与部位はどこかなど)のわかる者が検査室に同行する．

④撮影：RI投与直後から撮影するMeckelシンチなど，3時間後以降に撮影の骨シンチ，72時間後に撮影のガリウムシンチ，直後1時間のダイナミック撮影のほかに3, 6, 24時間後など複数回予定される肝胆道シンチなど，さまざまある．

⑤鎮静の方法とタイミング：RI投与は覚醒下でも可能なことが多い．撮影時には20分〜1時間程度の安静が必要である．親がついて適宜話しかける，ビデオを見せるなど，患児の安静のためにできることは積極的に行う．麻酔薬による鎮静時にはモニターを使用し，蘇生処置ができるよう準備しておく．

⑥検査終了後：多くのRI薬剤は尿中に排泄されるため，膀胱壁や生殖腺の被ばく線量が高くなりやすい．排尿を促すことや，おむつを頻回に交換することが被ばく低減につながる．また，検査に使用する核種により，おむつの回収期間や，放射能が減衰して通常のとおり廃棄できるまでの保管期間(ビニール袋などに入れできるだけ離れた場所に保管する)が異なる(表3)[4]．おむつ交換などによる看護師や親の被ばくはごく微量で健康への心配はない．使い捨て手袋の使用により汚染の機会を減らせられる．

⑦会計：会計発生のタイミング(投与日と撮影日が異なることがある)．

放射線に対する感受性が高いとされている小児では，被ばく低減の観点から投与するRI量をできるだけ減らすことが求められている．理論的には，放射線を収集する時間(いわゆる撮影時間)を

表3 よく使用する核種と半減期および大阪大学でのおむつの回収と保管期間

核種	半減期[4]	大阪大学でのおむつの回収期間	保管期間(投与時から)
^{18}F	109.711分	投与当日	2日
^{67}Ga	3.2612日	7日	14日
^{99m}Tc	6.015時間	投与当日	3日
^{123}I	13.2235時間	24時間	3日
^{201}Tl	72.912時間	7日	14日

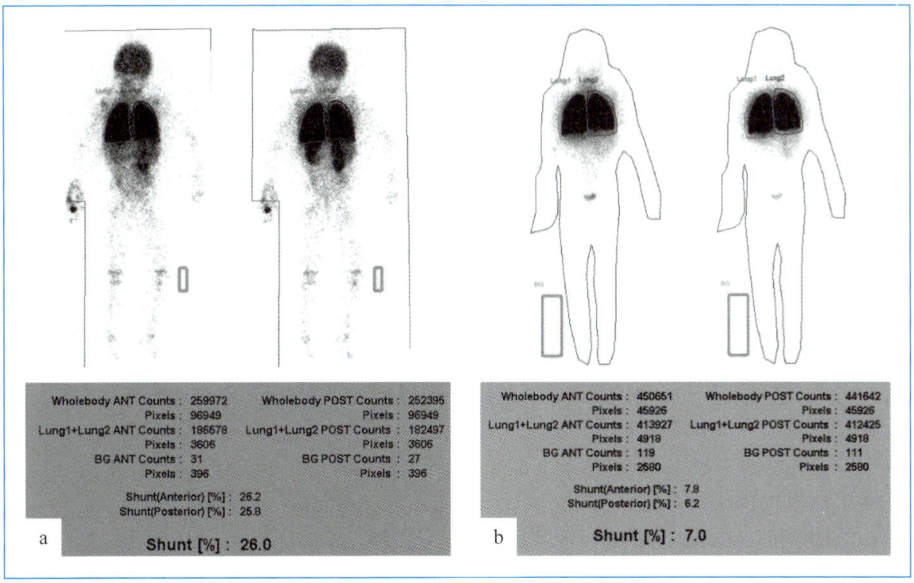

図1 肺血流シンチ(肝肺症候群)〔口絵2，p.ii〕

a：息切れ出現時(正面像・背面像)．肺内シャントにより脳，腎臓が描出される．両肺野(緑，青)，RI注射部位(右手)をはずした全身(赤)，体外(水色)に関心領域をおき，肺内シャント率を計算する．シャント率は26%(正常値は10%以下)

b：生体部分肝移植後．脳，腎臓の描出はほぼ消失．肺内シャント率は7%と正常範囲内．aとbの間は4か月であり，肝移植により速やかに改善している

長くすれば少量のRIでもバックグラウンドと標的臓器のコントラストがついた画像が得られるが，安静時間が長くなる．撮影機器の感度を含め，現実的な検査を計画する．2013年に日本核医学会から「小児核医学検査適正施行のコンセンサスガイドライン」[5)]が出されており，その提言に従って検査を進める必要がある．

症例（図1）

当院での症例を呈示する．

遷延性黄疸精査にて胆道閉鎖症と診断され，日齢43に肝門部空腸吻合術が行われた．3歳9か月の循環器科受診時には異常を認めなかった．4歳3か月時に息切れを認めるようになる．安静時の SpO_2 は88～91％と低値であり，肺血流シンチにて肺内シャント率26％と増加を認めた．生体部分肝移植を施行され，4歳7か月時に肺血流シンチ再検．肺内シャント率7％（正常範囲内）に改善した．

●文献

1）長谷川義尚：消化器系；肝シンチ，肝受容体シンチ，肝胆道系シンチ，胃通過時間の測定，Meckel 憩室シンチ，消化管出血の診断．西村恒彦（編），UPPER 放射線医学—核医学．南山堂，245-260，2001
2）植原敏勇：肺血流シンチグラフィ．西村恒彦（編），UPPER 放射線医学—核医学．南山堂，174-182，2001
3）仙田宏平，他：改訂 核医学Q & A—基礎から臨床まで．仙田宏平，他（編），丸善プラネット，4-5，2006
4）日本アイソトープ協会（編）：アイソトープ手帳（11版）．2011
5）日本核医学会小児核医学検査適正施行検討委員会：小児核医学検査適正施行のコンセンサスガイドライン．2013

（持田郁子）

総 論 C 検査手技

8 PET

目 的

1．悪性腫瘍の診断

小児の栄養消化器疾患においてポジトロン断層法(positron emission tomography：PET)検査が施行される場合は，用いられる薬剤はF-18標識フルオロデオキシグルコース(^{18}F-fluorodeoxy-glucose：^{18}F-FDG)にほぼ限られる．いずれの場合にも，他の検査と比較検討して，有効性が不利益を上まわる場合にのみ適応すべきである．他の検査で代用可能な場合には，より侵襲性の低い検査法が選択される．

1）原発病変の診断

他の検査で判明している病変の質的診断，局在不明あるいは原発臓器不明の悪性疾患などに用いられる．一部の例外を除き，悪性腫瘍全般に対して有用である．

2）転移の検索とステージング

原発巣の診断のみでなく，転移の検索やステージングにおいても，非常に有用である．

3）治療効果判定，再発の監視

治療効果判定や再発の監視にも用いることが可能であるが，手術や治療手技などにより画像が修飾されることがある．

2．悪性腫瘍以外の診断

悪性腫瘍以外にも，不明熱などの感染巣の検索や，炎症性腸疾患の活動性の評価などに用いられることがある．しかし小児では，被ばくのない超音波やMRなどを活用し，他に方法がない場合にのみ考慮するべきであろう．

方 法

1．原 理

FDGは細胞内に取り込まれた後に，リン酸化されてFDG-6-Pとなり，それ以降は代謝を受けず，細胞膜も透過できないために細胞内にとどまる．組織への集積はブドウ糖代謝速度を反映して，増殖速度の早い腫瘍ほど，あるいは未分化の腫瘍ほど高い集積を呈する傾向にある[1]．

2．検査手技

1）前処置

血糖値が高い場合はFDGのバックグラウンド集積が増加し，腫瘍への集積が低下することが知られているため，成人では検査前4時間の絶食を行う．小児もこれに準じるべきである．また，鎮静薬のシロップ製剤でもバックグラウンド集積の増加が危惧されるが，その影響の程度は十分な検討がなされていない．

2）薬剤投与法

3Dデータ収集では2～5 MBq/kgのFDGを投与するが，撮像機種などにより適宜増減が必要なため，投与量の決定は専門家に委ねるべきである．薬剤は事前に確保した静脈路から投与する．半減期は110分である．

3）撮影のタイミング

撮像はFDG投与60分後に行い，必要に応じて2時間以降に後期像を撮像する．FDG投与後，撮像までは安静にする必要がある(図1)．筋肉の緊張や収縮により，骨格筋への集積が増加するためである[2]．

4）介助者

成人では，FDG投与後は別室で単独で安静にすることが一般的である．単独では安静を保持でき

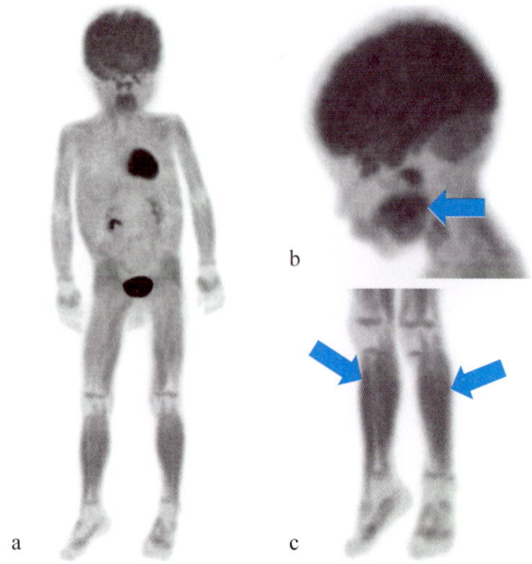

図 1　幼児の FDG-PET 像
悪性腫瘍の再発疑いのために施行したが，初発時の異常集積（非呈示）は消失している．脳，心臓，尿路に生理的集積が目立つ（a）．啼泣と吸啜のため，舌をはじめとする口腔内（b）と，四肢の骨格筋の集積（c）が過剰である

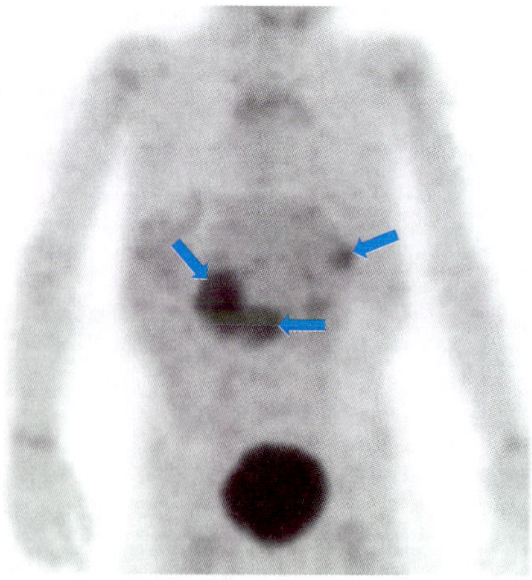

図 2　幼児肝芽腫術後の症例
肝芽腫術後再発疑いのために施行した FDG-PET 像．正常肝の集積が低下した後期像で，多発性再発が明らかである

ない，あるいは安全を担保できない小児の場合には，介助者の被ばくにも留意する必要がある．

3．評価法

1）視覚的評価

もっとも簡便な方法である．バックグラウンドよりも明らかに高い限局的な集積を異常集積と判断する方法である．主観的評価ではあるが，熟練者が評価する場合には，非常に高い診断精度で再現性も優れている[1)]．

2）半定量評価

臨床上よく用いられる方法である．放射性同位元素（radio isotope：RI）が体内に均一に分布した場合を 1 と仮定して，異常集積がその何倍に相当するかを表した指標である．体重などで補正した standardized uptake value（SUV）が広く用いられ，特に関心領域内の最大値（SUV_{max}）での評価が一般的である．

3）後期像との比較

悪性腫瘍の FDG 集積は投与 1 時間以降も増加し，良性疾患では低下することが多い．そのため，早期像と後期像との比較が鑑別に寄与することがある（図 2）．

利点・欠点

1．悪性腫瘍への集積

小児悪性腫瘍に対する FDG-PET の有用性は多数報告されているが，エビデンスレベルに基づく基準や指標は確定されていない．しかし，悪性リンパ腫をはじめとして，小児の消化器領域の悪性腫瘍に対する有用性は明白である[2)]．従来用いられてきたガリウムシンチグラフィと比較すると，感度・特異度ともに明らかに優れていると考えられている．

2．悪性腫瘍以外への集積（表 1）[1,2)]

偽陽性としての集積は，診断能を低下させる要因となる．

1）生理的集積

FDG は多くの正常臓器への生理的集積が知られている．消化器領域で問題になるのは，肝，消化管，尿路への集積である．

肝には脱リン酸化酵素グルコース-6-ホスファターゼが存在するため，細胞内に取り込まれてリン酸化された FDDG-6-P は再び FDG に分解され，正常肝への集積は時間とともに低下する．また，消化管への生理的集積は時間とともに蠕動に伴い移動するため，早期像と後期像との比較が重要である．

表1 FDG集積を生じるもの(悪性腫瘍以外)

1．臓器への生理的集積	頭頸部：脳，唾液腺，甲状腺 胸部：縦隔・大血管，胸腺，心臓，乳腺 腹部：肝，尿路，胃，腸管，子宮，精巣 その他：筋肉，骨髄，褐色脂肪
2．良性病変への集積	急性・慢性炎症全般，膿瘍，サルコイドーシス，骨折急性期
3．治療や手技に伴う影響	手術後早期瘢痕，放射線照射による炎症，人工肛門部，穿刺部位(生検，動脈穿刺など)，骨髄過形成(化学療法後，G-CSF* 投与)
4．その他	尿(おむつ，採尿バッグ，蓄尿バッグ)，啼泣による筋への広範な集積，シロップ剤による高血糖，吸啜による口腔内の集積

*：granulocyte-colony stimulating factor(顆粒球コロニー刺激因子)

2) 良性病変への集積

急性・慢性にかかわらず，炎症性疾患にもFDGが集積することは広く知られている．この特徴を利用して，不明熱や感染巣不明の炎症性疾患の診断などにFDG-PETが有用であったとする報告も多い．

3) 治療や手技に伴う影響

糖代謝を反映して，再生や増殖が活発な部位にもFDG集積がみられる．特に手術や生検，穿刺などに伴って，創部に集積することがある．

4) その他

FDGは尿中に排泄されるため，被ばくを低減し，また骨盤周囲の評価を正確にするため，撮像前は排尿させることが好ましい．尿に汚染されたおむつや採尿バッグなどは，偽陽性となるため注意が必要である．

小児で特に留意すべき点として，FDG投与から撮像までの安静の確保がある．FDG投与後に啼泣などにより筋肉が緊張あるいは収縮すると，筋肉への集積が増加する．そのため，撮像時のみでなく，投与から撮像までの長時間にわたり鎮静を余儀なくされる場合がある．同様に，乳首を吸啜させると，舌や咀嚼筋など口腔内の集積が増加することがある．

3．検査可能な施設が少ない

PET機器は，一般的な核医学検査機器と比較すると，ごく一部の施設にしか設置されていない．また主として用いられる同位元素である^{18}Fの半減期は110分と短く，定められた時間内に薬剤の搬送から投与までが可能な地域か，あるいは自施設でサイクロトロンを保有していないと，検査が成り立たない．

4．小児例での経験不足

FDG-PETがわが国に導入された当時は，主として成人の悪性腫瘍検索と，富裕層の人間ドックに用いられた．その影響で小児症例の経験は不足しており，検査のノウハウや所見の評価なども，一部の施設のみでしか蓄積されていないのが現状である．

5．前処置・鎮静・介助の困難性

成人で採用されている前処置や，FDG投与後の長時間の安静の保持は，鎮静を要する年齢の小児では適用しにくい．また鎮静をはかったとしても，その間の監視や介助などの負担も大きい．介助者の被ばくも考慮する必要がある．自施設でPET機器を保有し，小児の検査にも理解がある施設でないと，これらの煩雑な対処への対応は難しい．

6．被ばく

ICRP Publication 80の報告に基づくと，FDG-PETの実効線量は成人に185 MBq投与した場合には3.5 mSvにあたるとされる[3]．さらに通常のPET/CT複合機での検査では，これにCTによる被ばくが加わる．IAEA 2012に基づくと，小児の腹部CTの実効線量(胃)は6～12 mSvである．

これらの数値を参考に，必要性が被ばくによる不利益を上まわる場合のみに検査を行い，検査を行う場合にはなるべく必要最小限度の被ばくにとどめるよう留意する必要がある．

●文献

1) 日本核医学学会：FDG PET，PET/CT診療ガイドライン2010．2010
2) Samuel AM：PET/CT in pediatric oncology. Indian J of Cancer 47：360-370, 2010
3) International Atomic Energy Agency(IAEA)：Computed tomography. In：Radiation protection in pediatric radiology. Safety reports series 71, IAEA publications, 56-70, 2012

(河野達夫)

総 論　C 検査手技

9 内視鏡検査

消化器内視鏡検査は，消化管および肝胆膵疾患の診断と治療を目的に行われる．消化管穿孔，急性腹膜炎，全身状態が極端に不良な症例は，原則として内視鏡検査の禁忌である．

検査に伴う被検者の苦痛を軽減し，安全に検査を遂行するために，原則として全身麻酔または鎮静下に行う．内視鏡検査によってもたらされる診断・治療の有益性と偶発症について，患者と家族に説明し検査の同意を得る．

新生児から思春期までを対象とするため，年齢に応じた消化管の生理・解剖，病態を理解したうえで行う．肉眼的な内視鏡所見(びらん，発赤，浮腫など)は非特異的所見であることが多く，内視鏡所見が正常であっても病理学的に異常所見を認めることがあるため，病理組織学的診断を必要とする症例が多い[1]．

内視鏡検査の前の経口摂取制限は，透明な水分2時間，母乳・ミルク4時間，固形食6時間が目安である[1]．患者と家族の多くは内視鏡検査への不安が強く，検査前後の心のケアに配慮が必要である．

消化器内視鏡検査の基本的な手技に熟練し，小児の消化器疾患の十分な知識と経験のある医師によって施行されることが望ましい．

上部消化管内視鏡検査(EGD)

目 的

小児のEGD(esophagogastroduodenoscopy)は，上部消化管に起因すると推測される症状の原因精査，すでに診断された消化管疾患のサーベイランス，治療内視鏡を目的に行う(表1)．

表1　上部消化管内視鏡検査(EGD)の適応

緊急内視鏡	異物誤飲，消化管出血
内視鏡診断	嘔吐，体重増加不良，反復性上腹部痛，貧血・消化管出血，嚥下困難・嚥下痛，消化管ポリポーシスの疑い，吸収不良・慢性下痢症，上部消化管腫瘍の疑い，上部消化管造影の異常
内視鏡治療	止血術，拡張術，異物摘出術，ポリープ切除術，静脈瘤結紮・硬化術，経皮的胃瘻造設

方法・スコープ選択(表2)

スコープを原則として経口的に挿入し，咽頭から十二指腸下行脚までを観察する．粘膜の炎症の診断とサーベイランスを目的に行う場合は，内視鏡所見のある部位に加えて，解剖学的なランドマーク部位(十二指腸下行脚・十二指腸球部・胃前庭部・胃体部・食道)から生検を採取する．

観察と生検を目的とした検査は，外径5.1〜6.5 mmの細径スコープとチャンネル径2.0 mm対応の生検鉗子を用いることで新生児から検査が可能である．チャンネル径2.8 mmを要する処置具を用いた治療内視鏡が必要な症例は，体重＞10 kgで外径8.7〜9.0 mmの上部消化管汎用スコープの挿入が可能である[2]．

偶発症

出血，穿孔，麻酔・鎮静による呼吸循環器系抑制，使用する薬剤に対する過敏症などがあり，発生率は0.16〜2.3%である[1,3]．感染性心内膜炎のハイリスク症例に食道の出血を伴う処置を行う場合には，抗菌薬の予防投与が推奨される．

表 2 上部消化管ビデオスコープ(汎用・細径シリーズ)のスペック

メーカー	スコープ	先端部径(mm)	軟性部径(mm)	鉗子口径(mm)
オリンパス	GIF-N260 #	4.9	5.2	2.0
	GIF-XP260N #	5.0	5.5	2.0
	GIF-XP260NS, XP290N	5.4	5.8	2.0/2.2 §
	GIF-XP260 #	5.0	6.5	2.0
	GIF-PQ260	7.9	7.7	2.0
	GIF-XQ260	9.0	9.0	2.8
	GIF-Q260	9.2	9.2	2.8
ペンタックス	EG16-K10	5.2	5.4	2.0
	EG-2490K	7.1	8.0	2.4
	EG-2790K, EG27-i10	9.2	9.0	2.8
富士フイルム	EG-530NP	4.9	5.1	2.0
	EG-530NW, 580NW, 580NW2	5.9/5.8*	5.9	2.0/2.4*
	EG-550WR	8.7	8.7	2.8
	EG-590WR2	9.6	9.3	2.8

2014 年 3 月時点のおもな製品．#：発売終了，§：XP290N のみ，*：580NW2 のみ

大腸内視鏡検査(CS)

目 的

小児の CS(colonoscopy)は，下部消化管に起因すると推測される症状の原因精査，すでに診断された消化管疾患のサーベイランス，治療内視鏡を目的に行う(表 3)．

表 3 大腸内視鏡検査(CS)の適応

内視鏡診断	下腹部痛，慢性下痢，下部消化管出血，消化管ポリポーシスの疑い，炎症性腸疾患の疑い，大腸がんのサーベイランス(炎症性腸疾患，ポリポーシス)
内視鏡治療	止血術，拡張術，異物摘出術，ポリープ切除術，結腸軸捻転解除術

方法・スコープ選択(表 4)

消化管の前処置は，ポリエチレングリコール電解質液(目安 20〜40 mL/kg)，クエン酸マグネシウム，刺激性下剤，浣腸などを組み合わせて行う．腸閉塞のある症例への経口腸管洗浄液の投与は禁忌である．リン酸ナトリウム塩配合錠剤は，12 歳未満の小児には投与しない．

経肛門的にスコープを挿入し，直腸から終末回腸までを観察する．Crohn 病の疑い症例では，好発部位である終末回腸の観察が必須である．直腸から S 状結腸に限局した病変の評価には，浣腸などの前処置のみで S 状結腸鏡検査(sigmoidscopy)を行うこともある．

粘膜の炎症など病理組織診断を必要とする検査では，内視鏡所見のある部位に加えて，終末回腸・右側結腸・左側結腸・S 状結腸・直腸の各部位から病態に応じてルーチンに粘膜生検を行う．

体重 12〜15 kg を超える小児では，外径 11 mm 台の大腸用スコープが挿入可能である．体重 5〜15 kg では 9 mm 台の上部消化管汎用スコープまたは大腸用細径スコープ，5 kg 未満では 5.1〜6.5 mm の上部消化管細径スコープの使用が目安である[2)]．乳幼児には，スコープの硬度が柔らかく，硬度可変機能や受動湾曲機能を有するスコープが適している．

偶発症

出血，穿孔，麻酔・鎮静による呼吸循環器系抑制，使用する薬剤に対する過敏症などがあり，小児の発生率は 0.21〜1.1% である[1,3)]．感染性心内膜炎のハイリスク症例に対し大腸生検など菌血症の危険性のある処置を行う場合には，抗菌薬の予防投与が推奨される．

表 4 大腸ビデオスコープ(汎用・細径シリーズ)のスペック

メーカー	スコープ	先端部径(mm)	軟性部径(mm)	鉗子口径(mm)
オリンパス	PCF-PQ260L/I	9.2	9.2	2.8
	PCF-P240AL/I #	10.3	10.5	3.2
	PCF-Q260AL/I	11.3	11.3	3.2
	PCF-H290L/I	11.7	11.5	3.2
ペンタックス	EC34-i10	11.5	11.6	3.8
	EC-3490K	11.5	11.6	3.2
富士フイルム	EC-530XP	6.8	7.0	2.0
	EC-590MP	11	11.1	3.2
	EC-590WM3	12	12.0	3.8

2014 年 3 月時点のおもな製品. #：発売終了

小腸内視鏡検査

目 的

EGD, CS, 他の画像検査で確定診断に至らず, 腹痛, 下痢, 消化管出血・貧血, 成長障害などが小腸疾患に起因すると推測される症例の診断, サーベイランス, 治療を目的に行う.

1. 小腸カプセル内視鏡(small-bowel capsule endoscopy：SBCE)

1) 方 法

被検者が嚥下したカプセル型内視鏡(11 mm×26 mm)が, 1 秒間に 2 枚の内視鏡写真を撮影しながら, 蠕動運動によって肛門側に移動する. カプセルの嚥下は, 5 歳未満はほぼ全例困難であり, 5～10 歳では個人差がある. カプセルの嚥下が困難な症例では, 内視鏡留置デバイスなどを用いて胃または十二指腸に留置する. 生後 8 か月の乳児で偶発症なく検査できたとの報告がある.

小児では, 小腸型 Crohn 病や原因不明の消化管出血・貧血の診断, Peutz-Jeghers 症候群など小腸の遺伝性ポリポーシスのサーベイランスがよい適応である[4]. 現時点では SBCE で, 生検や処置を行うことはできない.

2) 偶発症

消化管の狭窄部や憩室にカプセルが 2 週間以上留まる滞留がもっとも重大な偶発症で, 発生率は小児で 1～2% である[4]. 滞留した場合には, バルーン内視鏡もしくは手術でカプセル内視鏡の回収と滞留の原因となった責任病変を治療する. Crohn 病患者など滞留のハイリスク症例では, 狭窄部で溶解するパテンシーカプセルを用いた小腸開通性の確認を事前に行う.

2. 小腸バルーン内視鏡(balloon-assisted enteroscopy：BAE)

1) 方法・スコープ選択

先端にバルーンが装着された外筒で支点をつくり, 小腸を折り畳むように短縮しながら, 内視鏡を深部小腸へと挿入する. 経口的および経肛門的アプローチを組み合わせることで, 理論的には全小腸に内視鏡が到達可能であるが, 腹腔の小さな小児では成人よりも全小腸観察が難しい.

シングルバルーン内視鏡とダブルバルーン内視鏡がある. ダブルバルーン内視鏡のオーバーチューブの外径は 12.2 または 13.2 mm で, 最年少の報告は 1 歳(体重 8 kg)である.

粘膜生検や治療内視鏡(止血術, 拡張術, ポリープ切除術, 異物除去など)を行うことができ, 生体肝移植後の Roux-en-Y 再建・肝門部空腸吻合部狭窄に対する吻合部拡張術もよい適応である.

2) 偶発症

偶発症には出血, 穿孔, 経口的挿入による膵炎, 麻酔・鎮静に伴う呼吸循環器系抑制などがあり, 小児の発生率は 1～5% である.

内視鏡的逆行性膵胆管造影法(ERCP)

目 的

小児における ERCP(endoscopic retrograde

cholangiopancreatography）の適応は，MRCP（magnetic resonance cholangiopancreatography）で診断困難な原発性硬化性胆管炎・膵胆管合流異常・慢性膵炎の診断，総胆管結石や仮性膵嚢胞・外傷性膵管損傷に対する治療などがあげられる．

方法・スコープ選択

経口的に後方斜視鏡を挿入し，胆管・膵管の造影や処置を行う．1 歳以上で体重 10〜15 kg 以上あれば，通常の軟性部外径 11 mm 台の十二指腸スコープの挿入がほぼ可能とされている[2]．

偶発症

偶発症には急性膵炎，出血，穿孔，麻酔・鎮静に伴う呼吸循環器抑制などがあり，小児の発生率は 4〜9.7% である．急性膵炎がもっとも頻度が高く，重症膵炎を合併することがある．検査後の注意深いモニタリングと発症時の速やかな治療が重要である．感染性心内膜炎のハイリスク症例に対し菌血症の危険性のある処置を行う場合には，抗菌薬の予防投与が推奨される．

超音波内視鏡（EUS）

EUS（endoscopic ultrasonography）は内視鏡を用いて超音波を体内から発信し，消化管壁や周囲臓器の精細な超音波画像を得る検査で，EUS 下穿刺吸引生検法による病理診断も可能である．小児の消化管粘膜下腫瘍，肝胆膵の腫瘍性病変，慢性膵炎，吻合部狭窄の局所の評価に有用であったとの報告がある．

内視鏡検査の麻酔・鎮静

全身麻酔と鎮静のいずれを選択するかは，予定されている内視鏡検査・治療の侵襲性，患者の年齢や体格，全身状態，内視鏡術者の技術レベルや経験，医療スタッフと検査室の整備状況，患者と家族の希望などを考慮して決定する．

鎮静下に行う場合には，中等度以上の鎮静レベルを必要とし，鎮静に用いる薬剤に関するメタ解析では，プロポフォールを基本とした薬剤の併用もしくは鎮静薬と鎮痛薬の併用が安全性と有効性が高いと報告されている[5]．海外から報告されている鎮静薬の多くは国内で処置時の鎮静としての効能・効果が承認されておらず，小児への投与の安全性と有効性が確立していない薬剤も多い．また，プロポフォールについては，麻酔技術に熟練した医師が専任で監視できる体制下に使用する．鎮静下検査では，呼吸・循環器系の偶発症の早期発見と対応が重要であり，鎮静前の患者評価，検査中の適切なモニタリング，患者の全身状態を管理し緊急蘇生に対応できる専属の医師・看護師の配備，緊急時に必要な医療機器の整備，覚醒し日常生活ができるまでの安全の確保が必要である．

●文献

1）ASGE Standards of Practice Committee, et al.：Modifications in endoscopic practice for pediatric patients. Gastrointest Endosc 67：1-9, 2008
2）ASGE Technology Committee, et al.：Equipment for pediatric endoscopy. Gastrointest Endosc 76：8-17, 2012
3）大塩猛人：小児内視鏡施行の現状並びに偶発症―2000〜2004 年間の集計報告―．日本小児外科学会誌 45：711-718, 2009
4）Cohen SA, et al.：Use of capsule endoscopy in diagnosis and management of pediatric patients, based on meta-analysis. Clin Gastroenterol Hepatol 9：490-496, 2011
5）van Beek EJ, et al.：Safe and effective procedural sedation for gastrointestinal endoscopy in children. J Pediatr Gastroenterol Nutr 54：171-185, 2012

（中山佳子）

総 論　C 検査手技

10 便潜血検査

便潜血(fecal occult blood)とは肉眼で血便と判断できない消化管出血を指し，便潜血検査によって検出される．出血量が多いと消化管の部位によりタール便，暗赤色便，赤色便として認知でき，成人のデータでは上部消化管の場合 150 mL/日以上で肉眼的血便となり，100 mL/日以下では正常便と区別がつかないと報告[1,2]されている．

目 的

便潜血検査は消化管出血が疑われる場合，まず行われるスクリーニング検査である．小児の場合，貧血，特に鉄欠乏性貧血の原因検索や Crohn 病および潰瘍性大腸炎のフォローアップなど，消化管全体を対照とした，出血の把握を目的としている(**表 1**)[1]．また乳幼児では，おむつ替えなどで家族が便をよく観察するため便色の変化に気づきやすく，トマトなどの赤い食物や食品添加物の色素，セフジニル(セフゾン®)など薬剤の影響で便が赤くみえたり，鉄剤の内服で黒色や深緑色に変化することがあり，出血との鑑別にも使われる．一方，成人では大部分が大腸がんのスクリーニング検査として用いられる[3]．

方 法

健康成人のデータでは 1 日に 0.5〜1.5 mL の血液が消化管から喪失し，便中に 1〜2 mg のヘモグロビンが排泄される[4]．しかし，1 日 5 mL の少量の出血でも持続すれば鉄欠乏性貧血が引き起こされることがわかっている[2]．消化管内に存在するヘモグロビンは，胃酸によりヘムとグロビンに分解され，さらに膵酵素による消化を受け下部消化管に達する．ヘムは動物種で特異性がなくグロビンより消化酵素の影響を受けにくく，グロビンはヒトに特異的な抗原性を含み消化酵素で容易に分解や変性される．

便潜血検査は，わが国では便中ヘモグロビンを検出する方法として，化学的方法と免疫学的方法との 2 種で行われている．欧米では，これに加えてヘムから由来する便中ポルフィリンを測定する方法がある．化学的方法はヘムの酸化作用を，免疫学的方法はグロビンのもつヒト特異的抗原を用いて検出する．

1. 化学的方法(グアヤック法，オルトトリジン法)

古くから用いられている方法で，ヘムのもつペルオキシダーゼ様反応の酸化作用により，試験紙の色を変化させて検出する(**図 1**)．グアヤック法とオルトトリジン法があり，オルトトリジン法が 50〜100 倍感度がよいが，偽陽性が多いためにグアヤック法で検査することが多い．ヘムは消化管中の消化酵素の存在下でも比較的安定であるため，上部消化管出血もある程度は検出できる．しかし動物種で差がないため，食事で摂取した肉類やペルオキシダーゼをもつ生野菜で偽陽性になったり，還元作用をもつアスコルビン酸(ビタミン C)で偽陰性になったりするため(**表 2**)，厳密には便採取の 2, 3 日前から食事の制限が必要である．なお，鉄剤の内服は便を黒色や深緑色の色調に変えるが，潜血反応には影響せず陰性である[5]．感度はグアヤック法は Hb 6〜10 mg/g 便とされる[6]が出血の場所によって異なる．

2. 免疫学的方法

最近，わが国では潜血検査の大部分が免疫学的方法で行われている．グロビンに存在するヒトヘモグロビンの特異抗原の抗体を用いて検出するため，他の動物のヘモグロビンや野菜などのペルオ

表 1 疾患と便潜血検査の特徴

出血部位	原因疾患	化学的検査	免疫学的検査	便中ポルフィリン	
鼻腔口腔	鼻出血，抜歯				ヘモグロビン
食道	逆流性食道炎，Mallory-Weiss 症候群，Crohn 病，食道静脈瘤				
胃	急性胃粘膜病変，潰瘍，Crohn 病，胃静脈瘤，胃瘻・胃管などの損傷				ヘム　グロビン
小腸	十二指腸潰瘍，Crohn 病，腸重積，Meckel 憩室，ウイルス性胃腸炎				種に非特異的　ヒトに特異的
大腸	細菌性腸炎，潰瘍性大腸炎，Crohn 病，薬剤性腸炎，腸重積				
肛門	肛門裂傷，痔瘻・痔核，Crohn 病，粘膜脱症候群				
他	ポリープ，血管腫，重複腸管，IgA 血管炎(Henoch-Schönlein 紫斑病)，血液疾患(白血病，特発性血小板減少性紫斑病，血友病)，播種性血管内凝固症候群，抗血小板薬・抗凝固薬の内服				
測定にかかわるヘモグロビン由来の物質		ヘム	グロビン	ヘム	
偽陽性	ヒト以外のヘモグロビン	++++	0	++++	
	食事の酸化・還元物質	+++	0	0	
	鉄	0	0	0	
偽陰性	ヘモグロビンの変性	+++	++++	0	
	ビタミン C	++	0	0	

〔Rockey DC：Occult gastrointestinal bleeding. N Engl J Med 341：38-46, 1999，より引用改変〕

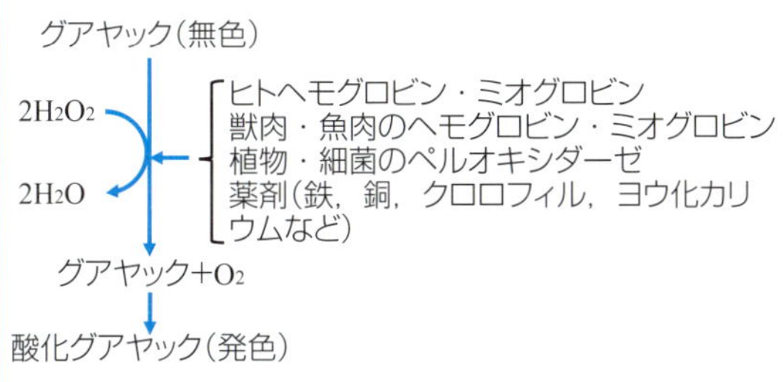

図 1 グアヤック法の反応原理

キシダーゼにも影響されず，検査前の食事制限が不要である．さらに，下部消化管に限れば感度も良好である(Hb 12.5～250 μg/g 便)[6]．しかし，グロビンは胃酸や消化酵素により分解・変性され抗原性を失うため，上部消化管出血を検出できないという欠点がある[7](**表 3**)．

表 2 化学的便潜血検査に影響を及ぼす主な因子

偽陽性	食事：加熱にかかわらず肉・魚類，大根や緑黄色野菜の生食 薬剤：便採取時のトイレ洗浄剤の混入
偽陰性	食事：ビタミン C(アスコルビン酸)を多く含む果物や飲料 薬剤：アセチルサリチル酸，甲状腺ホルモン製剤，スルホニル尿素薬

3．その他

欧米では，ヘムから誘導されるポルフィリンを蛍光分光法で検出する方法がある．ポルフィリンはほとんど消化酵素の影響を受けず安定して便に排泄され，測定方法も酸化・還元物に左右されない．しかし動物種に特異性がないために，食事の肉類に反応することから肉類の制限が必要である．

正常ボランティア 10 人に 5 mL と 15 mL の血液

表3 消化管疾患の潜血反応の陽性率

疾患名	検体数	化学的検査		免疫学的検査
		キットA	キットB	
上部消化管疾患	60	95%	90%	16.7%
下部消化管疾患	30	93%	90%	66.7%
その他の疾患	41	97%	85%	19.5%

上部消化管疾患：食道潰瘍，食道静脈瘤，胃潰瘍，胃ポリープ，十二指腸潰瘍
下部消化管疾患：大腸ポリープ，大腸がん，潰瘍性大腸炎，Crohn 病，小腸潰瘍
その他の疾患：肝臓，胆嚢および膵臓疾患
〔中村美枝子，他：便潜血反応—精度管理の実際．検査と技術 19：351-355，1991．より引用改変〕

を飲ませたところ，便潜血反応が陽性であったのはグアヤック法でそれぞれ 0 人，3 人(30%)，免疫学的法で 0 人，1 人(10%)，便中ポルフィリンで 6 人(60%)，10 人(100%)と，ポルフィリンは上部消化管出血に強い[8]．しかし，わが国では行われておらず，現行の便潜血検査では感度が低いことを知っておかなければならない．

なお，尿試験紙法は化学的方法のオルトトリジン法と同じ方法であるが，Hb 0.0006 mg/mL 尿(≒mg/g 尿)で(1+)，Hb 0.0075 mg/mL 尿で(3+)と判定され，偽陽性となるため便尿試験紙で便潜血を代用することはできない．

利点・欠点

表1 に便潜血が陽性になる疾患と便潜血検査の種類と特徴をまとめた．わが国では，最近，ヒトヘモグロビンに特異度が高く大腸がんのスクリーニングに優れているとの観点から免疫学的方法が主体になり，化学的方法が廃止される傾向がある．下部消化管出血は免疫学的方法でよいが，上部消化管出血は現在のところスクリーニングに化学的方法は必須であり，上部消化管内視鏡をルーチンで行えない小児にとってはなおさらである．今後は全消化管出血において，感度および特異度の良好な検査法が待たれる．

●文献

1) Rockey DC：Occult gastrointestinal bleeding. N Engl J Med 341：38-46, 1999
2) Rockey DC：Occult gastrointestinal bleeding. Gastroenterol Clin North Am 34：699-718, 2005
3) 祖父江友孝，他：有効性評価に基づく大腸がん検診ガイドライン(普及版)．癌と化学療法 32：901-915, 2005
4) Ahlquist DA, et al.：Fecal blood levels in health and disease：a study using HemoQuant. N Engl J Med 312：1422-1428, 1985
5) Lang CA, et al.：Fecal occult blood screening for colorectal cancer：is mortality reduced by chance selection for screening colonoscopy? JAMA 271：1011-1013, 1994
6) 堀田真希，他：上部消化管出血の検出はどうするか．臨床病理レビュー 140：174-178，2007
7) 中村美枝子，他：便潜血反応—精度管理の実際．検査と技術 19：351-355，1991
8) Harewood GC, et al.：Detection of occult upper gastrointestinal tract bleeding：performance differences in fecal occult blood tests. Mayo Clin Proc 77：23-28, 2002

（佐々木美香）

総 論 C 検査手技

11 便培養

目 的

便の細菌培養は，下痢の原因診断，または鑑別診断のために行われる．

便の検体は，採取する際に常在菌に汚染されやすいので，慎重に常在菌と鑑別する必要がある．そのため，疑わしい起因菌を絞り込むための情報収集が大切である．つまり，問診により，臨床症状や便の性状以外に，海外渡航歴，集団生活での状況，家族内発生などのほか，3 日ほど前からの飲食歴などを聴き取ることが重要となる．

検体採取法

①原則として，急性期の新鮮な検体を採取する．洋式トイレで採取する場合は，便の水没を避けるために，通常とは逆向きに座って排便させるとよい．

②便の外観，性状（粘液，血液，膿の有無）を観察する．採取する便の量は，有形便なら母指頭大，軟便，粘液便，水様便なら約 3 mL を採便容器に採る．膿様部や粘液部があれば，その部分を採るようにすると菌の検出率が高い．自然排便の困難な場合は，直腸スワブや採便管を肛門より挿入し，注意深く回転させて抜去して採る．

③検体はできるだけ速やかに提出するが，検体採取後，培養検査までに時間を要する場合は，キャリーブレア輸送培地を用い，室温で保管する．冷蔵庫などの低温保存は，腸炎ビブリオ，キャンピロバクター，下痢原性大腸菌など，菌種によっては死滅時期を早める．

培 養

1．分離培養

疑わしい起因菌以外に，常在菌の混入が多いため，それらを区別する必要がある．そこで，次の 2 種類の培地での培養を併用して起因菌の特徴を調べる．

1）非選択分離培地で 35℃，18～24 時間

培養検査材料の菌数が少ないと考えられる場合，増菌を目的に行われる（普通寒天培地，血液寒天培地，Drigalski 改良培地など）．

2）選択培地で 35℃，18～24 時間培養

いろいろな菌が混在する材料のなかから，特定菌だけを検出しようとする場合，特定菌以外の菌の発育をある程度阻止し，特定菌が増殖しやすいようにする〔SS（Salmonella-Shigella）寒天培地，MacConkey 寒天培地など〕．

2．確認培養，鑑別培養

分離培養の結果で，さらに疑わしいコロニーを移植して，運動性や好気・嫌気性下での糖分解能，カタラーゼ・オキシダーゼ反応の評価，ブドウ糖からの酸産生性などを調べて起因菌を特定していくための培養で，おもな鑑別点をおおかまに調べる〔TSI（triple sugar iron）培地，SIM（sulfide indole motility）培地など〕．

なお近年，このような鑑別培地とは別に，20 項目あまりの生化学反応をマイクロウェルプレート上で調べ，その判定結果を各反応系ごとに数値化した同定法が広く応用されている．

3．同定検査

形態，染色性，発育条件，生化学的性状を調べる作業と並行して，分離株の血清学的性状を抗血清を用いて調べ，起因菌を決定していく．しかし

近年，腸炎原因菌はそれぞれに特有の病原因子（特定の遺伝子）が明らかになり，これを利用して，核酸増幅法〔PCR（polymerase chain reaction）法やDNAハイブリダイゼーション〕により病原性大腸菌を検出する方法が用いられている．

特に，下痢原性大腸菌はほぼ特定の血清型に属しているので血清学的試験が有用である．最近はO抗原とH抗原が型別に採用されている（市販の診断用免疫血清あり）．しかし，血清学的に特定の菌がきわめて多数存在する場合は，起因菌と考えられるが，菌量が少ない場合は，臨床症状や疫学的情報も考慮すべきである．

近年，各種簡易キット，自動機器の開発により，臨床細菌検査の迅速化や精度向上が進んでいる．さらに，各種の免疫学的方法や分子生物学的手法の開発，応用も進んでいる．

●参考文献

- 飯田哲也：細菌学各論—グラム陰性通性嫌気性桿菌．平松啓一（監），標準微生物学（11版）．医学書院，167-199，2012
- 川上由行：臨床細菌・寄生虫検査．金井正光（監），臨床検査法提要（改訂第33版）．金原出版，945-980，2010
- 満田年宏：総論Ⅲ診断．日本感染症学会（編），感染症専門医テキスト—第Ⅰ部解説編．南江堂，125-141，2011

（岡田和子）

総 論　C 検査手技

12 消化吸収試験

目 的

消化管における栄養素の消化・吸収が障害されると，いわゆる「吸収不良症候群」の状態に陥り，吸収できない栄養素の種類によってさまざまな症状を呈する．短腸症候群のように消化・吸収が障害されやすい疾患を有する児の場合，あるいは遷延性下痢や体重増加不良などの症状を認める場合には，まず以下のような血液検査や便検査などによる栄養学的スクリーニングを行い，いずれかの栄養素の吸収障害が疑われたら後述の各種負荷試験を行って診断する[1]．

1．糖質の吸収障害

便は酸臭を伴った水様便になり，クリニテスト陽性を呈する．おむつにしみこんだ便では偽陰性になりやすいので，12 Fr 程度のネラトンカテーテルを 10 cm ほどに切り，シリンジにつけたものを直腸に挿入して便を採取する．クリニテストは便中の還元糖を検出するが，2010 年に試薬の発売が中止されたため，現在は施行できない．しかし，糖質の吸収障害は二次性乳糖不耐症など頻度が高く，便中の糖質確認検査は臨床的に不可欠であるため，当センターを含めていくつかの小児病院では尿糖検査用のベネディクト試薬を用いた代用検査を行っている（表 1）．

2．脂質の吸収障害

便は強い悪臭を伴い軟便〜下痢便となるが，軽症の場合は便性の変化は少なくわかりにくい．便中の脂肪含有量が多いため，便が白っぽく，あるいは光って見えたり，トイレに浮いたりすることがある．便のズダン III 染色陽性を呈する．膵外分泌機能低下が原因の場合は血中の膵酵素（アミラーゼ，リパーゼなど）が低値を示す．胆汁うっ滞症による脂肪のミセル化障害の場合は血中胆汁酸高値を示すが，Alagille 症候群のように胆汁うっ滞があってもビリルビンは必ずしも高値を呈さない疾患もあるので注意が必要である．

3．蛋白の吸収障害

低蛋白血症や浮腫を伴う下痢の場合に疑うが，多くの場合は吸収障害ではなく蛋白漏出性胃腸症に伴うものであり，血液検査所見では総蛋白やアルブミンの低値に加えて IgG の低下を示す．蛋白漏出シンチグラフィも参考になる．

4．微量ミネラルやビタミン類の吸収障害

ビタミン B_{12} や葉酸の欠乏による大球性貧血に注意が必要である．

方 法

1．消化吸収面積の評価：D-キシロース負荷試験

小腸の粘膜障害や吸収面積の減少が疑われる症例に対して，小腸の栄養吸収に関与する有効面積を評価するために行う．D-キシロースは血中に通常は存在しない単糖類であり，膵外分泌能や小腸刷子縁膜の糖質分解酵素の影響を受けることなく受動拡散によって十二指腸と近位空腸において吸収され，尿中に排泄される．

体重 30 kg 未満の小児では 6 時間以上前から検査終了まで絶食とし，D-キシロース 0.5 g/kg を 5% 水溶液として経口投与する．負荷前および負荷後 1 時間に血糖測定用容器に採血し，測定する．1 時間値が負荷前値より 20 mg/dL 以上（生後 6 か月未満では 15 mg/dL 以上）上昇していれば正常である．

体重 30 kg 以上の場合は前夜から検査終了まで絶食とし，負荷前に採尿した後 D-キシロース 5 g を 300 mL の水に溶解して経口投与する．2 時間後

表1 ベネディクト試薬を用いた便中還元糖検出法

①DRY THRMO UNITの電源を入れ，100℃に設定する
②2本のガラス試験管にベネディクト試薬を各1mL分注する
③液状の便はスポイトで2滴，軟便・固形便の場合はご飯粒大1～2個を各試験管に入れ，よく混和する
④2本の試験管のうち1本をDRY THRMO UNITの穴に立て，6分間加熱する．もう1本は室温で放置する
⑤加熱した試験管を取り出し，軽く振って色の変化を観察する
　2本の試験管の色調に差がなければ(－)
　加熱した試験管が緑色に変色した場合は試験管を遠心し，
　　明らかな沈殿物がなければ(－)
　　茶色の沈殿物があれば(±)～(＋)
　加熱した試験管が黄土色～茶色に変色した場合は(＋)

と3時間後に180 mLの水を飲ませて，5時間蓄尿する．負荷後5時間での尿中排泄量が1.5 g以上あれば正常である．

2. 糖質吸収障害の評価

1) 経口糖質負荷試験[2)]

単糖類，二糖類の吸収障害が疑われる症例に，その糖質を負荷することは理論上可能だが，実際には乳糖負荷試験としょ糖負荷試験の2種類が一般的であり，その他の糖質については後述の呼気水素試験を行うことが多い．

乳糖はラクターゼによってブドウ糖とガラクトースに，しょ糖はスクラーゼ/イソマルターゼによってブドウ糖と果糖に分解されるので，投与後の血糖値の上昇を評価する．

6時間以上絶食とし，2 g/kgの乳糖もしくはしょ糖を10%溶液として経口投与する．成人では20 gの糖質を250 mLの水に溶解して経口投与する．あらかじめ採血ルートを留置し，負荷前および負荷後15分，30分，60分，90分，120分の血糖値を測定する．負荷前と比べて25 mg/dL以上(成人では10 mg/dL以上)の血糖値の上昇があれば正常である．

2) 呼気水素試験[3)]

小腸で吸収されなかった糖類が大腸に達すると腸内細菌叢によって分解され，その際に発生する水素(H_2)ガスの約20%は血液循環を介して呼気中に排出される．通常，呼気中の水素ガスは非常に低く，その上昇を検出することによって，大腸に糖類が到達したことを知ることができる．

表2 呼気水素試験の検査対象と基質

	検査対象	基質
単糖類吸収障害	ブドウ糖吸収障害	ブドウ糖
	ガラクトース吸収障害	ガラクトース
	果糖吸収障害	果糖
二糖類吸収障害	乳糖分解酵素欠損症	乳糖
	原発性/二次性乳糖不耐症	乳糖
	スクラーゼ/イソマルターゼ分解酵素欠損症	しょ糖
腸内細菌異常増殖症		ブドウ糖もしくはラクツロース
口－盲腸通過時間		ラクツロース

この原理を利用することによって，呼気水素試験は非侵襲的に糖質の消化吸収障害や小腸における細菌の過剰増殖症(bacterial overgrowth)などを診断することができる．さらに，ラクツロースのような小腸では吸収されない糖質を経口摂取し，呼気中の水素が上昇するまでの時間を測定することによって，口－盲腸通過時間を知ることもできる．

評価したい疾患や病態に応じて投与する糖質(基質)を選択する(表2)．リアルタイムで呼気中の水素濃度を測定できるよう，ガスクロマトグラフィーの装置をスタンバイする．早朝空腹時(乳児では6時間以上の絶食後)に，ベースの呼気を専用のバッグに採取する(乳幼児では補助マスクを用いる)．可能であれば10秒ほど息止めをしてから呼気を採取すると，よりよい．ベースラインの呼気中の水素濃度が10 ppm未満であれば検査開始可能だが，10 ppm以上ある場合は下がるまで待つ．負荷する糖質を10%溶液とし，二糖類(乳糖，しょ糖，麦芽糖)は2 g/kg(最大50 g)，単糖類(ブドウ糖，ガラクトース，果糖)は1 g/kg(最大25 g)とする．ただし，基質の吸収障害のため著しい下痢をきたす可能性が高い場合は半量でよい．非吸収糖のラクツロースは0.25 g/kgとする．用意した糖質を経口もしくは経鼻胃管から投与する．投与後15分ごとに呼気を採取し，ただちに水素濃度を測定する．基礎値より20 ppm以上上昇した時点を有意な上昇と判断する．水素濃度の上昇と

ともに，腹部膨満や腹鳴，腹痛，下痢などの症状を呈することも参考となる．検査開始後150〜210分まで呼気を採取し，終了する．

ブドウ糖，ガラクトース，果糖などの単糖類，および乳糖，しょ糖，麦芽糖などの二糖類は，正常ではすべて小腸で吸収されてしまうことから，呼気中の水素ガスが上昇することはない．したがって，これらの糖を内服後に基礎値より20 ppm以上水素濃度が上昇するようであれば，その糖の吸収障害があると診断される．しかし，臨床的には腹鳴，腹痛，下痢などの吸収障害を示唆する症状があるにもかかわらず水素濃度の上昇がみられない場合は，抗菌薬の内服や水素非産生菌などによる偽陰性の可能性について検討する．また，絶食時のベースの呼気中の水素濃度が常に10 ppmを超えるような場合は，小腸内で細菌が異常増殖している状態が疑われる．

3. 脂質吸収障害の評価

経口マーガリン負荷試験やPFD(pancreatic functioning diagnostant)試験(BT-PABA試験)などがあるが，詳細は**総論C.16.膵機能検査**の項を参照されたい．

4. 蛋白の消化管漏出の評価

1) 便中α1-アンチトリプシン

α1-アンチトリプシン(α1-AT)は分子量が大きく，腸管からは再吸収されない血漿蛋白なので，その便への排泄量を調べて腸管への蛋白の漏出を評価する．原法では3日間の蓄便を行ってクリアランスを調べるが，実施困難なため1回法で代用することが多い．水様便で10 mg/dL以下，有形便で0.92 mg/dL以下であれば正常である．

利点・欠点

ベネディクト試薬を用いた便中還元糖検出法はクリニテストのような定量性はなく，抱水クロラールや一部の抗菌薬など還元性物質によって偽陽性を示すことがある．

D-キシロース負荷試験の利点は，比較的簡便な方法によって小腸の機能的面積を評価できることである．また，経口糖負荷試験，呼気水素試験，経口マーガリン負荷試験のいずれも吸収障害が疑われている栄養素そのものを負荷して直接的に消化吸収能を確認できるが，これらの検査によって下痢や腹痛などの副作用をきたす可能性があるため，重度の吸収障害が予想される場合は負荷量を適宜減量したり，あらかじめ補液用のルートを確保しておいたりする配慮が必要である．

α1-ATは検査会社にて測定可能であり，D-キシロースについても測定キットが市販されているが，呼気水素試験の呼気中水素濃度の測定はガスクロマトグラフィーの装置が必要となる．

便中α1-ATの測定は血漿蛋白の腸管への漏出の有無を評価することができるが，簡便な1回法では検体によるばらつきが大きくなる可能性があることに留意する必要がある

●文献

1) Ginsburg PM, et al.：Malabsorption testing：a review. Curr Gastroenterol Rep 2：370-377, 2000
2) 工藤孝広：経口糖質負荷試験．小児内科 45：908-910, 2013
3) Gasbarrini A, et al.：Methodology and indications of H2-breath testing in gastrointestinal diseases：the Rome Consensus Conference. Aliment Pharmacol Ther 29 (Suppl 1)：1-49, 2009

(惠谷ゆり)

総 論　C 検査手技

13 一般肝機能検査

目 的

ヒトの臓器のなかでもっとも重量が重く，代謝，貯蔵，解毒，胆汁の生成等の機能を担っている肝臓は，強い臓器であり少々の刺激や傷害にも耐えうるが，それでも感染，中毒，外傷，腫瘍，胆管の閉塞，代謝異常，その他先天性の異常等によりその機能に異常をきたすことがある．肝臓の機能の異常を知るためには，血液検査(血算，生化学検査，免疫学的検査等)，超音波，CT，MRI，その他の画像診断検査，肝生検等が有用であり，異常の内容をさまざまな程度で知ることができる．ここでは，採血によりその生化学的分析により情報を得ることができる検査に限定し，これを一般肝機能検査とみなし，解説を加えることにする．

多くの場合，一般肝機能検査の一部は一般生化学検査のなかに組み込まれており，スクリーニング的に調べた際に，肝機能を示すいくつかの項目に異常値が出た場合，さらに詳しく肝機能ないしは肝胆道系に着目し，場合によっては肝炎関連ウイルス抗原・抗体検査やその他の血液検査を加え調べることになる．

小児の場合は，発達段階により注目する内容が異なる．新生児期から乳児期の前半にかけては，新生児黄疸を含む周産期の影響，母子感染，各種胆汁うっ滞，先天代謝異常，筋疾患等，考慮すべき内容が多岐にわたり，また，胆汁うっ滞にかかわる病態を広く深く考える必要があるのが特徴である．乳児期後半から1歳を過ぎた幼児期では，乳児期前半までに発見できなかった代謝異常症，Wilson 病，先天性胆道拡張症，サイトメガロウイルス等の非肝炎ウイルスによる感染症，ウイルス肝炎等，やや焦点が絞られてくる．学童期以降は肝機能異常のみが発見されることは比較的珍しくなり，画像診断とあわせて鑑別を進めることが有用になってくる．

方 法

1．現症歴と診察

患児を前にした場合，詳細に病歴をとるところから始める必要がある．まずは，新生児期の様子，黄疸はどうであったのか，栄養法は母乳か人工か混合か，便の色調，オムツに染みる尿の色調などを聞く．家族歴では両親の疾病のほか，同胞の健康状態，同胞に死亡例がいるか等についても聞いておく．病歴を聴取したら，全身の診察を入念に行う．発育・発達の状態，皮膚の色調，心雑音，肝腫大(右乳頭線上季肋下何 cm か？　硬さは？)，脾腫の有無，肝脾以外の腹部腫瘤，腹水，腹壁皮静脈の怒張の有無，生殖器の異常，四肢の異常等をよく診る．

2．一般肝機能検査

1）スクリーニングとしての検査

病歴と診察を終えたら，一般肝機能検査の内容を考える．通常，肝機能障害の検査項目としてはスクリーニング的に，トランスアミナーゼ(AST，ALT)，アルカリホスファターゼ(ALP)，乳酸脱水素酵素(LD または LDH)，γ-GTP，総ビリルビン，直接ビリルビン，血清アルブミン等がしばしば用いられる．急性肝不全等を考慮する場合には，これらに血液凝固検査であるプロトロンビン時間(PT)，あるいはヘパプラスチンテストを加える．なお，これらの検査値は年齢により異なり，AST，ALT 等の逸脱酵素では新生児期から乳児期にかけてやや高値を示し，幼児期以降成人の基

表 1　年齢，性別による小児基準値

	AST(U/L)		ALT(U/L)		γ-GTP(U/L)		LAP(U/L)		Ch-E(U/L)	
	男	女	男	女	男	女	男	女	男	女
新生児	19〜61	20〜71	10〜50	11〜68	19〜117	20〜106	119〜214	121〜203	254〜543	246〜595
3 か月	23〜75	21〜75	12〜62	11〜69	10〜66	12〜63	116〜210	114〜195	264〜568	252〜610
6 か月	25〜85	22〜76	12〜62	10〜63	6〜29	4〜23	106〜196	101〜181	264〜569	254〜615
1 歳	23〜51	22〜50	5〜25	5〜31	5〜16	5〜15	93〜169	89〜167	281〜549	270〜534
3 歳	20〜45	20〜44	4〜24	5〜27	5〜17	5〜15	93〜169	92〜170	268〜522	263〜522
7 歳	17〜38	15〜37	4〜22	4〜24	6〜19	5〜16	98〜176	97〜177	251〜485	249〜493
12 歳	14〜33	12〜30	3〜20	3〜18	7〜23	6〜18	112〜196	95〜174	238〜457	225〜446
15 歳	13〜30	11〜27	3〜19	3〜17	8〜26	7〜19	110〜193	84〜160	226〜434	210〜417
成人	13〜41	10〜31	7〜66	6〜26	7〜54	7〜45	80〜170	75〜125	203〜460	179〜354

測定方法：AST および ALT は UV 法(JSCC 準拠処方)，γ-GTP は L-γ-グルタミル-3-カルボキシ-4-ニトロアニリド基質法(JSCC 準拠処方)，LAP は酵素法(L-Leu-DBHA 基質法)，Ch-E は rate assay(P-ピロキシベンゾイルコリン基質)
〔小島洋子：アルカリフォスファターゼ(ALP)．小児基準値研究班(編)，日本人小児の臨床検査基準値．日本公衆衛生協会，33-36，1996〕

準値に次第に近づく傾向を示す(**表 1**)[1]．

2）乳児の黄疸のスクリーニング検査

新生児期を過ぎた生後 1 か月以降の乳児において，しばしば黄疸についてその病的意義の有無について検討を迫られる場面がある．母乳栄養の乳児においては母乳性黄疸をしばしば認め，また，乳児期は生理的に胆汁うっ滞がまだ残っている時期でもある．このような時期に，胆道閉鎖症，先天性胆道拡張症，新生児肝炎症候群，尿路感染症，その他の全身感染症，先天代謝異常，内分泌疾患，染色体異常，栄養障害等，黄疸をきたす可能性のある疾患を鑑別する必要に迫られることがある．一般肝機能検査としては，まずは総ビリルビン，直接ビリルビン，トランスアミナーゼ(AST，ALT)，総胆汁酸，血算，網状赤血球，ハプトグロビン等を実施する．

3）ウイルス肝炎の関与に関する検査

病歴にて家族，特に母親に B 型肝炎，C 型肝炎の感染を疑わせる情報(HBs 抗原陽性，HCV 抗体陽性)がある場合には，母子垂直感染に注意しなければならない．B 型肝炎母子感染防止措置をきちんととっているかどうか確認する．父親や同胞が肝炎ウイルスに罹患していて，家族内で水平感染する場合もありうるので，父親や兄弟姉妹の情報も把握しておく．B 型肝炎が疑われる場合には，HBs 抗原，HBs 抗体，HBc 抗体，AST，ALT を調べる．C 型肝炎の場合，HCV 抗体は経胎盤由来のものが乳児期前半には検出されうるので解釈には慎重を要するが，検査としては，HCV 抗体，HCV-RNA，AST，ALT を検査する．A 型肝炎，E 型肝炎は乳児期にはまれであるが，疑う場合は関連抗原・抗体を調べる．特に初感染を推定するにはそれぞれの IgM 抗体が有用である．

4）全身的感染症に伴う肝機能異常に関する検査

サイトメガロウイルス，EB ウイルス，単純ヘルペスウイルス，ヒトヘルペスウイルス 6 等を疑う場合にはそれぞれの関連抗体検査を適宜行う．

5）代謝異常症を疑う場合の検査

代謝異常症の内容は多彩であるので，段階的に行い焦点を絞っていくことになる．まずは血糖，尿酸，中性脂肪，アンモニア，血液ガス，乳酸，ピルビン酸等を検査する．さらに必要に応じ，血漿遊離アミノ酸分析，遊離脂肪酸，ケトン体分画，カルニチン分画等を採血により調べ，尿では還元糖，ケトン体，アミノ酸分析，サクシニルアセトン，胆汁酸分析，有機酸分析等を行う．さらに，幼児期以降で Wilson 病を疑う場合には，尿中銅(蓄尿が望ましいが無理なら 1 回尿)，血清セルロプラスミンを調べる．

利点・欠点

一般肝機能検査は採血するだけで，ある程度特異性ないし方向性をもった診断への道筋の第一歩の手がかりを得ることができる可能性があるという利点を有する．AST，ALT は肝細胞の崩壊の程度を反映しており，背後にある炎症の程度を推定できる．総ビリルビン，直接ビリルビン，総胆汁酸は胆汁の正常な排泄が阻害されていること，すなわち胆汁うっ滞が存在している可能性の推定につながる．これが否定され，総ビリルビンのみが高値の場合には，体質性黄疸のうち間接ビリルビン優位のもの(Crigler-Najjar 症候群, Gilbert 症候群)，また，非特異的な病態の存在〔クレチン症(先天性甲状腺機能低下症)，溶血のほか多彩〕を考えることになる．

一般肝機能検査から読み取れることは，肝臓に機能障害を生じているらしいことを推定するまでであり，その本態に迫るためにはウイルスマーカーや臓器特異的な検査(甲状腺機能検査，タンデムマス・スクリーニング検査，十二指腸液検査，赤血球形態検査等)および画像診断から得られる情報により，さらに精度を上げる必要がある．

●文献

1) 小島洋子：アルカリフォスファターゼ(ALP)．小児基準値研究班(編)，日本人小児の臨床検査基準値．日本公衆衛生協会，33-36，1996

●参考文献

・和田宏来，他：肝機能障害．小児科診療74(Suppl.)：119-125，2011
・十河 剛，他：AST，ALT，γ-GTP，LAP，Ch-E．小児内科 37(Suppl.)：165-170，2005

(衞藤 隆)

総 論 C 検査手技

14 腹水検査，腹腔鏡検査

目 的

1．腹水検査

腹水検査は，CT，MRI による画像診断が発達した現在において，その意義は低下しつつある．しかし腹水の量的診断ではなく，性状の詳細を検索する質的診断目的には有用である（表 1）[1]．また，超音波検査機器の進歩により，以前に比べ超音波ガイド下に安全に確実に採取することが可能となり，腹水穿刺は小児医療に従事する小児科医・小児外科医にとって習得すべき手技の1つである．

2．腹腔鏡検査

腹腔鏡検査は，画像検査では診断困難な症例に対する最終的な検査方法である．画像診断が進歩した現在において，その適応は狭まってきたと思われるが，光学機器や細径鉗子の発達により小児医療においても適応疾患は拡がっている．非触知精巣や卵巣嚢腫の検索（図 1），また胆道閉鎖症診断目的の胆道造影，成人と同様に急性腹症や腹部外傷における病変部位の検索にも有用であり[2]，多くの施設で積極的に行われるようになってきた．

方 法

1．腹水検査

1）前処置

腹腔穿刺は，局所麻酔で施行するため，局所麻酔薬による鎮痛だけではなく，必要に応じて鎮静薬を使用し，助手が協力して，患児が動かないようにしっかりと固定することが重要である．また，局所麻酔薬によるショックや疼痛による迷走神経反射をきたすこともあるため，必ず末梢静脈ルートを確保し，モニターを装着してから行うようにする．

2）体位，穿刺部位

原則的には仰臥位で行う．穿刺部位は下腹壁動脈が走行する腹直筋鞘を避ける．臍と左上前腸骨棘を結ぶ線（Monro-Richter 線）の外側 1/3 の点は，直下に S 状結腸が存在するのみであり比較的安全に穿刺できる部位である．しかし，その部位

表 1 腹水穿刺液の性状と病変

漿液性	滲出性	急性腹膜炎，結核性腹膜炎，がん性腹膜炎，膵炎
	漏出性	うっ血性心不全，ネフローゼ症候群，門脈閉塞，肝硬変，Budd-Chiari 症候群，低蛋白血症
血 性		外傷や穿孔による腹腔内出血，子宮外妊娠，卵巣出血，腹部大動脈破裂，悪性腫瘍，門脈うっ血
膿 性		急性・慢性腹膜炎（外傷/穿孔/子宮付属器炎症波及）
胆汁性		胆汁性腹膜炎（胆嚢・胆道穿孔など）
乳び性		リンパ管閉塞（外傷/後腹膜腫瘍/フィラリア症）

〔新井田麻美，他：腹腔穿刺．小児内科 45：677-680，2013〕

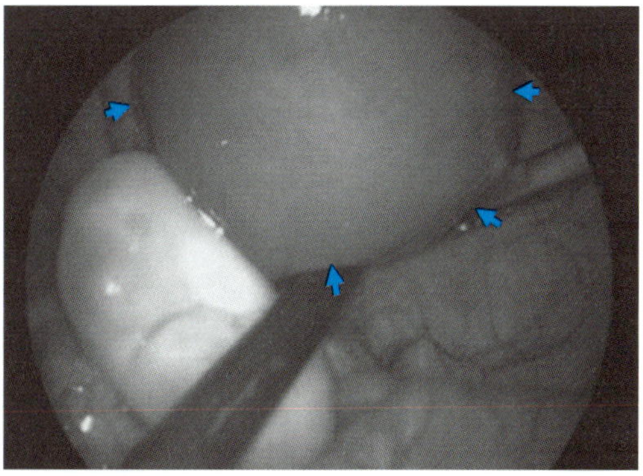

図 1 卵黄嚢種の腹腔内検索
➡：左卵巣嚢腫が茎捻転をきたした後，左卵管が離断され，wandering ovary となって右卵巣の右側へ移動している

にこだわるのではなく，超音波で腹水貯留が十分確認され，実質臓器，腸管を損傷する危険性がないのであれば，他の部位でも可能である（図 2）[3]．

3）手 技

診断目的の場合は，少量の腹水が採取できれば可能であり，24G あるいは 22G の穿刺針に 2.5〜5 mL シリンジをつけて穿刺する．新生児，特に未熟児である場合は，腹水貯留が著明であっても，腹壁が柔らかいため，穿刺時に腹壁が押さえ込まれることが多く，穿刺時に超音波で確認しながら行うほうが安全である．腹壁の厚み以上に穿刺しても腹水が吸引されない場合は，腹壁に垂直に穿刺できていない可能性があり，いったん中止してやり直すことが重要である．

2．腹腔鏡検査

1）気 腹

腹腔鏡検査でもっとも重要な手技は first port の挿入である．小児では臍部を小切開してカメラ用ポートを挿入してから送気する方法（open Hasson 法）が勧められる．気腹圧は 8〜10 mmHg が推奨されているが，腹壁が柔らかい場合は，working port 挿入時に一時的に 12 mmHg まで上昇させると挿入しやすくなる．

2）腹腔鏡，ビデオ装置

腹腔鏡は 5 mm 径のものが使用されることが多いが，光学機器の発達により，乳児例では 3 mm 径でも十分に観察できることが多い．

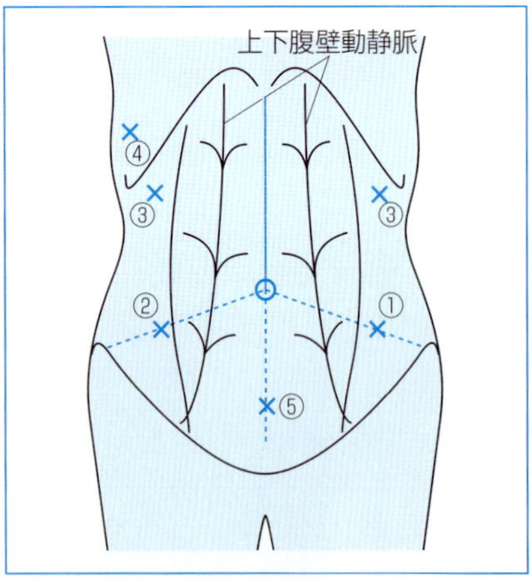

図 2 定型的腹腔穿刺部位
①Monro-Richter 線の外側 1/3，②臍右上前腸骨棘線の外 1/3，③左右上腹部肋骨弓下，④右肝側面，⑤臍恥骨結合 1/3
〔佐藤和重，他：腹腔穿刺とドレナージ．消化器外科 29：459-461，2006〕

3）鉗子操作

working port の位置は，カメラと術者を結ぶ線を軸として左右対称となるように配置する triangular formation で行うことが原則である．鉗子操作は臓器に対して愛護的に行うが，特に腸管を検索する場合は，腸管把持鉗子で軽く腸管を把持し，cherry dissector などを用いて腸管損傷のないように注意深く検索する．

利点・欠点

1．腹水検査

腹水検査の最大の利点は，画像検査では診断できない腹水の性状を直接調べることができることである．超音波では濃い血性腹水と漿液性腹水は輝度が異なるため鑑別可能であるが，淡血性と乳び性あるいは，漿液性でも漏出液か滲出液かまでは鑑別できない．次に欠点であるが，腹水が少量である場合は，穿刺時に腸管を損傷する危険性が高いため施行できないこと，また患児に出血傾向を認める場合は，穿刺部位からの出血が持続し，腹腔内出血にもつながるため禁忌となることである．

2．腹腔鏡検査

腹腔鏡検査の利点は，病変部を直接観察することができることであるが，最大の利点は，診断された後そのまま腹腔鏡下手術が施行できることである．欠点は，全身麻酔が必要であること，術者が腹腔鏡操作に精通しているかどうかで診断率に差が出ることである．しかし，試験開腹術と比較するとはるかに低侵襲であり，患者には有益な検査手技であるといえる．

●文献

1）新井田麻美，他：腹腔穿刺．小児内科 45：677-680，2013
2）寺倉宏嗣，他：外傷における内視鏡下手術の判断と術式．小児外科 45：932-935，2013
3）佐藤和重，他：腹腔穿刺とドレナージ．消化器外科 29：459-461，2006

（古川泰三）

総 論 C 検査手技

15 肝生検

目 的

経皮的肝針生検は，肝胆道疾患・代謝性肝疾患・肝移植後などの診療に欠くことのできない検査である．FibroScan® など非侵襲的な手法が開発されているが，病態，原因，予後などを評価するためには，現時点では肝生検による組織学的検査がもっとも重要である．

方 法

当科で行っている肝生検のマニュアルを**表 1** に示した．

使用する生検針は，吸引式の Menghini 針と Trucut 針がある．Menghini 針は検体が長く採取できる利点があるが，肝硬変や線維化の強い症例では線維組織が吸引圧で断片化してしまうため，正確な組織進行度を評価できないことがある．

適 応

小児における肝生検の適応は，①新生児から乳児期の胆汁うっ滞の診断，②慢性肝機能異常(通常は 6 か月以上持続するトランスアミナーゼの異常)の診断，活動性・進行度の評価，③代謝性ならびに遺伝性肝疾患の診断，④移植肝の評価，などである[1]．特に，新生児から乳児期の胆汁うっ滞性疾患の鑑別診断は重要である．**図 1** にわれわれが肝生検を行った疾患を年代別に示した．

禁 忌

以前は悪性腫瘍，骨髄移植後，非代償性肝硬変などが禁忌とされていた．しかし，医療技術の向上により，現在はこのような疾患は禁忌となっていない．欧米では INR＞1.5，血小板数が 5 万/mm^3 以下の症例を禁忌としながらも，新鮮凍結血漿あるいは血小板を投与し検査値を補正してから肝生検を行っている[2,3]．当科でも，基本的には上記と同様の適応で肝生検を real-time の超音波ガイド下で行っている．しかし，急性肝不全の症例は人工肝補助療法を行いながら肝生検を行うことはあるが，それ以外の症例については検査値を補正しながら肝生検を施行することはない．

合併症

もっとも多い合併症は，出血である．重篤な合併症は，①死亡，②輸血を必要とする出血，③カテーテル塞栓術・外科的処置，④血性胆汁，⑤胆汁瘻，⑥胆嚢破裂，⑦気胸，などがあげられる[3]．出血の回避には術前の問診が重要であるが，肝生検前に予測できず，肝生検によって初めてその病態が明らかになることがある[2]．当科で経験した合併症を**表 2** に示した．

穿刺回数

トロント小児病院では，肝芽腫の乳児の病理診断のために腫瘍部位に対して最大 12 回の穿刺を行っていた．腫瘤性病変以外の最大穿刺回数は 5 回で，もっとも頻度が高い穿刺回数は 2 回であった[2]．**表 2** に示したように，6 回穿刺をした症例で血性胆汁がみられ，入院期間の延長を余儀なくされた．それ以降は，最大穿刺回数を 4 回までとした．確定診断のためには十分な肝組織の採取が必要であるが，穿刺回数が多ければ合併症の発生率も高くなるため[4]，現在，穿刺回数は 2 回までとし，急性肝不全例は 1 回としている．

表1　済生会横浜市東部病院小児肝臓消化器科「肝生検マニュアル(第2版)」

【肝生検前日までに準備】

①同意書やワークアップの確認

肝生検の同意書，X線，心電図が外来で行われているか確認

②肝生検の実施時間帯を確認

・午前か午後かでパスが異なるため，事前に確認する

③肝生検クリニカルパスを登録

・各注射の用量を入力(アトロピン硫酸塩 0.01 mg/kg，セルシン® 0.3 mg/kg，ケタラール® 1 mg/kg)

・アドナ® の投与量

体重	アドナ®	ブドウ糖液量
＜10 kg	10 mg	10 mL
10 kg以上25 kg未満	25 mg	20 mL
25 kg以上	50 mg	20 mL

・肝生検後の出血の程度を確認するために，検査終了3時間後で血算をオーダーする

④病理提出の検体数を確認

・脂肪染色や電顕の有無を指導医に確認

⑤就学前の小児では前日にルート確保し，輸液(ソルデム® 3A 10〜20 mL/時)を行う

日勤帯でルート確保し，ヘパロックにする．21時から輸液を開始する

目的：低血糖予防，急変時の対応を迅速にする

【肝生検当日】

①15分前に前アドナ® 静注

②施行直前にアトロピン硫酸塩を静注

③超音波で確認しながらマーキング(穿刺医師が行う)

・打診で肝肺境界を確認

・肝肺境界，肋骨弓，前腋窩，中腋窩をマーキング(肋骨ラインも)

・超音波でまず胆嚢と腎臓の位置を確認

・左乳頭から肩峰に向かうビームで，5 cm先まで安全なラインを探す

・従命可なら，深呼吸もさせて肺に重ならないかを確認

・目印を付けた後に心臓超音波用プローブで確認

【肝生検当日：検査以降】

①終了後にも超音波で肝実質穿刺部位，腹水を確認

②後アドナ® を静注

③肝生検3時間後(腹帯を巻き終えてから3時間後)，採血(血算，必要に応じて項目を追加する)

基本的には看護師採血で可．ただし，以下のバイタルサイン異常があるか，不隠が強い場合は医師を呼び，採血を依頼する

⑥バイタルサインが下記範囲を逸脱した際にはドクターコールし，下記検査を行う

バイタルサインの正常値は，患者の年齢に合わせた値を継続指示に入れる

・呼吸数

年齢	毎分の呼吸数	年齢	毎分の呼吸数
乳児(＜1歳)	30〜60	学童(6〜12歳)	18〜30
幼児(1〜3歳)	24〜40	思春期以降(≧13歳)	12〜16
就学前小児(4〜5歳)	22〜34		

＊上記範囲内であっても，鼻翼呼吸，胸壁陥没，頭部の上下首振り，あるいはシーソー呼吸などの呼吸努力の増加の徴候があった場合には同様の検査を行う

・心拍数

年齢	覚醒時	睡眠時	年齢	覚醒時	睡眠時
＜生後3か月	85〜205	80〜160	2〜10歳	60〜140	60〜90
3か月〜2歳	100〜190	75〜160	＞10歳	60〜100	50〜90

＊上記範囲内であっても，呼吸周期とは無関係なリズム不整があった場合にはドクターコール

次ページにつづく

・血圧

年齢	収縮期血圧(mmHg)	年齢		収縮期血圧(mmHg)
満期産の新生児(0〜28日)	<60	小児	1〜10歳	<70+(年齢×2)
乳児(1〜12か月)	<70		>10歳	<90

【検査項目】
・腹部超音波検査
・心臓超音波検査
・胸部・腹部X線検査
・血液検査(血算，血液ガス，凝固，血糖)

【肝生検翌日】
①朝に診察し，問題なければ安静解除
②アドナ® 静注後抜針

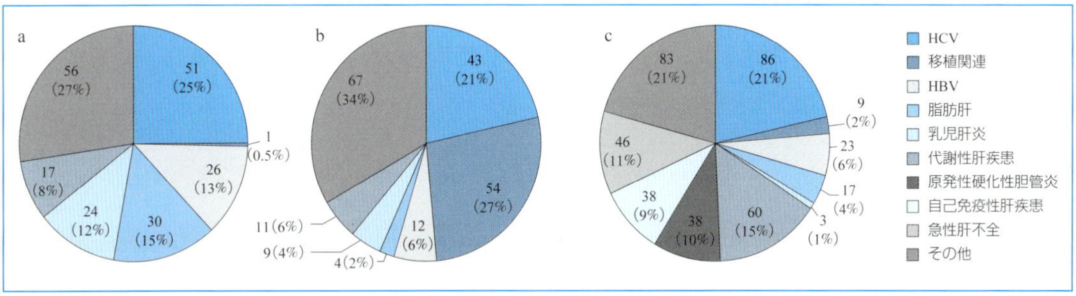

図1　年代別にみた適応疾患の変遷
a：1989〜1993年／205例(Menghini針)，b：1994〜2002年／200例(Trucut針)，c：2007〜2013年／403例(Trucut針)

表2　合併症

期間	1989〜1993年	1994〜2002年	2007〜2013年	総数	危険因子
種類	Surecut® (Menghini針)	Monopty® (Trucut針)	Monopty® (Trucut針)		
件数	205	200	403	808	
検体採取不能	4	0	0	4(0.5%)	肥満
oversedation	1	0	0	1(0.1%)	肥満
血性胆汁	0	1	0	1(0.1%)	穿刺回数6回
死亡	0	0	1	1(0.1%)	ミトコンドリア異常症

利点・欠点

肝針生検の利点は，前述したとおり病態，原因，予後を把握できることである．光顕所見だけではなく，電顕所見をあわせて検討することにより，原因が確定できなくても病態を把握することができる．

一方，肝針生検では一部の組織しか採取できないため，肝全体の状態を把握できないことがある．特に肝硬変や線維化の強い症例では，線維組織の評価はTrucut針を使用しても困難な場合がある．

●文献
1) Azzam RK, et al.：Safety of percutaneous liver biopsy in infants less than three months old. J Pediatr Gastroenterol Nutr 41：639-643, 2005
2) Amaral JG, et al.：Sonographically guided percutaneous liver biopsy in infants：a retrospective review. Am J Roentgenol 187：W644-W649, 2006
3) Govender P, et al.：Sonography-guided percutaneous liver biopsies in children. Am J Roentgenol 201：645-650, 2013
4) Patch D, et al.：Biopsy of the liver. In：Dooley JS, et al.(eds)：Sherlock's Diseases of the liver and biliary system. 12th ed., Wiley-Blackwell, 36-47, 2011

（乾　あやの）

総　論　C　検査手技

16 膵機能検査

目　的

膵臓には，内分泌腺としての機能と，食物の消化に必要な酵素（アミラーゼ，リパーゼ，トリプシンなど）を含む膵液を十二指腸に分泌する外分泌腺としての機能も有する．膵外分泌機能（pancreatic functioning diagnostant：PFD）検査は，膵外分泌機能不全のスクリーニング，障害程度や治療効果の判定などの目的で行われる[1]．従来から小児にも直接法のセクレチン試験や糞便中キモトリプシン検査が行われてきたが，試薬の国内生産中止のため実施困難となった．現在ではおもに間接法が実施されており，図1に示す手順[2]で行われる．

方　法

1．便中脂肪染色検査

ズダンIII脂肪染色法は，スクリーニング検査として利用されることが多い．糞便中脂肪濃度が9% 以上で60～70% 診断できるとされているが，6か月未満の乳児で15% 以上，6か月以降で7% 以上のとき脂肪便と定義される[3]．健常児でも便中への脂肪排泄量が多いため偽陽性を示すことがある．

2．血中膵酵素測定

診断的有用性は限定的であるが，膵型アミラーゼ，トリプシン，ホスホリパーゼA2は，高度の膵外分泌機能不全時には低値を示すことが多い．特にトリプシンは特異性が高く，補助診断に適している[3]．

3．経口脂肪負荷試験

1）脂肪出納試験[2,4,5]

一定量の高脂肪食を負荷した後，脂肪の総摂取量と便中総排泄量を測定し，吸収率を算出する．採便の2日前から高脂肪食（乳児：5 g/kg/日，幼児：40～50 g/日，年長児：70～80 g/日）を摂取させ，3日間の便を採取し冷凍保存する．便中の脂肪量はvan de Kamer法で測定し，脂肪の吸収率を計算する．

$$\text{吸収率}(\%) = \frac{\text{摂取脂肪量} - \text{便中脂肪量}}{\text{摂取脂肪量}} \times 100$$

a．評価方法

年齢別の脂肪排泄量および脂肪吸収率の正常値を表1，2に示す[6,7]．一般に，脂肪排泄量が2歳未満で3.5 g/日以上，2歳以上で4.5 g/日以上，あるいは脂肪吸収率が60% 以下の場合に脂肪吸収不全を疑う．

b．注意点

膵炎の急性期に本試験は禁忌である．脂肪の吸収障害と消化障害との鑑別は不可能であり，便中に排泄される腸粘膜や細菌などに由来する内因性脂肪の影響も考慮する必要がある．脂肪吸収試験のなかではもっとも信頼性の高い検査法であるが，糞便中の脂肪定量を行える施設が限られていることや小児では糞便が容易に採取できないこと，測定手技が煩雑であることなどから，簡単には行えないという問題がある．

2）経口マーガリン負荷試験

脂肪の消化吸収では，リパーゼの作用によってトリグリセリド（TG）が脂肪酸とグリセリンに分解される必要がある．膵外分泌機能不全の場合は，脂肪を経口投与しても十分に消化吸収されず，血中脂質，特に植物由来のTGの血中濃度は有意な上昇を示さない．この原理を利用して，本試験では一定量のマーガリンを経口投与し，経時的に血清TG値の濃度を測定することにより，脂

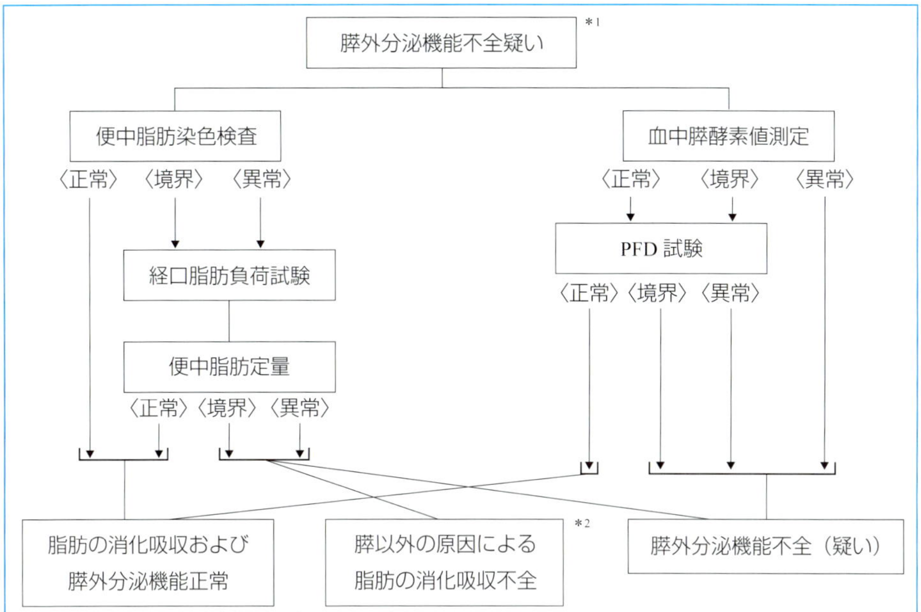

図 1　膵外分泌機能試験診断手順

〔鈴木光幸，他：膵機能．小児科診療 68：791-796，2005．より引用改変〕

表 1　年齢別の便中脂肪排泄量

年齢	便中脂肪(g/日)
0～1 歳(n=11)	2.30±0.89(1.1～3.6)
1～4 歳(n=29)	1.72±0.65(0.2～2.9)
4～10 歳(n=26)	1.79±0.66(0.8～3.2)
10 歳以上(n=5)	2.38±1.25(0.9～4.0)

〔Shmerling DH, et al.：Fecal fat and nitrogen in healthy children and in children with malabsorption or maldigestion. Pediatrics 46：690-695, 1970〕

表 2　年齢別の脂肪吸収率

年　齢	吸収率(%)
未熟児	60～75
新生児	80～85
10 か月～3 歳	85～95
3 歳以上	95 以上

〔Silverman A, et al.：Selected laboratory tests Pediatric Clinical Gastroenterology. CV Mosby, St Louis, 889-905, 1983〕

肪の消化吸収機能および膵外分泌機能を評価する．

6 時間の絶食後，市販のマーガリン(2 g/kg：最大 40 g)を温めて液状としたものを経口摂取させる．経口摂取が困難な場合は，経鼻胃管を挿入しゆっくり注入する．マーガリン投与前および投与後 1 時間ごとに 4 時間後まで経時的に血清 TG 値を測定する．

a. 評価方法

脂肪消化吸収障害の場合，マーガリン投与後も血清 TG 値の有意な上昇は認められない．TG_{max}上昇率を用いて，50% 以下の場合を脂肪の消化吸収障害陽性とするが，40～60% の場合は再検査が望ましい．

$$TG_{max}上昇率(\%) = \frac{TG_{最高値} - TG_{前値}}{TG_{前値}} \times 100$$

b. 注意点

膵炎の急性期には禁忌である．本試験による下痢を生じることがある．市販のマーガリンはそれぞれの脂肪含有量が異なるため，試験前に含有量を確認する必要がある．TG_{max}上昇率の低値は，膵外分泌機能の問題だけでなく，胆汁酸の排泄障害や小腸粘膜障害でも認められるため，注意を必要とする．

4. PFD(BT-PABA)試験

現在，国内で保険適用下に行える膵外分泌機能不全の唯一の評価方法である．本試験は，BT-

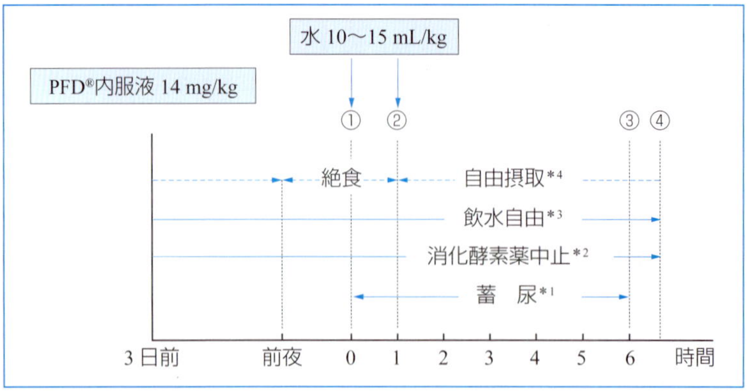

図 2　PFD 試験の手順

*1：①で血尿の排尿量を確認し，その一部(5 mL)を採取する
その後に PFD®を内服させ，利尿促進のため②で飲水させる
6 時間蓄尿し，計量後，一部(5 mL)を検査に提出する
幼小児で③(6 時間目)に採尿できない場合には，④で採尿し時間と量を記入して提出する

*2：検査実施前 3 日前から消化酵素薬などを中止(厳密性を要する場合は 7 日前)

*3：水やお茶はよいが，ジュース，炭酸飲料などは摂取してはいけない
利尿のため水分は多く飲ませる

*4：食事は PFD®内服後 1 時間から再開してよい

〔鈴木竜洋，他：すい外分泌機能検査 PFD(BT-PABA)試験．小児内科 32：748-750, 2000/住山景一郎，他：すい外分泌機能試験 PFD 試験 ベンゾイル-チロシル-パラアミノ安息香酸負荷試験．小児内科 26：1107-1109, 1994〕

PABA(N-benzoyl-L-tyrosyl-p-aminobenzoic acid)を経口投与し，キモトリプシンによって分解され，腸管から吸収されたPABAの尿中排泄率を測定する方法である．

図 2[8,9]に本試験のスケジュールを示す．

a. 評価方法

尿中PABA排泄率(%)は，下記の式で計算する．

$$\text{尿中PABA排泄率(\%)} = \frac{\text{(PFD 服用後の尿中 PABA 濃度} - \text{服用前の尿中 PABA 濃度)} \times \text{尿量}}{\text{服用した PABA 量}} \times 100$$

成人における基準値は 70% 以上とされているが，小児では消化能が発達過程にあることを考慮する必要がある．このため表 3[10]に示す正常値算出式を参考にする．

b. 注意点

高度の腎機能を有する者，膵炎および肝炎の急性期には禁忌である．検査前に，消化酵素薬，制酸薬，利胆薬，解熱鎮痛薬，サルファ剤，サイアザイド系利尿薬など，測定値に影響を与える可能性のある薬剤を中止する．また，前日の食事ではPABA を多く含む炭酸飲料，モモ，リンゴ，スモモなどの摂取は避ける．

表 3　年齢別 PFD 正常値算出式

年齢	正常値算出式(%)
2 歳以下(*n*=46 参考値)	3.34×月齢+28.2
2 歳以上(*n*=79)	1.21×月齢+61.3±12.8
成人(*n*=367)	81.9±8.5

[注]－1 SD 以上を正常値とする(小児消化器病研究会)

〔Koike M, et al.：Application of the New Oral Pancreatic Exocrine Function Test“PFD”Test in Children-Normal Values in Children-. Acta Paediatr Jpn 26：82-90, 1984. より一部改変〕

5. ^{13}C 脂肪消化吸収呼気試験[1,3,11]

炭素の安定同位体^{13}C を標識した脂肪を経口投与後，呼気中に排出される$^{13}CO_2$を経時的に測定することにより脂肪の消化吸収能を評価する方法である．^{13}C 標識混合中性脂肪には，SI サイエンス(http://www.si-science.co.jp/)の^{13}C 標識藻類脂肪混合物(Algal Lipid Mix® または Algal Fatty

表4 体重別の混合中性脂肪および半消化態栄養剤投与量

体重(kg)	>30	15〜30	<15
^{13}C 標識混合中性脂肪：200 mg/cap(mg)	200	133	66
半消化態栄養剤：1 kcal/mL(mL)	100	66	33

〔鈴木光幸，他：膵機能．小児科診療 68：791-796，2005〕

表5 小児における呼気中^{13}C 累積回収率

	症例(男/女)	平均年齢(歳)	慢性下痢(あり/なし)	5時間後(%)(mean±SD)
健常児	12(6/6)	7.2	0/12	11.08±3.48
総胆管嚢腫根治術後	12(5/7)	6.8	0/12	7.80±1.73*
慢性膵炎	4(4/0)	10.7	2/2	4.74±2.41*

[注]*：$p<0.01$ vs 健常児

〔鈴木光幸，他：^{13}C 脂肪負荷試験．小児内科 45：922-924，2013〕

Acid Mix®：炭素含有量 71〜72%，^{13}C 標識率 97〜99%)を利用可能である．

検査前日の夕食後から絶食として，^{13}C 標識混合中性脂肪を半消化態栄養剤(ラコール®)とともに服用させ，負荷前，1，2，3，4，5時間後にアルミニウム製呼気バッグを利用して呼気を採取する．現状では *Helicobacter pylori* 感染症診断のための^{13}C 尿素呼気試験に準じて測定が可能である．混合中性脂肪および半消化態栄養剤の投与量を表4に示す．

a．評価方法

順天堂大学小児科で健常児12名，総胆管嚢腫根治術後12名，他の方法で慢性膵炎と診断された4名に行われた本試験の測定値を表5[11]に示す．

b．注意点

$^{13}CO_2$の呼気中への出現には，胃排泄，リパーゼによる脂肪の脂肪酸とグリセリンへの分解，胆汁酸による脂肪酸のミセル化，小腸からの吸収，脂肪酸の代謝などが関与する．したがって，^{13}C 脂肪消化吸収呼気試験は，これらすべての過程の影響を受けるため，膵外分泌機能を総合的に評価できる検査法と考えられる．

^{13}C 尿素呼気試験では，ユービット®内服前後のセットで検査を行うようにセッティングされているため，負荷後5時間まで検査を行うには，事前に負荷前の呼気を5検体準備しておく必要がある．半消化態栄養剤には，摂取エネルギー(脂肪量)を統一化し，自然な消化管運動を促す役割がある．また，消化酵素薬内服中の患児では検査前3〜5日間は内服を中止する．

●文献

1) Walkowiak J, et al.：Indirect pancreatic function tests in children. J Pediatr Gastroenterol Nutr 40：107-114, 2005
2) 鈴木光幸，他：膵機能．小児科診療 68：791-796，2005
3) Couper R, et al.：Pancreatic Function Tests. In：Kleinman R, et al.(eds), Walker's Pediatric Gastrointestinal Disease. 5th ed, BC Decker, Hamilton, 1401-1409, 2008
4) 五十嵐　淳，他：膵外分泌機能検査．小児内科 38：1369-1377，2006
5) 箕輪　圭，他：経口脂肪負荷試験．小児内科 45：919-921，2013
6) Shmerling DH, et al.：Fecal fat and nitrogen in healthy children and in children with malabsorption or maldigestion. Pediatrics 46：690-695, 1970
7) Silverman A, et al.：Selected laboratory tests. Pediatric Clinical Gastroenterology. CV Mosby, St Louis, 889-905, 1983
8) 鈴木竜洋，他：すい外分泌機能検査 PFD(BT-PABA)試験．小児内科 32：748-750，2000
9) 佳山景一郎，他：すい外分泌機能試験 PFD 試験 ベンゾイル-チロシル-パラアミノ安息香酸負荷試験．小児内科 26：1107-1109，1994
10) Koike M, et al.：Application of the New Oral Pancreatic Exocrine Function Test "PFD" Test in Children-Normal Values in Children-. Acta Paediatr Jpn 26：82-90, 1984
11) 鈴木光幸，他：^{13}C 脂肪負荷試験．小児内科 45：922-924，2013

（柳　忠宏）

総 論 C 検査手技

17 腫瘍マーカー

目 的

腫瘍にはいろいろな種類があるが，その腫瘍に特徴的な物質を産生するものがあり，そのうちおもに体液(血液中や尿中，あるいは組織検体)から採取され，測定可能なものが「腫瘍マーカー」とよばれ，術前診断の手段や治療における反応性，あるいは治療終了後の再発の指標などに有用とされる．悪性腫瘍から特異性をもって産生されるものが多く，良性腫瘍や正常細胞からは，通常，産生されないことでマーカーとしての有用性がある．成人領域における上皮性のがんでは多くの腫瘍マーカーが知られているが，小児腫瘍においても特徴的な腫瘍マーカーが存在する．

方 法

多くの腫瘍マーカーは体液としておもに血液や尿を検体とし，分離した血清などにモノクローナル抗体を結合させてその量を測定する．基準値は測定法により異なる．

利点・欠点

特定の腫瘍で上昇する特異的なものでは有用性が非常に高いが，悪性腫瘍全般で上昇することの多い非特異的なものもあり，時として複数の腫瘍マーカーの組み合わせで判定する必要がある．また，新生児期や乳幼児期に高値を示す胎児性抗原があることや非腫瘍性の疾患でも上昇する場合があることを知っておかなければならない．

腫瘍マーカー各論

本項では小児腫瘍の診断に有用な腫瘍マーカーについて述べる．なお，記載している基準値，カットオフ値は測定法により異なるので「参考値」とされたい．

1．AFP，AFP-L3 分画

AFP(α-fetoprotein，α-胎児蛋白；α-フェトプロテイン)は分子量約7万の糖蛋白で，1分子当たり1個のアスパラギン結合型糖鎖を有している．半減期は5～7日である．胎児期に肝臓，卵黄嚢，腸管で産生され，出生時には50,000～500,000 ng/mL の生理的高値を示す．出生後には産生が停止し，生後10か月までの間に成人における正常値の範囲に減衰するとされている(図1)[1]．したがって，その間に測定された値に関しての評価は，月齢相当の値と比較して異常であるかを判断しなければならない．成人では肝細胞がんの代表的腫瘍マーカーであるが，小児腫瘍においては肝芽腫，卵黄嚢腫瘍での高値となることが代表的であり，その他一部の Wilms 腫瘍，膵芽腫でも上昇することがある．また，非腫瘍性疾患としても急性肝炎，慢性肝炎，肝硬変などの病態や小児における新生児肝炎，胆道閉鎖症，チロシン血症などで上昇することがある．

また，AFP は LCA(lens culinaris agglutinin，レンズマメレクチン)への親和性の違いで3つの分画(L1，L2，L3)に分類され，L1(LCA 非結合性)は非腫瘍性肝病変，L2(LCA 弱結合性)は卵黄嚢組織，L3(LCA 結合性)は肝芽腫，肝がんから産生されることがわかっている．小児腫瘍においては肝芽腫や卵黄嚢腫瘍における L3 分画の測定の有用性が報告されているが[2]，現在確立されている測定システムでは正確には L2 分画を分離できておらず，L3 分画に L2 分画の値を含むため，1歳未満の生理的高値を示す年齢層での L3 分画値の解釈には注意が必要である．

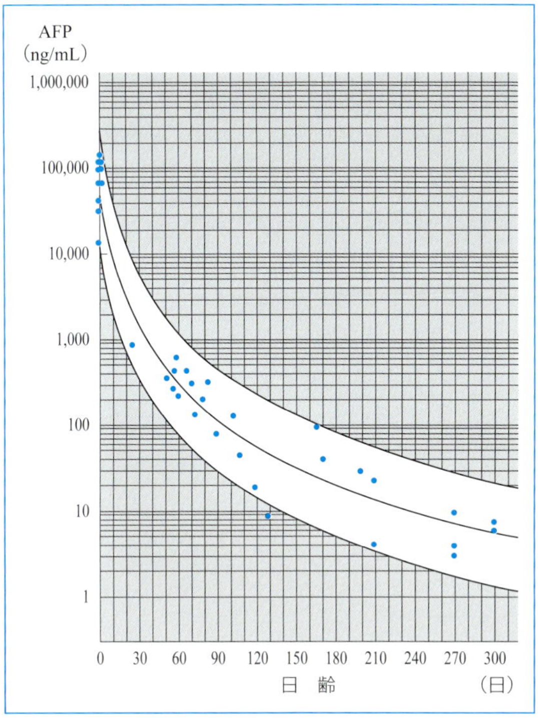

図 1 新生児期～乳児期の AFP 値の推移
〔Tsuchida Y, et al.：Evaluation of alpha-fetoprotein in early infancy. J Pediatr Surg 13：155-162, 1978. より引用一部改変〕

●基準値 AFP：10 ng/mL 以下（1 歳以下の乳幼児は図 1 を参照）
AFP-L3：10% 以下

2. VMA, HVA

VMA（vanillylmandelic acid，バニリルマンデル酸）はアドレナリンおよびノルアドレナリンの最終代謝産物，また HVA（homovanillic acid，ホモバニリン酸）はドパおよびドパミンの最終代謝産物であり，すべて遊離型で尿中へ排泄される．血中カテコラミンに比べて尿中 VMA, HVA の値は安定しており，カテコラミンの代謝の指標として用いられる（カテコラミンの代謝経路，図 2）．測定法は変遷を経てきたが，現在は随時尿を高速液体クロマトグラフィー（high performance liquid chromatography：HPLC）法にて測定する方法が一般的である．腫瘍マーカーとしてはクロム親和性の細胞腫，特に神経芽腫で有用であり，その他，褐色細胞腫でも腫瘍マーカーとなりうる．非腫瘍性疾患では先天性心疾患，重症心身障がい児，人工呼吸器使用児で高値になることがある．測定に際してバナナ，ミカン，コーヒー，バニラなどの摂取は高値傾向を示し，偽陽性となるため制限する．また，カテコラミン製剤，サリチル酸製剤なども測定値に影響を及ぼす可能性がある．

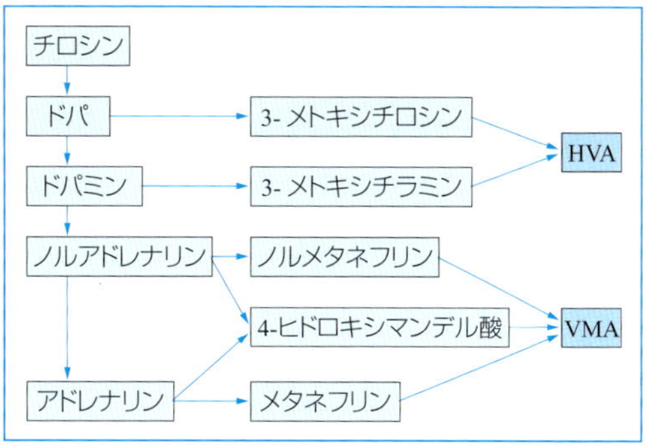

図 2 カテコラミン代謝経路

●基準値 VMA：6～11 μg/mg・Cr
HVA：11～20 μg/mg・Cr
●カットオフ値 VMA：15～17 μg/mg・Cr
HVA：25～30 μg/mg・Cr

3. hCG

hCG（human chorionic gonadotropin，ヒト絨毛性ゴナドトロピン）は，237 のアミノ酸からなる 36.7 kDa の糖蛋白であり，α サブユニットと β サブユニットからなるヘテロダイマーである．胎盤絨毛細胞から分泌され，通常，妊娠によって大量に分泌されるので妊娠（子宮外妊娠を含む）の診断や絨毛性疾患の診断に用いられる．小児における腫瘍マーカーとしては，絨毛成分の存在する胚細胞腫瘍（絨毛がん，未分化胚細胞腫，セミノーマ，奇形腫など）や，性ホルモン分泌を伴う肝芽腫にて高値を示すことがある．AFP と組み合わせることにより，胚細胞腫瘍のさらに細かい組織型を推定することが可能である．

●基準値：0.7 mIU/mL 以下

4. CA19-9

CA19-9（carbohydrate antigen 19-9）は，結腸がん細胞株を免疫抗原として作製されたモノクローナル抗体 NS19-9 によって認識される血液型関連糖鎖抗原である．成人では膵がん，胆道がんに高値を示す．小児腫瘍では胚細胞腫瘍の未熟奇形腫で上昇することがある．

●基準値：37.0 IU/mL 以下

5. CA125

CA125（carbohydrate antigen 125）は，卵巣漿液性嚢胞腺がんの腹水培養細胞を免疫抗原として作製されたモノクローナル抗体OC125によって認識される抗原である．成人では卵巣がん，子宮体部がん，肝細胞がん，胆道がん，膵がんの他，子宮内膜症などでも上昇する．小児では胚細胞腫瘍の未熟奇形腫で上昇することがある．

●基準値：35.0 IU/mL以下

6. NSE

解糖系酵素であるエノラーゼは，α，β，γの3つのサブユニットの組み合わせからなる二量体構造をもつ．このうちNSE（neuron specific γ-enolase，神経特異エノラーゼ）はγサブユニットを含むアイソザイムである．NSEは神経内分泌顆粒に存在するので，それを腫瘍成分としてもつものでは腫瘍マーカーとなりうる．成人では，燕麦細胞型の肺小細胞がんやカルチノイドで腫瘍マーカーとなる．小児腫瘍では，神経芽腫で著明に上昇することが多い．その他の神経内分泌腫瘍（Ewing肉腫ファミリー腫瘍，褐色細胞腫など），Wilms腫瘍，横紋筋肉腫，膵solid pseudopapillary tumor（SPT）などでも高値を示すことがある．溶血により偽陽性となるため，溶血検体で測定した値は信頼性に欠ける．

●基準値：10 ng/mL以下

7. LDH

LDH（lactate dehydrogenase，乳酸脱水素酵素）は，可溶性分画に属する酵素でほとんどの組織や臓器に広く分布する．多くの悪性腫瘍のほか，急性肝炎などの肝臓病，心筋梗塞，骨格筋の病気などさまざまな疾患で上昇する．小児腫瘍においては白血病，悪性リンパ腫，神経芽腫をはじめ，ほとんどの悪性腫瘍で上昇するため，特異性はない．

●基準値：119～229 IU/L

8. sIL-2R

リンパ球活性化作用を有する代表的なサイトカインであるIL-2に対する受容体であるIL-2Rは α，β，γの3つのサブユニットからなるが，α鎖はリンパ球活性化の過程で可溶化してsIL-2R（soluble interleukin-2 receptor，可溶性IL-2受容体）となり，リンパ球活性化および増殖の指標となる．悪性リンパ腫をはじめ，膠原病，感染症などで上昇する．

●基準値：145～519 IU/mL

●文献

1）Tsuchida Y, et al.：Evaluation of alpha-fetoprotein in early infancy. J Pediatr Surg 13：155-162, 1978

2）Kinoshita Y, et al.：Diagnostic value of lectin reactive alpha-fetoprotein for neoinfantile hepatic tumors and malignant germ cell tumors：preliminary study. J Pediatr Hematol Oncol 30：447-450, 2008

（木下義晶）

総 論 C 検査手技

18 病理検査

消化管の病理検査

消化管の病理検査の対象となる検体は，内視鏡下に病変を狙って採取される生検組織，開腹あるいは腹腔鏡下での手術時に採取される組織，外科的摘出組織などである．ここでは，消化管の生検の取り扱いと日常生検の対象となるおもな内科的疾患[1~3]を取り上げ，その組織所見のポイントを解説する．

生検の取り扱い

消化管の粘膜生検は内視鏡下に行われることが多い．採取時の検体の取り扱いには注意を払わなくてはならない．ホルマリン固定の前に，生検組織をまずホルマリンを浸した濾紙上に置き，粘膜表層上皮から粘膜筋板まで，粘膜の全体像が観察されるよう組織の方向を整える．粘膜筋板に垂直な組織切片の作成が肝要である．また，蛋白，酵素，核酸(RNA，DNA)などの検索には，検体を速やかにマイクロチューブなどに入れ，液体窒素かドライアイスで凍結し保存する[1]．

生検の適応となるおもな疾患と組織所見のポイント

1．先天性形成異常

・Hirschsprung 病[2]

本症の成因は，結腸の狭小部の腸管壁内神経細胞の先天的欠損による腸管運動の障害である．診断は，Auerbach および Meissner 神経叢内の神経細胞の欠損を組織学的に確認することである．狭小部の粘膜を採取し，特殊染色であるアセチルコリンエステラーゼ(AChE)染色を行うと，正常部では認めない染色陽性の線維が粘膜固有層や粘膜筋板に観察され，診断の一助となる．

2．炎 症

1) 逆流性食道炎と Barrett 食道

胃食道逆流症は下部食道に炎症を惹起する．病悩期間が長い例では，食道粘膜の重層扁平上皮に円柱上皮化生をきたす．これは Barrett 食道とよばれ，発がんのポテンシャルをもつ変化とみなされている．むろん胃粘膜も円柱上皮を有するので，Barrett 食道の病理診断に際し，採取部位の確認が必要である．

2) 好酸球性胃腸炎

胃や腸に好酸球の浸潤がみられる疾患で，下痢や鉄欠乏性貧血，蛋白漏出などを呈する．胃や腸の生検粘膜の粘膜固有層に好酸球性の浸潤を認めることにより，本症の診断が可能である．

3) 胃炎と *Helicobacter pylori* (*H. pylori*)

H. pylori 感染は，胃や十二指腸に炎症を惹起する．*H. pylori* の菌体は，炎症の強いびらん性胃炎や胃潰瘍の再生粘膜，あるいは十二指腸粘膜に認められる．*H. pylori* は桿菌であり，粘膜の表層上皮や上皮の表面に観察される．*H. pylori* の菌体は Hematoxylin-Eosin(HE)染色にて確認できるが，Giemsa 染色や Warthin-Starry 法を行えば確認は容易である．*H. pylori* の検出には，抗 *H. pylori* 抗体を用いた免疫組織化学も有用であるが，簡便で安価な Giemsa 染色に比しコストが高い．

4) 炎症性腸疾患(inflammatory bowel disease：IBD)[2,3]

主たる IBD は潰瘍性大腸炎と Crohn 病である．両者にはそれぞれ，消化管における病変分布(連続性)や局在(好発部位)に特徴がある(表1)．粘膜生検は，炎症の活動性の評価のために行われる．陰窩炎や陰窩膿瘍の有無とその程度や，粘膜固有

表 1　Crohn 病と潰瘍性大腸炎の病理学的比較

	Crohn 病	潰瘍性大腸炎
基本分布	線状 非連続性・区域性	面状 直腸より連続性
病変の局在（好発部位）	小腸・大腸 時に胃・十二指腸	大腸
炎症所見と潰瘍	縦走，初期はアフタ様 全層	びまん性の点状 潰瘍 粘膜内
潰瘍に伴う病変	高度の浮腫	正常に近い
陰窩潰瘍	まれ	多い（特徴的）
肉芽腫	サルコイド様（小さい）	なし
炎症性ポリープ	少ない	多い

表 2　慢性肝炎の分類（犬山分類）

Staging	F0	線維化なし
	F1	門脈域の線維性拡大
	F2	線維性架橋形成
	F3	小葉のひずみを伴う線維性架橋形成
	F4	肝硬変
Grading	A0	壊死炎症所見なし
	A1	軽度の壊死・炎症所見
	A2	中度の壊死・炎症所見
	A3	高度の壊死・炎症所見

〔Ichida F, et al.：New Inuyama Classification：new criteria for histological assessment of chronic hepatitis. International Hepatology Communications 6：112-119, 1996〕

層の炎症細胞浸潤の程度を評価する．Crohn 病の組織所見として肉芽腫は重要であり，診断価値が高いが，生検粘膜に肉芽腫がないからといって Crohn 病を否定できない．潰瘍性大腸炎は大腸がんの発がんの母地となるので異型上皮（dysplasia）の評価が重要であるが，小児期に dysplasia を見ることはほとんどない．

3．感染性腸炎

感染性腸炎のおもな原因として細菌とウイルスがある．細菌感染については，生検粘膜を用いて確定診断を下すことは困難である．ウイルス感染については，ヘルペス属ウイルス，とくにサイトメガロウイルスや HHV-6 の病理診断は可能である．粘膜の核内封入体の存在は診断的価値が高いが，それを生検組織内に認めることはまれである．ウイルス感染を免疫組織化学（抗原検索）や *in situ* hybridyzation（ウイルスゲノム検索）などの手法を用いて検索する方法もある．また，生検組織をウイルス分離に用いることも可能なので，組織の一部を凍結保存するのが望ましい．

肝疾患の病理検査

ここでは肝生検による病理診断について概説する．肝生検は，肝臓に針を穿刺し，肝組織切片を採取し，病理組織学的検討を行うものである．肝機能検査や画像診断で明らかにできない病態を有する肝疾患や病変の存在の確認，確定診断が困難な場合に行う．特に小児期の肝疾患はウイルス感染症，代謝性疾患，胆汁うっ滞症など多彩である[4~6]．このため診断に苦慮することも少なくなく，肝生検によって初めて確定診断が得られることがある．

また，肝の病理組織診断のみならず，電子顕微鏡による超微形態学的検索が行われる．また代謝性疾患では，生検肝組織を用いて酵素・生化学的検索が行われる．

肝生検の方法については別項（**総論 C.15.肝生検**）を参照されたい．

肝生検の適応となるおもな疾患と基本的な病理組織所見

1．慢性肝炎と肝硬変

B 型肝炎，C 型肝炎[6~8]あるいは自己免疫性肝炎などが生検の対象となる．肝生検により慢性肝炎を確認し，さらに活動性の程度と線維化の進行の程度を評価し，肝硬変への進展を予測する．

慢性肝炎の組織像は，門脈域では線維化，リンパ球を主体とした炎症細胞浸潤，門脈域周辺の削り取るような肝細胞壊死（piecemeal necrosis），肝小葉の炎症反応である．犬山分類[9]が慢性肝炎の分類として汎用されている．分類の特徴は，炎症と線維化の 2 つの面から評価する方法である．線維化の進展の指標を F（fibrosis），肝炎の活動性の指標を A（activity）と略し，おのおのに 4 段階に評価し点数をつける（表 2）．F 分類の実際の病理組織像を図 1 に示す．犬山分類は，慢性肝炎に対

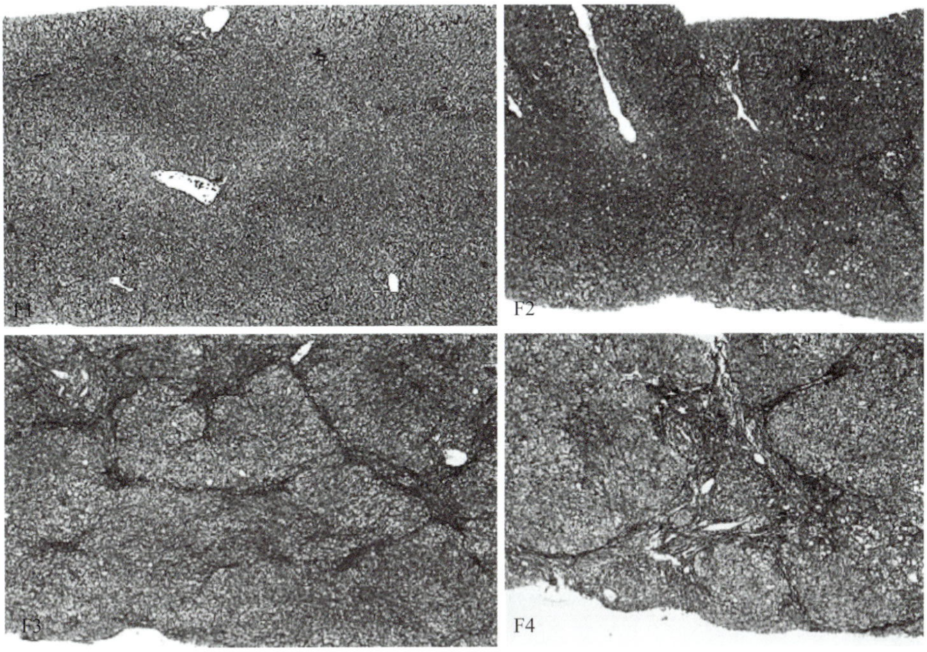

図1　慢性肝炎の組織像（HE 染色，×100）〔口絵 3，p.iii〕

するインターフェロンの治療の評価や予後の推定に有用である．

2．肝炎ウイルス以外のウイルス肝炎

小児期には，肝炎ウイルスのみならず多種多様なウイルス感染によって肝障害が生じる．その特徴は，肝臓を侵すウイルスの種類が多く，年齢によりその感染頻度や臨床像が異なることである．確定診断は，ウイルスマーカーやウイルスの分離同定を行わなければならないが，肝生検によって診断可能な症例もある．ウイルス感染の検索方法としては，消化管の病理診断と同様に，免疫組織化学に加えて *in situ* hybridyzation や PCR（組織から核酸を抽出）などの遺伝子工学的手法がある．

臨床で経験される機会が多いサイトメガロウイルス（CMV），EB ウイルス（EBV）の基本的な肝病理組織像について説明する．

1）CMV 肝炎

CMV 肝炎では，特徴的な封入体が肝細胞，胆管上皮細胞などに認められる．CMV の封入体は特異な形態をしているため，病理診断的価値は高い．ただし，組織内に封入体の出現頻度は低く，針肝生検で封入体を見ることはまれである．

2）EBV 肝炎

通常みられる病理組織所見は，リンパ球の門脈域および類洞内の増生であり，典型例では，類洞に大型で軽度異型を有する円形細胞が観察される．

3．脂肪肝と非アルコール性脂肪肝炎（non-alcoholic steatohepatitis：NASH）

脂肪肝では，組織学的にはおもに肝細胞の胞体に大きな脂肪滴が沈着する．これに対し，小さな脂肪滴が沈着する疾患に Reye 症候群があり，確定診断には肝生検は必須であり，肝細胞に中心核性微小脂肪滴を認める．HE 染色では脂肪の沈着はわかりにくいので，本症が疑われる場合，あらかじめ脂肪染色用に 2〜3 mm 大の小切片をホルマリンに固定して保存する．

近年，飲酒していないのにアルコール性肝障害と類似した肝病変を呈する NASH が，成人のみならず，小児期においてもみられる[10]．肝生検により，脂肪沈着の程度，脂肪肝炎の有無と程度と線維化の進展状態を正確に評価できる．

4．胆汁うっ滞症

小児に黄疸をきたす疾患は，成人に比べてはるかに多い．胆道閉鎖症[6]，Alagille 症候群[6]，シトリン欠損による新生児胆汁うっ滞（neonatal intrahepatic cholestasis caused by citrin deficiency：NICCD），進行性家族性肝内胆汁うっ滞症（progressive familial intrahepatic cholestasis：PFIC）

などが代表的な疾患[11]であり，臨床的に鑑別困難で肝生検が行われることが多い．

1）胆道閉鎖症

とりわけ早期診断，早期治療が予後を左右する胆道閉鎖症の診断には肝生検は有用であり，胆汁うっ滞，門脈域の線維化，細胆管増生などが特徴である．

2）Alagille 症候群

Alagille 症候群では，門脈域の小葉間胆管の減少や欠損が特徴である．

3）NICCD

胆汁うっ滞，脂肪肝（肝細胞の大小の脂肪滴），鉄の沈着などが観察される．門脈域の線維化は症例により異なり，まれではあるが肝硬変を呈する症例もある．

4）PFIC（PFIC 1 型，PFIC 2 型）

PFIC は，胆汁うっ滞は肝細胞の胆汁分泌にかかわるトランスポーター異常による．

①PFIC 1 型：トランスポーター FIC1 の欠損が原因である．肝細胞の敷石状配列，細い隔壁状線維化が特徴である．超微形態では，毛細胆管内の粗顆粒状の胆汁（Byler's bile）の存在は病理診断の根拠となる．

②PFIC 2 型：トランスポーター BSEP の欠損が原因である．肝細胞の腫大が目立つ肝炎像を呈し，線維化も生じる．免疫組織化学で BSEP の欠損が確認されれば，本症の可能性が高い．免疫組織化学は，本症の遺伝子診断を施行するか否かの判断の拠り所となる．

5）特発性新生児肝炎

胆汁うっ滞を伴う巨細胞性肝炎を呈する．かつて本症は，胆道閉鎖症と同様に少なからず経験されていたが，診断学の進歩により肝炎の成因が診断可能となり，近年，本症はきわめて少なくなった．

5．肝腫瘍の確定診断

小児期に肝生検の対象となる腫瘍は，肝芽腫，成人型の肝細胞がん，血管内皮腫などである[6]．

6．その他

原因不明の肝機能異常，肝腫大，不明熱や糖原病などの代謝異常，肉芽腫疾患が疑われる場合では，原因疾患の診断に肝生検が役立つことがある．

病理検査の利点と欠点

消化管生検と肝生検を用いた病理学的検討は，疾患の確定や線維化などの病期や炎症など活動性の正確な評価に有用である．一方，一般に生検は侵襲を伴う検査である．例えばまれではあるが肝生検により出血死することもある．生検にあたっては，合併症のリスクを念頭におき，その適応については厳格に判断せねばならない．

●文献

1）虫明聡太郎：消化管の病理診断．白木和夫（監），小児消化器・肝臓病マニュアル．診断と治療社，58-62，2003
2）稲毛英介，他：Hirshsprung 病．遠藤文夫（編），最新ガイドライン準拠―小児科診断・治療指針．中山書店，566-568，2012
3）稲毛英介，他：Crohn 病．遠藤文夫（編），最新ガイドライン準拠―小児科診断・治療指針．中山書店，556-559，2012
4）鈴木光幸，他：ウイルス性肝炎．遠藤文夫（編），最新ガイドライン準拠―小児科診断・治療指針．中山書店，570-574，2012
5）鹿毛政義，他：肝病理診断．白木和夫（監），小児消化器・肝臓病マニュアル．診断と治療社，63-67，2003
6）鹿毛政義，他：小児肝疾患．中沼安二，他（編），キーワードとアルゴリズムで捉える 肝胆膵の実践病理診断．文光堂，96-123，2013
7）鹿毛政義，他：C 型ウイルス肝炎の臨床病理．病理と臨床 27：181-190，2009
8）Kage M, et al.：Pathology of chronic hepatitis C in children. Child Liver Study Group of Japan. Hepatology 26：771-775, 1997
9）Ichida F, et al.：New Inuyama Classification：new criteria for histological assessment of chronic hepatitis. International Hepatology Communications 6：112-119, 1996
10）Takahashi Y, et al.：Histopathological characteristics of non-alcoholic fatty liver disease in children：Comparison with adult cases. Hepatol Res 41：1066-1074, 2011
11）鹿毛政義，他：小児病理―最近のトピックス 新生児期の胆汁うっ滞症の新しい知見．病理と臨床 26：892-807，2008

（鹿毛政義）

総 論 C 検査手技

19 遺伝子検査

近年，小児消化器領域でも遺伝学的研究が進み，すでに100以上の先天性消化器疾患で原因遺伝子が発見された．おもなものとして，消化管疾患ではHirschsprung病，種々の家族性ポリポージス，慢性下痢を呈する吸収不全症候群が，肝胆道疾患では糖原病，Wilson病などの代謝性肝疾患，シトリン欠損症，Alagille症候群，進行性家族性肝内胆汁うっ滞症などの胆汁うっ滞性疾患が，さらに遺伝性膵炎などもこれに含まれる．医療現場でこれらの疾患の診断のために，遺伝子検査を行う機会も増えてきた．個々の遺伝性疾患の情報はOMIM(Online Mendelian Inheritance in Man，http://www.ncbi.nlm.nih.gov/omim)，NORD(National Organization for Rare Disorders)，Physician Guides(http://nordphysicianguides.org/)などから得られる．日本における遺伝子検査施設の検索についてはオーファンネット・ジャパン(Orphan Net Japan，http://onj.jp/)が有用である．乳児胆汁うっ滞性疾患の診断の進め方については，乳児黄疸ネット(http://www.jspghan.org/icterus/)を参考にされたい．

遺伝子検査は，感染病原体の遺伝子検査，がん細胞の遺伝子変異を調べる体細胞系列遺伝子検査，多因子疾患の発症リスク評価，生殖細胞系列の遺伝子解析(狭義の遺伝子検査)に大別される．本項では狭義の遺伝子検査に絞って概説する．

遺伝子検査の目的と適応，患者への説明

遺伝子検査を行う場合には，検査対象者と目的によって留意すべき点，適応の有無が異なる．主治医はこれらを熟知して診療にあたる必要がある[1,2]．

1．すでに発症している患者の診断を目的とする遺伝子検査

主治医は，検査前に検査の意義や目的，結果が得られた後の状況，血縁者に影響を与える可能性などについて説明し，被験者や保護者が検査を受けるか否かを自律的に意思決定できるように支援する．同意確認の方法は，被験者の年齢および同意能力に応じて適切な方法をとる．小学生の場合には，本人が理解できる範囲でわかりやすく説明し，インフォームド・コンセントを得ることを試みる．また，その旨を診療録に記載する．おおむね中学生以上で同意能力のある場合は，成人と同様に書面で同意文書を作成する．保護者からも同時に同意文書に署名を得る．小児期に行った遺伝子検査の結果は，おおむね16歳以上の理解能力が進んだ段階で本人に説明するのが原則である．まず，本人が検査結果の開示を希望するか否かを確認し，開示の希望があれば，16歳以上20歳未満の場合は，本人の同意書への署名および保護者の了解のもとに開示する．

2．発症前診断，非発症保因者診断のための遺伝子検査

検査前に被験者や保護者の自律的な選択が可能となるように，単なる情報提供だけではなく心理的・社会的支援が必要であり，このために遺伝カウンセリングを行う．このカウンセリングでは遺伝子検査の医学的影響，心理学的影響および家族への影響を患者が理解し，それに適応していくことを助けるよう心がける．当該疾患について診療経験の豊富な医師と遺伝カウンセリングに習熟した者(臨床遺伝専門医や認定遺伝カウンセラー)が，チーム医療として実施することが望ましい．

疾患の診断に直結しない発症前診断や保因者診

断は，意義の理解できない小児に行うことは望ましくない．原則として本人が判断できるまで実施を延期する．未成年期に発症する疾患で，発症前診断が健康管理上の有用性があることが予測されるなど，患者にとって明らかな意義がある場合にのみ，慎重な配慮のもとに実施する．

3．出生前診断

重篤な単一遺伝子病の子どもを生んだカップルに対しては，適切な時期に次の子の希望を確認し，次子の再発リスクについての説明を希望するか意思を確認する．多くの場合，妊娠が確認された後では，出生前診断の希望があっても実施困難になる場合が多いので，時間的余裕が保てるように配慮する．疾患によっては，胎児治療や出生直後からの治療開始により，良好な予後が得られる場合もあることを説明する必要がある．有効な治療手段がない予後不良な疾患では，出生前診断の目的が人工妊娠中絶につながる可能性があるので慎重に対応する．注意すべきは，遺伝子型と表現型が必ずしも一致しない場合である．常染色体優性遺伝ではこのような場合が多い．

結果の解釈ならびに遺伝情報の取扱い

1．遺伝子検査結果の解釈

単一遺伝病の診断のために遺伝子検査を行った場合，従来の報告と全く一致した変異が同定された場合には，遺伝子診断は確定する．疾患の原因か否かが不明な変異の場合は，頻度の低い正常多型の場合もあるので，専門家と十分に相談して慎重に解釈する．遺伝子変異が見出されなかった場合も，十分な配慮が必要である．通常の遺伝子検査では発見しがたい変異が隠れていたり，原因遺伝子が複数あって，臨床診断と遺伝子診断が1対1で対応していない可能性もある．検査前に，これら遺伝子検査の限界を十分に説明しておくことが大切である．

2．個人遺伝情報の取扱い

遺伝情報にアクセスする医療関係者は，遺伝情報の特性，すなわち生涯変化しないことや血縁関係にある親族にも社会的不利益がもたらされる可能性があることを十分理解して，個人の遺伝情報を適切に扱うことが求められる．

すでに発症している患者の診断を目的として行われた遺伝子検査の結果は，診療録に正確に記載する．しかし，すべての医療情報と同様に守秘義務の対象であり，被験者の了解なく血縁者を含む第三者に開示すべきでない．また，遺伝カウンセリングの内容は，記載内容がプライバシーを損なう恐れがある場合には，通常の診療録とは切り離して記載，保存するなど，慎重に対応する．

次世代シーケンサーによる遺伝子検査

次世代シーケンサーの導入により，ヒト全ゲノム配列が1〜2週間で解析可能になってきた．その結果，従来のSanger法(キャピラリーシーケンサー)の時代に行われていた既知の単一遺伝病の確定診断のみならず，未知の病因遺伝子の発見や孤発例・非典型な症例における数十遺伝子の変異検索(target resequencing)を目指した遺伝子検査が行われるようになった．また遺伝子診断の対象疾患も，単一遺伝子の変異によるMendel型遺伝病のみならず，比較的少数のまれな遺伝子変異が重なって発症するmultiple rare variantsによる疾患にも拡大されてきた．数年以内には，患者の全エクソームを解析するなど，パーソナルゲノム解析が臨床現場で行われるであろう．これらの手法が臨床現場に導入されれば，より精度の高い診断や分子病態に基づく個別化医療の実現など，飛躍的な医療の進歩が期待される．一方，膨大な数の遺伝子を同時に解析すると，診療対象とは関係しない遺伝子変異(incidental findings)も偶然見出されてしまう可能性もある．このような変異をどのように解釈するか，特に偶然に発症前診断が行われてしまった場合の患者への告知など，新たな問題も出現している．

●文献

1) 日本医学会：医療における遺伝学的検査・診断に関するガイドライン．2011(http://jams.med.or.jp/guideline/genetics-diagnosis.pdf)
2) 日本小児科学会：医療における遺伝学的検査・診断に関するガイドライン．2013(http://www.jpeds.or.jp/uploads/files/saisin_130711.pdf)

(須磨崎　亮)

総 論　D 栄 養

1 疾患病態と栄養

食事は，健全な成長・発達の基礎となるものであり，種々の栄養素をバランスよく，適切な量を摂取することが必要となる．同時に，食事の摂り方，家族とのかかわり，生活習慣なども大切になってくる．先天的に，または後天的に何らかの異常，障害が児に生じれば，それにより栄養状態，発育状態も変化することになる．

小児の発達と栄養

胎児期は，胎盤形成前は母体の栄養素や酵素類をそのまま受け取ることになる．胎盤が形成されると，これを通過したもののみを受け取り，徐々に自力で代謝していく．

出生後は5か月ほど，母乳もしくは人工乳のみで栄養される．正常新生児は，少なくとも母乳はすべて消化吸収可能なわけである．しかし，母乳や人工乳のみではエネルギーや種々の栄養素，微量ミネラルなどが不足してくるため，離乳食が開始される．消化器系，神経系，循環器系，内分泌系などが成熟してくると，すべての栄養が食事のみで摂取できるようになる．幼児期後半には，消化器その他がほぼ成人同様の機能になるとされる．

栄養障害

1．failure to thrive（体重増加不良）

栄養の問題があると成長不良を生じる．これは，生後からまたはある時期から体重（身長）の増加が通常より少なく，順調に成長していない状態をいう．乳児期にみられることが多いが，幼児期以降でも問題となる．まず，正しい体格・栄養評価が重要となる．必ず成長曲線をつけて，経過のなかで全身状態を診ながら観察，鑑別していく．必要なら検査も躊躇しない．ただし，問題がなくてもゆっくり体重が増える児[1)]もいる（表1）．

表1　ゆっくり体重が増える児（slow weight gain）と体重増加不良児（failure to thrive）との違い

slow weight gain	failure to thrive
覚醒して活気がある	反応が乏しい，啼泣
筋緊張良好	筋緊張不良
ツルゴール低下なし	ツルゴール低下
少なくとも1日に6回の排尿	おむつはあまり濡れない
薄くさらさらした尿	濃い尿
便は頻回で細かい粒がある	便の回数，量が少ない
1日に8回以上の授乳回数	1日に8回以下の授乳回数
授乳時間は15～20分	授乳時間は短い
射乳反射が良好に出現	射乳反射がうまく出現しない
体重増加は着実にあるがゆっくり	体重は安定して増加せず減ることもある

〔水野克己：栄養委員会・新生児委員会による母乳推進プロジェクト報告「小児科医と母乳育児推進―健診における栄養評価・母乳育児支援」．日本小児科学会雑誌 115：1375-1382，2011．より引用改変〕

2．栄養障害の原因

体重増加不良は，十分な栄養が体内に届かないことが原因といえる．しかし，その原因は多岐にわたる．表2，3におもな原因を示す[2)]．器質的な異常がある場合とない場合がある．細かい診察，観察が必要である．妊娠中の状況，出生時・新生児期の児の様子，栄養方法（母乳か人工乳か），食事の量・質などに注意するとともに，母や家族の問題も念頭におく．

消化器症状を呈することは多く，全身状態とともに，嘔吐，腹痛，下痢，便秘，吐血，下血，黄疸などに注意して，精査していく．

1）摂取の問題

口唇・口蓋裂といった奇形やう歯，口内炎，歯

表 2　failure to thrive のおもな原因

心理社会的	不適食(貧困)，不適調理，不適育児(知識不足)，親子間の問題，食事の強制，食事拒否，親の精神的問題，虐待，ネグレクト
消化器系	胃食道逆流，セリアック病，幽門狭窄，口唇裂/口蓋裂，膵機能不全，Hirschsprung 病，乳糖・蛋白不耐症，肝炎，肝硬変，胆道疾患，炎症性腸疾患，吸収不良，食物アレルギー，回転異常，先天性下痢症
心肺系	うっ血性心不全，喘息，気管支肺異形成症，嚢胞性線維症，気道の解剖学的異常，閉塞性無呼吸，血管輪，扁桃/アデノイド肥大
腎臓系	尿路感染症，尿細管性アシドーシス，慢性腎不全
内分泌系	甲状腺機能低下症・亢進症，糖尿病，副腎機能異常，副甲状腺機能異常，下垂体機能異常，成長ホルモン分泌不全，尿崩症
神経系	脳性麻痺，知能障害，脳出血，神経変性疾患，腫瘍，筋疾患
感染症	消化管の細菌/寄生虫感染症，結核，HIV 感染症，TORCHES，扁桃炎
代謝系	先天代謝異常症
先天性	染色体異常，先天性の症候群(胎児アルコール症候群)，周産期の感染症
その他	鉛中毒，悪性腫瘍，膠原病，免疫不全，移植

〔McLean HS, et al.：Failure to Thrive. In：Kliegman RM, et al.(eds), Nelson Textbook of Pediatrics. 19th ed,, Elsevier, Canada, 147-149, 2011，より引用改変〕

表 3　小児期早期の月齢別の栄養障害のおもな原因

0～6 か月	母乳栄養の困難，人工乳の不適切調製，親子関係の障害，先天性症候群，出生前の感染症，催奇形物質の曝露，哺乳不良(吸啜，嚥下障害)，授乳拒否，母の精神疾患(うつ病，愛着障害)，先天性心疾患，嚢胞性線維症，神経系の異常，ネグレクト，反復感染
6～12 か月	セリアック病，食事不耐，ネグレクト，離乳食の問題(時期，質など)，食物アレルギー，反復感染
幼児以降	後天性慢性疾患，発達障害，不適切な食事環境，不適切な食事内容，反復感染

〔McLean HS, et al.：Failure to Thrive. In：Kliegman RM, et al.(eds), Nelson Textbook of Pediatrics. 19th ed,, Elsevier, Canada, 147-149, 2011，より引用改変〕

肉炎，咽頭炎など，また，脳・神経の障害などでの嚥下障害，胃食道逆流，誤嚥などは栄養摂取の妨げとなる．近年，アレルギー児が増加しており，複数の食品を摂取できない場合も多い．特に卵や乳製品が全く摂取できない児の一部に，くる病を発症する例が報告されている．指導の側にも十分な注意が必要である．これら入口の問題だけでなく，内部の消化管の閉塞，拡張症なども もちろん大きな問題となる．詳細は各論を参照されたい．

精神的な問題もある．保護者の精神的な問題で子どもをしっかりと養育できない場合がある．また，虐待やネグレクトの可能性もある．年齢が上がると無理なダイエットや神経性食思不振症など，本人自身の問題も出てくる．

2) 消化吸収機構の問題

胃液には，塩酸，消化酵素，粘液，電解質，その他の因子が含まれる．胃液分泌は，迷走神経やホルモンなどの作用，食物による胃壁の拡張，その後の十二指腸の刺激などで調節される．胃自体での栄養素の吸収はほとんどなく，問題になるのは一部の薬剤くらいである．

膵液の大部分は消化酵素(アミラーゼ，蛋白分解酵素，リパーゼなど)であり，膵外分泌機能が障害される疾患は頻度としては少ないが，栄養障害をもたらす(**表 4**)．

胆汁は肝で合成され，胆嚢に貯えられる．脂肪代謝に重要で大量の胆汁酸が必要であるため，腸肝循環で再利用される．回腸切除などで吸収障害が起こる．

小腸での消化・吸収については，糖質では，二糖類分解酵素(ラクターゼ，スクラーゼ，イソマルターゼ，トレハラーゼなど)の先天性・続発性の欠

表4 小児の膵外分泌機能不全症

全般的膵外分泌機能不全	嚢胞性線維症，Shwachman-Diamond 症候群，Pearson 症候群，Johanson-Blizzard 症候群，先天性風疹症候群，慢性(反復性)膵炎，遺伝性膵炎，栄養障害，新生児一過性機能不全
単独酵素欠損症	トリプシノゲン欠乏症，エンテロキナーゼ欠乏症，リパーゼ欠乏症，コリパーゼ欠乏症，アミラーゼ欠乏症

表5 ビタミン欠乏症

水溶性ビタミン	B_1	脚気，Wernicke 脳症(眼球運動障害，失調，意識障害)
	B_2	口角・口内炎，皮膚炎，羞明，視力低下，角膜血管新生
	B_6	口角・口唇炎，皮膚炎，多発神経炎，けいれん，貧血
	B_{12}	巨赤芽球性貧血，白血球減少，好中球過分葉
	ナイアシン	ペラグラ(皮膚症状，消化器症状，精神症状)
	ビオチン	皮膚炎，眼瞼口周囲のびらん，脱毛，成長障害
	パントテン酸	灼熱脚症候群(足底部の強い痛み)
	葉酸	巨赤芽球性貧血，胎児の神経管欠損
	C	壊血病(出血傾向，関節痛，歯肉炎，倦怠感，易感染性)
脂溶性ビタミン	A	眼症状(夜盲症，乾燥)，皮膚乾燥，成長障害，易感染性
	D	くる病，骨軟化症，骨粗鬆症
	E	溶血性貧血，神経障害，網膜色素変性症
	K	出血(頭蓋内，消化管)

〔瀧谷公隆，他：ビタミン．児玉浩子，他(編)，小児臨床栄養学．診断と治療社，48-56，2011，より引用改変〕

乏で腹痛や水様性下痢を生じる．脂質の吸収には，脂肪分解に必要なリパーゼが重要になる．母乳，舌下腺，膵リパーゼがある．蛋白質は，十二指腸より先では膵の酵素で蛋白分解酵素が活性化され，分解が起こる．ジペプチドやトリペプチドはそのまま粘膜上皮で吸収される．アミノ酸は種類により輸送機構が異なり，遺伝的な障害が知られている．水分は，おもにナトリウムバランスによって浸透圧で受動的に移動する．微量ミネラルの吸収にはおのおのの機序があり，金属蛋白が吸収に関与する．ビタミンについては，特に脂溶性ビタミン(A，D，E，K)が脂肪吸収能に依存するため，膵外分泌，胆汁酸分泌，小腸粘膜などの障害で吸収障害が生じる(表5)[3]．

肝胆道系疾患，胃腸炎，炎症性腸疾患などの各疾患については，それぞれの各論を参照されたい．

3) その他の問題

その他に，心肺，腎，内分泌，神経系の疾患，感染症，先天代謝異常症，染色体異常や奇形症候群などが，栄養障害，成長障害の原因となる．早急な治療が必要な疾患もあるので，これらの可能性も十分に考慮する．

栄養過多(過剰)

栄養の過剰は，エネルギー摂取量が消費量以上に多い場合に生じる．結果として脂肪の過剰蓄積，すなわち肥満となる．

肥満は，単純性肥満と二次性(症候性)肥満(表6)[4]に分類される．体重増加不良と同様に成長曲線を作成する．肥満の判定および経過観察には，BMI パーセンタイル値でなく，肥満度(過体重度)を用いるほうが正確である．

単純性肥満で合併症があり，介入が必要な肥満を「肥満症」という(表7)[4]．小児においても内臓脂肪過剰蓄積は合併症を生じやすく，肥満症となる．内臓脂肪の増加はアディポサイトカインの分泌変動などを呈するため，メタボリックシンドロームの基盤病態ともなる(表8)[5]．定期的に臍高部の腹囲測定も行う．

表6　二次性(症候性)肥満

内分泌性肥満	Cushing 症候群(病), 甲状腺機能低下症, 偽性副甲状腺機能低下症, インスリノーマ, 多のう胞性卵巣症候群など
先天異常症候群	Bardet-Biedl 症候群, Prader-Willi 症候群, Turner 症候群, Down 症候群など
視床下部性肥満	間脳腫瘍, Froehlich 症候群など
薬物による肥満	抗てんかん薬, 副腎皮質ホルモンなど
運動制限による肥満	腎疾患, 喘息, 心疾患, 精神運動発達遅滞などにともなうもの

〔朝山光太郎, 他：小児肥満症の判定基準：小児適正体格検討委員会よりの提言. 肥満研究 8：204-211, 2002, より改変〕

表7　肥満の判定と小児肥満症の定義

肥満児の判定	18 歳未満の小児で肥満度が 20% 以上, かつ有意に体脂肪率が増加した状態 体脂肪率の基準値は以下のとおりである(測定法を問わない) 男児(小児期全般)：25% 女児 11 歳未満：30%, 11 歳以上：35%
肥満症の定義	肥満症とは肥満に起因ないし関連する健康障害(医学的異常)を合併する場合で, 医学的に肥満を軽減する治療を必要とする病態をいい, 疾患単位として取り扱う

〔朝山光太郎, 他：小児肥満症の判定基準：小児適正体格検討委員会よりの提言. 肥満研究 8：204-211, 2002, より引用抜粋〕

表8　わが国の小児メタボリックシンドローム診断基準(6～15 歳)(平成 22 年度改定版)

①腹囲	80 cm 以上*1
②血清脂質	トリグリセリド 120 mg/dL 以上*2かつ/またはHDL コレステロール 40 mg/dL 未満
③血圧	収縮期血圧 125 mmHg 以上かつ/または拡張期血圧 70 mmHg 以上
④空腹時血糖	100 mg/dL 以上*2
①があり, ②～④のうち 2 項目を有する場合に診断する	

*1：腹囲/身長が 0.5 以上であれば項目①に該当するとする. 小学生では腹囲 75 cm 以上で項目①に該当するとする

*2：採血が食後 2 時間以降である場合はトリグリセリド 150 mg/dL 以上, 血糖 100 mg/dL 以上を基準としてスクリーニングを行う(この食後基準値を超えている場合には空腹時採血により確定する)

〔大関武彦, 他：日本人小児のメタボリックシンドローム診断基準. 厚生労働省科学研究費補助金循環器疾患等生活習慣病対策総合研究事業―小児期メタボリック症候群の概念・病態・診断基準の確立及び効果的介入に関するコホート研究(主任研究者 大関武彦). 平成17～19年度総合研究報告書, 89-91, 2008, より引用, *2は改訂版で追加〕

Developmental Origins of Health and Disease(DOHaD)

DOHaD は, Barker らの胎児プログラミング仮説を発展させたもので, プログラムされたものがその後の環境と異なった場合(ミスマッチ)に生活習慣病などの発症が高まる, という説である. 今後, 検証・解明されるべき重要な課題の 1 つと考えられる(**総論 D.5.食育**参照).

●文献

1) 水野克己：栄養委員会・新生児委員会による母乳推進プロジェクト報告「小児科医と母乳育児推進―健診における栄養評価・母乳育児支援」. 日本小児科学会雑誌 115：1375-1382, 2011
2) McLean HS, et al.：Failure to Thrive. In：Kliegman RM, et al.(eds), Nelson Textbook of Pediatrics. 19th ed., Elsevier, Canada, 147-149, 2011
3) 瀧谷公隆, 他：ビタミン. 児玉浩子, 他(編), 小児臨床栄養学. 診断と治療社, 48-56, 2011
4) 朝山光太郎, 他：小児肥満症の判定基準：小児適正体格検討委員会よりの提言. 肥満研究 8：204-211, 2002
5) 大関武彦, 他：日本人小児のメタボリックシンドローム診断基準. 厚生労働省科学研究費補助金循環器疾患等生活習慣病対策総合研究事業―小児期メタボリック症候群の概念・病態・診断基準の確立及び効果的介入に関するコホート研究(主任研究者 大関武彦). 平成 17～19 年度総合研究報告書, 89-91, 2008

(土橋一重)

総 論 D 栄 養

2 微量ミネラル

微量ミネラルとは

微量元素ともいう.「日本人の食事摂取基準(2015年版)」(厚生労働省)に記載されているように, 栄養学的視点からは, 最近は"元素"よりは"ミネラル"の言葉が使用される場合が多い. 必須微量ミネラルとは「体内に鉄より含有量が少ないミネラルで, 人にとって必須のミネラル」と定義されている. 体内の全必須微量ミネラル量を合計しても, 体の全元素の0.2%とその存在量は非常に少ない. 臨床的に重要な微量ミネラルは, 鉄(Fe), 亜鉛(Zn), 銅(Cu), セレン(Se), ヨウ素(I), マンガン(Mn)等で, 多くの酵素の構成成分であり, 酸化還元反応などに不可欠である. それぞれの微量ミネラルにより体内の働きが異なり, 欠乏すると欠乏症, 過剰になると過剰症が発症する.

一方, カドミウム, アルミニウム, 水銀等も微量元素に分類されるが, 必須性が証明されておらず, 過剰症のみが問題になる.

表1に, おもな必須微量ミネラルの体内機能, 欠乏症, 過剰症を示す.

母乳および乳児用調製粉乳の微量ミネラル含有量

母乳の初乳は成乳に比べて, 一般に微量ミネラル濃度は高い. 特に亜鉛は初乳に高濃度に存在する[1]. 母乳と育児用調製粉乳の微量ミネラル含有量は異なる(表2)[2~4]. しかし, 母乳栄養児と人工栄養児で, 血清亜鉛, 銅, セレン値は差がないことから, 吸収率などが母乳と乳児用調製粉乳で異なることが示唆される[1].

特殊ミルクや治療乳, およびいくつかの経腸栄養剤には, セレンとヨウ素がほとんど含まれておらず, これらを単独で使用したセレンやヨウ素の欠乏症が報告[5]されている. したがって, これら治療乳や経腸栄養剤を使用する場合は, セレンとヨウ素の欠乏に注意し, 補充が必要である.

おもな微量ミネラルの代謝・栄養

1. 鉄

鉄には2種類あり, 赤身の肉や魚に含まれるヘム鉄の吸収率は20~30%であるが, 植物性食品に含まれる非ヘム鉄は吸収率は5%と低い. ビタミンCと同時摂取で吸収はよくなる. 体内では, 約65%はヘモグロビン, 約15~30%はフェリチン, ヘモジデリン, 約5%は筋肉中にミオグロビンとして存在する. 鉄摂取が不足すると小球性低色素性貧血を発症する. わが国でも鉄欠乏はまれではなく, 低出生体重児の乳児期, 母乳栄養での離乳の遅れ, 思春期女性, 妊婦, スポーツ選手等で鉄欠乏になりやすい. 食生活を改善し, それでも貧血が改善しなければ鉄剤を投与する.

新生児ヘモクロマトーシスはまれな疾患で, 責任遺伝子は同定されていないが, 生後数日以内に著明な鉄蓄積により肝臓はじめさまざまな臓器障害を発症する. 治療は肝移植やキレート薬投与等であるが, 早期に適切な治療が行われなければ致死率は非常に高い[6].

2. 亜 鉛

亜鉛の腸管での吸収率は成人で約30%とされている[1]. 亜鉛の腸管での吸収および体内での亜鉛輸送には亜鉛トランスポーターが関与しており, ZIP(Zrt-, Irt-related protein : SLC39とも表示される)ファミリーとZnT(Zn transporter : SLC30とも表示される)ファミリーの2種類が知られている[1]. ZIP蛋白の働きは亜鉛の細胞への

表1　微量ミネラルの生体内機能および欠乏・過剰症

ミネラル	機能・関連蛋白	欠乏症	過剰症	異常をきたしやすい疾患・病態
鉄	ヘモグロビン(酸素運搬)，ミオグロビン(酸素貯蔵)，カタラーゼ(抗酸化作用)，チトクロムC(電子伝達)，チトクロムP450(酸素原子添加)，トランスフェリン(鉄運搬)，フェリチン(鉄貯蔵)	貧血(小球性低色素性)，動悸・息切れ・めまい，爪変形，口内炎，食欲不振，顔色不良，便秘，易感染性，神経過敏，思考力低下，発育遅滞，血清Fe値低下	免疫能低下，易感染性，肝障害，神経障害，糖尿病	**欠乏**：偏食，低出生体重児の乳児期，思春期やせ症，ダイエット，スポーツ選手，妊娠，慢性炎症性腸疾患，高齢者 **過剰**：大量輸血，長期間鉄剤投与，C型肝炎，ヘモクロマトーシス
亜鉛	アルカリホスファターゼなど300以上の酵素の構成成分，DNAポリメラーゼ，zinc finger protein(核酸代謝，蛋白合成)	開口部(口，肛門，眼など)および四肢の皮膚炎，体重増加不良，低身長，味覚異常，性腺機能低下，骨粗鬆症，血清亜鉛，ALP低下	銅欠乏(骨粗鬆症)，血清亜鉛値上昇，血清銅・セルロプラスミン値低下	**欠乏**：低出生体重児の乳児期，肝硬変，慢性炎症性腸疾患，キレート薬長期投与，血液透析，糖尿病，尿毒症，妊娠，高齢者，腸性肢端皮膚炎 **過剰**：亜鉛製剤過剰投与
銅	チトクロームCオキシダーゼ(エネルギー産生)，リシルオキシダーゼ(結合織架橋形成)，チロシナーゼ(メラニン合成)，ドパミンβヒドロキシダーゼ(カテコラミン代謝)，セルロプラスミン(銅運搬)	貧血，白血球減少，血管異常，骨粗鬆症，膀胱憩室，神経障害，発達遅滞，血清銅・セルロプラスミン低下，血清乳酸・ピルビン酸上昇	肝障害，神経・精神障害(Parkinson様症状，うつ)，腎尿細管障害，心筋症，関節炎	**欠乏**：銅含有の少ない経腸・静脈栄養，Menkes病，occipital horn症候群 **過剰**：Wilson病
セレン	グルタチオンペルオキシダーゼ(抗酸化作用)，脱ヨード化酵素(T_4をT_3に変換)，チオレドキシン還元酵素(抗酸化作用)	爪の白色変化，不整脈，下肢の筋肉痛，心肥大，心筋症，白筋症，易がん性，易感染性，血清セレン値低下，血清CK上昇	爪の変形・脱落，脱毛，成長障害，神経症状	**欠乏**：セレン含有しない静脈・経腸栄養(エンシュアリキッド，エレンタール，ラコール) **過剰**：高セレン濃度土壌で育った穀類摂取
ヨウ素	甲状腺ホルモン構成成分	甲状腺機能低下(便秘，全身倦怠感，学習能力低下)，甲状腺腫，尿中ヨード低下，血清TSH・コレステロール上昇，血清T_3・T_4低下	甲状腺機能低下(便秘，全身倦怠感，学習能力低下)，甲状腺腫	**欠乏**：セレン含有しない経腸栄養(エンシュアリキッド，エレンタール，ラコール) **過剰**：インスタント昆布ダシ，昆布茶，麺つゆの過剰摂取
マンガン	ピルビン酸カルボキシラーゼ，スーパーオキシドジスムターゼ，アルギニン分解酵素(抗酸化作用)，グルコシルトランスフェラーゼ(骨形成)	耐糖能低下，成長障害，性腺機能低下，運動失調	Parkinson様神経障害，けいれん，膵炎	**欠乏**：マンガン含有しない静脈栄養 **過剰**：2002年までの高カロリー用微量元素製剤使用(マンガン濃度が高い)，マンガン鉱労働者，マンガン汚染井戸水長期摂取
クロム	クロモジュリン(インスリン作用増強)	耐糖能低下，糖尿病，成長障害，末梢神経障害，運動失調，血糖・血清コレステロール上昇	間質性腎炎，横紋筋融解，肝障害	**欠乏**：クロム含有しない静脈栄養 **過剰**：クロムサプリメント長期使用
コバルト	ビタミンB_{12}の構成成分	ビタミンB_{12}欠乏(大球性貧血，食欲低下，体重増加不良，成長障害，メチルマロン酸尿)	多血症，甲状腺腫，下痢	**欠乏**：ビタミンB_{12}摂取不足，キレート薬長期投与，広範小腸切除 **過剰**：ビタミンB_{12}過剰摂取
モリブデン	キサンチン酸化酵素(キサンチンから尿酸の代謝)，アルデヒド酸化酵素	息切れ，頻脈，悪心，嘔吐，視野暗点，夜盲症，神経過敏，昏睡，血清メチオニン上昇，尿酸低下	銅欠乏(貧血，動脈硬化，心筋梗塞)，高尿酸血症，痛風様症状	**欠乏**：Crohn病 **過剰**：ほとんど報告はない

取り込みで，腸管での亜鉛の吸収はZIP4が司っている．先天性腸性肢端皮膚炎は*ZIP4*遺伝子異常が原因である[6)]．ZnT蛋白の働きは細胞外への亜鉛の分泌で，ヒトの乳腺細胞では，ZnT2が発

表 2　母乳および乳児用調製粉乳のおもな微量ミネラル含有量

	初乳（分娩後1日〜5日の平均値±SD）（μg/100 mL）*1	成乳（分娩後1日〜365日の平均値±SD（μg/100 mL）*1	乳児用調製粉乳（通常希釈，μg/100 mL）*2	0〜5か月1日摂取目安量（μg/日）*3
鉄	110±54	119±251	780〜1,000	500
亜鉛	475±248	145±135	350〜410	2,000
銅	37±15	35±21	40.6〜43	300
セレン	2.5±0.7	1.7±0.6	0.7〜1.4	15
ヨウ素	—	133	1.3〜6.7	100
マンガン	1.2±0.8	1.1±2.3	—	10

*1：Yamawaki N,et al.：Macronutrient, mineral and trace element composition of breat mils form Japanese women. J Trace Elem Med Biol 19：171-181, 2005
*2：特殊ミルク事務局：業務資料—調製粉乳及び母乳の標準組成表．特殊ミルク情報 48：127，2012，より改変（ビーンスターク・スノー，明治ほほえみ®，レーベンスミルクはいはい®，森永はぐくみの資料より作成）
*3：厚生労働省：日本人の食事摂取基準 2015 年版

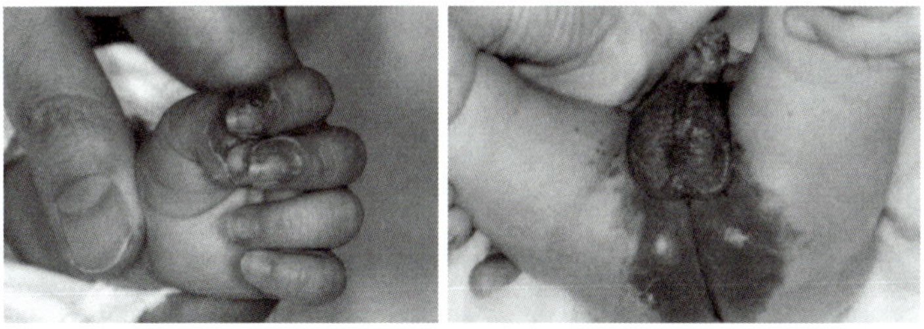

図 1　亜鉛欠乏による皮膚炎
〔稲毛康司：まれでない亜鉛欠乏—皮膚炎との鑑別．小児内科 44：131-134，2012〕

現しており，乳腺細胞から母乳への亜鉛分泌を司っている[6,7]．低亜鉛母乳による乳児の亜鉛欠乏症は，母親の *ZnT2* 遺伝子異常により母乳中の亜鉛濃度が著明に低値で発症する[7]．

吸収された亜鉛は，血液中ではアルブミンやアミノ酸と結合し，全身の細胞に運ばれる．体内分布では，約 50% は血液，約 30% は各臓器，約 20% は皮膚に存在し，血液中の約 80% は赤血球に存在する[1]．したがって，溶血した血液で測定すると値が高くなる．おもに膵液から便中に排泄される．

表 1 に示すように，さまざまな要因で亜鉛欠乏が生じる．亜鉛欠乏による皮膚炎を腸性肢端皮膚炎といい，開口部周辺や爪周囲に生じる特徴がある（図 1）[8]．低出生体重児の乳児期や母乳栄養児での皮膚炎，幼児・学童期の低身長，スポーツ貧血では，亜鉛欠乏を鑑別することが大切である．治療はいずれも亜鉛を経口投与する．

3. 銅

腸管より吸収された銅はアルブミンやアミノ酸に結合し，肝臓に運ばれる．肝臓の銅の大部分は胆汁に排泄される．一部の銅は肝細胞内でアポセルロプラスミン（銅が結合していないセルロプラスミン）と結合し，ホロセルロプラスミン（銅が結合したセルロプラスミン）となって血液中に分泌され，全身の細胞に取り込まれる．血液中の銅の 90% 以上はセルロプラスミン銅である．摂取した銅の大部分が胆汁から便中に排泄され，尿中への排泄は成人でも 50 μg/日以下と著明に少ない[1,9]．新生児期は，成人に比べて血清銅およびセルロプラスミン値は低値である（表 3）．その理由は，肝臓でのセルロプラスミン合成の未熟さによる[1]．銅の細胞からの分泌は，銅輸送 ATPase（ATP7A，ATP7B）が司っている．ATP7A は肝細胞以外の細胞で働いており，*ATP7A* 遺伝子異常症が Menkes 病で，生後 2 か月頃から著明な銅欠乏障害で発症する．一方，ATP7B は肝細胞で働いており，*ATP7B* 遺伝子異常症が Wilson 病で，銅蓄積による肝障害，錐体外路症状，血尿などで発症する[9]．いずれも，早期診断・早期治療が重要な疾患である[1,9]．

表 3　血清銅の年齢別基準値

a. 低出生体重児の基準値

年齢	出生時体重		
	＜1,500 g	1,501〜2,000 g	2,001〜2,500 g
0	36±28	34±13	29±11
1 週目	38±19	40±21	64±31
1 か月	56±25	46±16	71±24
2 か月	58±27	77±25	92±42
3 か月	70±32	83±15	105±26

b. 健康小児・成人の基準値

年齢	男女合計	年齢	男女合計
臍帯血	30.5±6.7	1〜5 歳	112.6±21.3
1 か月	70.2±8.2	6〜11 歳	98.5±20.3
2〜6 か月	88.5±14.3	12〜19 歳	88.9±13.9
7〜12 か月	98.3±15.2	20〜50 歳	82.4±10.9

〔児玉浩子：微量元素(鉄を除く)．板橋家頭夫(編)，新生児栄養学，メジカルビュー社，79-83，2014〕

4．ヨウ素

摂取したヨウ素はほぼ 100% 吸収され，吸収後速やかに甲状腺組織に取り込まれる．人体に含まれるヨウ素の約 80% は甲状腺に存在しており，甲状腺ホルモンの構成成分になる．臨床検査で測定されているトリヨードサイロニン(T_3)およびサイロキシン(テトラヨードチロニン，T_4)は，それぞれヨウ素が 1 分子に 3 個および 4 個結合したものである．甲状腺ホルモンから遊離したヨウ素および血中ヨウ素の 90% 以上が尿中に排泄される．したがって，尿中ヨウ素濃度は，ヨウ素の体内存在量および摂取量を評価するのによい指標になる．ヨウ素は過剰でも欠乏でも，甲状腺腫と甲状腺機能低下をきたす(**表 1**)．

妊娠および授乳中の母親のヨウ素摂取の過不足は，児の甲状腺機能低下症の原因になり，新生児マススクリーニングでの一過性 TSH 高値や甲状腺機能低下として報告されている[1]．わが国では，母親のヨウ素摂取過剰による新生児の甲状腺機能低下が問題になっている[1]．インスタントのダシの素やうどんなどのスープは著明にヨウ素含有量が多く，1 人分でもヨウ素摂取量の耐容上限量(習慣的にこの値を超えて摂取すると，過剰症による潜在的な健康障害のリスクが高まる量)以上含有しているものがある[1]．妊婦，授乳婦ではヨウ素摂取が過剰にならないよう注意することが大切である．また，胎児造影でヨウ素を含む造影剤や臍帯のヨウ素含有消毒などの使用による新生児甲状腺機能低下が報告されているので，妊婦，授乳婦，新生児にはヨウ素を含むこれらを使用すべきではない[1]．

5．セレン

セレンの腸管での吸収率は，セレン摂取量などにより 12〜88% と非常に幅がある．セレンの体内での働き，欠乏症，過剰症を**表 1** に示す．セレン欠乏は，セレンをほとんど含有していない特殊ミルクなどを単独で使用している場合に報告されている[4]．おもな症状は，心筋障害，爪の白色変化などである．セレン欠乏の治療としてはセレンを投与することであるが，現在，医薬品として承認されているセレン製剤はない．セレンを含有する栄養補助食品のテゾン® などを使用するか，院内で作成する必要がある[1,4]．

●文献

1) 児玉浩子：微量元素(鉄を除く)．板橋家頭夫(編)，新生児栄養学．メジカルビュー社，79-83，2014
2) Yamawaki N,et al.：Macronutrient, mineral and trace element composition of breat mils form Japanese women. J Trace Elem Med Biol 19：171-181, 2005
3) 特殊ミルク事務局：業務資料—調製粉乳及び母乳の標準組成表．特殊ミルク情報 48：127，2012
4) 厚生労働省：日本人の食事摂取基準 2015 年版 http://www.mhlw.go.jp/stf/shingi/0000041824.html
5) 児玉浩子，他：特殊ミルク・経腸栄養剤使用時のピットホール．日本小児科学会雑誌 116：637-654，2012
6) 児玉浩子：小児の微量元素代謝異常症．日本小児科学会雑誌 113：795-807，2009
7) Itsumura N, et al.：Compound heterozygous mutations on SLC30A2/ZnT2 results in low milk zinc concentrations：a novel mechanism for zinc deficiency in a breast-fed infant. PLoS One 8：e64045, 2013
8) 稲毛康司：まれでない亜鉛欠乏—皮膚炎との鑑別．小児内科 44：131-134，2012
9) Kodama H, et al.：Inherited copper transport disorders：biochemical mechanisms, diagnosis, and treatment. Curr Drug Metab 13：237-250, 2012

(児玉浩子)

総 論 D 栄 養

3 食事摂取基準

概 要

今回，新たに作成された2015年版の食事摂取基準について，概説する[1]．日本人の食事摂取基準は，健康な個人または集団を対象として，国民の健康の保持および増進，生活習慣病を予防するために，参考となるエネルギーおよび栄養とその摂取量の基準を示すものである．2015年版の食事摂取基準では，高齢者の増加や糖尿病などの生活習慣病の罹患者数の増加を踏まえて，健康の保持・増進とともに，生活習慣病の予防に関しては発症予防および重症化予防も含めて，策定を行った．そのため，対象は健康な個人ならびに集団とし，さらには高血圧，脂質異常，高血糖，腎機能低下に関して保健指導レベルにある者までを含むことにした．

エネルギーの指標

エネルギーの摂取量および消費量のバランス(エネルギー収支バランス)の指標として，成人においてはBMI(body mass index)を採用した．なお18歳未満においては，以前と同様に，年齢別にエネルギーを設定している(**表1**)．乳児および小児のエネルギー摂取量の過不足アセスメントには，成長曲線を用いる．体重および身長を計測して，一定期間における成長の方向(成長曲線から大きく外れていないか)を確認する．

表1　推定エネルギー必要量(kcal/日)

性 別	男 性			女 性		
身体活動レベル*	I	II	III	I	II	III
0〜5(月)	—	550	—	—	500	—
6〜8(月)	—	650	—	—	600	—
9〜11(月)	—	700	—	—	650	—
1〜2(歳)	—	950	—	—	900	—
3〜5(歳)	—	1,300	—	—	1,250	—
6〜7(歳)	1,350	1,550	1,750	1,250	1,450	1,650
8〜9(歳)	1,600	1,850	2,100	1,500	1,700	1,900
10〜11(歳)	1,950	2,250	2,500	1,850	2,100	2,350
12〜14(歳)	2,300	2,600	2,900	2,150	2,400	2,700
15〜17(歳)	2,500	2,850	3,150	2,050	2,300	2,550
18〜29(歳)	2,300	2,650	3,050	1,650	1,950	2,200

*：身体活動レベルは，低い，ふつう，高いの3つのレベルとして，それぞれI，II，IIIで示した

栄養素の指標

栄養素の指標は，5つの指標から構成される(**図1**)．すなわち，摂取不足の回避を目的とする3種類の指標(推定平均必要量，推奨量，目安量)，過剰摂取による健康障害の回避を目的とする指標(耐容上限量)，および生活習慣病の予防を目的とする指標(目標量)である．

1. 推定平均必要量(estimated average requirement：EAR)

特定の年齢層や性別集団の必要量を測定し，その平均値を示した値であり，その集団における50%のヒトが必要量を満たすと推定される1日の摂取量をいう．

2. 推奨量(recommended dietary allowance：RDA)

平均必要量に安全率を考慮して，特定の年齢層や性別集団のほとんどのヒト(97〜98%)が1日の必要量を満たすのに十分な摂取量であり，原則として「推定必要量±2×推定必要量の標準偏差」で表される．

3. 目安量(adequate intake：AI)

十分な科学的知見が得られず，推定平均必要量

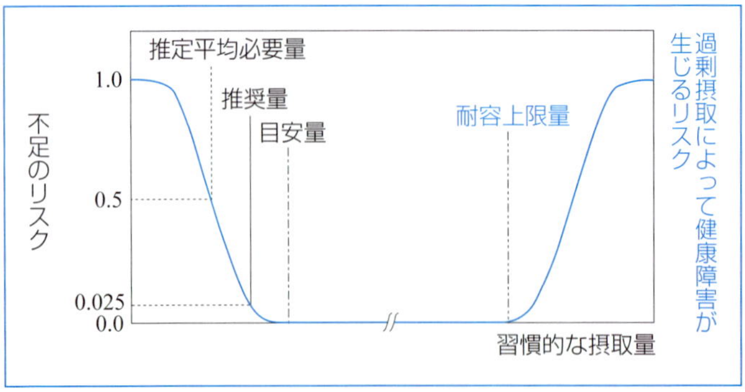

図1　食事摂取基準の各指標（推定平均必要量，推奨量，目安量，耐容上限量）を理解するための概念図

縦軸は，個人の場合は不足または過剰によって健康障害が生じる確率を，集団の場合は不足状態にある人または過剰摂取によって健康障害を生じる人の割合を示す．不足の確率が推定平均必要量では0.5（50%）あり，推奨量では0.02〜0.03（中間値として0.025；2〜3%または2.5%）あることを示す．耐容上限量以上を摂取した場合には，過剰摂取による健康障害が生じる潜在的なリスクが存在することを示す．そして，推奨量と耐容上限量との間の摂取量では，不足のリスク，過剰摂取による健康障害が生じるリスクともに0（ゼロ）に近いことを示す．目安量については，推定平均必要量ならびに推奨量と一定の関係をもたない．しかし，推奨量と目安量を同時に算定することが可能であれば，目安量は推奨量よりも大きい（図では右方）と考えられるため，参考として付記した．なお目標量は，これらの概念や方法とは異なる性質であるため，図示していない

を算定できない場合に，特定の集団における，ある一定の栄養状態を維持するのに十分な量とする．

4. 耐容上限量（tolerable upper intake level：UL）

健康障害をもたらすリスクがないとみなされる，習慣的な摂取量の上限を与える量である．これを超えて摂取すると，過剰摂取によって生じる潜在的な健康障害のリスクが高まる可能性がある．

5. 目標量（tentative dietary goal for preventing life-style related diseases：DG）

生活習慣病の予防を目的として，特定の集団において，その疾患のリスクやその代理指標となる生体指標の値が低くなると考えられる栄養状態が達成できる量である．疫学研究および実験栄養学的な研究による知見を加味して策定され，現在の日本人が当面の目標とすべき摂取量である．

乳児および小児の特性

6か月未満の乳児では，「推定平均必要量」や「推奨量」を決定するための実験はできない．そして，健康な乳児が摂取する母乳の質と量は乳児の栄養状態にとって望ましい．さらに母乳育児は，母子間の愛着形成および生活習慣病予防に重要である．以上から，乳児における食事摂取基準は目安量を算定した．これは，母乳中の栄養素濃度と健康な乳児の母乳摂取量の積とした．また，0.78 L/日を基準哺乳量とした．6か月以降の乳児では，母乳（または人工乳）の摂取量が徐々に減り，離乳食からの摂取量が増えるため，6〜8か月，9〜11か月（または6〜11か月）の月齢区分で，主要な栄養素および一部のミネラルについては母乳および離乳食からの摂取量データを検討した．他の栄養素については0〜5か月児および（または）1〜2歳の小児の値から外挿して求めた．さらに，小児を対象とした食事摂取基準の策定に有用な研究は少ない．そこで，小児の摂取基準は成人の値から外挿して求めた．

乳児・小児においては，各栄養素の摂取量のみで栄養評価を行うのではなく，体重および身長の推移を成長曲線にあてはめて，身体発育を継続的に観察し，栄養摂取が適切か否かを判断することが大切である．耐容上限量に関しては，文献が乏しいため設定されていないものが多い．しかしこれは，多量に摂取しても健康障害が生じないことを保証するものではない．特に栄養機能食品あるいはサプリメントの摂取については，成人以上に慎重にあるべきである．年齢別の食事摂取基準を巻末に掲載する（**資料2**参照）．

乳児用調製粉乳等による栄養素摂取

平成22年乳幼児身体発育調査の結果では，1～2か月児では母乳栄養51.8%，人工栄養4.6%，4～5か月児では母乳栄養55.8%，人工栄養18.1%の割合である．月齢とともに人工栄養の割合が増加する傾向である．なお，健康な児においては，乳児用調製粉乳での栄養素の欠乏・過剰の報告はない．しかし，牛乳アレルギー，小児慢性腎臓病，先天代謝異常症，小児難治性てんかん，新生児・乳児胆汁うっ滞症，胆道閉鎖症，副甲状腺機能低下症などの疾患において，特殊ミルク・治療乳が用いられている．しかし，これらの特殊ミルク・治療乳を摂取している乳幼児では，ビオチン，カルニチン，セレンの欠乏症が報告されている[2]．これらの特殊ミルク・治療乳には，こうした必須栄養素がほとんど含有されていない．なお，諸外国では，CODEXの規格基準である育児用ミルク・治療乳を授乳している乳児では，欠乏症や過剰症の報告はみられない．人工栄養児は，CODEX規格程度の栄養素摂取を目安量とするのが適切である[3]．

●文献

1) 厚生労働省：日本人の食事摂取基準(2015年版)．「日本人の食事摂取基準(2015年版)策定検討会」報告書，2014(http://www.mhlw.go.jp/stf/shingi/0000041824.html)
2) 児玉浩子，他：特殊ミルク・経腸栄養剤使用時のピットホール．日本小児科学会雑誌 116：637-654，2012
3) CODEX：Standard for infant formula and formation for special medical purposes intended for infants. CODEX STN 72, 1981(Rev2007)(http://www.codexalimentarius.org/)

（瀧谷公隆）

総 論　D 栄 養

4 栄養評価法

急性期の病的状態の回復をはかるだけではなく，長期的に正常な発達・発育を考慮し，きめ細やかな経過観察が必要である．具体的には，①身体組成を含めた身体計測と肥痩度の判定，②髪・爪・皮膚などを含む身体所見，③血液検査などを定期的に行い，栄養サポートチーム(nutrition support team：NST)を中心とする包括的な栄養管理，が肝要である．

栄養管理の概要

①栄養スクリーニング：体重の変化，消化器症状，食事摂取状況などで栄養スクリーニング評価を行い，栄養不良患者をふるい分ける．
②栄養アセスメント：身体計測，身体組成，身体所見，血液検査などの評価を行い，栄養障害の程度を判定する．
③栄養管理計画：栄養所要量，消費熱量，栄養成分の補給量と投与方法を検討する．
④栄養療法の実施と定期的な栄養アセスメント：栄養管理計画を実施し，栄養アセスメントを定期的に実施する．
⑤評　価：総合的な評価を行い，必要により栄養管理計画の見直しを行う．

上記の栄養管理手順は，医師(歯科医)，看護師，栄養士，薬剤師，理学療法士など多職種によるNSTで実施することが望ましい[1)]．

身体計測

1．評価法の全体像

栄養評価法の第一歩は正しく身体計測を行うことにある．身長はこれまでの栄養状態を反映し，成長率の低下は疾患の存在や栄養状態の悪化の手がかりとなることがある．体重には身長同様に個人差があるが，性別，年齢別，身長別の標準体重に対しての比較で評価する必要がある(肥満度，BMI)．頭囲は胎児期以降の栄養状態を反映し，精神発達とも関連する．身長，体重，頭囲は，いずれも経時的な評価が必要であり，成長曲線を作成することが重要である．成長曲線から，いつ頃から病気が始まったか，栄養状態が悪化したかが推察できることがある．

身体組成も栄養評価のうえで重要である．たとえば，重症心身障がい者では標準体重であっても，脂肪量が多く，筋肉量が少ない傾向にある．基礎代謝や安静時エネルギー消費量は筋肉量に大きく規定されるため，栄養評価のうえできわめて重要である．また，重症心身障がい者では体水分が少ない傾向にあり，軽微な感染症から脱水に陥り，多臓器不全を起こすこともまれではない．

2．身体計測値

身長，体重の計測は必須であるが，時に寝たきり，拘縮，側彎・変形により測定が難しいこともある．arm span(指極)や膝高から身長を推定する方法や体重の予測法がある．

3．肥痩度の判定

1）肥満度

肥満度(%)＝(実測体重－標準体重)/標準体重×100で算出する．標準体重は学校保健統計の性別・年齢別・身長別標準体重を用いる．また，肥満度判定曲線を使用すれば上記の計算を省略することができ，経時的にプロットすれば経過観察に有用である．

2）カウプ指数(＝BMI)

カウプ指数＝体重(kg)/{身長(cm)}^{2}

BMI[＝体重(kg)/{身長(m)}^{2}]は年齢による変動が大きいため，通常はBMIパーセンタイル値あるいはBMI SDスコアを用いる．

3）ローレル指数

ローレル指数＝体重(kg)/{身長(cm)}^{3}で算出する．学童期の肥痩度の指標であるが，ほとんど用いることはない．

4．身体組成および脂肪分布

1）身体組成

身体組成とは，身体を構成成分により分けるという考え方である．生化学的には水素，酸素，炭素などに，栄養学的には蛋白質，脂質，糖質などに，臨床医学的には体液(細胞内液と細胞外液)，筋肉，脂肪，骨などに身体の構成成分を分類することができる．

肥満・やせを考えるうえでは，two compartments theoryという大胆な考え方をする．これは身体を脂肪と脂肪以外の組織の2つに分類する考え方である．脂肪以外の組織は除脂肪組織(fat free mass：FFM，lean body mass：LBM，lean tissue mass：LTM)という．肥満の臨床においてよく用いられる体脂肪率は，このtwo compartments theoryに基づいた指標である．

2）身体組成としての小児の特性

小児は成長に伴い身体組成が著しく変化する．すなわち，胎児期，新生児期は体水分が多く，乳児期から幼児期には脂肪蓄積の傾向がみられるが，幼児期から学童期には体脂肪が減少する．思春期には性差がみられ，女児では脂肪蓄積傾向となり，男児では除脂肪組織の増加がみられる．このような観点から，乳幼児期にはカウプ指数，学童期にはローレル指数が用いられるが，これらの身長，体重から算出される体格指数では身体組成を評価できない．つまり，筋肉質で過体重のものを肥満と誤って判定したり，筋肉量が少なく脂肪量が多い隠れ肥満を正常と判定することがある．そこで，身体組成評価すなわち脂肪，除脂肪組織を定量することが重要となる．

3）身体組成の評価法

体重のうち，体脂肪が占める割合を体脂肪率という．個人を経過観察する際に大変有用な指標である．

一般に，生体インピーダンス法(bioelectrical impedance analysis：BI法)や皮下脂肪厚法が繁用される．医療施設では二重エネルギーX線吸収法(dual energy X-ray absorptiometry：DXA)が用いられ，精度が高い．

4）体脂肪率の基準値

小児肥満症の診断基準では，男児で13歳未満25%，13歳以上25%，女児では11歳未満30%，11歳以上35%としている．

5）腹 囲

腹囲は，肥満症やメタボリックシンドロームにおいて重要な計測値である．基準値は小学生で75 cm，中学生80 cm以上，また腹囲身長比0.5以上の場合に内臓脂肪蓄積が疑われ，耐糖能異常，高血圧，脂質異常症が存在する可能性が高い．測定方法は軽い呼気で下着を十分に下げ，臍の高さで水平に計測する．

減量の際に腹囲は速やかに減少し，効果判定のよい指標となる．

身体所見

1．毛髪の異常

腸性肢端皮膚炎は常染色体劣性遺伝の亜鉛欠乏症であり，下痢と特異的皮疹に加えて脱毛をきたす．同様の症状は終末回腸炎や潰瘍性大腸炎などによる亜鉛吸収障害や長期間の中心静脈栄養によってもみられることがある．Menkes病(銅欠乏；結節性裂毛)，甲状腺機能低下症・亢進症，蛋白質・エネルギー栄養失調(protein/energy malnutrition：PEM)では髪は細く，色素脱失がみられ，脱毛が目立つ．

2．爪の異常

①淡い横走する白線：低アルブミン血症，砒素中毒，亜鉛欠乏症．

②白い爪：低色素性貧血，セレン欠乏症．

3．舌の状態

①色調：基本的にはピンク色であるが，舌の炎症や悪性貧血，ビタミン不足では赤色，貧血では白色，血行障害や抗菌薬の長期服用により黒色となる．

②形状：舌の割れ目はナイアシンの不足を疑う．

4．骨格の変化

O脚はくる病，骨代謝疾患でみられる．

5. 心拍数

心拍数の減少は，著しい栄養障害（神経性食思不振症など）でみられる．低栄養状態に対する生体の防御反応として，low T_3 症候群があり代謝が抑制された状態である．誤って甲状腺機能低下症として甲状腺ホルモン剤を使用しないように，十分な注意が必要である．

6. 浮 腫

PEM などの著しい栄養失調では全身に強い浮腫を認めることが多く，脂肪量，筋肉量，循環血液量が減少しているにもかかわらず体重が増加することがある．浮腫に十分注意しないと，病態を大きく見誤る可能性がある．また，栄養の改善により浮腫が消失すると，体重は大きく減少する．

問診（表 1）

成長障害ややせをきたす疾患は多岐にわたるため，十分な問診により，ある程度疾患を絞り込む必要がある．まず，①摂取エネルギーが十分であるか，②消費エネルギーが過剰でないか，③吸収，エネルギー利用に問題はないか，を判断する．

食事摂取状況調査

摂取エネルギーに関する聴取にあたっては，①総摂取エネルギーの過不足，②主要栄養成分の摂取状況，③ビタミン・微量ミネラルの不足，④アレルギー，中毒，虐待，育児放棄，などを念頭において行う．実施にはフードピラミッドや食事バランスガイドを活用するとよい．栄養の過不足が予想される場合は栄養士に相談する．3 日間の食事内容をできる限り詳細に書きとめてもらう．

血液検査（表 2）[2]

1. 蛋白栄養

血清総蛋白，血清アルブミン，血清コリンエステラーゼ活性はスクリーニングとして測定され，さらに rapid turnover protein としてプレアルブミン，トランスフェリン，レチノール結合蛋白が測定される．尿中クレアチニンは筋肉量を反映し，窒素バランスは異化状態の判定に有用である．

2. 脂質栄養

総コレステロール，中性脂肪でスクリーニング

表 1　成長障害，痩せをきたす病態と疾患

1．摂取エネルギー不足
　1）供給エネルギー不足
　　母乳・ミルク不足，調乳ミス，育児不安や母親の精神疾患，愛情遮断症候群，被虐待児症候群
　2）経口摂取障害
　　口唇口蓋裂，巨舌，小顎症，喉頭軟化症，喘息，先天性心疾患，神経筋疾患，脳性麻痺，染色体異常
2．摂取エネルギーの喪失
　1）嘔吐
　　胃腸炎，胃食道逆流症，幽門狭窄症，Hirschsprung 病，食道裂孔ヘルニア，副腎疾患，腎疾患
　2）下痢
　　胃腸炎，難治性下痢症，食物アレルギー，乳糖不耐症，蛋白漏出性胃腸症，短腸症候群，炎症性腸疾患，膵疾患，胆道閉鎖症
　3）腎疾患
　　慢性腎不全，ネフローゼ症候群，尿細管性アシドーシス，尿崩症
3．代謝の亢進
　甲状腺機能亢進症，慢性感染症，膠原病，悪性疾患，慢性腎不全，低酸素血症
4．栄養利用不全
　副腎機能低下症，糖尿病，肝炎，肝硬変，先天代謝異常，染色体異常

表 2　血清総蛋白，アルブミン，コリンエステラーゼ，総コレステロール，IgG の基準値

	血清総蛋白(g/dL)		アルブミン(g/dL)		コリンエステラーゼ(U/L)		総コレステロール(mg/dL)		IgG(mg/dL)	
	男	女	男	女	男	女	男	女	男	女
1 歳	6.1～7.7	6.1～7.7	4.0～4.9	4.0～5.0	281～549	270～534	115～220	111～223	460～1,220	470～1,210
3 歳	6.1～7.7	6.2～7.9	3.9～4.8	4.0～5.0	268～522	263～522	113～218	111～223	530～1,340	540～1,340
6 歳	6.2～7.8	6.3～8.1	3.8～4.7	3.9～5.0	252～488	254～503	113～217	111～223	630～1,490	650～1,530
12 歳	6.5～8.3	6.5～8.7	4.0～4.9	4.0～5.1	238～457	225～446	114～219	115～229	750～1,660	790～1,740

〔小児基準値研究班（編）：日本人小児の臨床検査基準値．日本公衆衛生協会，1997，より抜粋〕

する．炎症性腸疾患の食事療法では低脂血症に注意する．

3．免疫栄養

低栄養時に，リンパ球減少により易感染性がみられることがある．免疫グロブリンは蛋白漏出性胃腸症，低栄養，免疫調節薬，ステロイドで低下する．一方，慢性炎症，感染症，自己免疫疾患で増加することが多い．

4．その他

低栄養の指標としてインスリン様成長因子 1 (insulin-like growth factor 1：IGF-1)は鋭敏に変動する．また，思春期やせ症などで low T_3 症候群が有名であるが，さらなる栄養状態の悪化では甲状腺刺激ホルモン(thyroid stimulation hormone：TSH)も低値となる．

◎おわりに

栄養評価はあらゆる疾患の急性期・慢性期において重要である．紙面の都合上，十分な記載ではなく，参考資料を掲示することは困難であった．本書の姉妹図書である「小児臨床栄養学」[3]の第 4 章「A 身体計測・身体所見」(p.102-110)および巻末資料には，①身長の推定式，②寝たきり患者の身長・体重の予測式，③Crohn 病の経過観察票，④成長曲線，⑤肥満度判定曲線，などが掲載されているので参照されたい．

●文献

1）武藤正樹：栄養パスについて．Nutrition Support Journal 5(増刊号：クリニカルパス編)：3-7，2004
2）小児基準値研究班(編)：日本人小児の臨床検査基準値．日本公衆衛生協会，1997
3）児玉浩子，他(編)：小児臨床栄養学．診断と治療社，2011

(髙谷竜三)

総 論　D 栄 養

5 食 育

近年のわが国では，栄養の偏り，不健全な食習慣・食生活が要因となり，肥満と生活習慣病・メタボリックシンドロームの増加，女性のやせ過ぎの増加をはじめ，さまざまな問題が指摘されている．これは成人のみならず，小児においても同様である．これらの食の問題に対応するために，平成17(2005)年に「食育基本法」が制定された．このなかで，食育とは「さまざまな経験を通じて『食』に関する知識と『食』を選択する力を習得し，健全な食生活を実践できる人間を育てること」とされている．この法律に基づき，全国各地の自治体で食育推進計画が実施されている．家庭，学校や保育所，行政が連携をとりながら実践しなければ，生活習慣病などの課題を克服することは困難である．

本項では，広く母乳育児支援から生活習慣・食習慣の確立，生活習慣病対策，食品マーケティングの問題について解説する．

母乳育児支援

平成19(2007)年3月，厚生労働省から「授乳・離乳の支援ガイド」が発表された．母子保健医療関係者が保健・栄養指導を通じて，子育てを支援する際に活用するように期待されている．これは，母乳育児をしたくてもできない最大の要因は適切な支援が不十分であること，との考えからである．母乳哺育はまさに母と児にとっての食育とも考えられる．

1．母乳の免疫能

母乳には免疫グロブリン，ラクトフェリンなどの感染防御因子が多く含まれ，乳児を感染から保護している．そして実際，母乳哺育により乳児死亡は減少し，授乳期間が長いほど死亡リスクは減少することも報告されている．また，授乳期間も感染症リスクに関係していて，生後4か月まで完全母乳栄養でその後に混合栄養の場合，人工栄養児と比較して35%感染症を減少させ，生後6か月まで完全母乳の場合はさらに63%減少した．しかし，授乳期間が終わると比較的短期間でその感染予防効果は消失してしまう．

また，正期産児では急性中耳炎，消化管感染症，下気道感染症の発症リスクを減少させたが，興味深いことは喘息，肥満，2型糖尿病，白血病，乳児突然死症候群，早産児の壊死性腸炎など，なかには比較的のちの世代で問題となる生活習慣病のリスク軽減にも寄与していることである．

2．赤ちゃんの授乳・睡眠リズムの確立

生後6～8週以降になって，乳児の授乳間隔や授乳回数，授乳量は安定してくる．生後3～4か月頃になると，昼起きて夜眠るというリズムが確立してくる．6か月頃には昼に起きている時間が長くなり，夜にまとまって眠るようになる．授乳リズムと睡眠は密接に関係している．

3．母乳育児成功のための10か条

母乳哺育は児の栄養改善，死亡率の減少だけではなく，母子関係が注目され，WHO/UNICEFは1989年に共同声明「母乳育児成功のための10か条」を提唱した．

4．離乳食の進め方

離乳については，乳幼児の食欲，摂食行動，成長・発達パターン，地域の食文化，家庭の食習慣等を考慮し，無理のない進め方をすること，離乳食の内容や量は個々に合わせて進めること，画一的にならないようにすることが大切である．そして，生活リズムを身につけ，食べる楽しさを体験してこそ，「食べる力」を育むという食育につなが

る[1]．

生活習慣病対策

1．DOHaD

Barkerらは[2]，低出生体重児では成人期の虚血性心疾患による死亡率やメタボリックシンドロームの発症が高率であることを報告し，胎児が子宮内で低栄養などのストレスにさらされ胎児発育不全になると出生後も飢餓に備えるための適応が生じるという，生活習慣病の起源が胎児期に獲得されると提唱した．

感受期の環境をトリガーに遺伝子にエピジェネティックな変化がもたらされ，この変化は数世代にわたって連鎖することが認められ，Developmental Origin of Health and Disease（DOHaD）仮説として提唱されている．すなわち，子宮内環境によってもたらされた変化は出生後の環境に適応するには不利であり，その後の豊富な栄養摂取によってメタボリックシンドロームや生活習慣病などのリスクになるとされている．

こういった意味でも，母体の妊娠期からの栄養知識や食育の重要性が増している．

2．小児のメタボリックシンドローム

成人領域では以前から，心疾患や脳血管疾患などの動脈硬化性疾患にかかわる危険因子として，高コレステロール血症，高LDL-C血症，高トリグリセリド血症，低HDL-C血症，高血圧，高インスリン血症，高血糖，肥満，などがあげられている．これらの因子の一つひとつは軽微な異常ではあっても，重なることにより動脈硬化性疾患のリスクは非常に増大する．日本では内臓脂肪の蓄積（腹囲で簡便に表す）と血中トリグリセリド，HDL-C血症，血圧，血糖などが重視された診断基準が提唱されている．小児においても，**表1**に示すような診断基準が提唱されている．

表1　小児期（6～15歳）メタボリックシンドロームの判定基準

①腹囲：80 cm以上
②血清脂質：中性脂肪120 mg/dL以上
　　かつ/または
　　HDLコレステロール40 mg/dL未満
③血圧：収縮期血圧125 mmHg以上
　　かつ/または
　　拡張期血圧70 mmHg以上
④空腹時血糖：100 mg/dL以上

①があり，②～④のうち2項目を有する場合，小児期メタボリックシンドロームと診断する．

小学生では，腹囲75 cm以上で項目①に該当するとする

（厚生労働省研究班，2010.3）

3．「やせ」の問題

平成24年国民健康・栄養調査の結果では[3]，BMI＜18.5を示す「やせ」の20～29歳の男性は7.2％と前年の8.4％より減少したが，女性では21.8％と前年の21.9％とほぼ同じであった．1980年代前半は男性で6～9％，女性で12～15％であったことを考えると，若い女性の「やせ」の増加には特に注意が必要である．

4．朝食欠食，孤食，夜食

単に高エネルギー・高脂肪食という肥満につながる栄養の問題だけではなく，朝食欠食，孤食，夜食などの食習慣の問題も，肥満をはじめとする生活習慣病と大きく関係している．さらに，長いテレビ/ゲーム視聴時間，遅い就眠時刻，運動不足などの日常の生活習慣の乱れが，食事内容ばかりでなく食事習慣の変化をもたらし，肥満につながり，結果として，偏食，孤食，朝食欠食と関係すると考えられている[4]．

朝食欠食の調査は，厚生労働省が毎年「国民健康・栄養調査」を行っていて，「朝食欠食の調査を実施した任意の日において朝食を欠食した者の割合」として算出している．欠食とは，食事をしなかった場合，錠剤などによる栄養素の補給，栄養ドリンクのみの場合，菓子・果物・乳製品・嗜好飲料などの食品のみを食べた場合の合計である．これによると「平成24年国民健康・栄養調査」の結果では[3]，朝食欠食率は全年齢の合計でみると前年より減少しているが，この10年でみると高止まりしている．1～6歳では男児6.5％，女児4.6％，7～14歳では男児3.6％，女児4.5％であるが，15～19歳には急に増加し始めて男児12.3％，女児10.7％となり，20～40歳代がもっとも多くなる．

15～19歳は男女ともに受験，クラブ活動などがもっとも盛んな時期になり，夜型の生活リズムになって朝食を欠食したと考えられる．

「朝食欠食」は肥満児の29.2%，非肥満児の8.9%にあり，「間食を食べたいときに食べる」は肥満児の48.8%，非肥満児の44.7%にあると報告されている．朝食欠食は肥満との関連性が強いとされているが，不規則な夜食の摂取も肥満と関連するとの報告もある．

肥満と朝食欠食を含む生活習慣の関連を検討した論文では，いずれも肥満児は非肥満児に比べ，朝食欠食率は高い数字であった．しかし，肥満児は朝食欠食だけでなく，不規則な間食，夜食摂取習慣，遅い就眠時間，短い睡眠時間，運動不足，運動嫌い，長時間のテレビやテレビゲームなどの生活習慣とも関連している．すなわち，朝食欠食が肥満の原因とはいえず，むしろ肥満児は全般的に不健康な生活を送っており，朝食欠食はその一現象と考えられる．このように生活習慣の適正化と食育は同時に推進する必要がある．

時代とともに変化する生活リズムの影響を受けて，食事をするときの状況もどんどん変化し，塾通いのために夜も弁当持参であったり，夜遅く1人で食事をすることが多くなり（孤食），また家族が個々に好きなものを個々の時刻に食べる（個食）傾向が進み，夜型生活のために夕食自体も夜遅くにずれ込んでいる．食習慣を含めた生活習慣を健全なものにしなければ，生活習慣病などは防げない．

食品マーケティングから子どもを守る

人々の健康的な食生活の実現には，日常生活を取り巻く環境へのアプローチが重要であり，国の役割が重要であるとされている．WHOでは未熟でだまされやすい子どもに対して，非健康的な食物選択につながるようなマーケティング（広告，スポンサー，プロモーションなど）の規制が各国でどのような状況であるのか，子どもたちにどのような影響を与えているのかについて調査検討され，一連の推奨が示されている．

小児肥満の原因として，肥満につながるような食品や飲料のマーケティングとの関連が示され，それを受けて業界の自主規制に委ねるのではなく，国の政策形成に反映させて一定の成果をあげている諸外国もあり，今後の日本の食育政策の重要な位置づけになるものと考えられる[5]．

●文献

1) 厚生労働省雇用均等・児童家庭母子保健課：授乳・離乳の支援ガイド．2007（http://www.mhlw.go.jp/shingi/2007/03/dl/s0314-17.pdf）
2) Barker DJ, et al.：Infant mortality, childhood nutrition, and ischaemic heart disease in England and Wales. Lancet 1：1077-1081, 1986
3) 厚生労働省健康局がん対策・健康増進課：平成24年国民健康・栄養調査結果の概要．2013（http://www.mhlw.go.jp/file/04-Houdouhappyou-10904750-Kenkoukyoku-Gantaisakukenkouzoushinka/0000032813.pdf）
4) 玉井　浩，他：子どもの朝食欠食について考える．日本小児栄養消化器肝臓学会雑誌22：22-32，2008
5) 吉池信男，他：子どもを対象とした食品マーケティングの規制．保健の科学55：313-320，2013

（玉井　浩）

総 論 E 治療手技

1 小児の輸液療法

目 的

小児は，その小さい体格や体内総水量に対する体表面積の比が大きいこと，ホメオスターシスの調整機構の未熟性により，容易に電解質平衡異常に陥る．近年では，低張液輸液に伴う医原性低ナトリウム血症やそれによる脳神経障害の報告も散見され，従来の輸液の概念は大きく変化している．本項では急性期の管理を中心に，一般的な輸液療法について概説する．

適 応

輸液療法の目的は大きく3つに大別される．1つは循環血漿量増加を目的とするもの，2つめは特定の電解質異常の補正，3つめに経口摂取ができない状態における必要水分量や電解質の補充を目的とした維持輸液である．

小児の輸液療法として，1957年にHolliday(およびSegar)ら[1]によって報告され考案された計算式が50年以上にわたり使用されている(表1)．しかし，健康小児に対して算定された計算式を病的小児に適用してよいのかについて疑問視する声もあがっている．また，嘔吐や疼痛，肺炎，腸炎，髄膜炎などの高ストレス環境による抗利尿ホルモン不適合分泌(syndrome of inappropriate secretion of ADH：SIADH)や，低張電解質輸液による維持輸液療法が原因と考えられる低ナトリウム血症の症例も数多く報告[2]されている．そのため，高ストレス状態の児においては，Holliday-Segarの計算式で算出した維持輸液量の1/3～1/2程度にとどめることも提唱されている[3]．実際の輸液療法は，患児の状態により初期輸液を選択し，その後は維持輸液へと移行する．

表1 小児の必要水分・電解質量

10 kg 以下	体重(kg)×100(mL)
10～20 kg	1,000＋体重－10(kg)×50(mL)
20 kg 以上	1,500＋体重－20(kg)×20(mL)

Na^+：3 mEq/dL/日，K^-：2 mEq/dL/日

方 法

以下に，日常診療で遭遇する病態における一般的な輸液療法について，解説を行う．

1．ショック

ショックは末梢組織が好気性代謝を行うために必要な酸素や栄養素(ブドウ糖など)を供給できない状態と定義され，血圧のみで論じることはできない．臨床的には末梢循環不全を伴っていることが多い．救急蘇生時と同様，低張液や糖を含む輸液は用いず，等張液(生理食塩水や乳酸・酢酸リンゲル液など)20 mL/kgを5～20分かけてボーラス投与する．心音，呼吸音，心拍数，毛細血管再充満時間(capillary refilling time：CRT)，皮膚色などを総合的に評価し，必要に応じて同量の再投与を検討する．

2．脱水症

日常診療で遭遇する小児の脱水症の原因は，ウイルス性胃腸炎などの消化管感染症であることが多い．脱水症は3つの病態に分類され(表2)，それぞれに異なる輸液の計画を立てなくてはならない．また，輸液開始時に血清ナトリウム濃度を測定することが重要である．また，下痢便には多量の電解質が含まれるため(表3)[4]，同じ胃腸炎であっても臨床症状により病態が異なる場合があり，注意が必要である．嘔吐下痢症などでは代謝性アシドーシスを呈していることが多く，維持輸

表 2　脱水の分類

		等張性	低張性	高張性
血清 Na 値(mEq/L)		130〜150	＜130	＞150
皮膚	色調	灰色	灰色	灰色
	温度	冷たい	冷たい	冷たい
	ツルゴール	低下	さらに低下	正常
	感触	やや乾燥	じめじめしている	張りがなく厚い
粘膜		やや乾燥	やや乾燥	さらに乾燥
眼球陥凹		＋	＋	＋
大泉門陥凹		＋	＋	＋
精神状態		嗜眠	昏睡/けいれん	易刺激性/けいれん
脈拍増加		＋＋	＋＋	＋
血圧低下		＋＋	＋＋＋	＋

表 3　消化液の電解質組成

	Na^+ (mEq/L)	K^+ (mEq/L)	Cl^- (mEq/L)	HCO_3^- (mEq/L)
胃液	20〜80	5〜20	100〜150	0〜15
膵液	120〜140	5〜15	90〜120	70〜120
小腸	100〜140	5〜15	90〜130	20〜40
胆汁	120〜140	5〜15	80〜120	30〜50
下痢便	80	40	50	−

〔高松英夫：輸液．伊藤泰雄(監)，標準小児外科学(第 5 版)．医学書院，20-28，2007．より一部改変〕

液に漫然と塩基を含まない生理食塩水を使用することでアシドーシスを増悪させる可能性もあるため，乳酸または酢酸リンゲル液で行ったほうが好ましいという意見や，自由水の含有量を考慮するとナトリウム含量 84 mEq/L 程度の細胞内修復液(ソリタ® T-2 号)が適切であるとの意見もある[5]．中等度〜重度の脱水やショックなどを呈している場合は，循環血漿量の確保が最優先となる(前項参照)．その後の輸液は維持量，欠乏量を約 24 時間かけて補給する．欠乏量は病前体重からの体重減少量から推定し，維持量は Holliday-Segar の計算式から算定し，SIADH などの可能性があれば，状況に応じて維持量を1/2〜1/3に減量する．わが国ではさまざまな輸液製剤が存在するが，既成の輸液製剤のみで対応できない場合もあるため，個々の状況に応じて既製の輸液製剤を選択し変更するか，個別に輸液内容を調整して輸液を行う．

基本的には，急速輸液 20 mL/kg(Phase I：0.5 時間)の後，水分・電解質欠乏量の 1/2，維持量の 1/3 を約 8 時間かけて補充し(Phase II：0.5〜9 時間)，その後約 16 時間(Phase III：9〜25 時間)かけて残りの欠乏量1/2，維持量の2/3を補充する．なお，以下の注記事項に留意しながら輸液内容や輸液量，輸液期間を調整する．

3．注意事項

①重度の脱水で，血液ガス上 HCO_3^- が 10 mEq/L 以下もしくは pH7.1 以下の場合は，補充分のナトリウムの 1/3 は炭酸水素ナトリウム($NaHCO_3$)として投与する．

②体内総水分量(total body water：TBW)の減少を伴う重度の症候性低ナトリウム血症では，脳浮腫の危険性が浸透圧性脱髄症候群(osmotic demyelination syndrome：ODS)より高いため，直ちに 3% 食塩水(1 mL≒0.5 mEq)を用いて補正を行う．血清ナトリウム濃度が 125 mEq/L に達するまで 4 mL/kg を 10 分以上かけて投与する．もしくは最初の 1〜2 時間で 5〜6 mEq/L 上昇するように投与を行う．3% 食塩水 1 mL/kg の投与で血清ナトリウム濃度は 1 mEq/L 上昇する．けいれんなどが消失した後，欠乏量の半量を 8 時間(Phase II)かけて補充する．ODS 予防のために，15〜25 mEq/L/48 時間以上の過剰な補正は避ける．

③発症 48 時間以上経過した症候性慢性低ナトリウム血症では，その補正は慎重に，より緩徐に行う必要がある．初期治療として血清ナトリウム濃度の 10% あるいは 10 mEq/L 上昇させた後に，1〜1.5 mEq/L/時あるいは 15 mEq/L を超えぬ速度で補正を行う．

④高ナトリウム血症では，循環不全の改善を治療の主軸とし，ナトリウム濃度の急激な変化による脳浮腫を避けることが重要である．急性発症で症候性であるため，急速に補正を行う必要がある場合でも 150〜155 mEq/L までとし，その後は緩徐に補正を行う．症候性でなければ安全な補正の速度は 1 時間 0.5 mEq/L，1 日 12 mEq/L 以内とする．

4．周術期輸液

1）術前輸液

経口摂取が正常に行われており，術前体液異常がない予定手術の患児では術前 6 時間は絶食とし，3 時間前に糖水などを投与する方法がとられ，術前輸液はあまり施行されない．しかし，思うように水分摂取が行えなかったり，消化管手術前の浣腸や腸洗浄などの術前処置でも水分や電解質の喪失をきたす場合があるため，術前から維持輸液を行うことが望ましいという意見もある．しかし，低張電解質液輸液や手術侵襲による SIADH の症例の報告もあり，その輸液量などには十分注意する必要がある．手術侵襲による体液の喪失は体外のみではなく，third space へ細胞外液が移動し，細胞外液量と循環血液量の減少をきたす．手術侵襲の大きさや患者の状態を考慮して輸液計画を立てる必要がある．

2）術中輸液

術中の輸液には，①術前に補正できなかった脱水に対する不足分の補正（術前経口摂取制限時間を含む），②不感蒸泄や尿などへの維持輸液，③手術侵襲を受けた組織（third space）への細胞外液の移動に対する補正，といった 3 要素をあわせたものである．

third space への細胞外液の移動は侵襲後 2〜3 時間は 1〜10 mL/kg/時であり，それ以降は減少する．また，手術時間，侵襲の程度，手術部位によりその量は異なる（体表より腹腔内のほうが大きい）．その後 2〜3 日間かけて循環系に徐々に戻り，一時的に循環血液量や尿量が増加する（refilling）．これらを考慮した輸液量の目安は Bennett ら[6]により決められている（**表 4**）[7]．術中や術後の低ナトリウム血症と低血糖，脂質の動員を防ぐ目的で，小児においては 1〜2.5% 糖含有等張電解質液を使用することが望ましい．また，未熟児や新生児では 5〜7.5% ブドウ糖添加細胞外液補充液を使用する．

表 4　手術侵襲の程度と術中の輸液量

手術の種類	輸液量
小手術	3〜4 mL/kg/時（維持量のみ）
大手術	5〜15（通常 8）mL/kg/時 （当初 2〜3 時間，以後減量）
その他	4〜6 mL/kg/時

〔五十嵐 隆，他：周術期の輸液療法．Pharma Medica 23：105-109，2005，より一部改変〕

3）術後輸液

術中から術後にかけては循環血液量が不足する傾向にあり，手術侵襲や脱水により SIADH，低ナトリウム血症を起こしやすい状態であり，低張電解質輸液を行うと低ナトリウム血症を助長する危険があり，等張電解質輸液を使用することが望ましい．よって，術前・術中に十分の輸液を行った例ではさほど wet side に輸液を行う必要はなく，refilling によって循環系に戻ってきた水分が腎臓から十分に排泄できないことで肺浮腫を生じるため，水分過剰とならないように輸液量の調整に注意する必要がある．また，こまめに体重や尿量の観察や電解質，血糖の測定を行い，適宜補正を行う．

合併症

1．低ナトリウム血症

前述のように，小児は強いストレス環境下におかれると，容易に抗利尿ホルモン（antidiuretic hormone：ADH）過剰分泌の状態に陥る．そのため，血清ナトリウム値は希釈により低下する．さらに低張電解質輸液を行い，自由水を負荷することにより希釈が助長されるため，症候性の低ナトリウム血症を発症する．急激な低ナトリウム血症は神経障害や脳浮腫を引き起こすため，重篤化することがあり，また若年者のほうが脳と骨の比率が大きいために，重症となりやすく，注意が必要である．他の症状として，頭痛，悪心・嘔吐，筋緊張低下などがある[8]．

2．高ナトリウム血症

胃腸炎などに対し，乳酸リンゲルなどを初期輸液から維持輸液まで漫然と継続した場合，その輸液に含まれるナトリウム量が多いことと，自由水の割合が少ないことにより，高ナトリウム血症をきたす．よって，欠乏量の補充が終了した後は，速やかに適切な電解質量を含有した輸液製剤を選択して維持輸液へと移行することが重要である．

3. 血管外漏出

末梢静脈路より高浸透圧の輸液製剤を投与した場合，血管外漏出を起こすことは比較的よく遭遇する．血管外漏出が起きると組織壊死や圧迫によるコンパートメント症候群をきたす可能性があるため，高浸透圧の輸液製剤の投与は必要最小限にとどめて速やかに低張な輸液製剤へと変更する．また，輸液中は頻回に末梢静脈路周囲の観察を行う必要がある．

4. refeeding 症候群

長期絶食・飢餓状態に急激に栄養補給を行うと，心不全や不整脈，けいれん，昏睡，末梢などの浮腫が発生することが知られている[9]．中心静脈栄養の発達に伴い，高カロリー輸液が容易に行えるようになるにつれ，集中治療管理などの長期絶食患者や神経性食思不振症などで長期にわたり栄養不良状態にある患者に急激に中心静脈栄養(refeeding)を行った結果，低リン血症，低カリウム血症を引き起こし，時には致死的となることがある．急激な栄養の補給により，インスリン分泌の促進や蛋白異化から蛋白合成へと代謝がシフトすることで，細胞内へのP，K，Mgの取り込みが促進される結果，栄養再開後約24～72時間後に症状が出現する．予防として，refeeding 症候群発症のリスクが高い患者には栄養再開前にP，Kのモニタリングを行い，それらを十分に投与し，投与エネルギーを安静時基礎代謝の25～75%，あるいは20 kcal/kg以下から開始し，徐々に増量する．

●文献

1) Holliday MA, et al.：The maintenance need for water in parenteral fluid therapy. Pediatrics 19：823-832, 1957
2) Moritz ML, et al.：Hospital-acquired hyponatremia--why are hypotonic parenteral fluids still being used? Nat Clin Pract Nephrol 3：374-382, 2007
3) 金子一成：輸液療法の基本的な考え方．小児科診療 74：177-182，2011
4) 高松英夫：輸液．伊藤泰雄(監)，標準小児外科学(第5版)．医学書院，20-28，2007
5) 金子一成，他：小児の輸液療法を今，再考する．第114回日本小児科学会学術集会シンポジウム，2011
6) Bennett EJ, et al.：Fluid for anesthesia and surgery in the newborn and infant. Thomas, 1975
7) 五十嵐　隆，他：周術期の輸液療法．Pharma Medica 23：105-109，2005
8) Moritz ML, et al.：Disorders water metabolism in children：hyponatremia and hypernatremia. Pediatr Rev 23：371-380, 2002
9) Brozek J, et al.：Drastic food restriction；effect on cardiovascular dynamics in normotensive and hypertensive conditions. J Am Med Assoc 137：1569-1574, 1948

(北村知宏)

総 論 E 治療手技

2 栄養療法

1) 静脈栄養

目 的

小児における静脈栄養は，正常な成長や発達を遂げるために必要な栄養を消化管から十分摂取できないときに適応となる．消化管が部分的にでも機能していれば，なるべく経腸栄養を優先すべきであるが，小児では一定期間(乳児期：1～3日，幼児期～思春期：4～5日)，消化管を介した栄養摂取ができない場合に静脈栄養を考慮する．さらに早産児では，生後早期に栄養必要量を経腸的に摂取することが困難であるため，出生直後から静脈栄養の適応となる．

適 応

静脈栄養の適応となる病態は多岐にわたる．①消化管を利用できない病態として，消化管閉鎖や臍帯ヘルニア，腹壁破裂などの周術期，炎症性腸疾患や壊死性腸炎の急性期や偽性腸閉塞など，②消化吸収障害を伴う病態として，短腸症候群や難治性下痢症，分泌性下痢症，大量化学療法後など，③消化器疾患以外の病態として，神経性食思不振症，急性膵炎，肝不全，腎不全など，があげられる．また，④早産児や低出生体重児の急性期，⑤外傷，重度熱傷，敗血症などの高度侵襲を伴う病態も静脈栄養の適応となる．

方 法

1．輸液ルートの選択

静脈栄養を行うにはまず，患児の状態や予想される投与期間，必要エネルギー量などから，投与ルートとして中心静脈を使用するか末梢静脈を使用するかを決定する．末梢静脈を選択した際には輸液による静脈炎を予防するために，浸透圧を600～900 mOsm/L(生食との浸透圧比約2～3)未満に抑える必要がある．ブドウ糖溶液の浸透圧は5%で255 mOsm/L，20%で1,020 mOsm/Lとなり，ほかに浸透圧を上げる物質を含まなければ12.5%までは末梢静脈路からの投与が可能である．2週間以上経静脈的な栄養補充を必要と判断した場合は，中心静脈カテーテル留置を検討すべきである．

2．デバイスの選択

近年の静脈栄養に関するデバイスや管理方法の改善は，特に新生児期，乳児期における外科疾患の治療成績向上に大きく貢献している．1か月以内の短期留置用にはおもにポリウレタン製CV(central venous)カテーテルを用いる．循環作動薬や静脈圧モニタリングが必要な場合は，児の状態に合わせマルチルーメンのカテーテルを用いる．一方，Broviacカテーテルや Hickmanカテーテルは長期留置を目的に開発されたカテーテルで，材質はシリコンである．皮下に埋め込み線維性に癒着させ，カテーテルの事故抜去を予防するためのダクロンカフを有することが特徴となっている．また，カテーテルが破損した場合にはリペアキットを用いて修復が可能である．ダブルルーメンのHickmanカテーテルは，長期に化学療法を必要とする小児悪性腫瘍症例などにも用いられる．皮下埋め込み式カテーテルは一般にポートとよばれ，カテーテルと皮下に留置されるリザーバー部分からなる．体外露出部分がないという利点があるが，皮膚の上からリザーバーを穿刺するたびに疼痛を伴うため，安静を保てない小児での適用には慎重を要する．

末梢挿入中心静脈カテーテル(peripherally inserted central catheter：PICC)は，長期に輸液

表1 ハイカリック®，リハビックス®の組成

製品名		容量(mL)	ブドウ糖(g)	Na^+(mEq)	Cl^-(mEq)	K^+(mEq)	Mg^{2+}(mEq)	Ca^{2+}(mEq)	P(mmol)	Zn(μmol)	熱量(kcal)
ハイカリック®液	1号	700	120	0	0	30	10	8.5	4.8	10	480
	2号		175							10	700
	3号		250						8.1	20	1,000
リハビックス®-K	1号	500	85	5	0	10	1	4	5	10	340
	2号		105	0		15	2.5	7.5	10		420

ルートを確保する必要がある早産児などに対して静脈穿刺回数を低減するために汎用されてきたが，材質の改善により最大流量を増やすことが可能となったことで，最近では小児〜成人領域まで適用が拡大している．末梢静脈から挿入したカテーテルの先端を中心静脈に留置するため，中心静脈栄養(total parenteral nutrition：TPN)を行うことができる．国内ではPIカテーテルキット(COVIDIEN)がよく使用されている．安全に挿入できることやカテーテル関連血流感染が少ないという利点があるが，輸液管理には輸液ポンプもしくはシリンジポンプの使用が不可欠であり，静脈炎の頻度も比較的高いことに注意する．

3．栄養投与量

エネルギーや各栄養素の投与量決定には，厚生労働省が公表している「日本人の食事摂取基準(2010年版)」[1]を目安にしてもよい．しかし，静脈栄養は栄養素が消化管と門脈系をバイパスして直接体循環に入るため，非生理的であることを常に念頭におく必要がある．国内で市販されている成人用TPNキット製剤は非蛋白カロリー/窒素(NPC/N)比(後述)が低く，必要エネルギー量を投与すると学童期以前ではアミノ酸投与量が過剰となる．一方，糖と電解質のみを含む高カロリー輸液用基本液としては成人用のハイカリック®と小児用のリハビックス®(**表1**)があるので，年齢や疾患に応じてプレアミン®-Pなどのアミノ酸製剤，微量ミネラル，ビタミン等を適宜調節して輸液を処方する方法もある．

1）エネルギー

小児は体重に比べて体表面積が大きいため基礎代謝が大きく，成長のためのエネルギーも必要とするため，体重当たりの必要量は成人に比べて大きくなる．一方で，静脈栄養でのエネルギー必要量は消化吸収機能を必要としないことから経腸栄養より少ない．推奨エネルギー必要量の報告はさまざまあるが，その1つを**表2**に示す[2]．「日本人の食事摂取基準」では，男児において乳児期550〜700 kcal/日，幼児期では1,000〜1,300 kcal/日前後のエネルギーが必要とされている．これらを参考に，基礎疾患や発熱の有無，活動レベルなどを加味して投与エネルギーを決定する．

表2 小児におけるエネルギー必要量

年齢(歳)	エネルギー(kcal/kg/日)
早産児	110〜120
0〜<1	90〜100
1〜<7	75〜90
7〜<12	60〜75
12〜18	30〜60

〔Koletzko B, et al.：1. Guidelines on Paediatric Parenteral Nutrition of the European Society of Paediatric Gastroenterology, Hepatology and Nutrition(ESPGHAN)and the European Society for Clinical Nutrition and Metabolism (ESPEN), Supported by the European Society of Paediatric Research(ESPR). J Pediatr Gastroenterol Nutr 41 (Suppl. 2)：S1-S87, 2005. を参考に作成〕

2）水分量，電解質

小児の必要水分量についてはHolliday-Segarの計算式が汎用される．小児の特徴として特に細胞外液が多く，水分摂取量の減少や排泄の増加により容易に脱水に陥る．通常，エネルギー1 kcalの消費のためには1 mL以上の水分が必要となるが，新生児期や乳児期早期では腎濃縮能が低いため，0.6〜0.8 kcal/mLとされる．個々の体格や脱水所見，呼吸状態やストレス，発熱による代謝率の変化により調整が必要である．

NaおよびClの維持量は1〜3 mEq/kg/日，K

表3 Ca, P, Mgの静脈栄養での推奨量

年 齢	C amg〔m28.25 mmmol)/kg〕	P〔mg(mmol)/kg〕	Mg〔mg(mmol)/kg〕
0〜6か月	32(0.8)	14(0.5)	5(0.2)
7〜12か月	20(0.5)	15(0.5)	4.2(0.2)
1〜13歳	11(0.2)	6(0.2)	2.4(0.1)
14〜18歳	7(0.2)	6(0.2)	2.4(0.1)

〔Koletzko B, et al.：1. Guidelines on Paediatric Parenteral Nutrition of the European Society of Paediatric Gastroenterology, Hepatology and Nutrition(ESPGHAN)and the European Society for Clinical Nutrition and Metabolism(ESPEN), Supported by the European Society of Paediatric Research (ESPR). J Pediatr Gastroenterol Nutr 41(Suppl. 2)：S1-S87, 2005. を参考に作成〕

の維持量は1〜2 mEq/kg/日とされる．表3にCa, P, Mgの静脈栄養での推奨投与量を示す[2]．Ca/P比はモル比で約1がよいとされ，それを下まわると血清および尿中P値の上昇をきたす．

3）炭水化物

静脈栄養施行中は，総エネルギーの40〜60%もしくは非蛋白カロリーの60〜75%をブドウ糖として供給する．新生児期や乳児期早期では肝臓グリコーゲン蓄積量が少ない一方，糖がエネルギー基質として重要な脳の占める割合が大きく，さらに糖新生に必要な脂肪の蓄積も少ないことから，糖の必要量が高くなる．一方，インスリン抵抗性が高く，組織でのインスリン利用効率が悪いため，低血糖にも高血糖にも陥りやすい．市販されているTPN製剤には糖質としてフルクトースやキシリトールが配合されているものもあるが，代謝の未熟な小児では糖質としてブドウ糖のみを使用するべきである．総エネルギー必要量から蛋白質と脂質の投与エネルギー量を引いた値を4で割ることでブドウ糖の投与量(g)を決定し，さらにglucose infusion rate(GIR, mg/kg/分)を計算して至適範囲内で投与されているかを確認する．糖の過剰投与は肝機能障害を伴う脂肪変性を引き起こす可能性があり，新生児であっても12〜14 mg/kg/分を超える投与は行うべきでないが，2 mg/kg/分以下では体脂肪がエネルギー産生に動員され，ケトーシスを生じる．栄養失調を伴う児ではrefeeding syndromeのリスクを回避するため，血清PやK, Caなどをモニタリングしながら，投与する糖濃度に注意して増量する必要がある．呼吸器管理中の児，高血糖や敗血症，胆汁うっ滞，肝機能障害を伴う児では，目標GIRを低く設定する必要がある．

表4 小児における目標蛋白質投与量

年齢(歳)	蛋白質(g/kg/日)
早産児	3〜4
0〜<1	2〜3
1〜10	1〜2
11〜17	0.8〜1.5

〔Mirtallo J, et al.：Safe practices for parenteral nutrition. JPEN J Parenter Enteral Nutr 28：S39-S70, 2004. を参考に作成〕

4）蛋白質・アミノ酸

蛋白異化抑制や組織の成長のためには，窒素バランスを正に保つよう必須アミノ酸を含む適切な蛋白質の投与が必要となる．各年齢の正常小児における目標蛋白質投与量を表4に示す[3]．ストレスを伴う敗血症，外科疾患，外傷，熱傷，尿中窒素排泄が増加するステロイドや利尿薬などの使用で必要量が増加する一方，腎疾患，肝疾患や先天代謝異常症などでは投与量を減量する必要がある．新生児期のアミノ酸代謝の特徴として，肝機能の未熟性によりメチオニンからシステインやタウリンへ代謝する酵素，フェニルアラニンやチロシンを代謝する酵素の活性が低いため，フェニルアラニンやチロシンなど神経発達に悪影響を及ぼすアミノ酸濃度が高くなるリスクがあるのと同時に，必須アミノ酸以外にタウリン，システインを外部から与える必要がある．プレアミン®-P(13 mL＝アミノ酸約1 g)は筋肉に直接取り込まれて蛋白合成に使用される分枝アミノ酸(イソロイシン，ロイシン，バリン)の配合比を高くし，上記の特徴に配慮したアミノ酸配合比となっている．一般的に3歳まではプレアミン®-Pを，その後は成

表5　販売されている脂肪乳剤とその組成

	Intralipid® (Fresenius Kabi)	Intralipos® (Ohtsuka Pharmaceutical)	ClinOleic® (Baxter)	SMOFlipid® (Fresenius Kabi)	Omegaven® (Fresenius Kabi)
原材料(%)					
大豆油	100	100	20	30	—
ココナッツ(MCT)	—	—	—	30	—
オリーブ	—	—	80	25	—
魚油	—	—	—	15	100
脂肪酸組成(wt%)					
MCTs	—	—	—	29.2	—
n-6 PUFA					
リノール酸(18：2*n*-6)	53	53	19	19	4
アラキドン酸(20：4*n*-6)	—	—	0.5	0.5	2
n-3 PUFA					
αリノレン酸(18：3*n*-3)	8	7	2	2	2
EPA(20：5*n*-3)	—	—	—	3	19
DHA(22：6*n*-3)	—	—	0.5	2	12

人用の侵襲時用アミノ酸製剤で分枝アミノ酸含有量の多いアミゼット® B，アミパレン® などを使用することができる．

静脈栄養でのアミノ酸投与量は0.5〜1.0 g/kg/日から開始し，目標投与量まで漸増する．エネルギー投与が不十分な場合には蛋白同化が障害されることから，アミノ酸投与時におけるNPC/N比[{糖質の熱量(kcal)＋脂肪の熱量(kcal)}×6.25/アミノ酸(g)]は200以上に保つようにする．

5) 脂　質

TPN施行中の児では，非蛋白カロリーの25〜40%を目途に脂肪乳剤の経静脈投与を行うことが推奨される．高濃度ブドウ糖投与の問題点として，二酸化炭素の産生増加や肝脂肪変性があげられるが，脂質の投与を併用しブドウ糖濃度を抑えることで，これらのリスクを低減することができる．脂肪乳剤は浸透圧が低く，20% 製剤では2 kcal/mLであることからエネルギー供給源として重要であり，さらに生体内では合成できない必須脂肪酸(リノール酸：LA，αリノレン酸：ALA)の供給源としても重要である．早産児や肝機能が障害された児においては合成に必要な酵素活性が低下しているため，ドコサヘキサエン酸(DHA)やエイコサペンタエン酸(EPA)，アラキドン酸(AA)の直接摂取が必要となるが，現在，わが国で保険収載されている大豆由来の経静脈用脂肪乳剤は，脂肪酸組成がLA 53%，ALA 7% であり，DHAやEPA，AAは含まれない(表5)．脂肪乳剤は通常0.5〜1.0 g/kg/日で開始して漸増し，乳児期で3〜4 g/kg/日，小児期では2〜3 g/kg/日を超えない量で投与する．末梢静脈の単独ラインからフィルターを通さず投与することが望ましいが，TPNルート側管からの投与でも問題はないとされている．早産児では脂肪投与によるアルブミンからのビリルビン遊離を考慮する必要があり，間欠投与より持続投与が推奨される．脂肪乳剤の10% 製剤は20% 製剤に比べ添加された乳化剤，卵黄リン脂質が単位エネルギー当たり2倍であるため，20% 製剤の使用が適している．大豆由来の脂肪乳剤投与では，proinflammatory効果を示すエイコサノイドが産生され肝障害の原因となることや，含有するphytosterolが肝の胆汁分泌能を低下させることで経静脈栄養に伴う胆汁うっ滞(parenteral nutrition-associated cholestasis：PNAC)を悪化させることが懸念されている．海外では魚油を主体とし，DHAなどを多く含む脂肪乳剤(表5)を用いた検討が多くなされ，新生児消化器外科疾患領域を中心にPNACに対する治療効果が確立されつつある．魚油主体の脂肪乳剤はphytosterolを含まず，肝臓でのトリグリセライド合成を抑制し，細胞外シグナル調節キナーゼや nuclear factor-κB 活性を減弱することで抗炎症作用を示すと考えられている．近年のPNACや短腸症候群の児を対象とした検討から，魚油由来の脂肪乳剤(Omegaven®，表5)1 g/kg/日は乳児期早期においても安全に使用可能のようである[4]．また，新しい脂肪乳剤投与の臨床研究も進んでいるが，合併症や成長・発達にどのような影響を及ぼすかについてはさらなる検討が必要である．

6) 微量ミネラル・ビタミン

完全静脈栄養が長期化する場合は，微量ミネラルやビタミンの補充を考慮する必要がある．エルネオパ®等のワンバッグ製剤にはビタミン，微量ミネラルが含まれているが，小児に対する投与を前提としていないため，微量ミネラルはエレメンミック®などを，ビタミンについてはマルタミン®などの成人用総合ビタミン剤を，年齢に応じてそれぞれ1日当たり新生児で1/4バイアル，乳児で1/3バイアル，幼児で1/2バイアル，学童で1バイアルを目安として使用する．エレメンミック®は亜鉛，鉄，銅，マンガン，ヨウ素を含有する一方，セレンを含有していないため，欠乏症状に注意する必要がある．ビタミン欠乏症は，複数のビタミン欠乏症状を併発して出現することが多い．高濃度の糖液を含む高カロリー輸液施行中のビタミンB_1の投与は必須である．その欠乏症として，Wernicke脳症や代謝性アシドーシスの発症に注意する．早産児では，成人用の総合ビタミン剤の使用で必要量に比べビタミンAが不足気味となり，ビタミンCやリボフラビン(ビタミンB_2)が過量気味となってしまう．

4. 輸液ラインの管理

特に中心静脈を用いた栄養管理を行っている間は，カテーテル関連血流感染症の予防が重要であり，その対策の1つとして閉鎖式輸液管理システムの使用が有効である．

合併症

1. 絶食に伴う合併症

一定期間以上経腸栄養を行わないことで，腸管粘膜の萎縮や腸管上皮細胞に存在する消化酵素活性の低下，消化管ホルモン産生の低下，bacterial overgrowth や translocation などを引き起こし，これがPNACの発症・増悪因子となる．新生児期や乳児期であれば母乳，それ以降であれば消化態栄養剤などを用いて minimal enteral nutrition を継続することやプロバイオティクスの併用を行うことでリスクを低減できる．

2. 代謝合併症

代謝合併症は高血糖，低血糖，高アンモニア血症，代謝性アシドーシス，高脂血症，ビタミン・微量ミネラル欠乏など投与している栄養素の代謝に関連するものとPNACとに大別される．小児ではPNACの予防，発症時の管理方法として肝臓の代謝休止期を与える目的で高カロリー輸液と低カロリー輸液(末梢用輸液)を数時間単位で交互に投与する cyclic parenteral nutrition を導入している施設も多い．経腸栄養の進まない新生児期や乳児期早期では，高血糖，低血糖双方のリスクがあるので，cyclic PN 施行中は厳重な血糖モニタリングが必要である．脂肪乳剤投与中の代謝合併症として，前述のPNACへの影響のほかに高脂血症や高トリグリセリド血症，呼吸障害(肺血管抵抗増加や拡散障害，胸部X線上の"hazy lung")，血小板数低下，肝臓における Kupffer 細胞のエンドトキシン処理能障害を考慮する必要がある．

●文献

1) 厚生労働省「日本人の食事摂取基準」策定検討委員会：日本人の食事摂取基準(2010年版)．2009
2) Koletzko B, et al.：1. Guidelines on Paediatric Parenteral Nutrition of the European Society of Paediatric Gastroenterology, Hepatology and Nutrition (ESPGHAN) and the European Society for Clinical Nutrition and Metabolism (ESPEN), Supported by the European Society of Paediatric Research (ESPR). J Pediatr Gastroenterol Nutr 41 (Suppl. 2)：S1-S87, 2005
3) Mirtallo J, et al.：Safe practices for parenteral nutrition. JPEN J Parenter Enteral Nutr 28：S39-S70, 2004
4) Le HD, et al.：Parenteral fish-oil-based lipid emulsion improves fatty acid profiles and lipids in parenteral nutrition-dependent children. Am J Clin Nutr 94：749-758, 2011

(東海林宏道)

総 論　E 治療手技

2 栄養療法

2) 経腸栄養

目 的

経腸栄養とは，①経腸栄養剤などを用いた経口摂取，あるいは②胃・十二指腸・空腸への直接の経管摂取の両者を指す．

アメリカ静脈経腸栄養学会（American Society for Parenteral and Enteral Nutrition：ASPEN）のガイドラインでは，栄養療法の第一選択は経腸栄養剤などを用いた経腸栄養であり，中心静脈栄養をはじめとする非経腸栄養は経腸栄養が不可能な場合の第二選択に位置づけられる[1]．経腸栄養を選択する目的・利点として，非経腸栄養に比べ低コストであること，消化管機能の維持ができること，非経腸栄養法にみられる合併症がないこと，などがある．

適 応

一般的には，以下の1事項以上がある場合は経腸栄養（経腸栄養剤などの経口摂取あるいは経管摂取）の適応である[2]．

①2歳未満で1か月以上にわたり適当な成長や体重増加が得られない．

②2歳以上で3か月以上にわたり体重増加がない，あるいは体重減少がある．

③体重/年齢もしくは体重/身長の値に2測定ポイント間で変化が見られる．

④上腕三頭筋皮下脂肪厚が一貫して同世代の5パーセンタイル以下である．

⑤必要栄養量の80％以上を経口摂取できない．

⑥肢体不自由児で1日の食事時間が4時間を超える．

また，臨床的な状態に鑑み，種々の疾患が経腸栄養の適応となる（表1）．おもな例を以下に示す．

表1　経腸栄養の臨床的適応

1．不十分な経口摂取能
吸啜・嚥下障害：未熟性，口唇口蓋裂，神経筋疾患
上部消化管の先天奇形：気管食道瘻
口腔内の腫瘍，頭頸部腫瘍
外傷，広範囲の顔面熱傷
昏睡，人工呼吸管理
重症胃食道逆流症
精神疾患：食物嫌悪，食思不振症，うつ病
2．必要栄養量の増加と減少
嚢胞性線維症
慢性実質臓器疾患（腎・心・肝・肺）
3．消化・吸収障害
嚢胞性線維症
短腸症候群
炎症性腸疾患
食物不耐症・アレルギーによる吸収不良症候群
慢性感染による腸炎
乳児遷延性下痢症
膵機能不全
重症先天性・後天性免疫不全症
慢性肝疾患
小腸瘻
慢性偽性腸閉塞症
4．成長障害/慢性栄養失調（上記以外）
非器質性発育障害
食物欠乏
5．代謝障害
6．原疾患の管理
Crohn 病

1．脳性麻痺・神経疾患（経口摂取にかかわる骨格筋の硬直や協調不全を伴う場合）

これらの疾患では，必要栄養量は健常人よりも低下もしくは増加している場合の両方がある．舞踏病などは健常人よりも多くの栄養を必要とするが，Down 症や痙性脳性麻痺などはその逆となる．

2. 重症疾患

重症疾患に罹患している児は，一般に代謝亢進状態で特別な栄養管理を要する[3]．小児は成人よりも体型が小さく，蛋白・炭水化物・脂肪の蓄積が少ないため代謝需要が高まる原因となる[1,4]．過剰な栄養摂取は二酸化炭素の産生亢進による呼吸活動の増強・肝脂肪変性・胆汁うっ滞・高血糖を生じるため注意が必要である．

3. 短腸症候群

経腸栄養，あるいは中心静脈栄養などの非経腸栄養が必須であり，極少量の経腸栄養でも腸管の順応・寛容を促進する．経腸栄養は持続注入がボーラス投与よりも好ましく，必要な栄養量まで時間をかけて漸増する．短腸症候群は長期に非経腸栄養に依存しやすく，非経腸栄養関連肝障害(parenteral nutrition-associated liver disease：PNALD)やカテーテル感染に注意が必要である．

4. Crohn 病

Crohn 病では，栄養障害による成長障害が診断に先行してみられることが多い．診断時に25％の児は低体重，80％は成長速度の減衰があり，ほとんどの患児に成長発育遅延がみられる．したがって，栄養障害の程度と治療反応性に応じ，栄養カウンセリングや経口あるいは経管での成分栄養剤の投与が必要となる．

5. 胆道閉鎖症

胆道閉鎖症や他の慢性胆汁うっ滞性肝疾患では，胆汁うっ滞と肝の慢性炎症が栄養管理を難しくする．栄養障害の程度に応じ，経口摂取や経腸栄養による摂取エネルギーを増加させるか，もしくは中鎖脂肪酸(medium chain triglyceride：MCT)の含有量の多い経腸栄養剤を用いる必要がある．

方 法

1. 成長曲線

経腸栄養の開始前・開始後も，栄養状態の評価のために身長・体重・頭位を成長曲線にて評価する．

2. 経腸栄養剤の選択(表2)

窒素源の状態(蛋白の消化程度)によって，半消化態栄養剤と消化態栄養剤(低分子ペプチド栄養剤・成分栄養剤)に大別される．三大栄養素(蛋白質・糖質・脂質)のほか，電解質・ビタミン・微量ミネラルを含有している．糖質はおもにデキストリンで，小腸粘膜でイソマルターゼによりブドウ糖に分解・吸収され，ブドウ糖より浸透圧を抑えられる．脂質は必須脂肪酸補給のため，おもに長鎖脂肪酸(long chain triglyceride：LCT)の大豆油・コーン油を用い，MCT を混合した製品もある．LCT は胆汁酸とミセルを形成し小腸上皮から吸収されリンパ管経由で肝臓に運ばれる．MCT は直接小腸上皮から吸収され門脈経由で肝臓に到達するため，LCT よりも吸収に優れている．また，ω-6 系脂肪酸の過剰摂取とアレルギー・炎症・脳血管疾患・発がんの関連が示唆されており，ω-3 系必須脂肪酸の比率を高くした製剤もある．

経腸栄養剤を選択する際は，①患児の年齢・状態・栄養需要(表3)，②アレルギー歴，③腸管機能，④栄養剤を注入する部位，⑤製剤の浸透圧・濃度，⑥味，などを考慮し適切な製剤を選択する．

1) 半消化態栄養剤

主窒素源は蛋白で，ペプチドが添加された製品もある．吸収には若干の消化が必要で，消化管機能障害が強い場合は不適当である．残渣は少ない．

2) 消化態栄養剤

腸管での消化が必要なく，吸収されやすい．残渣はほとんどないが，浸透圧が高く下痢を合併しやすい．

3) 低分子ペプチド栄養剤

主窒素源は低分子ペプチドで，一部の製剤はアミノ酸も含有されている．小腸には低分子ペプチドとアミノ酸それぞれの独立した吸収機構があり，単身の窒素源では吸収競合が生じるが，混合した場合はそれぞれの吸収機構が働くため，速やかな吸収が可能となる．

4) 成分栄養剤

窒素源は合成アミノ酸のみで，消化液がなくても上部消化管ですべて吸収される．全エネルギーの70〜85％を糖質が補っており，脂質はLCT をおもに配合しているが少量である．

5) 特殊ミルク

詳細は恩賜財団母子愛育会発行の「特殊ミルク情報」を参照されたい．ミルクアレルギーには大

表 2　経腸栄養剤の成分表（100 kcal 当たり）

製品名	消化態栄養剤					半消化態栄養剤						
	低分子ペプチド栄養剤		成分栄養剤									
	ツインライン®	エンテルード®	エレンタール®	エレンタール® P	ヘパン® ED	エンシュア・リキッド®	エンシュア®・H	クリニミール®	ラコール®	ハーモニック® M	ハーモニック® F	アミノレバン® EN
mL(g)	100	25	26.7	25.6	25.8	100	66.7	22.25	100	100	100	23.8
形状	粉末	粉末	粉末	粉末	粉末	液状	液状	粉末	液状	液状	液状	粉末
蛋白質（kcal）	16	15	17.6	12.4	14.4	14	14	16	18	19	19	26
脂質（kcal）	25	11.7	1.5	8.1	8.1	31.6	31.6	28	20	27	27	15
炭水化物（kcal）	59	72	84.4	79.6	79.6	54.5	54.5	56	62.5	54	54	59
食物繊維（g）	—	—	—	—	—	—	—	—	—	—	1	—
ω-6/ω-3	—	12	7.3	7.27	—	63	63	53	3	7.64	8.96	—
浸透圧（mOsm/L）	595～640/kg	510～550/kg	760	520	633	360	540	300	400	350	350	640
窒素源	乳蛋白加水分解物 遊離アミノ酸	卵白加水分解物	アミノ酸	アミノ酸	アミノ酸	カゼイン 大豆蛋白	カゼイン 大豆蛋白	カゼイン 大豆蛋白 加水分解物	カゼイン 大豆蛋白	植物性蛋白 乳清蛋白 低乳糖乳蛋白	乳清蛋白 低乳糖乳蛋白	カゼイン アミノ酸
糖質成分	マルトデキストリン	デキストリン	デキストリン	デキストリン	デキストリン	デキストリン ショ糖	デキストリン ショ糖	デキストリン ショ糖	マルトデキストリン ショ糖	マルトデキストリン ショ糖	マルトデキストリン ショ糖 トウモロコシデンプン	デキストリン
脂質成分	サンフラワー油 MCT	大豆油	大豆油	大豆油	大豆油	コーン油 大豆油	コーン油 大豆油	コーン油 ココナッツ油 MCT	大豆油 シソ/パーム油 MCT	大豆油 MCT	大豆油	米油

豆ミルク（ボンラクト®），牛乳蛋白加水分解乳（ニューMA-1®，ミルフィー®，ペプディエット®）を，乳糖不耐症には乳糖除去ミルク（ラクトレス®，ノンラクト®）を用いる．その他，先天代謝異常症などには，特定のアミノ酸除去ミルクを用いる．

3．経腸栄養の管理

以下，経腸栄養のなかでも特に経管栄養について述べる．

1）注入部位

①腸管の状態，②経腸栄養の予測期間，③誤嚥のリスクを評価し，胃内，あるいは近位小腸内に注入する．胃内への注入は，生理的な消化やホルモン作用を享受できる，胃酸による抗菌作用がある，胃管留置が簡便である，肛門側への緩徐な注入が可能である，などの理由から小腸よりも高用量かつ高浸透圧の栄養剤の注入が可能で，下痢・ダンピング症候群などの合併症の頻度も少ない．しかし，急性膵炎や誤嚥のリスクが高い場合は小腸への注入が好ましいが，間欠注入はできず持続注入のみとなる．

2）注入法

間欠注入法，持続注入法もしくは両者の混合がある．間欠注入法のほうがより生理的だが，胃腸障害がある場合は持続注入が好ましい．

経腸栄養は年齢・臨床症状や腸管の状態・経腸栄養剤の種類・注入部位に応じ，緩徐に開始しなければならない．特に胃腸障害が著しい場合は，経腸栄養は緩徐に段階を踏んで増量し，濃度も漸増することが重要である．

禁忌・合併症

1．絶対禁忌

壊死性腸炎・消化管穿孔・消化管閉鎖・重症腹

表 3 小児の栄養必要量

年齢	健常人		活動性の低い児											
	エネルギー (kcal/kg/日)		エネルギー (kcal/日)		蛋白 (g/日)		脂肪 (g/日)		鉄 (mg/日)		カルシウム (mg/日)		亜鉛 (mg/日)	
	男子	女子	男子	女子	男子	女子	男子	女子	男子	女子	男子	女子	男子	女子
1 か月	110	110												
3 か月	95	95												
6～12 か月	80	80												
1 歳	82	80												
2 歳	84	81	850～1,300	750～1,250	13	13	30～40	30～40	7	7	700	700	3	3
3～4 歳	80	77												
4～5 歳	77	74												
5～6 歳	74	72												
6～7 歳	73	69	1,400～1,700	1,300～1,600	19	19			10	10	1,000	1,000	5	5
7～8 歳	71	67												
8～9 歳	69	64												
9～10 歳	67	61					25～35	25～35						
10～11 歳	65	58												
11～12 歳	62	55	1,800～2,300	1,700～2,000	34	34			8	8			8	8
12～13 歳	60	52									1,300	1,300		
13～14 歳	58	49												
14～15 歳	56	47	2,500～2,800	2,000	52	46			11	15			11	9

表 4 経腸栄養の合併症と予防・治療法

合併症	消化器症状	下痢，悪心・嘔吐，鼓腸，腹満
	技術的問題	チューブの閉塞・移動
	代謝的問題	水分量・糖質・電解質の不均衡
	感染症	胃腸炎，敗血症
	精神的問題	経口嫌悪，身体への意識変容
予防と治療	経腸栄養剤の選択	栄養剤の種類の変更，疾患特異的なものへの変更
	注入法の選択	間欠注入か持続注入法の選択，緩徐に開始する，注入箇所(胃か空腸)，ルート(チューブかストーマ)
	モニタリング	成長(体重・身長・皮下脂肪)，血算・生化，集学的チーム介入・コントロール
	その他	チューブの素材(ポリ塩化ビニルかシリコーン)，機器のメンテナンス

腔内感染．

2．合併症

表 4 に示す．

●文献

1) Shulman RJ, et al. : Parenteral nutrition in infants and children. J Pediatr Gastroenterol Nutr 36 : 587-607, 2003

2) Axelrod D, et al. : Pediatric enteral nutrition. JPEN J Parenter Enteral Nutr 30(Suppl.) : S21-S26, 2006

3) Mehta NM, et al. : Cumulative energy imbalance in the pediatric intensive care unit : role of targeted indirect calorimetry. JPEN J Parenter Enteral Nutr 33 : 336-344, 2009

4) Cunningham JJ : Body composition and nutrition support in pediatrics : what to defend and how soon to begin. Nutr Clin Pract 10 : 177-182, 1995

(神保圭佑)

総 論 E 治療手技

3 その他

1) 胃管・イレウスチューブ挿入

胃 管

目 的

胃管挿入は基本的治療手技のなかでももっとも施行頻度が高く，安全・確実に行われるわれるべき必須手技である．その使用法は大きく2通りに分けられる．

1. 胃・十二指腸など，上部消化管の減圧を目的に挿入される場合

たとえば肥厚性幽門狭窄症や腸回転異常症などを思い浮かべてみればわかりやすいが，おもに嘔吐を主訴とする閉塞機転が存在する病態の場合，速やかに挿入されるべきである．確実に挿入して減圧を行い，嘔吐・誤嚥などを防止しながら，輸液等で全身状態の改善をはかる．

2. 経管栄養(tube feeding)のルートとしての役割

小児に限らず，経管栄養の主要なルートとしてもっとも多く用いられる．経口からの食事摂取が困難な新生児や中枢神経系疾患の患児の栄養管理には欠かせない．ただし，長期になるときは胃瘻造設を考慮すべき場合もある．また栄養剤だけでなく，内服薬等も胃管からの注入による．

適応病態(上部消化管の単純狭窄・閉塞，術後早期)

1. 減圧目的

肥厚性幽門狭窄症，胃軸捻転，腸回転異常症，十二指腸閉鎖・狭窄症，空腸閉鎖，などの他，術後早期の腸管麻痺，麻痺性イレウスがある．

2. 経管栄養

低出生体重児など新生児・乳児期の哺乳力の低下状態，口唇・口蓋裂などの口腔異常，中枢神経系疾患(脳炎・脳症・頭部外傷など)の栄養管理，中長期的に鎮静が必要な場合(ICUにおける重症疾患管理等)，などがある．

方 法

1. 経鼻胃管挿入

どちらの鼻腔から挿入するかを，まわりの静脈ラインや機械類の位置等を考慮し，固定しやすく処置が行いやすい側を選択する．胃管は，経管栄養ルートとして使う場合には柔らかく，細めのものでもよいが，減圧に使用するときは十分な口径のあるものを選択すべきである．患児の体型から大まかな挿入の長さも決めておく．チューブ先端付近にキシロカイン® ゼリー等を塗り，鼻腔を通りやすくする．年長児では鼻腔にもゼリーをつけて，反対側の鼻腔を塞ぎ，ゼリーを鼻腔内に少量吸わせると挿入がスムーズになる．

2. 経口腔胃管挿入

一般的には経鼻胃管挿入を行うが，新生児に対しては呼吸を阻害しないために口腔から挿入する場合もある．鼻腔に沿って浅い角度で挿入しようとすると，先端が鼻腔壁に当たり挿入しづらい．思い切って顔面に対して垂直に近い感覚で挿入するとうまくいくことが多い．咽頭部で少し抵抗を感じるが，年長児であれば唾液を飲み込ませながら挿入するとうまくいく．新生児や乳幼児でも慌てずゆっくり，慎重に行う．急に咳き込んだりする場合は，気管に入っていることがあるので直ちに少し引き抜いてみる．咳嗽反射が弱い患児もいるので要注意である．

3. 挿入位置の確認

予定していた長さまで挿入したら，5～10 mL程度のシリンジで空気を入れながら，胃内まで挿入

されているか心窩部のバブル音で確認する．あまり圧をかけずに吸引して胃内容液が引ければ問題ないが，食道下部にとどまっていることもあるので，念のためX線撮影で確認するのが望ましい．

4. 固定方法

固定は鼻腔のまわりと頬部の2か所で行い，鼻腔皮膚に抵抗が少なくなるよう工夫する．また，初めの挿入位置確認ができるようにチューブに印をつけておくとよい．長期になると鼻腔に潰瘍を形成することがあるので，こまめな観察とケアが重要である．さらに，せっかく挿入したチューブが患児自身により抜去されることも多いので，慣れるまでは十分な観察と，ある程度の抑制がやむを得ない場合もある．

イレウスチューブ

目 的

イレウスチューブ挿入に関しては，絞扼性イレウス以外のおもに単純性の癒着性イレウスなどに対して減圧治療目的で挿入される．この減圧が効果的な場合は腸管の閉塞機転が改善し，緊急手術が回避可能な場合も多いので，確実な上部小腸までの挿入手技の習得が望まれる．

適応病態

イレウスチューブ挿入の適応病態は，機械的イレウスのなかでも単純性イレウスがもっとも重要な適応病態であり，その疾患は術後も含め多岐にわたる．まず胃管でしばらく経過をみるのか，思い切って緊急でイレウスチューブを挿入するかは，患児の全身状態，腹部膨満や脱水の程度，検査所見などをみて総合的に判断しなければならない．同時に，生命予後に大きくかかわる絞扼性イレウスを見逃さないことも重要ポイントである．

具体的な疾患としては，消化管術後の癒着性イレウスや狭窄（虫垂炎やその他の腹腔内操作を伴う手術後），腸管重複症，Meckel 憩室，炎症性腸疾患，腸管異物などで癒着や狭窄を伴う病態，などがあげられる．また Hirschsprung 病やその類縁疾患などの場合は，イレウスチューブを肛門側から逆行性に挿入して減圧管理をする場合もある．

方 法

①イレウスチューブといっても，実際に使用する物品をまず選択しなければならない．現在，小児用として市販されているのは 12Fr か 14Fr 程度のものしかないため，乳幼児の症例には太めの ED（elemental diet）チューブ（8Fr や 10Fr）を代わりに使用するときもある．しかし，筆者の経験では6か月以上（体重8 kg 以上）程度であれば 12Fr のイレウスチューブも挿入可能である．ただし，鼻腔の大きさにも限界があるのでその点はあまり無理をしないほうがよい（図1）．

②チューブ内を蒸留水かオリーブオイルなどで満たし，ガイドワイヤーがスムーズに出し入れできるようにして，先端のバルーンもきちんと膨らむかどうかを確認しておくこと．患児を透視台に仰臥位に寝かせ，頭側をやや高く調整しておく．特に幼小児では SpO_2 モニターを装着しておくのが望ましい．チューブにガイドワイヤーを挿入した後，吸引口から先端が出ていないことを確認し，助手にチューブ根元とガイドワイヤー持たせる．鼻腔，チューブの先端に直接キシロカイン® ゼリーを塗布して，透視下に挿入を開始する．

③気管に誤挿入しないよう注意しながら，先端の金属錘を目印に胃内まで挿入する．1回で先端が幽門方向を向けばよいが，先端が胃体部大彎側壁に当たって胃穹窿部方向に進みとぐろを巻くことが多く，ここが第1関門である．穹隆部で1回転してそのまま幽門側に進むこともあるが，あとの手技を考えると大彎から直接幽門へ向かうのが力学的に有利であるため，数回行ってみる．その際，ヘッドアップを強くして患児を右側臥位にしたり，胃内の空気を抜くか，逆に胃を大きく膨らませたりしてみるとうまくいくことがある．少量の造影剤を側管から胃内に入れると，胃の全体像がわかってやりやすい．

④幽門を越えるのが第2関門である．コツは1度チューブ先端が上方を向いて，鋭角に壁を越えるような形になったときが幽門通過のサインであることを覚えておく．幽門通過は用手圧迫をしながら行うとスムーズである．胃内でとぐろを巻か

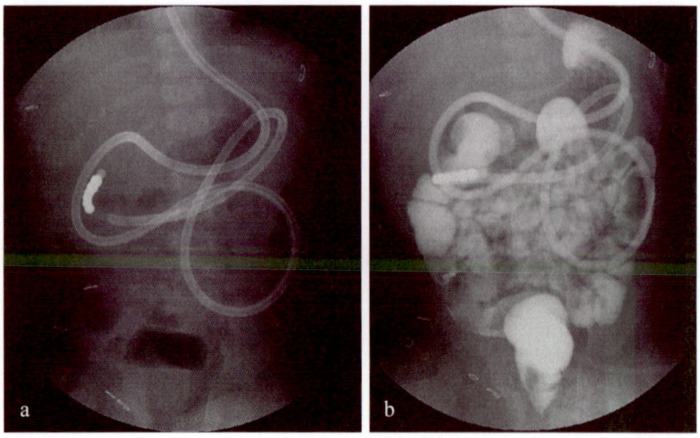

図1 6か月のイレウスチューブ挿入例(12Frのイレウスチューブ使用)
a：胃から十二指腸〜空腸の典型的形態を覚えておくこと
b：挿入時よりあまり進んではいないが，減圧が効果的だと改善して造影剤の通過もよくなる

ないように注意しながら，Treitz 靱帯を越えることを目標に進める．鋭角カーブの部位(幽門，十二指腸 2nd〜3rd portion 部，Treitz 靱帯等)では，チューブを少し進めてガイドワイヤーをカーブ手前まで抜き，さらに進めてまた少し抜く，といった操作を繰り返すことで比較的容易に進められる(第3関門).

⑤Treitz 靱帯を越えて空腸に入ったら，可能な限り進めてからガイドワイヤーを抜去．最後にバルーンを蒸留水で膨らまし，腸管を造影して位置確認をしておくこと．バルーンを膨らませすぎると，チューブが自然に進みにくくなるので要注意である．胃内で少しチューブに余裕を持たせた後，鼻腔で固定し，チューブの挿入長を確認して，マーキングペンなどで印をつけておくとよい．

合併症

胃・小腸の穿孔

乱雑な手技，ガイドワイヤーの乱暴な扱い，長期例で壁への慢性的な機械的刺激などが原因となる．乳幼児は特に注意する．

腸重積

イレウスチューブのブラインドでの抜去で時々発症する．透視下に造影しながらゆっくり抜去するのが望ましい．

気管への誤挿入(胃管の経腸栄養時)

意識レベル低下の患児や重症心身障がい児では特に注意する．慎重に確認を行う．

ストレス潰瘍

まれだが，幼小児にとって長期間のチューブ留置はわれわれの想像を絶するストレスを与えるため，ストレス潰瘍による吐下血を認めることがある．H_2遮断薬等の予防投与は必ずしも必要ではないが，症状改善した後も，いたずらに長期留置することは好ましくない．

その他

まれだが，イレウスチューブが肛門から出てくることがある．無用な長期挿入は避けるべきである．対処法は鼻腔側の根元を切って，肛門側に抜去する場合もある．

◎おわりに

よく，胃管のことを「マーゲンチューブ」という研修医を見かける．独語(Magen＝胃)と英語(tube＝管)が混在した奇妙な言葉である．イレウスチューブもその施設でしか通用しない呼び方(たとえば，デニスチューブ等)があるようだが，どういう環境でも正しい用語を使うよう心がけてほしい．

●文献

1) 韮沢融司：経鼻胃管挿入法，イレウス管留置法．五十嵐　隆(総編集)，小児外来で役立つ外科的処置．小児科臨床ピクシス 21，中山書店，140-141，2010

(靍　知光)

総 論 E 治療手技

3 その他

2) 内視鏡的治療

a. 経皮内視鏡的胃瘻造設術(PEG)

経皮内視鏡的胃瘻造設術(percutaneous endoscopic gastrostomy：PEG)はPonskyとGudererが1979年に報告して以来，成人領域を中心に広く普及している[1]．小児領域においては療育分野で普及しつつあるが，療育医および家族の理解はいまだ十分とはいえない状況にある[2]．適応となる小児の特性を理解したうえでPEGを施行すれば，簡便で侵襲が低く安全な手技といえる．

適応と禁忌(表1[3]，2[4])

重度知的障がいを代表とする経口摂取不能・困難症例がほとんどで，その他，長期経腸栄養のアクセスルート，胃減圧目的で造設することがある．

術前検査

PEG選択にあたっての大原則は，胃壁と腹膜との間に介在組織がなく垂直瘻処置が可能か確認することと，胃食道逆流症(gastroesophageal reflux disease：GERD)がないことを評価することである．上部消化管造影を施行して胃形態，胃排出状態，GERD等の評価と肋骨弓と胃体部との位置関係をみることは必須である(図1)．その他，上部消化管内視鏡・生検による逆流性食道炎診断，食道内圧検査，24時間pHモニター，食道インピーダンス検査を施行し，噴門機能の事前評価を推奨したい[5]．

手 技

挿入方法として，pull/push法，introducer法

表1 PEGの適応

1) 経口摂取不能・困難症例	精神運動発達遅滞 　脳性麻痺 　重度知的障がい 　染色体異常・奇形症候群 先天性神経・筋疾患 低酸素性脳症後遺症(外傷・溺水等)
2) 長期経腸栄養のアクセスルート	消化管蠕動障害 　広範囲腸管無神経節症 　Hirschsprung病類縁疾患 消化吸収障害 　難治性下痢症 　短腸症候群 炎症性腸疾患 　Crohn病
3) 胃減圧	呑気症・鼓腸症例(中枢神経障害)

〔曺 英樹：小児の経皮内視鏡的胃瘻造設術(Percutaneous Endoscopic Gastrostomy：PEG)．静脈経腸栄養 27：1189-1193, 2012, より改変〕

表2 PEGの絶対的禁忌と相対的禁忌

絶対的禁忌	通常の内視鏡検査の絶対禁忌 内視鏡が通過不可能な咽頭・食道狭窄 胃前壁を季肋下腹壁に近接できない 補正できない出血傾向 消化管閉塞
相対的禁忌	大量の腹水貯留 極度の肥満 著明な肝腫大 胃腫瘤性病変と急性粘膜病変 横隔膜ヘルニア・弛緩症 出血傾向 門脈圧亢進症 腹膜透析・VPシャント 全身状態不良

〔倉 敏郎，他：PEGの造設と交換―本邦におけるPEGの現状―．日本消化器内視鏡学会雑誌 55：3527-3547, 2013, より改変〕

(原法・変法)があるが[4)]，本項では小児領域で多く用いられる，鮒田式胃壁固定具を併用したintroducer法を説明する(図2)．手技の要点は胃壁と腹膜間の組織介在がないことを超音波で直前に確認し，かつ胃壁離開予防として固定具を用いた垂直瘻を作成することである．

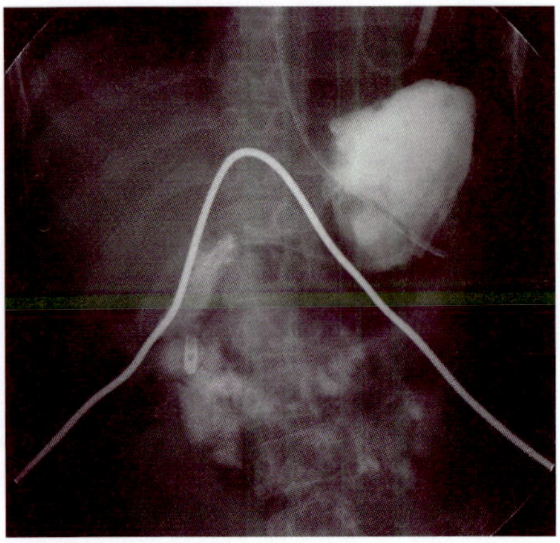

図1　術前の上部消化管造影
肋骨弓をマーキングし，胃を十分拡張させた状態で評価する．肋骨弓尾側に穿刺可能な胃体部を確認することが重要

①手術室で，上部消化管内視鏡，超音波装置，局所麻酔，ブチルスコポラミン臭化物注射液(ブスコパン®)，経皮的胃瘻用カテーテルキット®(クリエートメディック社，カテーテルサイズ11，13，15 Frに応じて3仕様)を準備しておく．

②全身麻酔・ブスコパン®静注下に，上部消化管内視鏡を胃内挿入・送気し，胃体部下部前壁に近接させ，透過光と腹壁圧迫で胃瘻造設部位を決定して，穿刺想定部皮膚にマーキングする．

③超音波で，マーキング周囲の腹壁下と胃壁との間に介在する組織がないことを確認する．

④胃瘻造設術者は手洗い，ガウン・滅菌手袋を着用し，皮膚消毒のうえ，マーキング周囲を麻酔深度調整のため局所麻酔を浸潤させる．最後に，内視鏡像を見ながらマーキング部位から局所麻酔針を胃内まで穿通させ，腹壁から胃内までの距離を測定する．

⑤胃瘻穿刺部の両側(通常，左右)幅2 cmを目安に，穿刺長を調整した鮒田式胃壁固定具を内視鏡観察下に穿刺し，2-0ナイロンを通して結紮固定する．2か所固定した段階でマーキング部をメス

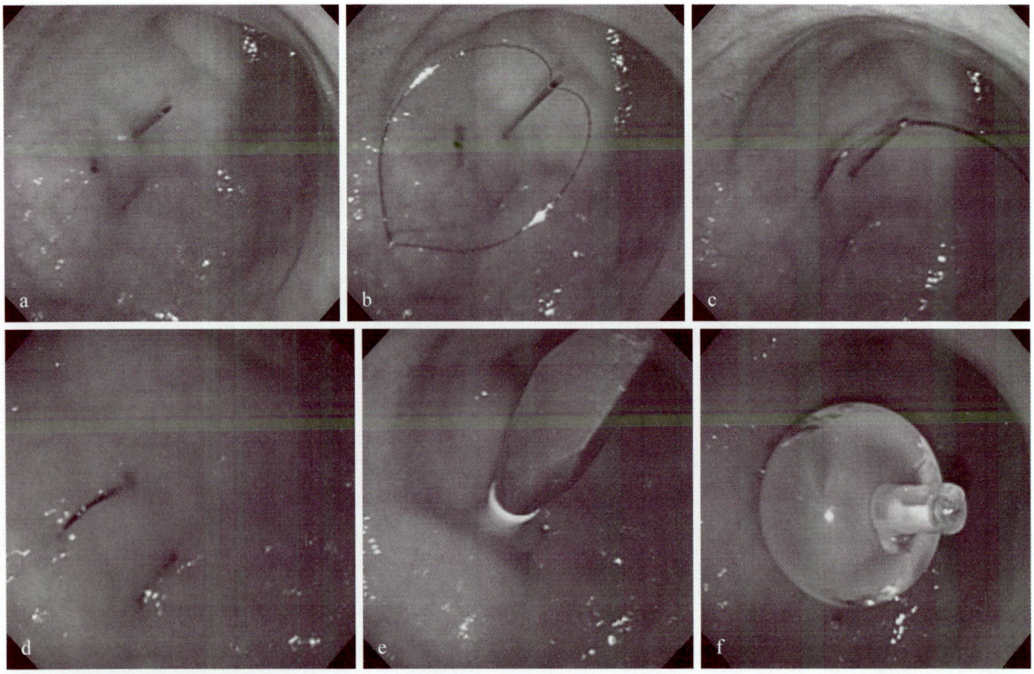

図2　胃瘻造設手技の実際
a：鮒田式胃壁固定具の穿刺(2か所目)，b：糸把持用ループが形成される，c：ナイロン糸を送り込み把持，d：ナイロン糸を把持したまま体外へ引き抜く，e：シース付きPS針を穿刺，f：シース誘導下に胃瘻用カテーテルを留置

表3 PEG手技に伴う合併症

1）多臓器への誤穿刺と損傷 腹膜炎，胃損傷，肝損傷，気胸，大網損傷，横行結腸貫通による結腸粘膜びらん・胃結，腸皮膚瘻
2）早期合併症 創感染，カテーテル腹腔内逸脱，胃瘻部分離開

〔Gauderer MW：Percutaneous endoscopic gastrostomy：a 10-year experience with 220 children. J Pediatr Surg 26：288-294, 1991〕

で小切開し，シース付きPS針を穿刺する．内視鏡観察下に胃内到達を確認し，針を抜去してシース誘導下で胃瘻用カテーテルを挿入して，バルーンに固定水を注入して牽引し，バルーン胃前壁密着を確認する．

⑥糸で刺入部皮膚2か所とカテーテルを縫合固定し，その上でガーゼ枕で垂直に固定する．最後に内視鏡で胃瘻対側に粘膜損傷のないことを確認して，胃内脱気・抜去して終了する(現在は，ニードルプロテクション機能をもつシース付PS針も利用可能)．

合併症

表3[6]にあるように種々の合併症があるが，その予防は多臓器損傷の回避と確実な胃壁固定にある．

術後評価

PEG施行後の最初のカテーテル入れ換えは，原則，透視造影下に施行する．さらにPEG造設後はGERD誘発との関連も問題となっており，術後1～2年で噴門機能を再評価し，胃瘻管理継続の評価(噴門形成術・腸瘻造設の必要性)について検討することも忘れてはならない．

●文献

1）鈴木 裕，他：経皮内視鏡的胃瘻造設ガイドライン．日本消化器内視鏡学会(編)，消化管内視鏡ガイドライン(第3版)．医学書院，310-323，2006
2）吉野浩之：疾患別のPEG 小児．消化器内視鏡25：926-928，2013
3）青 英樹：小児の経皮内視鏡的胃瘻造設術(Percutaneous Endoscopic Gastrostomy：PEG)．静脈経腸栄養27：1189-1193，2012
4）倉 敏郎，他：PEGの造設と交換―本邦におけるPEGの現状―．日本消化器内視鏡学会雑誌55：3527-3547，2013
5）村越孝次：子どもの胃瘻・腸瘻造設の適応．小児看護36：799-808，2013
6）Gauderer MW：Percutaneous endoscopic gastrostomy：a 10-year experience with 220 children. J Pediatr Surg 26：288-294, 1991

(村越孝次)

b．内視鏡的静脈瘤治療法

目 的

小児における食道・胃静脈瘤の基礎疾患は，胆道閉鎖症による肝硬変や先天性肝線維症，肝外門脈閉塞症などが多い．特に肝硬変においては静脈瘤出血により肝機能が悪化することが多く，臨床での管理の目的は出血を予防することにある．食道・胃静脈瘤の内視鏡治療は，①出血時に緊急に行う内視鏡治療，②非出血時に行う予防的な内視鏡的治療，に大別される．静脈瘤からの大量出血は致死的であり，熟練した内視鏡医が迅速に対応する必要がある．

適応および禁忌

突然の吐血は，緊急上部消化管内視鏡検査および治療の適応である．非出血時においては，「食道胃静脈瘤内視鏡所見記載基準」(**各論G-Ⅳ.26.門脈圧亢進症と静脈瘤**)に基づき，CbかつF2以上，または発赤所見を認める静脈瘤に対して治療を考慮する[1,2]．内視鏡治療後の食道粘膜においては，F0であっても発赤所見を認めれば治療を考慮する．静脈瘤からの出血は大量であり，循環血液量減少性ショックに陥っていることも多い．ショック状態は内視鏡治療の禁忌であり，早急に酸素投与，血管確保，急速補液，輸血を開始し，ショックを改善させることを最優先する．また，基礎疾患が肝硬変の場合，Child-Pugh grade C，血清総ビリルビン値 3 mg/dL 以上，大量の腹水貯留，肝性脳症などを認めれば，内視鏡的硬化療法（静脈瘤内注入法）は禁忌である．

内視鏡治療は重篤な合併症を生じることがある．大量出血のために治療中に急変することや，止血そのものが困難なこともある．そのため，家族への十分な説明と書面によるインフォームド・コンセントが必要である．

方 法

内視鏡を用いた静脈瘤の治療は，①内視鏡的硬化療法，②内視鏡的静脈瘤結紮術，③*n*-ブチル-2-シアノアクリレートを用いた内視鏡治療，④アルゴンプラズマ凝固止血法，に大別される[3]．基礎疾患，食道・胃静脈瘤の形態，肝機能障害の有無を考慮し術者の技能に応じた適切な治療選択が重要である（**表 1**）．

1．内視鏡的硬化療法（EIS）

内視鏡的硬化療法（endoscopic injection sclerotherapy：EIS）は，局注針を用いて静脈瘤内もしくは静脈瘤周囲に硬化剤を注入し，静脈瘤を血栓により閉塞，器質化する治療である．EIS は静脈瘤内注入法（intravariceal injection）と傍静脈瘤注入法（paravariceal injection）に細分され，用いる硬化剤も異なってくる．小児において静脈瘤内注入法は手技的に難しく，術者だけではなく介助者も熟練を要する高度なチーム医療である．

1）静脈瘤内注入法

治療効果が高いので，禁忌でなければ第一選択の治療法である．局注針で静脈瘤を穿刺し，血液逆流の有無を見て針先が静脈瘤内にあることを確認し，透視画像を見ながら 5% ethanolamine oleate（EO）をゆっくり静注する．EO は血管内皮細胞を障害し血栓を形成することで静脈瘤を閉塞する．注意点は，体位は仰臥位にすること，あらかじめ透視装置の位置あわせを行っておくこと，穿刺前に内視鏡装着バルーンを忘れずに膨らませること，穿刺部位を決めたら介助者にスコープを口元でしっかり把持してもらうこと，局注針はためらわずにすばやく穿刺すること，EO が門脈まで流入しないように適量をゆっくり注入すること，EO を注入したらハプトグロビンの点滴静注を開始すること，である．

2）傍静脈瘤注入法

EO を用いた EIS 静脈瘤内注入法のあとに残存した食道静脈瘤を消失させる目的で実施することが多い．静脈瘤そのものを穿刺しないように局注針で下部食道静脈瘤近傍の粘膜内を穿刺し，1% ポリドカノール製剤である Aethoxysklerol®（AS）をゆっくり注入する．透明感のある膨疹が形成されれば正しく注入できたと判断する．AS は組織線維化作用と血管内皮細胞障害により静脈瘤を硬化，退縮させる．1 穿刺ごとの注入量は 2 mL 程度とし，10 kg の児であれば 1 回の治療における総注入量は 10 mL までにとどめ，必要があれば 1 週後に追加治療を行う．注意点は，粘膜下層まで深く穿刺しないこと，血管を穿刺しても針を引き抜きながら粘膜内に AS を局注すれば止血できるのであわてないこと，である．

2．内視鏡的静脈瘤結紮術（EVL）（図 1，2）

内視鏡的静脈瘤結紮術（endoscopic variceal ligation：EVL）は，肝機能障害が高度の症例や胃静脈瘤を合併していない食道静脈瘤出血に対して行われる治療である．手技としては EIS より容易であり，緊急時によく行われる．内視鏡先端に

表 1　病態を考慮した治療法の選択

	肝機能障害	治療の 1 例
食道静脈瘤	（＋）	EVL→APC
	（−）	EIS（EO）→EIS（AS）→APC
食道・胃静脈瘤	（＋）	食道静脈瘤に対して EVL→APC 胃静脈瘤に対して EIS（CA）
	（−）	EIS（EO）→残存した食道静脈瘤に対して EIS（AS）→APC
孤立性胃静脈瘤	（＋）	EIS（CA）
	（−）	EIS（CA）→EIS（EO） （胃腎短絡があれば B-RTO を考慮）

肝機能障害の有無の判断は，Child-Pugh grade C の肝硬変，総ビリルビン＞3 mg/dL などを目安とする
APC：argon plasma coagulation，AS：aethoxysklerol，B-RTO：balloon-occluded retrograde transvenous obliteration，CA：cyanoacrylate，EIS：endoscopic injection sclerotherapy，EO：ethanolamine oleate，EVL：endoscopic variceal ligation

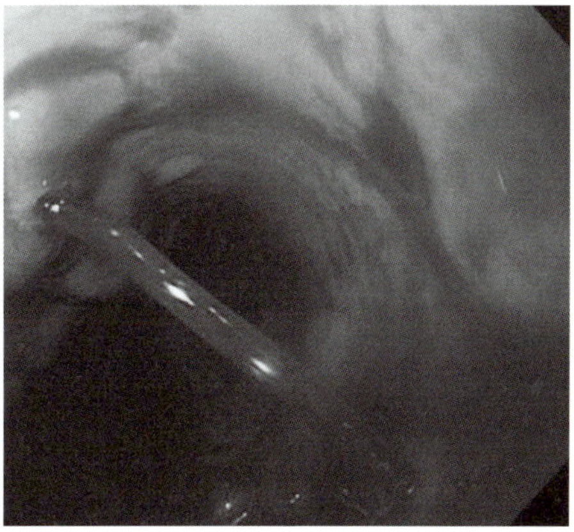

図 1　食道静脈瘤からの噴出性出血〔口絵 4, p.iii〕

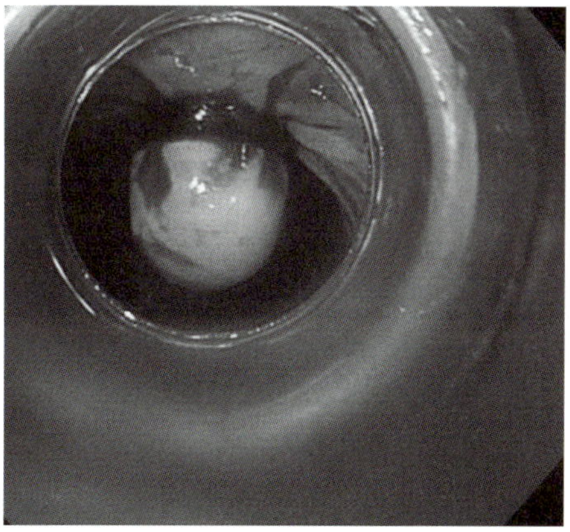

図 2　食道静脈瘤出血を EVL にて止血〔口絵 5, p.iii〕

EVL 専用デバイスを装着し，静脈瘤を吸引し O リングで結紮する．静脈瘤は物理的に血流が遮断され，結紮部位に潰瘍を形成し消失していく．EVL だけで静脈瘤を消失させることはむずかしいので，複数回の EVL を行ったあとに，後述するアルゴンプラズマ凝固止血法を追加する．注意点は，下部食道から結紮していくこと，静脈瘤を吸引したらスコープそのものを少し引き抜き気味にして静脈瘤をデバイス内に十分に引き込むこと，静脈瘤の吸引がむずかしい場合は無理せずに他の治療に変更すること，である．

3. *n*-ブチル-2-シアノアクリレート(CA)を用いた内視鏡治療

n-ブチル-2-シアノアクリレート(cyanoacrylate：CA)は，孤立した胃静脈瘤の予防的治療または出血性胃静脈瘤の治療に用いられる．CA は血液に接するとすぐに重合を開始するので，血管内に注入することで血流を物理的に遮断することができる．局注針で胃静脈瘤を穿刺し，血液の逆流を確認したら局注針の内腔をきれいにするつもりで造影剤を注入し，血管内であることを確認したら CA を一気に注入する．事前に CA1.5 mL とリピオドール 0.9 mL を，18 ゲージ針を用いて 2.5 mL のシリンジに吸い取り，空気が混入しないようにしてよく混和しておく(5～10 分くらいシリンジを回転混和することが必要である)．静脈瘤の太さに応じて CA 注入を繰り返す．引き続き，EIS 静脈瘤内注入法で EO を供血路に注入する．注意点は，CA はすぐに重合してしまうために局注針のなかに血液を残さないこと，CA を注入する際にシリンジが外れて硬化剤が周囲に飛び散ると危険なので目や皮膚などを十分に保護しておくこと，一穿刺ごとに局注針は新品に交換すること，である．

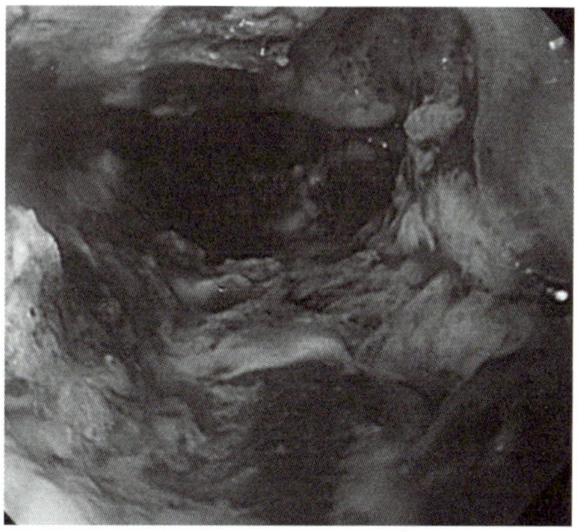

図 3　下部食道粘膜を APC にて焼灼〔口絵 6, p.iii〕

4. アルゴンプラズマ凝固止血法(APC)(図 3)

アルゴンプラズマ凝固止血法(argon plasma coagulation：APC)は EIS，EVL を施行したあとに再発予防目的に行われる．これが消化器内科領域で行われる，いわゆる「地固め」である．APC は非接触型高周波凝固法であり，粘膜表層に凝固層を形成する．これが潰瘍化し，厚い線維組織に置換されることで新たな静脈瘤の出現を防ぐ．食道胃接合部直上から口側数 cm の範囲に残存している正常食道粘膜を焼灼する．注意点は，正常粘膜面を残さないように焼灼すること，APC プローブがスコープからずれないように保持し一定の速度でスコープを引き抜きながら粘膜を焼灼すること，である．

合併症

合併症として，出血，食道穿孔，縦隔炎，肺塞栓症，肝不全，門脈血栓，腎機能障害，ヘモグロビン尿，敗血症，などが知られている．治療を行うにあたり，適応を正しく判断し，薬剤使用量が過量にならないように注意を払い，治療後も十分な補液や抗菌薬投与を行いながら慎重に経過観察する．

●文献

1) 日本門脈圧亢進症学会(編)：門脈圧亢進症取扱い規約(第3版)．金原出版，37-40，2013
2) 日本門脈圧亢進症学会(編)：門脈圧亢進症取扱い規約(第3版)．金原出版，107-114，2003
3) 日本消化器内視鏡学会(監)：食道・胃静脈瘤に対する治療消化器内視鏡ハンドブック．日本メディカルセンター，199-210，2012

(田川　学)

c. 内視鏡的バルーン拡張術

目　的

消化管の内視鏡的バルーン拡張術は，消化管内腔の狭窄を解除し，狭窄に伴う症状を改善させることを目的として行う治療である．

適　応

おもな適応を**表1**に示す．成人では，悪性腫瘍に対する病変部位の切除術後や放射線療法後の狭窄性病変に対して行われることが多いが，小児では食道閉鎖術後狭窄，炎症性腸疾患や肝移植後の胆管空腸吻合部狭窄に対する適応が多いことが特徴である．

表1　内視鏡的バルーン拡張術の適応疾患

食道	食道アカラシア，逆流性食道炎による瘢痕狭窄，放射線治療後，食道再建術後，内視鏡的切開剝離術(endoscopic submucosal dissection：ESD)後の狭窄，食道閉鎖術後狭窄
胃	胃潰瘍やESD後の幽門部狭窄
十二指腸	十二指腸潰瘍，Crohn病，先天性十二指腸閉鎖・狭窄術後
小腸	Crohn病，非特異性多発小腸潰瘍症，腸管Behçet病，単純性潰瘍，先天性小腸閉鎖・狭窄症術後，ストーマ閉鎖術後，消化管再建術後，小腸ポリープ切除(内視鏡的粘膜切除術endoscopic mucosal resection：EMR)後，肝移植後を含めた胆管空腸吻合部狭窄
大腸	Crohn病，潰瘍性大腸炎，放射線治療後，ポリープ切除(EMR)後，ストーマ閉鎖術後，消化管再建術後

内視鏡の細径化やデバイスの進歩，バルーン内視鏡(balloon assisted enteroscopy：BAE)，すなわちダブルバルーン内視鏡(double balloon enteroscopy：DBE)，シングルバルーン内視鏡(single balloon enteroscopy：SBE)の登場により，消化管内視鏡検査・治療は飛躍的な進歩を遂げ，小児領域でも積極的な内視鏡検査・治療が行われてきている．

BAEの登場で，これまでは外科的に治療するしかなかった深部小腸の狭窄性病変に対して，内視鏡的に治療することが可能となった．Crohn病では，手術率は発症5年で30%，10年で70%と高く，さらに外科手術後の5年再手術率も30%と高率であり，その多くを狭窄性病変が占めているが，内視鏡的バルーン拡張術(endoscopic balloon dilation：EBD)が可能となりQOLを大幅に改善することができている．

また，肝移植後をはじめとする術後再建腸管を有する例での胆管空腸吻合部狭窄に対しては，長い輸入脚を有すること，屈曲などの解剖学的な問題，術後癒着などのため，従来の内視鏡では胆管空腸吻合部までの到達が困難であった．このような症例に対しても，BAEにより胆管空腸吻合部までの到達が可能となり，これまでは再手術や経皮経肝的胆道ドレナージが必要であった症例に対してEBDで治療することが可能となった.

適応外

①内視鏡の禁忌症例, ②深い潰瘍や瘻孔を伴う狭窄, ③膿瘍を伴う狭窄, ④高度の屈曲を伴う狭窄, ⑤長さが5 cmを超える狭窄, ⑥悪性狭窄, などは適応外となる.

インフォームド・コンセント

EBDの必要性とEBD以外の治療選択について, また内視鏡検査・EBD・鎮静に伴う偶発症, 治療後の再狭窄などについて, 患者および患者家族に文書で同意を得る.

鎮 静

小児では, 通常の内視鏡検査でも鎮静を要することが多いが, 拡張術では, 拡張に伴う痛み, 治療時間などの問題で鎮痛・鎮静が必要となる. 成人における拡張術では痛みは拡張圧を決定する重要な所見であるが, 全身麻酔下・深鎮静下では痛みの評価はできないため, 拡張には細心の注意が必要である.

方 法

EBDは, 小児では症例数が非常に少ないこと, 穿孔や出血などの偶発症の危険性もあることから, 治療法の選択および手技に関しては, 内視鏡医, 小児外科医と十分な連携をとる必要がある.

内視鏡挿入手技は通常の内視鏡検査と同様である. 拡張術前に狭窄部の炎症, 易出血性の有無, 潰瘍形成や瘻孔の有無などを確認する. 内視鏡の鉗子孔を通してバルーンを狭窄部まで挿入する. 小腸や大腸ではX線透視下で適切なバルーンの位置を決めるが, 小腸や輸入脚への挿入ではガイドワイヤーや造影剤により先進部の方向や屈曲部位の確認が必要である. バルーンサイズ, 拡張圧は狭窄の状態によって調節する. 蒸留水(X線透視下では希釈造影剤)を注入してバルーンをゆっくりと拡張させる. 意識下鎮静では, 加圧時の疼痛の有無も拡張圧の設定に有用である. ノッチの形態を確認しながら, ノッチがなくなるまで慎重に拡張する. バルーンのノッチ消失後約1分で減圧する(加圧後の維持時間に関しては一定の見解はない). 拡張術は決して無理をしないことが重要であり, 必要に応じ数回に分けて行うほうが安全である. 痛みが強い場合は, 無理をせず日を改めて再度拡張術を行う. 拡張術後は狭窄部を直視下で観察し, 拡張後の狭窄部内径や穿孔の有無を確認する. またX線透視下では, 造影剤で狭窄部の拡張状態を確認する. 愛護的に内視鏡が通過するかを確認するが, 無理はしない.

術後再建腸管の膵胆管病変に対する内視鏡的逆行性胆道膵管造影(endoscopic retrograde cholangiopancreatography：ERCP)は, standard typeのDBEやSBEでは有効長が200 cmと長いため, 通常のERCP関連の処置具は使用が制限される. そのため, 有効長が152 cmと短いshort typeのDBE(EI-530B；富士フイルムメディカル), SBE(SIF-Y004；オリンパス試作機)が用いられる. 治療前には過去の手術記録を必ず確認しておく必要がある. 挿入は通常の経口経路によるBAEに準ずる. 輸入脚への挿入には, まず空腸-空腸吻合部(Y脚吻合部)を同定し, 次に輸入脚を同定する. 送気された空気像や選択的造影で輸入脚を確認するが, 判別が困難であることも多い. 輸入脚に点墨を行っておくと, 次回以降の誤挿入を防止できる. 到達後の手技は通常のERCPと同様であるが, 吻合部の胆管の走行には注意が必要であり, また高度狭窄のためにカニュレーションが困難な症例もあることから, その後の手技も慎重に行う必要がある. 胆道造影, 胆管空腸吻合部の狭窄に対する拡張術および截石は, 手技に習熟したものの立会いのもとで行う必要がある.

偶発症

EBDによる合併症には, 大きく穿孔と出血がある. 偶発症は, きわめて慎重に行っても1～3%で出現する. 合併症は拡張圧が高いほど, また大径のバルーンを使用するほど起こりやすくなるため, 小さな径のバルーンから段階的にバルーンサイズを上げることが肝要である. 目標拡張径を, 消化管では内視鏡通過程度, 胆管空腸吻合部では4～8 mmとし, 急激な加圧や無理な拡張は避ける. 小腸ではバルーン先端による屈曲部損傷が起こりやすいため，術前に造影剤やガイドワイヤーを用いて狭窄部前後の腸管の走行を確認しておく．

穿孔が疑われる際は，直ちに炭酸ガス送気に変更し，必要な内視鏡画像を残したうえで内視鏡を抜去し，CTなどによる評価(縦隔気腫，気胸の有無など)を含め適切な措置を講じる．

予 後

食道アカラシアでは，バルーン拡張後の有効率は60～80%とされている[1]．頻回の拡張術はその後の外科手術時の再発リスクが高く[2]，無効例に対しては内科治療にこだわらず速やかに外科治療を検討する必要がある．また，近年ではアカラシアに対する経口内視鏡的筋切開術(per-oral endoscopic myotomy：POEM)による治療も試みられている[3]．Crohn病の狭窄性病変に対するバルーン拡張術の短期的な成功率は約75%，6か月以上の手術回避率は71%と報告されている[4]．

●文献

1) Tuset JA, et al.：Endoscopic pneumatic balloon dilation in primary achalasia：predictive factors, complications, and long-term follow-up. Dis Esophagus 22：74-79, 2009
2) Smith CD, et al.：Endoscopic therapy for achalasia before Heller myotomy results in worse outcomes than Heller myotomy alone. Ann Surg 243：579-584, 2006
3) Minami H, et al.：Peroral endoscopic myotomy for esophageal achalasia：clinical impact of 28 cases. Dig Endosc 26：43-51, 2014
4) 飯田三雄，他：新しい診断デバイス利用による診療の工夫―クローン病小腸狭窄に対する内視鏡的拡張療法．難治性炎症性腸管障害に関する調査研究平成19～21年度総合研究報告書・分担研究報告書，32-33，2010

(横山孝二)

d. 消化管異物除去

目 的

消化管異物とは，本来，消化管に存在しないはずのものが経口的もしくは経肛門的に侵入し，消化管の中に停留する状態のことである．生後5か月以降の乳児は，手にとったものを口唇や舌で確かめる行動をとるために，誤って飲み込むことがある．3歳までが消化管異物の好発年齢であるが，年長児の精神発達遅滞者でも経験することがある．異物の種類・停留している部位・停留時間によっては，機械的あるいは化学的刺激により消化管を損傷，さらには消化管穿孔などの重篤な病態を引き起こす可能性があるため，異物除去を行う必要があり，その適応に熟知する必要がある．日本消化器内視鏡学会ではそのガイドラインで消化管異物を分類している(**表1**)[1]．

適 応

1．緊急に摘出すべき異物

①消化器壁を損傷する可能性がある鋭的異物，②そのまま放置すると腸閉塞をきたす可能性があるもの，③毒性のある内容物を含有し，腐食により内容が流出し消化管の壊死・穿孔をきたす可能性のあるもの(ボタン電池など)，があげられる[1]．ボタン電池は，家庭にある小型の機器に使用されているため事故が多い．アルカリ電池は胃の中に入ると放電し，胃の中の胃酸で被覆されている金

表1 消化管異物の分類

1．緊急性がある場合
a．消化管壁を損傷する可能性があるもの
有鉤義歯(部分入れ歯)，針，PTP包装した薬剤，魚骨(特に鯛の骨)，爪楊枝，ガラス片，剃刀歯など
b．腸閉塞をきたす可能性があるもの
胃石，食物塊(肉片など)，内視鏡切除術を行った巨大な切除標本，ビニール袋など
c．毒性のある内容物を含有するもの
乾電池(マンガン，アルカリ)，ボタン電池(アルカリマンガン，水銀，リチウム)など
2．緊急性がない場合(上記以外のもの)
コイン，パチンコ玉，ボタン，碁石，ビー玉，体温計内の水銀など

〔赤松泰次，他：異物摘出術ガイドライン．日本消化器内視鏡学会(監)，消化器内視鏡ガイドライン(第3版)．医学書院，206-215，2006〕

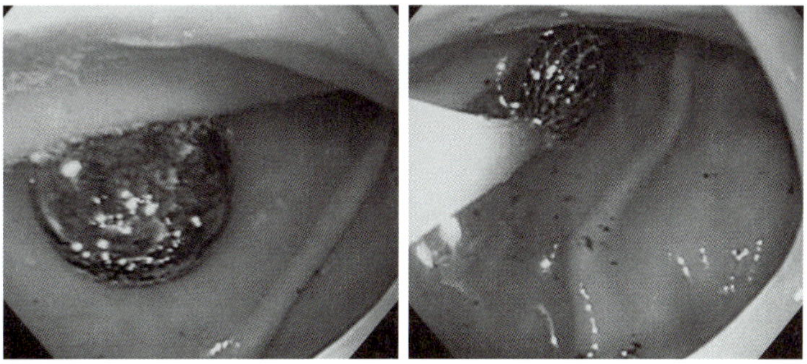

図1 胃内ボタン電池の回収
回収ネットでボタン電池を把持し，回収した
〔沖縄県立中部病院小児科 岩間 達先生のご厚意による〕

属が腐食され，電池の中にあるアルカリ性の物質が流れ出て胃壁を損傷する．リチウム電池は，消化管の中で放電し，電気分解によりマイナス側にアルカリ性の液体をつくり，電池の外側にアルカリ性液を生成するため30分〜1時間という非常に短時間で消化管の壁に潰瘍をつくることから，緊急で摘出する必要がある．また摘出後，遅発性に気管食道瘻や腐食性食道炎の穿孔例が報告されており注意が必要である．

2．緊急性がない異物

コイン，パチンコ玉，ボタンなどがあげられる．ただし食道異物の場合，24時間以上停滞すると食道潰瘍・穿孔，縦隔炎，食道気管瘻などの重篤な合併症をきたす可能性がある．これは，食道壁が薄く漿膜をもたない，という解剖学的特徴のためである．そのため食道異物は，異物の種類にかかわらず早急に摘出する．緊急性のない胃内異物は自然排出される可能性があるため，経過観察を原則とする．

3．禁 忌

すでに消化管穿孔を起こし，縦隔炎や腹膜炎を合併している場合，消化管閉塞を起こし腸閉塞を併発している場合などは，緊急手術の適応となるため外科医との連携が必要である．

方 法

1．内視鏡

1）食道・胃内異物

PTP（press through package）包装された薬剤，1時間以上経過したボタン電池，24時間以上経過した異物，停留時間が不明な場合は，消化管粘膜の観察が必要であり，内視鏡での摘出が必要である[2]．自然排出されにくい比較的大きな異物（500円硬貨や長さが5 cm以上ある異物など）や幽門を越えてから閉塞あるいは消化管損傷をきたす可能性のある異物（膨張性の異物や鋭利な異物など）も，内視鏡的に摘出する．また小さく鈍な異物であっても3〜4週間以上胃内に停留する場合は，幽門を越えて排泄される可能性が低くなるため内視鏡的な摘出を検討する[3]．処置が可能な上部消化管内視鏡スコープは，乳幼児で経口的に挿入すると気道の圧迫を起こすことがあり，気管挿管のうえ全身麻酔下に行うことが多い．異物把持には，三脚把持鉗子や回収ネットを用い摘出する（図1）．また鋭利なものの場合，内視鏡先端フードを用いることで安全に摘出することができる[4]．

2）小腸・大腸異物

原則的に異物が胃から排出され十二指腸以下に存在する場合は，経過観察が中心で，家庭で便中への排泄を観察してもらう．異物が同一部位の小腸・大腸に停留し，1週間経過観察しても移動しない場合は，内視鏡による除去を検討する[3]．小腸であればダブルバルーンもしくはシングルバルーン小腸内視鏡を，大腸または回腸末端の場合には大腸内視鏡が有用であるが，年齢・体格によってはスコープの径が太く挿入できないこともあるため，注意が必要である．また穿孔・腹膜炎・イレウス症状が出現した場合には，外科的な治療が必要である．

2. バルーンカテーテル

異物が食道の生理的狭窄部に引っかかる場合，X線透視下に12 Fr程度のバルーンカテーテルを経口的にその異物より胃側まで挿入し，水溶性造影剤でバルーンを膨らませ，引っ張ることにより摘出する[5]．適応としては，①食道の奇形がない，②呼吸症状がない，③ほかに異物誤飲をしていない患者で，食道に停留している時間が24時間以内の1個のコインやコインのような辺縁がなめらかな異物があげられる[3]．

3. マグネットチューブ

磁性体異物が食道もしくは胃内にある場合，X線透視下にマグネットチューブ(Argyle® マグネットチューブ)を経口的に挿入し，異物に接着させ引き抜くことで摘出する．

バルーンカテーテルやマグネットチューブを使用した異物除去は特殊な技術を要さないが，異物を直接観察しながら除去することができず確実性に欠ける．また辺縁が鋭利な異物は，粘膜を傷つける可能性があるためこれらの方法では行わない．

合併症

異物そのものや異物除去摘出による消化管損傷(穿孔や出血)に注意が必要である．深い裂創を認める場合，穿孔の可能性を考えてCT，X線などの検査や適切な処置を行う．また胃内に食物残渣が存在する場合があり，誤嚥に注意が必要である．以上のことから，処置に対するインフォームドコンセントが重要である．

●文献

1) 赤松泰次，他：異物摘出術ガイドライン．日本消化器内視鏡学会(監)，消化器内視鏡ガイドライン(第3版)．医学書院，206-215，2006
2) 韮澤融司：誤飲・誤嚥．市川光太郎(編)，内科医・小児科研修医のための小児救急治療ガイドライン，診断と治療社，372-375，2007
3) Uyemura MC：Foreign body ingestion in children. Am Fam Physician 72：287-291, 2005
4) 米川浩伸，他：鋭利な消化管異物の摘出におけるフード付き内視鏡の有用性．小児外科 37：925-927，2005
5) 畑澤千秋：小児の消化管異物．救急医学 34：832-833，2010

(萩原真一郎)

e. 内視鏡的ポリープ切除術

目 的

小児においては，若年性ポリープ/ポリポーシスに対して大腸内視鏡下ポリープ切除術が多くの施設で行われている．また，近年ではPeutz-Jeghers症候群に対する小腸バルーン内視鏡下ポリープ切除術も行われている[1]．これらの疾患に対する内視鏡的ポリープ切除術のおもな目的は，悪性化のおそれのあるポリープの予防的切除，腸重積のリスク回避および消化管ポリープによる出血・イレウスなどの症状の改善，である[2]．

適 応

若年性ポリープ/ポリポーシスは脱落により消化管大量出血をきたすリスクがあり，基本的に全例が治療の対象となる．Peutz-Jeghersポリープも腸重積などのリスクとなることから，本治療の適応となる．家族性腺腫性ポリポーシス(FAP)のポリポーシスは基本的には結腸切除の適応となるが，大きな腺腫がごく少数のみの場合，大きな腺腫のみを内視鏡的に切除することがある．一方，禁忌としては明らかな出血傾向を有する場合があげられる．抗血栓療法を行っている患者については，日本消化器内視鏡学会「抗血栓薬服用者に対する消化器内視鏡診療ガイドライン」などを参考に，抗血栓薬の休薬を検討する[3]．体動による穿孔リスクを避けるため，適切な鎮静を行えない環境下でのポリープ切除は避けるべきである．その

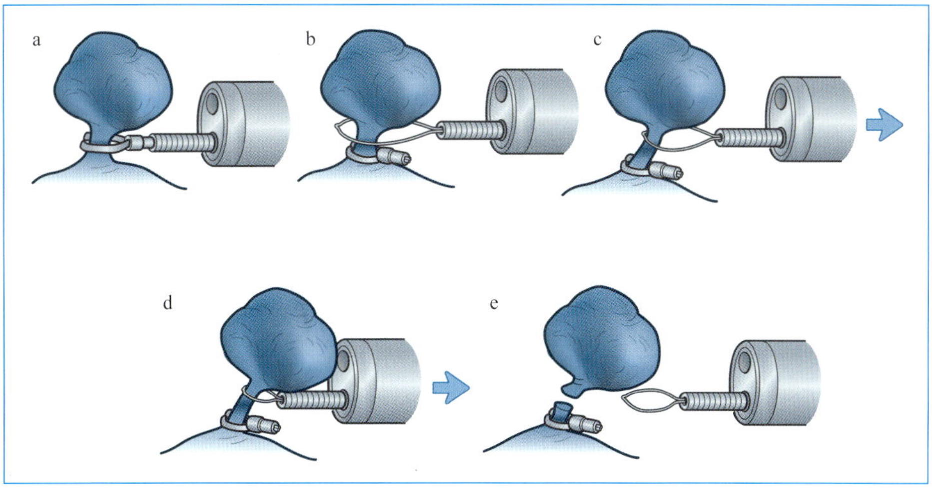

図1 ポリペクトミー
a：茎の根元を止血クリップ(もしくは留置スネア)で結紮，b：高周波スネアを茎部にかける
c：スネアをポリープ頭部に移動し，基部からの距離をとる，d：茎部を絞扼しながら通電する
e：ポリープが切除され，茎部にはクリップが残っている

他の禁忌は，下部消化管内視鏡検査に準じる．

方 法

内視鏡的ポリープ切除術の安全性は高く，患者QOLの向上にも役立つことから，小児消化器内視鏡医にとって習得されるべき手技の1つと考えられる[4]．しかし，実際に患者に手技を実施する前には，指導医の十分な指導を受けることや器械の特性を理解することが求められる．練習にあたっては，近年では内視鏡シミュレータなども普及し，ポリープ切除のシミュレーションも行うことができる．また，大腸内視鏡の鉗子孔は5～6時方向にあるため，病変がこの方向に位置するよう普段の内視鏡検査の際から心がけることが，治療内視鏡実施にあたって役立つ．

治療の実施にあたっては，適正な前処置がなされているか，出血傾向がないかをあらかじめ確認する．また，大量出血に備え，輸血などに対応できる環境を事前に整えておく[4]．内視鏡前処置は，通常の大腸内視鏡検査と同様に行う．観察のみの大腸内視鏡に比べ時間がかかるため，可能であればCO_2送気を行うことが望ましい．ポリープ切除に先立ち全大腸を観察して，ポリープの数と分布を確認する．経鼻用細径スコープは鉗子孔径が小さく，高周波器具に対応していないことがほとんどであるため，若年小児でもスコープは大腸用のものが用いられる．鎮静にあたっては，体動に伴う穿孔などの合併症リスクを避けるため，全身麻酔もしくは深鎮静にて体動を抑えることが求められる．

大腸における内視鏡的ポリープ切除法としては，ホットバイオプシー(hot biopsy)，ポリペクトミー(polypectomy)，内視鏡的粘膜切除術(endoscopic mucosal resection：EMR)などの手技がある．それぞれ，ポリープの大きさおよび形態に応じてどの手技でポリープ切除を行うか選択する．5 mm以下のポリープでは，ホットバイオプシーが適応になる．小児に多い若年性ポリープは多くが有茎性ポリープであり，ポリペクトミーが一般的に適応となる．

ポリペクトミーでは，高周波スネアを茎部にかけ，スネアを閉じてポリープを絞扼する(図1)．この際，必要以上の組織を巻き込むと穿孔をきたすため十分注意する．通電をしながらスネアを閉じ，ポリープを切離する．治療中の出血を防ぐために，あらかじめ茎部の根元を留置スネアやクリップで結紮するとよい．しかし，年少例では成人に比べ消化管内のワークスペースが少ないため，クリップ装置が使えないことがある．スネアをかける部位は，がんの疑いの少ない小児においてはできるだけ頭部よりにかけることでクリップをかけやすく，また穿孔のリスクを下げることができる．ポリープ切除後は，断端からの出血予防のため，可能であればクリップを留置し，ポリープは回収鉗子・回収ネットなどを用いて回収し，病理組織検査に供する．

バルーン内視鏡を用いた小腸ポリープ切除も，ポリープ切除方法は大腸ポリープ切除と同様である．大きなポリープが多発するPeutz-Jeghers症候群では，切離したポリープが回収できなかった場合に腸重積の発症原因となることを避けるため，肛門側のポリープから優先的に切除する．

偶発症

下部消化管内視鏡検査に伴う偶発症のほかに，治療に伴うものとして治療中の出血，後出血，消化管穿孔などがあげられる．特に若年性ポリープでは，太い動脈が走行していることが少なくないため，拍動性の出血をきたす可能性を考慮しなければならない．成人のポリペクトミーにおける後出血の頻度は1%前後，出血時期は3日以内が圧倒的に多い．小児に対する緊急内視鏡がいつでも行える環境が少ない現状を考慮し，ポリープ切除後1～2日は入院で経過観察することが推奨される．また，出血対策として，術後にはカルバゾクロム系血管保護剤（アドナ® など）の点滴を行う．また，運動は1週間程度制限することが望ましい．後出血をきたした場合には，緊急内視鏡にて出血部位をクリッピング止血，あるいはアドレナリン加生食の局注にて止血する．家族に対しても，排便時の出血の有無に十分注意し，退院後に出血の増加を認めた際には速やかに受診をするよう伝えることが重要である．

●文献

1）Ohmiya N, et al.：Endoscopic resection of Peutz-Jeghers polyps throughout the small intestine at double-balloon enteroscopy without laparotomy. Gastrointest Endosc 61：140-147, 2005
2）樫田博史，他：ホットバイオプシー，ポリペクトミー，EMR，EPMR．日本消化器内視鏡学会（監），消化器内視鏡ハンドブック．日本メディカルセンター，347-355，2012
3）藤本一眞，他：抗血栓薬服用者に対する消化器内視鏡診療ガイドライン．日本消化器内視鏡学会雑誌 54：2075-2102，2012
4）Fox VL：Colonoscopy. In：Walker WA, et al.(eds), Pediatric gastrointestinal disease：pathophysiology, diagnosis, management. 2nd ed., Mosby-Year Book, St. Louis, 1533-1541, 1996

（石毛　崇）

総 論 E 治療手技

3 その他

3）血漿交換，血液浄化療法

目 的

1．急性肝不全に対する血液浄化療法の位置づけ

急性肝不全昏睡型は致死率の高い予後不良な疾患であり，発症早期から速やかな血液浄化療法（人工肝補助療法）を含む適切な全身管理が必要である．また，救命率で肝移植に優る方法はないため，患者が発生した時点で肝移植を念頭におく必要がある．したがって，人工肝補助療法は肝移植までの短期間の橋渡し的治療と位置づけられる．

一方で，肝再生により肝移植を回避できる可能性もあるため，人工肝補助療法は肝再生が得られるまでの間に肝性脳症の進行や頭蓋内出血を未然に防ぎ，中枢神経系に不可逆的な障害を残さないためのもっとも有効な治療手段となる．

2．血液浄化療法の目的および選択

急性肝不全に対する血液浄化療法の目的として，①肝毒性物質やビリルビンなどの除去，②肝合成能低下により不足する凝固因子等の補充，③サイトカインなど臓器不全の原因となる humoral mediator の除去，④肝不全に伴う水・電解質の補正があげられる．

血漿交換（plasma exchange：PE）は，プロトロンビン時間（prothrombin time：PT）40% 以下（PT-INR 値 1.5 以上）もしくはヘパプラスチンテスト（hepaplastin test：HPT）30% 以下の凝固障害を認め，新鮮凍結血漿（fresh frozen plasma：FFP）の輸血で凝固異常の補正ができない場合に行われる．

持続血液濾過透析（continuous hemodiafiltration：CHDF）は，アンモニアをはじめとする肝毒性物質の除去や電解質異常の是正を目的に行われる．多くの肝毒性物質は中分子物質と推定されるため，濾過（filtration）を併用する．また，PE で使用する FFP 中のクエン酸の除去，腎機能低下例などでの腎代替療法，輸液や輸血のスペースづくりのための除水，肝移植前に状態を安定させるための肺水腫や浮腫の治療といった役割も負う．

適 応

急性肝不全昏睡型（肝性脳症 II 度以上）の診断がつき次第，人工肝補助療法を開始する．ただし，乳幼児では肝性脳症 I・II 度の判定は容易ではないため，急性肝不全と診断された時点で小児集中治療の可能な施設に搬送し，人工肝補助療法を含めた集学的治療を早期に開始する．

方 法

1．開始準備

開始前に頭部 CT を撮影して，頭蓋内出血を否定しておく．安定したバスキュラーアクセスの確保が何より重要であり，内頸静脈もしくは大腿静脈より透析用のカテーテルを挿入する．血液流量（blood flow rate：Q_B）を多くとる必要があるため，カテーテル径が太めのものを選択するとよい．

2．CHDF

中分子物質の除去を目的として，モジュールは持続緩徐式血液濾過器を使用する．

Q_B は 2〜5 mL/kg/分，透析液流量（dialysate flow rate：Q_D）は Q_B の 0.5〜1 倍，濾過流量（filtration flow rate：Q_F）は Q_B の 20〜25% として，アンモニア（目標 100 μg/dL 未満）や脳波所見を参考に調整する．成人領域では Q_D 300〜500 mL/分の high-flow dialysate CHDF の有用性が報告されているが，器械の精度の問題から水分バランスが崩れる可能性があり，乳幼児には不向きである．

肝性脳症惹起物質の除去のためには Q_F をなる

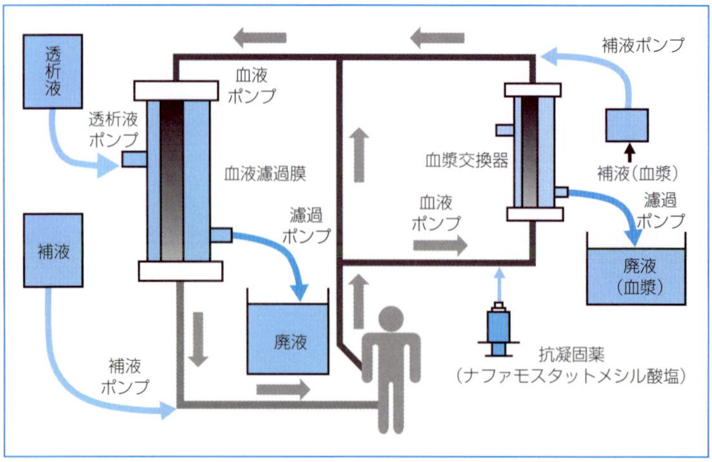

図1　当院における人工肝補助療法(CHDF＋PE)の回路

べく多くとることが望ましいが，濾過が増えると膜間圧格差(transmembrane pressure：TMP)の上昇を生じ，膜の寿命が短くなるため，Q_F を Q_B の 25% 以上にするのは困難である．

3．PE

PE は 6〜10 時間で施行する slow-PE か，24 時間連続施行を選択する．置換液は FFP，交換量は 1 回または 1 日につき 100〜150 mL/kg(2〜3 血漿単位に相当)とする．大量のクエン酸投与を伴うため，後述のように CHDF との併用が望ましい．

合併症・注意点

血液浄化療法に共通した合併症として，①低体温，②カテーテル感染，③出血，④血液が異物である膜を通過することによる発熱，悪寒，血小板減少，ショック，肺水腫，⑤血液製剤による感染，⑥不整脈や低血圧，⑦置換液による電解質異常，⑧回路トラブル(出血，空気塞栓，血栓など)がある．

感染と閉塞がバスキュラーアクセス喪失の 2 大原因であり，カテーテルの管理が重要となる．刺入部の観察や固定の工夫，静脈圧や凝固時間の変化に細心の注意が必要である．

肝不全ではアルカローシスになりやすく，血液脳関門におけるアンモニアの通過性が増す．CHDF の補充液はもともと慢性腎不全の治療を目的とした組成のためアルカリになっており，アルカローシスになりすぎないように注意する．

FFP には抗凝固薬としてクエン酸が添加されており，クエン酸はカルシウムと結合して低カルシウム血症を引き起こす(クエン酸中毒)．そのため，PE で FFP に置換された血液を透析してクエン酸を除去する必要があり，PE 回路を CHDF 回路の脱血側に，いわゆる「直並列」に接続する(図1)．血清カルシウムをモニタリングし，必要があればグルコン酸カルシウムで補正する．

肝不全では凝固能低下，血小板減少による出血傾向があるため，抗凝固薬はナファモスタットメシル酸塩を使用し，脳出血に注意する．

人工肝補助療法を開始するとビリルビン値や肝逸脱酵素が低下し，アンモニアが安定化するなど，一見肝不全が改善したかのような印象を受ける．また，鎮静の影響で肝性脳症の評価も困難となる．人工肝補助療法を開始する時点で肝移植が可能な施設に連絡もしくは搬送し，高度な内科治療を 3〜4 日行った時点で高ビリルビン血症や凝固能の回復が見込まれない場合は，時機を逸せずに肝移植に踏み切ることが肝要である．

●参考文献

・十河　剛，他：小児急性肝不全の内科的治療戦略．日本小児科学会雑誌 117：718-731，2013
・亀井宏一：急性肝不全．伊藤秀一，他(監)，小児急性血液浄化療法ハンドブック．東京医学社，114-123，2013
・稲垣徹史：病態別の導入基準，条件設定と注意点(含むモジュール選択)．伊藤秀一，他(監)，小児急性血液浄化療法ハンドブック．東京医学社，35-46，2013

(虻川大樹)

総 論　F 移 植

1 肝移植

歴 史

肝移植は，アメリカのStarzlらにより1963年に開始された歴史の浅い医療である[1]．開始当初はその成績は満足できるものではなかったが，手術手技・臓器保存方法・免疫抑制療法・周術期管理の改善等により，飛躍的にその成績が向上した．アメリカでは年間約6,000例の脳死肝移植が行われており，すでに安全で確立された医療であるといえる．欧米での肝移植は，脳死ドナー（臓器提供者）からの臓器摘出による脳死肝移植が中心である．わが国では1997年に脳死臓器移植法案が施行され，脳死肝移植が法制上実施可能となった．2010年施行の『改正臓器移植法』により，15歳以下で本人の臓器提供の意思が不明でも親族同意による臓器提供が可能となり，脳死臓器提供数の増加に至っている．しかし，脳死臓器提供数は臓器移植待機患者の需要を十分に満たすには至っていない．

一方，脳死肝移植が進まない背景のもと，わが国の肝移植は健常人の部分肝臓を用いた生体肝移植が中心に行われてきた．1989年に島根大学の永末らが胆道閉鎖症による末期肝硬変の男児に生体肝移植を施行したのが，わが国での初例である[2]．生体肝移植は，肝臓が分割可能な臓器であること，再生可能な臓器であること，という2つの特徴を活かした医療である．

生体肝移植は，脳死肝移植と違い大きく2つの利点がある．第一に，生体ドナーからの臓器提供のため，viabilityの良好な臓器を移植できることである．すなわち，術前に十分なドナー評価が可能で，臓器摘出から移植までの冷保存時間が短い，良好な状態の肝臓をレシピエント（臓器享受者）に提供することが可能である．第二は，レシピエントの状態に応じて，至適時期に待機手術が可能なことである．欠点は，健常な生体ドナーにとって医学的メリットのない，臓器提供のための肝切除手術が必要なことである．生体肝移植のドナー合併症も報告されているため，脳死肝移植の普及が望まれている．

表1　肝移植適応疾患

1．進行性慢性肝疾患
- a．胆汁うっ滞性病変
  胆道閉鎖症，原発性硬化性胆管炎，Alagille症候群，Bayler病，等
- b．肝細胞性病変
  原因不明肝硬変，自己免疫性肝炎，新生児肝炎，等
- c．血管性病変
  Budd-Chiari症候群，veno-occlusive disease，慢性肝移植片対宿主病，門脈閉塞症，等
- d．polycystic disease
  肝嚢胞，Caroli病，肝線維症，等

2．肝腫瘤性病変
肝細胞がん，血管腫，転移性内分泌腫瘍，肝芽腫，等

3．劇症肝炎
ウイルス性肝炎，薬剤性肝炎，熱中症，等

4．代謝性肝疾患
α1-アンチトプシン欠損症，Wilson病，糖原病，hemochromatosis, tyrosinemia, 進行性家族性肝内胆汁うっ滞症，胆汁酸代謝異常症，家族性アミロイドポリニューロパシー，hyperlipoproteinemia, Criglar-Najjar症候群，hemophilia, protein C欠損，protoporphilia, NICCD（neonatal intrahepatic cholestasis caused by citrin deficiency），citrullinemia, urea cycle defects, galactosemia, oxalosis, organic acidemia, 等

適 応

他の治療法でQOL（quality of life）の改善が見込めない，あるいは救命できない肝疾患が肝移植の適応となり得る（表1）．ただし，肝胆道系以外

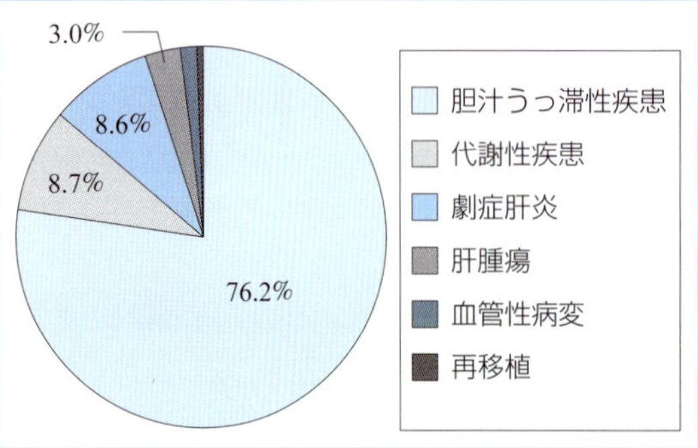

図1　わが国における小児肝移植の適応疾患
〔Kasahara M, et al.：Long-term outcomes of pediatric living donor liver transplantation in Japan：an analysis of more than 2200 cases listed in the registry of the Japanese liver transplantation society. Am J Transplant 13：1830-1839, 2013〕

に重篤な感染症がある場合(血液培養陽性，重症肺炎など)や肝臓以外に悪性腫瘍がある場合は，移植の成功率が著しく低下するため移植適応外とされている．また，他臓器疾患を合併している場合(心肺骨髄疾患)，その疾患の長期予後が見込まれなければ，移植適応は慎重に判断されるべきである．

肝移植医療が確立される過程の1980年代は，短期生存率を考慮して至適移植時期が決められる傾向にあった．しかし現在は，移植術後患者のQOL改善・長期生存率が良好であることから，肝障害のために患者のQOLが著しく障害されるときが至適移植適応時期とされている．劇症肝炎や肝悪性腫瘍では，患者の生命予後を考慮して移植時期が決定される．

わが国における小児肝移植の適応疾患の割合は，胆道閉鎖症に代表される胆汁うっ滞性疾患76.2%(胆道閉鎖症66.1%)，代謝性疾患8.7%，劇症肝炎8.6%，肝腫瘍3.0%，再移植0.7%である[3](**図1**)．

胆道閉鎖症では肝門部空腸吻合術(葛西手術)が適応されるが，黄疸が遷延する症例，側副血行路からの消化管出血を繰り返す症例，胆管炎を繰り返す症例，著しい成長障害を認める症例などが肝移植適応となる．長期経過例では，黄疸を認めなくても門脈圧亢進症や肺内シャント，肺高血圧症を合併する症例も少なからず認めるため，早めに移植専門施設に相談することが望ましい．慢性肝疾患患者の重症度・肝移植適応判断にはPELD(pediatric end-stage liver disease，12歳未満)/MELD(model for end-stage liver disease，12歳以上)scoreが有用である[4]．PELD scoreは血清アルブミン値，ビリルビン値，PT-INR，成長障害(身長・体重)，肝移植登録時年齢で決定され，またMELD scoreは血清クレアチニン値，ビリルビン値，PT-INRで決定される(Organ Procurement and Transplantation Network：OPTN，http://optn.transplant.hrsa.gov/resources/MeldPeldCalculator.asp?index=97)．術前状態の指標とされており，肝移植後予後と相関も報告されている．PELD/MELD score 15点以上は肝移植が推奨されている．

肝移植を要する代謝性疾患は，①酵素欠損・異常により肝硬変に至る疾患群，②肝実質細胞に著明な病変はないが，酵素欠損・異常により肝外に重篤な症状をきたす疾患群，に大別可能である．前者は，肝硬変・門脈圧亢進症・黄疸などの臨床症状を有し内科治療で改善の見込みがない非代償性肝硬変の場合に肝移植適応とされている．後者では，頻回の高アンモニア血症，高ビリルビン血症，アシドーシス，低血糖，腎不全などの臨床症状と，それに伴う精神発達遅滞，透析治療，骨髄抑制，食事制限等による著しいQOLの低下が認められる場合に肝移植が考慮される．代謝性疾患に対する肝移植適応はスコアリングが有用である[5](**表2**)[6]．前述の疾患群分類，内科治療の有効性，QOL，現在の状況をスコア化し，10点以上の場合に肝移植が考慮される．

劇症肝炎では症状発現から脳症II度発症までの期間，PT，直接ビリルビン/総ビリルビン比，血小板数，肝生検による病理所見により，肝移植適応の有無が判断される[7]．外科的切除不能な肝腫瘍は肝移植の適応になり得る．肝芽腫では，術前化学療法にもかかわらず全肝区域に及ぶ多発性病変・肝門部または主要血管に近接した病変で肝切除が不可能と判断された場合，肝移植が考慮される．肺転移などの肝外病変を肝移植時に認める場合は肝移植禁忌とされているため，肝移植術前に肝外病変の処置を要する[8]．

表 2 肝移植のためのスコアリング

項目	スコア5	スコア3	スコア1
疾患特異性			
代謝異常が肝臓に限局しているか？	○		
移植治療の実績があるか？		○	
内科的治療の有効性			
頻回の入院を必要とする代謝不全（年間 6 回以上）	○		
入院を必要とする代謝不全（年間 3〜5 回）		○	
外来治療を必要とする代謝不全（年間 6 回以上）			○
代謝不全による血液浄化療法・ICU 入院（初回発作時を除く，年間 2 回以上）	○		
服薬・食事療法コンプライアンス・アクセプタンス　著しく不良		○	
服薬・食事療法コンプライアンス・アクセプタンス　不良			○
QOL			
経管栄養・頻回の栄養（改善が見込める場合）		○	
神経学的改善・悪化の防止		○	
現在の状況			
神経学的状況（発達）：日常活動がある程度できる			○
身体的状況（成長）：成長障害（身長＜−2.5 SD）			○
生化学的所見：異常値の持続*		○	

*：高アンモニア血症，高乳酸血症，アシドーシス，肝機能異常，高脂血症，低血糖など

スコア	肝移植
10≦	適応
7≦	適応を考慮する
5≦	適応は慎重に考える
3＞	非適応

〔厚生労働省難治性疾患克服研究事業「有機酸代謝異常症（メチルマロン酸血症・プロピオン酸血症），尿素サイクル異常症（CPS I，OTC 欠損症），肝型糖原病の新規治療法の確立と標準化に関する研究」班（代表　堀川玲子）：代謝性疾患生体肝移植の手引き−適応基準．2012〕

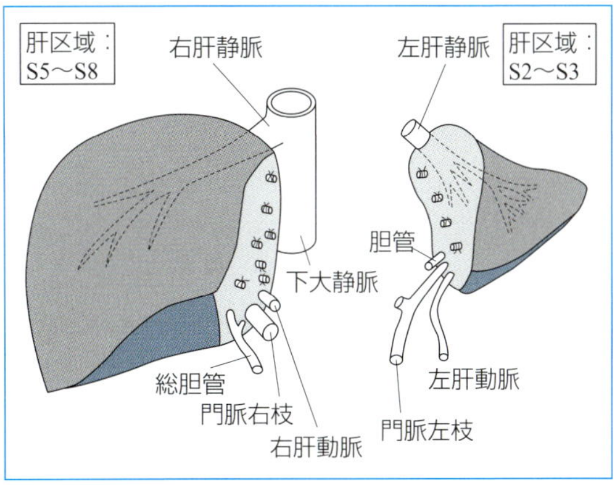

図 2　分割肝移植

方　法

1．脳死肝移植

脳死肝移植を実施するには，レシピエントの脳死肝移植の登録が必要である．欧米では PELD/MELD score で臓器移植の緊急度が決定されている．わが国では，前述の移植適応を満たし脳死肝移植施設（2014 年現在，26 施設）の施設内移植適応評価委員会で肝移植適応が承認されたのち，日本脳死肝移植適応評価委員会に申請書類を提出する．日本脳死肝移植適応評価委員会でレシピエントの医学的緊急度が決定される．医学的緊急度は，予測余命が 1 か月以内 10 点（劇症肝炎，移植後肝不全など），1〜3 か月以内 8 点，3〜6 か月以内 6 点，6 か月〜1 年以内 3 点，1 年を超えるもの 1 点に分類される．

小児肝移植レシピエントでは，選択時に 2 歳（生後 24 か月）未満かつ医学的緊急性 10 点の待機者は血液型を問わず 1.5 点が加点，臓器提供者が 18 歳未満の場合には選択時に 18 歳未満のレシピエントに限り 1 点が加点，小児原発性硬化性胆管炎で加点などの優先がある．

小児脳死ドナーは少ないため，小児レシピエントに脳死肝移植を実施するためには，成人脳死ドナーの肝臓を分割して 2 名のレシピエントに移植する分割肝移植が実施されている[9]（図 2）．通常，肝外側領域を小児に，右葉を成人に移植する．分割肝移植適応となる脳死ドナー条件は，年齢 40 歳以下，循環動態が安定（昇圧薬として 1 剤以下），肝細胞逸脱酵素値が正常の 3 倍以下，BMI（body mass index）が 28 以下，脂肪肝なし，などとされている．

2．生体肝移植

慢性的脳死臓器不足から，小児肝移植では健常成人をドナーとする生体肝移植が行われている．

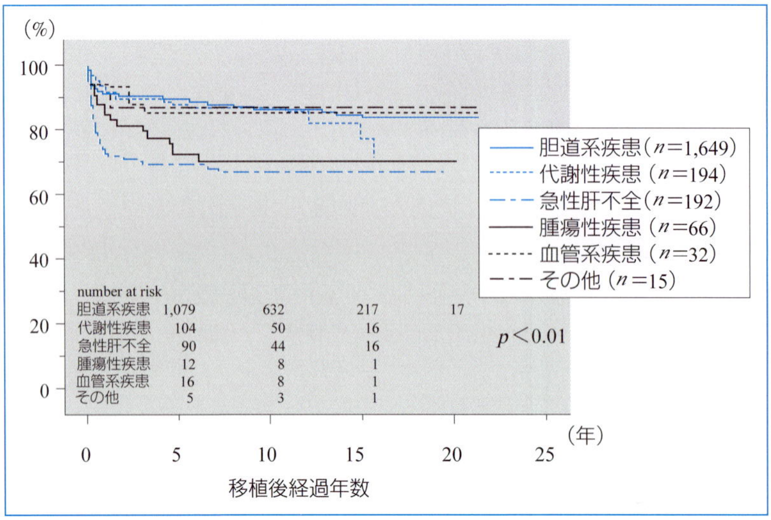

図3 疾患別レシピエント生存率

〔Kasahara M, et al.：Long-term outcomes of pediatric living donor liver transplantation in Japan：an analysis of more than 2200 cases listed in the registry of the Japanese liver transplantation society. Am J Transplant 13：1830-1839, 2013〕

表3 生体肝移植ドナー条件

a．自発的臓器提供の意思を有する成人(20歳以上65歳以下)
b．レシピエントの3親等以内あるいは配偶者
c．レシピエントと血液型が一致ないし適合したほうが好ましい
d．全身麻酔に際し禁忌となるような合併症を有さない
e．感染症，悪性腫瘍がない
f．腹部CTのvolumetryによって計測される肝左葉の容積がレシピエント体重の1%以上4%以内に相当
g．脂肪肝がない，あるいは肝生検にて脂肪沈着した肝細胞が30%以下

生体ドナーは健康な成人でなければならない．表3に提示した条件をクリアし，各施設におかれた肝移植適応評価委員会・倫理委員会等で評価され，生体ドナーの可否が判断される．小児レシピエントでは肝外側領域・左葉が移植片として使用されることが多いが，レシピエント体重が増加するに従い必要肝容積が増加し，肝右葉を移植片として使用する場合もある．健常，成人がドナーであるため，移植片採取術後の合併症は極力回避すべきである．

生体肝移植ドナー禁忌も報告されている．HLA homozygousは，肝移植後レシピエントに高率で移植片対宿主病(graft-versus-host disease：GVHD)が起こると報告されているため，ドナー適応禁忌である．また遺伝性疾患の場合も，ドナー選択において十分に評価が必要である．一部代謝性疾患〔Wilson病，NICCD(neonatal intrahepatic cholestasis caused by citrin deficiency)，urea cycle deficiency，organic acidemia，など〕は，保因者ドナーであっても肝臓の各種酵素活性に問題がなく，ドナーとして問題ないと報告されている．

合併症

1．肝動脈合併症

小児の肝動脈は細く，手術操作で容易に内膜が損傷・剝離する．手術時に愛護的に吻合することが重要である．肝動脈合併症は5.3%の頻度で発症すると報告されており，早期発症した場合は致死的肝壊死を惹起する．手術後5～14日で発生することが知られている．

2．門脈合併症

門脈は肝動脈よりも圧が低く，小児では移植肝臓が相対的に大きく腹腔内圧が高いため，門脈血栓症が起こることがある．門脈合併症の頻度は7.4%程度と報告されている．背景に血液疾患・肺内シャントがあるとその危険性が上昇する．門脈血流は定常流で>10 mL/kg/分の流量が最低量である．血流が減少・拍動性になる場合，感染症・

拒絶反応・脱水を反映していることがあり，鑑別を要する．

3．肝静脈合併症

肝静脈合併症は3.3％の頻度で起こると報告されている．肝静脈の超音波は通常3相波で，右房圧を忠実に反映していないとならない．術後，難治性腹水が続く場合，LDH，BUN上昇を認め，超音波で肝静脈がflatの場合，肝静脈狭窄を疑う．

4．拒絶反応

免疫抑制薬はカルシニューリン阻害薬（タクロリムス，シクロスポリン）とステロイドの2剤で通常行われている．病理診断された拒絶反応は約30.0％に認められると報告されている．初期の免疫抑制薬としてタクロリムスが優れていることはすでに報告されているが，腎障害・けいれんなどのタクロリムスの副作用でシクロスポリンに変更せざるを得ない場合もある[10]．小児肝移植後の拒絶反応は，肝機能上昇・発熱・腹痛だけでなく非特異的臨床症状で発症する場合も多い．術後腹水・胸水・血圧低下・CRP上昇で発症することがあるため注意を要する．特に劇症肝不全術後では，重症拒絶反応・感染症の頻度がともに高く，それぞれに対する治療は相反するため，拒絶反応が疑われる場合は積極的に肝生検を行うべきである．

予 後

日本肝移植研究会の2011年までの肝移植症例登録によると，2,366例の小児（18歳未満）の生体肝移植が実施されており，年間小児生体肝移植症例数は約120～140例，患者生存率は1年88.3%，10年82.8%と安定した成績であると報告されている．図3に疾患別レシピエント生存率を提示する．胆汁うっ滞性肝疾患の予後は良好であるが，劇症肝炎・肝悪性腫瘍に対する移植成績は満足すべきものではない．

●文献

1）Starzl TE, et al.：Homotransplantation of the liver in humans. Surg Gynecol Obstet 117：659-676, 1963
2）Nagasue N, et al.：Segmental（partial）liver transplantation from a living donor. Transplant Proc 24：1958-1959, 1992
3）Kasahara M, et al.：Long-term outcomes of pediatric living donor liver transplantation in Japan：an analysis of more than 2200 cases listed in the registry of the Japanese liver transplantation society. Am J Transplant 13：1830-1839, 2013
4）Wiesner RH, et al.：MELD and PELD：application of survival models to liver allocation. Liver Transpl 7：567-580, 2001
5）Kasahara M, et al.：Living donor liver transplantation for pediatric patients with metabolic disorders：the Japanese multicenter registry. Pediatric Transplantation 18：6-15, 2014
6）厚生労働省難治性疾患克服研究事業「有機酸代謝異常症（メチルマロン酸血症・プロピオン酸血症），尿素サイクル異常症（CPS I，OTC欠損症），肝型糖原病の新規治療法の確立と標準化に関する研究」班（代表 堀川玲子）：代謝性疾患生体肝移植の手引き—適応基準．2012
7）Naiki T, et al.：Novel scoring system as a useful model to predict the outcome of patients with acute liver failure：Application to indication criteria for liver transplantation. Hepatol Res 42：68-75, 2012
8）Sakamoto S, et al.：Nationwide survey of the outcomes of living donor liver transplantation for hepatoblastoma in Japan. Liver Transpl 20：333-346, 2014
9）Pichlmayr R, et al.：Transplantation of a donor liver to 2 recipients（splitting transplantation）-a new method in the further development of segmental liver transplantation. Langenbecks Arch Chir 373：127-130, 1988
10）O'Grady JG, et al.：Tacrolimus versus microemulsified ciclosporin in liver transplantation：the TMC randomized controlled trial. Lancet 360：1119-1125, 2002

（笠原群生）

総　論　F 移　植

2 小腸移植

目　的

1．背景と目的

小腸移植は重症腸管不全に対する根本的な治療法として，世界で 2013 年 2 月までに 2,800 回以上の移植手術が行われているが，その約 55% が小児症例である．小児腸管不全治療の最近の進歩に伴い，小腸移植の小児症例の割合は減少傾向にあるが，小腸移植が小児でより多く行われていることは，他の臓器移植では成人例が多いことと際立った対照を示している．これは，腸管の消化吸収能のほとんどが失われても，成人では静脈栄養による長期間の安定した管理が可能であるのに対し，小児，特に新生児，乳幼児においては，生命の維持のみならず成長発達のための栄養補給を要し，これをすべて静脈栄養のみに依存することがきわめて困難であるということが背景となっている．

わが国の小腸移植の成績は，十分に世界水準にあるといえる[1)]．重症の乳幼児例では，レシピエントの体格とグラフトのサイズの面から小児の脳死ドナーが必須である．「改正臓器移植法」施行以後，小児ドナーからの臓器提供が法的に可能となり，脳死小腸移植の症例数にも増加の兆しがみられるものの，小児の脳死ドナーからの臓器提供はきわめて少ない．このような現状のなかで，小児，特に乳幼児例に対する小腸移植，肝臓-小腸移植，多臓器移植に対応するための臓器配分システム整備や社会保険制度の適用など，解決しなければならない問題が山積している．

本項では，小児腸管不全治療における小腸移植の役割と現状について概説する．

適　応

1．腸管不全と重症度

腸管の大量切除を余儀なくされた場合（短腸症候群），あるいは機能的な腸管障害のため，生命の維持と成長発育に必要な栄養素を腸管から摂取することができず，静脈栄養に依存している状態を腸管不全（intestinal failure）とよぶ．カナダ小児外科学会（Canadian Association of Pediatric Surgeons）では，腸管切除や腹壁破裂の修復術後，残存小腸の長さが 40 cm 未満の病態あるいは 42 日以上の静脈栄養管理を要する病態を，腸管不全と定義している[2)]．

小児期に腸管不全をきたし，小腸移植の適応（原疾患）となる可能性のある疾患，病態を**表 1** および**図 1** に示す．

腸管不全のなかでも特に比較的残存小腸が長い，あるいは回盲弁の残存する小児の短腸症候群では，数か月から数年の経過を経て，順応（adaptation）により残存する腸管機能が回復し，静脈栄養からの離脱可能な症例も存在するが，残存する腸管のきわめて短い短腸症候群や重症の機能的腸管不全の場合，静脈栄養からの離脱はきわめて困難で，恒久的な静脈栄養管理を要する．このように，静脈栄養からの離脱を見込むことのできない病態を慢性（chronic）あるいは不可逆的（irreversible）な腸管不全と称する．

不可逆的腸管不全のうち，静脈栄養あるいは原疾患そのものに関連した合併症により，静脈栄養管理の継続，生命の維持が困難な症例や，著しい成長発育障害，QOL の低下をきたす症例が小腸移植の適応となる．治療により静脈栄養からの離脱が期待できる症例，安定した静脈栄養管理が行わ

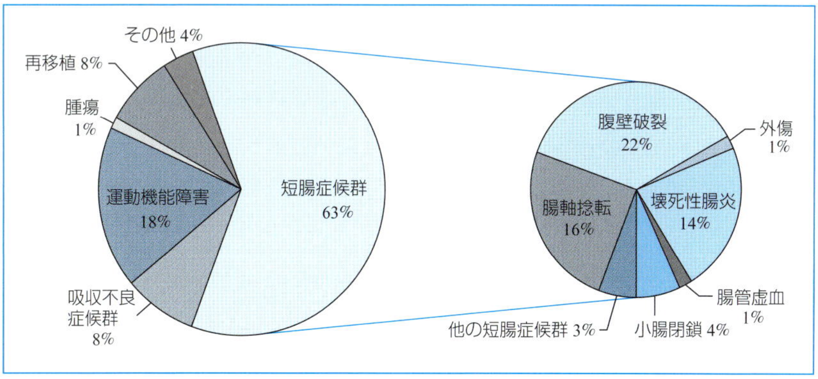

図1　小児小腸移植の原疾患
〔国際小腸移植登録．2013より〕

表1　腸管不全をきたしうる疾患

短腸症候群	中腸軸捻転症，先天性小腸閉鎖症，壊死性腸炎 腹壁破裂，上腸間膜動静脈血栓症，Crohn 病 外傷，その他
機能的腸管不全	広汎腸無神経節症(Hirschsprung 病) Hirschsprung 類縁疾患 　腸管神経節異常症(hypoganglionosis など) 　特発性慢性偽腸閉塞症(chronic idiopathic intestinal pseudo-obstruction syndrome：CIIPS) 　MMIHS(megacystis-microcolon-intestinal hypoperistalsis syndrome) 微絨毛封入体病(microvillus inclusion disease：MVID) その他

れ健全な成長発育とQOLが維持されている症例は，小腸移植は適応とならない．小腸移植の長期成績が向上すれば，小腸移植の適応はより広く，より早期から適応されるようになるであろう．

腸管不全の重症度は，通常，静脈栄養への依存度に従属する．静脈栄養への依存度は個々の症例に必要な静脈栄養量を必要な総栄養量で除したもので表す．静脈栄養への依存の高い(70～80% 以上)症例では，静脈栄養や原疾患そのものに起因する合併症をきたす危険性が高くなる．このほか，腸管運動機能障害の症例では一般的に短腸症候群と比べ，腹痛，経口摂取の困難あるいは不能，腸管内容のうっ滞に伴う感染，炎症などの要因により，QOLが阻害され，合併症をきたす危険性，すなわち重症度は高いと考えられる．

2. 腸管不全関連肝障害と重症度

腸管不全関連肝障害(intestinal failure associated liver disease：IFALD)は静脈栄養関連肝障害(parenteral nutrition associated liver disease：PNALD)，静脈栄養関連胆汁うっ滞(parenteral nutrition associated cholestasis：PNAC)などともよばれるが，静脈栄養のみならず原疾患そのものに関連した要因によっても肝障害をきたすことから，ここではIFALDと称する．IFALDの病因，病態は多様で，種々の程度の胆汁うっ滞，肝細胞傷害，脂肪化，脂肪肝炎(non-alcoholic steatohepatitis：NASH)，線維化などから肝硬変，肝不全に移行する．

新生児，乳児の腸管不全は肝組織の未熟性などから，特に胆汁うっ滞，肝細胞傷害を主とするIFALDに陥るリスクが高く，重症化しやすい[3]．幼児期以降の小児，成人では胆汁うっ滞や肝障害は血液検査などでは明らかでないにもかかわらず，NASHから肝線維化，肝硬変に至る変化が潜在的に進行する症例が多い．黄疸や腹水，門脈圧亢進症状などが顕性化したときにはすでにかなり進行しており，注意が必要である．IFALDが重症化する前に小腸単独移植を行った場合，移植後はIFALDが軽快することも報告されており[4]，IFALDが進行する前に小腸単独移植の適応を考えることも重要と考えられる．

IFALDの定義，重症度分類に関しては，これまで一定のものはない．IFLADの重症度分類(試案)を以下に掲げる．

①軽症：AST，ALT，γ-GTP値の上昇のみが持続する状態で，黄疸はなく門脈圧亢進症に伴う症状をきたしていない状態．

②中等度：D-Bil 1.0 mg/dL 以上(15.0 mg/dL 未

満)の黄疸が持続し，門脈圧亢進症に伴う症状をきたしていない状態.

③高度(あるいは重症)：D-Bilが5 mg/dL以上の黄疸持続，あるいは門脈圧亢進症に伴う症状をきたす病態.

④末期肝不全：高度(5 mg/dL以上)の黄疸が持続し，制御困難な消化管出血，感染，腹膜炎，高アンモニア血症，肝性脳症，腎不全の合併などをきたしている病態.

上記の②以上の病態では積極的な治療を要し，③以上に進行した場合には，小腸移植あるいは肝臓-小腸移植の適応を検討する.

3. 腸管不全の治療(リハビリテーション)

腸管不全のなかでも，重症例，不可逆的腸管不全，IFALDの発症のリスクの高い新生児，乳児期発症の腸管不全では，小腸移植の適応も視野に入れた積極的かつ専門的な治療を要する．腸管不全治療すなわち腸管リハビリテーション(intestinal rehabilitation：IR)の基本は，可能な限り残存腸管の機能を有効に活用し，静脈栄養への依存度を軽減し，IFALD，カテーテル関連血流感染症(catheter related blood stream infection：CRBSI)などの合併症を予防，軽減することである[5]．小腸移植の必要な症例に対しては，適切な時期にその適応を評価することも重要である.

治療には，閉鎖可能な人工肛門，腸瘻の閉鎖，腸管延長手術[6]，小腸移植も含めた外科治療，栄養管理，腸内細菌叢の制御，IFALDに対する魚油由来ω-3系脂肪製剤の使用，CRBSIに対する治療的・予防的エタノールロック療法[7]，短腸症候群に対するGLP-2アナログ製剤[8]，などの内科治療に加え，精神的支援，疼痛管理，在宅移行などの社会的支援をも包括する．医師(小児科，消化器内科，移植外科，消化器外科，小児外科，精神科，麻酔科，放射線科，リハビリテーション科など)だけでなく，看護師，栄養士，コーディネーター，ソーシャルワーカー，理学療法士などの多職種の連携が重要とされている[5]．このような多職種による包括的医療により，IFALDなどの合併症，死亡率，移植率が軽減し，静脈栄養からの離脱や円滑な在宅療法への移行などのQOLの向上が得られると報告されている[9]．日本国内においても，重症腸管不全治療を多職種の連携により包括的に管理する専門施設の整備が必要と考えている.

4. 小腸移植の適応

小腸移植は，不可逆的腸管不全において，IFALD, CRBSIなど致死的な合併症により生命の維持が脅かされている場合，あるいは中心静脈アクセスルートの確保困難など合併症のため，生命の維持が困難になりつつある場合，著しいQOLの障害をきたしている場合に，適応とされる．IFALDの重症度やCRBSIの頻度，重症度，残存する中心静脈アクセスルートの本数などにより，小腸移植の適応基準が提唱されている[10,11]が，適応基準のみでは実際にその適応と時期を判断するのは困難なことが多く，QOLを含めた総合的な判断が必要である．不可逆的炎症腸管不全，経口摂取が制限されるなどQOLが障害されている症例においては，常に小腸移植の適応を考慮し，移植施設と連携して管理することが望ましい.

方 法

1. 生体小腸移植

生体ドナーから小腸の一部を摘出し，移植することは可能である．通常，回盲部はドナーに温存し，全小腸の40%以下，1〜2 m(通常成人の全小腸長は約5 m)の回腸を摘出し，レシピエントに移植する．移植する小腸の長さに上限があるため，特に成人レシピエントへの移植の場合には，静脈栄養からは離脱することができても，脱水などの補正のため，補液が必要となる場合もある.

血縁間への移植が，免疫学的に有利である可能性があるが，これまでの国内外のデータをみる限り，生体ドナーからの移植が脳死ドナーからの移植よりも成績がよいことを示す根拠はない．脳死ドナーからの臓器提供がきわめて少ない日本国内においては，生体ドナーからの小腸移植が主流であったが[12]，2006年以降は脳死小腸移植実施態勢の整備に伴い，脳死ドナーからの移植が主流になりつつある[1]．2013年までに国内で実施された25回の小腸移植のうち，12回が生体ドナーからの移植である．国際的には，米国などでも生体小腸移植が実施された時期もあった[13]が，脳死移植が主流であり，生体移植は数十例(3%以下)ときわめ

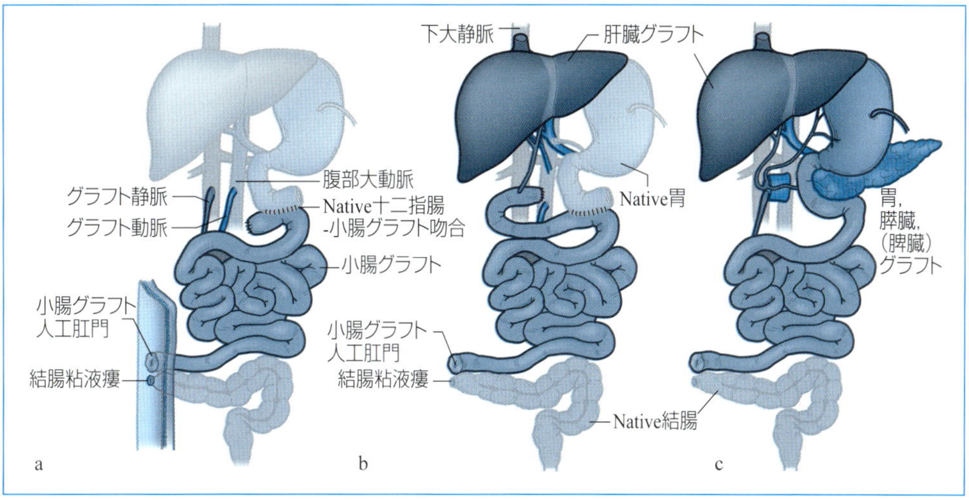

図 2　移植
a：小腸単独移植，b：肝臓-小腸移植，c：多臓器移植

て少ない．生体小腸移植には，他の生体ドナーからの移植と同様，健康なドナーから臓器を摘出するという倫理的な問題が内在する．ドナー合併症のリスクは数 % 未満と他の生体臓器移植と比べ低いと考えられる[14]が，その適応は慎重に検討されるべきであろう．

2. 脳死小腸移植

2010 年の「改正臓器移植法」施行以降，日本国内でも脳死ドナーからの臓器提供は増加し，年間 40〜50 例の臓器提供が行われている．小児の脳死ドナーからの臓器提供も法的には家族の同意により実施可能となったが，現在のところきわめて少数例しか実施されていない．成人ドナーからの提供であっても移植する長さを調整することにより，体重比で 300〜500% 程度(体重 50 kg の成人から体重 10〜15 kg の小児への移植)までは対応可能であるが，10 kg 未満の小児への移植には小児ドナーからの臓器提供が必要である[15]．肝臓-小腸あるいは多臓器移植の必要な不可逆的肝不全を合併した腸管不全症例の多くは体重 10 kg 未満であり，現状ではこうした症例を国内で救命することはきわめて困難である．

脳死小腸移植実施認定施設は国内に 13 施設あるが，小腸移植は保険適用となっておらず，先進医療の承認には脳死および生体小腸移植，それぞれ 2 例以上の施設としての経験が要求されるため，2013 年末現在，2 施設のみで承認されている．現在，小腸移植は日本小腸移植研究会臨床小腸移植推進委員会の多施設協力支援態勢のもとに行われており，どの認定施設においても一定水準の実施体制は整備されている．

脳死小腸移植では，移植する腸管の長さに生体小腸移植のような制限はないが，膵臓移植との関係でグラフト血管として右結腸動静脈の分岐部で上腸間膜動静脈が切離されるため，空腸側の約 100 cm は犠牲となり，多くの場合 250〜350 cm の小腸が移植される(図 2-a)．結腸のきわめて短い，あるいは Hirschsprung 病のように機能障害を有する症例に対しては，結腸の一部(回盲部〜上行結腸)を移植することも可能である．結腸を含めた移植は小腸移植全体の 25〜30% に行われており，静脈栄養，補液からの離脱率は向上すると報告されている[16]．

ドナー/レシピエントの血液型は，一致あるいは適合の場合に移植可能である．血液型不適合の移植は小腸移植では行われていない．HLA のマッチングは移植の際に考慮されない．HLA のマッチングが小腸移植後の成績に影響を与えるという根拠は現在のところないが，移植後のドナー特異的抗 HLA 抗体の有無が移植後の成績に影響を与えるとの報告[17]はある．サイトメガロウイルス(CMV)抗体陰性のレシピエントに対しては，CMV 抗体陰性のレシピエントからの移植が望ましいが，ガンシクロビル，ガンマグロブリン製剤の予防的使用，白血球除去フィルターを用いた輸血などにより，移植は可能である．臓器搬送などに伴う阻血時間は12時間以内とするのが原則である．

3．肝臓-小腸(多臓器)移植

IFALDが進行し，不可逆的肝不全に陥った症例に対しては，肝臓-小腸移植あるいは肝臓を含む多臓器移植が必要である[15)](図2-b, c)．脳死ドナーからの臓器提供数の少ない日本国内では，これまでに脳死ドナーからの肝臓-小腸同時移植，多臓器移植は実施されていない．不可逆的肝不全合併例に対し，2人の生体ドナーからそれぞれ肝臓と小腸の提供を受けた肝臓-小腸同時移植を1例に，生体肝移植後の脳死ドナーからの小腸移植が2例に実施されている．異時性肝臓-小腸移植の1例は自験例で，移植後3年経過し，拒絶反応なく，静脈栄養からも離脱し，きわめて良好な経過である．肝臓を含む小腸移植は含まない移植と比べ，拒絶反応の頻度が少なく，長期予後は良好であるが，その免疫学的機序は不明である[17)]．

多臓器移植は，移植グラフトに胃を含む移植と定義されている．肝不全をきたしていない腸管運動機能障害症例などに対しては，肝臓を含まない多臓器移植(modified multi-visceral transplantation)も行われている[18)]．日本国内では脳死ドナーからの臓器提供が少なく，多くのドナーから膵臓(解剖学的に通常，十二指腸を含む)が摘出されるため，胃・十二指腸を含むグラフトの移植は想定されていない．通常，膵臓の摘出が行われることのない，たとえば体重10 kg未満の小児ドナーからの胃，十二指腸，肝臓などを含む多臓器グラフトの摘出は論理的には可能であるが，小児の脳死ドナーからの臓器提供はこれまでのところきわめて少ないため，十分な議論は行われておらず，実施態勢は現在のところ整備されていない．

合併症

1．拒絶反応

急性拒絶反応は小腸移植後90日以内に46～70%の頻度で発症する[19)]．小腸移植の急性拒絶反応は進行が速く，腸管(グラフト)内容からのトランスロケーションにより感染症をきたす．小腸移植後の直接の死因の多くは感染症(敗血症)であるが，グラフトロス，死亡には拒絶反応が直接あるいは間接的に関与していると思われる．他の臓器の移植において，急性拒絶反応は通常，移植後6か月以内に発症するが，小腸移植後においては移植後数年以上経過しても起こりうる．急性拒絶反応はステロイドパルスや抗胸腺抗体製剤などにより治療される．小腸グラフト内視鏡，生検病理組織診断などにより早期に診断し，迅速かつ適切に治療することが必要である．抗HLA抗体などに関連した抗体関連拒絶反応や非特異的な拒絶反応なども注目されており，プロテアソーム阻害薬や抗TNF-α抗体製剤による治療の効果も報告されている[20,21)]．慢性拒絶反応も小腸移植後中長期のグラフトロス，死亡の主要な原因とされている[22)]が，その発症機序は不明で，有効な治療法は見つかっていない．

2．感染症

小腸移植後には免疫抑制や拒絶反応に伴い，さまざまな感染症をきたしうる[23)]．サイトメガロウイルス(CMV)，EBウイルス，カリニ肺炎などの他の臓器移植後にもみられる日和見感染などのほか，小腸移植後に特異的な腸管感染症や，静脈栄養，補液から離脱していない症例では，CRBSIが問題となる．ワクチン接種や適切な抗菌薬，抗真菌薬，抗ウイルス薬などにより予防，治療することが重要である．小腸移植後のCRBSIは重症化し，致死的な経過をとることもあるため，早期に適切に治療しなくてはならない．

3．腎機能障害

小腸移植後は他の臓器移植後と比べ，移植前からの脱水や腎結石，膀胱機能障害(腸管運動機能障害のなかには膀胱機能障害を合併するものもある)に加え，カルシニューリン阻害薬などの免疫抑制薬や抗真菌薬，抗ウイルス薬などの腎毒性により，腎機能障害をきたす危険性が高い．透析や腎移植が必要な末期腎不全をきたす危険性は，小腸移植と肺移植で特に高いとされている[24)]．移植後に末期腎不全をきたすと死亡リスクは5倍以上となり，予後に有意差をもって悪影響を与えることが知られている[25)]．必要以上に免疫抑制薬の血

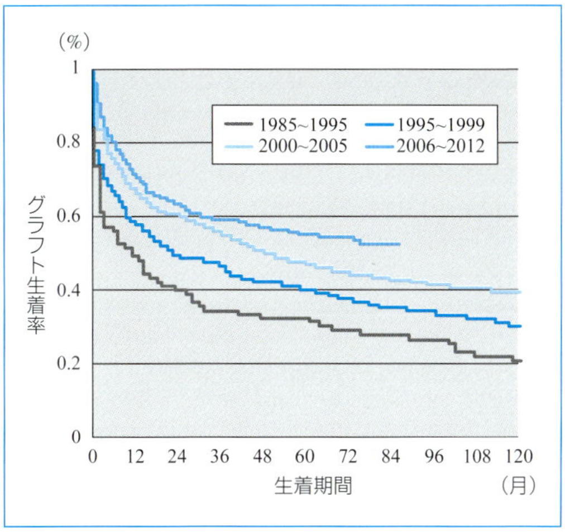

図 3 年代別グラフト生着率：小児
〔国際小腸移植登録．2013 より〕

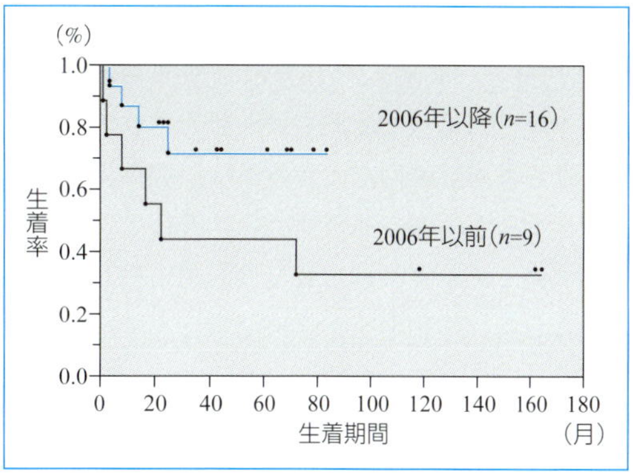

図 4 わが国における時期別グラフト生着率
〔日本小腸移植研究会，他：本邦小腸移植症例登録報告．移植 48：390-394，2013〕

中濃度を高く維持せず，十分な補液により脱水を起こさないよう管理するとともに，定期的に腎機能を評価し，拒絶反応，感染症の治療の際にも腎機能障害を最小限とするよう配慮すべきである．

4．その他

免疫抑制下の消化管手術は縫合不全などの合併症をきたす危険性が高く，重篤な病態に陥る危険性も高いため，十分な注意が必要である．腸管不全，特に腸管運動機能障害の症例は移植前より腹痛などに対する疼痛管理に難渋する症例が多く，疼痛管理の専門科や精神科との連携により適切に管理していく必要がある．腸管運動機能障害のなかでも胃からの排泄遅延を有する症例では，移植後の経口摂取，経腸栄養，経口(経腸)投与による薬剤管理などに難渋する症例が多い．欧米などの国外では胃・十二指腸を含めた多臓器移植が実施可能であるが[18]，国内では現在のところ実施困難であるため，胃瘻，腸瘻の造設，胃-腸管バイパス手術などの工夫により管理しなくてはならない．小腸移植後も腸管リハビリテーションの一環として，発達段階や社会的な状況に応じた，精神的支援，社会的支援に配慮しなくてはならない．このような包括的管理により，小腸移植，ひいては腸管不全全体の治療成績向上に結実するものと考えている．

予 後

小腸移植後の短期成績は近年向上し，他の臓器移植の成績と遜色ないものとなっているが，長期成績にはいまだ課題を残している．最新の2013年の国際小腸移植登録によると，2013 年 2 月までに 2,887 回(18 歳未満の小児はこのうち 1,611 回)の小腸移植が行われ，1,416 例(小児 822 例)が生存している．小腸移植の年次別実施数をみると，2009 年をピークに 2010 年以降，特に小児の肝臓-小腸移植/肝臓を含む多臓器移植が約半数まで減少している．これは，IFALD に対する魚油由来静注用脂肪製剤による治療[26]が広く実施されるようになったため(この薬剤の IFALD に対する適応，薬事は米国でも未承認)，小児の不可逆的肝不全合併症例が減少したことが原因と考えられる．小児期(乳幼児期)に不可逆的肝不全をきたしていた症例の多くは重症腸管不全症例と考えられるため，このような魚油由来静注用脂肪製剤により乳幼児期の移植を免れた症例が，その後やはり小腸移植の適応となり，小腸移植の実施数が再び増加に転じるのか否かについては，今後，注意深く見守る必要がある．小腸移植のグラフト生着率は，特に小児では年代ごとに向上しており，2006 年以降の症例では，移植後 1 年の生着率は約 75%，5 年生着率は約 55% まで改善している(図 3)．日本国内の成績も向上しており，成人/移行症例も含めた成績だが，2006 年以降の症例では，1 年の生着率は 87%，5 年生着率は 71%(患者生存率は 1 年 93%，

5年生存率76%)となっている(図4)[1]．一方，移植後10年以上経過したのちに急性拒絶反応でグラフトロスに陥った症例も最近報告されており，さらなる長期成績向上のためには，液性免疫なども含めた免疫制御や免疫寛容の誘導など，新たな拒絶反応と感染症制御，戦略の開発・検討が必要と思われる．小腸移植を含めた腸管不全治療全体のさらなる成績向上を期待したい．

●文献

1) 日本小腸移植研究会，他：本邦小腸移植症例登録報告．移植 48：390-394，2013
2) Sigalet D, et al.：Elements of successful intestinal rehabilitation. J Pediatr Surg 46：150-156, 2011
3) 工藤博典，他：小腸不全，小腸移植症例の肝組織病理所見．小児外科 42：912-917，2010
4) Fiel MI, et al.：Rapid reversal of parenteral-nutrition-associated cirrhosis following isolated intestinal transplantation. J Gastrointest Surg 13：1717-1723, 2009
5) Sudan D, et al.：A multidisciplinary approach to the treatment of intestinal failure. J Gastrointest Surg 9：165-176, 2005
6) Almond SL, et al.：Autologous intestinal reconstructive surgery to reduce bowel dilatation improves intestinal adaptation in children with short bowel syndrome. J Pediatr Gastroenterol Nutr 56：631-634, 2013
7) Corrigan ML, et al.：Hospital readmissions for catheter-related bloodstream infection and use of ethanol lock therapy：comparison of patients receiving parenteral nutrition or intravenous fluids in the home vs a skilled nursing facility. JPEN J Parenter Enteral Nutr 37：81-84, 2013
8) Jeppesen PB, et al.：Quality of life in patients with short bowel syndrome treated with the new glucagon-like peptide-2 analogue teduglutide--analyses from a randomised, placebo-controlled study. Clin Nutr 32：713-721, 2013
9) Infantino BJ, et al.：Successful rehabilitation in pediatric ultrashort small bowel syndrome. J Pediatr 163：1361-1366, 2013
10) Selvaggi G, et al.：Analysis of vascular access in intestinal transplant recipients using the Miami classification from the VIIIth International Small Bowel Transplant Symposium. Transplantation 79：1639-1643, 2005
11) O'Keefe SJ：Candidacy for intestinal transplantation. Am J Gastroenterol 101：1644-1646, 2006
12) Uemoto S, et al.：Living-related small bowel transplantation：the first case in Japan. Pediatr Transplant 2：40-44, 1998
13) Tzvetanov IG, et al.：Current status of living donor small bowel transplantation. Curr Opin Organ Transplant 15：346-348, 2010
14) Barr ML, et al.：A report of the Vancouver Forum on the care of the live organ donor：lung, liver, pancreas, and intestine data and medical guidelines. Transplantation 81：1373-1385, 2006
15) Kato T, et al.：The role of intestinal transplantation in the management of babies with extensive gut resections. J Pediatr Surg 38：145-149, 2003
16) Matsumoto CS, et al.：Inclusion of the colon in intestinal transplantation. Curr Opin Organ Transplant 16：312-315, 2011
17) Abu-Elmagd KM, et al.：Preformed and de novo donor specific antibodies in visceral transplantation：long-term outcome with special reference to the liver. Am J Transplant 12：3047-3060, 2012
18) Matsumoto CS, et al.：Modified multivisceral transplantation with splenopancreatic preservation. Transplantation 83：234-236, 2007
19) Desai CS, et al.：Intestinal retransplantation：analysis of Organ Procurement and Transplantation Network database. Transplantation 93：120-125, 2012
20) Island ER, et al.：Successful treatment with bortezomib of a refractory humoral rejection of the intestine after multivisceral transplantation. Clin Transpl 2009：465-469
21) Gerlach UA, et al.：Tumor necrosis factor alpha inhibitors as immunomodulatory antirejection agents after intestinal transplantation. Am J Transplant 11：1041-1050, 2011
22) Takahashi H, et al.：Analysis of acute and chronic rejection in multiple organ allografts from retransplantation and autopsy cases of multivisceral transplantation. Transplantation 85：1610-1616, 2008
23) Timpone JG Jr, et al.：Infections in intestinal and multivisceral transplant recipients. Infect Dis Clin North Am 27：359-377, 2013
24) Ruebner RL, et al.：End-stage kidney disease after pediatric nonrenal solid organ transplantation. Pediatrics 132：e1319-1326, 2013
25) Suzuki M, et al.：Risk factors for native kidney dysfunction in patients with abdominal multivisceral/small bowel transplantation. Clin Transplant 26：E351-358, 2012
26) Nandivada P, et al.：The Natural History of Cirrhosis From Parenteral Nutrition-Associated Liver Disease After Resolution of Cholestasis With Parenteral Fish Oil Therapy. Ann Surg, 2013[Epub ahead of print]

(和田　基)

各　論

各 論 A 口 腔

1 舌小帯短縮症

概 念

1．定 義

舌下面中央と口腔底を固定する舌小帯が形態的に短い，または舌先端方向へ異常付着しているために，舌が口腔底側に固定され，舌の運動(特に突出，挙上)が制限された状態である．

2．分 類

本疾患に特有の分類はないが，形態異常によるものは少なく，ほとんどが舌先端への付着異常である．舌小帯硬直症，舌小帯癒着症，舌小帯過短症，舌硬直症，舌癒着症，舌繋帯異常症，短舌症，などと同義語とされる．

疫 学

本疾患は産科，歯科，口腔外科，耳鼻咽喉科，小児科，小児外科など多領域で取り扱われるが，診断基準や治療方針に関して，いまだ一定した見解が得られていない．そのため，わが国での発現頻度にも差があるが，正常分娩児の5%未満で，男女比はほぼ同じか男児に多いとされる．また，親子や姉妹での発症例も報告されており，遺伝との関連性も示唆されている[1]．さらに，症候群の口腔症候として，唇顎口蓋裂と舌小帯短縮症の合併する割合が約30%とされる[2]．

病理・病態生理

舌小帯は，胎生期における舌発育過程の遺残物であり，舌の運動機能の調節および舌の後退を防止する機能を担っている．通常は舌の後方1/2～1/3に付着しているが，新生児期には舌尖部に付着しており，舌小帯付着とよばれる．その後，舌の発育とは逆に自然退縮し，舌小帯付着は成長とともに認めにくくなることがほとんどである．しかし，舌小帯付着がそのままの状態であると，舌が口腔底側に固定され，舌の前方や上方への運動が制限されることになる．

病 因

胎生期における舌原基と下顎歯槽粘膜の分離不全の状態に，出生後における舌小帯の退縮障害が加わって成立するとされる．また，外傷後の瘢痕などにより，後天性に舌小帯短縮症の状態となることもある．

臨床症候

舌の突出，挙上などの舌運動制限による症状が主症状であり，新生児・乳児期の哺乳障害と幼児期の構語障害(特にラ行，サ行)が代表的で，よく知られている．しかし近年の見解では，実際に哺乳障害や構語障害の原因となる例は，高度の舌小帯短縮症のみであり，哺乳障害や構語障害に関係する舌小帯短縮症の頻度は，非常に少ないと考えられている．

他の症状としては，咀嚼障害，嚥下障害，摂食障害，流涎，反対咬合，空隙歯列，痩せ，肥満，不定愁訴(頭痛)，錠剤が飲めない，などがある．

診 断

本症特有の画像検査はなく，臨床的に舌の可動範囲と形態異常から診断しうる．すなわち，舌の前方への突出が十分にできず，重度例では舌先端が前歯(歯列)や下口唇を越えることができない．無理に突出すると舌の先端中央にくびれが生じ，典型的なハート型の舌(図1)になる．また，舌先を挙上した際にも，口蓋底や上顎の前歯に触れる

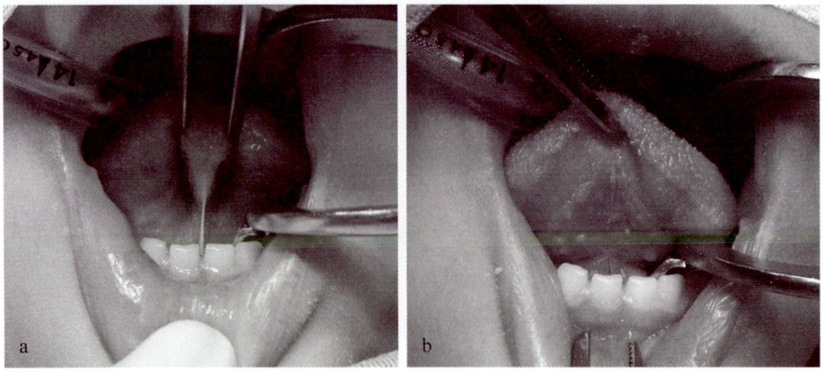

図2 図1と同一症例の術中所見
a：切離前，b：切離縫合後

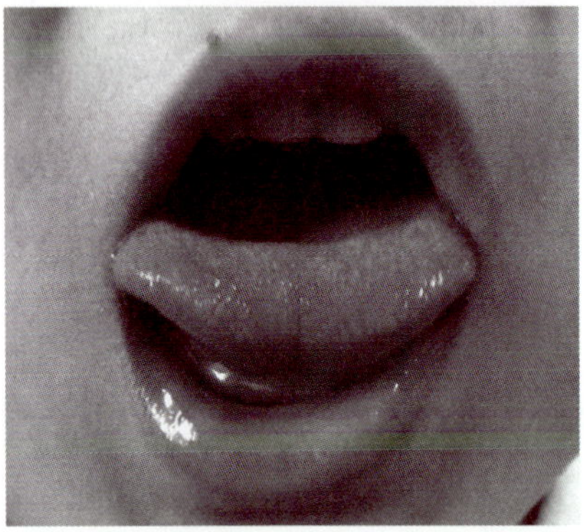

図1 ハート舌(軽度)

ことができない．

口腔外科領域では，舌の形態や可動範囲からなる数種類の重症度分類が報告されており，舌の随意運動機能評価，乳児期の舌機能評価，摂食機能検査，嚥下機能検査なども診断や重症度分類に用いられている[1,3,4]．

治 療

以前は，哺乳障害の原因となり，また放置すると構語障害の原因にもなるとの考えで，乳幼児期の積極的な切離が推奨されていた．しかし，最近の一般的な考え方では，新生児期や乳児期の舌小帯付着には自然退縮傾向があり，成長とともに徐々に認めにくくなることが多いため，哺乳障害や構音障害の直接的な要因にはならないと考えられている．実際に舌小帯の短縮傾向があっても，問題が生じていない症例が多数認められる．そのため，治療に関する統一された見解が得られてはいないが，治療を要する舌小帯短縮症は非常に少なく，自然治癒傾向がある4～5歳頃までは治療を待機してもよいという意見が主流である．

治療は，軽度の構語障害であれば，言語聴覚士による機能訓練で改善される場合がある．手術適応となるのは，明らかな高度の哺乳障害と5歳以上の構語障害であるが，手術が必要となる例は少ない．麻酔法は，局所麻酔と全身麻酔の報告があるが，患児の年齢，協力度，短縮症の程度などから，安全性の高い麻酔法が症例ごとに選択されるべきである．手術法は舌小帯切離術(延長術)で，軽症例では切離するのみで十分であるが，重症例では菱形となった切離面を縦縫合(図2-a，2-b)し，Z-plastyを追加することもある．

合併症

舌小帯切離の際に，舌下小丘部の唾液腺(Wharton管開口部)損傷や過剰切離による舌出血に注意が必要である．唾液腺損傷は，粘液嚢胞形成の原因となる．また，切離面の縦縫合を行わないと，切離後の癒着による再短縮をきたす可能性がある．

●文献

1) 雲丹亀真貴子，他：姉妹に生じた舌小帯短縮症の2例．小児口腔外科 15：37-42，2005
2) 西 正勝：舌癒着症の統計的ならびに臨床的研究．医学研究 39：35-37，1969
3) 金子忠良，他：小帯切除術―特に舌小帯と上唇小帯について―．小児口腔外科 21：25-32，2011
4) 銘苅泰明，他：小児における舌小帯短縮症の手術時期の検討．小児口腔外科 21：69-72，2011

(世川 修)

各 論 A 口 腔

2 口唇裂，口蓋裂

概 念

1. 定 義

先天的に上口唇が披裂を生じているものを口唇裂，口蓋に披裂を生じているものを口蓋裂という．また歯肉・歯槽部に披裂を生じているものを顎裂という（図1）．

2. 分 類

唇，顎堤（歯槽骨の歯茎部分）と硬口蓋の切歯孔より前方を一次口蓋，硬口蓋の切歯孔より後方と軟口蓋を二次口蓋という．口蓋の癒合不全は単独あるいは同時に生じることがあり，それぞれについて完全形，不全形があり，変形のバリエーションは広い．さらに片側，両側があることが分類を複雑にしている（図2）[1)]．

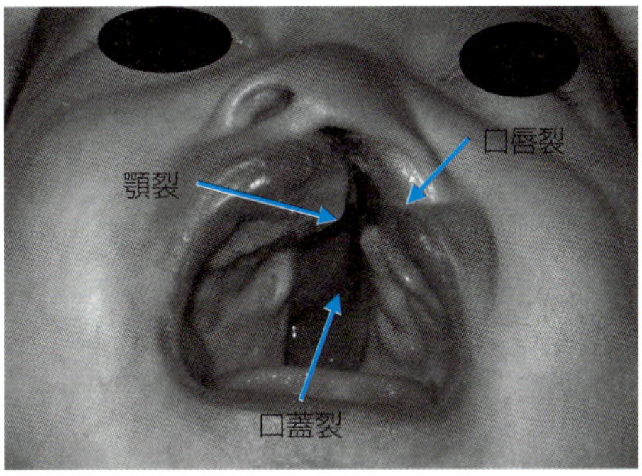

図1 口唇裂，口蓋裂
左完全唇顎口蓋裂を示す

疫 学

口唇裂，口蓋裂は，日本人においては500人に1人の割合で生じる．白人では800人に1人，黒人では1,500～2,000人に1人とされる．なお，口蓋裂単独例は人種差がなく，1,200人に1人とされている．

病 因

詳しい病因は明らかになっていないが，環境的要因と遺伝的要因が同時に関与するとされる多因子遺伝によるものとされている．

臨床症候

1. 症 状

口唇裂では，主として整容的な問題のみである．口蓋裂では新生児・乳児期の哺乳困難，鼻咽腔閉鎖不全に伴う開鼻声と構音障害，滲出性中耳炎による難聴，咬合異常などの機能障害を伴う．

2. 所 見

口唇裂では，皮膚と粘膜の断裂に加えて，鼻尖の平坦化と非対称性など外鼻変形を生じる．これは断裂した口輪筋の断端が外側では鼻翼基部に，正中側では鼻柱基部に付着して，それぞれを牽引することにより外側鼻翼軟骨の変形をきたすためである（図3）．

口蓋裂では硬口蓋あるいは軟口蓋の断裂に加えて，軟口蓋筋群の走行異常がある．軟口蓋の筋群は裂縁と硬口蓋後縁に停止し，本来の位置よりも前方に位置している．

3. 合併奇型

口唇裂，口蓋裂を合併しやすい症候群としては，22q11.2欠失症候群，Down症候群，第一・第二鰓弓症候群，Pierre Robin症候群，Stickler症候群，Apert症候群，などがあげられる[2)]．

診 断

口唇裂の診断は視診で容易に行える．最近は超音波画像診断の進歩・普及に伴い，出生前診断が増加している．

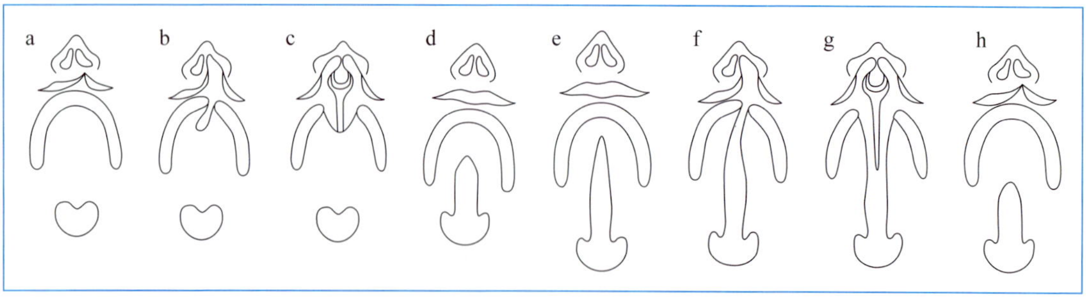

図 2 口唇裂，口蓋裂の分類（Kernahan による）

〔Kernahan DA：Classification of cleft lip and palate. In：Kernahan DA, et al.(eds), Cleft Lip and Palate：A System of Management. Williams and Wilkins, 13-19, 1990. より作成〕

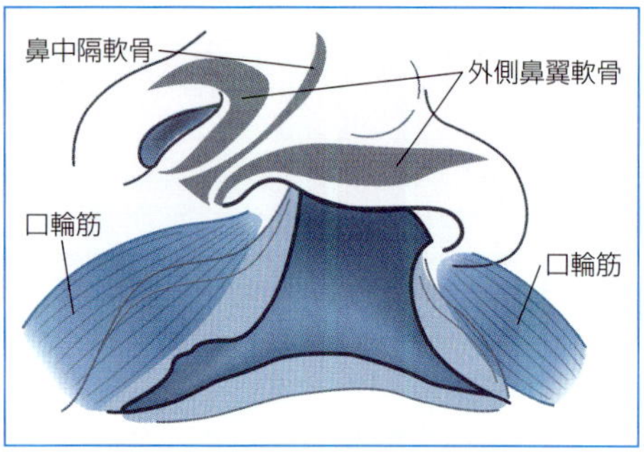

図 3 片側完全口唇口蓋裂のシェーマ

粘膜下口蓋裂では，幼児期以降に開鼻声があり専門医に紹介されて初めて診断されることがある．二分口蓋垂，透明帯（軟口蓋の正中部分が透けて見える状態），後鼻棘の欠損（陥凹）の，Calnan の三徴が有名であるが，乳児期のミルクの鼻漏出が遷延するようなら疑うことが重要である．

治 療

複数の専門領域にまたがる治療が必要であり，複数の診療科が連携をとりつつ治療を進めるチーム医療が多くの医療施設で行われている[3]（図4）[4]．

新生児期・乳児期の哺乳困難に対しては，乳首の先端を十字に切開したり，熱した針で孔を開けるなどの工夫で対応する．また，口蓋裂用の乳首として販売されているものもある．

口蓋裂の裂幅が広く，1 回当たりの哺乳に時間がかかる場合（おおむね 30 分以上）場合は，歯科で口蓋床（プレート）を作成，装着する．最近では，術前顎矯正を目的とした Hotz 床がよく使用されている．

外鼻変形を術前に矯正する目的で行われる PNAM（presurgical nasoalveolar molding）は，一部の施設で行われている．

口蓋裂児において滲出性中耳炎は必発と考えてよい．中耳炎が遷延すると難聴や言語発達に悪影響を及ぼすこともあるので，耳鼻咽喉科での診察，治療は欠かせない．

口唇形成術の手術時期は片側唇裂の場合，体重 5〜6 kg，生後 3 か月頃が目安とされる．術式は Millard 法＋小三角弁法がよく用いられている（図 5）．両側唇裂の場合，中間顎が突出し，中央唇の発育が不十分であることが多い．最近では術前顎矯正を行った後に，両側同時手術を行うことが多い．手術法は Mulliken 変法が用いられることが多い．

口蓋形成術は通常 1 歳〜1 歳 6 か月，体重 9 kg を目安に行われている．口蓋裂の手術の目的は裂を閉鎖することと鼻咽腔閉鎖機能の動的再建である．口蓋粘膜と軟口蓋を一体として後方へ移動することを主眼とした push back 法が多く行われてきたが，最近では走行異常をきたした軟口蓋の筋層を正常化させることを主眼とした Furlow 変法も増えている（図 6）．

口唇裂，口蓋裂児では，顎裂部での欠歯，歯牙の捻転などさまざまな異常や上顎の狭窄を生じるため，矯正歯科の治療は欠かせない．8 歳前後の混合歯列期に顎裂の閉鎖と同時に腸骨海綿骨移植を行い，歯槽を連続させる．これにより，顎裂隣接部に萌出してくる歯牙を顎裂部へ誘導させることが可能となる．

口蓋裂に伴う言語の障害は，開鼻声と構音障害である．これらの診断，訓練は言語聴覚士が行う．訓練のみでは改善が得られない場合は，咽頭弁形

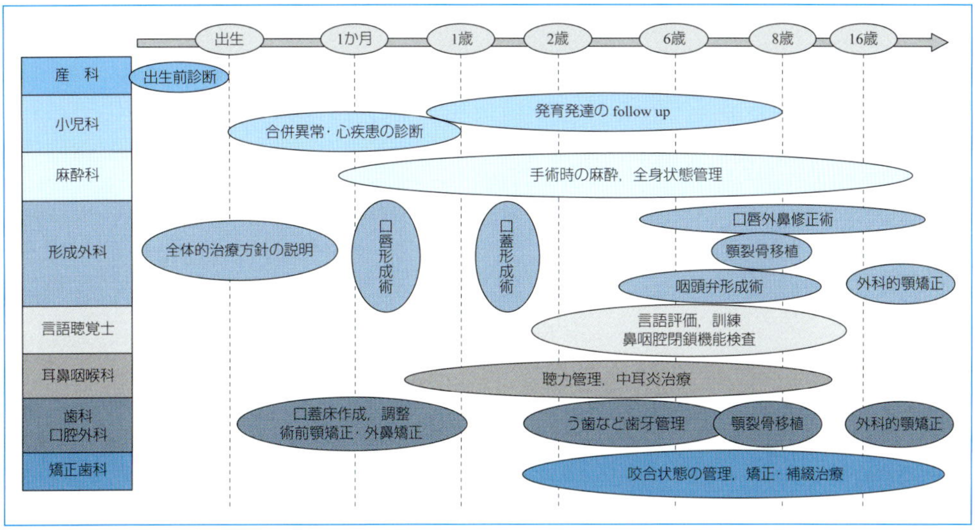

図 4　口唇裂，口蓋裂のチーム治療(スケジュールと分担)
〔大原博敏，他：口唇裂，口蓋裂．小児外科 38：1265-1270，2006，を元に改変〕

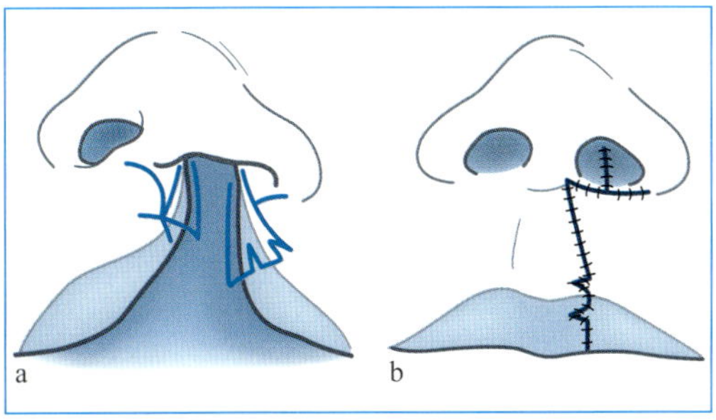

図 5　Millard＋小三角弁法(Noordoff の三角弁付き)による完全片側口唇裂の手術シェーマ
a：術前デザイン，b：術後

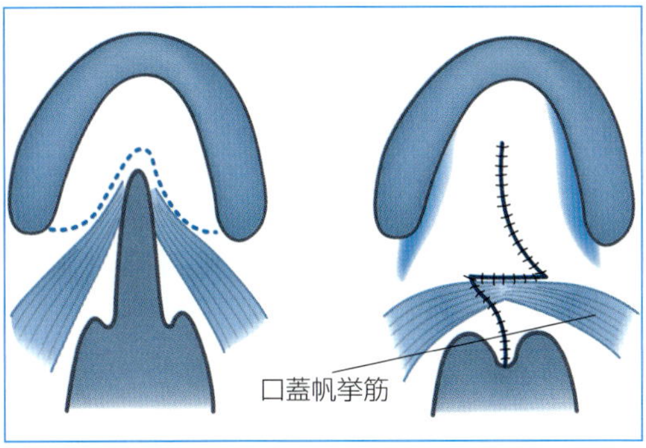

図 6　口蓋形成術(Furlow 変法)

成術の適応となる[5]．

上顎の著しい劣成長や骨格性反対咬合をきたして歯科矯正のみでは良好な咬合が獲得できない場合や，整容的な改善が望ましい場合には，顎骨の成長が終了する二次性徴以降に上顎骨の前方移動や下顎骨の骨切り術による外科的矯正を行う．

また，成長に伴い外鼻変形は必発と考えてよい．口唇についても手術瘢痕，左右非対称性が目立つようになることがあるため，本人，家族と相談のうえで，適宜，口唇，外鼻の修正手術を行う．

転帰・長期予後

一般に生命予後は良好である．

予　防

有効な予防法はないが，計画出産，一般的な栄養指導，マルチビタミンの内服が推奨されている．

●文献

1）Kernahan DA：Classification of cleft lip and palate. In：Kernahan DA, et al.(eds), Cleft Lip and Palate：A System of Management. Williams and Wilkins, 13-19, 1990
2）江口智明，他：出生前に診断された唇裂・口蓋裂症例の検討．日本形成外科学会会誌 23：360-366, 2003
3）金子 剛，他：慶應義塾大学病院における口唇裂,口蓋裂のチーム医療の現況と問題点. 形成外科 45：131-140, 2002
4）大原博敏，他：口唇裂，口蓋裂．小児外科 38：1265-1270，2006
5）加藤正子：口蓋裂言語と治療．岡崎恵子，他(編)，口蓋裂の言語臨床．第 3 版，医学書院，75-100，2011

（金子　剛）

各 論 A 口 腔

3 口内炎，鵞口瘡

口内炎

アフタ性潰瘍（潰瘍性口内炎）

紅暈を伴う境界明瞭な小潰瘍（直径 3〜10 mm，単発あるいは数個）が，おもに口唇，舌，口蓋あるいは扁桃に発症する疾患である[1]．局所の疼痛を伴い，1〜2 週間で軽快するが，再発することが多い．発熱および頸部リンパ節腫脹などは伴わない．ストレス，アレルギー，自己免疫などの関与が推測されるが，明らかな原因は不明である．治療としては，局所にステロイドを塗布する．

鑑別診断として，①外傷性，②手足口病，③ヘルパンギーナ，④ヘルペス性歯肉口内炎，⑤再発性口唇ヘルペス，⑥薬品熱傷，⑦熱傷，などがある．また頻度は少ないが，①全身性エリテマトーデス（systemic lupus erythematosus：SLE），②Crohn 病，③Behçet 病，④梅毒，⑤ヒストプラズマ症，⑥Vincent 口内炎，⑦好中球機能不全（白血病，好中球減少症），⑧周期性発熱症候群，でも口内炎は発症する．

ヘルペス性歯肉口内炎

単純ヘルペスの口腔粘膜への初感染像である[1]．1〜3 歳の乳幼児に好発する．発熱，全身倦怠感，口腔内の疼痛，流涎，摂食不良を伴う．

2〜7 日の潜伏期を経て，発熱を伴い，口腔内に小水疱が出現する．口腔内の小潰瘍・発赤，歯肉腫脹が出現し，易出血性を伴う．症状は 4〜9 日間続くが，自然治癒する．

摂食不良，全身状態がよくない場合は，補液などの対症療法を行う．全身状態により，抗ウイルス薬（アシクロビル，内服あるいは静脈投与）を投与することもある．

再発性口唇ヘルペス

単純ヘルペスの反復感染が原因である．口唇および粘膜皮膚移行部に数個の小水疱を認める．局所の疼痛，瘙痒を伴い，3〜7 日間程度続く．全身状態は良好である．治療は対症療法であり，一般的に抗ウイルス薬の投与は行わない．

ヘルパンギーナ

コクサッキーウイルス A 群および B 群，エコーウイルスなどが原因で，発熱を伴う口内炎である．おもに軟口蓋，扁桃，口蓋垂，後咽頭に小潰瘍（口内炎）が出現する．口腔内疼痛，嚥下痛を認め，疼痛が強いと摂食不良となる．4〜5 日の経過で，自然治癒する．治療は対症療法である．

鵞口瘡

概 念

口腔内の真菌感染症であり，表層粘膜に発症する[1]．

病態生理

新生児の 2〜5% が罹患し，カンジダ *Candida albicans* によることがもっとも多い．新生児においては，産道あるいは哺乳時の乳頭により感染すると考えられる．早ければ生後 7〜10 日前後で発症する．新生児，栄養不良，免疫抑制状態で発症しやすい．抗菌薬あるいはステロイド（吸入を含む）を使用すると，再発あるいは増悪することがある．また，再発することが多い場合は，潜在性の免疫不全状態を考慮する．

臨床・診断

おもに舌，口蓋および頬粘膜に白苔を認める．ミルクとの鑑別として，白苔は除去しにくい．通常は無症状であるが，痛みを伴い，哺乳を嫌がることもある．診断は，スメアを水酸化カリウム溶液で染色し，検鏡にて菌糸を確認することによる．

治　療

症状が軽度であれば，治療の必要はない．白苔を除去することで治癒する．もし必要であれば抗真菌薬を投与する．ミコナゾールの口腔内塗布を行い，特に再発を繰り返す場合は，アムホテリシンＢの投与が有効である．なお，免疫不全状態などで全身感染症を疑う場合は，抗真菌薬の全身投与を行う．

●文献

1) Tinanoff N：Common lesions of the oral soft tissues. In：Kliegman RM, et al.(eds), Nelson Textbook of Pediatrics. 19th ed., Saunders, Philadelphia, 1259–1261, 2011

（瀧谷公隆）

各 論　A 口 腔

4 唾液腺疾患

唾液腺は大唾液腺(耳下腺，顎下腺，舌下腺)と小唾液腺(口唇腺，頬腺，口蓋腺，舌口蓋腺，舌腺)の大きく2つに分かれる．唾液分泌異常を生じる種々の唾液腺疾患は，咀嚼および構音などの口腔機能に影響するばかりでなく，精神面を含めて種々の全身的な病態に寄与する．本項ではSjögren症候群を中心に代表的疾患について記載する．

唾液腺の炎症性疾患：Sjögren 症候群

概 念

Sjögren 症候群(SS)は，涙腺と唾液腺の慢性炎症性疾患であり，慢性の炎症性病変が全身の外分泌腺に波及して機能障害を呈するようになる．全身症状を呈することや，自己免疫疾患や結合織疾患を合併することがある．

疫 学

年間に成人では15,000～20,000 人が病院を受診するとされ，診断されていない潜在性患者数は10～30万人に達すると推定されている．成人では女性に多く(男女比は1：14)，50歳代がピークとされる．小児発症はまれ(1/20)と考えられ，疫学調査では小児10万人当たり0.5～2.5(成人では10万人当たり15)である．特定の地域に偏在している調査結果であることなどから，小児SSが適切に診断されておらず，有病率はさらに高いと考えられている．また，小児SSの30%は二次性のSSで，全身性エリテマトーデスを合併しているものが65%とされる．なお，小児での男女比は1：4.7とされ，成人に比べては男児の割合が多い[1]．

病 因

多彩な自己抗体の出現や著明な高ガンマグロブリン血症を伴うことなどから，自己免疫機序が病態の主と考えられている．現在，その発症・進展は遺伝的素因，免疫異常，女性ホルモンの要因，ウイルスなどの環境要因などがかかわるとされている．同一家族内に膠原病が発症する率は約8%で，SSが発症する率は約2%である．

臨床症候

眼および口腔の乾燥症状と関節症状などの膠原病症状が相前後して出現する．小児の初診時の症状は，耳下腺腫脹＞乾燥症状＞関節症状＞発熱・Raynaud 症状とされる．小児SSでは乾燥症状は乏しい．小児における萎縮性胃炎や肝・腎病変の頻度についての検討はほとんど行われていない．

診 断

現在用いられている1999年の厚生省特定疾患免疫疾患調査研究班の改訂診断基準(**表1**)[2]と2012年の米国リウマチ学会分類基準(**表2**)を示す[3]．しかしながら，小児SSの診断基準はなく，成人SSの厚労省改訂診断基準を用いても62.5%にしか満たさないとされる[1]．このため，組織学的所見および免疫血清学的所見などにより，総合的に判定するのが妥当である．

1. 検 査

血清反応(抗SS-A/B抗体)に加えて，Saxon テスト，gum テストによる唾液腺分泌量の測定や唾液腺シンチグラフィなど侵襲性の低い検査を優先し，口唇小唾液腺生検や唾液腺造影検査などを行う．加えて，Schirmer 試験，Rose Bengal 試験，

表1 Sjögren症候群の厚生省改訂診断基準(1999年)

1．生検病理組織検査で次のいずれかの陽性所見を認めること
　A：口唇腺組織4 mm^2当たり1 focus(導管周囲に50個以上のリンパ球浸潤)以上
　B：涙腺組織4 mm^2当たり1 focus(導管周囲に50個以上のリンパ球浸潤)以上
2．口腔検査で次のいずれかの陽性所見を認めること
　A：唾液腺造影でStage 1(直径1 mm未満の小点状陰影)以上の異常所見
　B：唾液分泌量低下(gumテストにて10分間で10 mL以下またはSaxonテストにて2分間で2 g以下)があり，かつ唾液腺シンチグラフィーにて機能低下の所見
3．眼科検査で次のいずれかの陽性所見を認めること
　A：Schirmer試験で5分間に5 mm以下で，かつRose Bengal試験でスコア3以上
　B：Schirmer試験で5分間に5 mm以下で，かつ蛍光色素(フルオレセイン)試験で陽性
4．血清検査で次のいずれかの陽性所見を認めること
　A：抗SS-A抗体陽性
　B：抗SS-B抗体陽性

上記4項目のうち，いずれか2項目以上を満たす

〔藤林孝司，他：シェーグレン症候群改訂診断基準．厚生省特定疾患免疫疾患調査研究班平成10年度報告書．135-138, 1999〕

表2 Sjögren症候群のアメリカリウマチ学会分類基準(2012年)

1．抗SS-A抗体または抗SS-B抗体陽性
　あるいはリウマトイド因子陽性かつ抗核抗体320倍以上
2．染色スコア3以上の乾燥性角結膜炎*
3．口唇唾液腺生検でフォーカススコア1以上

上記3項目中2項目以上を満たす場合，Sjögren症候群と分類する

除外基準：頭頸部に放射線治療を受けた既往のある者，C型肝炎，AIDS，サルコイドーシス，アミロイドーシス，移植片対宿主病，IgG4関連疾患

*：角膜は蛍光色素染色，結膜はリサミングリーン染色，0〜12点/片眼のスコアリングシステム

〔Shiboski SC, et al.：American College of Rheumatology classification criteria for Sjögren's syndrome：a data-driven, expert consensus approach in the Sjögren's International Collaborative Clinical Alliance cohort. Arthritis Care Res 64：475-487, 2012, より改変〕

蛍光色素試験などを行う．抗α-フォドリン抗体やムスカリン作動性アセチルコリン受容体(M3-R)に対する抗体も診断価値が高い．抗核抗体(160倍以上)，リウマチ因子陽性，血清蛋白8 g/dL以上，IgG 3,000 mg/dL以上もスクリーニングに有用である[1)]．

2．鑑別診断

小児では耳下腺腫脹が初発症状で頻度が高いことから，IgG4関連疾患や反復性耳下腺炎，唾石症があげられる．また，除外診断としてC型肝炎，AIDS，サルコイドーシスなどがあげられる．

治　療

口腔乾燥作用をもつ薬剤を服用しているときは，これを中止する．その他として，①唾液の分泌促進，②唾液の補充，③虫歯の予防や口内の真菌感染予防，④口腔内環境の改善，を行う．

具体的には，唾液分泌を刺激するものとしてシュガーレスガム，レモン，梅干などを勧める．セビメリン塩酸塩(エボザック®，サリグレン®)，ピロカルピン塩酸塩(サラジェン®)が唾液分泌に有効であるが，小児適応はないため慎重投与が望まれる．気管支喘息では禁忌であり，その際には，ブロムヘキシン塩酸塩(ビソルボン®)，漢方薬(人参養栄湯，麦門冬湯)，アネトールトリチオン(フェルビテン®)などを用いる．ステロイドは症状に合わせて使用する．特に，唾液腺腫脹を繰り返すときには有効であるとされるが，ステロイドが腺組織破壊の進行を抑制したというエビデンスはなく，乾燥症状のみの成長期にある小児例では使用しない．

唾液の補充には，サリベート®や2%メチルセルロースを人工唾液として使用する．また，虫歯の予防や口内の真菌感染，口角炎の予防にイソジン®ガーグル，ハチアズレ®，オラドール®，ニトロフラゾン，抗真菌薬，オーラルバランス®などを適時用いる．腺外SSではステロイド療法の適応とされ，難治例ではリツキサン®，シクロスポリンAなどの免疫抑制薬も試みられている[4)]．

予　後

二次性SSの予後は，基礎疾患の膠原病によって決定される．一方，一次性SSの予後は腺外病変に左右される．重篤なものはまれであることから，悪性腫瘍(リンパ増殖性疾患など)に留意する．

その他の唾液腺炎症性疾患

IgG4 関連疾患（Mikulicz 病を含む）[5]

IgG4 関連疾患とは，血清 IgG4 高値とリンパ球および IgG4 陽性形質細胞の著しい浸潤と線維化により，同時性あるいは異時性に全身臓器の腫大や結節・肥厚性病変などを認める原因不明の疾患である．病変が複数臓器におよび全身疾患としての特徴を有することが多いが，単一臓器病変の場合もある．臨床的には各臓器病変により異なった症状を呈し（表 3），臓器腫大，肥厚による閉塞，圧迫症状や細胞浸潤，線維化に伴う臓器機能不全など，時に重篤な合併症を伴うことがある．治療にはステロイドが有効なことが多い．Mikulicz 病は，涙腺と唾液腺が無痛性対称性に腫脹をきたす原因不明の疾患である．これらのうち，白血病，悪性リンパ腫，結核など原因病変の明らかなものを Mikulicz 症候群，原因不明のものを Mikulicz 病と呼び分けるようになったが，現在，その多くが IgG4関連疾患であるとされる．小児での報告はまれであるが，認知度が高まるにつれ小児での疾患概念がいずれはっきりする疾患群である．

慢性再発性耳下腺炎（反復性耳下腺炎）

3～10 歳に発現し，感染が耳下腺内に定着し遷延化することで慢性に経過する．年に何度か繰り返す．耳下腺造影では，腺系陰影部に拡張した太い導管と散在性に大小不同の円形陰影がみられる（SSでは小円形陰影）[6]．MRIが診断に有用である．一般に思春期までには症状が消失する．反復性化膿性の炎症が含まれるため，抗菌薬を投与する．

唾液腺貯留嚢胞

唾液の流出障害により生じる．液腺部に生ずる粘液瘤が多い．特に下唇口角部粘膜に好発するほか，舌下面・口底・頬粘膜にもまれでない．また，舌下腺または顎下腺の導管に由来し，口底部に生じた大きな嚢胞は，その外観がガマの喉頭嚢に似ていることからガマ腫とよばれる．まれに顎下部，側頭部にも腫脹をみる．処置としては，粘液瘤の場合は原因となっている腺を含めて全摘出する．ガマ腫では開窓法が多く行われるが，舌下腺を含めた全摘出が必要なときもある．

表 3　IgG4 関連疾患に包含される疾患・病態

臓器別	疾患・病態
涙腺・唾液腺	Mikulicz 病，Kuttner 腫瘍，涙腺炎，IgG4 関連眼疾患
呼吸器系	IgG4 関連肺障害，炎症性偽腫瘍，縦隔線維症
消化器系	腸炎
肝・胆道系	硬化性胆管炎，IgG4 関連肝障害
膵	自己免疫性膵炎
腎・泌尿器系	IgG4 関連腎臓病，後腹膜線維症，前立腺炎
内分泌系	自己免疫性下垂体炎，甲状腺炎
神経系	肥厚性硬膜炎
リンパ系	IgG4 関連リンパ節症
筋骨格系	関節炎
心血管系	炎症性腹部大動脈瘤・動脈周囲炎

唾石症および mucous plug

唾石症は，唾液腺導管内に結石の生じる疾患である．顎下腺の主導管（Wharton 管）内および腺体内導管に生ずることが多く，耳下腺，舌下腺に生じることはまれである．大きさ，数はさまざまである．色は帯黄灰白色あるいは黄色で，表面は粗造である．典型的症状は食事の際の顎下部痛と圧痛，腫脹である．mucous plug は，白色のゼリー状の閉塞物が導管内に形成されることを指す[6]．

●文献

1）武井修治：小児シェーグレン症候群 SS の病態と臨床像―成人SSとの異同を中心に．日本臨床免疫学会会誌 33：8-14，2010
2）藤林孝司，他：シェーグレン症候群改訂診断基準．厚生省特定疾患免疫疾患調査研究班平成 10 年度報告書．135-138，1999
3）Shiboski SC, et al.：American College of Rheumatology classification criteria for Sjögren's syndrome：a data-driven, expert consensus approach in the Sjögren's International Collaborative Clinical Alliance cohort. Arthritis Care Res 64：475-487, 2012
4）Feltsan T, et al.：Sjögren's syndrome in present. Bratisl Lek Listy 113：514-516, 2012
5）正木康史，他：IgG4 関連疾患（ミクリッツ病）とシェーグレン症候群．医学の歩み 236：175-181，2011
6）三古谷忠：唾液腺および顎の病気．小児科診療 74：1119-1124，2011

（河島尚志）

各 論　B 食 道

1 先天性食道閉鎖・狭窄症

先天性食道閉鎖

概 念

1. 定 義

食道の先天的な形成異常で，食道が盲端となったり，食道と気管の間に瘻孔を形成する．

緊急手術が必要な代表的な新生児外科疾患である．

2. 分 類

1）病型分類

病型にはGross分類が広く用いられ，C型(85～90%)とA型(7～8%)がほとんどで，その他のタイプは非常にまれである．C型食道閉鎖は上部食道は盲端に終わり，下部食道は気管と交通がみられる．A型食道閉鎖は上下食道ともに盲端となり，食道と気管との交通はないが，上下食道盲端部の距離が長いlong gapのことが多い．E型(4～5%)はH型気管食道瘻とよばれ，食道閉鎖はなく気管食道瘻(tracheoesophageal fistula：TEF)のみがある(図1)．

2）リスク分類

食道閉鎖は，合併奇形や出生体重によって予後が大きく異なり，また治療方針の決定にも重要である．近年では胎児診断など周産期医療の発達により肺合併症は減少し，出生体重1,500 g未満と重度心奇形の合併の有無で分けたSpitzのリスク分類[1)]が予後を反映したものとして使用されている(表1)．

疫 学

発生頻度は報告によって多少の違いがあるが，約3,000～5,000の出生に1人でやや男児に多い．心奇形など合併奇形が多く，全体の約50%にみられる[2)]．

表1　Spitzのリスク分類

Group I	1.5 kg以上で重症心奇形なし
Group II	1.5 kg未満あるいは重症心奇形あり
Group III	1.5 kg未満で重症心奇形あり

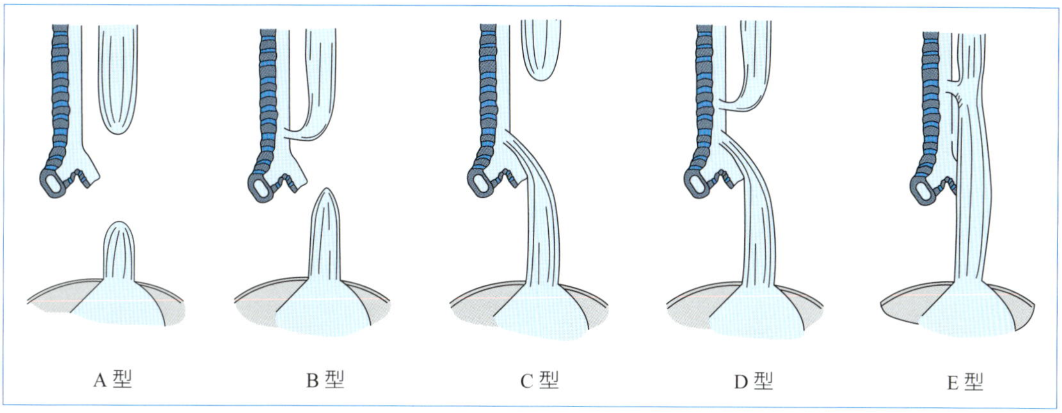

図1　先天性食道異常のGross分類

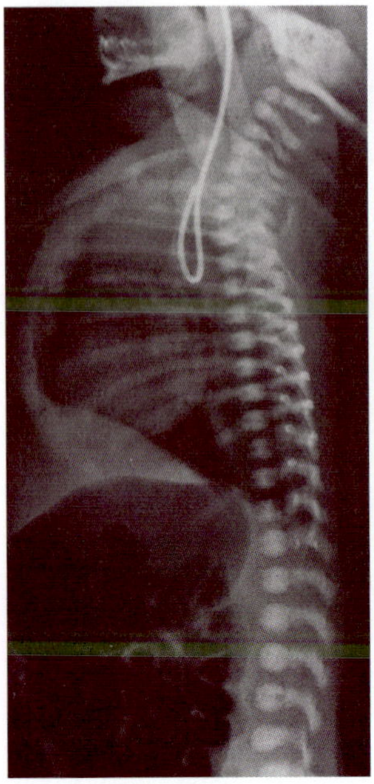

図2 C型食道閉鎖のcoil up像
気管食道瘻を介しての多量の消化管ガスを認める

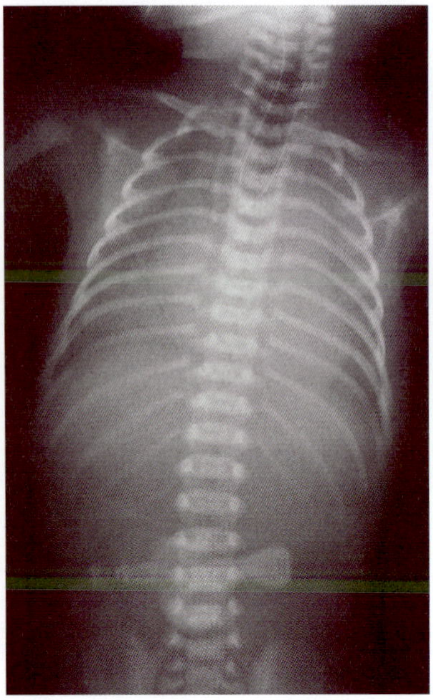

図3 A型食道閉鎖のcoil up像
消化管ガスを認めない

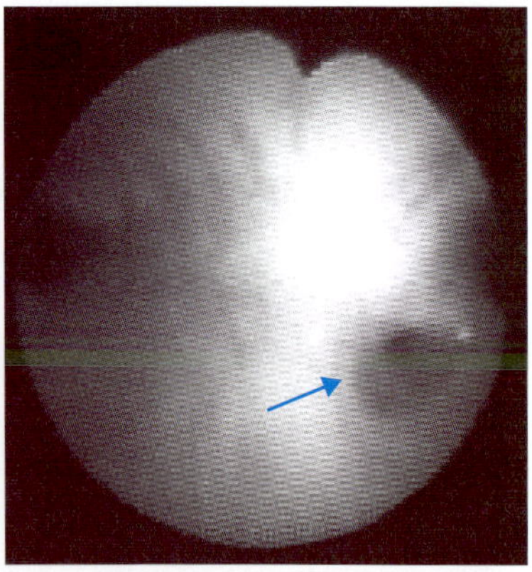

図4 H型食道閉鎖の気管支ファイバー所見
気管分岐部の近くの気管食道瘻(→)

病 因

胎生4～6週頃に，前腸から食道原基と気管原基が隔壁により分離するが，この分離不全により食道閉鎖や気管食道瘻が発症すると考えられている．

臨床症候

胎児期に羊水過多で，胎児超音波検査により拡張し盲端になった上部食道や胃泡が見えない，または小さいなどから，出生前に食道閉鎖が診断されることがある．出生後は泡沫状流涎，嘔吐や唾液の誤嚥と気管食道瘻による肺炎，呼吸困難などがみられる．また，胃管チューブが挿入できない．Gross C型，D型，E型では気管食道瘻を介して胃内に空気が流入するため，腹部膨満がみられるようになる．本症では50%以上に合併奇形がみられ，頻度の高い合併奇形が集ったVACTERL association(椎体，肛門，心臓，気管，食道，腎，四肢の異常)は有名である．

診 断

1．検 査

①胸腹部X線：単純X線や透視下で経鼻的にチューブを挿入し，食道盲端部で反転する所見(coil up)を確認する(図2)．まれではあるがB型，D型もあり，この病型が疑われる場合には，水溶性造影剤をごく少量用いて口側食道の盲端造影を行うこともある．A型(図3)，B型では気管と下部食道の交通がなく，腹部X線像で胃泡が確認できない．一般的に胃泡を認めればC型，認めなければA型の可能性が高い．

②心臓超音波：合併奇形の診断が重要で，もっとも頻度の高いものは心大血管奇形であり，治療方針決定に重要である．術前には必ず，循環器専門医による心臓超音波での心奇形の有無，心機能，大動脈弓の位置を評価しなければならない．

③腹部超音波：腎奇形など．

④気管支ファイバー：気管食道瘻を直接確認できH型気管食道瘻の診断に必要である(図4)．

2．鑑別診断

食道狭窄，喉頭気管食道裂など．

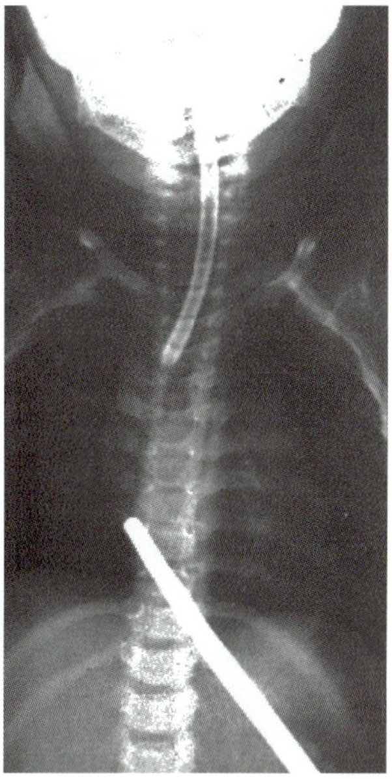

図5 A型食道閉鎖
上下食道間の距離が長いlong gap．下部食道には胃瘻から金属ブジーを挿入している

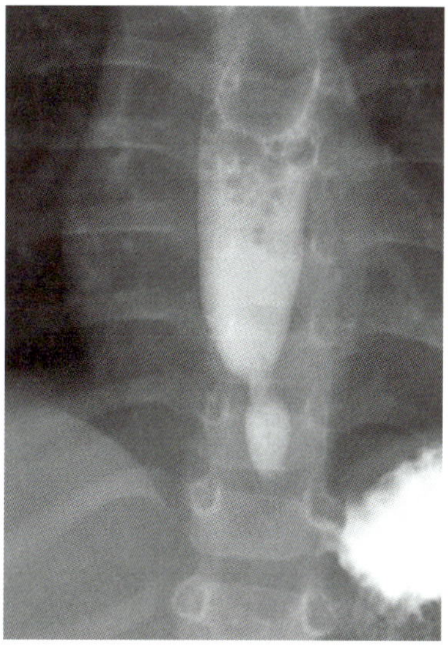

図6 食道狭窄

治 療

唾液の誤嚥，気管食道瘻による肺炎，腹部膨満の予防が重要で根本的な治療法は手術である．気管食道瘻を伴った食道閉鎖では緊急手術が必要である．

1．術 前

唾液を嚥下できないため気道内に誤嚥される危険性があり，上部食道にサンプチューブを留置して口腔内の持続吸引を行う．体位は頭側高位に保ち，気管食道瘻を介して胃液が気管内に逆流しないように注意する．

2．手 術

もっとも多いC型食道閉鎖では，唾液の誤嚥と気管食道瘻を介しての胃液の肺への逆流による肺炎や空気の胃への流入による腹部膨満を防ぐために，生後早期の外科的処置が必要である．手術には，早期に気管食道瘻切離と食道吻合を行う一期的根治手術，初回手術では胃瘻造設のみを行い，のちに一期的食道吻合を行う遅延的一期的根治手術，あるいは胃瘻造設と同時に気管食道瘻切離あるいは食道バンディングを行い，のちに食道吻合を行う多段階手術がある．通常は一期的根治術が行われるが，心奇形や低出生体重児で全身状態が不良な場合には多段階手術になることがある．最近では，施設によっては胸腔鏡下手術も行われるようになっている[3)]．

Gross A型は上部・下部食道間の距離が長いlong gapの症例が多く(図5)，新生児期は胃瘻をつくり，体重増加と食道延長術を行い待機的に根治術が行われることが多い．代用食道が必要になることもある．

3．術 後

術後は食道吻合部の安静を保つために，鎮静と呼吸管理を3日間ほど行うことが多い．食道造影を行い縫合不全がなければミルクを開始する．術後の食道吻合部狭窄に関してはバルーン拡張術を行う．

合併症

縫合不全，吻合部狭窄，胃食道逆流症，気管食道瘻再発，気管軟化症，食道運動障害，胸郭変形などがある．

転帰・長期予後

近年ではその治療成績は飛躍的に向上してきており，現在では極低出生体重児，重症心奇形，18トリソミーなどのハイリスク症例を除けば，ほぼ全例が救命されるまでになっている.

先天性食道狭窄

概　念

先天性食道狭窄は，食道の発生異常により狭窄をきたす疾患である(図6)．原因により，気管原基迷入，筋線維性肥厚，膜様狭窄の3つに分類される．非常にまれな疾患で25,000〜50,000の出生に1人とされる[4,5]．他の合併奇形を17〜33%に認め，特に食道閉鎖や21トリソミーに合併することが多い．典型例ではミルクから離乳食，固形食に移行する1歳前後に嘔吐や嚥下困難で発症し，まれなことから診断が遅れ，栄養障害がみられることがある.

診　断

1．検　査

食道造影，食道内視鏡，超音波内視鏡，24時間pHモニター，食道内圧検査.

2．鑑別診断

胃食道逆流症などの食道炎による狭窄，食道アカラシアなど.

治　療

最初は狭窄部のバルーン拡張術が行われるが，気管原基迷入型の食道狭窄では無効なことが多い．何回かの拡張術が無効な症例では，食道筋層切開や狭窄部切除，食道端々吻合など，外科的治療が必要である.

●文献

1) Spitz L, et al.：Oesophageal atresia：at-risk groups for the 1990s. J Pediatr Surg 29：723-725, 1994
2) Harmon CM, et al.：Congenital malformations of the esophagus. In：Grosfeld JL, O'Neill JA Jr, Fonkalsrud EW(eds), Pediatric surgery. 6th ed, Mosby, Philadelphia, 1051-1081, 2006
3) Rothenberg SS：Thoracoscopic repair of esophageal atresia and tracheo-esophageal fistula. Semin Pediatr Surg 14：2-7, 2005
4) Bluestone CD, et al.：Congenital esophageal stenosis. Laryngoscope 79：1095-1103, 1969.
5) Nihoul-Fékété C, et al.：Congenital esophageal stenosis；a review of 20 cases. Pediatr Surg Int 2：86-92, 1987

(漆原直人)

各 論　B 食 道

2 食道アカラシア，びまん性食道けいれん

概 念

1. 定 義

食道アカラシア(achalasia)とびまん性食道けいれん(diffuse esophageal spasm)はまれな疾患で，食道から胃への食物の通過障害を呈する疾患である．主たる病態は，食道アカラシアでは下部食道括約部(lower esophageal sphincter：LES)の弛緩不全と食道体部運動異常で，びまん性食道けいれんではLES弛緩不全を伴わない食道体部同時収縮の混在である．食道アカラシアには，食道体部運動が欠如したclassic achalasiaと食道体部の同時収縮がみられるvigorous achalasiaがある．

2. 分 類

食道内圧検査結果に基づく食道運動異常疾患の分類が2001年に発表され，inadequate LES relaxationのなかにclassic achalasiaとatypical disorders of LES relaxationが含まれ，uncoordinated contractionがびまん性食道けいれんとされた[1]．2012年に多チャンネル圧センサーを使った食道内圧検査であるhigh resolution manometry(HRM)によるesophageal pressure topography(EPT)に基づくシカゴ分類が発表された[2]．シカゴ分類では，食道アカラシアはType I(classic)，Type II(with esophageal compression)，Type III(peristaltic fragments or spastic)の3群に分類される．食道蠕動運動を伴うLES弛緩不全はesophagogastric junction outflow obstructionとされ，腫瘍などによる噴門付近の器質的通過障害(mechanical obstruction)を原因とするpseudo-achalasiaとachalasia variantが含まれる．同分類ではびまん性食道けいれんはなく，20%以上の嚥下が同時収縮であるdistal esophageal spasmと，時間が長い食道強収縮を伴うhypercontractile(Jackhammer)esophagusが定義された．

疫 学

小児の食道アカラシアは人口10万人当たり0.5〜1人に発生し，アカラシア患者全体の5%以下との海外の報告がみられる．発生に性差はなく，小児の好発年齢はないが，成人では20〜40歳とされている．びまん性食道けいれんは，成人例の海外の報告では50万人に1人程度とされるまれな疾患で，食道アカラシアへの移行例もみられる．

病 因

1. 食道アカラシア

食道アカラシアの多くは後天的孤立発生で，主病因は噴門付近の神経節の炎症性変性ないしは消失とされている．その炎症性変化の病因は不明であるが，ヒトヘルペスウイルス抗原に反応性が高いT細胞の下部食道神経節への浸潤所見は，ウイルス感染を引き金とする自己免疫障害の可能性を示唆する[3]．神経節の炎症性変化による進行性消失の結果，噴門の弛緩不全と食道体部運動異常が生じる．先天性や家族発生例の報告もみられ，3A症候群とよばれる食道アカラシア(esophageal achalasia)，副腎機能不全(adrenal insufficiency)，無涙症(alacrima)の合併例[4]や，自律神経異常が加わったAllgrove症候群(4A症候群)[5]が知られている．Down症への合併もみられる．二次性として中南米の*Trypanosoma cruzi*によるChagas病が知られているが，わが国での報告例はない．

2. びまん性食道けいれん

びまん性食道けいれんも，ウイルス感染による自己免疫障害の結果として，食道体部のNO作動

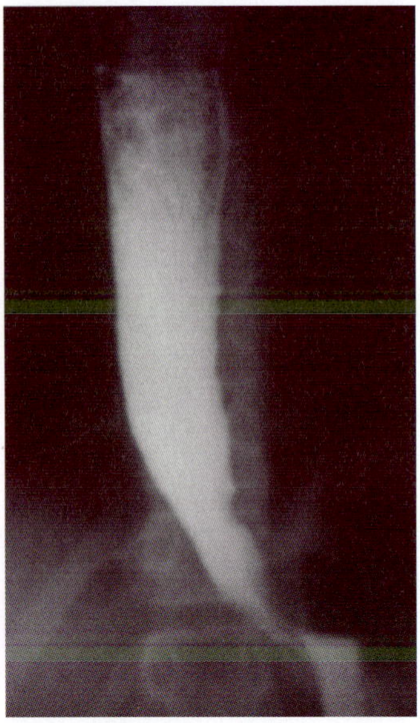

図 1　食道アカラシアでのバリウム柱形成所見

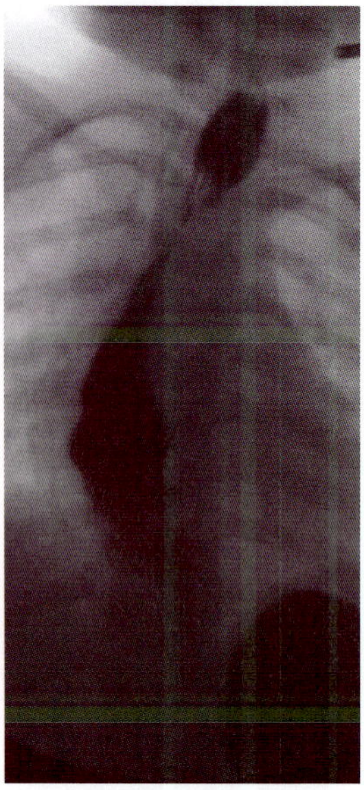

図 2　びまん性食道けいれんの特徴的な壁不整像

性神経がコリン作動性神経より高度の障害を受けることが原因と推測されている.

臨床症候

1．食道アカラシア

食道アカラシアでは，食物の噴門通過障害により嚥下時に食道でのつかえ感，不消化の食物の嘔吐や口腔内逆流，食後の咳嗽発作がみられる．食物の食道内停滞による慢性的な食道炎のために胸痛，胸焼け，咽頭違和感を訴える．噯気の LES の生理的運動である一過性 LES 弛緩が不完全であるため噯気が困難となり，胃内ガスの貯留による吃逆が多くなることもある．噴門通過障害の進行によって食道拡張が顕著になってくると，食物や唾液などが常に食道内に停滞し，気管膜様部を後方から圧迫したり，食道内貯留内容が睡眠時に咽頭に逆流して咳嗽発作や呼吸困難の原因となったり，肺内に誤嚥して肺炎になることもある．食道アカラシアの初期症状は非定型的で，胃食道逆流症と鑑別が困難であるため保存的に経過観察されることがあり，発症から診断まで 2 年以上要することも多い．体重増加不良ないし急激な減少で異常に気づかれることもある．Down 症児では，嚥下困難，呼吸器症状，身体発育不良などの症状が Down 症に起因していると考えられて，診断が遅れることもある.

2．びまん性食道けいれん

びまん性食道けいれんは幼児などでは摂食障害が多いが，年齢が高くなると食道強収縮による胸痛が主症状となる.

診　断

1．検　査

1）X 線検査

食道アカラシアでは，立位の胸部 X 線写真で拡張した食道内空気像と鏡面形成(niveau)像を認める．上部消化管造影では，拡張した食道内に 10 cm を超えるバリウム柱形成や食道胃接合部の平滑な狭小像(bird beak sign)を認める(図 1)．食道の形態は，初期は紡錘型であるが，病悩期間が長くなるとフラスコ型や S 字型となり，食道壁の不整が進行し偽憩室様になる．びまん性食道けいれんの典型例では，食道壁が数珠玉様の特徴的な壁不整像を呈する(図 2)

2）食道内圧検査

食道アカラシアとびまん性食道けいれんの診断に食道内圧検査は非常に重要で，嚥下時の食道体部と LES の弛緩時の圧変化を調べる．食道アカラ

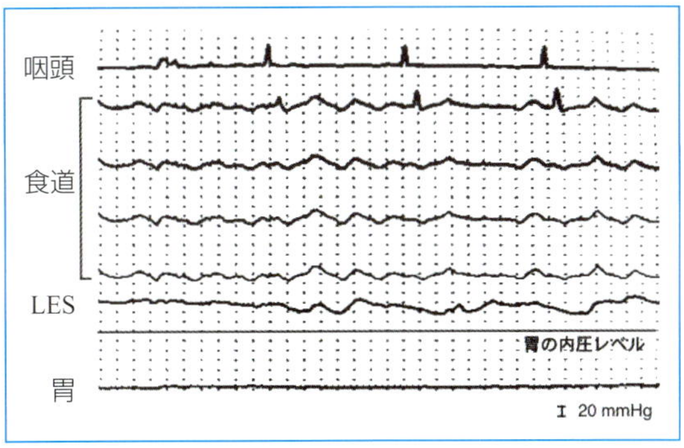

図 3　食道アカラシアにおける食道内圧検査結果
咽頭のチャンネルの収縮波は嚥下を示し，それに応じた食道体部の蠕動波や下部食道括約部（lower esophageal sphincter：LES）の胃の内圧レベルまでの圧降下（噴門の弛緩）が欠如している

シアではLES基礎圧は高いことが多く，嚥下に伴うLES弛緩は不完全で，食道体部の運動は無収縮ないし同時収縮となることが多い（図 3）．びまん性食道けいれんではLES弛緩はみられるが，食道体部では蠕動運動と同時収縮が混在している．

3）内視鏡検査

食道アカラシアでは，送気しても開かない噴門を過度の抵抗もなく内視鏡を通過させることができることが診断の一助となる．治療目的で同時に内視鏡下バルーン拡張も行える．食道内での食物の停滞のために食道炎がみられることもあるが，小児では成人のようにがん化の報告はみられない．

2．鑑別診断

1）食道アカラシア

a．胃食道逆流症

胃食道逆流症では，上部消化管造影検査で噴門部の通過障害がみられない．小児では，逆流性食道炎による下部食道の瘢痕性狭窄や噴門弛緩異常はまれである．

b．先天性食道狭窄症

嚥下障害や身体発育不良が急に起こった場合は後天的病因と考えられるが，症状が幼児期からみられる場合は噴門近くの先天性食道狭窄症と食道アカラシアの鑑別が困難なこともある．噴門直上に気管原器迷入や筋線維性肥厚による狭窄が存在する場合は噴門弛緩が不完全となり，食道体部の運動異常は先天性食道狭窄症でもみられることもあって，食道内圧検査で確実な鑑別ができないこともある．超音波内視鏡検査で狭窄部の食道壁に気管原器が発見されれば気管原器迷入型先天性食道狭窄症と診断されるが，狭窄部付近の筋線維性肥厚による狭窄の診断は困難である．下部食道狭窄部を内視鏡が容易に通過できた場合は気管原器迷入型狭窄は否定的である．食道バルーン拡張で症状が軽快して狭窄部の組織診断がされていない症例では，最終的に先天性食道狭窄症と食道アカラシアの鑑別診断ができないこともある．

c．噴門付近の腫瘤性病変

噴門付近に嚢胞ないし腫瘍などの腫瘤性病変が生じると，噴門付近を外から圧迫して噴門弛緩障害がみられることもある（pseudo-achalasia）．

2）びまん性食道けいれん

a．胃食道逆流症

食道原性胸痛をきたす疾患として胃食道逆流症があげられるが，胸焼けや食道炎による胸痛で，食道内圧検査や内視鏡検査で鑑別できる．

b．心疾患

胸痛が主症状である場合は心疾患が疑われることがあるが，小児では川崎病後を除けば心疾患による胸痛はまれである．

3．確定診断

1）食道アカラシア

①上部消化管造影：噴門付近の高度の狭窄と食道拡張変形．

②食道内圧検査：食道体部の無収縮・同時収縮とLES弛緩不全．

2）びまん性食道けいれん

①食道内圧検査：食道体部の同時収縮と正常LES弛緩．

治　療

食道アカラシアは食道がんを併発していない限り良性疾患として扱われるため，根治的治療ではなくLES基礎圧を低下させることが治療原則である．びまん性食道けいれんの治療は確立していない．

1．薬物療法

海外では，ニフェジピンなどのカルシウム拮抗薬や硝酸イソソルビドなどの硝酸薬の食前投与がLES基礎圧と食道収縮圧を下げるために使われているが，わが国では食道アカラシアへの保険適用は認められていない．内服時に血圧低下が起こることや効果が一時的である点が短所である．

2．気圧式食道拡張術(pneumatic dilatation)

食道アカラシア専用バルーンダイレーター(Rigiflex^{TM} ⅡSingle-Use Achalasia Balloon Dilator, Boston Scientific)を狭窄部で拡張させて食道筋層を切断する治療法である．全身麻酔下で内視鏡を用いてガイドワイヤーを胃内まで挿入し，それに沿ってバルーンカテーテルを胃内まで挿入する．専用のニューマチックポンプを用いて，X線透視下にバルーン内気圧を測定しながら狭窄部の拡張を行う．有効率は施設差がみられるが，半数以上が本法の単回ないし複数回施行により症状の消失が得られる[6]．びまん性食道けいれんの治療の選択肢にもなる．

3．外科治療

気圧式食道拡張術の効果が短期間で，反復して行わなければならない症例では手術が選択される．手術は下部食道から胃にかけての筋層切開を行い，切開部に胃壁を縫合するHeller-Dor手術が一般的である．小児でも腹腔鏡下手術が普及し，単孔式で行う報告もあり手術侵襲の軽減化が図られている．噴門筋線維の切断が確実にできて症状の改善が得られるが，術後の胃食道逆流の増加や，それを防止するための噴門形成術による食物の通過障害の残存などがみられることもある．

4．新しい治療

井上らが開発した経口内視鏡的筋切開術(peroral endoscopic myotomy：POEM)が世界的に注目を集め，小児治療例も報告されている[7]．本法は食道アカラシアだけではなく，びまん性食道けいれんにも有効な方法と考えられる．国内で先進医療として認可されているのは3施設である．

内視鏡的ボツリヌス菌毒素局注療法は，下部食道コリン作動性神経の除神経によってLES基礎圧の低下が得られる安全な方法であるが，症状の再燃がまれではなく反復して行う必要がある．日本では保険適用はない．

予 後

食道アカラシアは，食道バルーン拡張術ないしは外科治療で症状が軽快することが多い．食道体部の運動障害は治療後も残存するが，咽頭機能や横紋筋部の上部食道運動は保たれているため，知的発達異常がなければ問題となることはまれである．成人のように食道がんとの合併は小児ではみられず，予後は良好な疾患と考えられる．びまん性食道けいれんは，食道異常収縮のパターンと頻度が症状と予後に影響し，蠕動運動がほとんどみられない症例では胃瘻栄養を必要とすることがある．

●文献

1) Spechler SJ, et al.：Classification of oesophageal motility abnormalities. Gut 49：145-151, 2001
2) Bredenoord AJ, et al.：Chicago classification criteria of esophageal motility disorders defined in high resolution esophageal pressure topography. Neurogastroenterol Motil 24(Suppl. 1)：57-65, 2012
3) Facco M, et al.：T cells in the myenteric plexus of achalasia patients show a skewed TCR repertoire and react to HSV-1 antigens. Am J Gastroenterol 103：1598-1609, 2008
4) Grant DB, et al.：Neurological and adrenal dysfunction in the adrenal insufficiency/alacrima/achalasia(3A) syndrome. Arch Dis Child 68：779-782, 1993
5) Alhussaini B, et al.：Clinical and manometric characteristics of Allgrove syndrome. J Pediatr Gastroenterol Nutr 53：271-274, 2011
6) Di Nardo G, et al.：Pneumatic balloon dilation in pediatric achalasia：efficacy and factors predicting outcome at a single tertiary pediatric gastroenterology center. Gastrointest Endosc 76：927-932, 2012
7) Maselli R, et al.：Peroral endoscopic myotomy(POEM) in a 3-year-old girl with severe growth retardation, achalasia, and Down syndrome. Endoscopy 44(Suppl. 2 UCTN)：E285-E287, 2012

(川原央好)

各論 B 食道

3 胃食道逆流症，食道裂孔ヘルニア

胃食道逆流症

概　念

胃内容物が食道内に逆流する現象が胃食道逆流現象(gastroesophageal reflux：GER)であり，何らかの症状(表1)や合併症を伴うものを胃食道逆流症(GER disease：GERD)という．

GERDは機能性腸疾患(functional gastrointestinal disorders：FGIDs)であり，Rome IIIの症状分類のなかで嘔吐や溢乳，反芻の項目に扱われている．また専門家によるコンセンサスガイドラインとしてMontreal Definition of GERDがあり，そのなかでGERDとは「胃内容物の逆流によって不快な症状あるいは合併症を起こした状態」と定義されている．

わが国では日本小児消化管機能研究会および日本小児栄養消化器肝臓学会共同で検討され，2006年に小児胃食道逆流症診断治療指針として発表されている[1]．この指針は症状(反復する嘔吐，吐血・下血，呼吸器症状，その他)により群分けし，検査と試験的治療を組み合わせることにより，侵襲的な検査が過剰に行われることがないように配慮されている．

疫学・病因

食道・噴門の通常の運動機能によって嚥下された食物は，嚥下波が順次下方に伝わり，噴門が弛緩し胃に送り込まれる．「げっぷ」は嚥下を伴わない短時間の一過性の下部食道括約部(lower esophageal sphincter：LES)の弛緩(transient LES relaxation：TLESR)により起こり，このとき，嚥下波がないため食道は弛緩している．「げっぷ」は胃内のガスを排出するための生理的機構で，迷走神経を介した自律神経反射であり，咽頭刺激と胃内圧上昇が刺激になる．もしこの排出機構がなければ，嚥下のたびに飲み込まれた空気(1回の嚥下で約15 mL)により，胃腸は拡張しきってしまう．

GERの原因はこのTLESRが60%であり，食道裂孔ヘルニアなど逆流防止機構の障害や未熟性によるLES圧の低下は10%に過ぎない[2]．健康な人(児)でもGERは存在し，どの程度のGERをGERDとして治療の対象とするかについては明確でない．また，pH4以下でペプシノーゲンが活性化されペプシンに変わるため，胃液が食道に逆流した際に自己消化が起こり，食道炎，食道潰瘍や咽頭炎などの原因になる．

表1　胃食道逆流症(GERD)の症状

I. 消化器症状	嘔吐，吐血，下血，哺乳不良，反芻運動
II. 呼吸器症状	慢性咳嗽，喘鳴，反復性呼吸器感染，ALTE(apparent life-threatening events)，無呼吸
III. その他	胸痛・腹痛，貧血，体重増加不良，不機嫌，咽頭痛，姿勢異常(首を横に傾げたような姿勢をとる：Sandifer症候群)

臨床症候

原因の如何にかかわらずGERが臨床上問題となるのは，逆流による症状や合併症のためである．表1に小児GERDの症状を示した．Montreal Definition of GERDでは，食道症状と食道外症状に分け，後者のなかにGERDと関連性が確認されたものとして咳嗽，喉頭炎，喘息，歯牙酸蝕があげられ，関連が推測されるものとして咽頭炎，副鼻腔炎，反復性中耳炎，肺線維症があげられた[3]．小児のGERの主症状は嘔吐であることが多いが，通常，年齢とともに軽度になり，2歳までには消失する．したがって2歳以降も嘔吐が続いている場合は，GERDを含めて原因精査，加療が必要である．

1．嘔　吐

特に新生児・乳児期に問題となることが多く，普通は吐物に胆汁を含まず，嘔吐後直ちに食欲を示す．体重増加不良や吐血，呼吸障害などを伴う場合は，評価と治療を要する．なぜ嘔吐を示すかの鑑別が大切である．

2．逆流性食道炎・食道潰瘍，Barrett食道

逆流性食道炎の特別な症状はないが，小児では，泣く，いらいらする，よく眠らない，疝痛(colic)，哺乳不良，反芻などが食道炎を疑う症状となり，これらは，成人の胸やけに相当するものと思われる．食道潰瘍の症状は，嚥下困難や食物を飲み込むときの痛みである．出血，時に吐血や下血を起こす．また，Barrett食道がみられることがある．食道の扁平上皮が円柱上皮に置き換わり，さらに杯細胞を認める腸上皮化生の状態で，前がん状態である．

3．咳嗽・気管支喘息・喘鳴・反復性肺炎・無呼吸・ALTE様症状などの呼吸器症状

発生上，tracheobronchial treeと食道は前腸由来で迷走神経による自律神経支配を共有していることから，GERと呼吸症状の関連は深い．

咳嗽，喘息，咳喘息などの呼吸症状の誘発および悪化におけるGERの関与として，①逆流による食道の酸刺激が下部食道にある咳受容体を刺激し，迷走神経を介して咳中枢を刺激し咳反射を起こす(reflex theory)，あるいは②逆流した胃内容物が気道内に入るmicroaspirationが気道にある咳受容体を直接刺激する(reflux theory)，などが考えられている．また，咳こみや肥満児における内臓肥満型肥満による腹圧の上昇がGERを誘発している可能性がある．実際に肥満の治療をして体重が減少すると，咳嗽が消失する症例がある．慢性咳嗽とGERDの関係について，どちらが原因で結果なのかは「鶏と卵」の関係にある．

4．Sandifer症候群

①食道裂孔ヘルニア，②胃・食道逆流症，③斜頸，④姿勢の異常を伴う疾患で，食道裂孔ヘルニアの合併については，必ずしも必要でない．姿勢の異常は，頭・頸が伸展し後弓張となり(図1)，逆流に伴う痛みを緩和できるのではないかと考えられている．初期には神経疾患や心理学的障害の疑いをもたれやすく，診断までに時間がかかることがある．

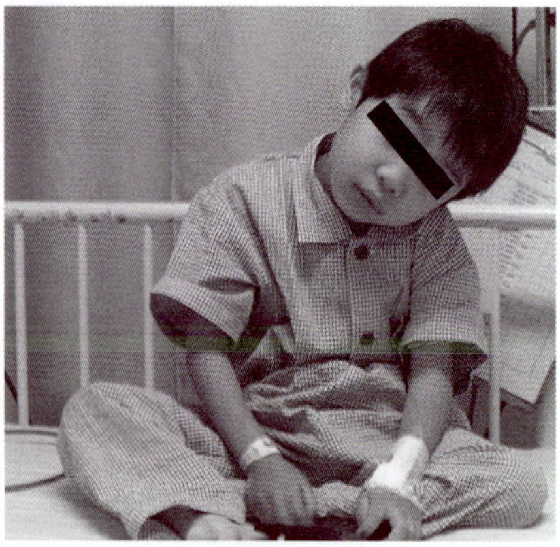

図1　Sandifer症候群の1例

5．重症心身障がい児

GERの頻度は極めて高く，またしばしば重症で，体重減少，誤嚥性肺炎，食道炎からの出血，食道狭窄，Barrett食道などを呈し，児の健康管理上大きな問題となる．GERの多い理由として，脊椎側彎による食道裂孔ヘルニアや腹壁筋の緊張による腹腔内圧の上昇，常に臥位であること，上気道の閉塞に伴い吸気時に食道が陰圧になること，などが推定される．

検　査

子どものGERDの診断方法[2)]として，①食道内のpHの変化を持続的に調べる24時間食道pHモニタリング，②上部消化管造影検査，③上部消化管内視鏡検査，④食道内圧検査，⑤腹部超音波検査などがある．24時間pHモニタリングがもっとも信頼性が高い検査とされているが，これはさまざまな原因の結果として起こる胃酸の食道内への逆流時間を測定するもので，その原因を明らかにするものではない．全測定時間の4%以上食道内pHが4以下になっていると異常とされるが，どの程度なら治療が必要かは明らかでない．

非酸性の逆流をとらえるのにインピーダンス法が用いられ始めた．食道炎の診断には内視鏡と食道粘膜生検を行う．pHモニターでは逆流と咳嗽

表2 GERDの治療

GERDの症状がある場合，第1段階から順番に診断と治療をかねて進めていく．第3段階の薬物療法で症状がコントロールされないときに第5段階の外科治療を考慮する
第1段階：家族への説明および生活指導
・疾患の概念・治療法および予後の説明（家族の不安を取り除く） ・授乳後のおくびの励行 ・便秘に対する治療 ・便通を整える ・食事直後に臥位をとらない ・肥満児での減量 ・刺激物（カフェイン，香辛料）除去
第2段階：授乳
・少量，頻回授乳 ・治療乳：いずれも2週間試験的に投与し，効果を判定 ①増粘ミルク（森永®）．コーンスターチや市販の増粘物質（トロミアップ，トロメリン，スルーソフト）などを添加 ②アレルギー疾患用ミルク（加水分解乳：ミルフィー，ペプディエット，ニューMA-1など）：ミルクアレルギーの疑われる例
第3段階：薬物療法

①胃酸分泌抑制治療	H_2受容体拮抗薬：シメチジン（タガメット®，40 mg/kg/日），ラニチジン（ザンタック®，5〜10 mg/kg/日），ファモチジン（ガスター®，1 mg/kg/日）
	プロトンポンプ阻害薬：オメプラゾール（オメプラール®），ランソプラゾール（タケプロン®）
②消化管機能改善薬	ドンペリドン（ナウゼリン®，0.3〜0.6 mg/kg/日），メトクロプラミド（プリンペラン®）

第4段階：体位療法
仰臥位での頭挙上，立て抱きだっこを継続する．腹臥位は乳児突然死症候群との関係が明らかとなり勧められない
第5段階：外科治療
腹腔鏡下噴門形成術/開腹式噴門形成術，胃瘻造設術

などの関係を観察する．逆流と無呼吸の関係を証明するには，心拍，酸素飽和度，胸壁の動きと呼吸，pHモニタリングを同時に記録する．腹部超音波は，逆流の診断や基礎疾患の検索の一次検査として有用である．これらの検査を組み合わせて総合的にGERDの治療的診断を行っていく．

治療的診断

1．診療手順[1,2,4]

表1の主訴があれば，GERを疑い診断と治療を進めていく．症状出現の頻度や合併症の重症化，他の症状（合併症）がないかどうか，またそれぞれ嘔吐や呼吸障害をきたす原疾患がないかの検索は重要である．まず，胸腹部立位単純X線と腹部超音波を行う．胸腹部単純X線で，肺病変の有無，腸ガス像の増加や便秘の有無，胃軸捻転を検索する．主訴の程度からGERDと考えた場合は，詳しい問診や検尿，検血（Hb，白血球分画），血清鉄，アレルギー検査，AST/ALT，BUN/Cr，CRP，アルブミン（栄養評価として），などを測定する．腹部超音波で嘔吐をきたす他疾患の検索を行い，必要に応じてGERそのものの診断とGERの程度と質の評価のため，上部消化管造影とpHモニタリングを行う．

2．GERDの治療法[1)]

表2のように5段階あり，段階を追って治療をしながら検査も進めていく．生活指導は重要で，便秘のコントロールや肥満児の減量，脂肪の多い食事を避けるなどで，軽快する場合がある．また，薬物療法としてバクロフェン，モサプリド，六君子湯（りっくんしとう）などの投与も試みられている．一般的に乳児期のGERは年齢とともに軽快し，2歳ではほとんど症状がなくなることから，内科治療が治療の主体となる．外科治療のなかの噴門形成術の対象となるのは，年長児の滑脱型ヘルニア，Barrett食道，食道狭窄，噴門弛緩症など，噴門機能障害の症例である．中枢神経障害のある児で呼吸器合併症があるとまず噴門形成術を行いたくなるが，

呼吸器合併症に対する呼吸補助療法(気管切開，喉頭気管分離術など)などを行わないと症状の軽快は難しい．経胃瘻的にミキサー食の注入や，あるいは十二指腸栄養の併用は有用である．

食道裂孔ヘルニア

概　念

横隔膜ヘルニアの一種で，食道裂孔をヘルニア門として，胃腸管や大網が縦隔や胸腔内に脱出した状態をいう．胃食道接合部とともに胃が脱出する滑脱型(sliding 型)，胃食道接合部は腹腔内にとどまり胃が脱出する傍食道型(paraesophageal 型)，両者が混合した混合型(mixed 型)に分類される．

疫学・病因

非外傷性横隔膜ヘルニア(**各論 F. 4. 横隔膜ヘルニア**参照)の中で最も頻度が高く 95% を占める．先天性のものと後天性のものがある．合併症として逆流性食道炎，瘢痕性食道狭窄，嚥下障害などがある．食道裂孔ヘルニアの原因は不明である．家族集積があるため逆流防止機構の筋肉が遺伝的に脆弱である可能性がある．動物実験では逆流により食道が短くなることでヘルニアが起こることが示唆されている．肥満，重量あげなどで長時間慢性的に腹圧刺激することが食道裂孔を弱くさせて結果としてヘルニアを起こす可能性がある．

GERD との関係は食道裂孔ヘルニアがあれば GERD であると考えられてきたが，必ずしも原因として考えない．しかし実際には内視鏡検査や造影検査で逆流性食道炎と診断された患者の 54〜94% と高率に食道裂孔ヘルニアを認める．また，より重症な食道炎，食道狭窄，Barret 食道を有する患者において食道裂孔ヘルニアは重要な病態である．食道裂孔ヘルニアがある状態を**図 2** に示すが，生理的な逆流防止機構(食道下端の生理的括約筋，His 角，横隔膜靱帯，腹部食道の長さ，横隔膜の pinchcock 作用により胃内圧よりも食道内圧を上げることで逆流を防いでいる)を障害することになる．TLESR を増やし，嚥下に伴う LES 弛緩の間に，ヘルニアサックから逆流が起こる傾向があるため，酸のクリアランスが障害される．

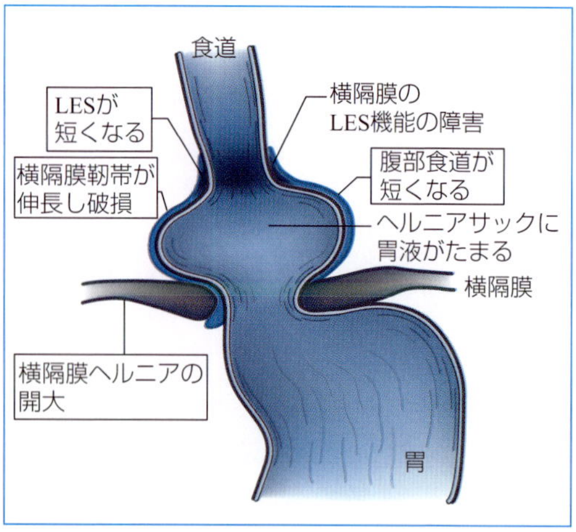

図 2　食道裂孔ヘルニア

臨床症候

GERD 症状，食直後胃内容増加時にげっぷ，悪心嘔吐，嚥下困難，胸やけ，心窩部痛などである．

治　療

症状がない場合は治療はしない．症状がある場合は GERD に準じた治療を行う．内科治療が不十分で出血を繰り返したり，狭窄を起こしたり，ヘルニアの陥頓の場合に外科治療を行う．外科治療は食道裂孔縫縮術と逆流防止術である．

●文献

1) 小児胃食道逆流症診断治療指針作成ワーキンググループ：小児胃食道逆流症診断治療指針の報告．日本小児科学会雑誌 110：86-94，2006
2) Kawahara H, et al.：Relationship between straining, transient lower esophageal sphincter relaxation, and gastroesophageal reflux in children. Am J Gastroenterol 96：2019-2025, 2001
3) Vakil N, et al.：The Montreal definition and classification of gastroesophageal reflux disease：a global evidence-based consensus. Am J Gastroenterol 101：1900-1920, 2006
4) 位田　忍，他：胃食道逆流現象の小児におけるバレット食道の有無の検討．日本小児栄養消化器肝臓学会雑誌 15：83-87，2001
5) 日本小児呼吸器学会：胃食道逆流症．吉原重美，他(監)，小児の咳嗽診療ガイドライン．診断と治療社，130-132，2014

(位田　忍)

各 論　B 食 道

4 好酸球性食道炎

概 念

1. 定 義

好酸球性食道炎(eosinophilic esophagitis：EoE)は，本来，好酸球の存在しない食道粘膜上皮内への好酸球の高度かつ優位な浸潤(好酸球性炎症)による食道狭窄，機能不全から生じる症状を呈し，臨床症状と病理所見の両方の所見から診断される炎症性疾患である[1)](図1).

2. 分 類

消化管の好酸球性炎症疾患は好酸球性消化管疾患(eosinophilic gastrointestnal disorders：EGID)と総称される．EGIDはその部位によりEoE，好酸球性胃腸炎(eosinophilic gastroenteritis：EGE)，好酸球性大腸炎(eosinophilic colitis：EC)に大別される．原因によって一次性と他疾患に続発した二次性に分類される．また，一次性の食道好酸球増多はEoEとPPI(proton pump inhibitor)-responsive esophageal eosinophilia(PPI-REE)に分けられる(図1)[2)].

疫 学

欧米では患者数が急増し，アメリカでの有病率は52/100,000人といわれている．また欧米では75%が男性で，小児に多い[3)]．一方，わが国の成人での有病率は17.1/100,000人との報告がある[4)]．しかし，わが国の小児では，これまで欧米でみられるようなEoEは数例しか確認できていない．アジア諸国でも報告はまだ少ない[2)].

病理・病態生理

病態はIgE型と非IgE型の中間に位置するアレルギー反応と考えられている．Rothenbergらの一連の研究では，食物などの抗原により食道粘膜上皮が損傷され，それによりthymic stromal lymphopoietin(TSLP)の産生が起こり，TSLPが樹状細胞に作用し，樹状細胞からの刺激によりTh2細胞からのIL-13が粘膜上皮に作用し，eotaxin-3が産生され，好酸球が食道局所に集積し炎症を形成する，としている．また集積した好酸球と肥満細胞からのTGF-βがIL-13とともに線維芽細胞に作用し，ペリオスチンの産生を促し，線維化亢進に作用するとしている．またフィラグリンの発現低下は炎症の増悪因子とも考えられている[3)].

病 因

一次性EoEはIgE型と非IgE型の混合型アレルギーとされている．しばしば複数の抗原が原因となる．二次性EoEの原因としてはHES(hypereosinophilic syndrome)，EGE，先天性食道閉鎖・狭窄が重要である．また，遺伝的素因も強いと考えられている[3)].

臨床症候

食道の狭窄，機能不全から生じる症状が中心である．小児ではしばしば非特異的である．摂食機能障害などで発症することもある．年齢により症状が異なり，乳幼児は哺乳障害，幼児・学童は嘔吐，学童～思春期前半は腹痛，嚥下障害，さらに思春期～成人では嚥下障害，つかえ感，食物嵌頓が主要症状とされている[1,5)].

診 断

1. 検 査

1) 末梢血好酸球数

EGEと違い，EoEでは著明な末梢血好酸球増多

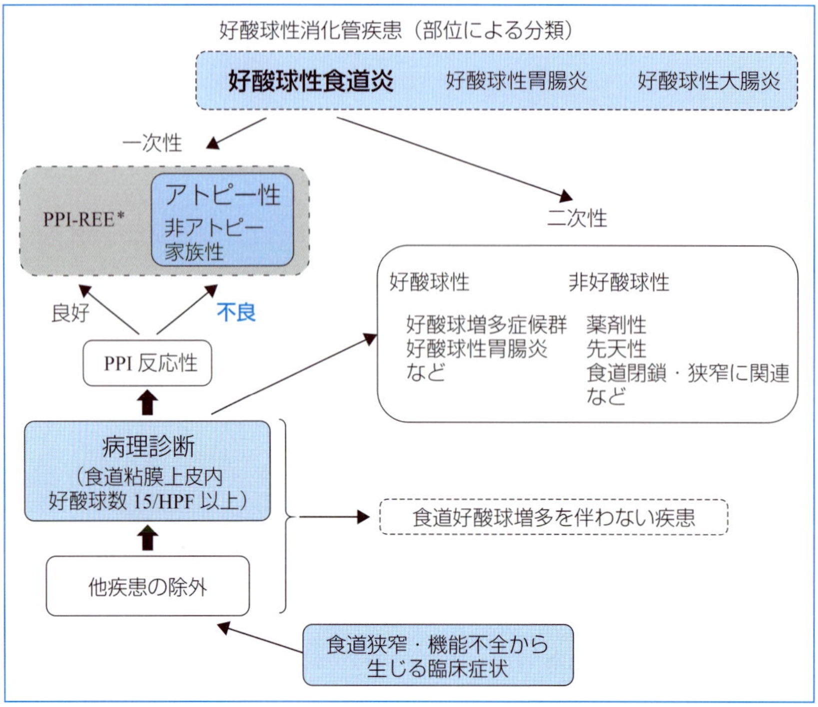

図 1　好酸球性食道炎の分類と診断

＊：PPI（プロトンポンプ阻害薬），PPI-REE（PPI-responsive esophageal eosinophilia）

を認めない症例も多く，EoE 患者の 50% 程度で認める所見といわれている[2]．

2）アレルギー検査

IgE/非 IgE 混合型であるため，抗原特異的 IgE，皮膚プリックテスト（skin prick test：SPT）は必ずしも陽性にならない．非 IgE 型の検査としてアトピーパッチテスト（atopy patch test：APT）や抗原リンパ球刺激試験（allergen lymphocyte stimulation test：ALST）があるが，APT はその標準化が問題点であり，ALST は検査可能な食物が限定される．さらに，食物除去・負荷試験は症状と病理所見（組織好酸球）の両面から判定される[1,5]．

3）上部消化管内視鏡検査

EoE の内視鏡所見でみられる縦走溝（furrows），輪状溝（rings），白斑（white plaques），白濁肥厚粘膜（pallor）は特徴的とされており，病理所見とも相関する．これらの 4 所見が主要項目として，クレープ紙様食道（crepe paper esophagus），狭内径食道（narrow-caliber esophagus）といった所見が小項目としてあげられ，スコア化が考案されている[1]．

4）食道生検

生検は診断に必須である．食道粘膜上皮内好酸球数 15/HPF 以上（ピーク値）が基準となる．またその他の関連所見として，好酸球性膿瘍，好酸球顆粒蛋白，基底上皮細胞増殖，細胞間隙の拡大，粘膜固有層の線維化，リンパ球や肥満細胞の浸潤がある．少なくとも 3 か所を食道全体にわたり広く採取することが望ましい[5]．

5）その他

上部消化管造影，CT，胃食道逆流症（gastroesophageal reflux disease：GERD）との関連を検索するため，pH モニタリングなども行われる[1]．

2．鑑別診断

著しい末梢血好酸球増多が持続する場合は，HES や EGE での二次性 EoE との鑑別が重要である．EGE では食道以外の消化管，HES では他臓器の精査が必要である．さらに，PPI 投与にて臨床・病理所見の十分な改善をみた場合には PPI-REE とされる．しかし，PPI は効果を示すが GERD が存在する場合には，食道好酸球増多を伴う

GERDとするとの基準もある[1].

3. 確定診断

欧米で2007年にガイドラインが発表され，2011年に改訂された．また2013年に別のガイドラインも示された．食道狭窄・機能不全に伴う症状が存在し，病理所見で食道上皮内好酸球数15/HPF以上(ピーク値)の好酸球主体の炎症像があり，二次性の食道好酸球増多をきたす疾患が除外され，PPI投与(2か月程度，比較的高用量)を行っても症状や組織好酸球数が十分に改善しない場合に診断が確定する[1,5].

治 療

局所ステロイドと食物除去療法が基本となる[1,5].

1. 局所グルココルチコイド嚥下療法

吸入ステロイドを口腔内に噴霧し，嚥下する．食事療法より導入しやすい．

2. 食物除去療法

食物除去療法は3つに大別される．根本的な治療となる可能性がある．下記のいずれかの方法で食物を除去し，寛解導入後，1食品群ずつ再導入する．再導入は原因同定の負荷試験ともなる．

①原因食品の除去療法：既往，特異的IgE，SPT，ALST，APTなどで原因を推定し除去する．原因推定が困難な場合，効果が不十分なときは②，③が選択される．

②経験的主要原因食物6種の除去療法(SFED)：主要原因食物6種(卵，牛乳，小麦，大豆，ピーナッツ/種実類/木の実類，甲殻魚介類/貝類)の除去を行う．③に比べQOLがよい．

③成分栄養：エレンタールなどの成分栄養を使用する．QOLは悪いが，除去は確実である．

3. 全身グルココルチコイド療法

緊急性がある場合や重篤例に用いる．

合併症

食道の線維化やリモデリングをきたすことがある．しかしながら，HESや悪性疾患への進展の報告はない[1].

転帰・長期予後

基本的には慢性疾患であり，しばしば再燃する．治療目標は，症状をできる限り軽減してQOLを保つこととなる．いずれの治療が奏効した場合も，治療中止によりしばしば再燃する[1,5].

●文献

1) Dellon ES, et al.：ACG clinical guideline：Evidenced based approach to the diagnosis and management of esophageal eosinophilia and eosinophilic esophagitis (EoE). Am J Gastroenterol 108：679-693, 2013
2) 山田佳之：最近注目されている消化器疾患・検査—好酸球性食道炎．小児科診療 76：297-301，2013
3) Sherrill JD, et al.：Genetic dissection of eosinophilic esophagitis provides insight into disease pathogenesis and treatment strategies. J Allergy Clin Immunol 128：23-32；quiz 33-34, 2011
4) Fujishiro H, et al.：Eosinophilic esophagitis investigated by upper gastrointestinal endoscopy in Japanese patients. J Gastroenterol 46：1142-1144, 2011
5) Liacouras CA, et al.：Eosinophilic esophagitis：updated consensus recommendations for children and adults. J Allergy Clin Immunol 128：3-20 e6；quiz 21-22, 2011

(山田佳之)

各 論 B 食 道

5 Mallory-Weiss 症候群

概 念

Mallory-Weiss 症候群は，激しい嘔吐や咳嗽などによる急激な食道・胃内圧の上昇により，食道胃接合部付近の粘膜あるいは粘膜下に裂創を生じ，この裂創から出血をきたす疾患である．

疫 学

成人では，上部消化管出血の 5～15% を本症候群が占めるといわれているが[1]，小児ではまれで，症例報告が散見される程度にすぎない．しかし近年，小児の上部消化管内視鏡検査の普及に伴い，報告例も徐々に増加していることから，実際は小児にも相当数存在するのではないかと考えられるようになっている[2]．また成人では，男性が女性の3～6倍といわれているが，小児では明らかな性差はないようである[3]．

病 因

成人では，多量の飲酒後の嘔吐が誘因となることが知られている．小児でも，激しい嘔吐，咳嗽や交通事故で，食道・胃内圧が上昇することが誘因と考えられている．加えて，上部と下部の食道括約筋協調の障害も誘因として報告されている[4]．

症 状

激しい嘔吐に続く吐血が典型的な症状である．吐血は，多くは新鮮血であるが，時には黒褐色～茶褐色の場合もある[2]．出血量は，全身状態に影響を与えないような少量から，輸血を考慮しなければならないような大量の出血がみられる場合もある．

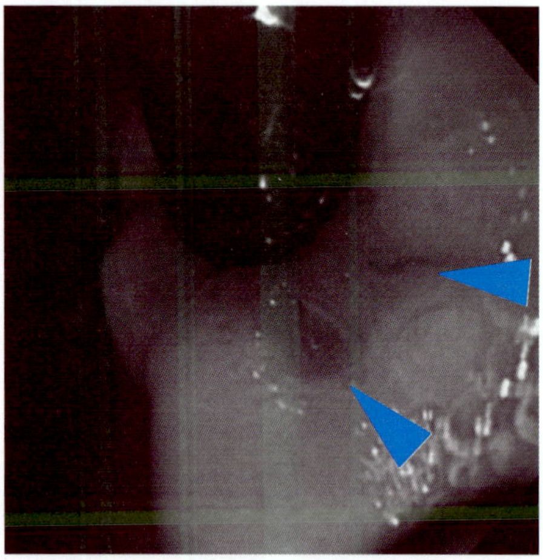

図 1　食道・胃接合部内視鏡所見〔口絵 7，p iii〕
すでに止血した 2 本の裂創(▶)を認める

診 断

1．検 査

1）身体所見

脈拍，血圧などのバイタルサイン，顔色，眼瞼結膜の診察は，出血の程度を推測するために重要である．

2）検 血

貧血の程度や血小板減少の有無をみておく必要がある．

3）上部消化管内視鏡検査

確定診断には必須の検査である．本疾患の裂創は，治癒するのが比較的早いものが多いため，発症から時をおかずに実施しなければ診断を確定できなくなる．また，小児では全身麻酔で行うため，患児に深呼吸をさせて食道・胃接合部を広げて観察することができず，病変を見落としやすいので注意が必要である．図 1 に典型的な内視鏡写真を示す.

2. 鑑別診断

上部消化管出血を起こす疾患が鑑別の対象となるが，胃・十二指腸潰瘍，胃・食道逆流症，食道静脈瘤，好酸球性胃炎などが，鑑別の代表的な疾患である[2)].

治 療

治療は通常の上部消化管出血に準じて行う．アクティブな出血がなければ，経過観察のみでもよい[4)]．出血が続いているようであれば，冷却した生食による洗浄と抗潰瘍薬の投与を行う[2)]．止血できなければ，内視鏡的止血，経カテーテル動脈塞栓術(transcatheter arterial embolization：TAE)や手術を考慮する[5)].

予 後

予後は一般に良好である．

●文献

1）須川暢一，他：Mallory-Weiss 症候群—310 自検例の検討．日本消化器病学会雑誌 83：619-624，1986
2）板野公彦，他：Mallory-Weiss 症候群の乳児例．日本小児救急医学会雑誌 4：166-168，2005
3）加藤健一，他：心因性反応が関与したと思われる 15 歳の Mallory-Weiss 症候群の 1 例．日本小児科学会雑誌 95：982-986，1991
4）Bak-Romaniszyn L, et al.：Mallory-Weiss syndrome in children. Dis Esophagus 12：65-67, 1999
5）Pirvan A, et al.：Mallory-Weiss tear in an 11 years old patient with acute lymphoblastic leukemia. Jurnalul Pediatrului 7：23-25, 2004

（財前善雄）

各 論 B 食 道

6 食道・胃静脈瘤

概 念

1. 定 義

食道静脈瘤および胃静脈瘤とは，食道下部および胃上部のおもに粘膜下層の静脈が腫瘤状に太く拡張・蛇行し，食道，胃粘膜に隆起を形成したものであり，門脈圧亢進症によって生じた門脈体循環短絡の徴候の1つである（**図1**）．

基礎疾患は胆道閉鎖症による肝硬変や，先天性肝線維症，肝外門脈閉塞症などである．静脈瘤出血により肝機能が悪化することが多く，臨床における管理の目標は静脈瘤出血を予防することにある．

2. 分 類

食道・胃静脈瘤の分類は，日本門脈圧亢進症学会が作成した「門脈圧亢進症取扱い規約」の内視鏡検査の記載項目に詳述されている[1]（詳細は**総論E. 3. 2）b 内視鏡的静脈瘤治療法**，**各論 G-Ⅳ. 26. 門脈圧亢進症と静脈瘤**を参照のこと）．

病理・病態生理

門脈圧亢進による静脈瘤形成の機序は2つあると考えられている．1つは肝内外における流出血管抵抗増大によるうっ血であり，もう1つは全身的または腹部の局所的な動脈血流の増大に伴う門脈血流の増大である．門脈圧亢進症では，①食道下部に向かう側副血行路，②臍周囲に向かう側副血行路，③肛門周囲に向かう側副血行路，などが発達してくる．正常では食道下部，胃上部を還流した血液は左胃静脈，脾静脈を介して求肝性に門脈に流入するが，門脈圧が上昇するとこの血液は遠肝性に側副血行路を逆流する．食道静脈瘤は左胃静脈，短胃静脈，後胃静脈から血液が供給され，奇静脈や半奇静脈を介して上大静脈へ流入する．

胃静脈瘤は，胃噴門部小彎側に発達する静脈瘤と，噴門部大彎側・穹窿部に発達する静脈瘤がある．前者は食道静脈瘤と交通しており，後者は多くが孤立して存在している．孤立している胃静脈瘤の血液はおもに胃腎短絡を介して左腎静脈から下大静脈に流入する[2]．

臨床症候

食道・胃静脈瘤の臨床症状は吐血である．食道・胃静脈瘤の圧が高くなることに加えて，消化管粘膜の損傷，消化管内腔面への血管露出・破綻により出血が始まる．食道静脈瘤からの出血は，胃酸の影響を受けないため鮮紅色または暗赤色である．出血量が少なく自然に止血されれば吐血ではなく黒色便を認めることもあるが，通常は出血量が多く，頻脈，血圧低下，顔色不良，眼瞼結膜貧血，意識レベルの低下などを認め，緊急に止血しないと循環血液量減少性ショックから死に至る．

診 断

1. 検 査

食道造影では，食道下部に長軸方向に連続する皺壁または結節状の陰影欠損として描出される．内視鏡検査では食道下部，胃上部に拡張，蛇行した静脈を認める．内視鏡所見は，「食道胃静脈瘤内視鏡所見記載基準」に従って記載する[1]．形態，色調，発赤所見の有無が治療方針を決定するために特に重要であり，発赤所見を伴えば治療を検討する．細径プローブを用いた超音波内視鏡では粘膜下層に低エコーの管腔構造として描出され，傍食道静脈や貫通静脈との交通を観察でき，小児でも病態把握に有用である可能性がある．造影CTで

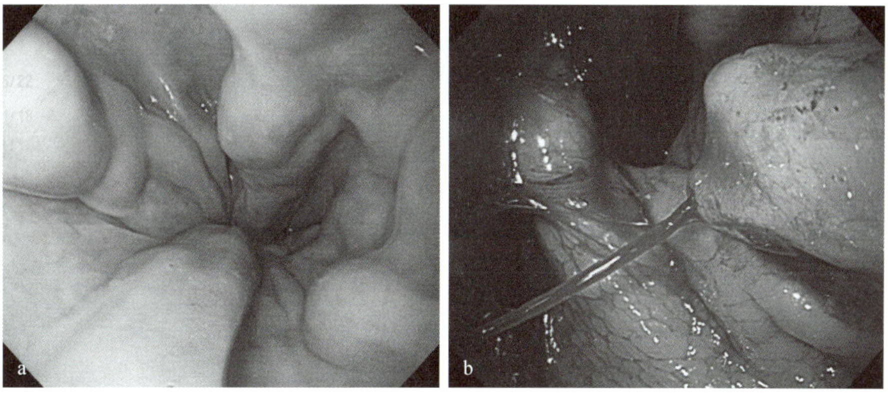

図1　食道静脈瘤(a)および胃静脈瘤破裂(b)

表1　食道・胃静脈瘤の治療ガイドライン

食道静脈瘤	1．食道静脈瘤破裂による出血中の症例では一般的出血ショック対策，バルーンタンポナーデなどで対症的に管理し，可及的速やかに内視鏡的硬化療法，内視鏡的静脈瘤結紮術などの内視鏡的治療を行う．上記治療にても止血困難な場合は緊急手術も考慮する 2．一時止血が得られた症例では，状態改善後，内視鏡的治療の継続または待期手術，ないしはその併用療法を考慮する 3．未出血の症例では，食道内視鏡所見を参考にして内視鏡的治療または予防手術，ないしはその併用療法を考慮する 4．単独手術療法としては，下部食道を離断し，脾摘術，下部食道・胃上部の血行遮断を加えた「直達手術」または「選択的シャント手術」を考慮する．内視鏡的治療との併用手術療法としては，「脾摘術および下部食道・胃上部の血行遮断術」を考慮する
胃静脈瘤	1．食道静脈瘤と連続して存在する噴門部の胃静脈瘤に対しては，上欄の食道静脈瘤の治療に準じた治療にて対処する 2．孤立性胃静脈瘤破裂による出血中の症例では，一般的出血ショック対策，バルーンタンポナーデ法などで対症的に管理し，可及的速やかに内視鏡的治療を行う．上記にても止血困難な場合には緊急手術も考慮する 3．一時止血が得られた症例では，状態改善後，内視鏡的治療の継続，バルーン閉塞下逆行性経静脈的塞栓術(balloon-occluded retrograde transvenous obliteration：B-RTO)などの血管内治療，または待期手術を考慮する 4．未出血の症例では，胃内視鏡所見を参考にして内視鏡的治療，血管内治療，または予防手術を考慮する 5．手術方法としては「脾摘術および胃上部の血行遮断術」を考慮する

〔日本門脈圧亢進症学会(編)：門脈圧亢進症取扱い規約(第3版)．金原出版，107-114，2013〕

は食道・胃静脈瘤と他の側副血行路の連続性を評価することができるので，予防的な治療の前には重要な検査である．静脈瘤破裂による吐血は，診断および治療を兼ねて緊急上部消化管内視鏡検査の適応である．

2．鑑別診断

吐血をきたしうる病態・疾患はすべて鑑別が必要であり，胃潰瘍や十二指腸潰瘍などを念頭におく．

治　療

「食道胃静脈瘤内視鏡所見記載基準」の Cb かつ F2 以上，または発赤所見を認める食道・胃静脈瘤は治療を要する．食道・胃静脈瘤の治療には薬物療法，バルーンタンポナーデ法，内視鏡治療，interventional radiology，手術治療があり，病態を考慮して適切に選択する(表1)[3]．

1．薬物療法

非出血時または出血時の他の治療の補助として行われる．β遮断薬であるプロプラノロールは，心拍出量を減らすことで門脈圧を下げる．バソプレシンは，内臓血管収縮作用により門脈血流を減少させる．ニトログリセリンは，門脈系の血管抵抗を下げることで門脈圧を下げる．ソマトスタチンアナログ製剤は，腸管の血管平滑筋に直接作用して門脈血流を減少させる．

2．バルーンタンポナーデ法

Sengstaken-Blakemore tube(S-B tube)に代表される止血用バルーンを用いた圧迫止血法である．内視鏡治療が困難なとき，止血用バルーンを挿入し，静脈瘤を圧迫する．止血用バルーンの長時間留置は患児の苦痛が大きく，また食道潰瘍などの合併症防止のためにも48時間以内に内視鏡治療，または他の治療を行う．

3. 内視鏡治療

食道・胃静脈瘤に対する第一選択の治療で，①内視鏡的硬化療法(endoscopic injection sclerotherapy：EIS)，②内視鏡的静脈瘤結紮術(endoscopic variceal ligation：EVL)，③*n*-ブチル-2-シアノアクリレートを用いた内視鏡治療，④アルゴンプラズマ凝固止血法(argon plasma coagulation：APC)，に大別される．内視鏡的硬化療法の禁忌は，ショックによる全身状態不良または高度の肝機能障害を認める場合(Child-Pugh grade C または総ビリルビン 3 mg/dL 以上)である．詳細は**総論 E. 3. 2)b 内視鏡的静脈瘤治療法**で述べられている．

4. interventional radiology

これを応用した静脈瘤治療は小児においては限定されているが，胃腎短絡を伴う胃静脈瘤はバルーン下逆行性経静脈的塞栓術(balloon-occluded retrograde transvenous obliteration：B-RTO)で閉塞する．

5. 手術療法

直達手術とシャント手術がある．直達手術には食道離断術と Hassab 手術がある．Hassab 手術は胃静脈瘤に対しても効果が高い．シャント手術には，脾静脈腎静脈吻合術，上腸間膜静脈下大静脈吻合術，上腸間膜静脈下大静脈 H 吻合術などがある．しかし，これらは血管が細く技術的にむずかしいこと，血栓が生じやすく開存率が低いこと，門脈血流が低下し肝機能が低下すること，肝性脳症の発症率が高いこと，などのために行われなくなってきている．門脈本幹が閉塞している肝前性門脈圧亢進症の場合，閉塞部手前の門脈と肝内門脈を吻合する Rex shunt(mesenterico-left portal shunt)が可能であれば根治となりうる．

予 防

静脈瘤予防においてもっとも重要なことは，基礎疾患を増悪させないことである．胆道閉鎖症による肝硬変症例においては，1～2 歳から静脈瘤の検査を実施する．静脈瘤治療後の症例においては，再発の早期発見のために約 6 か月に 1 回，静脈瘤の検査を実施する．治療により静脈瘤が消失したならば，約 12 か月に 1 回，静脈瘤の検査を実施する．プロプラノロールによる予防の有効性が報告されているが，小児においてはまだ一般的ではない[4,5]．静脈瘤の管理においては，吐血する前に治療することがもっとも重要である．

●文献

1) 日本門脈圧亢進症学会(編)：門脈圧亢進症取扱い規約(第 3 版)．金原出版，37-40，2013
2) 日本消化器内視鏡学会(監)：食道・胃静脈瘤に対する治療．消化器内視鏡ハンドブック．日本メディカルセンター，199-210，2012
3) 日本門脈圧亢進症学会(編)：門脈圧亢進症取扱い規約(第 3 版)．金原出版，107-114，2013
4) dos Santos JM, et al.：Endoscopic and pharmacological secondary prophylaxis in children and adolescents with esophageal varices. J Pediatr Gastroenterol Nutr 56：93-98, 2013
5) Sökücü S, et al.：Long-term outcome after sclerotherapy with or without a beta-blocker for variceal bleeding in children. Pediatr Int 45：388-394, 2003

(田川　学)

総 論　C 胃

1 胃軸捻

概 念

1. 定 義

胃が生理的範囲を越えて回転することにより消化器症状を呈する疾患で，180° 以上回転して完全閉塞となるものを gastric volvulus，180° 未満で不完全閉塞にとどまるものを gastric torsion とよぶ[1)].

2. 分 類

1) 病因による分類

①特発性：器質的な原因を伴わないもの．

②二次性：胃の疾患，あるいは横隔膜疾患（食道裂孔ヘルニア，横隔膜ヘルニア，横隔膜挙上症など），脾疾患（遊走脾，無脾症など），腸回転異常症など，隣接臓器の異常に伴って発症するもの．

2) 回転軸による分類（図 1）

①長軸捻転：噴門と幽門を結ぶ線を軸に捻転するもの（organoaxial volvulus）．

②短軸捻転：大彎中心と小彎曲を結ぶ線を軸に捻転するもの（mesenteroaxial volvulus）．

③混合型：長軸捻転と短軸捻転の両者が混合したもの．

3) 臨床経過による分類

①慢性型：軽度の捻転により繰り返す嘔吐症状を呈するもの．

②急性型：急激な捻転により急性腹症を呈するもの．

疫 学

小児では大きな性差はなく，発症率は約 3% とされている[2)]．1 歳未満の発症率は約 13% と高く，年齢とともに発症率は低下する．急性型よりも慢性型の頻度が高く，特に新生児期から乳児期に発症する症例の大部分は慢性型である．慢性型では特発性と長軸捻転の占める割合が多く，急性型では続発性が多い．

病因・病態生理

胃につながる靭帯（胃結腸間膜，肝胃間膜，胃脾間膜，胃横隔膜靭帯）や十二指腸の後腹膜への固定の先天的欠損や形成不全，脆弱化，手術による損傷により胃の固定が不十分となることに加え，呑気や排気不良に伴って下部消化管ガスが貯留し胃が挙上されることや，胃底部が背側下方へ落ち込むことなどが関与して発症する．遊走脾を伴う二次性では，脾臓の移動によって捻転が誘発される．

臨床症候

慢性型は繰り返す嘔吐や腹部膨満が主症状であり，哺乳不良や体重減少を伴うこともある．

急性型の所見として Borchardt 三徴（嘔吐を伴わない悪心，胃管の挿入困難，上腹部の痛みと膨隆）がよく知られているが[3)]，小児では嘔吐を伴うことが多い．捻転の程度によって症状の程度が異なり，胃の著明な拡張や血流障害，穿孔のため，呼吸障害や無呼吸，チアノーゼ，ショックをきたすことや，心肺蘇生を要する症例もある．

診 断

1. 検 査

急性型では，腹部単純 X 線撮影で著明な胃の拡張と下部消化管ガスの減少がみられる（図 2-a，b）．穿孔を伴う場合には free air を認める．慢性型では，逆に下部消化管ガスの増加，特に横行結腸ガスの貯留が目立つことが多い．また，二次性

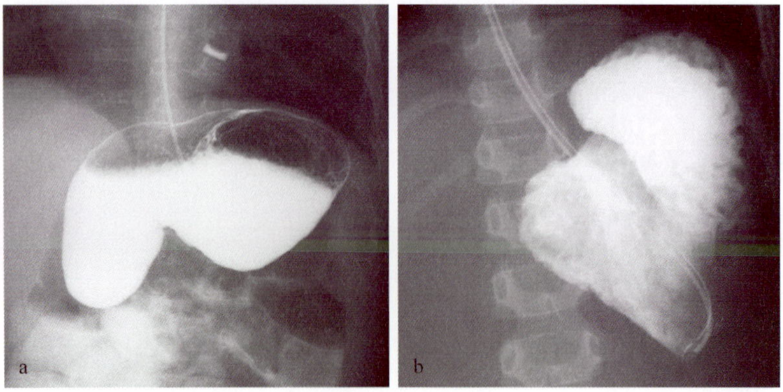

図 1　上部消化管 X 線造影
a：長軸捻転（organoaxial volvulus），b：短軸捻転（mesenteroaxial volvulus）

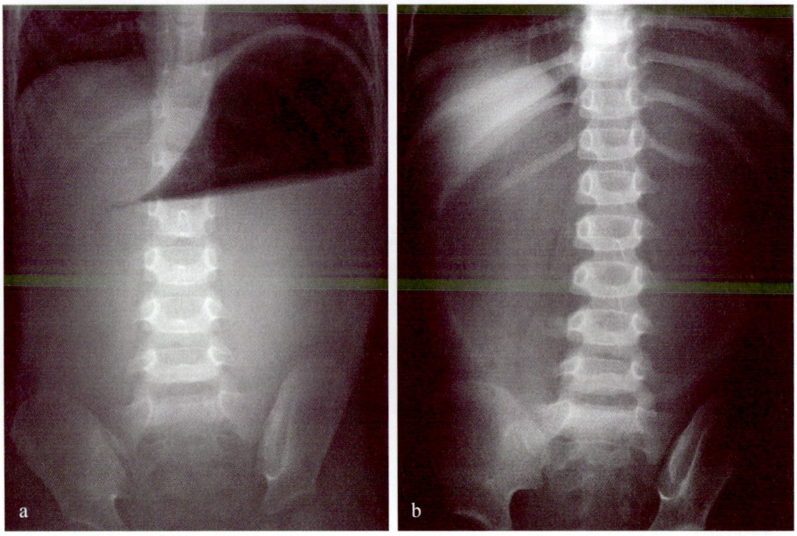

図 2　急性型の腹部単純 X 線
a：立位，b：臥位

捻転の可能性を念頭におき，合併疾患の有無についても評価を行う．

2．鑑別診断

慢性型では，新生児期～乳児期に繰り返す嘔吐や体重増加不良をきたす疾患として，胃食道逆流症や肥厚性幽門狭窄症，牛乳アレルギー，Hirschsprung 病などを鑑別する必要がある．

3．診断確定

上部消化管造影検査や，胃管の走行で捻転を確認することにより診断を行う．長軸捻転では，大彎が小彎よりも高い位置となる upside-down stomach を呈する（図 1-a）．短軸捻転では，胃底部が幽門よりも低い位置となり，逆アルファ状の形態を呈する（図 1-b）．胃管挿入が困難な場合や，全身状態が不良で造影検査が困難な場合は CT 検査を行う場合もある．CT 検査を行うことで遊走脾や無脾症などの評価も可能となる．

治　療

慢性型では少量頻回の哺乳や哺乳後の排気，体位療法（哺乳後 1 時間程度の間，立て抱きや右側臥位，腹臥位とする），浣腸による結腸ガスの排出促進で保存的治療を行う．乳児期を過ぎても治癒しない，体重増加が得られないなどの難治例では，手術を考慮する．また，慢性型の症例が急性症状を呈する場合もあることを念頭においてフォローアップする.

急性型では胃管挿入により胃内容の減圧を試みてもよいが，穿孔を起こす危険性があるため慎重に挿入する．胃管挿入が困難な場合や，血流障害が疑われる場合，穿孔を認める場合は緊急手術を行う.

手術は，捻転を解除したうえで胃の前壁を腹壁に固定する胃前方固定術を行うのが一般的だが，胃底部と横隔膜の固定や噴門形成術の付加を行うこともある．二次性の場合は，合併疾患に対する手術も同時に行う必要がある．また，近年はこれらの手技を腹腔鏡下で行うこともある.

転帰・長期予後

慢性型の多くは成長とともに症状が改善し，1歳以降には治癒することが多い．急性型の死亡率は約7%で，虚血性変化の進行や穿孔から致死的となる可能性があるため，迅速な診断と治療が肝要である[4]．外科治療の成績は良好で，胃の固定術が行われた後に再発することはほとんどない.

●文献

1）Wasselle JA, et al.：Acute gastric volvulus：pathogenesis, diagnosis, and treatment. Am J Gastroenterol 88：1780-1784, 1993
2）小池宣之，他：小児の胃軸捻転症について．日本小児外科学会雑誌 9：270-279，1973
3）Borchardt M：Zur pathologie und therapie des magen volvulus. Arch Klein Chir 74：243-260, 1904
4）Cribbs RK, et al.：Gastric volvulus in infants and children. Pediatrics 122：e752-e762, 2008

（井上幹大）

各 論 C 胃

2 急性胃拡張

概 念

正常な胃は，食物が入ってくると拡張し，食物は順次，蠕動運動によって小腸へ排出されて，内容物が減れば胃は縮小する．一般に急性胃拡張という用語は，不快な腹部膨満感を比較的急速に自覚した場合に用いられ，医学的には正式な病名ではない．俗に，食べすぎたあとに胃が膨張するのを胃拡張(acute gastric dilatation/acute gastric atony)ともよぶが，大食と胃拡張とは因果関係はない．大食漢の児の胃とは，食後愁訴なく食物を大量に受け止められる胃の過剰な適応性弛緩が認められるものをいうようである．

病 因

成人では，薬物由来では抗コリン薬および鎮痛薬，麻酔薬などがあり，また合併症によるものでは尿毒症，糖尿病性神経症，神経性食思不振症，栄養失調，肝硬変，脳血管障害，胆道感染症などが原因となる機能性のものと，胃がんなどの器質的疾患が原因で発症する場合がある．小児では，成人のような基礎疾患に由来するものはきわめてまれで，十二指腸潰瘍急性期，胃軸捻転，上腸間膜動脈症候群に由来するものなど，器質的な疾患の一症状としてみられるにすぎないことが多いが，重症心身障がい児での本症由来の胃破裂死亡例[1]や神経性食思不振症起因例[2]も報告されているので，念頭においておく必要性がある．

臨床症候

原因が何であれ，食物停留やガスによりある程度以上の胃の拡張が起これば，強い腹部膨満感が出現し，生理的反応として嘔吐が起こる．初期段階では腹部膨満感や上腹部違和感などが主で，次第に嘔吐を繰り返し示すようになる．嘔吐に起因して口渇や尿量の減少が認められたり，浅い呼吸を頻繁に繰り返すようになる．さらに悪化するとショック症状を呈することもある．

診 断

腹部単純 X 線で胃の拡張像(図 1-a：臥位，図 1-b：立位)を確認することで比較的容易に診断でき，腹部超音波でも拡張した胃が描出される．本症の原因を検査することが重要で，そのためには胃造影検査や胃内視鏡検査のほか，一般の血液検査や尿検査により基礎疾患の有無を確認することが重要である．鑑別として肥厚性幽門狭窄症と胃軸捻転があげられる．肥厚性幽門狭窄症は発症年齢が 1 か月未満がほとんどで，腹部単純 X 線で胃の拡張像が胃の過蠕動により，だるま状の形態を呈することが多いので，容易に鑑別される．胃軸捻転のうち長軸捻転では腹部単純 X 線で胃の拡張像単独では本症の鑑別が難しい場合もあるが，上部消化管造影を施行し，食道胃接合部での捻転による狭窄所見を確認すれば容易に鑑別可能である．短軸捻転であっても流入した造影剤の形態から幽門の噴門側への位置異常で容易に鑑別できる．

治 療

治療は原因疾患に対して行う．急性胃拡張が著しい場合は，胃管の挿入などによって胃の内圧の減少をはかる．

予 後

原因疾患によって異なる．

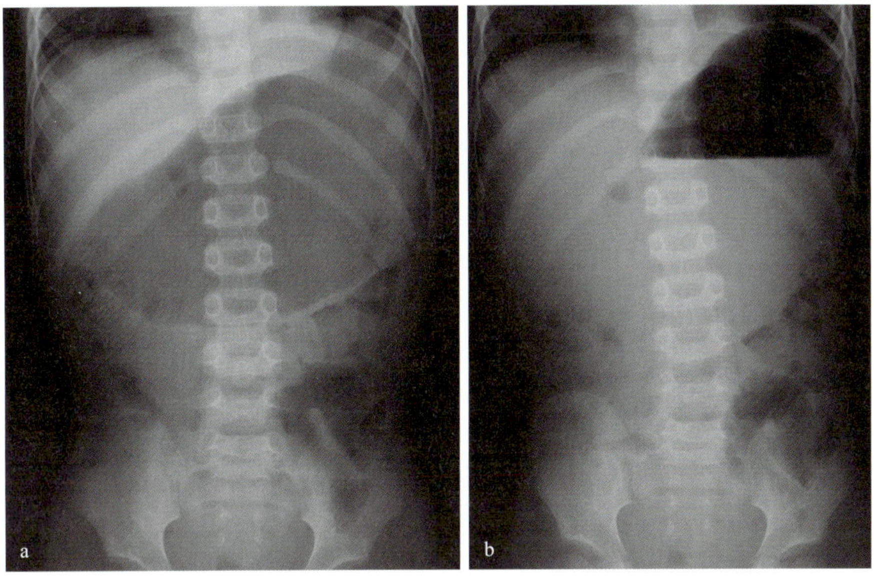

図 1　腹部単純 X 線で胃の拡張像
a：臥位，b：立位

●文献

1）Byard RW, et al.：Gastric distension, cerebral palsy and unexpected death. J Clin Forensic Med 8：81-85, 2001
2）Holtkamp K, et al.：Gastric dilatation in a girl with former obesity and atypical anorexia nervosa. Int J Eat Disord 32：372-376, 2002

（八木　実）

各 論　C 胃

3 新生児胃破裂

概 念

新生児胃破裂(gastric perforation in the newborn)は生後数日で発症する穿孔で，胃壁の広範囲な壊死を伴い，胃前壁大彎側に大きな破裂孔を認めることが多い．潰瘍性疾患に伴う胃穿孔とは概念を異にする．

疫 学

近年，新生児胃破裂症例はまれな疾患となった．2008年の日本小児外科学会の全国調査では，日本小児外科学会認定施設から年間14例の報告があった[1)]．千葉県では1991～2010年の10年間で11例の発症が報告されており，周産期医療の進歩に伴う新生児管理の向上により特発性新生児胃破裂(spontaneous gastric perforation in the newborn)は激減し，先天性心疾患，遠位側通過障害など他の疾患に伴うものの割合が増える傾向にある[2)]．

病 因

新生児胃破裂は，早期・低出生体重児，新生児仮死，窒息，低酸素血症，心疾患などに伴うことが多い．このような状態ではdiving reflexによる血流の再配分により，中枢神経や心臓への循環が優先され，消化器や腎などへの血流が減少する．胃の虚血がもっとも大きな要因とされる．このことは，本疾患が壊死性腸炎に併発することでも理解できる．これに加えて感染，免疫の未熟性，遠位部腸管の通過障害，先天的胃壁筋層欠損，不適切な胃管挿入・留置などが発症要因にかかわっている．

臨床症候

1. 身体所見

生後3～5日目に，多くは出生時の蘇生や手術から一定期間を経て発症する．突然，上腹部膨満が出現し，全身状態は急速に悪化する．腹壁は緊満し光沢浮腫，色調も暗赤色となる．多呼吸，呼吸困難，頻脈，四肢冷感，チアノーゼなどのショック症状を呈する．

2. 検 査

腹部単純X線写真で大量の腹腔内遊離ガス像を認める．臥位では，腹全体に広がる楕円形の遊離ガス像を認める．楕円形の腹腔内遊離ガス像の中央部に円靱帯が描出され，foot ball signとよばれる．立位では，横隔膜下の遊離ガスにより肝，脾臓が描出されるsaddle bag signを認める(図1)．

3. 鑑別診断

新生児期に腹腔内遊離ガスを認める疾患では，壊死性腸炎などの新生児腸管穿孔，胃穿孔，外傷による消化管穿孔などがある．いずれも開腹手術の適応である．

治 療

1. 手術期の管理

急速に病状が進行するため，早期発見・早期治療が重要である．診断時にはすでに全身状態が悪化していることが多く，可急的早期に治療を開始する．呼吸管理，体温，循環・代謝性アシドーシス等の補正を行い，時期を逸せず手術を行う．気管内挿管による人工呼吸を行うが，気腹による腹部膨満のため換気量が確保できないときは，腹腔穿刺により腹腔内ドレナージを行う．末梢循環障害に対しては急速輸液を行う．血圧が維持できな

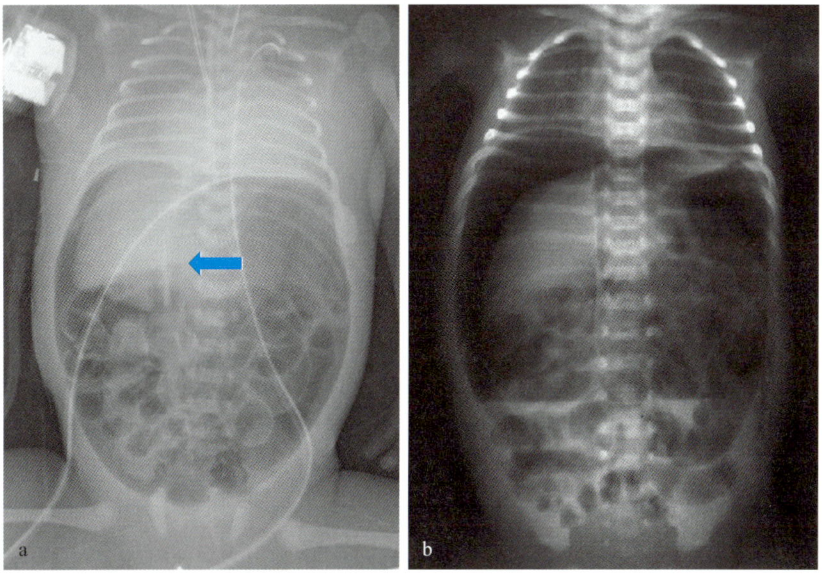

図1　腹部単純X線
a：臥位での foot ball sign．楕円形の大量の遊離ガスにより円靭帯(➡)が描出されている
b：立位での saddle bag sign．横隔膜下の多量の遊離ガス像と下腹部に鏡面像を認める

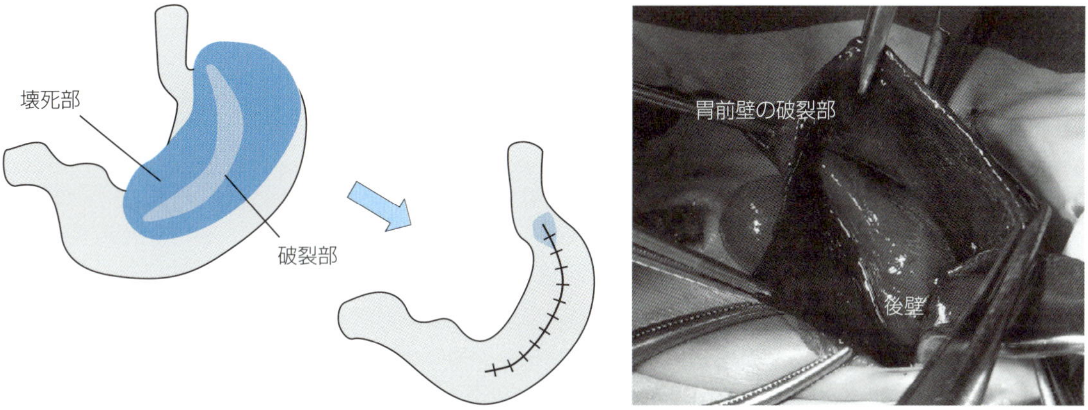

図2　胃前壁破裂の手術例
在胎33週，出生体重2,534 gで出生．Apger score 8/10点
日齢1：Ebstein奇形に対しPDA結紮術施行，日齢4：胃破裂を発症した．胃前壁の大きな破裂部に広範な壊死を認めた

い場合はドパミンを用いる．十分な輸液を行っても利尿が得られないときは，利尿薬(フロセミドなど)を投与し尿量を確保する．代謝性アシドーシスは，重炭酸水素ナトリウムで補正する．重症感染症，敗血症の予防・治療のために広域スペクトラムの抗菌薬を開始する．1 mL/kg/時の尿量が得られたら手術を行う．エンドトキシンショック，播種性血管内凝固症候群(disseminated intravascular coagulation：DIC)，多臓器不全へと陥った場合は，交換輸血，エンドトキシン吸着療法，凝固因子補充，などを行う．

2．手　術

上腹部横切開で開腹する．胃前壁に穿孔(破裂部)を認めることが多い(図2)．裂けた胃壁を中心に菲薄・壊死した胃壁を切除し，胃壁を縫合閉鎖する．広範囲な胃壁切除を余儀なくされる場合でも，可能な限り胃を温存する．適切な位置に胃管を留置し，腹腔内を洗浄後，腹腔内ドレーン管を挿入して閉腹する．胃管などによる穿孔は胃食道移行部に認めることがあるので，小網腔を開放して検索する.

予 後

2008年の日本小児外科学会からの報告では，死亡率は14.8%であった[1]．Linらの112例の文献からの集計報告では，全体の死亡率は42%であり，早期産児の死亡率は高く62%であるのに対し正期産児では28%であった[3].

予 防

適切な周産期，新生児管理が予防の要である．新生児仮死，低酸素血症の早期治療，脱水・アシドーシスなどの補正，適切な胃管管理による消化管減圧が予防につながる．また，インドメタシン，副腎皮質ホルモンの投与も胃破裂の誘因となることから，これらの薬剤を使用するときは注意深い経過観察が不可欠である.

●文献

1) 窪田昭男，他：わが国の新生児外科の現況―2008年新生児外科全国集計―．日本小児外科学会雑誌 46：101-114，2010
2) Terui K, et al.：Etiology of neonatal gastric perforation：a review of 20 years' experience. Pediatr Surg Int 28：9-14, 2012
3) Lin CM, et al.：Neonatal Gastric perforation：report of 15 cases and review of the literature. Pediatr Neonatol 49：65-70, 2008

（松藤　凡）

各 論 C 胃

4 肥厚性幽門狭窄症

概 念

肥厚性幽門狭窄症(hypertrophic pyloric stenosis)は，乳児早期に幽門筋の肥厚と幽門管の延長が起こり，その結果として幽門部の通過障害をきたす疾患である[1)].

疫 学

先天性疾患ではなく，生後2週間以降に好発し，生後3か月以降の発症はまれである．男女比は4～5：1で男児に多く，第1子に多いとされる．発症頻度は人種差があり，欧米では0.2～0.9%，わが国では0.1～0.2%とされている[2,3)].

病態生理

病態としては，幽門筋のれん縮と弛緩不全が考えられている．本症患児の胃・幽門・十二指腸の内圧検査で，幽門のけいれん様運動(pylorospazm)が特徴的運動異常であることが明らかにされている．

れん縮が起こる原因は不明である．本疾患に罹患した児では，幽門筋でのNO産生の減少が報告されている．動物実験でも，nNOS(neuronal nitric oxide synthases)ノックアウトマウスの幽門筋が肥厚しやすいことや，幽門筋内のCajal細胞の減少などが報告されている[2,3)].

病 因

病因については不明であるが，幽門筋の神経線維の分布低下，または幽門筋内コリン作動性神経系の未熟性により脱神経が生じる，と考えられている．その結果NOの産生低下によって幽門筋のれん縮・弛緩不全が起こり，二次的に幽門筋が肥厚し，狭窄症状を呈する，と推測されている．先天性か後天性かも議論が分かれている．

臨床症候

1．症 状

生後10～14日頃から突然嘔吐の症状が始まり，次第に噴水状の嘔吐(projectile vomiting)をするようになる．吐物に胆汁が混じることはない(非胆汁性噴水状嘔吐)．哺乳後30分程度で，ほぼ全量を嘔吐するのが特徴であるが，哺乳力は保たれるので嘔吐後すぐにミルクを欲しがりよく哺乳する．嘔吐回数は頻回となり，哺乳ごとに嘔吐するようになると，脱水，低栄養から体重減少がみられるようになる．また，逆流性食道炎を併発してコーヒー残渣様嘔吐を呈することもある．

2．所 見

本症を疑ったら触診で上腹部に弾性硬の約2cm径のオリーブの実様の腫瘤を触知する．確実に触知できるにはやや熟練を要する．具体的には患児を安静にし，腹部の筋緊張がとれるような体位で，指先を心窩部に優しくおく．肝下縁を確認しながら指先を少し深めに入れ，尾側に向かってゆっくり押し下げて行くと，胸骨剣状突起と臍の間に腫瘤が触知できるはずである．5～15分くらい，繰り返し触診が必要なこともあるが，腫瘤が触知できれば確定診断となる．

診 断

1．検 査

1）画像診断所見

近年は腹部超音波による画像診断が非侵襲的でもっとも有用である．超音波の診断基準は幽門筋厚4 mm以上，幽門管長14 mm以上，とするのが

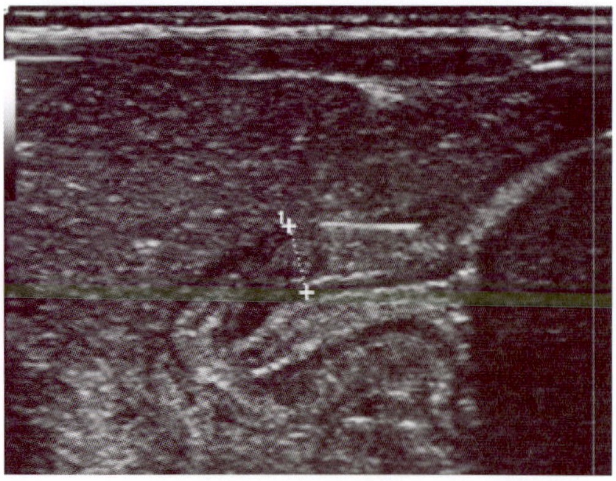

図 1　肥厚性幽門狭窄症の超音波所見
幽門筋の肥厚：4.2 mm

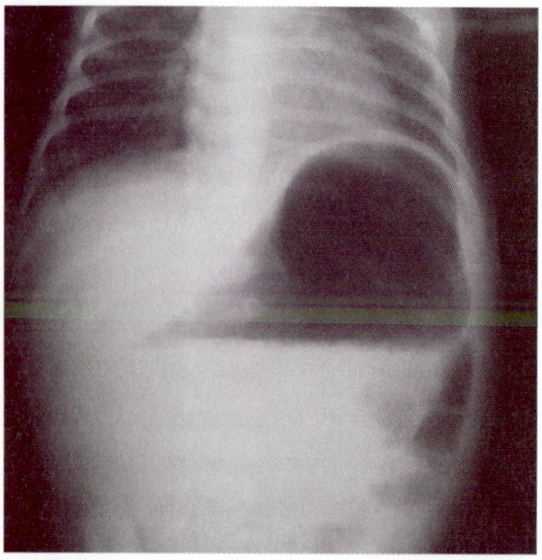

図 2　肥厚性幽門狭窄症の腹部 X 線

一般的である．低出生体重児では，この基準を満たさない場合でも，前述の臨床症状に加えて幽門筋厚 3 mm，幽門管長 10 mm 以上を満たせば本症を強く疑ってよい（図 1）．

典型的な症例の腹部単純 X 線では，幽門の通過障害による胃胞の拡張像と幽門以下のガス像の減少（single bubble sign）を呈する（図 2）．

最近は被ばくの問題からほとんど施行されることがなくなったが，上部消化管造影での string sign や umbrella sign などが有名である．

2）血液検査所見

頻回の嘔吐による胃酸の喪失は，低クロール性代謝性アルカローシスや低カリウム血症を呈する．また，腸肝循環の不良により間接ビリルビン値の上昇を認めることが多い．

2．鑑別診断

飲ませ過ぎ，胃食道逆流症，十二指腸狭窄，腸回転異常症，代謝異常症などによる嘔吐があげられるが，いずれも腹部超音波所見から容易に鑑別できる．

3．確定診断

前述のように腹部超音波所見が必須であり，確定診断される．

治 療

診断時には脱水と電解質異常を呈していることが多いため，まず入院のうえで輸液と電解質補正を行う．1 号輸液を用いて，利尿が得られるまで補正し，その後は KCl を加えた電解質液を使用する．通常は，ほぼ 1 日の輸液で補正することが可能である．

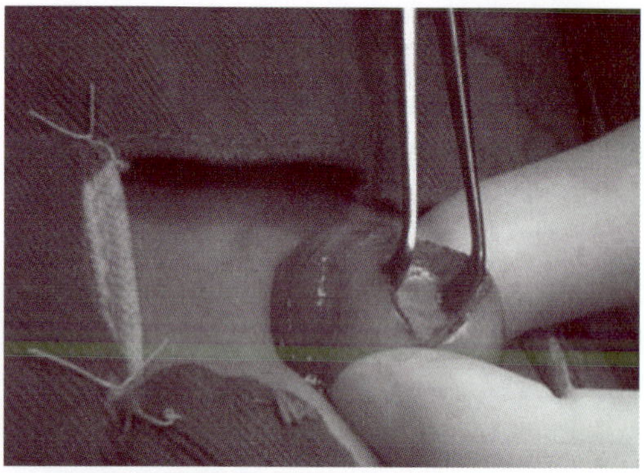

図 3　粘膜外幽門筋切開術（Ramstedt 手術）

水分・電解質の補正後は，治療を開始する．外科治療と内科治療のどちらかが選択される．

1．外科治療

粘膜外幽門筋切開術（Ramstedt 手術）が行われる（図 3）．全身麻酔下に開腹し，肥厚した幽門筋を長軸方向に筋層のみを切開し，狭窄を解除する手術である．再発はほぼ皆無である．術後 6 時間から哺乳が開始でき，十分量が哺乳できることを確認後，1〜2 日で退院が可能である．従来は右上腹部横切開で手術されていたが，創の整容性に着目し，臍上部弧状切開や臍スライディングウインドウ法など，開腹創が目立たない術式が考案され，良好な結果を得ている[4]．また，臍部をカメラポートとする腹腔鏡下幽門筋切開術も施行されている．

2．内科治療

アトロピン硫酸塩静注療法[5]である．アトロピン硫酸塩（0.5 mg/mL）を0.1 mg/kg/日で開始．これを哺乳回数で割った量が1回の投与量となる．各哺乳5〜10分前に，3分以上かけて緩徐に静注する．

効果が発現するまでに2〜3日かかり，嘔吐回数が1日2回以下に減少すれば，アトロピン硫酸塩の経口投与に切り替える．有効率は約80％程度とされる．体重増加が得られるようになれば退院し，外来にて2〜3週間アトロピン硫酸塩を投与し，漸減のうえで中止する．

アトロピン硫酸塩静注療法の副作用としては，頻脈，顔面紅潮，瞳孔拡大などがあげられる．軽度なことが多いが，初回投与時には心拍モニターなどの注意が必要であり，発現時には減量や中止が必要である．

最近では，治療の有効性を高めるためにニトログリセリンの併用が試みられ，その有効性が報告されている[6]．

合併症

外科治療の合併症としては，十二指腸穿孔や術後出血，創感染などがあげられるが，いずれもまれである．手術後の再発はほぼ皆無である．内科治療は成功率が約80％であり，非成功例では外科治療に移行することになり，入院期間が延長する．また，内服治療に移行後の再発も経験する．

転帰・長期予後

いずれの治療法でも，いったん軽快すればその後の予後は良好である．

●文献

1）川原央好：肥厚性幽門狭窄症．福澤正洋，他（編），系統小児外科学（改訂第3版）．永井書店，484-487，2013
2）大林奈穂，他：乳児肥厚性幽門狭窄症．遠藤文夫（編），小児科―診断・治療指針．中山書店，541-543，2012
3）土岐　彰：肥厚性幽門狭窄症．伊藤泰雄（監），標準小児外科学（第6版）．医学書院，162-164，2012
4）Yokomori K, et al.：Pyloromyotomy through a sliding umbilical window. J Pediatr Surg 41：2066-2068, 2006
5）名木田　章，他：肥厚性幽門狭窄症の治療―アトロピンの効果と限界．小児内科 31：1696-1699，1999
6）名木田　章，他：肥厚性幽門狭窄症に対するニトログリセリン経皮投与を併用した硫酸アトロピン静注療法．日本小児科学会雑誌 110：1271-1273，2006

（前田貢作）

各 論 C 胃

5 急性胃炎，慢性胃炎

概 念

1. 定 義

胃炎(gastritis)とは胃粘膜に炎症細胞浸潤をきたす病態であり，その診断は生検組織の病理検査による．内視鏡検査で胃粘膜のびらんや発赤があるが病理組織学的な炎症を伴わない場合は，胃症(gastropathy)として厳密には胃炎と区別する．

2. 分 類

急性胃炎は何らかの原因により胃粘膜の炎症が急激に引き起こされ，慢性胃炎は胃粘膜への刺激が繰り返し加わることにより慢性持続的に炎症をきたす．

成人領域で汎用されている改訂シドニー分類は，組織学的区分と内視鏡的区分からなり，病因，炎症の局在，形態所見から胃炎を分類している[1)]．

疫 学

もっとも頻度の高い胃炎は，*Helicobacter pylori* (*H. pylori*)感染による慢性胃炎であり，近年の疫学研究からわが国の小児では5% 以下の感染率と推定される．さまざまな病因を網羅し，病理診断で確定された小児の胃炎に関する大規模な疫学研究はない．

病理・病態生理

胃炎の病態生理はその原因により多様である．

急性胃炎は，さまざまな病因への曝露に加え，胃粘膜の血流障害や粘膜防御機構の破綻の関与が示唆されている．急性胃粘膜病変(acute gastric mucosal lesion：AGML)は，胃前庭部優位の粘膜の浮腫，びらん，発赤，出血，不整形の浅い潰瘍が多発する特徴的な急性胃炎であり，病因として *H. pylori* の初感染(急性一過性感染の経過をとることがある)，その他の感染症，薬剤，ストレスなどが原因となる．

H. pylori 感染による慢性胃炎は，リンパ球と好中球が混在する慢性活動性胃炎を呈し，炎症は前庭部から胃体部へと拡がり，次第に固有胃腺の萎縮や腸上皮化生を生じる．

特殊な胃炎として，好酸球性胃炎，リンパ球性胃炎，肉芽腫性胃炎，collagenous gastritis，chronic varioliform gastritis，腐食性胃炎，自己免疫性胃炎(胃体部の萎縮性胃炎，悪性貧血を合併)，Ménétrier 病，蜂巣炎性胃炎，気腫性胃炎，などがある[1~4)]．

病 因

おもな胃炎・胃症の病因，背景疾患を示す(**表1**)[2~4)]．

臨床症候

1. 症 状

急性胃炎は突然の上腹部痛，悪心・嘔吐，コーヒー残渣様の吐血などで発症し，数日の経過で軽快する．慢性胃炎では無症状のことも多く，時に反復性の心窩部痛や悪心などの非特異的な上腹部症状を呈する．

2. 身体所見

上腹部の圧痛，貧血，蛋白漏出性胃腸症合併例での浮腫，腐食性物質での穿孔による腹膜刺激所見，原因となる全身疾患に随伴する徴候などを認めることがある．

診断検査

病理組織検査で胃粘膜への炎症細胞浸潤から胃

表1 小児のおもな胃炎・胃症の病因・背景疾患

感染症	*Helicobacter pylori*, *Helicobacter heilmannii*, 結核, 梅毒, サイトメガロウイルス, EBウイルス, 単純ヘルペスウイルス, 水痘ウイルス, インフルエンザA型ウイルス, マイコプラズマ, 真菌, アニサキス, ランブル鞭毛虫など
薬剤, 化学物質	アスピリン, その他の非ステロイド性抗炎症薬, 抗菌薬, バルプロ酸, ステロイド, 抗腫瘍薬, 鉄剤, 塩化カリウムなど
刺激性物質	腐食性物質・薬品, アルコール, 胆汁など
ストレス	ショック, 低酸素, 低体温, 熱傷, 外傷, 外科手術後, 重症感染症, 急性腎不全, 運動, 新生児など
外傷	嘔吐, 経鼻胃管, 胃瘻, 異物など
放射線治療	
門脈圧亢進	
アレルギー・食物過敏症	好酸球性胃腸炎, セリアック病など
自己免疫	自己免疫性胃炎, 甲状腺疾患, 糖尿病, 膠原病, 血管炎, 里吉病など
炎症性腸疾患	Crohn病, 潰瘍性大腸炎
その他の疾患	血管性紫斑病, 移植片対宿主病(graft versus host disease：GVHD), 慢性肉芽腫症, サルコイドーシス, Wegener肉芽腫症, Langerhans細胞組織球症, シスチン蓄積症など
特発性	

〔Washington KW, et al.：Gastritis and gastropathy. In：Yamada T, et al.(eds), Textbook of gastroenterology. 5th ed., Blackwell, 1005-1021, 2009/Dohil R, et al.：Gastritis and gastropathy of childhood. J Pediatr Gastroenterol Nutr 29：378-394, 1999/Dohil R, et al.：Gastritis, gastropathy and ulcer disease. In：Wyllie R, et al.(eds), Pediatric gastrointestinal and liver disease. 4th ed., Saunders, 277-292, 2011, より作成〕

炎の有無を診断し，各種検査で病因を特定する．

①検体検査：一般的な血算・生化学検査に加え，胃炎の病因となる基礎疾患の検索，*H. pylori* 感染診断(**各論C. 7. *Helicobacter pylori* 感染症**参照)などを適宜行う．

②上部消化管造影検査：軽微な粘膜変化の診断精度は低く，被ばくもあることから，小児の胃炎の診断検査としては推奨されない．

③腹部超音波・CT検査：一部の胃炎では粘膜の肥厚や欠損などの所見が得られる．虫垂炎や胆石

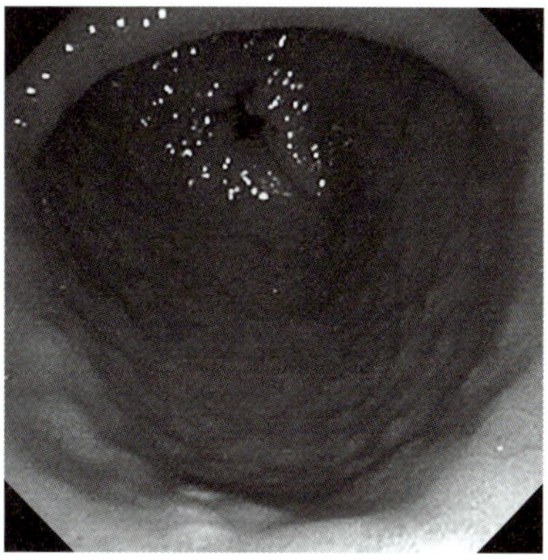

図1 *H. pylori* 感染による前庭部結節性変化〔口絵8，p. iv〕

胃の前庭部全体に広がる規則的な結節が特徴．その外観から鳥肌胃炎とも表される

症などの鑑別にも有用である．

④上部消化管内視鏡検査：急性期には胃粘膜の浮腫，発赤，出血，びらん，AGMLでは不整形の浅い多発潰瘍などが観察される．前庭部の結節性変化は小児期の *H. pylori* 慢性胃炎に特徴的である(**図1**)．内視鏡的に正常であっても胃炎は否定できないため，有所見部のほかに，幽門腺領域の前庭部と胃底腺領域の胃体部から生検する．

⑤病理組織検査：正常な胃粘膜には血管外好中球はほとんど存在せず，リンパ球などの単核球は2〜5個/HPF(対物レンズ40倍)，もしくは腺窩の間に2〜3個認める程度とされる[1)]．

一般的に急性胃炎では好中球優位の炎症細胞が浸潤し，慢性胃炎では単核球主体の慢性炎症像を示す．*H. pylori* 慢性胃炎では，萎縮や腸上皮化生を10代で認めることがある．*H. pylori* の菌体(**図2**)，細胞内封入体，肉芽腫，collagen bandなどは病因・病態に特異的な所見である．

治療

治療の基本は原因や誘因の除去であり，*H. pylori* 除菌療法，原疾患に対する治療などを行う．補助療法として，粘膜のびらんや潰瘍を伴う症例では，絶食，胃酸分泌抑制薬(ヒスタミンH_2受容体拮抗薬，プロトンポンプ阻害薬)，胃防御因子増強薬，抗コリン薬を用いる．

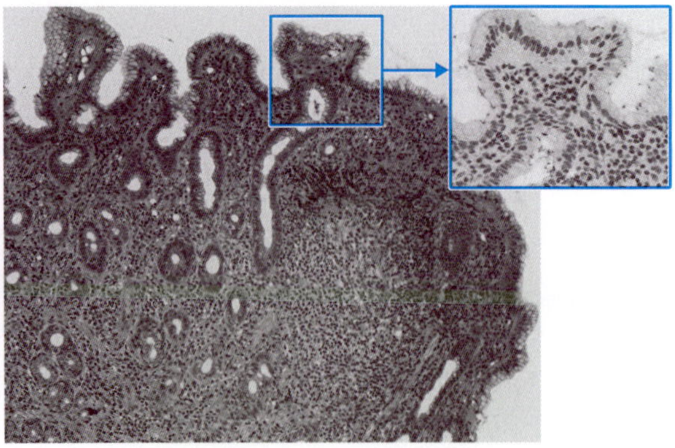

図 2　図 1 と同症例の前庭部の病理組織像（HE 染色，免疫組織染色）〔口絵 9，p. iv〕
結節の本体であるリンパ濾胞を認める．間質には多数のリンパ球と形質細胞に加えて好中球も存在し，慢性活動性胃炎の像である（×20 倍）．右上の *H. pylori* の免疫染色では，腺窩上皮の表面に茶色の菌体の付着が確認される（×40 倍）

合併症

H. pylori 感染による慢性胃炎では，胃・十二指腸潰瘍，思春期の鉄欠乏性貧血，成人期の胃がんなどを合併する．胃の巨大皺襞を特徴とする Ménétrier 病や好酸球性胃炎の一部では，蛋白漏出性胃腸症を伴う．

転帰・長期予後

胃炎の多くは自然経過や適切な治療により軽快，治癒が期待できる．しかし，腐食性胃炎や collagenous gastritis などは治療に難渋する．また，胃壁内に細菌や真菌が増殖して壊死や壊疽をきたす蜂巣炎性胃炎や気腫性胃炎が急速に進行し，消化管の広範囲に障害が及ぶと生命予後に影響する．

●文献

1）Dixon MF, et al.：Classification and grading of gastritis. The updated Sydney System. International Workshop on the Histopathology of Gastritis, Houston 1994. Am J Surg Pathol 20：1161-1181, 1996
2）Washington KW, et al.：Gastritis and gastropathy. In：Yamada T, et al.(eds), Textbook of gastroenterology. 5th ed., Blackwell, 1005-1021, 2009
3）Dohil R, et al.：Gastritis and gastropathy of childhood. J Pediatr Gastroenterol Nutr 29：378-394, 1999
4）Dohil R, et al.：Gastritis, gastropathy and ulcer disease. In：Wyllie R, et al.(eds), Pediatric gastrointestinal and liver disease. 4th ed., Saunders, 277-292, 2011

（日高奈緒）

各論 C 胃

6 胃・十二指腸潰瘍

概　念

1．定　義

胃酸や消化酵素であるペプシンの強力な消化作用により消化管壁の欠損を生じた病態を消化性潰瘍とよび，胃・十二指腸潰瘍に代表される．病理学的には，粘膜筋板より深部に及ぶ組織欠損をいう．

2．病型分類

その経過から急性潰瘍と慢性潰瘍に分類される．急性潰瘍は主として薬剤やストレスが原因で急性胃・十二指腸粘膜病変ともよばれ，突発的に発症し比較的短期間に治癒する．一方，慢性潰瘍は難治性で主として*Helicobacter pylori*（*H. pylori*）感染が関与し，再発を繰り返す．

疫　学

厚生労働省による調査では，胃潰瘍，十二指腸潰瘍の総患者数は1996年ではそれぞれ92万人，21万人であったが，その後経年的に減少し，2008年にはそれぞれ44万人，7万人と両疾患ともに半減した．これは消化性潰瘍のおもな成因である*H. pylori*の感染率の著明な低下によるものである．小児において全国統計はないが，*H. pylori*の感染率低下によって消化性潰瘍症例は激減した．

病理・病態生理

消化性潰瘍の成因として，攻撃因子と防御因子の平衡が崩れて潰瘍が生じるというShay & Sunの「天秤説」が受け入れられてきた．攻撃因子には胃酸（pH 2前後），ペプシン，非ステロイド性抗炎症薬（non-steroidal anti-inflammatory drugs：NSAIDs）やステロイドなどの薬剤，ストレスなどがあげられてきたが，いまや*H. pylori*感染が最大の攻撃因子であると考えられている．粘膜防御因子としては粘液，重炭酸，血流，微小循環などがpH 1～2の強酸および消化酵素から身を守るために備わっているが，この防御機構の破綻によって潰瘍ができるとの説である．

病　因

胃・十二指腸潰瘍の主要な原因は*H. pylori*感染である．小児の十二指腸潰瘍の80%，胃潰瘍の40%が*H. pylori*感染によるとされている．その他の原因として，NSAIDs，Crohn病，アレルギー性紫斑病，Zollinger-Ellison症候群，サイトメガロウイルスや単純ヘルペスウイルス感染症，分娩や外傷や手術などによるストレスがある．NSAIDsによる出血性胃炎や潰瘍は成人領域で増加している．小児でも，若年性特発性関節炎のNSAIDs長期使用例や先天性心疾患術後の血栓予防の低用量アスピリン（low dose aspirin：LDA）持続投与例などに，出血性胃潰瘍が散見される．

臨床症候

1．症　状

自覚症状としては心窩部痛，上腹部痛が典型的で，背部への放散痛を伴うこともある．食事との関連では胃潰瘍では食後に，十二指腸潰瘍では空腹時に訴えることが多い．ほかに食欲不振，悪心・嘔吐，吐血・下血，体重減少，鉄欠乏性貧血（iron-deficiency anemia：IDA）などがある．なかには無症状の例もあり，学校検診で指摘された貧血の精査のために施行した内視鏡検査で*H. pylori*感染胃炎や十二指腸潰瘍が確認される場合がある．

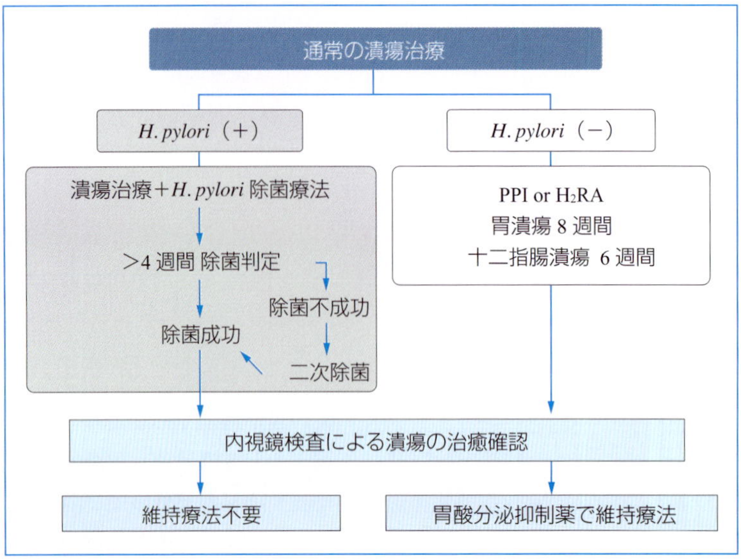

図 1　潰瘍治療のフローチャート

2．身体所見

心窩部あるいは右季肋部，まれに左季肋部の圧痛，出血量が多ければ貧血による顔面蒼白，出血性ショック，脱水症状をきたし，潰瘍穿孔に至れば筋性防御が認められる．

診 断

1．検 査

合併症のない胃・十二指腸潰瘍では，特徴的な血液検査所見は認めない．吐血・下血があれば血液検査で貧血の程度を確認する．

腹痛による夜間覚醒，嘔吐，吐血・下血，体重減少，貧血などの alarm sign が認められれば，必ず上部消化管内視鏡検査を行う．

2．鑑別診断

胃炎，機能性ディスペプシア，胃食道逆流症，胆石症，急性膵炎・慢性膵炎，Crohn 病などとの鑑別が必要である．

3．確定診断

上部消化管内視鏡検査により潰瘍の確定診断を行う．潰瘍のほかに，胃粘膜の観察を必ず行い，幽門前庭部に結節性胃炎の存在が確認できれば *H. pylori* 感染を疑う．小児の *H. pylori* 感染症では 95% に結節性胃炎が認められる．胃粘膜生検組織による培養，病理組織所見，迅速ウレアーゼ試験で *H. pylori* の感染を確認できる．

治 療

1．出血性潰瘍

吐血・下血で来院した症例では，まずバイタルサインの安定を最優先とし，ショック状態では血管を確保し輸液管理を行い，高度の貧血の際には輸血を行う．

その後に緊急内視鏡検査で出血部位，状態を把握し，活動性出血がある際には内視鏡的止血法（クリップ止血，エピネフリン加高張食塩水局注，あるいはアルゴンプラズマ凝固法）を行う．その後 3 日間は絶食とし，経静脈的にヒスタミン H_2 受容体拮抗薬（H_2-receptor antagonist：H_2RA）あるいはプロトンポンプ阻害薬（proton pump inhibitor：PPI）の投与を行う．

2．出血のない潰瘍治療（図 1）

初期治療として，強力な胃酸分泌抑制薬である PPI あるいは H_2RA による潰瘍治療を開始する．胃潰瘍治療時には 8 週間まで，十二指腸潰瘍では 6 週間までの投与が用法として認められている．*H. pylori* 感染があれば除菌治療を行う（**各論 C. 7. *Helicobactor pylori* 感染症**参照）．除菌成功後は潰瘍治療の維持療法は必要ない．NSAIDs による潰瘍は再発を繰り返すことが多いので，NSAIDs の中止が可能かどうかを検討する．継続しなければならない場合には，保険適用の PPI であるランソプラゾールかエソメプラゾールの投与を続ける.

合併症

胃・十二指腸潰瘍の重要な合併症として，出血，穿孔，狭窄があるが，もっとも頻度が高いのは出血である．吐血はコーヒー残渣様，下血はタール便となることが多いが，新鮮血の場合もあり，意識障害で救急搬送されることもある．穿孔は深掘れ潰瘍により起こり，上腹部の激痛が生じ，立位の腹部単純X線で横隔膜下に遊離ガスが認められる．以前には再発性十二指腸潰瘍瘢痕により高度の幽門狭窄をきたし手術となる症例も経験したが，*H. pylori* 除菌療法が行われるようになってからはない.

転帰・長期予後

通常の潰瘍はPPIや H_2RA の内服により約2か月で瘢痕となる．*H. pylori* 除菌療法の普及とともに潰瘍の再発は認められなくなった.

予　防

消化性潰瘍の最大の原因である *H. pylori* の除菌が本症の再発予防策となる.

●参考文献

- Drumm B, et al.：*Helicobacter pylori* and peptic ulcer：Working Group Report of the second World Congress of Pediatric Gastroenterology, Hepatology, and Nutrition. J Pediatr Gastroenterol Nutr 39(Suppl. 2)：S626-S631, 2004
- Bourke B, et al.：Canadian Helicobacter Study Group Consensus Conference：Update on the approach to *Helicobacter pylori* infection in children and adolescents--an evidence-based evaluation. Can J Gastroenterol 19：399-408, 2005
- Kato S, et al.：The prevalence of *Helicobacter pylori* in Japanese children with gastritis or peptic ulcer disease. J Gastroenterol 39：734-738, 2004

（今野武津子）

各 論 C 胃

7 Helicobacter pylori 感染症

概 念

Helicobacter pylori（*H. pylori*）は微好気性のグラム陰性らせん形桿菌で，慢性胃炎，胃・十二指腸潰瘍や胃がんなどの原因となる[1]．ヒトにはないウレアーゼを発現し，アンモニアを産生して微小環境を中性に保っている．基本的に，感染は数十年にわたり持続するが，感染者の多くは無症状である．通常，*H. pylori* 感染症は関連疾患を発症した場合を指す．

疫 学

1．感染経路

H. pylori の自然宿主は基本的にヒトだけである．経口感染するが，主経路は不明である．衛生環境が感染率を大きく左右するが，家族内感染もある[1]．感染の獲得時期として乳幼児期が重要である．

2．感染率

世界で約50％のヒトが感染しているが，感染率は地域により異なる．一般に，発展途上国の感染率はきわめて高く，先進国では低い．日本では，小児は平均10％前後の感染率であるが，中・高年者では高い．

病態生理

1．病態生理

H. pylori は胃粘膜上皮細胞に接着し，粘膜固有層に単核球と好中球の浸潤（慢性胃炎）を惹起する（**図1**）．好中球浸潤が強い場合，さまざまな粘膜傷害が発生する可能性が高い．一般に，小児では単核球浸潤が優位で，リンパ濾胞を形成することが多い．時間経過とともに，前がん状態と考えられる粘膜萎縮（萎縮性胃炎）や腸上皮化生，さらには異形成をきたす．毒性遺伝子として *vacA* や *cag* pathogenicity island（*cag*PAI）などが検討されている．

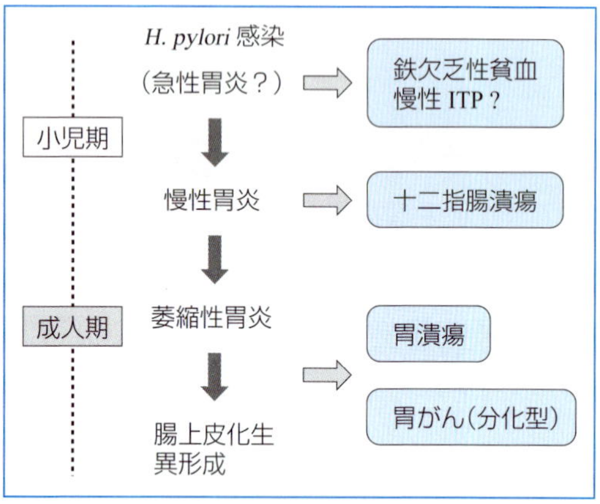

図1 *H. pylori* 胃炎と関連疾患

2．関連疾患

持続的感染のさまざまなステージにおいて，胃・十二指腸に粘膜病変をつくる（**図1**）．一方で，消化管外疾患にも関与する[1]．

1）胃 炎

一般に，小児期感染は無症状で成立すると考えられ，*H. pylori* 慢性胃炎も無症状のことが多い．炎症の程度や範囲が病態を左右する．

2）胃・十二指腸潰瘍

詳細は**各論 C. 6. 胃・十二指腸潰瘍**に譲る．*H. pylori* は小児期十二指腸潰瘍の主因であり，わが国の陽性率は83％である[2]．除菌により，潰瘍再発も抑制される．*H. pylori* 陽性の十二指腸潰瘍の小児では，胃酸分泌が亢進する．成人に比べて小児の胃潰瘍の陽性率は44％と低いが，*H. pylori* が関連する[2]．

表1 小児の *H. pylori* 除菌法に用いられる主な薬剤と用量

		用量 (mg/kg/日)	最大量 (mg/日)
プロトンポンプ阻害薬*	ランソプラゾール	1.5	60
	オメプラゾール	1.0	40
一次除菌法	アモキシシリン	50	1,500
	クラリスロマイシン	20	800
二次除菌法	アモキシシリン	50	1,500
	メトロニダゾール	10〜20	1,000

いずれの薬剤も分2投与
*：プロトンポンプ阻害薬は一次，二次除菌法に共通
〔加藤晴一，他：小児期ヘリコバクター・ピロリ感染症の診断，治療，および管理指針．日本小児科学会雑誌 109：1297-1300，2005〕

※プロトンポンプ阻害薬として，他にラベプラゾールとエソメプラゾールが使用できる(わが国小児における用量は確立していない)

3) 胃がん

胃粘膜萎縮を背景に分化型胃がんが発生するが，小児の報告はない．日本の感染小児において，萎縮を呈する症例はきわめて少ない[3]．

4) 鉄欠乏性貧血

H. pylori は鉄欠乏状態や鉄欠乏性貧血(iron deficiency anemia：IDA)の原因となり，年長児や若年者に多くみられる[1]．特に，再発性ないし鉄剤不応性の IDA は *H. pylori* 感染を考慮する．発症機序として，*H. pylori* によるヒトからの競合的な鉄の摂取が有力視されている．

5) 特発性血小板減少性紫斑病

小児の慢性の特発性血小板減少性紫斑病(idiopathic thrombocytopenic purpura：ITP)に対する *H. pylori* 除菌の有効性が報告されている．抗 *H. pylori* IgG 抗体が自己抗体として関与している，との指摘がある．特に，通常の治療法で寛解が得られない *H. pylori* 陽性例では，治療オプションとして除菌治療が考慮される．

臨床症候

症状は関連疾患による．慢性胃炎では，診断の契機となった症状が除菌後に消失するとは限らず，注意を要する．

診 断

1. *H. pylori* 検査

内視鏡検査による胃生検試料を用いる侵襲的検査と，用いない非侵襲的検査に大別される[1]．

1) 侵襲的検査

生検法ともよばれ，診断法のゴールドスタンダードである．組織検査(検鏡法)，ウレアーゼ試験および培養法(微好気培養)がある．組織検査は，*H. pylori* 菌体を顕微鏡下で同定する．ウレアーゼ試験は，ウレアーゼ活性を検出する迅速検査である．

2) 非侵襲的検査

^{13}C-尿素呼気試験，便中抗原検査および抗体検査がある．^{13}C-尿素呼気試験は，服用した^{13}C-尿素がウレアーゼで分解され発生する$^{13}CO_2$を呼気中に検出する検査で，小児の診断精度はきわめて良好である[4]．便中抗原検査の診断精度も高い．抗体検査は血清や尿中の特異的 IgG 抗体を検出するが，小児の精度は十分でない．

2. 鑑別診断

Helicobacter heilmannii は慢性胃炎などの原因になるが，形態的にらせんが強い，ウレアーゼ活性が弱い，培養できない，などの相違がある．

治 療

H. pylori 陽性の胃・十二指腸潰瘍に対しては除菌治療(表1)を行う[5]．慢性胃炎は除菌療法の絶対的適応ではないが，成人期の胃がん発症の可能性を勘案し除菌が考慮される．*H. pylori* 陽性の鉄剤不応性ないし再発性 IDA は除菌治療の適応である．除菌判定は治療終了後4〜8週に抗体検査以

外の方法で行う.

1. 標準的な一次除菌法

プロトンポンプ阻害薬と2種類の抗菌薬(アモキシシリンとクラリスロマイシン)を併用する3剤療法で行う[5]. 一般に7日間, 分2投与する. しかし, クラリスロマイシン耐性により, 小児の除菌率は70～80%と十分ではない.

2. 二次除菌法

一次除菌の不成功例には, 一次除菌法のクラリスロマイシンをメトロニダゾールに変更した3剤療法が推奨される[5].

転帰・長期予後

感染小児の多くは関連疾患を発症しない. 一方, 胃粘膜萎縮は胃がん発症の危険因子である.

予 防

感染の主経路は不明であり, 感染予防は困難である. 成人では, 除菌による胃がん予防が考慮される. 一方で, *H. pylori* は食道腺がんやアレルギー疾患の発症に抑制的で, プロバイオテックとしての側面をもつ可能性も指摘されている. 無症状の小児に対する盲目的な *H. pylori* 検査と除菌を肯定するエビデンスはなく, わが国と海外のガイドラインも推奨していない[5,6]. 無症状の小児の扱いは慎重にする.

●文献

1) Kato S, et al. : What is new related to *Helicobacter pylori* infection in children and teenagers? Arch Pediatr Adolesc Med 159 : 415-421, 2005
2) Kato S, et al. : The prevalence of *Helicobacter pylori* in Japanese children with gastritis or peptic ulcer disease. J Gastroenterol 39 : 734-738, 2004
3) Kato S, et al. : Association between gastric atrophy and *Helicobacter pylori* infection in Japanese children : a retrospective multicenter study. Dig Dis Sci 51 : 99-104, 2006
4) Kato S, et al. : Diagnostic accuracy of the ^{13}C-urea breath test for childhood *Helicobacter pylori* infection : a multicenter Japanese study. Am J Gastroenterol 97 : 1668-1673, 2002
5) 加藤晴一, 他 : 小児期ヘリコバクター・ピロリ感染症の診断, 治療, および管理指針. 日本小児科学会雑誌 109 : 1297-1300, 2005
6) Koletzko S, et al. : Evidence-based guidelines from ESPGHAN and NASPGHAN for *Helicobacter pylori* infection in children. J Pediatr Gastroenterol Nutr 53 : 230-243, 2011

(加藤晴一)

1 先天性十二指腸閉鎖・狭窄症

概 念

1．定 義

先天性の十二指腸の機械的通過障害を先天性十二指腸閉塞症といい，完全に通過が遮断されている「閉鎖症」と，遠位と細い交通がある「狭窄症」が含まれる．

2．分 類

閉鎖症は，その形態により内腔に膜様物が張った膜様型，十二指腸の一部が分離している離断型などに分けられる．膜様部に小孔が開いたものは膜様狭窄とよばれる．このほか，閉塞部位とVater乳頭との位置関係で乳頭前型，乳頭後型と分けることもある．

疫 学

先天性十二指腸閉塞症の頻度は出生6,000～10,000人に1人とされ[1]，日本小児外科学会によるわが国の新生児外科全国集計（2003年）では，十二指腸閉塞症は先天性腸閉塞症全体の約45%を占める[2]．病型別では膜様型53.5%，離断型42.3%，その他4.2%で，閉鎖症は狭窄症の約2.5倍の頻度であった．2008年の同統計では十二指腸閉鎖症の割合低下を示唆している[3]．

病 因

先天性腸閉塞症の発生機序は解明されていないが，いくつかの仮説が提唱されている．

1）再疎通障害説（Tandler説）

腸管の発生段階において，胎生30日を過ぎると腸管原器の内腔の上皮が増殖し，内腔は閉塞する．胎生60日頃以降，閉塞した腸管原器の中心部に空胞が出現し，癒合して再び内腔が形成される．これを再疎通（recanalization）といい，この再疎通段階が障害されることにより膜様型閉塞が起こると考えられている．

2）血行障害説

一方，胎生期の十二指腸に何らかの血行障害が起こることにより離断や狭窄が起こる，とする仮説も支持されている．

3）輪状膵と内因性閉塞

十二指腸閉塞症では，膵臓が十二指腸下行部を全周で囲んだ輪状膵がしばしばみられ，以前は輪状膵による圧迫が十二指腸閉塞の原因と考えられていたが，輪状膵症例の多くで十二指腸の内因性閉塞が観察され，今日では輪状膵は閉塞の原因とは考えられていない．

臨床症候

1．出生前

母体の羊水過多は半数にみられる．

2．出生後

おもな症状は出生直後からの嘔吐である．乳頭前型では，吐物は黄色い液を含まない非胆汁性嘔吐となる．また，上腹部膨満もみられる．さらに40%の症例では，間接型ビリルビン値が高値の黄疸遷延がみられる．

3．合併奇形

十二指腸閉塞症の症例の約60%で合併奇形を認める．上記のように高率に輪状膵を認めるほか，胆管の開口異常もしばしばみられる．その他，心大血管奇形，腸回転異常症，食道閉鎖症，直腸肛門奇形などを合併することが多い．遠位腸管が気管と交通したC型食道閉鎖症に十二指腸閉鎖症が合併した場合には，胃内に入った空気の出口がないため胃は著明に拡張し，穿孔や破裂の危険が

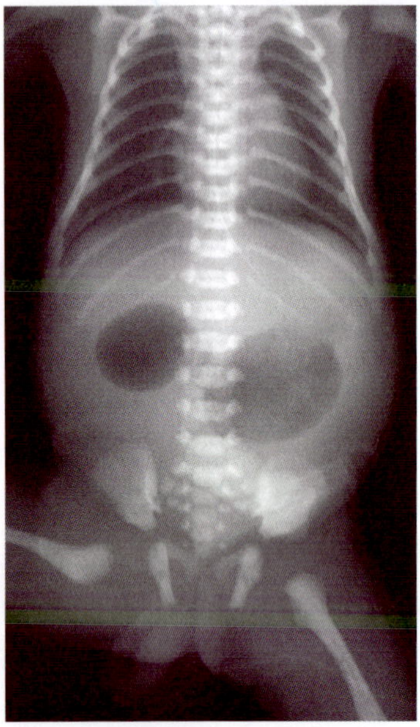

図 1　腹部単純 X 線における double bubble sign

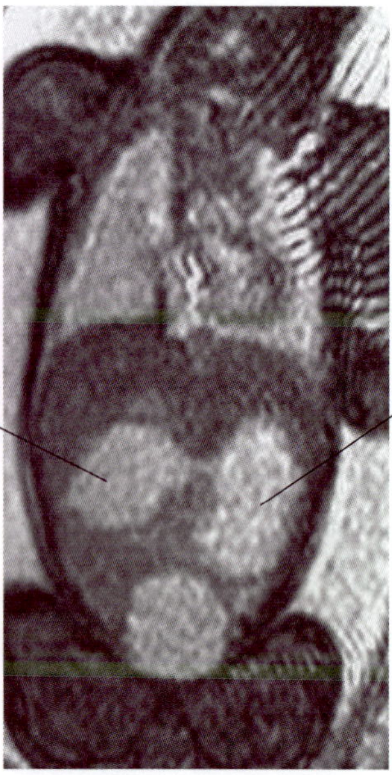

図 2　胎児 MRI における double bubble sign

ある．

21 トリソミー(Down 症候群)における十二指腸閉塞症の合併は有名で，十二指腸閉塞症の症例の約 1/3 の症例は 21 トリソミーを合併する．

診　断

1. 検　査

腹部単純 X 線では拡張した胃泡と十二指腸球部のガス像がみられ，double bubble sign とよばれ(**図 1**)，先天性十二指腸閉塞症の特徴的所見である．同様の所見は胎児超音波や胎児 MRI(**図 2**)でも描出され，近年では出生前診断例も増加している．狭窄症の場合は，十二指腸下部の腸管にもガスがみえるが，閉鎖症であっても閉鎖部位が Vater 乳頭と副乳頭の間にあると，副膵管を介して下部消化管にガスが入ることがあり，注意を要する．

2. 鑑別診断

生後に胆汁性嘔吐を反復する場合は，先天性の腸管通過障害を考慮する必要がある．腹部単純 X 線で，拡張した腸管ループが多いほど遠位腸管の閉塞と考えられる．

3. 診断確定法

特徴的な double bubble sign により診断はほぼ確定する．合併奇形率が高いため，消化管の多発閉塞や心血管奇形の有無に注意して診断を進める必要がある．

治　療

1. 初期治療

胃管を挿入・留置し，胃・十二指腸内容のドレナージと減圧をはかる．胃・十二指腸液が多量にドレナージされるので，輸液により水分・電解質失調を補正する．有効なドレナージが行われていれば，手術までには若干の時間的余裕がある．

2. 手術治療

膜様型閉鎖では十二指腸を縦切開して十二指腸内腔に入り，閉鎖している膜を切除する．離断型では閉塞部はそのまま残して，十二指腸-十二指腸吻合が行われる．拡張した近位腸管を横に，細い遠位腸管を縦に切開して，これが十字に交差して吻合部を拡げるような吻合法(ダイヤモンド吻合)(**図 3**)が一般的である．

予　後

合併奇形がない場合の予後は良好である．わが国の新生児外科全国集計(2003 年)では十二指腸閉鎖・狭窄症の死亡率は 5.8% とされる[2]．近位

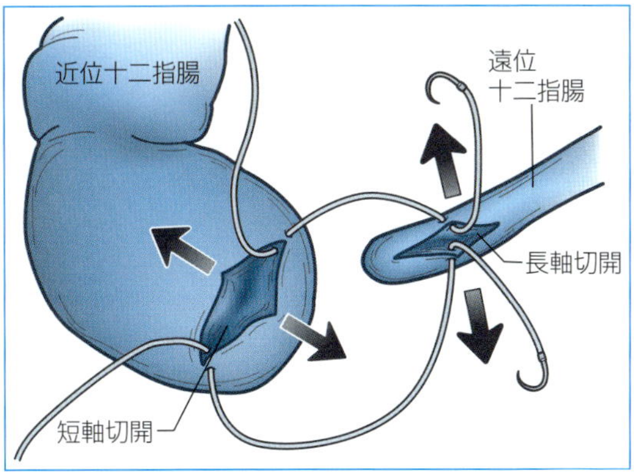

図 3　十二指腸-十二指腸ダイアモンド吻合

十二指腸の拡張は術後もかなり長期に残り，まれに術後晩期に諸種の症状を起こすことがある．

●文献

1) 黒田達夫：消化管閉鎖症・狭窄症．伊藤泰雄(監)，標準小児外科学(第 6 版)．医学書院，201-207，2012
2) 日本小児外科学会学術・先進医療検討委員会：わが国の新生児外科の現況─2003 年新生児外科全国集計─．日本小児外科学会雑誌 40：919-934，2004
3) 日本小児外科学会学術・先進医療検討委員会：わが国の新生児外科の現況─2008 年新生児外科全国集計─．日本小児外科学会雑誌 46：101-114，2010

（黒田達夫）

2 先天性小腸閉鎖・狭窄症

概 念

1．定 義

先天的に小腸の1か所あるいは複数か所に閉鎖または狭窄を生じている疾患であり，消化管内容の通過障害による症状を呈する．狭窄とは，腸管の内腔が限局性に狭くなっているが，外見上連続性を保ち，腸間膜の欠損がないものである．

2．分 類

今日，もっとも広く使用されているのはGrosfeldの分類[1]であり，外見上の腸管の離断はみられないが内腔が膜により閉鎖されている膜様型（type Ⅰ），腸管に離断部があり口側・肛門側の盲端の間に索状物のある索状型（type II），閉鎖部の腸間膜にもV字の欠損がある離断型（type IIIa），上腸間膜動脈およびその領域の腸間膜を欠き，口側腸管は通常空腸で盲端となり，肛門側の腸管は回結腸動脈または右結腸動脈から逆行性に栄養されているapple peel型（type IIIb），閉鎖部が多発する多発型（type IV）がある（図1）．膜様狭窄はtype Iに分類されるが，Stollmanらは膜様狭窄を独立したtype 0として分類することを提唱している[2]．

疫 学

わが国の発生頻度は4,000～5,000人に1人とされる．男女差はなく，低出生体重児であることが

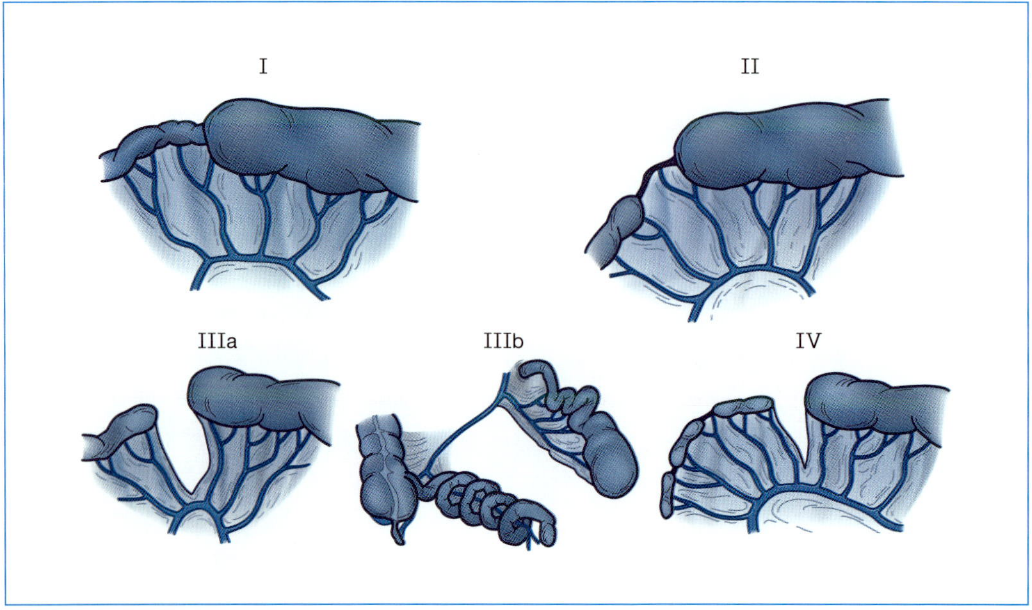

図1 小腸閉鎖症のGrosfeldの分類
Ⅰ：膜様型，Ⅱ：索状型，Ⅲa：離断型，Ⅲb：apple peel型，Ⅳ：多発型
〔Grosfeld JL, et al.：Operative management of intestinal atresia and stenosis based on pathologic findings. J Pediatr Surg 14：368-375, 1979. を元に作成〕

多い.

病　因

Tandler[3)]は腸管の再開通障害説を唱えたが，Louw ら[4)]による子宮内での腸間膜血流の障害説が今日では有力とされている．腸間膜血流障害の原因として，胎盤に生じた血栓の関与，子宮内での腸捻転や腸重積，内ヘルニア，腹壁破裂や臍腸管遺残の欠損孔による絞扼などがある．また，家族内発生から遺伝の関与を疑われる症例[5)]もある．

臨床症候

小腸閉鎖症では，出生後まもなくより腹部膨満，胆汁性嘔吐，胎便排泄遅延など，消化管の通過障害による症状を呈する．胎便は灰白色であることもあるが，妊娠後期に閉鎖したと思われる症例では，胆汁を含む通常の濃緑色の胎便が排泄される．小腸狭窄症では，新生児期には通過障害の症状が目立たないことも多く，哺乳量の増加や離乳食の開始等，食事形態の変化に伴って乳児期，まれには幼児期になって臨床症状が顕在化することもある[6)]．

診　断

1．検　査

胎児超音波により，出生前に小腸閉鎖症と診断されることもある．特に高位空腸閉鎖症で認められる triple bubble sign と羊水過多があれば出生前診断は容易であるが，閉鎖部位が遠位の場合は出生前診断は困難であり，出生後に以下のような検査により診断されることが多い．

①腹部 X 線：閉鎖・狭窄部より口側の腸管の拡張，肛門側腸管の gasless.

②腹部超音波：閉鎖・狭窄部より口側の腸管の拡張と to and flow，狭小な肛門側腸管.

③消化管造影：注腸検査で microcolon を認める．術前の注腸検査には結腸閉鎖合併の有無，腸回転異常の有無を検索する目的もある．腹部 X 線で小腸閉鎖・狭窄が明らかな場合は，上部消化管造影は必ずしも必要とされない.

2．鑑別診断

①回腸捻転：周産期に捻転したと考えられる症例では，回腸での通過障害だけでなく，絞扼の急性期症状(腹水，アシドーシス，血圧低下・乏尿などのショック症状)が認められる．このような症状を伴う場合は，より早期の外科的介入が必要となる.

②胎便関連性腸閉塞：特に超低出生体重児では，回腸閉鎖と回腸末端の胎便による腸閉塞との鑑別は困難であり，診断に時間を要することがある．保存的治療の効果が乏しいときには，回腸閉鎖も念頭におくべきである.

③その他：周産期の中腸軸捻転，内ヘルニア，全結腸以上の無神経節症

治　療

1．術　前

腹部膨満，胆汁性嘔吐に対し，出生時の体重により異なるが，2.5 kg 以上の新生児であれば 8 Fr，1.2 kg しかなければ 6 Fr など，体重にあわせて，できるだけ太い胃管を経鼻が困難であれば経口で挿入し減圧をはかる．必要に応じて胃内の間欠的持続吸引も行う．術前には浣腸を施行し，結腸内の胎便排泄を促しておく．執刀時には抗菌薬を投与する.

2．手　術

穿孔や腹膜炎などを伴う場合は，一時的に小腸瘻が造設される場合もあるが，多くの場合は閉鎖部盲端を切除し一期的吻合を行う．離断型の多発閉鎖の場合には，できるだけ腸管を温存するよう努めるが，小間隔で多数の閉鎖がある場合にはまとめて切除し，吻合箇所を減らすことも大切である．肛門側に膜様閉鎖や狭窄がないかどうか，肛門側に生理食塩水を注入して確認する．口側腸管と肛門側腸管の口径差が大きい場合には，口側の拡張腸管を tapering したり，エンド GIA™ を用いた functional end to end による吻合が行われることもある．肛門側腸管の径が細く吻合部の通過障害や縫合不全が懸念される場合は，transanastomotic tube を留置することもある.

膜様型の閉鎖・狭窄の場合は，閉鎖・狭窄部直上で縦切開し，膜切除後，横縫合する.

開腹手術の場合は，通常，上腹部横切開で開腹するが，臍切開や臍部Ω切開など整容性を重視し

た小切開でも手術は可能である．胎児超音波により出生前に小腸閉鎖症と診断され，出生直後から胃内の持続吸引を施行することで腹部膨満を回避できた症例では，腹腔鏡補助下臍輪部切開法による低侵襲手術も行われている[7]．

3. 術　後

術後3〜5日間の抗菌薬投与が一般的である．術後早期の吻合部通過障害が予想される場合には，胃管の持続吸引も行う．肛門側への通過が確認されたら，ゆっくり経腸栄養を開始する．

合併症

先天性小腸閉鎖症では吻合部の口径差が大きくなることが多く，術後合併症として吻合部狭窄，縫合不全が他の腸管吻合に比べて起こりやすい．apple peel 型や多発型では，短腸(成熟児で 40 cm 以下)となることがある．

高位空腸閉鎖では，出生前合併症として臍帯潰瘍出血に注意しておく必要がある[8]．露出した臍帯血管からひとたび出血すると，高率に子宮内胎児死亡，高度障害を起こすことが知られている．

転帰・長期予後

超低出生体重児や短腸症候群，短腸症候群に伴う肝障害症例以外では救命率は高く，長期予後も良好である．

●文献

1) Grosfeld JL, et al. : Operative management of intestinal atresia and stenosis based on pathologic findings. J Pediatr Surg 14 : 368-375, 1979
2) Stollman TH, et al. : Decreased mortality but increased morbidity in neonates with jejunoileal atresia ; a study of 114 cases over a 34-year period. J Pediatr Surg 44 : 217-221, 2009
3) Tandler J : Zur Entwicklungsgeschichte des mesenchichen Duodenum in fruhen Embryonalstadien. Morphol Jahrb 29 : 187-216, 1900
4) Louw JH, et al. : Congenital intestinal atresia ; observations on its origin. Lancet 269 : 1065-1067, 1955
5) Puri P, et al. : New observations on the pathogenesis of multiple intestinal atresias. J Pediatr Surg 23 : 221-225, 1988
6) 高見尚平，他：1 歳 3 か月時に診断された空腸膜様狭窄の 1 例．日本小児外科学会雑誌 50 : 92-95，2014
7) 古賀寛之，他：出生前診断された小腸閉鎖症に対する腹腔鏡補助下手術．小児外科 41 : 942-946，2009
8) 中原さおり，他：胎児上部消化管閉鎖症における羊水中膵酵素濃度の解析．日本小児外科学会雑誌 49 : 1217-1223，2013

（中原さおり）

各 論　D 腸・肛門　I．解剖学的異常・通過障害

3 腸回転異常症，内ヘルニア

概 念

胎生10週までに，中腸(十二指腸から横行結腸中央部までの腸管)は回転しながら腹腔内に還納され，腹膜に固定されるが，腸回転異常症は，その還納過程での異常によって引き起こされる腸管の先天性疾患である[1]．

内ヘルニアとは，体腔内の異常な裂孔や嚢状部あるいは陥凹に臓器が嵌入した状態，と定義される[1]．

疫 学

2008年新生児外科全国集計[2]によれば，新生児外科疾患の全体の死亡率は7.5%であるのに対し，腸回転異常症の死亡率は2.4%と平均以下であるが，腸管壊死が広範に及ぶほど死亡率は高くなる．発症頻度は6,000～8,000出生に1の割合で，男児に多い．本症は1週間以内におよそ50%が，生後1か月までの新生児期におよそ75%が発症する[3]．

腹腔内の陥没や裂孔に腹腔内臓器が入り込むものを内ヘルニア(internal hernia)という．**表1**[4]に示すように小児では傍十二指腸ヘルニアと腸間膜裂孔ヘルニアが多い．ヘルニア内容は小腸のことが多く，絞扼性イレウスとなりやすい．開腹の既往がないイレウスでは本症を念頭におく．

病 因

胎生6週には中腸と背側の腸間膜は急速に延長し，一時的に体外に出て臍帯内に脱出する．この生理的なヘルニアの期間の胎生8週頃に中腸が上腸間膜動脈を軸として反時計まわりに90°回転する．胎生9週から胎生12週頃の間に，中腸はさらに180°回転(合計270°)しながら腹腔内に還納され，後腹膜への固定が完了する[1,5]（**図1**）．盲腸・上行結腸は右下腹部から側腹部に位置して固定されるとともに，十二指腸は横行結腸の後ろに入って水平部が形成され，後腹膜に固定されてTreitz靭帯が生じる．

この回転の過程で何らかの異常を生じ，そのまま出生した場合を腸回転異常症と称する．中腸の回転が90°で停止したタイプ(non-rotation)がもっとも頻度が高く，上腸間膜動脈を軸に捻転を起こしやすい(中腸軸捻転：midgut volvulus)．また，盲腸結腸ループが途中で回転を中止すると，同部位で右上方の後腹膜への固定が起こることでLadd靭帯が形成され，これにより十二指腸が圧迫・閉塞される．本症は先天性横隔膜ヘルニア，臍帯ヘルニア，腹壁破裂などと合併する頻度が高い．

臨床症候

乳児期，特に新生児期での発症が多い．中腸軸捻転合併の有無，Ladd靭帯による十二指腸狭窄の程度により決定される．新生児期の中腸軸捻転は，突然の胆汁性嘔吐により発症する．1歳以上では腹痛を訴えるが，新生児では明確ではない．著明な腹部膨満，血性嘔吐や大量の下血は中腸軸捻転に伴う絞扼性イレウスを示唆する所見で，循環血液量の減少とアシドーシスの進行から速やかにショック状態に進行する．年長児では，間欠的な嘔吐，腹痛，下痢，栄養障害といった慢性症状を呈し，診断に難渋することもあり，鑑別疾患として考慮しておく必要がある．

内ヘルニアは，嵌入する部位にかかわらず急性の絞扼性イレウスとして発症することが多い．激しい腹痛，嘔吐，限局性の腹部膨満がみられ，腸管の壊死が進行すると，急速な貧血，ショック症

表 1　内ヘルニアの分類と報告例集計

		Steinke (1932)	Hansmann (1939)	石井 (1972)	高橋 (1980)	小児例 (1980)
A. 腹膜窩ヘルニア	1. 傍十二指腸窩ヘルニア	19	190	34	54	12
	a. 左	5	138	23	40	7
	b. 右	4	47	8	14	5
	c. その他	10	5	3		
	2. 傍盲腸窩ヘルニア	7	61	12	11	0
	3. S 状結腸間膜窩ヘルニア	4	28	7	9	0
	4. 網嚢孔ヘルニア	7	37	6	17	1
	5. 膀胱窩ヘルニア	3	13	0	1	1
	6. その他	2		3	15	4
B. 異常裂孔ヘルニア	1. 腸間膜裂孔ヘルニア	15	102	87	127	42
	a. 小腸間膜	4	38	63	90	36
	b. 結腸間膜	11	64	19	37	6
	2. 大網および小網裂孔ヘルニア	1	5	7	24	0
	3. 子宮広靱帯裂孔ヘルニア	2	18	3	1	0
	4. その他				1	0
その他・不明			13		3	
合計		60	467	159	263	60

〔高橋英世，他：内ヘルニアによるイレウス．小児外科 12：447-453，1980〕

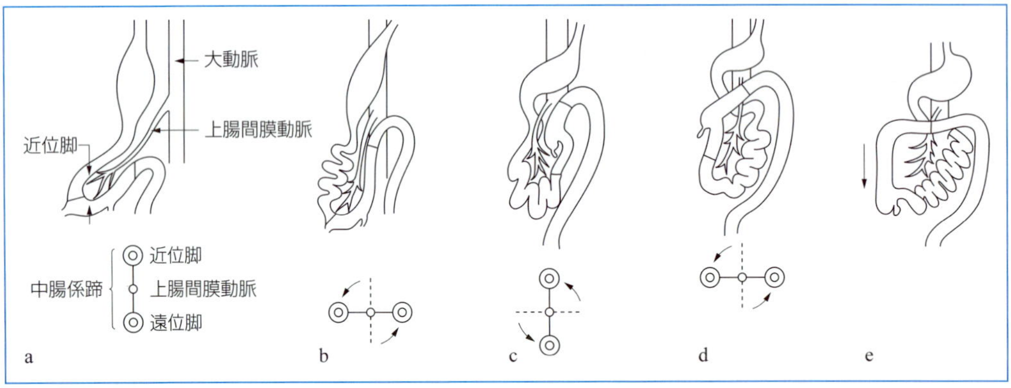

図 1　**正常腸管の発生**

a：回転前(胎生 6 週，側面)，b：90° 回転(胎生 8 週)，c：180° 回転(胎生 9 週)，d：270° 回転(胎生 11 週，正面)，e：回盲部延長，固定(胎生 12 週)

〔上野　滋：腸回転異常症．伊藤泰雄(監)，標準小児外科学(第 6 版)．医学書院，169-172，2012〕

状を呈する．傍十二指腸ヘルニアなどでは，再発する不完全な腸閉塞として慢性的な経過をとることもある．

診　断

1. 検　査

血液検査で白血球数増加あるいは減少に血小板減少を伴えば，絞扼性イレウスによる敗血症性ショックを疑う．ショック状態となれば代謝性アシドーシスが進行する．

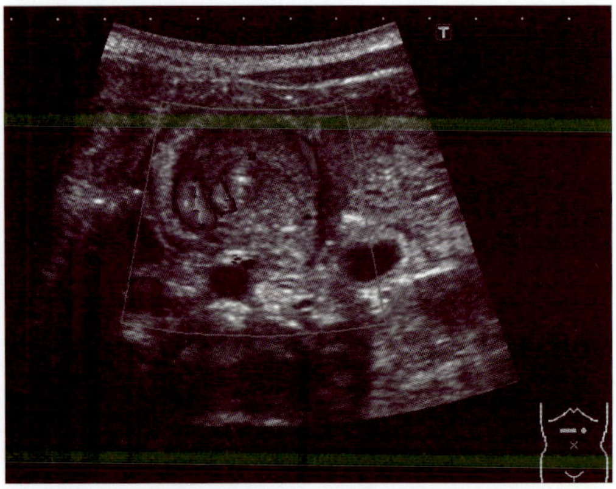

図 2　**腹部超音波(whirlpool sign)〔口絵 10，p. iv〕**

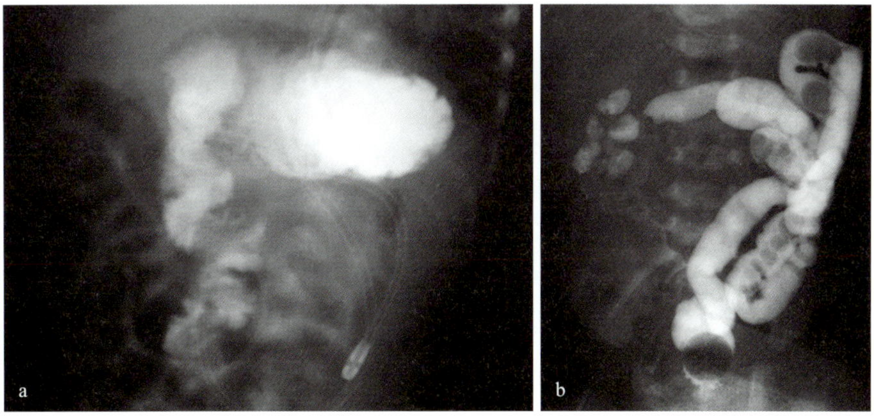

図3 腹部X線造影
a：上部消化管造影(側臥位)における corkscrew sign，b：注腸造影における結腸の走行異常所見
〔a：九州大学大学院小児外科学分野 田口智章先生ご厚意による〕

腹部単純X線では閉塞の有無，絞扼性イレウスの有無などによりさまざまである．Ladd 靭帯による十二指腸閉塞では double bubble sign となり，拡張した小腸ループがみられれば絞扼性イレウスを疑う．中腸軸捻転では腸管ガスが全く観察されず，特徴的な所見である．

超音波はもっとも低侵襲な検査で，上腸間膜動静脈周囲に渦巻きを形成する whirlpool sign は軸捻転を示唆する所見である(図2)．また，腹部CTでも同様の所見を認め，上腸間膜静脈が上腸間膜動脈の左側に位置することも診断の一因となる．

状態が安定し診断が疑われる場合は，上部消化管造影や注腸造影を施行する．上部消化管造影では十二指腸および小腸は右方に位置し Treitz 靭帯を認めない．また中腸軸捻転では，十二指腸と近位小腸が渦巻き状の造影所見(corkscrew sign)を認める(図3-a)．注腸造影では結腸が左半に偏位し，回盲部が上腹部正中から右上腹部に位置すれば疑わしい(図3-b)．

内ヘルニアも，絞扼性イレウスとして発症すれば敗血症性ショックの状態となる．腹部単純X線ではイレウス像を呈するが，部位診断は困難である．腹部CTでは腸管の血流障害，腸管限局性拡張・肥厚像，腹水貯留などの所見が診断に役立つ．

2. 鑑別診断

臨床症状と上記画像所見により診断は比較的容易であるが，先天性十二指腸狭窄症や腸閉鎖症があげられる．

3. 診断確定法

上述するように，上部消化管造影や注腸造影を行い，Treitz 靭帯の有無の評価，回盲部の位置の評価を行うことで確定診断は可能である．しかし，全身状態が安定していることが第一優先である．造影検査が困難な場合には，臨床症状や腹部単純X線，腹部超音波で診断し，速やかな手術が必要である．

治 療

新生児期に発症した腸回転異常症は，腸管閉塞症状が認められれば可及的早期の手術療法が原則であり，中腸軸捻転の合併が示唆されれば，緊急手術の適応となる．また内ヘルニアは，絞扼性イレウスとして発症すれば緊急手術の適応となる．

術前管理では消化管の減圧と脱水の補正を行う．胃管を挿入して消化管の減圧をはかるとともに，尿量をモニターしながら，輸液により水分および電解質を補正する．同時に広域の抗菌薬を投与し，早急に手術の準備が必要である．

手術は Ladd 手術が標準的な術式である．手順としては，①開腹して腸管全体を創外に脱転し，腸管ならびに腸間膜の状態を確認する，②中腸軸捻転があった場合は，捻転はほとんど時計方向に捻転しているので反時計方向に回転させながら捻転を解除する，③Ladd 靭帯があればこれを切離する，④腸間膜根部を最大限左右に広げるように剝離して上腸間膜動静脈を十分に露出し，non-

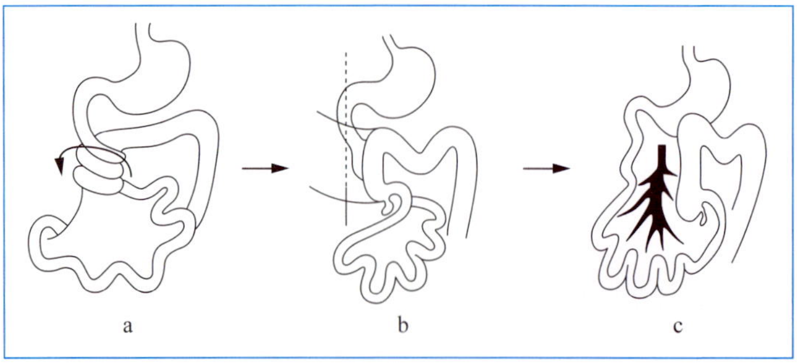

図 4　腸回転異常症の治療
〔上野　滋：腸回転異常症．伊藤泰雄(監)，標準小児外科学(第 6 版)．医学書院，169-172，2012〕

rotation の状態にする，⑤付加的虫垂切除術を行う(図 4)．最近は以上の操作を腹腔鏡下に行うこともある．

不十分な剝離では術後に再軸捻転をきたすことがあるが，予防のために腸管固定を行うかどうかについては明確な結論は得られていない．腸管壊死を伴っていた場合は，捻転を解除した後，温生食で温めてから色調の回復程度や循環再開の程度を確認する．明らかな壊死腸管が限局性で，残存小腸が 100 cm 以上温存可能であれば切除する．しかし，壊死腸管切除が広範囲となり，短腸症候群となる可能性がある場合は，少しでも viable な腸管の長さを確保するために second-look の方針をとり，24～48 時間後に再開腹して最終決定をする．再手術で回復が見込めなければ切除する．

内ヘルニアでは嵌入腸管の整復，裂孔の閉鎖に加えて，壊死腸管があれば切除が必要となる．

予　後

腸回転異常症および内ヘルニアの生命予後は，壊死腸管があるかどうかによる．2008 年の新生児外科集計では，腸回転異常症の死亡率は 2.4% と低いが，腸管壊死の有無，壊死腸管の範囲によって変わる．腸回転異常症のような重症の壊死腸管の捻転解除時には多量のサイトカイン，エンドトキシン，細菌が放出され，敗血症，ショック，多臓器不全に発展する可能性があることも考慮する．また，他の合併奇形，特に横隔膜ヘルニアや心奇形の有無も重要な予後因子となる．腸管大量切除により短腸症候群に陥った場合には，長期間の中心静脈栄養管理を要する．

予　防

予防法はない．再捻転を予防するために腸管固定をするかどうか意見が分かれるところである．Ladd 手術後の再軸捻転は非常に頻度が低く，予防を目的として全例初回手術時に腸管固定術を付加することは推奨されていない．しかし，再軸捻転時の腸管壊死率は初回手術よりも高く，患児の予後に与える損失は大きいため，腸管固定の適応を今後検討する必要がある．

●文献

1）福澤正洋：系統小児外科学(改訂第 3 版)．永井書店，509-513，549-550，2013
2）日本小児外科学会学術・先進医療検討委員会：わが国の新生児外科の現況―2008 年新生児外科全国集計―．日本小児外科学会雑誌 46：101-114，2010
3）荒井洋志，他：産科医が見逃したくない小児外科疾患―腸回転異常症．産科と婦人科 75：1134-1138，2008
4）高橋英世，他：内ヘルニアによるイレウス．小児外科 12：447-453，1980
5）上野　滋：腸回転異常症．伊藤泰雄(監)，標準小児外科学(第 6 版)．医学書院，169-172，2012

（濱田吉則）

各論 D 腸・肛門 I．解剖学的異常・通過障害

4 消化管重複症，Meckel 憩室，その他の臍腸管遺残

消化管重複症

概念

1. 定 義

本来の消化管とは別に内腔をもった消化管構造が存在する病態である[1]．平滑筋層を有すること，内腔が消化管粘膜で覆われていること，本来の消化管の一部に接して存在することが必要とされる．近接する消化管とは平滑筋層と支配血管を共有することが多い．舌根部から肛門に至る消化管のいずれの部位にも発症する．

2. 分 類

形態から囊胞状腸管重複症と管状腸管重複症に分けられる（図 1）．発症部位からは食道重複症，胃重複症，十二指腸重複症，小腸重複症，結腸・直腸重複症などに分けられる．

疫 学

正確な頻度は不明であるが，剖検例では 4,500 例に 1 例とされる[2]．男女比は 3：2 と男児に多い．囊胞状のものが 70% を占める．発症部位は小腸が 53% と最多で，以下，食道 18%，結腸・直腸 17% と続く．10～20% が多発する．囊胞状のものは小腸，特に回腸末端と回盲部で多く，管状のものは結腸・直腸で多い．囊胞状のものは本来の消化管との間に交通がなく，管状のものは交通していることが多い．脊椎奇形，腸回転異常，腸閉鎖，泌尿器奇形の合併が比較的多く認められる．

病理・病態生理

重複消化管の粘膜の多くは近接する消化管粘膜に似るが，異所性胃粘膜や異所性膵組織の迷入を

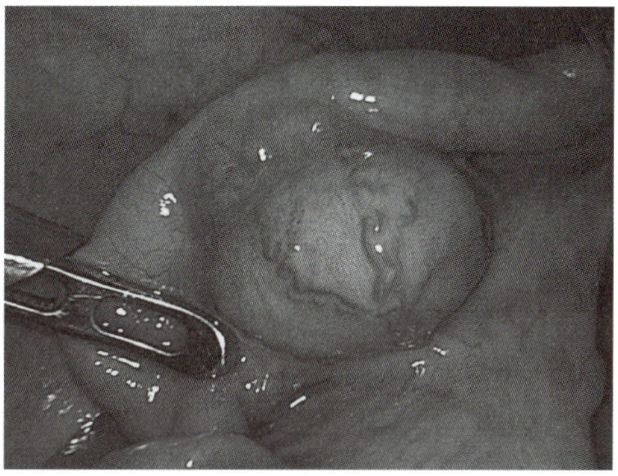

図 1　小腸重複症の術中写真
9 か月女児の回腸に発生した囊胞状腸管重複症

認めることがある．特に異所性胃粘膜は 25% に認めるとする報告もあり，しばしば潰瘍形成による消化管出血の原因となる．

発生病理としては，部分的双胎説，腸管内腔再疎通障害説，脊索分離障害説，循環障害説などがあるが，一元的に説明しうる説はない．

臨床症候

胎児診断例や無症状で偶発的に発見される例もあるが，大部分は有症状で 2 歳以下に発症する．縦隔のものは喘鳴や肺炎症状で発症することが多い．腹部のものは腹部腫瘤で発見されることもあるが，大半は腹痛，嘔吐，腹部膨満などの非特異的症状で発症する．これらは，重複腸管による圧迫や腸重積，腸軸捻転による消化管閉塞症状であることが多い．また異所性胃粘膜をもつものは，潰瘍出血による急性消化管出血や慢性貧血で発症することがあり，穿孔例の報告もある．成人例では，重複腸管からの発がん例も報告されている．

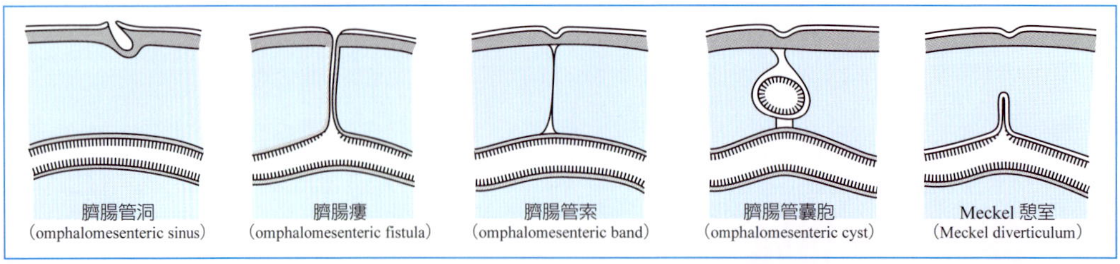

図 2　臍腸管遺残
〔松藤　凡：その他の腹壁異常．伊藤泰雄(監)，標準小児外科学(第 6 版)．医学書院，256-258，2012〕

診　断

1. 検　査

単純 X 線，超音波，消化管造影，CT，MRI などの画像検査が有用である．消化管内視鏡検査で診断することは通常困難だが，超音波内視鏡検査を併用すれば共有する隔壁の情報が得られる．血液検査では特異的なものはないが，十二指腸重複症や異所性膵組織が関連していると血清アミラーゼの上昇がみられることがある．異所性胃粘膜をもつものでは ^{99m}Tc-pertechnetate シンチグラフィが有用である．

2. 鑑別診断

臍腸管遺残(Meckel 憩室)，腸間膜囊胞，大網囊胞，卵巣囊腫，奇形種など．

治　療

外科的に重複した腸管を切除する．解剖学的や機能的な理由により切除が難しい場合は，隔壁切除や粘膜抜去が行われる．

合併症

縫合不全，吻合部狭窄，癒着性腸閉塞など．

転帰・長期予後

重篤な合併症を伴わなければ，予後は良好である．

Meckel 憩室，その他の臍腸管遺残

概　念

1. 定　義

胎生期の卵黄腸管が種々の形態で残存した状態である．

2. 分　類

遺残する状態により，臍腸管洞，臍腸瘻，臍腸管索，臍腸管囊胞，Meckel 憩室などに分類される(図 2)[3]．

疫　学

臍腸管遺残の 90% を Meckel 憩室が占める[4]．Meckel 憩室は，剖検例の 2% 前後に認めるが，生涯にわたって何らかの症状を呈する確率は 1/3 以下である．有症状の Meckel 憩室の 60% 以上が 2 歳以下で発症する．男女比は 2:1 以上で男児に多い[5]．大半が散発発症であり，合併奇形を有することはまれである．

病理・病態生理

消化管との連続部は，回腸末端より 100 cm 以内の回腸の腸間膜対側である．消化管の全層を含むため，Meckel 憩室はいわゆる真正憩室に分類される．約半数に異所性胃粘膜や膵組織の迷入を認める．支配血管は，腸間膜より直接分岐する卵黄動脈である．Meckel 憩室の 25% は臍と索状物で連続する．

臨床症候

下血，腸閉塞，憩室炎，臍炎がおもなものであ

る．下血は異所性胃粘膜による潰瘍形成が原因であり，有症状のMeckel憩室の50%以上に認める．急性の大量出血をきたすことが多いが，腹痛を示すことはまれである．時に慢性貧血の原因となる．腸閉塞はMeckel憩室を先進部とした腸重積によるものと，臍と連続する索状物が原因となった腸捻転によるものがある．開腹既往のない腸閉塞では，原因の多くを占める．憩室炎はまれであるが，発症例では急性虫垂炎との鑑別が難しい．潰瘍や憩室炎の進行により穿孔し，腹膜炎を呈することがある．遷延する臍肉芽においては，尿膜管遺残症とともに原因となりうる．成人例では発がん例も報告されている．なお，ヘルニアの種類にかかわらず，Meckel憩室がヘルニア内容となったものをLittreヘルニアとよぶ．

診　断

1．検　査

異所性胃粘膜を有するものは^{99m}Tc-pertechnetateシンチグラフィが有用であるが，感度は80%以下である．消化管造影や超音波，CTも有用ではあるが，確定診断することは一般に困難で，腹腔鏡が必要となることも多い．異所性膵組織を含むものでは，血清や臍滲出液，嚢胞貯留液のアミラーゼ値が参考となる．

2．鑑別診断

消化管ポリープ，炎症性腸疾患，血管腫，異所性膵，腸管重複症，尿膜管遺残症，急性虫垂炎など．

治　療

外科的に切除する．Meckel憩室では異所性組織を残さないために，憩室基部の回腸壁を含めて楔状に切除するか，同部位の回腸を部分切除する．

合併症

縫合不全，吻合部狭窄，癒着性腸閉塞など．

転帰・長期予後

重篤な合併症を伴わなければ，予後は良好である．

●文献

1）長嶺信夫，他：消化管重複症─症例報告ならびに本邦文献報告180例の統計的観察─．外科診療19：466-471，1977
2）Lund DP：Alimentary tract duplications. In：Coran AG, et al.(eds), Pediatric Surgery. 7th ed., Mosby, 1155-1163, 2012
3）松藤　凡：その他の腹壁異常．伊藤泰雄(監)，標準小児外科学(第6版)．医学書院，256-258，2012
4）Snyder LL：Meckel Diverticulum. In：Coran AG, et al.(eds), Pediatric Surgery. 7th ed., Mosby, 1153-1163, 2012
5）Ruscher KA, et al.：National trends in the surgical management of Meckel's diverticulum. J Pediatr Surg 46：893-896, 2011

（光永哲也）

5 直腸肛門奇形

概　念

1. 定　義

先天的な直腸肛門の形成異常を伴う疾患群で，本来の会陰肛門部に正常の肛門を認めない．また，骨盤底筋群に属する排便に関与する肛門括約筋群の形成異常を伴う．さらに，泌尿生殖器の形成異常，心奇形，脊椎形成異常やその他の消化管奇形などを合併することが多い．

2. 分　類

性差によって異なった形態を呈する．直腸が泌尿生殖器系に瘻孔を有するもの，あるいは瘻孔を有せずに盲端に終わるもの，さらに外陰部に瘻孔を形成するものがある．

3. 病　型

一般に，1984年にWingspreadで行われた国際鎖肛病型検討会議で決定された分類に従って，直腸盲端の高さや瘻孔の位置を基準にして，高位・中間位・低位と，特殊型(総排泄腔異常)に分類される(**表1**)．

表1　鎖肛分類(Wingspread 分類，1984)

	男　児	女　児
High	1. anorectal agenesis	1. anorectal agenesis
	a) with recto-prostatic urethral fistula	a) with recto-vaginal fistula
	b) without fistula	b) without fistula
	2. rectal atresia	2. rectal atresia
Intermediate	1. recto-bulbar urethral fistula	1. recto-vestibular fistula
	2. anorectal agenesis without fistula	2. recto-vaginal fistula
		3. anorectal agenesis without fistula
Low	1. ano-cutaneous fistula	1. ano-vestibular fistula
	2. anal stenosis	2. ano-cutaneous fistula
		3. anal stenosis
Rare	cloacal malformations	cloacal malformations

疫　学

発生頻度は出生約5,000人に1例で，男児が女児の1.5倍多い．男児は高位・中間位型が多く，女児は低位型が多い．この傾向に人種差は認められない．

病理・病態生理

従来から，骨盤底筋群の一部で，恥骨に付着し直腸を包み込む筋群を恥骨直腸筋と名づけて，排便のコントロールを司る重要な筋群と考えてきた．一方で，Peñaの提案した肛門括約筋群を矢状断に切開するposterior sagittal anorectoplasty (PSARP)[1)]の手術所見に基づき，骨盤底筋群を連続した括約筋機能を有する1つの筋群と考え，striate muscle complex(SMC)として扱う概念が提唱されるに至った．一般的に，直腸盲端の位置が肛門から遠ざかるとSMCの形成は乏しくなる．このSMCの形成の程度が，根治術後の排便機能に大きくかかわる．また，仙骨形成異常や脊髄の形成異常により，排便・排尿に関係する仙骨神経叢の異常をきたして，排便機能は強く障害される．

病　因

従来から，剖検例の大割切片による解剖学的検討に正常個体の発生学的な推測を組み合わせて，直腸肛門奇形の発生が類推されてきた．その結果，胎生早期の排泄器官の形成の障害，特に泌尿生殖器と直腸を分ける尿直腸中隔の尾側への伸展障害や，直腸盲端の外陰部への下降障害が，直腸肛門奇形のおもな成因と考えられてきた．

一方，近年になり，直腸肛門奇形のモデル動物の胎生学的な研究が進み，従来の仮説と異なる見解が散見されるようになった．特に注目されているのが，総排泄腔膜の直腸肛門形成に関与する役割である．従来注目されてきた，尿直腸・肛門中隔の関与や直腸盲端の下降説は疑わしいものになってきた．Kluthの走査型電子顕微鏡（scanning electron microscopy：SEM）を用いた直腸肛門奇形モデルのDanforth's short tail mice（DS-マウス）の所見が参考になる[2]．すなわち，総排泄腔膜の背側部分の欠損や胎児期の総排泄腔の形態が直腸肛門奇形の形成に関与する，との考え方である．また，総排泄腔膜の形成に関与する環境因子や遺伝子の解析も進んでおり，直腸肛門奇形の発生に関与する因子の解明が期待される．

臨床症候

肛門が形成されず排便ができないために，出生後の早期から腸管の拡大を伴う腹部膨満を認める．高位例や総排泄腔異常では，排尿障害を伴うこともある．一方で，会陰部に瘻孔を認める病型では，便性が水様の新生児期や乳児期早期に見逃され，乳児期後期に高度な便秘症状を呈して，直腸肛門奇形と診断されることもある．

診　断

1．検　査

1）視　診

外陰部に肛門を認めない．ただし，病型により外陰部に瘻孔を認める．瘻孔の会陰部開口位置は，本来の肛門より前方に偏位し，狭小である．男児例で，会陰縫線上を胎便の充満した瘻孔が，陰茎に達することもある．また，肛門が膜様に閉鎖して，胎便が透過して見えるものもある．総排泄腔異常では，女児例でも外陰部に排泄口は1つで，陰茎様の突起を伴うことがある．

2）骨盤部・側面・倒立単純X線（Wangenstein-Rice法）（図1）

直腸盲端に腸内ガスが到達する生後6時間以上経過後に，児を3分以上倒立位とする．正確な側面像を得るために，左右の恥骨の骨化中心，坐骨，と大腿骨頭が重なる位置で撮影する．必ず，会陰部のアウトラインを造影剤の塗布で明らかにする．恥骨中央（P）と仙尾関節（C）を通る線をPC線，コンマ状の坐骨下端（I）を通りPC線に平行な線をI線とする．PC線とI線の中間に引いた平行線をM線とし，盲端の位置と比較して，高位（M線より頭側），中間位（M線とI線の間），低位（I線より尾側）の病型診断を行う．仙骨奇形で仙尾関節（C）が明らかでない場合は，坐骨の頭側1/4の点を通過する線を代用する．

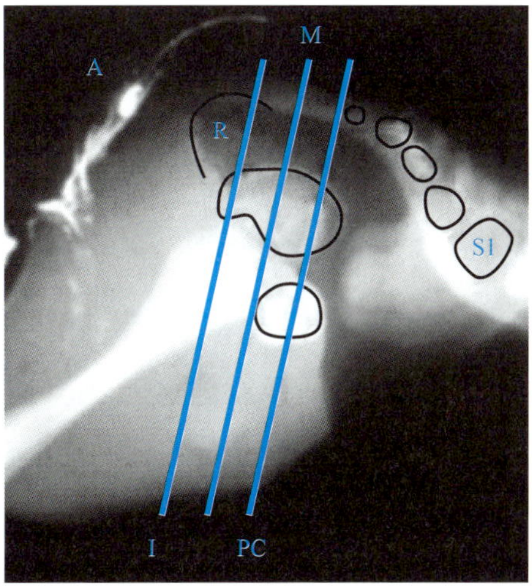

図1　Wangenstein-Rice法
A：肛門想定部位，R：直腸盲端，S1：第一仙椎

3）造　影

会陰部に瘻孔を有する場合には，X線透視下に注腸造影する．この際に瘻孔の長さを計測する．新生児には8 Frのバルーンカテーテルに3 mLの造影剤を，乳児には10 Frのバルーンカテーテルに5 mLの造影剤を注入して，瘻孔長の計測に用いる．

また，泌尿生殖器系に瘻孔を有する例では，排尿時の膀胱尿道撮影と人工肛門からの直腸盲端造影を同時に行うことで，正確な瘻孔の位置を把握する．

4）超音波

直腸盲端の高さや泌尿生殖器系の異常の検索に用いる．新生児期には脊髄神経系の異状も観察できる．

5）CT, MRI

CTやMRIを用いて3次元画像の再構築を行う

と，実際のSMCを可視化できる[3]．

2．鑑別診断

①recto-vestibular fistulaとano-vestibular fistulaの鑑別：注腸検査時にバルーンカテーテルを用いて瘻孔の長さを計測し，バルーンがI線を越えて肛門に近づけばano-vestibular fistulaと診断する．

②ano-cutaneous fistulaとanal stenosisの鑑別：CTやMRIを用いてSMCを表示して，肛門管がSMCの中央にとどまらず，前方に外れているものがano-cutaneous fistulaである．

治 療

1．初期治療

外陰部に瘻孔を有する病型では，この瘻孔をHegerブジーで拡張して，排泄を可能にする．また，低位型の一部は，新生児期に瘻孔をカットバックして肛門形成を一期的に行う対象となる．中間位・高位で，外陰部に瘻孔を有さないものは，人工肛門の造設(S状結腸または横行結腸)を行う．総排泄腔異常では，膀胱瘻や腟瘻の造設が必要になることもある．

2．根治手術

直腸がSMCの中央を通過するように手術する．多くの手術方法が提唱されており，Peñaの考案した肛門括約筋を矢状断に切開するPSARP[1]を選択する施設が多い．近年では，腹腔鏡を組み合わせて，腹腔内操作の侵襲を少なくする工夫がなされている[4]．肛門側の直腸・肛門と会陰部皮膚の吻合は，直腸粘膜が露出しないように，吻合部が0.5〜1 cmほど頭側になるように工夫する．総排泄腔異常では，根治術時に腟を造設して月経発現前に経血の排出路を確保しておく．

3．合併症

①禁制の欠如：正確にSMCの中央に直腸が通らないと括約筋機能が有効に発揮されず，失禁状態となる．しかし高位型ではもともとのSMCが低形成で，括約筋機能が期待できない症例も存在する．

②便秘：拡大した直腸を有する症例が多く，またPSARPは便秘傾向になる例が比較的多い．

③肛門周囲びらん：生後からの肛門皮膚の便への接触がないので，皮膚が便の刺激に弱く，さらに術後は排便回数が多いことにより，術後早期に肛門周囲皮膚にびらんを生じる．

④脱肛，粘膜脱：SMCの発達が不良な症例では，引き下ろした腸管の周囲組織への固定が不良なため，脱肛や粘膜脱を生じる．

⑤肛門狭窄：術後の用手肛門拡張操作が適切に行われないと，直腸・肛門吻合部の狭窄や周囲のSMCの萎縮により狭窄を生じる．

⑥尿道憩室：直腸尿道瘻の遺残部が憩室様に腫大して，排尿障害を生じる．

⑦尿道狭窄：直腸尿道瘻の処理時に，尿道を損傷することによって生じる．

⑧神経因性膀胱：術前から仙骨神経叢の形成不全のために，神経因性膀胱を認める症例もあるが，直腸の剝離操作で仙骨神経叢を損傷することでも発症する．

転帰・長期予後

形成された肛門の機能を十分に活かすためには，術後の排便管理が必須である．直腸肛門奇形のSMCは，病型にかかわらず形態異常が存在するので[5]，排便状態の観察が必要である．程度の差はあるが75％が便秘傾向にあり，25％が失禁傾向にある．すべての症例で下痢時には禁制を保てないことが多く，食事内容の指導によって下痢をさせないことが重要である．一方で，成長に伴って患児自身が自分の排泄を管理できるようになる．しかしながら，精神発育遅滞を伴う症例の排便管理は困難をきわめる．

●文献

1) Peña A, et al.：Posterior sagittal anorectoplasty：important technical considerations and new applications. J Pediatr Surg 17：796-811, 1982
2) Kluth D, et al.：Embryology of the hindgut. Semin Pediatr Surg 20：152-160, 2011
3) Watanabe Y, et al.：Three-dimensional computed tomographic images of pelvic muscle in anorectal malformations. J Pediatr Surg 40：1931-1934, 2005
4) Georgeson K：Laparoscopic-assisted anorectal pull-through. Semin Pediatr Surg 16：266-269, 2007
5) Watanabe Y, et al.：Wide variation in anal sphincter muscles in cases of high- and intermediate-type male anorectal malformation. Pediatr Surg Int 29：369-373, 2013

（渡邉芳夫）

6 イレウス

概 念

1．定 義

イレウス(腸閉塞)とは，腸管内容物が何らかの原因により肛門側へ通過しない状態をいう．欧米では，腸管の内外の器質的な原因により腸管内容物の通過障害がある場合をsmall bowel obstruction(SBO)と表現し，腸管の運動障害やれん縮などによる機能的な通過障害をileusと表現しているが，わが国ではこれらすべてをイレウスとよんでいる．

2．分 類

イレウスは，機械的イレウス(mechanical obstruction)と機能的イレウス(functional obstruction)に分類される．

機械的イレウスとは，器質的な原因により腸管の狭窄や閉塞をきたしたもので，一般的には開腹手術後の癒着(癒着性イレウス)が知られているが，小児では開腹手術の既往のない機械的イレウスを経験することも多く，年齢により原因も多岐にわたるのが特徴である(表1)．機械的イレウスはさらに，罹患腸管の血行障害を伴わない単純性イレウスと，血行障害を伴う絞扼性イレウスに分類される．

機能的イレウスは，麻痺性イレウスとけいれん性イレウスに分類される．麻痺性イレウスは，腸管の炎症や感染に伴う蠕動運動の低下やHirschsprung病や類縁疾患，開腹手術術後の一時的蠕動低下などにより生じ，けいれん性イレウスは，腸管蠕動を抑制する薬剤の作用に関連して認めることがある．

病態・病態生理

1．単純性イレウス

閉塞部の口側にて腸管内ガスと腸液の貯留が生じ，腸管内圧の上昇，拡張・伸展に伴う腸管壁の浮腫，粘膜血行障害などが生じる．腸液吸収低下や腸液分泌亢進などが生じ，腸管拡張が増加していき，閉塞部より口側への腸液の胃への逆流が起こり，胆汁性嘔吐を引き起こす．また，腸液分泌亢進が進行すると血管内脱水を生じることもある．初期の蠕動運動は亢進しているが，腸管拡張が高度になると蠕動運動は低下する．

2．絞扼性イレウス

罹患腸管の血行障害を伴うため，単純性イレウスの病態に加えて，蠕動運動のさらなる低下，腸管内細菌の増殖，粘膜の破綻，血管の透過性亢進が生じ，進行すればbacterial translocation，敗血

表1 イレウスの分類と成長時期別の原因疾患

		新生児期	乳児期以降
機械的イレウス	単純性	先天性腸閉鎖・狭窄症，胎便性イレウス，直腸肛門奇形	術後イレウス，腸管外因性圧迫，腹部悪性腫瘍，腸管重複症，腸管内異物
	絞扼性	腸回転異常症	腸重積，鼠径ヘルニア嵌頓，腸回転異常症，Meckel憩室，小腸部分捻転，腸間膜裂孔ヘルニア
機能的イレウス		Hirschsprung病，Hirschsprung病類縁疾患，壊死性腸炎，電解質異常，甲状腺機能低下症	急性胃腸炎，穿孔性虫垂炎，感染性腸炎，電解質異常，薬剤性イレウス

症，全身性炎症反応症候群(systemic inflammatory response syndrome：SIRS)，多臓器不全(multiple organ failure：MOF)などに進む危険性がある．また，血行障害が高度となれば，腸管穿孔を生じ，腹膜炎を併発する危険性がある．

3．機能的イレウス

その原因により病態が異なるため，本書の各原因疾患の病態・病態生理を参照されたい．

病 因

イレウスの原因は，年齢ごとに多岐にわたる．表1に成長時期別の代表的なイレウスの原因を示す．

新生児期では，機械的イレウスの原因としては先天性腸閉鎖症や胎便性イレウス，直腸肛門奇形，腸回転異常症などがあり，先天的なものが多い．機能的イレウスではHirschsprung病や類縁疾患，甲状腺機能低下症などが原因となる．

乳児期以降では，機械的イレウスの原因としては腸重積や開腹術後の癒着性イレウスが多いが，Meckel憩室，腸管重複症，内ヘルニア(腸間膜裂孔ヘルニアなど)などの開腹手術の既往のない先天的な原因のものもあるので，注意が必要である．機能的イレウスでは穿孔性虫垂炎や感染性腸炎などが原因となる．

臨床症候

機能的イレウスは各原因疾患を参照されたい．

1．症 状

主症状は腹部膨満，腹痛，悪心・嘔吐，排便停止である．腹痛は，腸管拡張による漿膜面の伸展や蠕動運動亢進による痛みで，単純性イレウスでは間欠性の疝痛とされている．絞扼性イレウスに進展すると，腹痛は持続的になり増強する．単純性イレウスでは嘔吐は胆汁性嘔吐が多いが，絞扼性イレウスの場合には血性嘔吐を認める場合もある．また，腸管の完全閉塞では排便・排ガスは停止するが，原因によっては血便や粘血便を認めることもある．特に，絞扼性イレウスでは腹部症状が強いため，活気低下や顔色不良，苦悶状の表情を示す．病態が進行している場合や乳幼児では，意識障害や血圧低下などショック症状を呈することもあり，注意が必要である．

2．身体所見

腹部所見では腹部膨満があり，場合により拡張した腸管が索状物として触診される．圧痛は閉塞部付近で認められ，単純性イレウスでは軽度のこともあるが，絞扼性イレウスでは高度である．筋性防御などの腹膜刺激症状を認める場合もある．聴診上，単純性イレウスでは腸管蠕動音が亢進しており，特有の金属音や異常な腸蠕動の亢進が確認されるが，病態が進行するとこれらの腸蠕動音は減少してくる．一方，絞扼性イレウスでは腸蠕動音は減弱していることが多い．

診 断

機能的イレウスは各原因疾患を参照されたい．

1．検 査

1）一般血液検査

単純性イレウスでは，原因にもよるが軽度の白血球増加やCRPの上昇など，炎症反応の増加を認め，時に脱水所見を認める．絞扼性イレウスでは，中等度から高度の白血球増加と左方移動，CRPの上昇，LDHやCKの上昇，脱水所見を認める．血液ガス所見では代謝性アシドーシスを認め，出血がある場合には貧血を認めることもある．

2）腹部単純X線

イレウスの診断には有用だが，原因の鑑別には有用性は低い．立位では鏡面像(niveau)がイレウスの典型的所見(図1)であるが，症状の強い例では撮影が困難な場合もある．そのような場合は左側臥位での撮影を行い，鏡面像やフリーエアの有無を確認する．臥位では拡張腸管の位置やその特徴から，閉塞部の位置確認が可能な場合がある．絞扼性イレウスでは，腸管内にガスが減少し液体が充満した状態となり，ニボー像を示さず，gasless abdomenとなることがある．また，進行した単純性イレウスや絞扼性イレウスでは，体位により，あるいは経時的に移動しない固定された腸管ガス像(closed loop sign)を呈することもある(図2)．

3）腹部超音波

イレウスの診断だけでなく，単純性か絞扼性かの区別に有用である．腹部超音波では腹水の有

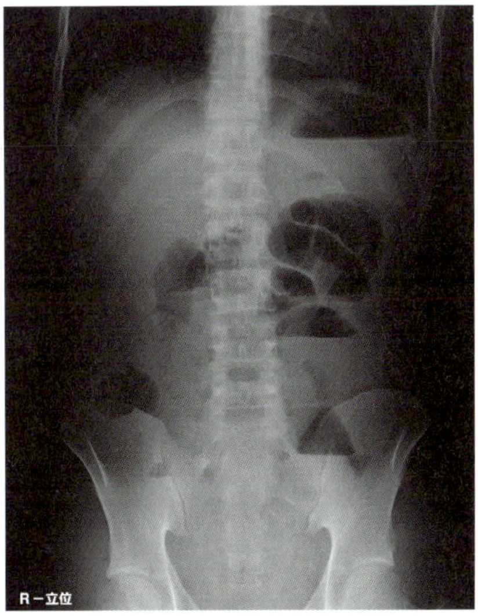

図 1　癒着性イレウス例の鏡面像

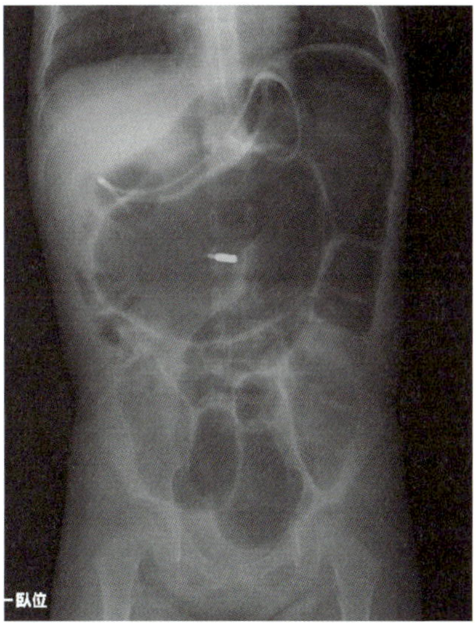

図 2　経時的変化を認めなかった拡張腸管

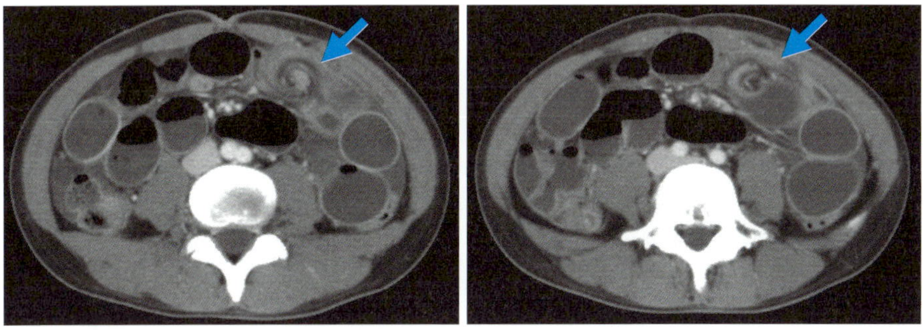

図 3　絞扼性イレウスにおける腸管の捻転像（➡）

無，腸管壁の浮腫の状態や内腔の腸液の動き（to and fro）の確認，Kerckring 襞の状態（key-board sign）の確認を行う．カラードプラ検査による腸管壁の血流の状態や，上腸間膜動静脈の状態（whirl sign）も重要である．絞扼性イレウスでは，腸管壁肥厚，Kerckring 襞の消失，腸液の動きの消失，壁血流の途絶などが確認される．

4）腹部造影 CT

最近の multidetector CT（MDCT）は，閉塞機転の詳細な解析が可能になっており，イレウスを疑った場合，可能であれば行ったがよいとする報告が多い．小児の場合，被ばくや鎮静の問題もあるが，特に絞扼性イレウスを疑った場合には有用であると考えられる．腸管壁の造影効果の不鮮明化，density の上昇を伴う腸間膜の肥厚などの所見が絞扼性イレウスを示す（図 3）．

2．診断の進め方

イレウスの診断は，臨床徴候をもとに腹部単純 X 線，超音波などの画像診断を行うことで，比較的容易に診断できる．そのイレウスが機械的なイレウスと診断した場合，単純性や絞扼性かを判別するが，絞扼性では臨床徴候が強く，画像検査で前述した所見の有無から診断を行う．超音波でも診断が確定しない場合は，積極的に腹部造影 CT を利用し，閉塞部位やその原因の検索を行う．小児では，開腹手術の既往のない機械的イレウスとなる原因が多岐に存在すること，絞扼性イレウスの可能性があることを念頭におき，迅速に画像検査を進めることが重要である．

治 療

1．保存的治療

絞扼性イレウスや完全閉塞した単純性イレウス以外が対象である．絶飲食を基本とし，嘔吐や腹部膨満がある場合，胃管もしくはイレウスチューブによる減圧をはかる．イレウスチューブの挿入は，閉塞部口側の拡張腸管へ留置が可能であれば，減圧効果は大きい．また，不完全閉塞例では，挿入時に水溶性造影剤（ガストログラフィン）を少量注入することで，原因部位の確認以外にイレウスの改善に有用なこともある．

2．外科治療

絞扼性イレウスや完全閉塞した単純性イレウスでは，外科手術の適応である．絞扼性が疑われれば，緊急手術が原則である．また，保存的な治療に不応な場合も外科治療の適応とされる．保存的治療は長くとも2～3日以内とし，軽快傾向を認めない場合は躊躇せず小児外科医にコンサルトすべきである．手術法は施設により異なるが，最近は通常の開腹法での手術以外に，臍を利用した手術や腹腔鏡を用いた手術が行われることもある．

合併症

単純性イレウスの癒着性イレウスでは，保存的あるいは外科治療を行った場合でも，再癒着の危険性がある．また，その他のイレウスで外科治療を行った場合は，腹腔鏡下手術であっても，癒着性イレウスを生じる危険性がある．絞扼性イレウスで広範囲にわたり血行障害が存在した場合は，大量小腸切除が必要になる場合があり，短腸症候群に陥る危険性がある．

転帰・長期予後

単純性イレウスの予後は良好であるが，絞扼性イレウスで血行障害が高度であった場合，敗血症やMOFなどに陥り，予後不良となることもある．手術例では全例に癒着性イレウスのリスクを有し，絞扼性イレウスで大量小腸切除などが必要となった場合，短腸症候群となり，長期予後が不良な場合がある．

予 防

癒着性イレウスの予防として，開腹手術や腹腔鏡手術時に，bioresorbable membrane（セプラフィルム®）の使用が有用とされている．また，術後早期からの大建中湯の内服（0.6 g/kg/日，分3，食前投与）も有用と報告されている．その他の単純性イレウスには予防策はない．

●参考文献

・恩田昌彦，他：イレウス全国集計21,899例の概要．日本腹部救急医学会雑誌 20：629-636，2000
・光永哲也，他：小腸イレウスの診断．小児外科 44：10-13，2012
・大田貢由，他：イレウス．臨床外科 68：544-547，2013
・内田恵一，他：腸閉塞．臨床消化器内科 27：926-933，2012
・Branco BC, et al.：Systemic review and meta-analysis of the diagnostic and therapeutic role of water-soluble contrast agent in adhesive small bowel obstruction. Br J Surg 97：470-478, 2010
・Sheedy SP, et al.：CT of small-bowel ischemia associated with obstruction in emergency department patients：diagnostic performance evaluation. Radiology 241：729-736, 2006
・Mohri Y, et al.：Hyaluronic acid-carboxycellulose membrane（Seprafilm）reduces early postoperative small bowel obstruction in gastrointestinal surgery. Am Surg 71：861-863, 2005

（増本幸二）

各 論 D 腸・肛門 I．解剖学的異常・通過障害

7 上腸間膜動脈症候群

概　念

1. 定　義

上腸間膜動脈症候群(superior mesenteric artery syndrome：SMAS)は，十二指腸の水平脚が上腸間膜動脈(superior mesenteric artery：SMA)と腹部大動脈あるいは椎体に壁外性に挟まれて圧迫されることにより通過障害を起こした状態である[1,2]．

2. 分　類

病型分類はない．

疫　学

発症頻度に関してわが国におけるデータはなく，欧米からの報告では0.013〜0.3%のまれな病態である[3]．性差では，急激な体重減少ののちに痩身になりやすいため，女性に多いようである．

幅広い年齢層にみられ，小児では11〜15歳に頻度が高いが，乳児でも報告されている[4]．

病態生理

SMASの発生機序には，十二指腸第3部周辺とSMAの解剖学的位置関係が重要である．十二指腸第3部は消化管のなかで後腹膜にもっとも強固に固定されており，後方は非可動性の腹部大動脈と脊椎，前方は腸間膜根部によって挟まれている．腹部大動脈とSMAでつくられる角(aorto-mesenteric angle：AMA)が鋭角になるにつれて，十二指腸閉塞の程度は増強する．通常，SMAは第1腰椎の高さで腹部大動脈から分枝し，腸間膜リンパ組織や脂肪織によって45〜60°の角度を保っている．その角度が25°以下になると，SMASが発症しやすくなるといわれている[5]．また，SMASを腸回転異常症の亜型とする考え方もある．Treitz靭帯の短縮があると，十二指腸第4部はSMAの根部に近接し，圧迫されやすくなる．さらに，十二指腸が脊椎を横切る位置が低く，通常は第3腰椎にあるのに対して，第4腰椎にあればこの部位の前彎がもっとも強いために十二指腸への圧迫は強くなる．

病　因

病態生理に記述した解剖学的・先天的要因を背景に，神経因性食思不振症・ダイエット・消耗性疾患・大手術後などによる体重減少，潰瘍性大腸炎に対する大腸全摘＋回腸囊肛門吻合によるSMAの下方への牽引，重症心身障がい・側彎症・ギプス装着(cast syndromeの名称もある)などによる脊椎過伸展，筋ジストロフィーなどによる長期臥床，身長の急速な伸びなどの後天的要因が加わり，比較的急激な体重減少から後腹膜や十二指腸周囲の脂肪が減少し，SMASが発症するとされている．

臨床症候

食後に心窩部痛，嘔吐，腹部膨満が出現し，これらの症状は嘔吐後に速やかに改善することが多い．また，症状は立位や仰臥位で増悪し，腹臥位や肘膝位で改善する．成人例では，精神神経症状を呈することもある．体型は，るい痩型，無力体質者が多く，強く舟状にくぼんだ腹部を示すのが特徴である．

診　断

1. 検　査

①腹部単純X線：胃内容の貯留，小腸全体の下方

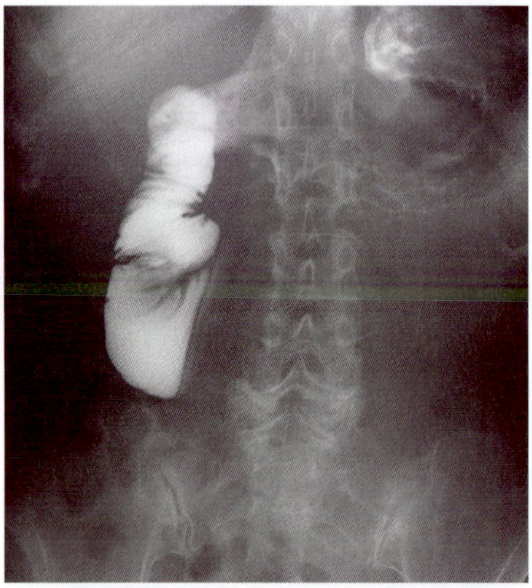

図1 十二指腸水平脚の直線的な遮断像(成人例)

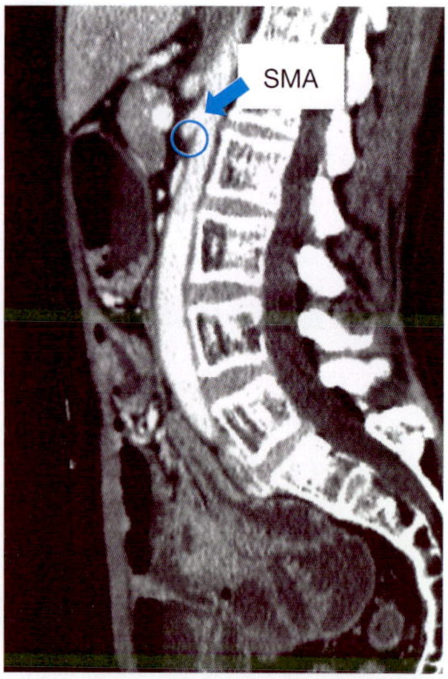

図2 腹部大動脈と上腸間膜動脈(SMA, ➡)のなす角(AMA, ○):23°

圧排やdouble bubble signに類似した所見をみる.
②上部消化管造影:十二指腸水平脚と脊柱との交差部付近に直線的な遮断像を認め(図1), その口側十二指腸は拡張し, 造影剤の振り子運動(to-and-fro)がみられる. また, これらの所見は腹臥位や肘膝位で改善される.
③超音波, CT:上部消化管造影と同じ所見がとらえられるとともに, ドプラ超音波や造影CTにより, AMAが25°以下に狭小化すること(図2)や, 十二指腸第3部が腹部大動脈を横切る部位での腹部大動脈の距離が8 mm以下に短縮することも報告されているが[5], 腹部大動脈とSMAに挟まれて外因性に十二指腸が遮断されている事実がもっとも重要であることはいうまでもない.

2. 鑑別診断

巨大十二指腸症, 慢性膵炎, 胃・十二指腸消化性潰瘍症, 先天性十二指腸狭窄症などがあげられ, 診断の過程で上部消化管内視鏡なども必要になる.

3. 確定診断

臨床経過と症状から本症を疑い, 上部消化管造影やCTでの特徴的所見の描出, そして上部消化管内視鏡での内因性十二指腸狭窄疾患の除外により確定診断がなされる.

治 療

1. 内科治療

第一選択は保存的療法である. 小児症例に対しては, 高カロリー経腸栄養剤の少量頻回摂取と, 食後に一定時間, 腹臥位または肘膝位・左側臥位を保つ体位療法をまず試みる. 無効な場合には, 経鼻胃管による上部消化管内容の減圧, および完全静脈栄養や経鼻空腸チューブによる経腸栄養を行う. 栄養状態を改善させることで, 後腹膜の脂肪織が増加し, AMAが通常の角度となり, 十二指腸の通過障害が改善する.

経口摂取が可能であれば, 1回の食事量を減らし, 回数を増やす少量頻回食とする. 蠕動亢進薬や蠕動調節薬が有効なこともある.

2. 外科治療(図3)

内科治療が無効の場合や, 再発を繰り返す場合に手術適応となる. 保存的療法を数日~2週間以上施行し, 症状の改善がない場合には手術適応を検討する.

外科治療としては, バイパス術と十二指腸授動術がある. バイパス術には胃空腸吻合術や十二指腸空腸吻合術があるが, 栄養障害による縫合不全やblind loop症候群が懸念される. 一方, 十二指腸授動術は十二指腸の下行脚・水平脚を授動し,

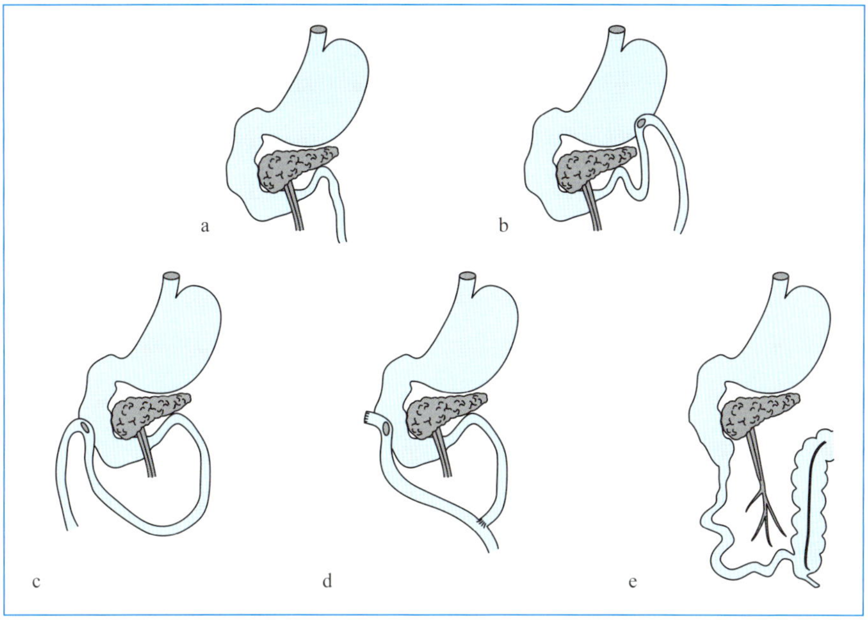

図 3　上腸間膜動脈症候群に対する術式
a：上腸間膜動脈症候群，b：胃空腸バイパス，c：十二指腸空腸バイパス，
d：十二指腸空腸バイパス Roux-en Y 吻合，e：十二指腸授動術

Treitz 靱帯を切離し non-rotation の状態にする手術で，SMAS を腸回転異常の亜型と考える手術である．

合併症

脱水，電解質代謝異常，死亡が報告されている[3]．

転帰・長期予後

SMAS 自体の治療成績は，内科・外科治療ともに良好である．病因となる原疾患の転帰に左右される．

予　防

病因として前述した因子のなかで，予防可能な因子と不可能な因子がある．

●文献

1) Burrington JD：Superior Mesenteric Artery Syndrome. In：Raffensperger JG(eds), Swenson's Pediatric Surgery. 5th ed., Appleton & Lange, 867-870, 1990
2) 土岐　彰：上腸間膜動脈症候群．伊藤泰雄(監)，標準小児外科学(第 6 版)．医学書院，166-167，2012
3) Biank V, et al.：Superior mesenteric artery syndrome in children：a 20-year experience. J Pediatr Gastroenterol Nutr 42：522-525, 2006
4) Okugawa Y, et al.：Superior mesenteric artery syndrome in an infant：case report and literature review. J Pediatr Surg 42：E5-E8, 2007
5) Merrett ND, et al.：Superior mesenteric artery syndrome：diagnosis and treatment strategies. J Gastrointest Surg 13：287-292, 2009

（内田恵一）

8 ウイルス性胃腸炎

概 念

2008年のヨーロッパ小児栄養消化器肝臓学会(Europe Society for Paediatric Gastroenterology, Hepatology, and Nutrition：ESPGHAN)ないしヨーロッパ小児感染症学会(Europe Society of Paediatric Infectious Diseases：ESPID)によるガイドライン[1)]では，急性胃腸炎は一般に便の硬さが減少(軟便ないし水様)あるいは排便回数の増加(典型的には24時間以内に3回以上)の両者ないしどちらか，と定義されている．発熱や嘔吐を伴うことも伴わないこともある．下痢は典型例では7日以内に，あるいは長くとも14日以内には改善する．ウイルスが原因の急性胃腸炎をウイルス性胃腸炎とよぶ．

疫 学

急性胃腸炎の原因は，約70%がウイルス性，約15%が細菌性と考えられている．細菌性の胃腸炎は夏に多いが，秋，冬から春先まではウイルス性胃腸炎が多く，近年では通年性に検出されているウイルスもある．

日本では，牛島の一般臨床現場でのmultiplex PCR用いた1年間の検討で，ウイルス検出率は48%，そのうちロタ17%，ノロ18%，以下サポ，アデノ，パレコ，ボカウイルスなどであった[2)]．

ロタウイルスは小児では重篤な下痢を起こし，罹患者の10%は入院となる．地域差はあるものの，全世界で毎年約60～80万人が亡くなる．一方，ノロウイルスはしばしば半閉鎖的施設での集団感染を起こす．日本では2005年より集団感染が全国的に発生し，2014年1月には浜松市で小学校の児童全体1,000人近くが，給食で出された食パンが原因で集団感染した．

病理・病態生理(ロタウイルスについて)

ロタウイルスは経口的に摂取され，小腸に到達すると絨毛突起先端部の上皮細胞で増殖する．感染後速やかに吸収上皮細胞が障害され，微絨毛が不整化し，腸管腔内に剥離脱落する．脱落後はNa^+/K^+-ATPaseが減少した未熟な陰窩細胞により置換され，Na^+/K^+-ATPase活性の低下による電解質・糖・水の吸収障害と，乳糖の消化吸収障害により，高浸透圧性下痢が起こるとする説，などが下痢の病態と考えられている．

病 因

原因ウイルスとして，ロタ，ノロ，腸管アデノ，サポ，アストロウイルスの5つがあり，最近ではヒトパレコウイルスも注目されている．頻度の低いものでは，アイチ，ピコビル，ヒトコロナ，エンテロウイルスなどがある．それ以外でも呼吸器系感染症のRS，インフルエンザ，パラインフルエンザ，ボカウイルスなどもあり，compromised hostではサイトメガロ，HHV-6，HHV-7が関係することもある．

臨床症候

ウイルス性胃腸炎は細菌性より期間が短く，ウイルス性以外のものと比較すると嘔吐や脱水のリスクが高いといわれる．一般的には水様性の下痢で，血便を伴わない．嘔吐や熱，食欲低下を呈することもある．しかし特異的な症状はなく，乳幼児では虫垂炎，炎症性腸疾患，尿路感染，代謝異常との鑑別は容易でないケースもある．サイトメガロウイルスやHHV-6，HHV-7は，下痢の他に

表1 維持量と脱水の重症度

a：体重別の維持量

	体重 10 kg 未満	体重 11～20 kg 未満	体重 20 kg 以上
維持量（mL）	100 mL/kg/日	1,000 mL＋50/kg/日	1,000 mL＋20/kg/日

b：脱水の重症度

体液喪失（mL/kg）		軽度 ＜50	中等度 50～100	高度 ＞100
体重減少（%）	乳幼児	＜5	5～10	＞10
	年長児	＜3	3～9	＞9
A. バイタルサイン	脈	正常	微弱，頻脈	触知不能
	呼吸	正常	深く，時に速い	深く，速い
	収縮期血圧	正常	正常～低下，起立性低血圧	低下，測定不能
B. 皮膚	capillary refill time	＜2 秒	2～3 秒	＞3 秒
	ツルゴール（2 歳未満）	正常	低下	著しく低下
	大泉門	正常	やや陥凹	陥凹
	粘膜，舌	湿潤	乾燥	著しく乾燥
C. 中枢神経系	意識，精神症状	正常	変容	低下
	口渇	なし，飲水正常	あり，飲水多量	飲水低下，不能
D. 眼症状	流涙	正常/低下	消失	消失
	眼窩	正常	陥凹	陥凹

〔鍵本聖一，他：下痢．臨床医薬 21：1039-1045，2005／鈴木重雄，他：下痢．小児科診療 70：825-830，2007，より作成〕

血便や消化管穿孔を起こすこともある．

診　断

確定診断としてロタ，アデノウイルス迅速検査キットが市販，頻用されている．ノロウイルスに関しては，平成 24 年 4 月に迅速検査キットが発売されたが，保険適用は月 1 回，小児では新生児への使用は勧めず，3 歳未満の患者であることなどの条件がある．

そのほか，エンテロウイルスなどは PCR 法にて診断されるが，ロタ，ノロウイルスを含め数週間にわたり検出されるため臨床的有用性は低い．臨床像より診断するうえでは，白色便がロタウイルスに多いこと，嘔吐がノロウイルスでは先行することが多いなどの特徴や周囲の流行状況などが有用である．細菌性腸炎との鑑別が重要で，2008 年のガイドラインでは 40℃以上の高熱，明らかな血便，腹痛，中枢神経症状は細菌性腸炎が推察され，嘔吐と呼吸器症状を伴う場合はウイルス性であるとしている．

治　療

ウイルス性胃腸炎の診療にあたるうえで，重症度の評価が診療の第一歩となる．2008 年のガイドライン[1]では，IIIC 以上の明らかなエビデンスがあるものとして，次の 4 点があげられている．

①ウイルス性ではロタウイルスが嘔吐，脱水ともにもっとも重症で，アデノウイルス（40/41 型）やアストロウイルスは軽症である．

②脱水を軽症，中等症，重症に分けることは適切な治療の選択をするうえで有用である．

③脱水の評価として大事なのは capillary refill time（毛細血管再充満時間），皮膚ツルゴール，異常な呼吸パターンである．

④血液検査のなかで有用であるのは重炭酸のみで，具体的には 17 mEq/L 以下で重症と判断する．脱水の評価を表 1 に示す[3,4]．

治療ガイドラインによる治療面での IIIC 以上の明らかなエビデンスがあるものは，経口あるいは経腸管経由の補水は経静脈による治療より副作用は少なく入院日数も少ない，というものである．このため，経口補水療法（oral rehydration therapy：ORT）が可能であれば点滴は不要で，経口補液剤（oral rehydration solution：ORS）の浸透圧を減らしたものは first line の治療として有効である．ORT として汎用されている市販のものは

I. 診断

↓ 細菌性腸炎との鑑別(全身状態が重篤，けいれん・意識障害の場合はPALSに準じて治療開始)

II. 評価(脱水の程度の評価)

↓ capillary refill time，皮膚ツルゴール，異常な呼吸パターン

III. 治療方針決定

↓ 軽症は①±②，中等症は①±②±③，重症は③

①食事栄養指導：ORTを積極的に利用

　i．補水開始後4〜6時間以上経口摂取を止めない

　ii．母乳を止める，ミルクを薄めることは意味がない

　iii．糖分の高い飲料は使用しない

②薬剤：整腸薬が中心(補足的治療)

③補液：ショック時は生食20 mL/kg投与．骨髄針可．5〜15分で離脱徴候を認めない場合には総量80 mL/kgまで繰り返す

血糖の補正を30〜60分かけて行う．血糖50 mg/dL以下では，20% ブドウ糖(3か月以下では10%)を2〜4 mL/kg

1日量{維持量+不足量(脱水の程度から計算)−ワンショット量}を計算

最初の8時間で維持量の1/3と不足量の1/2を，残りを16時間で投与

腎機能が回復したらK 20 mEq/L濃度で投与開始

低張性脱水では生理食塩水で開始．低Naの急激な補正は橋中心髄鞘崩壊症の原因となり，意識障害，四肢麻痺，けいれんなどを引き起こすので，Naが120 mEq/L未満時にけいれん，易興奮性のときには8時間3%NaClを12×体重mL投与，Naが125 mEq/L以上の回復を確認し，それ以降は検査所見や臨床症状に応じて変えていくなど注意が必要

図1　診療フローチャート

〔鍵本聖一，他：下痢．臨床医薬21：1039-1045，2005〕

浸透圧を小腸から吸収される濃度に調節してあるため，嘔吐がある児でも使用できる．われわれは，1回の嘔吐に対し体重当たり10 mL飲水することを勧めている．本疾患での第一選択の治療は，ORTを中心とした栄養指導である．

薬剤は第二選択の治療である．薬剤に関するガイドライン[1]では，①鎮吐薬はルーチンには不要，②ロペラミドは小児では使用すべきでない，③UNICEFやWHOの勧告として亜鉛を6か月以下では10 mg，それより年長では20 mgを10〜14日服用すべきである，とされている．わが国ではこういったガイドラインを用いていないが，諸外国では追試が多くされており，今後の国内での対応が望まれる．薬剤としてはおもに整腸薬を用いる．

なお，中等症以上の脱水を認めた場合には，輸液を検討する．図1に診療フローチャートを示す[3]．

合併症

ロタウイルス感染に伴う合併症は，下痢に伴う重症の脱水以外にも表2にあるような多くのものがある．「下痢を伴う良性けいれん」ではリドカインないしテグレトールが有効である．

その他，腸粘膜の障害後に二次的に敗血症をきたすことがある[5]．*Enterobacter cloacae*や*Klebsiella pneumoniae*などのグラム陰性桿菌が，ロタウイルス感染数日後，高熱と同時に血液培養から検出される．基礎疾患のある児では重篤になる例もあるため，下痢が発症し3日目以降の発熱ではbacterial translocationを疑うことが肝要である．

ノロウイルス感染に伴う合併症としてはロタウイルスと同様に神経合併症があり，けいれんや脳

表2 ロタウイルス感染症の重篤な合併症

1．中枢神経系	2．消化器系	5．血液系
・**髄膜炎，脳炎，脳症（急性壊死性脳症を含む）**	・消化管出血・潰瘍	・血球貪食リンパ組織球症
・小脳炎	・急性膵炎	・特発性血小板減少症
・Guillain-Barré 症候群	3．腎・循環器系	・DIC
・Reye 症候群	・重症脱水	6．筋肉
・出血性ショック脳症症候群	・心筋炎	・横紋筋融解症
・乳児両側線条体壊死	・**腎結石**	・急性筋炎
・poliomyelitis-like syndrome	・急性腎不全	7．その他
・central pontine myelinosis	4．呼吸器系	・**細菌感染症（菌血症・敗血症）の合併**
	・間質性肺炎	・sudden unexpected death?

太字：主要なもの

症と考えられる例が報告されている．これらを除けば一般に臨床症状は軽症であり，対症療法により良好に経過するため，ノロウイルスに特異的な治療法はない．

転帰・長期予後

ウイルス性胃腸炎の転帰は，便の回数，便性，体重増加にて評価する．急性胃腸炎後でも，下痢が2週間以上持続する場合は慢性下痢症として診療にあたる．二次性乳糖不耐症や食物アレルギーなどの関与が考えられる．ロタウイルス感染後の二次性乳糖不耐症の頻度は高くない．食物アレルギーでは食物過敏性腸炎となっており，牛乳蛋白がもっとも多い．この場合には絨毛の萎縮，陰窩の過形成，粘膜固有層への炎症性細胞の浸潤などがみられ，吸収不全となる．治療としては栄養療法が重要で，牛乳加水分解乳や成分栄養を用いるが，改善ない場合は中心静脈栄養まで必要となることもある．

また，乳児期の母乳栄養での下痢が長期化する場合は，微量ミネラルの亜鉛が欠乏することが報告されている．特に，亜鉛濃度が著明に低値を示す母乳栄養児や低出生体重児では発症しやすくなる．亜鉛欠乏は，乳幼児では皮膚炎・脱毛が主症状で，幼児期では低身長が現れる．

予　防

ロタウイルス感染予防では，安全性が高く有効な2種類のワクチンが開発された．世界各国で認可されているワクチンとして，5価ウシ・ヒトロタウイルス組み換え体ワクチンであるロタテック®と単価ヒトロタウイルスワクチンであるロタリックス®がある．わが国でも2011年11月にロタリックス®，2012年7月にロタテック®が導入となった．ワクチンの副作用として腸重積の発症があるが，アメリカ疾病管理予防センター（Centers for Disease Control and Prevention：CDC）はワクチンのベネフィットが腸重積を含めたリスクを上まわると判断した．わが国においても同様で，ワクチンの費用対効果はおおむね良好と考えられている．

ノロウイルス感染症は，一般に対症療法により良好に経過するが，伝染力が非常に強いため家庭内や保育所内での二次感染予防の指導が必要である．

●文献

1）Guarino A, et al.：European Society for Paediatric Gastroenterology, Hepatology, and Nutrition/European Society for Paediatric Infectious Diseases evidence-based guidelines for the management of acute gastroenteritis in children in Europe. J Pediatr Gastroenterol Nutr 46（Suppl. 2）：S81-S122, 2008
2）牛島廣治：消化管感染症の原因となるウイルス（ロタウイルス，ノロウイルスなど）．化学療法の領域 25（S-1）：1073-1079, 2009
3）鍵本聖一，他：下痢．臨床医薬 21：1039-1045, 2005
4）鈴木重雄，他：下痢．小児科診療 70：825-830, 2007
5）Lowenthal A, et al.：Secondary bacteremia after rotavirus gastroenteritis in infancy. Pediatrics 117：224-226, 2006

（柏木保代）

9 細菌性腸炎

概 念

小児の感染性腸炎は，おもにウイルス感染と細菌感染に分かれる．細菌性腸炎は飲食物などを介して経口感染して発症する．細菌性腸炎が特定の集団に発生した場合を細菌性食中毒としている．細菌性食中毒には感染型（サルモネラ属菌，病原性大腸菌，カンピロバクター属菌，赤痢菌属など）と毒素型（ボツリヌス菌，セレウス菌など）がある．

疫 学

厚生労働省から発表されるわが国の食中毒統計には，細菌とウイルスが集計されている[1]．食中毒の起因菌として頻度が高いのは，カンピロバクター属菌，サルモネラ属菌，ブドウ球菌などである．サルモネラ属菌では，1事件当たりの患者報告数が多い．

病 因

感染型食中毒では，食品に混入した菌が摂取されて腸管内で増殖して炎症を起こすか，腸管内で毒素を産生して腸管上皮細胞を障害する．毒素型食中毒は食品内で増殖した菌によって産生された毒素によって発症する．毒素の作用は，腸粘膜細胞の水電解質吸収低下あるいは分泌亢進，致死的細胞障害，神経障害，などがある．

重篤な細菌性腸炎として腸管出血性大腸菌（*Enterohemorrhagic E. coli*：EHEC）感染症がある．EHECは，志賀毒素（Stx，別名ベロ毒素 Verotoxin）を産生する（Shiga toxin-producing *E. coli*：STEC）．Stx1とStx2の2種類の毒素があるが，臨床分離株の約8割は両毒素産生株である．血管内皮細胞や尿細管細胞はStxに感受性が高く，強い細胞毒性によって細胞死を起こす．国内ではEHECの血清型はO157が8～9割を占めているが，O26，O111など50種類以上の血清型が分離されている．

診断・検査

1．細菌性腸炎の起因菌診断

健常な人に急性の胃腸症状，神経症状，肝腎機能低下がみられた場合には，食中毒を疑うべきである．生ものなどの非加熱食品や生水の摂取歴，および患児周囲の類似発症者の有無を確認する．海外滞在歴があれば，その期間の喫食内容を聴取する．

細菌性腸炎の確定診断は起因菌の検出による．便検体の採取は，発症後早期かつ抗菌薬の使用前に行う．特にEHECは，病日とともに検出率が低下する．すぐ培養できない場合は，検体や疑わしい食材・食品を冷蔵あるいは凍結する．ただし，有症状期であっても，抗菌薬内服中は糞便内の薬剤濃度が高いので起因菌の検出は困難である．EHECのStxはPCR検査がもっとも特異性，感度，迅速性に優れている．O157については，便中O157抗原を迅速に検出するイムノクロマトグラフィー試験紙や血清O157抗体の簡易検査キットが市販されている．カンピロバクター腸炎では急性期の糞便の膿粘液状部分を採取し，塗抹グラム染色によってらせん状の特異な形態を示すグラム陰性桿菌を認めることが多く，迅速診断が可能である．カンピロバクター（至適酸素濃度5%前後），腸炎ビブリオ（塩分2～5%），エルシニア（CIN寒天培地）の培養には，それぞれの至適条件や特殊な培地が必要である．

表1 おもな細菌性消化管感染症

疾患	代表的な起因菌	潜伏期間	推奨される抗菌薬と投与期間	
			有効な抗菌薬	投与日数
カンピロバクター腸炎	*Campylobacter jejuni/coli*	1〜7日	EM, CAM, NFLX	5日
ボツリヌス中毒	*Clostridium botulinum*	1〜3時間		
大腸菌性腸炎	*Enterohemorrhagic E. coli*	1〜6日	FOM, NFLX, KM	5日
サルモネラ腸炎	*Salmonella enteritidis*	12〜36時間	NFLX, ABPC, FOM,	5〜7日
細菌性赤痢	*Shigella dysenteriae*	2〜4日	FOM, NFLX, KM	5日
ブドウ球菌性腸炎	*Staphylococcus aureus*	12〜36時間		
コレラ	*Vibrio cholerae*	2〜3日	NFLX, TC, MINO	3日
腸炎ビブリオ	*Vibrio parahaemolyticus*	6〜12時間	FOM, NFLX, MINO	3日
エルシニア腸炎	*Yersinia enterocolitica*	4〜6日	CFIX, NFLX, ST合剤	5〜7日

EM：エリスロマイシン，CAM：クラリスロマイシン，NFLX：ノルフロキサシン，FOM：ホスホマイシン，KM：カナマイシン，ABPC：アンピシリン，TC：テトラサイクリン，MINO：ミノマイシン，CFIX：セフィキシム

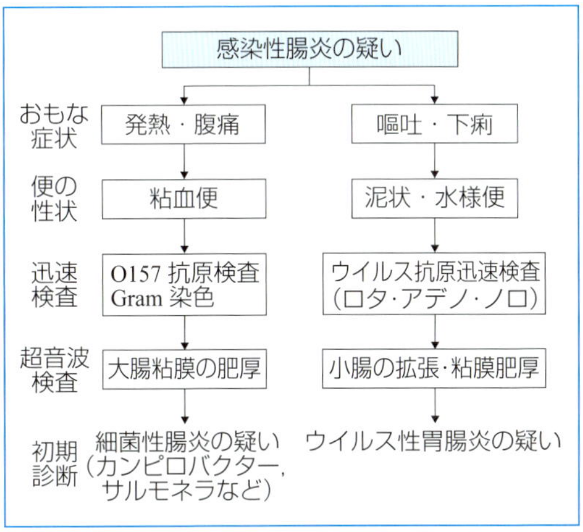

図1 小児の感染性腸炎：初期診断のフローチャート

2. 超音波

超音波は，ウイルス性胃腸炎か細菌性腸炎かの初期スクリーニングに有用である(図1)．細菌性腸炎では大腸壁の肥厚を高率に認め，小腸拡張はほとんど認めない．一方，ウイルス性胃腸炎では大腸壁の肥厚は伴わず小腸拡張を認める[2]．超音波は，術者の習熟度により差が出る可能性があるが，非侵襲的な検査であり，ベットサイドで繰り返し経過を追うことも可能である．また，痛みの部位を聴き取りながら観察でき，急性腸炎と鑑別が必要な虫垂炎などの診断が比較的容易に行える．

臨床症候と合併症

細菌性腸炎の毒素型では潜伏期間が短く，嘔吐，腹痛がおもな症状である．感染型は細菌が増殖して発症するため，毒素型と比べると潜伏期間が長い．おもな起因菌の潜伏期間と抗菌薬治療を表1に示した．以下に，細菌性腸炎の臨床像および合併症について原因菌別に述べる．

1. カンピロバクター

Campylobacter jejuni/coli は，飼育の鳥類，野生動物の腸管に保菌されており，その排泄物で汚染した鶏肉，未殺菌牛乳，未処理飲料水，あるいは調理器具や手指を介して汚染された食品を摂取して感染する．急性腸炎の症状は7日以内に自然に治癒する．合併症としてGuillain-Barré症候群，Fisher症候群，反応性関節炎，Reiter症候群，などがある．

2. 下痢原性大腸菌

大腸菌は，ヒトや動物の大腸常在菌であり，糞便を介して環境や食材が汚染される．EHECは，多くは感染後3〜5日で発症する．鮮血便を多量に排出し，強い腹痛を訴えるが，発熱やCRP上昇の程度は軽度である．EHECによる出血性大腸炎患者の5〜10%は，発症から7〜14日後に溶血性尿毒症症候群(hemolytic-uremic syndrome：HUS)を続発し，そのうち3〜4%は脳症などで死亡する．

3. サルモネラ

サルモネラ属菌のなかで分離頻度が高いものは，*Salmonella enteritidis* と *S. typhimurium* であり，家畜，家禽，爬虫類を含む野生動物の腸管

に保菌されている．鶏卵，鶏肉，動物の腸内容物で汚染された食品などを介してヒトに感染する．小児では，ペットの排泄物から直接感染することもある．乳幼児施設や医療機関などでの集団感染の発生もある．多くは12〜36時間後に急性腸炎を起こし，高熱を伴うことが多い．有熱期間は3〜5日，下痢は7〜10日持続する．まれに脳症の合併が報告されており，原因菌としては*S. enteritidis*が多い．新生児・乳児，免疫不全や基礎疾患のある症例では，敗血症，髄膜炎などの腸管外感染に進展することがある．

4．細菌性赤痢

細菌性赤痢の典型例ではテネスムス（しぶり腹），膿粘血便の排泄といった特有の症状を呈する．A群（*Shigella dysenteriae*），B群（*S. flexneri*），C群（*S. boydii*）は典型的な血性下痢を呈する．特にA群は重症となりやすく，志賀毒素を産生してHUSを起こす．D群（*S. sonnei*）が最近の分離株の大半を占めており，軽症が多い．赤痢菌は食品や水を介し，あるいは直接ヒトからヒトへ糞口感染する．生菌数10〜100個でも発症する感染力の強い病原菌であるため，幼児や高齢者施設などではヒトからヒトへ感染し，集団感染を起こすことがある．赤痢菌はヒトのみがリザーバーであり，衛生環境の改善とともに国内発症は激減し，現在では東南アジア，インドなど，海外での感染例がほとんどである．

5．コレラ

近年の流行はエルトール型コレラ菌が多く，比較的軽症例が多い．感染者の排泄物で汚染された生の魚介類や飲料水を介する経口感染症で，患者は東南アジア，インドなどでの海外感染例がほとんどである．発熱や腹痛を伴わない激しい水様下痢を特徴とし，典型例では米のとぎ汁様の便を大量に排泄する．急激な脱水により代謝性アシドーシス，乏尿，けいれん，末梢循環不全に至り，適切に治療しないと死亡する．

6．腸炎ビブリオ

*Vibrio parahaemolyticus*は海水中に存在し，夏に増加する．生の魚介類（特にカキ，カニ，エビ）やその加工品が感染源となる．腸炎ビブリオの下痢はほとんどが軽症で自然に治癒し，水分電解質の経口補給以外は必要ない．

7．エルシニア

ヒトに病原性があるのは*Yersinia enterocolitica*，*Y. pseudotuberculosis*，*Y. pestis*の3種類である．乳幼児では急性腸炎として発症する．持続期間は2日程度から3〜4週遷延する例もある．年長児では，多くは自然治癒し，抗菌薬は必要としないが，3か月未満の乳児では20〜30%に菌血症が出現する．*Y. pseudotuberculosis*は発熱，McBurney点の圧痛を起こし，虫垂炎との鑑別を要する例もある．

8．セレウス菌

セレウス菌は，土壌，空気，食品などに広く分布し，炭疽菌類似の形態を呈する．多くは芽胞型として存在し，4〜50℃の食品中で増殖し，毒素を産生する．芽胞は熱に強く100℃，30分の耐熱性があるため，加熱調理しても生き残り，食品の放冷とともに発芽増殖し，毒素を産生する．セレウス菌による食中毒には下痢型と嘔吐型があり，毒素セレウリドが原因の嘔吐型は潜伏期間が短く1〜6時間である．セレウリドはミトコンドリアのβ酸化を障害するため，急性肝不全，脳症を起こす[3)]．

治 療

1．治療の選択

細菌性腸炎の発病初期には原因菌がまだ同定されていないことがあり，臨床的に疑わしければ，EHECを念頭においてホスホマイシンあるいはノルフロキサシンを速やかに開始する．ただし，細菌性腸炎は健常小児では自然治癒傾向が強いので，原因菌が判明すれば，有効な抗菌薬を適正な期間投与するか，病状が軽症であれば抗菌薬を中止する．ただしサルモネラやエルシニア感染の場合，新生児・乳児，免疫不全や基礎疾患のある症例では，敗血症，髄膜炎などの腸管外感染に進展することがあり，抗菌薬を十分に投与する．止痢薬，鎮痛薬は使用しない．脱水予防には経口補液を行い，脱水の程度が強い場合は経静脈輸液を行う．

2．食事療法

悪心，下痢が頻回の時期には，絶飲食として腸管への負荷を減らす．悪心，下痢が軽快すれば，消化吸収のよい食べ物を少量から開始する．

3．薬物療法

1）抗菌薬療法

カンピロバクター感染では，重症例，腹痛が長引く症例，食品取扱者などに対しては，マクロライド系抗菌薬を5日間内服すると症状は軽減し，排菌期間を短縮できる．エリスロマイシン耐性は1％程度ときわめて低く，再排菌はほとんどない．地域によってはニューキノロン系やホスホマイシンに対する高度耐性が報告されている．

EHECに対する抗菌薬の使用については，1997年厚生省の手引きではホスホマイシン，ノルフロキサシン，カナマイシンを早期に短期間使用することが勧められている．ホスホマイシンの早期投与によってHUSの発生頻度が有意に低下する[4)]．ただし，欧米ではホスホマイシンは使用されておらず，抗菌薬の有効性は否定されている[5)]．

サルモネラ感染では，敗血症が疑われる症例，腸管外感染症の恐れがある症例には抗菌薬を使用する．細胞内の細菌にも作用するニューキノロン系薬は除菌効果が比較的優れており，第一選択となる．乳幼児ではニューキノロンは禁忌であり，アンピシリンあるいはホスホマイシンを選択する．抗菌薬中止後10日以上経つと，再排菌をニューキノロンで約30％，その他の抗菌薬では80％以上に認める．再排菌を認めた場合，抗菌薬再使用による除菌は期待できないので，自然除菌を待つ．3～6か月を要することもあるが，下痢が改善していれば感染源となる可能性はきわめて少なく，症状の再燃も認められない．

2）その他の薬物療法

乳酸菌製剤は下痢日数の短縮に有効との報告もある．止痢薬であるロペラミド塩酸塩は，麻痺性イレウスを起こすことがあり，禁忌である．

予　防

感染性腸炎のおもな感染経路は接触感染であり，保護者，保育関係者，医療従事者などの手洗いが感染拡大防止に重要である．また，鶏肉，牛肉などの食肉の調理に際して，調理器具を介した細菌の二次汚染予防に注意し，十分に加熱し，早期に食する．EHEC感染症予防において重要なことは牛肉製品に注意することであり[6)]，特に乳児には生レバー，レバ刺し，ユッケなどの牛生肉を与えない．焼き肉の取り扱いにも十分な注意が必要である．牛レバー内部からのO157などの検出が報告され，平成24年7月から食品衛生法に基づいて，牛のレバーを生食用として販売・提供することが禁止された．

感染性腸炎の分野におけるワクチン開発と実用化が世界的には進んでいるが，わが国では未承認のものが多い．海外ではコレラの経口ワクチン（Dukoral®），3種類の腸チフスワクチンが使用されているが，わが国ではいずれも未承認である．

食中毒は，その病原体によって届出基準とその後の対応が異なる．コレラ，細菌性赤痢，EHECは二類感染症であり，患者・無症状保菌者を診断した場合は，直ちに最寄りの保健所に届け出る義務がある．隔離や消毒の必要はないが，二次感染を防ぐために，患者の便で汚染した衣類や器物の消毒を徹底することが必要である．

●文献

1）丸山朋子，他：乳児嘔吐下痢症．小児内科 41：639-642，2009
2）今里明美，他：小児の感染性腸炎の診断における消化管エコーの有用性．大阪府立急性期・総合医療センター医学雑誌 34：29-33，2012
3）Mahler H, et al.：Fulminant liver failure in association with the emetic toxin of *Bacillus cereus*. N Engl J Med 336：1142-1148, 1997
4）Ikeda K, et al.：Effect of early fosfomycin treatment on prevention of hemolytic uremic syndrome accompanying *Escherichia coli* O157：H7 infection. Clin Nephrol 52：357-362, 1999
5）Proulx F, et al.：Randomized, controlled trial of antibiotic therapy for *Escherichia coli* O157：H7 enteritis. J Pediatr 121：299-303, 1992
6）渡辺治雄：腸管出血性大腸菌O157感染症と食の安全．医学のあゆみ 211：797-799，2004

（田尻　仁）

10 虫垂炎

概念と病因

原因としてはさまざまな説があげられており，いまだ明らかではないが，虫垂の閉塞がおもな原因と考えられている．糞石，虫垂の屈曲や癒着，虫垂粘膜の腫脹などにより虫垂内腔が閉塞することで内圧が上昇し，さらに細菌感染を伴うためとされている．病勢が進行すると虫垂は壊死に陥り，穿孔を生じると，膿が腹腔内に漏れる．周囲組織により被覆される場合は限局性腹膜炎となり，進行が急速で被覆されていない場合には汎発性腹膜炎となる．炎症の程度によりカタル性，蜂窩織炎性，壊疽性，穿孔性に分類される．

疫 学

虫垂炎は，小児の外科的治療を要する疾患のなかでもっとも多い．北米のデータでは頻度は年間9.4人/10,000人であり，14歳以下の小児の年齢別構成は5歳未満5.6%，5～9歳31.5%，10～14歳62.9%とされている[1)]．

臨床症候

典型例では心窩部痛，上腹部痛で始まり，半日から2日以内に右下腹部に限局してくる．悪心・嘔吐，発熱，食欲不振，便秘や下痢を伴うこともある．熱はlow grade feverで37～38℃のことが多く，39℃以上の場合は穿孔性腹膜炎や膿瘍形成を疑う．

触診にて右下腹部のMcBurney点(臍と右上前腸骨棘を結んだ外側1/3の点)やLanz点(左右上前腸骨棘を結ぶ右側1/3の点)に限局した圧痛を認める．炎症が高度になるとBlumberg徴候(反跳痛：腹壁を静かに圧迫し，急に圧迫を解くと強く疼痛を感じる)や筋性防御(触診で反射的に生じる腹壁筋の緊張)といった腹膜刺激症状が出現する．しかし，虫垂が後腹膜に癒着し，背側にある場合は典型的な限局性圧痛の所見がとりくいことがあり，注意を要する．また，腹部全体の痛みを訴えるときは汎発性腹膜炎を疑う必要がある．

診 断

1. 検　査

①血液・生化学：白血球増多，好中球増加，左方移動が高頻度でみられる．CRPは高値を呈することも多いが，初期では上昇していないケースもあるので注意を要する．

②腹部単純X線(図1)：特異的所見はないが，回盲部ガス像や糞石を認めることがある．ほかに，free airの有無やイレウスの有無を確認しておく．

③超音波(図2)：虫垂の腫大，虫垂壁の層構造の状況，カラードプラで内部血流の評価が可能である．ほかに糞石の有無，周囲の液体貯留や膿瘍形成などの観察にも有用である．虫垂炎の診断としては，ⅰ)虫垂の外径6 mm以上，ⅱ)圧迫しても潰れない，などが診断基準となる．小児虫垂炎に対する超音波の感度は88%，特異度は94%とされている[2)]．超音波は非侵襲的で簡便に検査を行えるが，診断能は装置や検査技能に依存すること，患者の肥満や虫垂の位置により虫垂の描出が困難な場合がある，などの問題点もある．

④造影CT(図3)：超音波で虫垂の描出が困難な場合に有用である．CTでは虫垂の腫大，虫垂壁の濃染，周囲脂肪織の濃度上昇，虫垂周囲の腹水，膿瘍，糞石などの評価が可能である．小児虫垂炎に対するCTの感度は94%，特異度は95%とされている[2)]．造影CTの診断能は高く，他疾患との

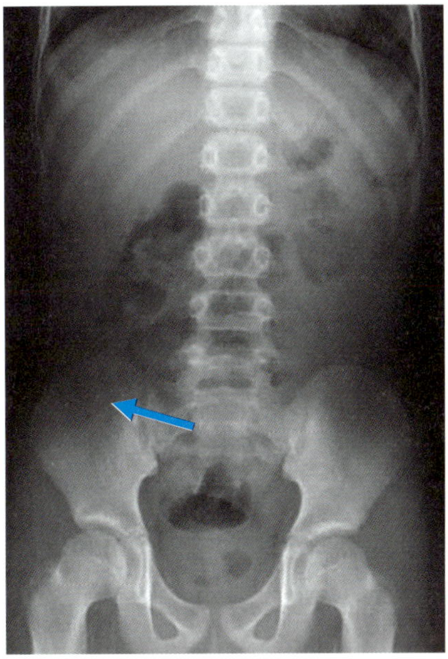

図 1 腹部単純 X 線
回盲部ガス像，糞石を認める（➡）

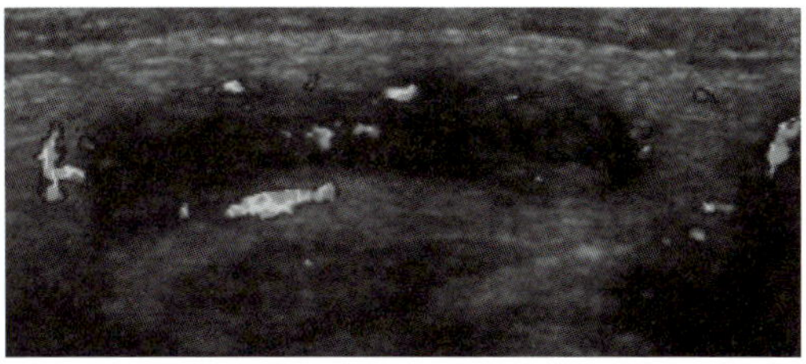

図 2 超音波〔口絵 11，p.iv〕
6 mm 以上に腫大した虫垂とその周囲のエコー輝度の上昇，虫垂に沿った血流増加

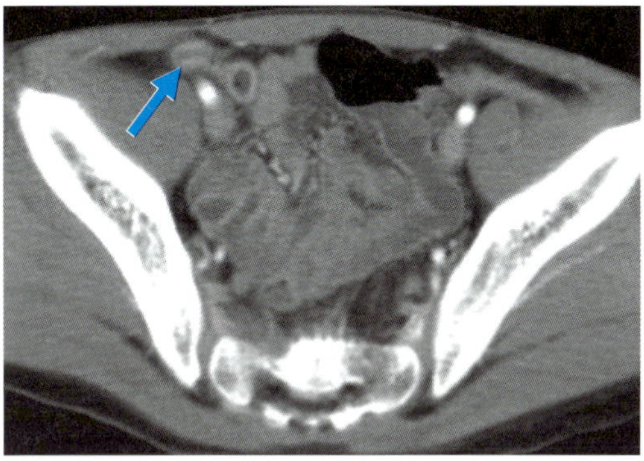

図 3 CT
腫大した虫垂の壁の造影効果あり

表 1 鑑別別疾患と画像所見

鑑別疾患	画像所見
腸間膜リンパ節炎	超音波にて i)虫垂は正常，ii)回腸末端の壁肥厚，iii)腫大した腸間膜リンパ節
便秘	腹部単純 X 線にて多量の便塊
腸重積	超音波にて target sign，pseudokidney sign を示す
先天性胆道拡張症	超音波，CT にて胆管の嚢腫状あるいは紡錘状拡張
急性胆嚢炎	超音波にて胆嚢腫大，胆嚢壁肥厚．胆石を認める
Meckel 憩室	Meckel シンチグラフィで陽性
Crohn 病，感染性腸炎，血管性紫斑病	超音波にて虫垂腫大が軽度で，それに比して回盲部腸管の壁肥厚の程度が強い
大網梗塞	CT にて右下腹部の大網脂肪織吸収値の上昇ならびに渦巻き状構造を認める
卵巣嚢腫茎捻転	造影 CT にて捻転した卵巣への造影効果を認めない．壊死を起こしていると嚢胞壁が単純 CT で高吸収になることもある

鑑別という点で非常に有効である．しかし，放射線被ばくや造影剤のアレルギーの問題がある．

2．鑑別疾患（表 1）

①腸間膜リンパ節炎（図 4）：回腸末端の炎症から右下腹部痛を伴うことが多いことから，虫垂炎との鑑別が困難である．超音波にて，ⅰ)虫垂は正常，ⅱ)回腸末端の壁肥厚，ⅲ)腫大した腸間膜リンパ節を認める，などの所見で鑑別する．

②便秘：腹部単純 X 線ならびに超音波にて多量の便塊を認める．

③腸重積（図 5）：粘血便を認め，超音波にて target sign，pseudokidney sign を認める．

④先天性胆道拡張症：腹痛，黄疸，膵炎を起こすこともある．超音波，CT にて胆管の嚢腫状あるいは紡錘状拡張を認める．

⑤急性胆嚢炎：右上腹部痛を訴えるが，超音波にて胆嚢腫大，胆嚢壁肥厚，胆石を認める．

⑥Meckel 憩室：下血や腹痛を認め，Meckel シンチグラフィで陽性となると診断が確定される．

⑦Crohn 病，IgA 血管炎（血管性紫斑病），感染性腸

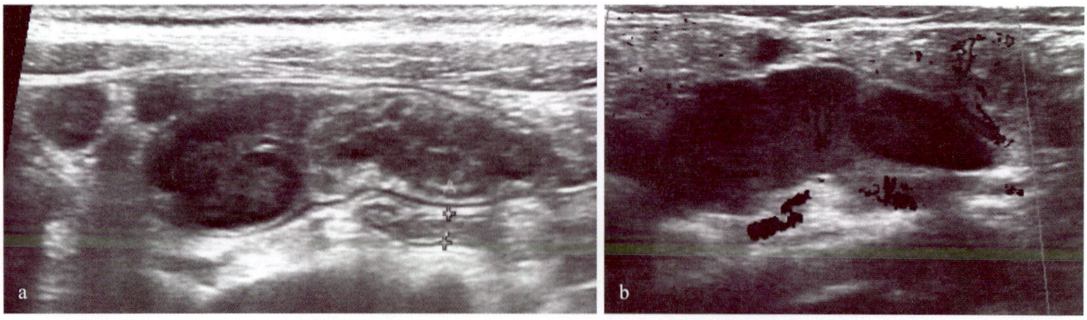

図 4　回腸末端炎，腸間膜リンパ節炎〔口絵 12，p.iv〕
a：右下腹部．回腸末端の壁肥厚正常虫垂，b：腸間膜リンパ節腫大と血流増加

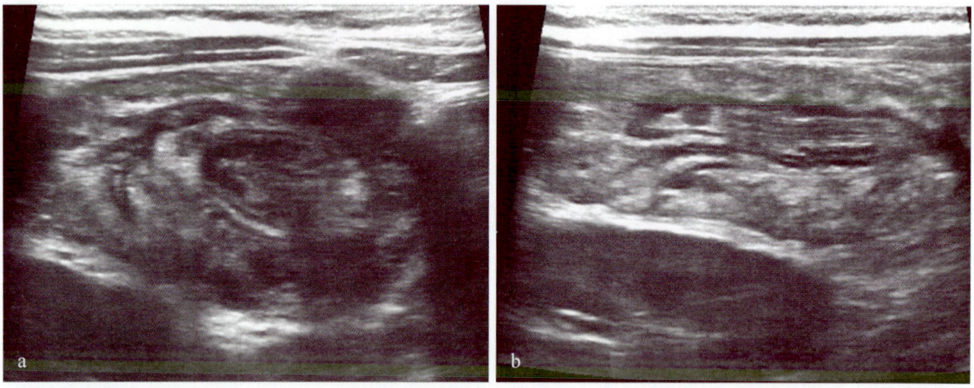

図 5　腸重積
a：右上腹部横断像（target sign），b：右上腹部縦断像（pseudokidney sign）

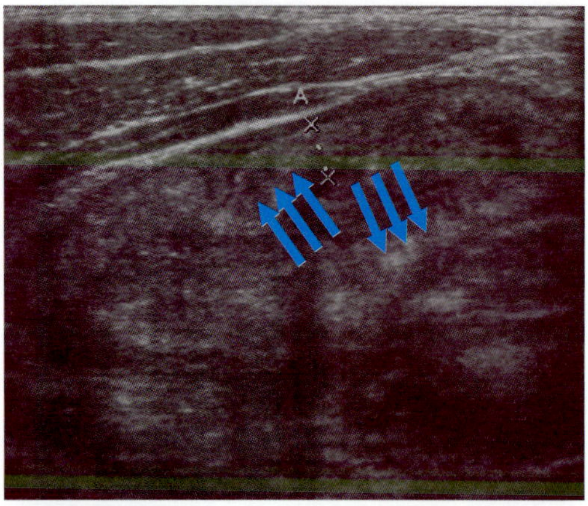

図 6　感染性腸炎
結腸壁の肥厚

炎（図 6）：Crohn 病，IgA 血管炎（血管性紫斑病），感染性腸炎（エルシニア，キャンピロバクター，サルモネラなどによる）は回腸末端に病変を認めることが多く，右下腹部痛を呈して虫垂炎との鑑別が困難な場合が多い．超音波にて虫垂腫大を認めるものの程度は軽く，それに比して回盲部腸管の壁肥厚の程度が強く範囲が広いことが特徴である．
⑧大網梗塞（図 7）：まれな疾患だが，右下腹部痛を訴えることが多く，CT にて右下腹部の大網脂肪織吸収値の上昇ならびに渦巻き状構造を認める．
⑨卵巣嚢腫茎捻転：学童期の女児に多く，造影 CT にて捻転した卵巣への造影効果を認めない．壊死を起こしていると嚢胞壁が単純 CT で高吸収になることもある．

治　療

治療方針の決定には非穿孔性か穿孔性か，限局性腹膜炎か汎発性腹膜炎か，腫瘤形成性虫垂炎かの区別が重要である．①カタル性症例は保存治療，②蜂窩織炎性症例，壊疽性症例，汎発性腹膜炎症例は虫垂切除術，③膿瘍・腫瘤形成性症例は虫垂切除術あるいは待機的虫垂切除術，が基本的治療方針と考えられている．虫垂切除に関しては，近年，腹腔鏡下虫垂切除術を行う施設が増加

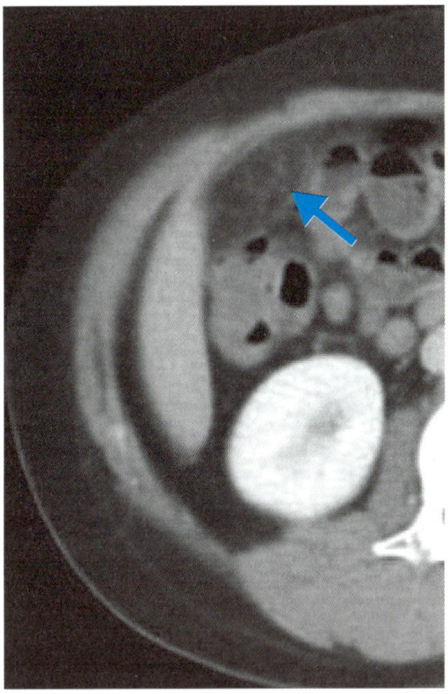

図 7　大網梗塞
右上腹部の限局した脂肪織の濃度上昇

している．**図 8** に急性虫垂炎の治療アルゴリズムを示す．

1．保存的治療

入院，禁食のもと，輸液と抗菌薬を投与する．入院24時間以内に炎症所見，腹部理学所見に変化がない場合や悪化が認められた場合は，手術の適応となる．抗菌薬は broad-spectrum のセフメタゾール(CMZ)，ゾシン®(TAZ/PIPC)，ユナシン®(SBT/ABPC)[4,5]が有効との報告がある．

2．外科治療

1）早期虫垂切除術

壊疽性虫垂炎，汎発性腹膜炎症例では，術前に抗菌薬を投与して早急に虫垂切除術を行うのが基本である．虫垂切除術は長い間，開腹手術が標準術式であったが，最近では腹腔鏡下虫垂切除術を標準術式とする施設が増えている．

2）待機的虫垂切除術(interval appendectomy：IA)

時間が経過した穿孔例のなかに限局性腹膜炎，あるいは腫瘤形成性虫垂炎といわれ保存的治療が可能な症例がある．このような症例では，2剤または3剤(セフェム系，アミノグリコシド系，クリンダマイシン)の抗菌薬を1～2週間にわたり使用

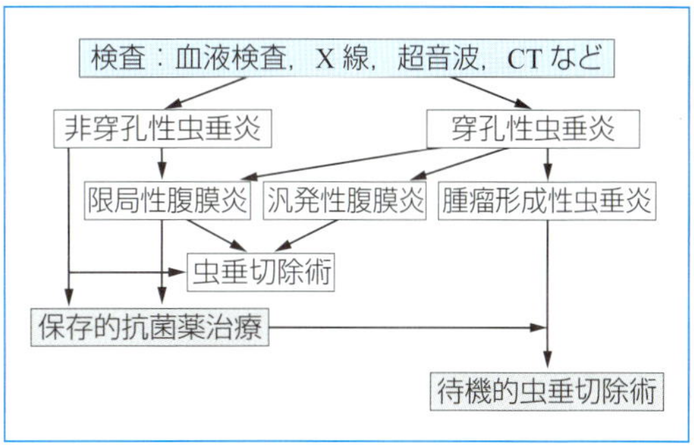

図 8　急性虫垂炎の治療アルゴリズム

し，白血球数やCRP値が正常化するのを待って，その後3か月以上経過したのちに虫垂切除術を行う．IAでは術中・術後の合併症の頻度が有意に低いとの報告があり，有効な治療と考えられている[3]．しかし，保存的治療開始後3～4日経過しても臨床症状，検査所見が改善しない症例では保存治療継続が困難な症例が多く，また糞石を有する症例では高率に待機中に再発を認めるなどの問題点がある．

3）術後合併症

後出血，創感染，腹腔内遺残膿瘍，糞瘻，腸閉塞，腹壁瘢痕ヘルニア，などがある．

予　後

最近の診断技術，手術手技の向上，抗菌薬の進歩により，致命的な合併症はほとんどみられなくなった．しかしながら，乳幼児での穿孔性虫垂炎では診断が時に困難で治療が遅れ，致命的となる場合もあり注意を要する．

●文献

1）Aarabi S, et al.：Pediatric appendicitis in New England：epidemiology and outcomes. J Pediatr Surg 46：1106-1114, 2011
2）Doria AS, et al.：US or CT for diagnosis of appendicitis in children and adults? A meta-analysis. Radiology 241：83-94, 2006
3）Lee SL, et al.：Laparoscopic vs open appendectomy in children：outcomes comparison based on age, sex, and perforation status. Arch Surg 146：1118-1121, 2011
4）Morrow SE, et al.：Current management of appendicitis. Semin Pediatr Surg 16：34-40, 2007
5）渡部誠一：小児虫垂炎の診断治療指針．小児外科 35：1240-1246, 2003

（渕本康史）

11 寄生虫

概 念

1．定義・分類

原虫は，運動性のある有機栄養の動物性単細胞真核生物である．単細胞によってすべての機能(摂食・運動・代謝・生殖など)を行う．一方，蠕虫類は多細胞の寄生虫を示す名称である．

2．疫学，病理・病態生理

感染した寄生虫の種類と感染部位によって異なる．

臨床症候

1．原 虫

1）赤痢アメーバ

特に，熱帯・亜熱帯の非衛生的な地域に多い．わが国では減少していたが，①有機肥料を用いた国内野菜や輸入野菜の生食，②海外での感染，③成人領域では性行為による感染，が原因で増加し始めている．成熟囊子を経口摂取して感染する．赤痢アメーバは大腸に寄生し，栄養型虫体が粘膜組織に侵入し増殖すると多数の潰瘍を生じ，粘血便を排出する．潰瘍は白苔を伴い，盲腸や上行結腸，S状結腸が好発部位である．腹痛を伴い，慢性化や再発を繰り返して，体重減少や貧血をきたすことがある．また，腸管外アメーバ症として血行性に肝膿瘍を形成し，右季肋部痛や発熱をきたす．

2）ランブル鞭毛虫(ジアルジア症)

世界に広く分布し，衛生状態の悪い熱帯・亜熱帯に多い．囊子の経口感染による．主症状は下痢や腹痛である．

2．蠕虫類

1）線形動物

a．アニサキス

魚を生食する習慣のあるわが国ではアニサキス症の発生が多く，大半は *Anisakis simplex* 幼虫によるもので，イルカやクジラなどの海棲哺乳類を終宿主とする．幼虫が寄生したサバやイカなどの魚介類をヒトが生食すると，その幼虫が胃壁や腸壁に穿入して即時型過敏反応を惹起し，数～十数時間後から強い腹痛を起こす．

b．蟯 虫

全世界に分布する．成虫の寄生部位は盲腸付近である．雌は子宮内に虫卵が充満してくると，夜間ヒトの睡眠中，肛門括約筋が緩んだときに腸管を下って肛門から這い出し，周囲の皮膚に産卵する．このときに瘙痒感があり，そこを掻くと虫卵が手指に付着して，これが経口感染する．瘙痒のため不機嫌や不眠，肛門周囲の皮膚炎を起こす．多数寄生すると腹痛や下痢を起こす．

2）扁平動物(条虫類)

a．日本海裂頭条虫

形態的に広節裂頭条虫との区別は困難だが，遺伝子配列が異なる．広節裂頭条虫は欧州，ロシア，カナダ，アラスカなどでカワカマスやスズキを中間宿主とする．一方，日本海裂頭条虫は，日本近海で捕獲されるサクラマス，カラフトマス，サケを中間宿主とする．最近の冷蔵輸送の進歩や食文化の変化により，感染例が増えている[1~3]．成虫はヒトの小腸内に寄生して，多数の産卵をする．虫体の体長は5～10 m と長大であるわりに，自覚症状は強くない．排便時に肛門から長い虫が垂れ下がっていることにより発見される．

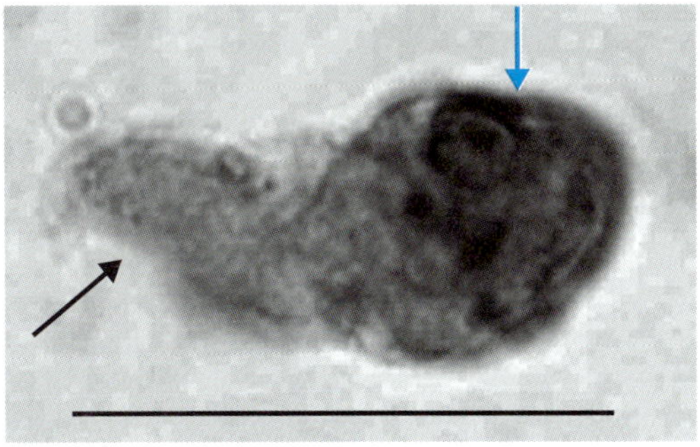

図 1　赤痢アメーバ栄養型〔口絵 13，p.v〕
→：偽足，→：核を示す（スケールバーは 40 μm）
〔自治医科大学 感染・免疫学講座医動物学部門 松岡裕之教授のご厚意による〕

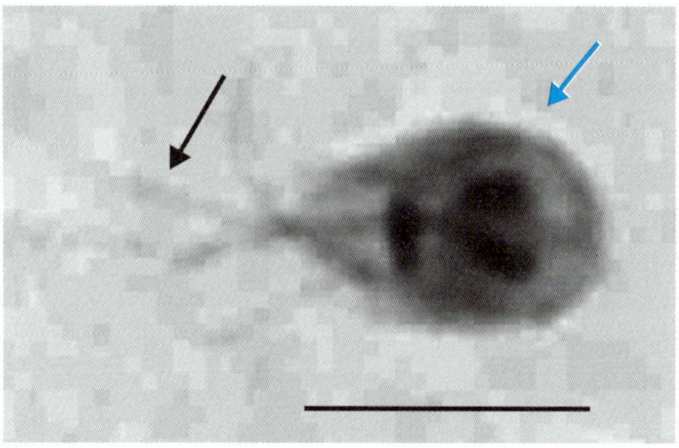

図 2　ランブル鞭毛虫栄養型〔口絵 14，p.v〕
→：後鞭毛，→：核を示す（スケールバーは 15 μm）
〔自治医科大学 感染・免疫学講座医動物学部門 松岡裕之教授のご厚意による〕

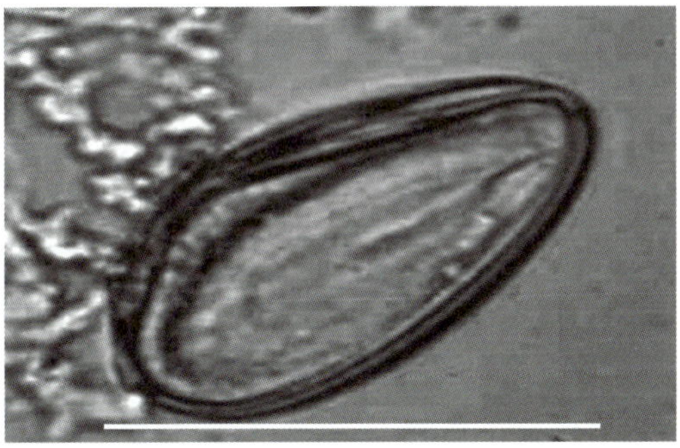

図 3　蟯虫の虫卵〔口絵 15，p.v〕
（スケールバーは 50 μm）
〔自治医科大学 感染・免疫学講座医動物学部門 松岡裕之教授のご厚意による〕

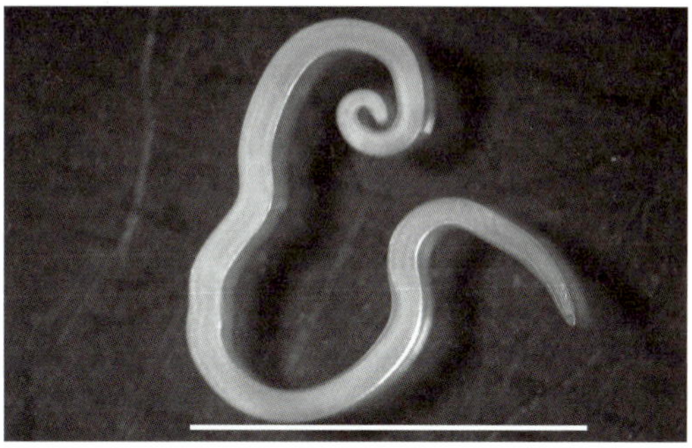

図 4　アニサキス幼虫〔口絵 16，p.v〕
（スケールバーは 10 mm）
〔自治医科大学 感染・免疫学講座医動物学部門 松岡裕之教授のご厚意による〕

診断（検査・鑑別診断・診断確定法）

虫体，虫卵などを患者から検出，あるいは寄生虫関連抗原や抗体を検査する．

1．赤痢アメーバ

便を直ちに検鏡し，動く栄養型虫体を検出する（図 1）．下部消化管内視鏡検査時に粘膜生検を行い，検鏡する．その他，酵素抗体法などの免疫学的検査法も，特に腸管外アメーバ症では有用である．鑑別診断としては，血便をきたす疾患が対象となるが，なかでも細菌性赤痢，潰瘍性大腸炎が重要である．

2．ランブル鞭毛虫（ジアルジア症）

便からランブル鞭毛虫の栄養型（図 2），あるいは嚢子を検出して診断する．排便直後の下痢便をスライドグラスに採り，カバーグラスをかけて顕微鏡で観察すると運動性のある栄養型が観察される．

3．蟯　虫

早朝の排便前に肛囲にセロファンテープを当て，そのテープをスライドグラスに貼り付け虫卵を検出して診断する（図 3）．

4．アニサキス

胃アニサキス症は，上部消化管内視鏡検査で胃に寄生している幼虫を見つけて診断する（図 4）．血清抗体価を測定して診断する方法もあり，腸アニサキス症などの診断が困難な例では参考になる．

5．日本海裂頭条虫

排泄した片節（虫体を構成する一節）連鎖を保護者が持参することが多い．あるいは，駆虫した虫体を観察して診断する．検便で特有の虫卵を確認する．

治療・予後

1．赤痢アメーバ

メトロニダゾール：35〜50 mg/kg/日（分 3）7〜10 日，経口（最大 1 回 750 mg）．

2．ランブル鞭毛虫

メトロニダゾール：15 mg/kg/日（分 3），5〜7 日経口（最大 1 回 250 mg）．

3．蟯　虫

ピランテルパモ：5〜10 mg/kg，1 回服用．2 週間後に再度服用する．駆虫は家族，保育所などで一斉に行うのがよい[1,4]．

4．アニサキス

内視鏡による虫体摘出が最良である．複数寄生例があるためくまなく観察する必要がある．虫体を摘出しない場合でも，虫は死亡し吸収され，ほぼ 1 週間で症状は消退する．

5．日本海裂頭条虫

プラジカンテル：朝空腹時，10 mg/kg，1 回服用．2 時間後に塩類下剤を服用する．

ガストログラフイン：十二指腸チューブを通して，適量（〜100 mL）を 10 分ごとに数回注入すると，透視下に条虫がみるみる下降し，下痢とともに排泄される．

いずれも頭節の排出を確認する．確認できない場合は 1〜2 か月後に便の虫卵の有無を確認する．

●文献

1）松岡裕之，他：自治医科大学医動物学教室で 4 年間（2007-2010）に経験した寄生虫・衛生動物関連症例の検討．自治医科大学紀要 34：117-128，2011
2）Ikeda T, et al.：Two pediatric cases of *Diphyllobothrium nihonkaiense* infection in summer（July-August）2010. Pediatr Int 54：163-165, 2012
3）Arizono N, et al.：Diphyllobothriasis associated with eating raw pacific salmon. Emerg Infect Dis 15：866-870, 2009
4）千種雄一，他：一回投与では効かない蟯虫症治療の問題．治療 86：2824-2825，2004

（熊谷秀規）

12 偽膜性腸炎

概念

偽膜性腸炎(pseudomembranous colitis：PMC)は，ほとんどが *Clostridium difficile*(*C. difficile*)感染による臨床病態であるが，内視鏡的に大腸粘膜に偽膜形成を証明する腸炎を指す．しかし，偽膜を伴う腸炎であっても *C. difficile* を検出できないものや，逆に *C. difficile* が検出されても偽膜を形成しないものもある．*C. difficile* 以外にも，メチシリン耐性黄色ブドウ球菌(methicillin-resistant *Staphylococcus aureus*：MRSA)が起因菌のこともある．*C. difficile* による腸炎は *Clostridium diffiicle* associated diarrhea(CDAD)とよばれ，抗菌薬関連下痢症(antibiotic associated diarrhea：AAD)に含まれる．それと一部オーバーラップするように偽膜性腸炎は位置づけられる(**図 1**)．

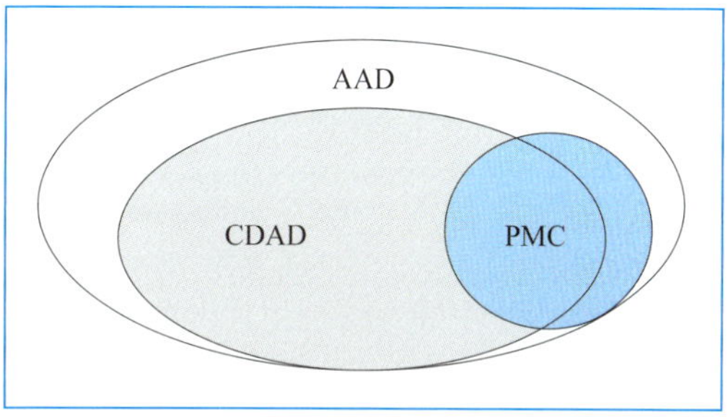

図 1　偽膜性腸炎(PMC)と AAD，CDAD との関係
AAD：anitibiotic associated diarrhea
PMC：pseudomembranous colitis
CDAD：*Clostridium difficile* associated diarrhea

疫学

偽膜性腸炎の起因菌としてもっとも重要な *C. difficile* は，**表 1**[1)]に示すように保菌者が乳幼児の場合では比較的高率である．AAD に含まれる CDAD の割合は 15～25% といわれる．抗菌薬投与を受けた外来患者における偽膜性腸炎の発生頻度は 0.001～0.003% であるが，入院患者ではその数十倍になると考えられている．

病理・病態生理

抗菌薬投与により常在腸内細菌叢が破壊され，菌交代現象が起こり，腸内細菌の一種で多くの抗菌薬に耐性を有する *C. difficile* が増殖し，その産生する毒素(Toxin A/B)が腸管粘膜を傷害することで発症する．ほとんどすべての抗菌薬が原因となりうる．広域抗菌薬や複数の抗菌薬を使用している場合に，発症のリスクは高くなる．また，抗菌薬に関連なしに起こる偽膜性腸炎も報告があり，抗腫瘍薬，抗ウイルス薬，金製剤などによっても起きる．免疫不全，腎不全，心不全，手術侵襲，集中治療管理下，悪性腫瘍，肝疾患ではリスクが高い．

臨床症候

下痢が主体であるが，発熱，食欲不振，腹痛，嘔吐，脱水，重篤な場合は血便，浮腫や胸水を伴うこともある．

診断

1．検　査

抗菌薬投与後に症状が出現した場合は，速やかに糞便検査，血液検査や内視鏡検査を試み，診断する．

内視鏡所見として特徴的なものは直腸から始まる偽膜形成であり，診断は確実にできる．しかし，非偽膜形成型の *C. difficile* 感染例のものは特徴的な所見がないため，慎重に評価する必要がある．

表 1　Reported Prevalence of Asymptomatic *C. difficile* Colonization in Children by Age Group in the Literature

Year	Study Location	No. of Subjects	Patient Status During *C. difficle* Testing	Frequency of Colonization	Reference
Neonates（<1 month）					
2005	Netherlands	100	Healthy outpatients	22%	Penders et al., 2005
1994	Japan	67	Hospitalized in the intensive care unit	61%	Kato et al., 1994
1984	United Kingdom	92	Hospitalized in the intensive care unit	71%	Al-Jumaili et al., 1984
1984	United Kingdom	150	Hospitalized in postnatal wards and outpatient	31%	Bolton et al., 1984
1983	United States	36	Healthy outpatients	33%	Cooperstock et al., 1983
1982	United Kingdom	451	Hospitalized in postnatal wards	14%	Larson et al., 1982
1981	United States	45	Hospitalized in the newborn nursery	29%	Viscidi et al., 1981
Infants（1～12 months）					
1983	United States	71	Healthy outpatients	44%	Cooperstock et al., 1983
Children（>12 months）					
2001	United States	604	Healthy outpatients	3.50%	Vernaccho et al., 2006
1986	Belgium	25	Hospitalized children	4%	Merida et al., 1986
Note：A monority of children aged 6-12 months were enrolled.					

〔Natalia K, et al.：*Clostridium difficile*：An Emerging Pathogen in Children. Disc Med 75：105-113, 2012〕

偽膜は壊死物質で鉗子で容易に剝げる．特に，病初期の内視鏡象はアフタ様大腸炎である．

C. difficile が毒性を示すには Toxin A もしくは Toxin B が必要であるが，毒素産生株は *C. difficile* 全体の 30% 程度と考えられており，培養で *C. difficile* が検出されても起因菌と判断するのは難しい．したがって，Toxin の検出がもっとも現実的である．現在，Toxin A と Toxin B および *C. difficile* の抗原である GDH（グルタミン酸デヒドロゲナーゼ）を検出できるキット，Toxin A と Toxin B を検出するキットがあるが，感度は 50～80%，特異度は 100% である．また *C. difficile* は嫌気性菌であり培養困難であることが知られており，この菌の名称の由来になっている．

他に細菌性腸炎の重症度を判断するために，一般検査として末梢血，電解質，赤沈，血清蛋白，アルブミン，免疫グロブリン，CRP を検査する．

2．鑑別診断

MRSA 腸炎，病原性大腸炎，虚血性大腸炎，アメーバ腸炎，カンピロバクター腸炎，サルモネラ腸炎，エルシニア腸炎，ウイルス性腸炎，潰瘍性大腸炎，Crohn 病，抗菌薬起因性出血性腸炎，抗菌薬不耐症などが鑑別診断になる．また，偽膜性腸炎の診断で治療に難渋する場合は，免疫不全などの基礎疾患の存在も疑う必要がある．

治　療

①発症の契機となった抗菌薬を可能な限り中止する．

②毒素の排泄を遅延させる可能性のある止痢薬やコデイン，モルヒネなどの腸管運動抑制薬は使用を中止する．

③バンコマイシン塩酸塩（vancomycin）40 mg/kg/日の投与を 10～14 日間，またはメトロニダゾール（metronidazole）20 mg/kg/ 日の投与を 10～14 日間行う．原則として経口投与が推奨されるが，麻痺性イレウスなどで経口投与が困難な場合は，バンコマイシンの注腸投与も検討される．

④乳酸菌製剤などのプロバイオティクスの併用も腸内細菌叢の改善に役立つ可能性がある[2)]．

⑤免疫グロブリン投与の有効性の報告もある[3)]．

⑥症状や病態に応じて輸液，アルブミン製剤などを投与する．

治療の効果判定は臨床症状や血液検査所見をもとに行う．Toxin の陰性化まで治療の継続を必要とはしない．

合併症

蜂巣炎，敗血症，膿瘍，関節炎，脱水，低蛋白血症，電解質異常，大量出血，麻痺性イレウス，多臓器不全，中毒性巨大結腸症，消化管穿孔，などがある．

転帰・長期予後

下痢などの軽症例では，適切な治療が行われれば予後良好である．中毒性巨大結腸症などの劇症型に進展した症例では，致死的な病態になりうる．

予　防

小児においては長期入院，基礎疾患が本症のハイリスクグループであり，安易な抗菌薬の使用を慎むことがもっとも重要である．

C. difficile は芽胞形成菌であり，アルコール消毒は無効である．芽胞が長期間存在しうることから，頻回の手洗いが必要となる．また汚物の処理に関しては，ディスポーザブルグローブの使用が必要である．環境の清掃には0.1% 次亜塩素酸ナトリウムを使用する．入院患者は原則個室隔離が望ましい．入室時には標準予防策に加えてガウン，グローブなどの接触感染予防を追加する．

●文献

1) Natalia K, et al.：*Clostridium difficile*：An Emerging Pathogen in Children. Disc Med 75：105-113, 2012
2) Gorbach SI, et al.：Successful treutmext of relapsing Clostridium difficile colitis with Laotbacillus GG. Lancet 2：1519, 1987
3) Leung DY, et al.：Treatment with intravenously administered gamma globulin of chronic relapsing colitis induced by *Clostridium difficile* toxin. J Pediatr 118：633-637, 1991

●参考文献

・Bartlett JG, et al.：Antibiotic-associated pseudomembranous colitis due to toxin-producing clostridia. N Engl J Med 298：531-534, 1978
・Gerding DN：Disease associated with *Clostridium difficile* infection. Ann Intern Med 110：255-257, 1989
・Hull MW, et al.：*Clostridium difficile*-associated colitis. Can Fam Physician 50：1536-1540, 1543-1545, 2004
・渡邉邦友，他：偽膜性腸炎（*Clostridium difficile* 症の一病型）．日本臨牀 61（Suppl. 2）：475-480，2003
・Lembcke B, et al.：Antibiotics-associated diarrhea：Incidence, risk factors of antibiotics and patients, pathophysiology and differential diagnosis--an interdisciplinary approach to a common problem. Praxis 92：751-759, 2003
・千葉満郎：抗生物質による腸炎，偽膜性腸炎．戸田剛太郎（編），消化器疾患最新の治療（2003-2004）．南江堂，190-192，2003
・Kelly CP, et al.：*Clostridium difficile* colitis. N Engl J Med 330：257-262, 1994
・Hurley BW, et al.：The spectrum of pseudomembranous enterocolitis and antibiotic-associated diarrhea. Arch Intern Med 162：2177-2184, 2002
・Gonenne J, et al.：*Clostridium difficile*：an update. Compr Ther 30：134-140, 2004

（西亦繁雄）

13 腸結核

概　念

結核は，結核菌(*Mycobacterium tuberculosis*)による感染症である．以前から腸結核は肺結核に続発する二次性と考えられていたが，最近では原発性腸結核の存在も報告されている．腸結核では，結核菌が腸管粘膜に感染し肉芽腫や結核結節を形成，乾酪壊死や潰瘍病変を呈する．典型的には小腸や回盲部に輪状潰瘍や帯状潰瘍がみられる．腸管粘膜における結核菌の証明か，結核治療による所見の改善により腸結核と診断される．診断時には炎症性腸疾患(特に Crohn 病)，Behçet 病との鑑別が重要である．また，炎症性腸疾患の治療における抗 TNF-α 抗体薬の導入の際には，再活性化や重症化させないよう結核の感染を検索する必要がある．治療は抗結核薬により行われるが，狭窄・穿孔・腫瘤形成を伴うときは手術介入が必要である．

疫　学

結核症は，近年のわが国でもいまだに年間約 2 万人が新規登録され，平成 24 年の罹患率は人口 10 万人に対し 16.7 と欧米に比して高値である．そのうち 15 歳未満の小児の結核罹患率は 1.2～1.7 であり，全体の 7～10% である[1]．結核症は，肺結核としての発症が主であるが，肺結核の 50～90% に腸結核を合併するとも報告されている．腸結核が一次感染である原発性腸結核は，腸結核の 1～7% とまれであるが存在している．高齢化社会の進展，糖尿病・透析患者・HIV 感染などの基礎疾患の増加，免疫調節薬の使用などにより，結核患者の増加が危惧されている．

病　因

腸結核はヒト型結核菌(*Mycobacterium tuberculosis*)の管内性，血行性，リンパ行性，隣接臓器からの直接感染により引き起こされるが，経口摂取による管内感染がもっとも多いと考えられている．食物や喀痰とともに嚥下された菌体は，胃酸に強い細胞壁をもつため胃を通過できる．腸管へ移行した菌体は，腸管粘膜のリンパ濾胞に侵入し結核性の類上皮細胞肉芽腫，結核結節を形成する．その後，結核結節は乾酪壊死をきたし小潰瘍を形成，近隣の小潰瘍は互いに癒合しながら大きな潰瘍を形成する．また，腸管の所属リンパ節である腸間膜リンパ節に腫大，炎症，乾酪壊死，石灰化を引き起こす．小腸では腸管短軸方向に走るリンパ流に沿って拡がるため，結核特有の輪状潰瘍が形成される．回盲部では豊富なリンパ濾胞が集簇して分布することから，不規則な幅広い帯状潰瘍を形成する[2,3]．

臨床症候

腸結核の臨床症状は腹痛，下痢，腹部膨満，発熱，腹部腫瘤，体重減少などであり，特異的な症状はない．時に悪心・嘔吐，下血がみられることがある．肺結核が先行する場合は，慢性咳嗽などもみられる．

乳幼児期の結核症では粟粒結核や結核性髄膜炎などを呈するが，近年のわが国の報告では腸結核の発症はない．

診　断

1．検　査

血液検査では WBC，ESR，CRP などの炎症所

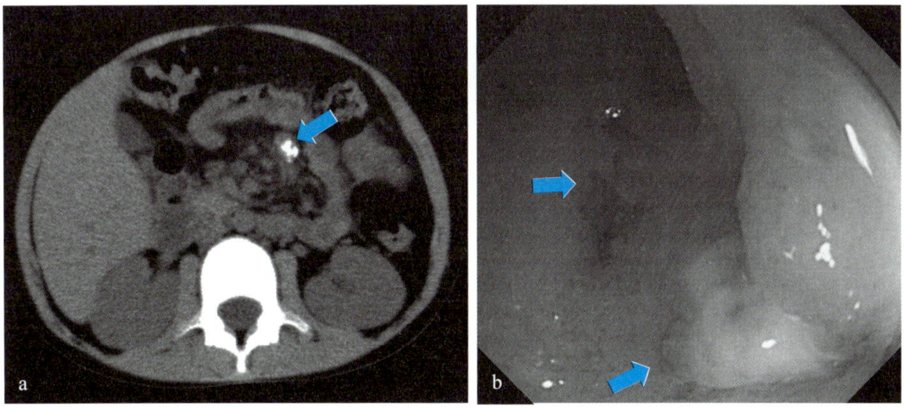

図 1　腹部単純 CT(a)および下部消化管内視鏡(b)〔口絵 17，p.v〕
a：腸管膜リンパ節の腫大と石灰化を認めた(➡)
b：回腸末端に多発する辺縁不正の潰瘍を認めた(➡)

見を認めるが，特異的所見はない．結核に対する検査としては，ツベルクリン反応，血液検査では全血インターフェロンγ活性(QFT)が陽性になる．便検査では，結核菌塗抹，培養，PCR などがあるが，陽性率は低いとされる．腹部 CT では，腸間膜リンパ節の腫大や石灰化，腸管壁の肥厚がみられる．腸結核が疑われた場合には，消化管内視鏡を行う．回腸末端から回盲部に多発潰瘍，輪状潰瘍，腸管変形や瘢痕狭窄が認められる．腸管粘膜生検では，病理組織検査，粘膜培養，PCR を行う[2]．病理組織検査では，炎症細胞浸潤や非乾酪性肉芽腫が認めるが，典型的な乾酪性肉芽腫の検出率は低値とされる．内視鏡下の生検では，潰瘍辺縁より潰瘍底部から十分な組織を採取することが推奨される．

腸結核の診断基準として，以下の 4 項目のうち 1 つを満たすことが提唱されている[4]．

①生検組織での結核菌または乾酪性肉芽腫の検出．
②培養での結核菌の証明．
③PCR 法での結核菌の証明．
④腸結核に特徴的な X 線，消化管造影，消化管内視鏡所見を呈し，抗結核薬で所見が改善する．

肺結核の合併を確認する検査では胸部単純 X 線，胸部 CT などがあり，肺炎像や空洞形成，縦隔リンパ節の腫大や石灰化を認める．

図 1 は，原発性腸結核の児の腹部 CT における腸間膜リンパ節石灰化所見と回腸末端部の多発潰瘍所見である．

2．鑑別診断

単純性潰瘍，腸管 Behçet 病，Crohn 病，サイトメガロウイルス腸炎，非ステロイド性抗炎症薬(non-steroidal anti-inflammatory drugs：NSAIDs)起因性腸炎などがおもに回盲部病変を認めるため鑑別疾患として重要である．消化管内視鏡検査や粘膜生検を施行しても鑑別が困難であった場合には，抗結核薬による症状や粘膜所見の改善がみられるか確認するための再評価を行う必要がある．

治　療

腸結核の基本的な治療は，抗結核薬による内科治療である．イソニアジド(INH)，リファンピシン(RFP)，ピラジナミド(PZA)の 3 剤と，エタンブトール(EB)かストレプトマイシン(SM)を加えた 4 剤で加療開始する[2]．最初の 2 か月間は 4 剤併用で治療し，その後は INH と RFP の 2 剤を 7～10 か月間継続する[5]．治療後に症状が改善している場合には再度消化管内視鏡を施行し，粘膜が治癒しているか確認する．結核菌の薬剤感受性検査，抗結核薬の効果，排菌の有無などが治療期間を決定するために重要である．

抗結核薬の効果が乏しい場合，再発した場合，腸管狭窄や消化管出血，腸穿孔をきたした場合などは外科的切除が選択される．

予 後

腸結核は，抗結核薬が効果を示すことが比較的多いとされる．合併症として腸管瘢痕狭窄や腸閉塞，腸穿孔，消化管出血をきたすことがある．近年，小児において免疫調節薬や抗 TNF-α 抗体薬が使用されることが多くなってきており，結核の再活性化や重症化に注意が必要である．

●文献

1) 厚生労働省：平成 24 年結核登録者情報調査年報集計結果．2013
2) 中村正直，他：炎症性疾患—腸結核．臨牀消化器内科 28：953-958，2013
3) 垂水研一，他：感染性腸炎の最近の知見—腸結核．胃と腸 43：1637-1644，2008
4) 井上　泉，他：細菌・真菌・クラミジアによる消化管障害(9)結核．臨牀消化器内科 26：952-960，2011
5) 森　雅亮：感染症—結核および非結核性抗酸菌症．小児内科 40：1068-1073，2008

（工藤孝広）

各論 D 腸・肛門 Ⅲ．炎症性腸疾患と関連疾患

14 Crohn 病

概 念

1．定 義

Crohn 病（Crohn's disease：CD）は原因不明で，主として若年者にみられ，潰瘍や線維化を伴う肉芽腫性炎症性病変からなり，消化管のどの部位にも起こりうる．消化管以外（特に皮膚）にも病変が起こることがある．

2．小児 CD の病型分類

小児の CD は特徴的な病態をもつ．その表現型は Paris 分類にて評価されることが多い（表 1）[1]．

疫 学

わが国においても CD 患者は増加し続けており，2010 年の特定疾患医療受給者数は 3 万人を超えた．CD の好発年齢は 20 代後半～30 代であるとされるが，小児期に発症する症例も決して少なくなく，欧米では全体の約 25% にのぼるとされている．

わが国の臨床調査個人票をまとめた Ishige らの報告[2]では，2003～2006 年に CD として特定疾患に新規登録された 2,940 人のうち，16 歳以下で発症した患者は 311 人（10.6%）であった．乳児期に発症する症例もあるが，8 歳以降に増加する傾向が示されている．この傾向は欧米のデータともほぼ合致する．一方で，小児患者の臨床個人調査票の登録率と調査票情報の精度は決して高くなく，その解釈には注意を要する．

男女比としては，成人発症例，小児期発症例ともに男性で多い．小児患者の 3.0% が家族歴を有し，成人患者の 1.8% に比べて高かった．

小児 CD 患者では，回腸結腸型がもっとも多いとされるが（37～60%），とくに若年発症例では大腸型の割合が多く（0～5 歳で 32%，6～12 歳で 20%，13～17 歳で 24%），年長になるほど胃・十二指腸病変を合併することが多い（0～5 歳で 5%，6～12 歳で 10%，13～17 歳で 13%）．

表 1 Crohn 病の Paris 分類

診断年齢（Age at Diagnosis）	A1a：0～10 歳未満
	A1b：10～17 歳未満
	A2：17～40 歳未満
	A3：40 歳以上
病変の局在（Location）	L1：回腸の遠位 1/3±盲腸限局病変
	L2：大腸病変
	L3：回腸・大腸病変
	L4a：Treitz 靭帯より近位の上部病変
	L4b：Treitz 靭帯より遠位で，回腸の遠位 1/3 より近位の上部病変
病型（Behavior）	B1：非狭窄性・非穿通性
	B2：狭窄性
	B3：穿通性
	B2B3：穿通性・狭窄性（同時または異時性に存在）
	P：肛門周囲病変
成長（Growth）	G0：診断時・経過中の成長障害なし
	G1：成長障害あり

〔Levine A, et al.：Pediatric modification of the Montreal classification for inflammatory bowel disease：the Paris classification. Inflamm Bowel Dis 17：1314-1321, 2011. より抜粋〕

病 因

CD の病因は十分には解明されていないが，遺伝的素因に環境因子が加わり，さらに消化管内に存在する内容物や腸内細菌叢に対する粘膜内の免疫応答が制御不能になった状態であると考えられる．

欧米の研究で，第 16 染色体に CD 感受性遺伝子座である *IBD1* が同定された．さらに *IBD1* 遺伝子座に存在する単一遺伝子，*NOD2*（*CARD15*）遺伝子が CD 疾患関連遺伝子として同定され，

NOD2 遺伝子の多型が NF-κB 活性化機構の変化をもたらし，CD 発症と関連することが推測されている．ただし，アジア人種ではこれらの多型を認めておらず，人種間で他因子疾患の感受性分布が異なると考えられる．ほかにも *ATG16L1*, *IL-23R* といった IBD 関連遺伝子が報告されているが，免疫異常と密接に関連する分子群が多いという特徴がある．

CD では IL-12 や IFN-γ を産生する Th1 細胞の関与が報告されてきたが，IL-12/p40 や IFN-γ に対する抗体製剤が治療薬として十分な効果を発揮しないことから，それ以外のサイトカインの関与が指摘されていた．近年は，腸管粘膜における Th17 細胞由来のサイトカインの存在が確認されている．Th17 細胞が誘導・活性化された結果，刺激された Th1 細胞由来のサイトカインが産生され，消化管の炎症と粘膜障害が生じていると考えられている．

臨床症候

1．症　状

腹痛，下痢，体重減少，発熱などがよくみられる症状である．腸閉塞，腸瘻(内瘻，外瘻)，腸穿孔，大出血で発症する症例もある．腹部不定愁訴も少なからず認められるが，腹部症状を欠き，肛門病変に伴う症状，不明熱，関節痛などで発症することもある．また，36〜65% で成長障害をきたすことが知られている．

2．所　見

小児 CD 患者においては，成長と二次性徴，栄養状態を評価することが重要で，成長曲線や Tanner stage 分類を適切に用いて，その経過が望ましくないときには，原因の評価と介入を考慮する必要がある．

診察では，貧血による眼瞼結膜の変化やばち状指の有無，口腔内アフタ潰瘍の確認，白斑や腸管外症状としての結節性紅斑や壊疽性膿皮症などの皮膚病変の評価を行う．

また，腹部の診察では，圧痛や腹部腫瘤(回盲部病変や膿瘍を示唆)，臓器腫大や疼痛についての評価を行う．仙腸骨炎があれば，炎症による腰痛を認めることもある．

皮垂や裂肛，膿瘍そして痔瘻といった肛門周囲病変の評価は不可欠で，疼痛や排便困難を伴う症例では，外科医による早期の診察も重要である．

眼病変，皮膚病変，関節病変といった腸管外病変の評価も怠るべきではない．

3．小児 CD の活動性評価

CD 診断後は，治療方針の決定，また治療効果の判定のためにも，疾患活動性を客観的に評価する必要が生じる．

成人では Crohn's Disease Activity Index(CDAI)が用いられるのが一般的であるが，小児 CD 患者では小児特有の成長の問題や日常生活における行動制限についても加味した Pediatric CDAI(PCDAI)が開発され，世界的に小児 CD 患者の活動性評価に用いられている[3]．**表 2** に PCDAI の日本語版を示す．

4．小児 IBD 患者の QOL の評価と介入

小児 IBD 患者 QOL の評価のために，世界中で広く用いられている疾患特異的アンケート調査票である IMPACT-III の日本語版が作成された[4]．特に思春期の患者は，他の児にない食事制限や，生活制限，また成長障害やステロイド等の副作用による外見的問題に対して非常に敏感で，慢性疾患を受け止められていないことが多い．調査票による QOL の低下原因の評価とそれに伴う対策は当然だが，主治医レベルでの対応が困難と思われたときには，精神科医や心理士によるサポートを考慮すべきである．

診　断

1．検　査

CD を疑った患者では，血算，赤沈，CRP，総蛋白，アルブミンの測定は必須である．貧血と血小板増多，炎症反応の上昇(赤沈，CRP)，アルブミン低値は CD を示唆する所見である．

便培養による感染性腸炎の除外，クロストリジウム・ディフィシル毒素，寄生虫などの検査も行われるべきである．しかしながら，感染が確定されたとしても，CD を除外するべきではなく，感染性腸炎後に CD を発症するケースも少なくない．

1）内視鏡検査・病理検査(**図 1**)

内視鏡検査と腸管粘膜の病理組織診断が CD の

表 2 Pediatric Crohn's Disease Activity Index（PCDAI）

病歴：過去 1 週間の平均的症状		点数
1. 腹痛	なし	0
	軽度：短時間の腹痛であり，活動を制限しない	5
	中等度/重度：連日で長く続いたり，活動の制限につながったり，就眠後に起きたりする	10
2. 患者機能/全身状態	調子よく，行動制限はなし	0
	年齢相応の行動が通常より制限されることがある	5
	状態不良でしばしば行動制限あり	10
3. 便（1 日当たり）	0～1 回の水様便，血が混じらない	0
	少量の血が混じる，2 回までの軟便，もしくは 2～5 回の水様便	5
	明らかな出血，もしくは 6 回以上の水様便，もしくは就眠後の下痢	10

検査	10 歳未満男女	11～19 歳女子	11～14 歳男子	15～19 歳男子	点数
ヘマトクリット（%）	≧33	≧34	≧35	≧37	0
	28～32	29～33	30～34	32～36	5
	＜28	＜29	＜30	＜32	10

		点数			点数
赤沈（mm/時）	＜20	0	アルブミン（g/dL）	≧3.5	0
	20～50	2.5		3.1～3.4	5
	＞50	5		≦3.0	10

診察所見			点数
1. 体重変化	体重増加，もしくは意図しての体重の不変/減少		0
	意図していない体重の不変，1～9% の体重減少		5
	10% 以上の体重減少		10
2. 身長変化	フォロー時	診断時	
	−1 SD≦成長速度	−1 SD≦成長速度	0
	−2 SD＜成長速度＜−1 SD	−2 SD＜成長速度＜−1 SD	5
	成長速度≦−2 SD	成長速度≦−2 SD	10
3. 腹部所見	圧痛なし/腫瘤なし		0
	圧痛あり，もしくは圧痛を伴わない腫瘤あり		5
	圧痛あり/筋性防御あり/明らかな腫瘤あり		10
4. 肛門周囲病変	なし/無症候性皮垂のみ		0
	排膿が乏しく，圧痛のない 1～2 個の無痛性瘻孔がある		5
	排膿，圧痛，もしくは膿瘍を伴う活動性瘻孔がある		10
5. 腸管外合併症	なし		0
	①この 1 週間で 38.5℃以上の発熱が 3 日以上 ②関節炎 ③虹彩炎	1 個	5
	④結節性紅斑 ⑤壊疽性膿皮症	2 個以上	10

合計点による判定：寛解（0～10），軽症（11～30），中等症/重症（＞30）　　合計点＝

〔Hyams JS, et al.：Development and validation of a pediatric Crohn's disease activity index. J Pediatr Gastroenterol Nutr 12：439-447，1991，より改変〕

診断には不可欠である．大腸内視鏡検査は，小児であっても全大腸ならびに回腸終末部までの観察と，各部位（回腸終末部，盲腸，上行結腸，横行結腸，下行結腸，S 状結腸，直腸）の粘膜組織生検まで行うことで，CD の診断，また潰瘍性大腸炎（ulcerative colitis：UC）をはじめとする他疾患との鑑別を進めることができる．上部消化管内視鏡検査も，上部消化管症状の有無にかかわらず行わ

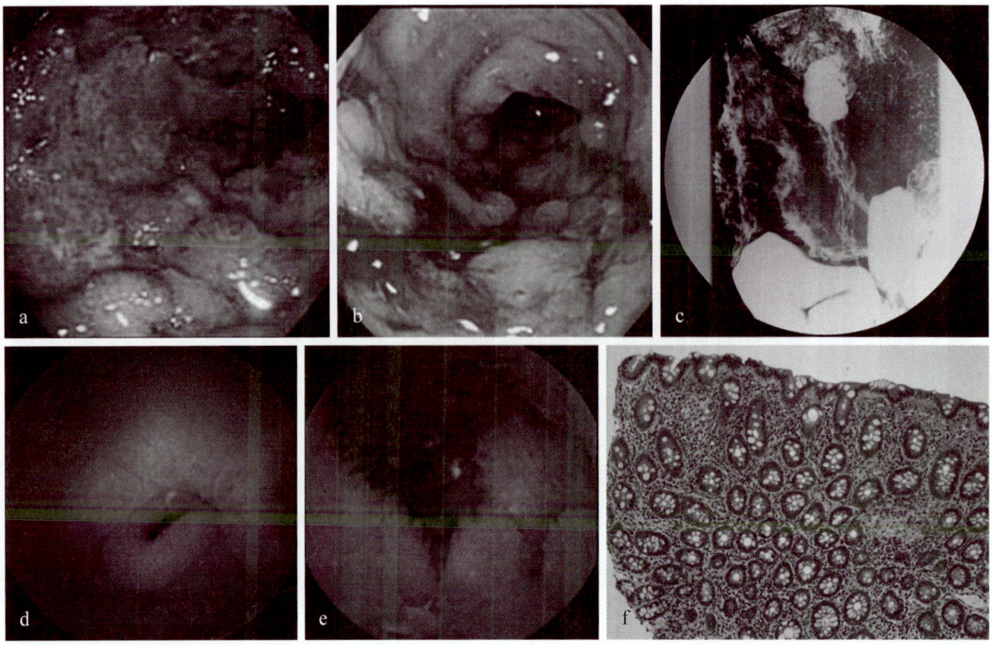

図 1　Crohn 病の画像所見〔口絵 18，p.vi〕
a：縦走潰瘍，b：狭小・敷石像，c：縦走潰瘍・敷石像（小腸造影），d：狭窄病変（カプセル内視鏡），e：縦走潰瘍・敷石像（カプセル内視鏡），f：非乾酪性類上皮細胞肉芽腫

れるべきで，十二指腸や胃粘膜生検での肉芽腫の検出が，CD の診断を確定することもある．

非乾酪性類上皮細胞肉芽腫は CD に特徴的とされるが，粘膜筋板を超えて組織採取されることはまれであり，採取組織に肉芽腫が確認されるのは，CD であっても 50% 程度とされている．

2）画像検査（図 1）

内視鏡で観察評価できない大部分の小腸の評価には，小腸造影が行われてきた．縦走潰瘍や敷石像といった小腸病変の有無と部位の特定，腸管のループの解離，小腸の狭小・狭窄，内瘻形成などの評価が可能であった．

しかしながら，近年，MRE（magnetic resonance enterography）と小腸カプセル内視鏡検査の精度と放射線被ばく面での安全性が考慮されるようになり，小腸造影にとって代わることが増えてきた．狭窄病変に伴うカプセルの滞留のリスクがあり，パテンシーカプセルによる開通性評価後に実施する必要がある．施設によっては，ダブルバルーン小腸内視鏡にて，小腸病変の組織診断を行うこともある．

腹部超音波は非侵襲的で，腸管壁の肥厚や血流を評価することができるが，軽微な病変の評価には適さない．しかしながら，臨床的な経過観察の際の評価ツールとして，今後，その役割が増してくることが予想される．

2．鑑別診断

CD のおもな鑑別診断を表 3 に示す．CD の治療にはステロイドをはじめとする免疫抑制・調節薬や生物学的製剤が用いられることもあり，治療開始前に感染症除外が不可欠である．特に結核の除外には，慎重な対応が望まれる．

内視鏡像・病理組織像が非特異的な症例では，鑑別疾患を考慮して，適切な血液検査や画像検査を考慮する．特に乳幼児期の症例では，原発性免疫不全症による腸炎をきたしている症例も経験することがあり，十分な免疫能の評価も行う．

3．確定診断

2013 年 1 月に改訂されたわが国の成人における CD の診断基準を表 4 に示す[5]．

小児における IBD の診断指針としては，ヨーロッパの ESPGHAN のワーキンググループによる Porto Criteria[6] が用いられることが多い（図 2）．

表3 小児 Crohn 病の鑑別診断

潰瘍性大腸炎
感染性腸炎：カンピロバクター腸炎，サルモネラ腸炎，エルシニア腸炎，アメーバ性腸炎，サイトメガロウイルス腸炎，腸結核など
好酸球性胃腸炎
リンパ濾胞増殖症
セリアック病
虚血性腸炎
腸管 Behçet 病，単純性潰瘍
自己免疫性腸症，IPEX 症候群
免疫不全に伴う腸炎：分類不能型免疫不全症，慢性肉芽腫症，Wiscott-Aldrich 症候群，IL-10 変異，X 連鎖リンパ増殖症候群など
血管炎に伴う腸炎：血管性紫斑病，結節性多発動脈炎など
腫瘍性病変：腸管リンパ腫など
薬剤性腸炎：NSAIDs など

表4 Crohn 病の診断基準

1．主要所見	
	A. 縦走潰瘍
	B. 敷石像
	C. 非乾酪性類上皮細胞肉芽腫
2．副所見	
	a. 消化管の広範囲に認める不整形～類円形潰瘍またはアフタ
	b. 特徴的な肛門病変
	c. 特徴的な胃・十二指腸病変
確診例	①主要所見の A または B を有するもの
	②主要所見の C と副所見の a または b を有するもの
	③副所見の a，b，c すべてを有するもの
疑診例	①主要所見の C と副所見の c を有するもの
	②主要所見 A または B を有するが潰瘍性大腸炎や腸型 Behçet 病，単純性潰瘍，虚血性腸病変と鑑別できないもの
	③主要所見の C のみを有するもの
	④副所見のいずれか 2 つまたは 1 つのみを有するもの

〔松井敏幸，他：潰瘍性大腸炎・クローン病の診断基準および重症度基準の改変．「難治性炎症性腸管障害に関する調査研究」班（渡辺班）平成 24 年度分担研究報告書，41-45，2013〕

治　療

小児 CD においても，成人と同様の治療薬が用いられるが，長い罹患期間に加え，成長や QOL にも配慮した治療戦略が望まれる．日本小児 IBD 研究会のワーキンググループは 2005 年に最初の小児 CD 治療指針案を報告し，2013 年には「治療ガイドライン」を作成した（図 3）[7]．

1．栄養療法

診断時もしくは再燃時に完全経腸栄養療法を用いることで，約 85% の小児 CD 患者が寛解導入に至ることが知られており，その効果はステロイドと同等である．また，栄養療法は，病態のみでなく成長障害を有意に改善することが知られている．寛解導入後の維持療法におけるコンプライアンスの維持は容易ではないが，長期にわたる罹患期間と薬物療法の限界を考慮したとき，患者に多くの利点をもたらす治療でもあり，特に小児 CD を診る医師は，栄養療法を理解し，患者・家族への教育を怠るべきではない．

完全成分栄養療法の症例では，必須脂肪酸欠乏やセレン・ヨードなどの微量ミネラル欠乏を呈することがあり，適切な補充療法に留意する．

2．5-ASA（アミノサリチル酸）製剤

CD では，徐放剤として小腸から大腸まで幅広く 5-ASA を散布するペンタサ® 錠やメサラジン® 顆粒を用いることが多い．病変が大腸に限局している症例，特に顆粒の内服が困難な患者では，サラゾスルファピリジンを粉砕して投与することもある．

3．ステロイド

CD の寛解導入療法に長年使われてきた薬であるが，成長障害をはじめとする有意な副作用を呈するため，特に小児患者では安易な使用と長期使用は慎むべきである．ステロイドの使用期間が長くなるときには，骨年齢，骨密度の評価を定期的に行い，ステロイド中止のための代替療法を考慮すべきである．中心性肥満・多毛といったステロイドによる外見の変化が学童期以降の患者にもたらす精神的ストレスは医療従事者が想像する以上で，投薬コンプライアンスへの影響も大きい．

4．免疫調節薬

免疫調節薬であるアザチオプリン（AZA）や 6-メルカプトプリン（6-MP）による小児 CD 患者におけるステロイド減量・離脱効果，寛解維持効果は証明されており，特にステロイド依存性の患者では，免疫調節薬の開始をいたずらに遅らせるべきではない．しかしながら，使用に伴う血球減少や膵炎の合併に加え，最近では悪性リンパ腫の合

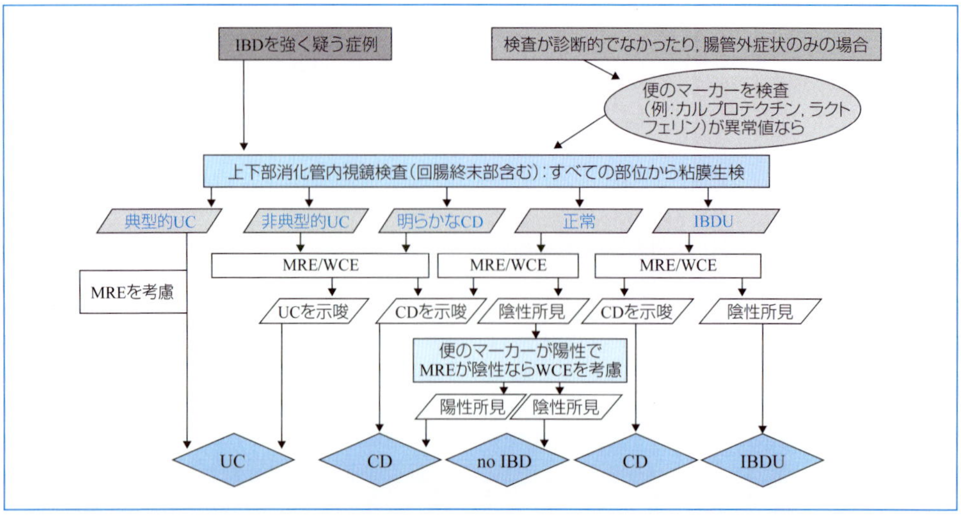

図 2 IBD を疑わせる消化器症状もしくは腸管外症状を呈する小児・思春期患者の評価

UC：ulcerative colitis，CD：Crohn's disease，IBD：inflammatory bowel disease，IBDU：IBD unclassified，ileocolonoscopy：大腸回腸内視鏡検査，EGD：esophagogastroduodenoscopy（上部消化管内視鏡検査），MRE：magnetic resonance enterography，WCE：wireless capsule endoscopy（小腸カプセル内視鏡）

〔Levine A, et al.：The ESPGHAN revised Porto criteria for the diagnosis of inflammatory bowel disease in children and adolescents. J Pediatr Gastroenterol Nutr 58：795–806, 2014〕

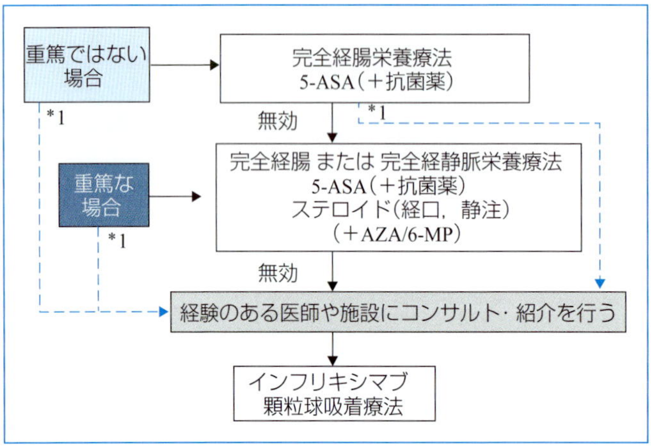

図 3 小児 Crohn 病：活動期の治療

*1：どの段階でも，経験のある医師や施設に治療方針を相談することが望ましい

〔田尻 仁，他：小児クローン病治療ガイドライン．日本小児科学会雑誌 117：30–37，2013．より，一部改変〕

併リスクの上昇が知られるようになり，その使用に際しては，患者と家族へのリスクとベネフィットの十分な説明が望まれる．

5．インフリキシマブ

小児 CD 患者に対して欧米で行われた多施設での前方視的研究において，経静脈投与の抗 TNF-α 製剤である本剤の短期ならびに長期の使用における効果と安全性が確認され，ステロイドの減量・離脱効果に加え，成長障害を改善する効果も示された[8]．わが国では，清水らが 9 名の小児 CD 患者における使用経験を報告[9]しているが，使用開始から 54 週での寛解率，改善率はそれぞれ 57.1%，71.4% と欧米からの報告と同等であった．通常の CD 治療に対する反応が乏しい症例，ステロイド依存症例，外瘻併発症例では積極的に導入を考慮するべきであろう．その使用に際しては，2009 年に小児 IBD 研究会が発表した「小児クローン病に対するインフリキシマブ使用に関する見解」[10]を参照されたい．

6．アダリムマブ

ヒト化された経皮下投与の抗 TNF-α 製剤であり，インフリキシマブと同様に小児 CD 患者における寛解導入・維持効果が報告[11]されている．2週ごとの在宅での皮下注射が可能で，インフリキシマブに対する投与時反応の有意な患者でも使用できることが多い．その効果と安全性のインフリキシマブとの比較は，今後の臨床試験が待たれるところである．

7．顆粒球除去療法

小児における大規模な臨床試験はいまだ待たれるところだが，顆粒球除去療法が著効した小児CD症例の報告は散在する．小児においては血管確保と末梢脱血の流量維持に苦慮することがあるが，安全性の高い治療であり，再燃時の寛解導入療法として有用である．

8．手　術

2006年のアメリカからの報告[12]では，小児CD患者の累積手術率は診断後1年で6%, 5年で17%, 10年で28%であった．小児CDにおける手術適応は，基本的に成人のそれと同様であるが，成長障害等の有意な合併症やQOLの低下をきたすステロイド依存症例も相対的手術適応症例とされる．思春期以上の小児患者では，成人のIBD専門外科医による手術が行われることが多いが，CDの外科手術を経験している小児外科医は少ない．手術の適応決定と手術施行施設の決定には，外科医と小児科医の間での十分な意見交換を要する．

合併症

表5に小児期発症CD患者の腸管合併症ならびに腸管外合併症を示す．

表5　小児Crohn病の腸管合併症と腸管外合併症

腸管合併症	
	腸管狭窄，腸閉塞，穿孔
	内瘻（腸-腸瘻，腸-膀胱瘻，腸-腟瘻など），外瘻（腸-皮膚瘻）
	悪性腫瘍（腸がん，痔瘻がんなど）
腸管外合併症	
	血液：貧血，低蛋白血症など
	関節：腸性関節炎，強直性脊椎炎など
	皮膚：口内アフタ，結節性紅斑，壊疽性膿皮症，多形滲出性紅斑など
	眼：虹彩炎，ブドウ膜炎など
	栄養代謝：成長障害，低蛋白血症，微量ミネラル欠乏，ビタミン欠乏，骨障害など
	その他：原発性硬化性胆管炎，血管炎，膵炎，胆石症，尿路結石症，アミロイドーシスなど

転帰・長期予後

CDは時間経過とともに病変が拡大し，炎症主体の病変が狭窄や穿通を伴う病変へと移行することが知られている．潰瘍性大腸炎と同様で発がんのリスクもあり，特に罹患期間が長い症例では，サーベイランスとしての内視鏡ならびに痔瘻の評価が重要となる．

●文献

1) Levine A, et al.：Pediatric modification of the Montreal classification for inflammatory bowel disease：the Paris classification. Inflamm Bowel Dis 17：1314-1321, 2011
2) Ishige T, et al.：Inflammatory bowel disease in children：epidemiological analysis of the nationwide IBD registry in Japan. J Gastroenterol 45：911-917, 2010
3) Hyams JS, et al.：Development and validation of a pediatric Crohn's disease activity index. J Pediatr Gastroenterol Nutr 12：439-447, 1991
4) 新井勝大，他：小児炎症性腸疾患におけるQOLの評価―日本語版IMPACT-IIIアンケート調査票の作成．日本小児科学会雑誌 115：820-822，2011
5) 松井敏幸，他：潰瘍性大腸炎・クローン病の診断基準および重症度基準の改変．「難治性炎症性腸管障害に関する調査研究」班（渡辺班）平成24年度分担研究報告書，41-45，2013
6) Levine A, et al.：The ESPGHAN revised Porto criteria for the diagnosis of inflammatory bowel disease in children and adolescents. J Pediatr Gastroenterol Nutr 58：795-806, 2014
7) 田尻　仁，他：小児クローン病治療ガイドライン．日本小児科学会雑誌 117：30-37，2013
8) Hyams JS, et al.：Induction and maintenance infliximab therapy for the treatment of moderate-to-severe Crohn's disease in children. Gastroenterology 132：863-873, 2007
9) 清水泰岳，他：小児クローン病9例に対するインフリキシマブの使用経験．日本小児科学会雑誌 117：97-103，2013
10) 田尻　仁，他：小児クローン病に対するインフリキシマブ使用に関する見解．日本小児科学会雑誌 113：1755-1757，2009
11) Hyams JS, et al.：Safety and efficacy of adalimumab for moderate to severe Crohn's disease in children. Gastroenterology 143：365-374, 2012
12) Gupta N, et al.：Risk factors for initial surgery in pediatric patients with Crohn's disease. Gastroenterology 130：1069-1077, 2006

（新井勝大）

15 潰瘍性大腸炎

概 念

1．定 義

潰瘍性大腸炎（ulcerative colitis：UC）は，主として粘膜を侵し，しばしばびらんや潰瘍を形成する大腸の原因不明のびまん性非特異性炎症である（厚生労働省「難治性炎症性腸管障害に関する調査研究」班[1]，以後，厚労省研究班と略）．

2．病型分類

わが国では病変の範囲から全大腸炎（total colitis）型，左側大腸炎（left-sided colitis）型，直腸炎（proctitis）型，右側あるいは区域性大腸炎（right-sided or segmental colitis）型に分類されてきた．国際的な病型分類としては，2009年に新たにParis分類（表1）が作成された[2]．

臨床経過による分類では，再燃寛解型，初回発作型，慢性持続型，急性電撃型に分けられる．

疫 学

従来，わが国は世界でも低頻度とされてきた．しかし，ここ10年間で約2倍となり，平成24年時点では約14万人が特定疾患受給者証を所持している．近年，諸外国でも罹患率の上昇が報告され，特にアジアでの増加が顕著である．

わが国での2003～2006年特定疾患臨床調査個人票データをもとにしたIshigeら[3]の解析では，①8歳を超えると急激に頻度が増加し，16歳以下で発症した小児期発症の頻度は5.9%，②小児UCの男女比は1.05：1と諸外国，成人領域と同様でほぼ性差はない，③家族歴は小児4.6%に対し成人では3.0%，④重症度が中等症以上が小児64.4%，成人54.3%で，小児でより重症患者が多い傾向がある．罹患範囲でも，全大腸炎型が小児53.6%，成人43.1%で広範囲傾向が認められる．

表1 潰瘍性大腸炎のParis分類

病変の進展 （extent）	E1：潰瘍性直腸炎 E2：左側結腸（脾彎曲部より肛門側） E3：広範囲病変（肝彎曲部より肛門側） E4：全結腸炎（肝彎曲部より口側）
重症度 （seerity）	S0：重症の既往なし S1：重症の既往あり ＊＊：PUCAIで65点以上が重症である

〔Levine A, et al.：Pediaric modification of the montreal classification for inflammatory bowel disease：the paris classification. Inflamm Bowel Dis 17：1314-1321, 2011.より抜粋改変〕

病 因

病因はまだ十分に解明されていない．遺伝因子を背景に，生活環境因子，免疫因子が複雑に関与し，免疫機構に破綻をきたし発症する多因子疾患と考えられている．生活環境因子としては，特に腸内細菌の関与が重視され，腸内細菌に対する免疫応答の異常が示唆されている．

臨床症候

血便・粘血便（持続または反復性），軽度の腹痛を主訴に来院することが多い．症状は比較的顕著であるが，児が便を見ていない，血便に気づいていない，また思春期前後では児が羞恥心から血便を隠すといったことがあるので注意が必要である．全身症状として，発熱（微熱），体重減少，食欲不振，全身倦怠感，などがみられる．

診 断

小児では感染性腸炎やその遷延，心身症，痔などとして経過観察や治療が行われたり，前述した

表2 潰瘍性大腸炎の診断基準

次のa)のほか，b)のうち1項目およびc)を満たし，下記の症状が除外できれば確診となる
a) 臨床症状：持続性または反復性の粘血・血便，あるいはその既往がある
b) ①内視鏡検査：i)粘膜はびまん性におかされ，血管透見像は消失し，粗糙または細顆粒状を呈する．さらに，もろくて易出血性(接触出血)を伴い，粘血膿性の分泌物が付着しているか，ii)多発性のびらん，潰瘍，あるいは偽ポリポーシスを認める
②注腸検査：i)粗糙または細顆粒状の粘膜表面のびまん性変化，ii)多発性のびらん，潰瘍，iii)偽ポリポーシス，を認める．その他，ハウストラの消失(鉛管像)や腸管の狭小・短縮が認められる
c) 生検組織学的検査：活動期では粘膜全層にびまん性炎症性細胞浸潤，陰窩膿瘍，高度な杯細胞減少が認められる．寛解期では腺の配列異常(蛇行，分岐)，萎縮が残存する．上記変化は通常直腸から連続性に口側にみられる

b) c)の検査が不十分，あるいは施行できなくとも，切除手術または剖検により，肉眼的および組織学的に本症に特徴的な所見を認める場合は，下記の疾患が除外できれば確診とする
除外すべき疾患は，細菌性赤痢，アメーバ赤痢，サルモネラ腸炎，カンピロバクター腸炎，大腸結核などの感染性腸炎が主体で，その他にCrohn病，放射線照射性大腸炎，薬剤性大腸炎，リンパ濾胞増殖症，虚血性大腸炎，腸型Behçet病などがある

〔厚生労働科学研究費補助金難治性疾患克服研究事業：潰瘍性大腸炎・クローン病診断基準・治療指針「難治性炎症性腸管障害に関する調査研究」(研究代表者 渡辺 守)．平成25年度分担研究報告書別冊，1-15，2014，を元に作成〕

思春期での羞恥心等で，重症化して初めて診断されることも珍しくない．症状だけではなく，内視鏡所見を含め各種検査所見でも疾患特異性のものはなく，総合的に診断を進めていく．厚労省研究班の診断基準改訂案[1)]を表2に示す．おもに成人を対象としているが，小児でも特に不都合はなく，この基準に沿って行われる．下部消化管内視鏡と除外鑑別診断が重要なポイントとなる．

1．下部消化管内視鏡

診断の確定のためにも，下部消化管内視鏡は必要であるが，小児では安全を最優先すべきである．また多くは繰り返し検査を受けるため，苦痛を避け，精神的なダメージやトラウマを残さないようにする．

下部消化管内視鏡では血管透見像消失，微細顆粒状変化，易出血性，自然出血，膿様粘液，潰瘍形成がみられる．厚労省研究班による活動期の内視鏡所見の分類[1)]，Matts分類が頻用されている．消化管病変は原則的に直腸からの連続性病変となっているが，左側病変と連続しない虫垂開口部の炎症であるcecal patchをしばしば認める．また，直腸粘膜に比較的炎症が軽いrectal sparingといった，一見，正常に見える所見を示すことも多い．生検組織学的検査では，活動期では粘膜全層にびまん性炎症性細胞浸潤，陰窩膿瘍，高度な杯細胞減少が，寛解期では腺の配列異常(蛇行，分岐)，萎縮がみられる．

上部消化管・小腸でも，胃・十二指腸のびまん性炎症や小腸の小潰瘍を認め，ESPGHANガイドラインではUC患者全例への上部消化管内視鏡を推奨している[4)]．

2．鑑別診断

血便・粘血便からの鑑別が重要となる．診断基準改訂案に示されている以外に，腸管出血性大腸菌，サイトメガロウイルス腸炎なども鑑別する．便培養や経過，周囲の感染状況などの病歴聴取が重要である．IgA血管炎，消化管アレルギー，好酸球胃腸炎もあげられる．

Crohn病(Crohn's disease：CD)との鑑別では，一般的にはUCでは肛門から連続性に病変があり大腸に病変がとどまっているのに対し，CDは口腔内から肛門まで全消化管にわたって病変が生じる．生検組織でもUCは「直腸からびまん性・連続性の炎症」であり，CDではその逆の「focalかつ分節的な炎症」が特徴である．しかしUC，CDの両方の臨床的・病理学的性質をあわせもつ"inflammatory bowel disease unclassified"とよばれる鑑別困難例も存在する．これはいわば「仮の診断」であり，安易につけることは避けたい．

また，乳児では内視鏡検査，病理所見とも典型的ではないことが多く，原発性免疫不全症との鑑別を考慮する．

表3　臨床的重症度による分類

	重症*	中等症	軽症**
1）排便回数	6回以上	重症と軽症との中間	4回以下
2）顕血便	(＋＋＋)		(＋)〜(－)
3）発熱	37.5℃以上		(－)
4）頻脈	90/分以上		(－)
5）貧血	Hb10g/dL以下		(－)
6）赤沈	30 mm/時以上		正常

*：重症とは1)および2)の他に全身症状である3)，4)いずれかを満たし，かつ6項目のうち4項目以上を満たすもの

**：軽症とは6項目すべてを満たすものとする

以下すべてを満たすものは劇症とする

1）重症基準を満たす
2）15回/日以上の血性下痢が続いている
3）38℃以上の持続する高熱がある
4）10,000/mm^{3}以上の白血球増多がある
5）強い腹痛がある

〔厚生労働科学研究費補助金難治性疾患克服研究事業：潰瘍性大腸炎・クローン病診断基準・治療指針「難治性炎症性腸管障害に関する調査研究」(研究代表者　渡辺　守)．平成25年度分担研究報告書別冊，1-15，2014，を元に作成〕

病状・病態の評価

1．活動性の評価

治療方針の決定および治療効果判定において，活動性の評価はきわめて重要である．厚労省研究班による臨床的重症度による分類では，軽症，中等症，重症，さらに劇症としている(表3)．

客観的な活動性指標として，成人ではUlcerative Colitis Activity Index(UCAI)が，小児ではPediatric UCAI (PUCAI)[5]が用いられる(表4)．腹痛，下血，便の性状，便回数，夜間排便の有無，活動性の非侵襲的な6つの項目からなり，65点以上が重症で，10点未満が寛解とされる．

2．成長と二次性徴の評価

小児特有の評価として，成長と二次性徴を忘れてはならない．治療経過状況やステロイド使用による影響なども評価可能である．二次性徴(思春期の成熟度)を評価するにはTanner分類を用いる．成長障害は，Paris分類[2]では以下のように定義されている．

①診断時もしくはその後の身長Zスコアが予測身長Zスコアより有意に低い．

表4　Pediatric Ulcerative Colitis Activity Index(PUCAI)

項目		点数
1．腹痛	ない	0
	あるが，気にならない程度	5
	気になる	10
2．下血	なし	0
	少量のみ．付着するのが半分以下	10
	大半の便に少量の血液が付着	20
	大量(便の量の半分以上)	30
3．便性	形がある	0
	部分的に形がある	5
	ほとんど形がない	10
4．24時間での便回数	0〜2	0
	3〜5	5
	6〜8	10
	>8	15
5．夜間の排便（夜間覚醒の有無）	なし	0
	あり	10
6．活動性	低下はない	0
	時折低下がみられる	5
	非常に低下している	10
	PUCAIの合計(0〜85)	

〔Turner D, et al.：Developmene, validation, and evaluation of a pediatric ulcerative colitis activity index：a prospective multicenter study. Gastroenterology 133：423-432, 2007，より引用改変〕

A)実測の身長Zスコアと両親の平均身長(MPH)から推定された身長Zスコアとの差が2SD以上

または

B)実測の身長Zスコアと発症前の身長Zスコアの差が1 SD以上

②現在の身長Zスコアが診断時の身長Zスコアより有意に低下している．

診断時からの身長Zスコアの低下は0.75 SD以上．

3．QOLの評価

UCは身体面のみならず，心理面・社会面でさまざまな問題を生じ，患児のQOLに影響を及ぼす．QOLに配慮し，その評価も重要である．小児炎症性腸疾患の疾患特異的QOL評価尺度としてIMPACT-III[6,7]が国際的に使用されている．35の質問(「消化器症状」「全身症状」「情緒的機能」「社会

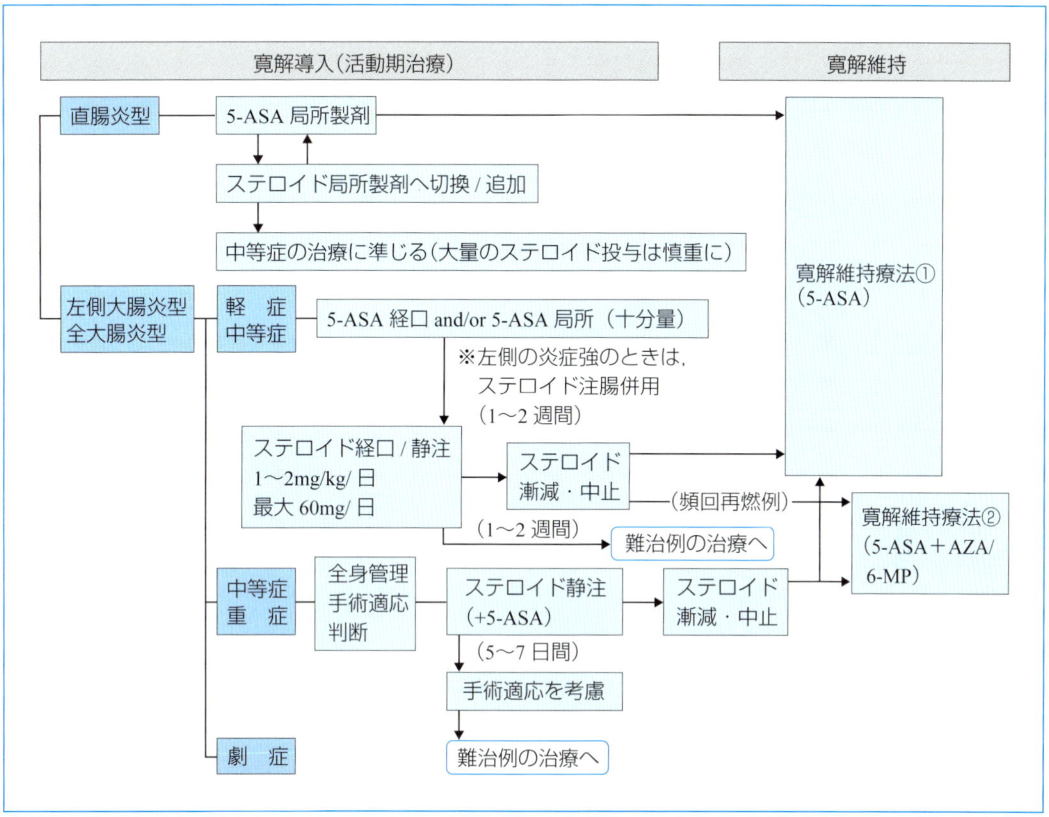

図 1　小児潰瘍性大腸炎フローチャート案

〔厚生労働科学研究費補助金難治性疾患克服研究事業：潰瘍性大腸炎・クローン病診断基準・治療指針「難治性炎症性腸管障害に関する調査研究」（研究代表者　渡辺　守）．平成 25 年度分担研究報告書別冊，1-15，2014，を元に作成〕

的機能」「身体イメージ」「治療・介入」の 6 つのカテゴリー）からなり，QOL を 5 点から 1 点で得点化（合計 35〜175 点）し，点数が大きいほど QOL も高い．

治　療

1．治療原則・治療指針

1）治療原則[8)]

小児では，以下のことに配慮する．

①発症後，直腸炎型が全大腸炎型に進展しやすいなど，成人に比して病変の広範囲化，重症化がみられやすい．そのため，成人よりも積極的な治療を必要とする場合が多い．②身長，体重，二次性徴，骨年齢などの成長速度を定期的に確認する必要がある．身長・体重の評価には成長曲線が有用である．成長障害の原因となるステロイドは，寛解維持の目的には使用しない．③薬用量は原則として体重換算で決める．④思春期に特徴的な心理的・社会的問題が存在し，専門的カウンセリングを含めた心理的サポートを考慮する必要がある．

2）治療指針

2004 年に「小児潰瘍性大腸炎の治療指針案」が作成され，その後 2008 年に改訂案[8)]がだされた．改訂予定中の案（フローチャート）を図 1，2 に示す．治療は罹患範囲と重症度によって決定され，寛解導入療法と寛解維持療法に分ける．

2．薬物療法（表 5）

1）5-アミノサリチル酸（5-ASA）製剤

5-ASA は，直腸炎，軽症〜中等症の寛解導入での first-line 治療であり，維持療法での基本薬剤である．時間放出調整製剤（腸溶性徐放剤）のペンタサ® 錠，pH 依存型製剤のアサコール® 錠がある．効果不十分な場合は，増量して有効性を判断する．副作用は嘔吐，発疹，発熱，アミラーゼ上昇，骨髄抑制などである．幼少児では，ペンタサ® 錠は粉砕すると失活するので，冷水，微温湯につけ

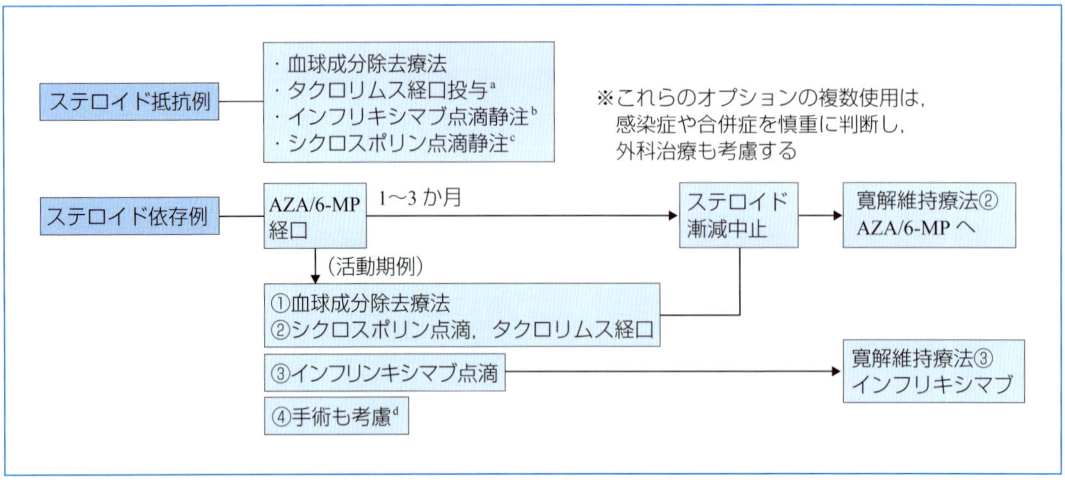

図 2　小児潰瘍性大腸炎難治例の治療案（難治例の治療は経験豊富な施設が推奨される）

a，b：わが国の小児では使用経験はまだ少なく，小児への適応は認可されていない

c：潰瘍性大腸炎の保険適応は認可されていない

d：手術適応の原則は成人と同様であるが，ステロイド合併症，成長障害，小児特有の QOL の低下例も手術を考慮し，成長障害例では，前思春期または骨端線閉鎖前が推奨される

〔厚生労働科学研究費補助金難治性疾患克服研究事業：潰瘍性大腸炎・クローン病診断基準・治療指針「難治性炎症性腸管障害に関する調査研究」（研究代表者　渡辺　守）．平成 25 年度分担研究報告書別冊，1-15，2014，を元に作成〕

表 5　小児薬用量

1．5-ASA 製剤
　①ペンタサ® 錠
　　寛解導入療法：50〜100 mg/kg/日，最大量 4.0 g/日（低用量で効果不十分な例では高用量に増量する）
　　寛解維持療法：30〜60 mg/kg/日
　②アサコール® 錠：60〜100 m/kg/日，最大量 3.6 g/日
2．局所製剤
　①ペンタサ® 注腸：20 mg/kg/日，最大量 1.0 g/日
　②プレドネマ® 注腸：1 日（体重 10〜20 kg：5〜10 mg，20〜40 kg：10〜20 mg，40 kg 以上：20 mg）
　③ステロネマ® 注腸：1 日（体重 10〜20 kg：0.5〜1.0 mg，20〜40 kg：1〜2 mg，40 kg 以上：2 mg）
　④サラゾピリン® 坐剤：成人で 1〜2 個/日
　⑤リンデロン® 坐剤：1 日（体重 10〜20 kg：0.5 mg，20〜40 kg：1 mg，40 kg 以上：1〜2 mg）
3．経口・静注プレドニゾロン
　軽症・中等症：0.5〜1 mg/kg/日，最大量 40 mg/日
　中等症・重症：1〜2 mg/kg/日，最大量 60〜80 mg/日
　重症ではメチルプレドニゾロンのパルス療法が選択されることもある．パルス療法とは，メチルプレドニゾロン（30 mg/kg/日，最大量 1.0 g/日）を 1 日 1 回 1〜2 時間かけて点滴静注することを 3 日連続で行い，続く 4 日間を休薬する．プレドニゾロンの漸減はおよそ 8〜10 週後に断薬できるように設定するが，病状により適宜設定する
4．免疫調節薬・免疫抑制薬
　①AZA（イムラン® など）0.5〜1.0 mg/kg/日で開始し，適宜増減（最大量 2.5 mg/日）する．6-MP（ロイケリン®）は AZA のおおむね半量を目安とする
　②タクロリムス，シクロスポリン
　　血中濃度のモニタリングが必要（院内測定ができることが望ましい）
　　タクロリムス：0.05 mg/kg/日 分 2 から開始．目標血中トラフ濃度を 10〜15 ng/mL とし，2 週目以降は 5〜10 ng/mL として投与量を調節する
　　シクロスポリン静注：2 mg/kg/日の 24 時間持続静注で開始し，血中濃度は 200〜400 ng/mL を目標とする

〔厚生労働科学研究費補助金難治性疾患克服研究事業：潰瘍性大腸炎・クローン病診断基準・治療指針「難治性炎症性腸管障害に関する調査研究」（研究代表者　渡辺　守）．平成 25 年度分担研究報告書別冊，1-15，2014，を元に作成〕

懸濁した状態で服用させる．

2）局所製剤

直腸炎型・左側結腸炎型では，5-ASA やステロイドが注腸・坐剤として用いられる．小児では直腸炎型は少なく，局所製剤のみで治療する場合はほかに病変がないことを確認する．

3）ステロイド（経口・静注プレドニゾロン）

中等症以上で適用される．小児では前述したように全大腸炎型，重症例が多く，全身投与が中心となる．寛解導入後は漸減していく．寛解維持目的には使用しない．さまざまな副作用があるが，特に小児では成長障害，骨代謝障害，満月様顔貌・中心性肥満・尋常性痤瘡などの容姿への影響，精神症状に注意する．ステロイドパルス療法が重症例での寛解導入として選択されることがある．

4）免疫調節薬・免疫抑制薬

a．アザチオプリン（AZA），メルカプトプリン（6-MP）

寛解維持療法として 5-ASA 不耐例や頻回再発例，ステロイド依存例からのステロイド離脱に使用される．副作用として骨髄抑制，肝機能障害，脱毛，膵炎がある．

b．タクロリムス（FK-506），シクロスポリン（CYA）

カルシニューリン阻害作用を有する免疫抑制薬で，難治性（ステロイド抵抗性や依存性）の寛解導入や緊急手術の回避に適応とされる．いずれも血中濃度のモニタリングが必要である．タクロリムスは粘膜障害の影響を受けず，経口で血中濃度の安定性に優れている．シクロスポリンは持続静注投与で効果発現までの時間が短いが，経口では血中濃度が不安定である．感染症，手指振戦，低マグネシウム血症などの副作用がある．

c．インフリキシマブ，アダリムマブ

抗 TNF-α 抗体製剤であるインフリキシマブ，アダリムマブが，難治性の寛解導入やそれ以降の寛解維持療法に使用されている．小児～若年成人で，致死的な hepatosplenic T-cell lymphoma などの悪性腫瘍が AZA/6-MP との併用例で報告されている．両剤とも，特にアダリムマブは小児領域での使用例はまだ多くなく，位置づけ，副作用を含め今後の課題である．

3．血球成分除去療法（cytapheresis：CAP）

顆粒球吸着療法（granulocyte and monocyte absorption apheresis：GCAP/GMA）と白血球除去療法（leukocytapheresis：LCAP）がある．LCAP では，小児・低体重者用の小型カラムも使用可能である．小児では体外循環の経験のある施設での実施が望ましい．中等症以上のステロイド無効例での寛解導入に適応とされているが，重症例では効果不十分なことが多い．寛解維持でのステロイドの長期投与の回避が期待され，また軽症例でのステロイドなしでの寛解導入にも使用されている．

4．手術療法

小児における外科手術の適応としては，成人例における適応に加え，小児期に特有な成長障害も考慮する（表 6）．術後はステロイドからの離脱が可能であり，成長障害を有する例では catch-up が得られる．確実な catch-up を得るためには，骨端線が閉鎖する前に手術を行う．術式は小児でも成人と同様，大腸全摘，回腸嚢肛門吻合術あるいは回腸嚢肛門管吻合術が標準である．

合併症

1．腸管合併症

中毒性巨大結腸症は，激しい腹痛，下血などの重篤な症状を伴い，結腸，特に横行結腸の著明な拡張を起こし，緊急手術の適応となる状態である．

ほかに腸管穿孔，炎症性ポリポーシス，大腸がん（後述）などがある．

2．腸管外合併症

1）成長障害，二次性徴の遅れ

小児は成長過程であることを常に考え，もっとも注意する．不十分な病状のコントロールやステロイドにより成長障害が生じる．二次性徴の遅れ，骨塩量低下，骨粗鬆症とも関連する．ステロイド投与中は成長率が低下し，しかもステロイドを中止した後に成長率が回復しても catch-up は認めない．ステロイドは身長のスパート時期である思春期にはできるだけ避け，また寛解維持には使用しない．

2）関節合併症

軸性関節症（強直性脊椎炎，仙腸関節炎），末梢関節炎．関節痛は小児でもよくある訴えであり，

表 6　手術適応の分類

1. 絶対的手術適応
①大腸穿孔，大量出血，中毒性巨大結腸症
②重症型，劇症型で強力な内科治療(ステロイド大量静注療法，血球成分除去療法，シクロスポリン持続静注療法・タクロリムス経口投与・インフリキシマブの点滴静注など)が無効な例
③大腸がんおよび high grade dysplasia(UC-Ⅳ)
〈注〉 ①，②は(準)緊急手術の適応である
2. 相対的手術適応
①難治例：内科的治療(ステロイド，免疫調節薬，血球成分除去療法など)で十分な効果がなく，日常生活が困難になるなど QOL が低下した例，内科的治療(ステロイド，免疫調節薬)で重症の副作用が発現，または発現する可能性のある例
②腸管外合併症：内科的治療に抵抗する壊疽性膿皮症，小児の成長障害など
③大腸合併症：狭窄，瘻孔，low-grade dysplasia(UC-Ⅲ)のうち，がん合併の可能性が高いと考えられる例など

〔厚生労働科学研究費補助金難治性疾患克服研究事業：潰瘍性大腸炎・クローン病診断基準・治療指針「難治性炎症性腸管障害に関する調査研究」(研究代表者　渡辺　守)．平成 25 年度分担研究報告書別冊，1-15，2014，を元に作成〕

消化器症状の前にも後にも生じる．

3) 肝胆膵合併症

原発性硬化性胆管炎が 0.4～7% に合併する．発症とその重症度は消化管症状の活動性とは相関しない．膵炎は AZA や 5-ASA に関連することが多い．また薬剤とは関係なく，消化器症状に先行して起こる膵炎もみられる．

4) その他

ステロイド投与とも関連するが，大腿骨頭壊死，精神症状(神経症，うつ)にも注意が必要である．結節性紅斑，壊疽性膿皮症が消化管症状の悪化に一致して認めることがある．また小児ではまれであるが，上強膜炎，ぶどう膜炎を認める．

転帰・長期予後

いままでの治療の主体はステロイドであったため，小児期発症の UC はステロイド依存性になりやすいことがわかっている．成人期発症例との比較では高率に，また早期に大腸全摘術が行われている．今後は免疫調節薬・免疫抑制薬の登場で，内科治療の予後の改善が期待されるが，発症数の増加に伴い長期経過例は増加することが考えられる．大腸がんの累積発生率は 10 年で 2.1%，20 年で 8.5%，30 年で 17.8% と年々増加するとされており，注意深い経過観察が必要である．

●文献

1) 厚生労働科学研究費補助金難治性疾患克服研究事業：潰瘍性大腸炎・クローン病診断基準・治療指針「難治性炎症性腸管障害に関する調査研究」(研究代表者 渡辺 守)．平成 25 年度分担研究報告書別冊，1-15，2014
2) Levine A, et al.：Pediatric modification of the montreal classification for inflammatory bowel disease：the paris classification. Inflamm Bowel Dis 17：1314-1321, 2011
3) Ishige T, et al.：Inflammatory bowel disease in children：epidemiological analysis of the nationwide IBD registry in Japan. J Gastroenterol 45：911-917, 2010
4) Turner D, et al.：Management of pediatric ulcerative colitis：joint ECCO and ESPGHAN evidence-based consensus guidelines. J Pediatr Gastroenterol Nutr 55：340-361, 2012
5) Turner D, et al.：Development, validation, and evaluation of a pediatric ulcerative colitis activity index：a prospective multicenter study. Gastroenterology 133：423-432, 2007
6) Otley A, et al.：The IMPACT questionnaire：a valid measure of health-related quality of life in pediatric inflammatory bowel disease. J Pediatr Gastroenterol Nutr 35：557-563, 2002
7) 新井勝大，他：小児炎症性腸疾患における QOL の評価―日本語版 IMPACT-Ⅲ アンケート調査票の作成．日本小児科学会雑誌 115：820-822，2011
8) 余田　篤，他：小児潰瘍性大腸炎治療指針改訂案(2008 年)．日本小児科学会雑誌 112：1876-1879，2008

●参考文献

・友政 剛(監)：小児・思春期の IBD 診療マニュアル．診断と治療社，2013

(牛島高介)

各 論 D 腸・肛門 Ⅲ．炎症性腸疾患と関連疾患

16 分類不能型炎症性腸疾患

概 念

1．歴 史

従来はindeterminate colitis（IC）とよばれていたが，2006年の炎症性腸疾患（inflammatory bowel disease：IBD）国際会議のモントリオール作業部会[1)]でIBDU（inflammatory bowel disease unclassified，分類不能型炎症性腸疾患）という名称が初めて記載され，2008年にRomanoらが小児IBD例のなかで潰瘍性大腸炎（ulcerative colitis：UC）とCrohn病（Crohn's disease：CD）の鑑別が不能なIBDに対してICからIBDUの名称変更を提唱した．しかし，成人領域ではまだICとIBDUの病名呼称は長い論争が続いている．一方，小児科領域では2011年のパリ作業部会[2)]で正式にIBDUの呼称が採用された．

2．定 義

ICとしての定義は，「大腸病変がIBDであるが臨床的にCDとUCの鑑別ができない症例に対して，大腸切除を行いその標本について病理学的検索を行っても診断できない症例に限ってICと命名する」とされている．しかしその後，この病名が大腸切除の病理組織診断からではなく臨床的にUCまたはCDと診断できない場合にも使用されているために，前述の国際会議（モントリオール）ではICは厳格な定義どおりに使用するものとした．それとは別に，大腸病変に限って臨床的にIBDである症例で，生検の組織学的診断やその他の検査でもCDあるいはUCに確定できないものをIBDUと定義した．しかし，最近の小児科領域では，大腸病変だけでなく全消化管病変も含めたIBDでCDとUCを鑑別できない症例に，IBDUとして「屑箱的診断」[3)]として用いられている．

疫 学

小児IBDの発症頻度は，北米・ヨーロッパ地域で1990年代から急激に増加しはじめ，日本でも2000年頃から増加し始めている．アジア地域では成人，小児においてUCのほうがCDより発症頻度が高いが，小児科領域ではCDの発症率が徐々に高くなってきている．一方，IBDUの頻度は最近の疫学調査では成人では5%前後なのに対して，小児では登録時診断で17歳以下の疫学調査で北米13%[4)]，ヨーロッパ9%[5)]，わが国では8歳未満の乳幼児疫学調査で15%[6)]である．一般に，年齢が低くなればなるほどIBDUの比率は高くなる．これは，若年例ほどCDとUCの鑑別がつかない症例が多く，また消化管の病因不明の慢性炎症症例が多いことを示唆している．

臨床症候

IBDを疑う症状，すなわち腹痛，下痢，血便，体重減少，成長障害，発熱などの症状を呈する症例が対象となる．詳細は**各論D-Ⅲ.14.Crohn病，15.潰瘍性大腸炎**を参照されたい．

診 断

小児，特に乳幼児のIBDは，鑑別診断がかなり困難である．その理由は乳幼児の消化管粘膜は免疫学的に未熟なために，食物アレルギー，免疫不全症候群，消化管感染症で成人には認められないような慢性粘膜炎症が容易に生じうるためである．そのため，IBDの確定診断には上部・下部消化管内視鏡ならびにバリウムによる小腸造影またはCT/MRIによる消化管画像診断が必須である．以上の理由で，IBDUと診断分類するためには小

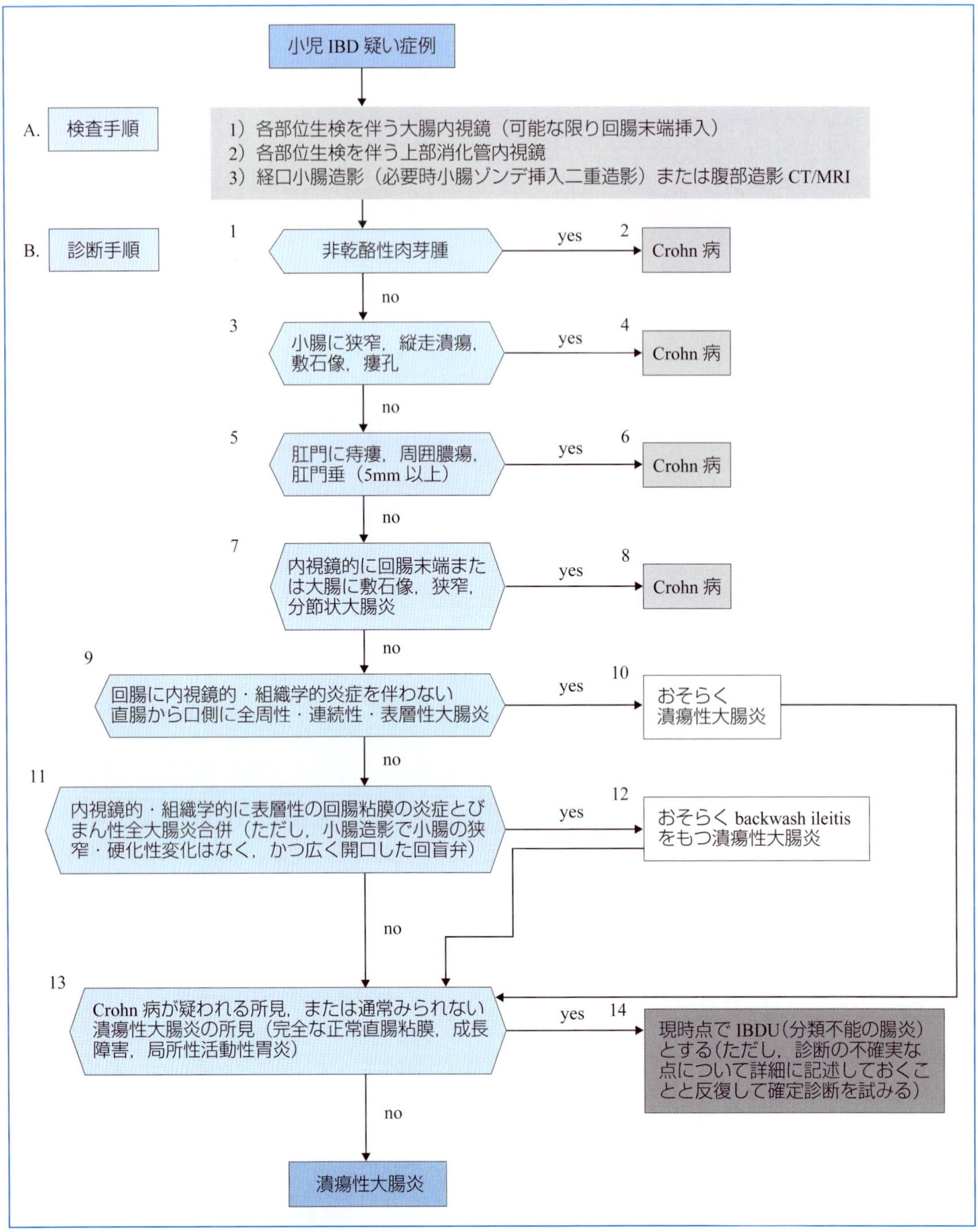

図 1　小児炎症性腸疾患（IBD）の鑑別診断アルゴリズム

〔Bousvaros A, et al.：Differentiating ulcerative colitis from Crohn disease in children and young adults：report of a working group of the North American Society for Pediatric Gastroenterology, Hepatology, and Nutrition and the Crohn's and Colitis Foundation of America. J Pediatr Gastroenterol Nutr 44：653-674，2007，より引用改変〕

児消化器病を専門に診療している病院で行うことが望ましい．

鑑別診断では，特異的腸炎である感染症（特にサイトメガロウイルス，結核，エルシニア菌など），薬剤起因性，虚血性大腸炎をまず否定する．

次に，IBD 類縁疾患として Behçet 病と小児特有な疾患である原発性免疫不全症(primary immune deficiency syndrome：PID)を否定する．PIDとしては慢性肉芽腫症，IPEX症候群，NEMO異常症，Wiskott-Aldrich症候群，XIAP欠損症，分類不能型免疫不全症，などがあげられる．

最終的にIBDを疑う症例に対して，上部消化管内視鏡，下部消化管内視鏡，経口バリウム小腸造影，腹部CT/MRI，腸生検を駆使して鑑別を行う．小児IBD鑑別診断アルゴリズムを**図1**に提示する．**図1**ではCDから鑑別していき，CDを否定してからUCの鑑別診断に移る．その結果，CDとUCに確定診断できないIBDに対して屑箱的にIBDUと診断する[3]．

CDとUCとの鑑別が紛らわしいのは，下記のような症例である．

①内視鏡的直腸正常粘膜症例：UCの10%近くにみられる．これらの中に組織学的炎症を有しない症例も存在する．

②focal active colitis症例：無治療UCの3%程度しか存在しないので，UCはほぼ否定できる．

③組織学的にskip lesionが認められる症例：陰窩上皮から離れた肉芽腫陽性例はUCを完全否定できる．ただし，cecal patchy lesionはUCでは通常でも認められる．

④上部消化管粘膜病変を有する症例：多発性潰瘍が食道，胃，十二指腸で認められることが，UCにも約8%程度に認められる．しかし，敷石様粘膜や蛇のような曲線状縦走潰瘍はCDの診断である．

⑤回腸病変を伴う症例：backwash ileitisはUCの20%にみられる．しかし，狭窄，敷石像，縦走潰瘍はUCでは認められない．組織学的に，粘膜下炎症や陰窩上皮の萎縮，再構築もUCではまれである．

⑥カプセル内視鏡での小腸潰瘍症例：小腸の小潰瘍はUCの除外基準にはならない．

いずれにしても，IBDUと診断しても絶えず上記のCD，UCを念頭におきながら治療を行い，前述の画像診断を定期的に行い鑑別診断をしていくことが肝要である．図示したアルゴリズムで診断していくと，小児IBDUはCDに類似した症例が多い傾向となる．

治　療

IBDUの治療はUC，CDに準じて行うので，**各論D-Ⅲ.14.Crohn病，15.潰瘍性大腸炎**を参照されたい．

予　後

疫学調査において乳幼児に多いこと，臨床経過でPIDに確定診断される例，鑑別診断でCD類似症例が多いので，予後は不良のことが多い．

●文献

1) Satsangi J, et al.：The Montreal classification of inflammatory bowel disease：controversies, consensus, and implications. Gut 55：749-753, 2006
2) Levine A, et al.：Pediatric modification of the Montreal classification for inflammatory bowel disease：the Paris classification. Inflamm Bowel Dis 17：1314-1321, 2011
3) Bousvaros A, et al.：Differentiating ulcerative colitis from Crohn disease in children and young adults：report of a working group of the North American Society for Pediatric Gastroenterology, Hepatology, and Nutrition and the Crohn's and Colitis Foundation of America. J Pediatr Gastroenterol Nutr 44：653-674, 2007
4) Heyman MB, et al.：Children with early-onset inflammatory bowel disease(IBD)：analysis of a pediatric IBD consortium registry. J Pediatr 146：35-40, 2005
5) de Bie CI, et al.：Diagnostic workup of paediatric patients with inflammatory bowel disease in Europe：results of a 5-year audit of the EUROKIDS registry. J Pediatr Gastroenterol Nutr 54：374-380, 2012
6) Maisawa S, et al.：Characteristics of inflammatory bowel disease with an onset before eight years of age：a multicenter epidemiological survey in Japan. J Gastroenterol Hepatol 28：499-504, 2013

（米沢俊一）

17 腸管 Behçet 病，単純性潰瘍，非特異性多発性小腸潰瘍症

概 念

1．定 義

Behçet 病（Behçet's disease：BD）は再発性口腔内アフタ性潰瘍，皮膚症状，外陰部潰瘍，眼のぶどう膜炎を四主徴とする，原因不明の炎症性疾患である．時に腸管病変を併発することが知られており，典型例では回盲部に円形・下掘れ潰瘍などの定型的な潰瘍を認める．

2．分 類

厚生労働省の不全型，ないし完全形 BD の診断基準を満たし，かつ，回盲部を中心とした消化管潰瘍を伴うものは腸管 BD に分類する．同様に回盲部を中心とした打ち抜き様潰瘍を主体としながら，BD 様症状を伴わない症例は単純性潰瘍（simple ulcer：SU）と診断される．

非特異性多発性小腸潰瘍（chronic nonspecific multiple ulcers of the small intestine：CNSU）は，貧血・腹痛・下痢を主症状として発症する疾患であり，内視鏡所見にて下部小腸を中心とした輪走または斜走し，近接して多発する浅く境界明瞭な潰瘍を認める疾患である．

疫 学

BD の特定疾患医療受給者証受給者数は 18,636 人（平成 24 年度）であり，うち 19 歳未満の登録者は 149 人（0.8%）にすぎない．BD は症状がそろうまでに数年の年月を要することが少なくないため，小児期に診断基準を満たす症例が少ないことも小児の登録例が少ないことの一因と考えられる．男女比 64：85 人で成人と同様，女性がやや多い．

成人と異なる小児 BD の特徴として，腸管 BD の症例が多いことがあげられる．過去の報告において，成人では腸管 BD 患者は BD 全体の 15.5% であるのに対し，小児での消化管症状の出現頻度は 45% と報告[1]されている．

CNSU は，わが国における成人を含めた症例報告では 400 例程度，小児例の報告はわずか数例である．

病 因

BD とヒト白血球抗原（human leukocyte antigen：HLA）-B51 との強い相関が以前から指摘されており，本症の発症に遺伝的な要因が関与すると考えられている．また，歯科治療・扁桃炎罹患後に本症が悪化しやすいこと，針反応陰性例において，自家唾液を塗布したプリックテストを行うと陽性率が著明に高まることなどから，口腔内常在菌の関与も疑われている．CNSU は家族歴を有する頻度が高く，常染色体劣性遺伝を呈する遺伝性疾患と考えられている．

臨床症候

難治性炎症性腸管障害に関する調査研究班の所属施設を対象に行った成人データでは，腹痛が 53.4% ともっとも多い症状で，次いで下痢（19.6%），血便（19.0%），発熱（16.1%）と続く[2]．腹痛・下痢の頻度は，腸管 BD に比べ SU で多い．消化管外症状としては口腔内アフタを認めることが多い．小児例では成長障害などにも注意が必要である．CNSU では長年にわたる腸管病変からの出血に伴う高度な貧血，蛋白漏出に伴う成長障害，低蛋白血症を認め，治療抵抗性となることが多い．

表1 腸管型Behçet病診療ガイドライン案

診 断
1. 典型的には回盲部を中心に円形または卵円形の深掘れの潰瘍が内視鏡，注腸X線造影で確認され，Behçet病診断基準の完全型あるいは不全型の条件を満した場合，腸管型Behçet病と診断する.
2. 臨床所見からは急性虫垂炎，感染性腸炎を否定する必要があり，Crohn病，腸結核，薬剤性腸炎は内視鏡的にも鑑別が必要である.

上記2項目を満たす症例を腸管型Behçet病と診断する.
重症度判定
重症度は全身症状の有無，腹部症状の程度，潰瘍の深さや出血の有無，炎症反応(CRP，白血球数，赤沈)，貧血の程度などから総合的に判断する.

〔金子史男，他：ベーチェット病臨床診断基準．厚生労働省特定疾患ベーチェット病調査研究班平成14年度研究業績，102-103，2003〕

診 断

1. 検 査

診断は腸管BD診療ガイドライン案に基づく(表1)[3]．潰瘍の形態が重要であり，そのため，消化器内視鏡検査ないし注腸X線を行う必要がある．小児は腸管症状を認める頻度が高いため，BD症状を認める症例では明らかな腹部症状を伴わなくとも，積極的に消化管内視鏡を行うべきである．食道潰瘍の合併もまれではなく，初診時には下部のみならず上部消化管内視鏡も行うことが推奨される．成長障害・低栄養症例では小腸内視鏡も有用である．

2. 鑑別診断

特に，腸結核，Crohn病，薬剤関連性腸炎，感染性腸炎の除外を要する．若年発症例では，原発性免疫不全症の有無にも注意が必要である．

3. 確定診断

腸管ベーチェット診療ガイドライン案においては，「回盲部を中心に円形または深掘れの潰瘍が内視鏡，注腸X線造影で確認され，BD診断基準の完全型あるいは不全型の条件を満たした場合」とされる．前述のとおり，BD診断基準を満たさない症例では，厚生労働省研究班「単純性潰瘍の診断基準(案)」に基づきSUの診断を進める(表2)[4]．CNSUは，内視鏡所見と家族歴・症状を踏まえ総合的に判断する．

表2 単純性潰瘍の診断基準(案)

<疾患概念>
単純性潰瘍症候群(simple ulcer syndrome：SUS)とは主として回盲部，時に上行結腸や回腸末端部に発生し，難治性・易再発性の経過をたどる原因不明の慢性炎症性腸疾患である．境界明瞭な円形～卵円形の下掘れ傾向の強い打ち抜きの深い潰瘍を特徴とし，周辺に非定形的潰瘍病変を伴うことがある．Behçet病における定形的潰瘍との鑑別は肉眼的・病理組織学的には困難である．回盲弁を騎馬しBehçet症状を伴わないものを単純性潰瘍とする．Behçet病(完全/不全型)に伴う腸病変を腸管型Behçetとする．Behçet様症状を伴うもBehçet病(完全/不全型)と診断できない場合は本症候群に包括する．異時性にBehçet病(完全/不全型)と診断したときには腸管型Behçetとする

<診断>
1) 回盲部や回腸末端部に，境界明瞭な円形ないし卵円形の下掘れ傾向の強い打ち抜きの深い潰瘍を認める
 ①回盲弁を含む，②回盲弁を含まない
2) Behçet病の臨床症状を認めない
3) Behçet病の臨床症状を認める
 ①Behçet病の完全型または不全型
 ②Behçet病の疑い
  i) 主症状を認めるが不全型を満たさない
  ii) 消化管病変以外の反復・増悪する副症状
 1)①+2)：「単純性潰瘍」
 1)②+2)：「Behçet症状を伴わない単純性潰瘍症候群」
 1)+3)①：「腸管型Behçet」
 1)+3)②：「Behçet様症状を伴う単純性潰瘍症候群」

<除外診断>
腸結核，クローン病，非特異性腸炎，薬剤関連性腸炎，虚血性腸炎，その他原因の同定できる腸管潰瘍.

<付記>
1. Behçet病の臨床症状とは，主症状または反復・増悪する副症状をいう
2. 非典型的潰瘍で完全型・不全型Behçet病に伴うものは腸管型Behçet病とする

〔岡崎和一，他：腸管ベーチェット・単純性潰瘍症候群の概念と診断基準に関する臨床研究．原因不明小腸潰瘍症の実態把握，疾患概念，疫学，治療体系の確立に関する研究．平成22年度総括研究報告，18-21，2011〕

治 療

腸管ベーチェット病診療ガイドライン案[5]によると，寛解導入療法としてプレドニゾロンが用いられ，症状改善後にはメサラジン製剤に切り替え，ステロイド離脱困難例ではアザチオプリン(AZA)などの免疫調節薬が推奨されている(図1)．関節症状を伴う症例においては全身的な抗炎

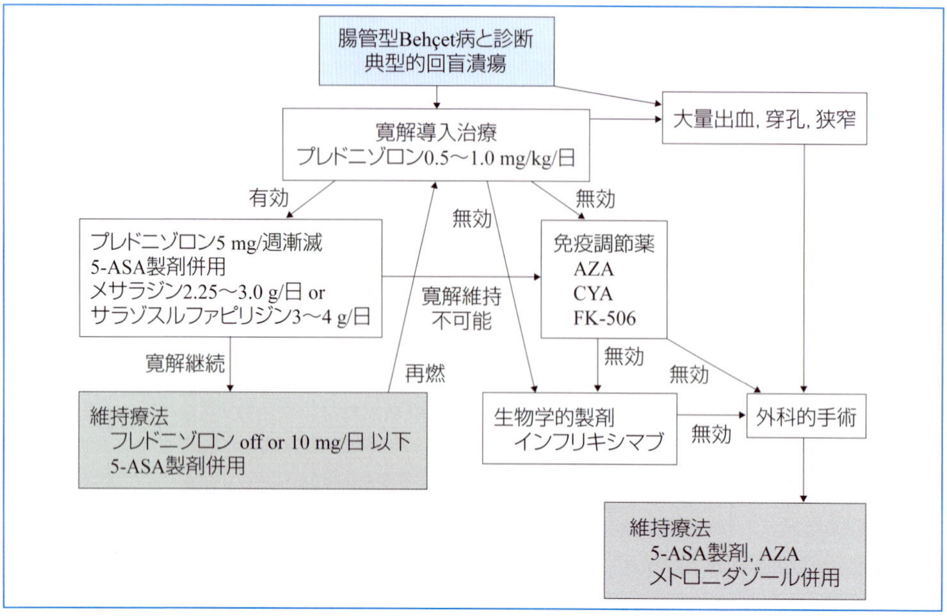

図1 腸管型BD治療のフローチャート

〔石ヶ坪良明，他：腸管ベーチェット病診療ガイドライン平成21年度案—コンセンサス・ステートメントに基づく—．厚生労働省「ベーチェット病に関する調査研究」研究班平成21年度報告書，40-52，2001，より改変〕

症作用を期待し，メサラジンよりもサラゾスルファピリジンが用いられることが多い．シクロスポリン（CYA）は腸管BDに有効とされる一方で神経BDの発症リスクとされており，投与にあたっては留意が必要である．成分栄養剤を用いた経腸栄養療法はおもに急性期に使用され，潰瘍治癒効果を認めたとの報告があるが，長期的な寛解維持効果は明らかでない．上記治療に抵抗性を示す症例では，生物学的製剤の投与が検討される．小児例での有効性の検討は十分ではないが，ステロイド依存例および抵抗例で免疫調節薬との併用療法を考慮する．また，既存治療に抵抗性の小児症例においてサリドマイドの有用性が報告されている．

CNSUは確立された標準治療がなく，上記に準じた治療が試みられることが多いが，一般に治療抵抗性である．

合併症

腸管BDでは，皮膚病変・ぶどう膜炎など腸管外のBD徴候があとから出現することがある．SUでは，口腔内アフタを除いてBDにみられる腸管外病変を認めない．いずれにおいても，腸管病変では消化管穿孔，続発する腹膜炎，腹部腫瘤，大量下血を合併することがある．

転帰・予後

成人BDでは，長期経過例でBD徴候の軽症化が報告される一方，腸管BDの20～30%に外科治療が行われている．手術理由としては穿孔・狭窄が多く，穿孔例では致命的となることもある．

●文献

1）Nakae K, et al.：Recent epidemiological features of Behçet's disease in Japan. In. Godean P, et al. eds. Behçet's disease. Elsevier Science, 145-151, 1993
2）日比紀文，他：原因不明小腸潰瘍症の実態把握，疾患概念，疫学，治療体系の確立に関する研究．平成22年度総括研究報告，9-13，2011
3）金子史男，他：ベーチェット病臨床診断基準．厚生労働省特定疾患ベーチェット病調査研究班平成14年度研究業績，102-103，2003
4）岡崎和一，他：腸管ベーチェット・単純性潰瘍症候群の概念と診断基準に関する臨床研究．原因不明小腸潰瘍症の実態把握，疾患概念，疫学，治療体系の確立に関する研究．平成22年度総括研究報告，18-21，2011
5）石ヶ坪良明，他：腸管ベーチェット病診療ガイドライン平成21年度案—コンセンサス・ステートメントに基づく—．厚生労働省「ベーチェット病に関する調査研究」研究班平成21年度報告書，40-52，2001

（石毛　崇）

18 周期性嘔吐症候群

概 念

周期性嘔吐症候群（cyclic vomiting syndrome：CVS）は数時間～数日続く嘔吐を繰り返すが，発作の間欠期は健康であり，数年の経過により自然治癒する予後良好の疾患である．片頭痛の一型と考えられており，国際頭痛分類では片頭痛に分類されている．アセトン血性嘔吐症，自家中毒症，周期性 ACTH-ADH 放出症候群は CVS と同じ病態だと考えられている．

疫 学

日本における疫学調査はないが，一般小児科診療で遭遇する疾患である．発症年齢は通常2～5歳であるが，乳児や成人にもみられる．海外からの報告[1)]では女児に多く，男女比は2：3，罹患率は学童の1.9％である．

病理・病態生理

CVS の病態は明らかでないが，片頭痛と強く関連したものと考えられており，国際頭痛分類では片頭痛の一型に分類されている[2)]．関連の根拠として，①片頭痛に移行する症例が多い，②CVS 患者の家族歴に片頭痛が多い，③片頭痛治療薬の効果がある，ことである．

臨床症候

頻回の激しい嘔吐，悪心，腹痛，食欲不振がおもな症状で，1時間～数日持続する．嘔吐はピーク時には6回/時間ほどにもなる．頭痛，蒼白，流涎，嗜眠なども伴うが，身体所見の異常に乏しい．鑑別診断のために，詳細な腹部所見，神経学的所見を得ることは大切である．海外の報告[3,4)]では，随伴症状は胆汁性嘔吐76％，血性嘔吐34％，激しい腹痛80％，蒼白87％，嗜眠91％，食欲不振74％，悪心72％，頭痛42％，である．

診 断

CVS の決め手となる検査はない．器質的疾患の鑑別のために一般血液生化学検査，血液ガス分析，アンモニア，血糖，乳酸・ピルビン酸などの検査を行う．特に病歴や身体所見から消化器疾患との鑑別は重要である．診断基準をもとに診断を進める．

1．診断基準

1）ICHD-III-beta 版[2)]〔The International Classification Committee of the International Headache Disorders, 3rd edition (beta version)〕

以下のすべてを満たす．

A. BとCを満たす，激しい悪心と嘔吐の発作が少なくとも5回以上ある．

B. 個々の患者では同様の発作を繰り返す．

C. 以下のすべてを満たす．

①悪心や嘔吐は1時間に少なくとも4回．

②発作は1時間～10日間続く．

③発作と発作の間隔は1週間以上である．

D. 発作の間欠期は無症状である．

E. その他の原因となる疾患がない．

2）Rome III Diagnostic Criteria for Functional Gastrointestinal Disorders

以下の2項目を満たす．

①数時間から数日続く，激しい悪心と嘔吐の発作が2回以上ある．

②数週間から数か月は症状がない．

The North American Society for Pediatric Gastroenterology, Hepatology and Nutrition

表1 CVSと鑑別すべきおもな疾患

1．消化器疾患	胃食道逆流症，重複腸管，虫垂炎，横隔膜ヘルニア(弛緩症)，腸間膜囊腫，総胆管囊腫，胃軸捻転，反復性腸重積症，肝炎，消化性潰瘍，Hirschsprung病，膵炎，腸回転異常症，Crohn病
2．神経疾患	脳腫瘍，水頭症，髄膜炎，てんかん，頭蓋内出血
3．代謝・内分泌疾患	ミトコンドリア異常症，褐色細胞腫，糖尿病，脂肪酸代謝異常症，Addison病，急性間欠性ポルフィリア，尿素サイクル異常症，ACTH不応症
4．腎疾患	(間欠性)水腎症，尿路結石
5．その他	Münchhausen syndrome by proxy，慢性副鼻腔炎，心身症

(NASPGHAN) Consensus Statementによる診断基準[1)]とICHD-III-betaはほぼ同じであるが，発作の回数について，「これまで5回以上，または6か月間で3回以上」としている．

2．鑑別診断(表1)

CVSを診療するにあたって，器質的疾患との鑑別がもっとも重要である．2歳未満の乳幼児でCVSを発症することはあるが，基礎疾患として代謝異常や器質的消化器疾患がある可能性は2歳以上の小児より高く，診断が困難となる場合が多いので特に注意が必要である[1)]．また，間欠性水腎症はCVSと診断されていることが多く，発作時の腹部超音波は鑑別診断の一助となる．

以下の症状を伴う場合は器質的疾患の存在を念頭におき，一般血液生化学(アミラーゼ，リパーゼを含む)，血液ガス分析，アミノ酸分析，有機酸分析，腹部超音波，消化管内視鏡，頭部MRI(CT)などを行う[1)]．

①胆汁性嘔吐，腹部の圧痛，激しい腹痛．
②絶食や高蛋白食によって発作が引き起こされる．
③意識障害を含む神経学的異常所見，眼球の異常運動，乳頭浮腫，運動障害や失調歩行．
④症状が進行性に増悪あるいは持続性あるいは慢性症状がある．

治 療

嘔吐発作時の治療と予防に分けられる．

1．嘔吐発作時の治療

対症療法を行う．軽症〜中等症例では脱水改善のために輸液を行う．ドンペリドン(ナウゼリン®)やヒドロキシジンパモ酸塩(アタラックス®-P)などで症状が軽減することもある．重症例では片頭痛薬であるスマトリプタン(イミグラン®)，抗悪性腫瘍薬投与時の嘔吐に対して用いられるオンダンセトロン(ゾフラン®)やグラニセトロン(カイトリル®)の有効性が示唆されている．片頭痛の家族歴がある症例ではスマトリプタンが勧められる[5)]が，いずれもCVSに対しては適用外(スマトリプタンは小児も適用外)である．

2．予防療法

1か月に1回以上の重症発作があるときに考慮される．NASPGHAN Consensus Statement[1)]では，5歳以下の小児には抗ヒスタミン薬であるシプロヘプタジン(ペリアクチン)が第一選択，プロプラノロールを第二選択とし，5歳より大きい小児では第一選択アミトリプチリン(トリプタノール)，第二選択プロプラノロールを推奨している．その他の薬剤としてバルプロ酸やフェノバルビタールが呈示されている．いずれの薬剤もCVSに対しては適用外である．疋田ら[6)]は，フェノバルビタールやバルプロ酸の併用が予防に有効性であった症例を報告している．

合併症

発作時の治療が適切に行われれば合併症はない．

転帰・長期予後

数年の経過で自然治癒するが，成人まで症状が残る症例がある．また27%で，のちに片頭痛に移行すると報告[7)]されている．

予 防

詳細な問診を行い，引き金となるものがあれば除去する．嘔吐日記で誘因が明らかになることがある[1)]．睡眠を十分にとり，チョコレートやチーズ，グルタミン酸(味の素)，個々の症例でアレルゲンとなる食物など，引き金になる可能性のある食事を避ける．空腹を避け，食事の合間に軽食や就寝前の食事などを考慮する．

●文献

1) Li BU, et al.：North American Society for Pediatric Gastroenterology, Hepatology, and Nutrition consensus statement on the diagnosis and management of cyclic vomiting syndrome. J Pediatr Gastroenterol Nutr 47：379-393, 2008
2) Headache Classification Committee of the International Headache Society：The International Classification of Headache Disorders, 3rd edition (beta version). Cephalalgia 33：629-808, 2013
3) Li BU, et al.：Cyclic vomiting syndrome：a brain-gut disorder. Gastroenterol Clin North Am 32：997-1019, 2003
4) Li BU, et al.：Cyclic vomiting syndrome：evolution in our understanding of a brain-gut disorder. Adv Pediatr 47：117-160, 2000
5) 疋田敏之：小児疾患の診断治療基準（第 4 版）―周期性嘔吐症候群．小児内科 44(Suppl.)：744-745，2012
6) 疋田敏之，他：Valproate sodium と phenobarbital の併用が予防に有効であった周期性嘔吐症候群の 2 例．脳と発達 40：393-396，2008
7) 児玉浩子，他：周期性嘔吐症候群．児玉浩子，他（編），小児臨床栄養学．診断と治療社，239-241，2011

（奥田真珠美）

19 過敏性腸症候群，反復性腹痛症

概 念

1. 定 義

過敏性腸症候群(irritable bowel syndrome：IBS)は，反復性の腹痛または腹部不快感に便通異常を伴い，症状の原因となる器質的疾患が同定されない機能性消化管障害(functional gastrointestinal disorders：FGIDs)の 1 つである．

小児の診療でしばしば経験する繰り返すお腹の痛み(反復性腹痛症)は，原則として臨床的症候に対して用いられる．反復性腹痛の原因は，時に器質的疾患を認めることがあるが，大多数は便秘や以下に記す腹痛関連 FGIDs による．

2. 分 類

FGIDs の国際的な症状診断基準である Rome III では，小児の FGIDs を新生児・乳幼児期と小児・青年期に大別し，4 歳以上の小児・青年期の腹痛関連 FGIDs として機能性ディスペプシア(functional dyspepsia：FD)，IBS，腹部片頭痛，小児機能性腹痛に分類している[1)]．

疫 学

海外からの報告によると，小児の 8～22% は週 1 回以上の反復性腹痛(recurrent abdominal pain：RAP)を自覚し，医療機関を受診した患者の 70～90% が FGIDs と診断される．FGIDs と診断された小児患者のうち，IBS が 10～49%，FD が 10～19%，腹部片頭痛が 4～23% を占める．

IBS の好発年齢は思春期から若年成人であり，一般市民を対象とした疫学調査によると小児の 6～14% が IBS の症状を有している．

病態生理・病因

自律神経を介する脳腸相関が関与した，消化管運動機能異常と内臓知覚過敏が病態の本質と考えられている．心的ストレスによる抑うつ・不安，遺伝的素因，小児期の心身のトラウマ(低出生体重児，出生時の経鼻胃内吸引，虐待，喪失体験など)が発症のリスク要因にあげられている．

感染性腸炎後または炎症性腸疾患の寛解期に IBS を合併することから，病態の一部に消化管炎症が神経系を感作する機序が推測される．また，近年の腸内細菌叢の研究により，small intestinal bacterial overgrowth(SIBO)と本症の関連が示唆されている．

臨床症候

Rome III による IBS，FD，腹部片頭痛の症状診断基準を示す(**表 1**)[1,2)]．IBS の便通異常は，兎糞状・硬便が優位な便秘型，水様・軟便が優位な下痢型，両者の混合型などに下位分類される．便意切迫やトイレの時間が長いなどの症状を伴いやすい．FD から IBS，その逆など症状が移行することがある．腹痛が頭痛や四肢の痛みへと変化する症例もまれでなく，児童精神科では「身体表現性障害」と診断される．抑うつ，不安，不登校，引きこもり，虐待，学習障害，自閉症スペクトラム，統合失調症などの合併に注意する．

診 断

Rome III の診断基準に準ずる症状がある症例では，以下の手順で症状の原因となる器質的疾患を否定する(詳細は**総論 B.6.腹痛**の項参照)．

表1 小児・青年期の機能性消化管障害(Rome III)

H2a. 機能性ディスペプシアの診断基準*1
以下のすべての項目があること
1. 上腹部(臍より上)を中心とした持続的または反復性の疼痛や不快感
2. 排便によって緩和されない，あるいは排便回数や便形状の変化の開始と関連がない(すなわち過敏性腸症候群でない)
3. 症状の原因になるような，炎症性，形態的，代謝性，腫瘍性病変がない
*1：診断前少なくとも2か月間にわたり，週1回以上基準を満たしていること
H2b. 過敏性腸症候群の診断基準*2
以下の両方の項目があること
1. 下記の2項目以上と関連のある腹部の不快感*3や疼痛を少なくとも25%以上に伴う
a. 排便によって軽減する
b. 発症時に排便頻度の変化がある
c. 発症時に便形状(外観)の変化がある
2. 症状の原因になるような炎症性，形態的，代謝性，腫瘍性病変がない
*2：診断前少なくとも2か月間にわたり，週1回以上基準を満たしていること
*3：不快感とは，痛みとはいえない不快な気分をさす
H2c. 腹部片頭痛の診断基準*4
以下のすべての項目があること
1. 1時間以上持続する激しい急性の臍周囲痛の発作性発症
2. 発作と発作の間に，通常の健康状態が数週間から数か月持続する
3. 疼痛によって通常の活動が妨げられる
4. 疼痛が，以下のうちの2つ以上と関連がある
a. 食欲不振　b. 悪心　c. 嘔吐　d. 頭痛　e. まぶしがり　f. 蒼白
5. 症状の原因となるような炎症性，形態的，代謝性，腫瘍性病変がない
*4：過去12か月間にわたり，2回以上基準を満たしていること

〔Rasquin A, et al.：Childhood functional gastrointestinal disorders：child/adolescent. Gastroenterology 130：1527-1537, 2006/福土審，他(監訳)：ROME III[日本語版]. 協和企画，449-478，2008〕

1. 症状と身体所見

器質的疾患を示唆する危険徴候がないことを確認する．一般的にFGIDsでは，夜間睡眠中に腹痛や排便による覚醒がなく，成長率の低下を伴わず(成長曲線で評価)，消化管出血がない．

2. スクリーニング検査

血液検査(血算，白血球分画，AST，ALT，CRP，赤沈)，検尿，便(潜血，細菌培養，寄生虫)，腹部単純X線，腹部超音波などを症状に応じて適宜施行する．

3. 鑑別診断

炎症性，形態的，代謝性，腫瘍性病変の鑑別が基本である．特に炎症性腸疾患，好酸球性胃腸炎，好酸球性食道炎，胃・十二指腸潰瘍，慢性胃炎(*Helicobacter pylori*感染を含む)，逆流性食道炎，薬物による消化管粘膜障害，乳糖不耐症，甲状腺機能異常などが重要な鑑別疾患である．

4. 確定診断・診断手順

一次医療機関では，Rome IIIの診断基準を満たし症状と身体所見で危険徴候を認めなければ，FGIDsとして治療する．症状が遷延する場合には，スクリーニング検査を施行する．スクリーニング検査で異常を認めないものの，治療への反応が不良で鑑別診断にあげた消化管疾患を否定しきれない症例，患者および家族が精査を希望する場合には，内視鏡検査を含めた精査を行う．内視鏡検査では，肉眼的に所見のある部位に加えて正常な粘膜からも生検組織を採取し，病理学的に異常がないことを確認する．一度FGIDsと診断された小児に，1年以内に器質的疾患が発見される頻度は2.5%と報告されている．

治　療

1. 基本的な治療方針[3)]

腹痛の原因となる重篤な器質的疾患がないこと

を保証し，機能性腹痛であることを患者と家族に説明する．主治医と患者・家族間に良好な関係が築かれると，誘因となるエピソードが次第に明らかになってくる症例が多い．治療の目標の設定は重要で，すぐに症状を消失させることは難しく，腹痛や便通異常をコントロールしながら年齢相応の日常生活を送ることを目標として提案する．適切な対応がなされれば，予後のよい病態であることを伝える．

症状の誘因となったエピソードが明らかな症例では，本人・家族・学校関係者と協力し問題の解決にあたる．症状の誘因となる食品（乳糖，刺激物，冷たい飲みものなど）があれば摂取を控え，生活のリズムを整え，学校でトイレを利用しやすい環境を整える．

RAPを訴える子どもに対する家族の対応は2つの傾向に大別され，子どもの訴える消化器症状を心理的な痛み・詐病として軽く受け止め取り合わない場合と，家族の医療希求行動が強く家族自身に心身の訴えが多い場合とがある．家族の理解と協力が治療の前提になることを認識し，家族全体を治療の対象と考えて対応する．

2．薬物療法

プラセボ効果の高い疾患であり，小児の二重盲検試験で有効性が証明された薬剤は少ない．個々の症例に適した対症療法を探る．

IBSでは抗コリン薬（メペンゾラート臭化物），高分子重合体（ポリカルボフィルカルシウム），オピアト作動薬（トリメブチンマレイン酸塩），便秘型に塩類下剤，下痢型に止痢薬，整腸薬または5-HT_3受容体拮抗薬（ラモセトロン塩酸塩：成人男性下痢型IBSのみ適応），消化酵素配合薬，漢方薬などがある．

FDでは，酸分泌抑制薬，防御因子増強薬，消化管運動改善薬（イトプリド塩酸塩，モサプリドクエン酸塩，ドンペリドンなど），H_1受容体拮抗薬（シプロヘプタジン塩酸塩），漢方薬が候補となる．

腹部片頭痛では片頭痛に準じた治療を行う．

アミトリプチリン塩酸塩を代表とする三環系抗うつ薬のメタ解析では，IBSを含む小児反復性腹痛の59%に症状改善を認めたが，プラセボに比較する優位性は確認されなかった[4]．

3．精神療法

日本小児心身医学会の「くり返す子どもの痛みの理解と対応ガイドライン」[5]を参考に行う．認知行動療法や催眠療法は腹痛改善効果が示されている．

転帰・長期予後

RAPを訴えFGIDsと診断された症例の70%は，5年以内に症状の改善を認め，一般的には予後良好な疾患である．しかし，適切な治療や対応がなされないと，不登校や非社会的行動による二次的な社会生活への障害が生じ，成人期への症状の持ち越しやQOLの低下をきたす．

●文献

1）Rasquin A, et al.：Childhood functional gastrointestinal disorders：child/adolescent. Gastroenterology 130：1527-1537, 2006
2）福土　審，他（監訳）：ROME III［日本語版］．協和企画，449-478，2008
3）Berger MY, et al.：Chronic abdominal pain in children. BMJ 334：997-1002, 2007
4）Kaminski A, et al.：Antidepressants for the treatment of abdominal pain-related functional gastrointestinal disorders in children and adolescents. Cochrane Database Syst Rev 7：CD008013, 2011
5）石崎優子，他：くり返す子どもの痛みの理解と対応ガイドライン．日本小児心身医学会（編），小児心身医学会ガイドライン集―日常診療に活かす4つのガイドライン．南江堂，121-150，2009

（中山佳子）

各 論　D 腸・肛門　Ⅳ. 機能性消化管疾患

20 慢性機能性便秘症

概 念

1. 定 義

「便秘」とは，なんらかの原因により，「便が滞った，または，出にくい状態」と定義される．排便の回数が週に3回未満であるか，排便に苦痛や困難を伴う場合は便秘である．また，直腸内に大量の便塊が存在するために少量の便が頻回に漏れ出るような状態（overflow incontinence：漏便）も便秘である．「便秘症」とは，便秘またはそれによる症状が表れ，診療や治療を必要とする場合である[1~5]．

2. 分 類

2か月以上（4歳未満の場合には1か月以上）続き，原因となるような器質的疾患や全身疾患が認められない便秘症を「慢性機能性便秘症」とよぶ（詳細は**総論 B.5.便秘**の項を参照）．

なお，慢性機能性便秘症の国際的な「診断基準」としてRome IIIが2006年に発表されている．しかしRome IIIは，元来，疫学的調査や研究で利用されることを目的としたものであり，日常の診療においてはこの基準を満たす必要はない[1,4]．

疫 学

慢性便秘症は日常の診療でよくみられる疾患であるが，その頻度（有病率）については，海外・国内ともに報告によって大きな差がみられる．5～30％の範囲での報告が多い[1]．

病因・病態生理

機能性便秘症は，定義から明らかなようにその原因は不明である．

遺伝的な素因のうえに，食事内容，消化管生理機能や大脳機能，肛門括約筋機能，排便習慣，排便姿勢やいきみ方，などのさまざまな要素のいずれかに支障を生じて発症し，さらに**図1**に示すような二重の「悪循環」によって症状が悪化または固定化すると考えられる[5]．

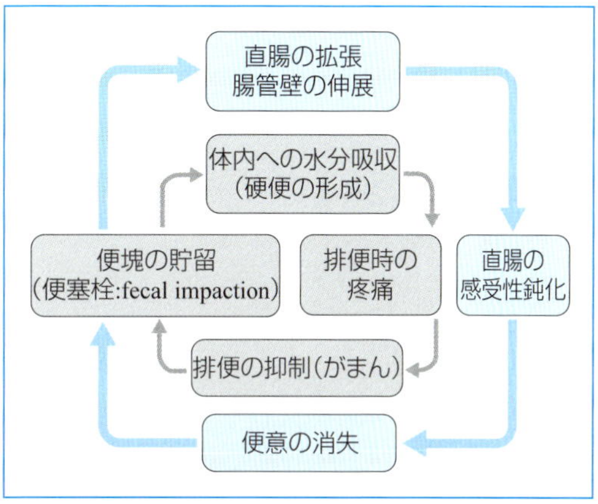

図1 便秘の悪循環
慢性便秘症では，太く硬い便の排便時に強い肛門痛をきたすことにより，患児が排便を「がまん」して便の停滞時間が長くなることがある．すると水分が吸収されて，さらに硬い便が貯留するという悪循環が繰り返される（内側の循環）．また，常に便塊が貯留した状態が続くことによって，直腸の伸展刺激に対する閾値が上昇して便意が起こりにくくなり，さらに多量の便塊が長時間停留することとなる（外側の循環）．このような悪循環を繰り返した児では，排便や浣腸などに対する著しい恐怖感があり，また排便時の痛みを恐れて肛門を締めながらいきむ習慣がつき，治療が著しく困難になることが少なくない
〔日本小児栄養消化器肝臓学会，他（編）：小児慢性機能性便秘症診療ガイドライン．診断と治療社，2013〕

臨床症候

1. 症 状

便秘の主症状は排便回数の低下または便の硬度の増加であり，さらにそれによる排便時の痛みや

出血や腹痛，腹部膨満，腹部不快感，食欲不振，不安がみられることがある．また，排便をしないように肛門を締めるしぐさ（足をクロスさせるなど）や overflow incontinence（特に少量の軟便が1日に何度も漏れ出る状態）も，慢性便秘の症状であると同時に，特に積極的な治療が必要であることを示すサインである．

2. 所 見

身体所見では，便塊が腹部触診または肛門指診で触知されることがある．肛門所見として，直腸脱，見張りいぼ，裂肛，便漏れによる肛門周囲の軟便付着や皮膚炎がみられることがある[1〜3]．

診 断

1. 検 査

便秘症か否かは，基本的に上述した症状と身体所見によって診断されうるものであり，臨床検査はおもに器質的疾患を鑑別するために用いられる．

便塞栓の有無の判断には，超音波検査における直腸横径の測定が有用である．恥骨直上で30 mm以上あれば，便塞栓がある可能性が高い．

2. 鑑別診断

慢性機能性便秘症の診断においてもっとも重要なことの一つは，器質的疾患の鑑別である．成長障害・体重減少などの全身症状，繰り返す嘔吐，血便などの消化器症状，肛門の形態や位置の異常などは器質的疾患の存在を示唆する．詳細は**総論B.5.便秘**の項を参照されたい[1〜3]．

治 療

慢性便秘症は，患者にとって相当な苦痛を伴いうる病気である．特に，不十分な治療のために頑固な便秘や遺糞症に至った児・保護者の身体的・精神的苦痛はしばしば著しい．したがって，本症と診断されたすべての例は速やかに積極的かつ継続的な治療の対象とすべきである．

本症の治療において特に留意すべきは，次の4点である[1〜4]．

①直腸内に便塞栓がある場合には，必ずdisimpaction（便塊除去）を完全に行ってから維持治療を開始する．disimpactionが不完全であると，「便秘の悪循環」を断ち切ることができない．

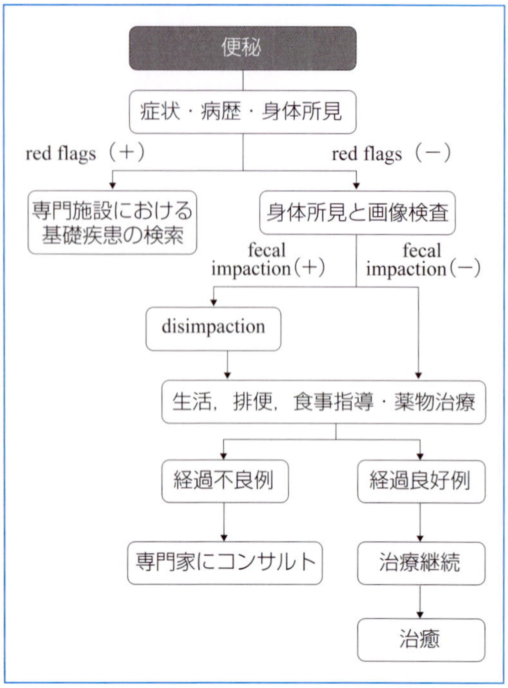

図2 小児慢性便秘症診断の手順

完全なdisimpactionと十分な維持療法が必要である

red flags：器質的疾患の存在を疑わせる徴候（**総論B.5.便秘**の項参照）

〔日本小児栄養消化器肝臓学会，他（編）：小児慢性機能性便秘症診療ガイドライン．診断と治療社，2013〕

②維持療法では，「便秘ではない状態」を長期間続ける必要がある．特に，排便時に肛門に痛みを感じない程度に便を軟らかく保つことは，再発防止のために重要である．維持療法中でも，便塞栓を認めたときには，速やかにdisimpactionを行う．

③保護者に，病態や治療方針について説明を繰り返し行う．特に便秘の悪循環を説明し，浣腸や下剤が「クセ」になることはほとんどなく，むしろそれらの治療が不十分な場合に悪化することを理解させることが必要である．

④治療抵抗例（disimpactionまたは維持療法が困難な例，再発が頻回な例）は，器質的疾患を鑑別するためにも速やかに専門家に紹介する．そのような医師・施設の一部を紹介したホームページが公開されている（http://www.toilet.or.jp/health/counseling）．

治療の流れを**図2**[1]に示す．

腹部触診や肛門指診で便塊を触知する例や，画像上，直腸に便塞栓（fecal impaction）を認める例では，初めにdisimpactionを行う．たとえば，①いきんでいるが出ない，②少量の軟便(overflow incontinence)または，小さく硬い便が出ている，③最後の排便から5日以上経っている，という例でも便塞栓の存在が強く疑われるため，肛門指診や超音波による確認を行うか，直ちにdisimpactionを試みる．

disimpactionの方法には，経口の緩下剤投与と経肛門的治療(浣腸，坐薬，洗腸，摘便)があり，症例によって適宜に選択する．経口薬としては，酸化マグネシウム(0.05 g/kg/日)，浣腸としてはグリセリン浣腸が一般的である．いずれの場合でも，完全に便塊が除去され，直腸が空虚になるまで毎日治療を繰り返す必要がある．3日以上(長くても1週間程度)治療を繰り返してもdisimpactionが完遂できない場合は，小児便秘の診断治療に精通した医師への紹介が考慮されるべきである[1,4]．

維持治療は，生活・排便指導，食事指導，薬物治療によって行う．生活・排便指導，食事指導は，全例で行われることが望ましいが，それらは有効性についてのエビデンスに乏しく，実際，多くの例で薬物療法の併用を必要とする．特に，排便時に肛門痛や出血がみられる例や足をクロスするなどして肛門を締める習慣のある例，遺糞のみられる例では，当初から薬物療法を加えるべきである[1~4]．

生活指導では，排便の励行，規則正しい生活を勧める．トイレットトレーニングは，便秘の治療が軌道に乗ってから行うことを勧める[1~3]．

食事療法として，もっとも効果が期待できるものは食物繊維の摂取であり，野菜(豆・根菜など)，海藻，果物，穀類が適している．プロバイオティクスの有効性についても結論が得られていないが，便通が改善するとの意見がある．また，牛乳アレルギーが便秘の原因になるとの報告があり，他の治療に反応が不良な例では，一定期間除去を試みてもよい[1~3]．

薬物療法は，原則として塩類下剤(酸化マグネシウム：0.05 g/kg/日で開始，以降は適宜減量)や糖類下剤(ラクツロースなど)などの浸透圧性下剤から開始する．十分量の浸透圧下剤で十分な効果が得られない例では，刺激性下剤(ピコスルファートナトリウム，センナ)に変更，または追加する．適宜，量を増減して，週に3回以上自発排便があり，痛み・出血の起こることがない量で維持していく[1~4]．

これらの薬剤で維持療法が不可能な例(便秘症状が完全に消失しない例)の多くはdisimpactionが不完全であることに起因している．

排便の状況や治療効果を正確に把握するためには，排便日誌(インターネットからダウンロード可能，http://www.jspghan.org/constipation/)が有用である．

転帰・長期予後

慢性便秘症は再発することが多く，排便時の痛みから容易に悪循環に戻ってしまうため，維持療法では患児が痛みを恐れず排便できる状態を長く続ける必要がある．そのような状態を保っていると，徐々に薬物を減量できる場合が多く，3か月から数年で中止に至る例も少なくない．

●文献

1) 日本小児栄養消化器肝臓学会，他(編)：小児慢性機能性便秘症診療ガイドライン．診断と治療社，2013
2) Constipation Guideline Committee of the North American Society for Pediatric Gastroenterology, Hepatology and Nutrition：Evaluation and treatment of constipation in infants and children：recommendations of the North American Society for Pediatric Gastroenterology, Hepatology and Nutrition. J Pediatr Gastroenterol Nutr 43：e1-13, 2006
3) National Institute for Health and Clinical Excellence (NICE)：Constipation in children and young people：Diagnosis and management of idiopathic childhood constipation in primary and secondary care. 2010
4) 窪田　満，他：小児慢性機能性便秘症診療ガイドラインの作成に向けたアンケート調査．日本小児栄養消化器肝臓学会雑誌 28：1-10，2014
5) 友政　剛：便秘症．小児内科 46(Suppl.)：2014(印刷中)

(友政　剛)

21 Hirschsprung 病

概 念

1. 定 義

腸管の神経節細胞が先天的に欠如するため腸管の蠕動が欠如し，機能的腸閉塞症状をきたす疾患である．神経節細胞が欠如する領域が肛門から連続的に存在するのが特徴で，そこよりも近位の腸管は正常神経節である．別名は無神経節症(aganglionosis)という．無神経節部は蠕動がないため狭小化し，正常神経節部の遠位部に便が貯留し腸管が拡張する．典型例は無神経節領域が短いため拡張部は結腸で巨大結腸を呈することにより，先天性巨大結腸症ともよばれる．

2. 分 類

大部分が先天的な病気であるが，まれであるが後天的な acquired aganglionosis の報告もある．

3. 病 型

無神経節腸管(aganglionic segment)の長さにより，短域型(short segment)約 80%，長域型(long segment)約 10%，全結腸型(total colonic)と小腸型(extensive)で約 10%，まれであるが全腸管型(total intestinal)の病型がある(図 1)．この病型の内訳はわが国では 30 年間不変[1)]で，全世界的にもほぼ同様である．

疫 学

成熟児の男児に多い．出生 5,000 人に 1 人で人種差はないが，血族結婚の多い地域(たとえばイスラエルのガザ地区)では頻度が高い．家族発生がみられ，親子例や同胞例がみられる．全症例のうち家族発生は 3% 程度である．男女比は 3：1 で男児に多いが，病変部が全結腸以上になると男女差がない[1)]．

病理・病態生理

腸管の筋間神経叢(Auerbach plexus)および粘膜下神経叢(Meisnner plexus)の神経節細胞が先天的に欠如する．神経節細胞が欠如する無神経節腸管が肛門から連続的に存在するのが特徴で，無神経節腸管は狭小化し，そこよりも近位の正常神経節腸管が拡張する．新生児期からの腹部膨満，胆汁性嘔吐などの下部消化管閉塞症状で発症することが多い．無神経節腸管が全結腸以上に達する場合は，回腸閉鎖に類似する新生児イレウス症状

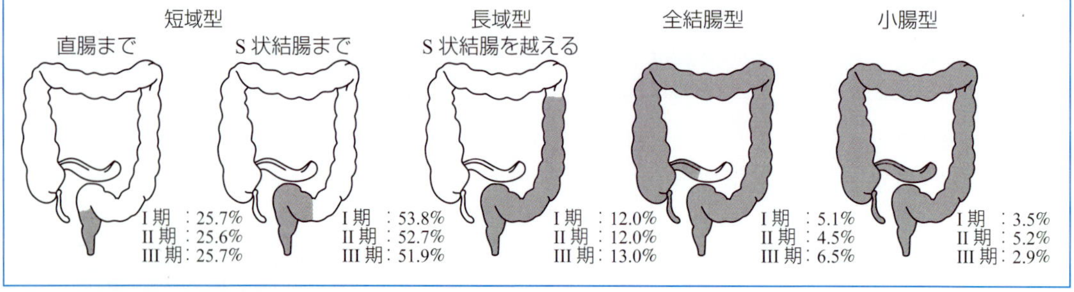

図 1 Hirschsprung 病の病型(■は無神経節腸管)
全国調査(I 期：1978～1982 年，II 期：1988～1992 年，III 期：1998～2002 年)の結果

を呈する．生後24時間以内に胎便が排泄されない症例（胎便排泄遅延）が90％にみられる．持続する頑固な便秘で，乳児期以降に発見される場合も多い．まれであるが，学童期や成人に達して診断されることもある．

病 因

1．craniocaudal migration の途絶[2)]

胎生6〜12週にかけて，神経堤から神経節細胞が消化管の食道から肛門に migration する．これが何らかの原因で途絶すると，そこより遠位の消化管の神経節細胞が欠如する（図2）．

2．血行障害

移行部を中心に異常な形態をした動脈（fibromuscular dysplasia）（図3）が1/3の症例にみられる[3)]．腸管の組織のうち神経がもっとも血行障害に弱いため，異常血管が原因でmildな血行障害を起こし，神経節細胞が消滅する．

3．遺伝的素因

原因遺伝子として *RET*，*ENDBR*，*SOX10* などの変異が報告されている．長域型では *RET* の異常，短域型では *ENDBR* の異常の症例が多い傾向にある．また，同胞発生や親子発生などの家族発生がある．

臨床症候

新生児期からの腹部膨満，胆汁性嘔吐などの下部消化管閉塞症状で発症することが多い．無神経節腸管が全結腸以上に達する場合は，回腸閉鎖に類似した新生児イレウス症状を呈する．また乳児期以降では，持続する頑固な便秘で発見される場合も多い．

病歴聴取において，生後24時間以内に胎便が排泄されない胎便排泄遅延が90％にみられる．腹部単純X線では結腸の拡張像がみられ，仰臥位にて骨盤内の直腸ガス像が欠如する．また便が異臭を放ったり，便の色が灰緑色を呈することもある．直腸肛門指診にて指を引き抜くと多量のガスや異臭をする水様便が噴出する（explosive defication）．腸閉鎖とは異なり，浣腸や排気である程度の排便・排ガスはみられる．

臨床症状および腹部単純X線から本症を疑う．浣腸や綿棒刺激などの保存的治療が奏効しない場合は，本症を疑い検査を進める．

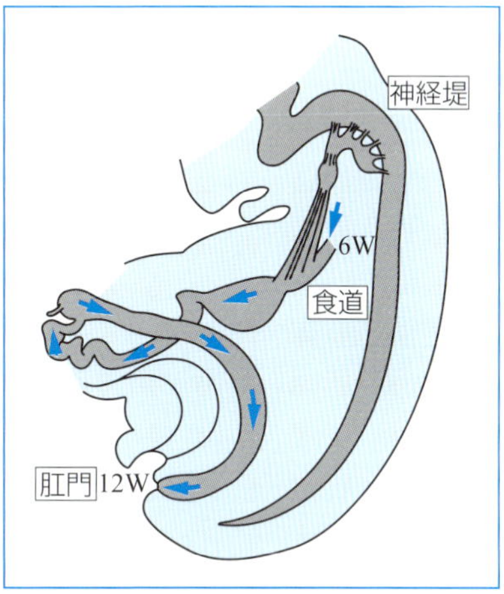

図2　腸管壁内神経節細胞のcraniocaudal migration theory
➡：腸壁内神経叢の発達過程

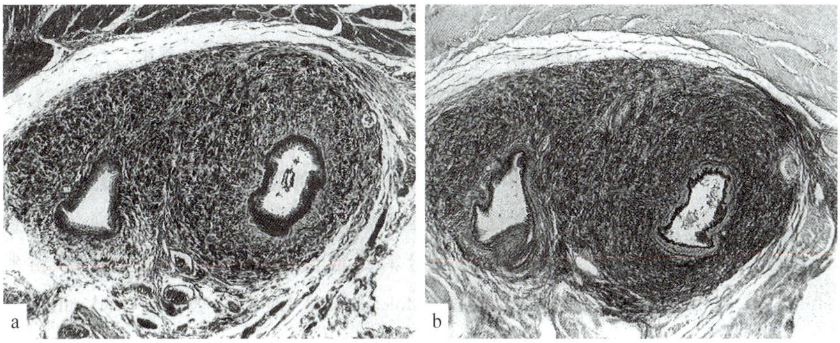

図3　Hirschsprung病における異常な形態をした動脈（fibromuscular dysplasia）
Azan染色（a）とElastica van Gieson染色（b）により，外膜が筋線維性に肥厚していることがわかる

診 断

1. 検 査

1) 腹部単純X線所見

もっとも多い短域型では腸管全体にガスが多く，特にS状結腸の拡張像が目立ち，骨盤腔の直腸ガスの欠如あり．全結腸型や小腸型では回腸の拡張像がみられる．小腸閉鎖と異なり，結腸にも少しガスがみられる．

本症が疑われる場合は，注腸造影，直腸肛門内圧検査，直腸粘膜生検を行う．この3つの検査は「Hirschsprung病の三種の神器」とよばれ，この検査ができない施設は本症を診断できない．直ちに検査ができる施設に紹介すべきである．

2) 注腸造影

無神経節部は狭小化し，その上の正常神経節部は拡張するcaliber changeを呈する(図4)．無神経節部の範囲を同定するのに重要な検査である．ただし，全結腸型では結腸の途中にcaliber changeがみられる場合があり，注意を要する．小腸型ではmicrocolonを呈し，先天性回腸閉鎖と紛らわしい場合もある．

3) 直腸肛門内圧検査

正常では直腸をバルーンで拡張して刺激すると肛門管の圧が低下する「直腸肛門反射」が陽性であるが，本症ではこれが欠如する．したがって，この検査を行い反射が陽性に出れば，本症は否定できる．

4) 直腸粘膜生検のアセチルコリンエステラーゼ染色

この検査はもっとも正診率が高い検査である．歯状線よりも5～10 mm程度口側の直腸粘膜を採取し，アセチルコリンエステラーゼ染色を行う．正常では粘膜下層に神経節細胞がみられ，粘膜筋板および粘膜固有層に神経線維はほとんどみられないが，本症では粘膜下層に太い神経線維束が出現し，粘膜筋板と粘膜固有層に神経線維の増生がみられる(図5)．神経線維増生がみられるものを陽性と評価する．

2. 確定診断

直腸粘膜生検(吸引生検や鉗子による生検)[4]のアセチルコリンエステラーゼ染色にて，粘膜固有層粘膜筋板にアセチルコリンエステラーゼ陽性線

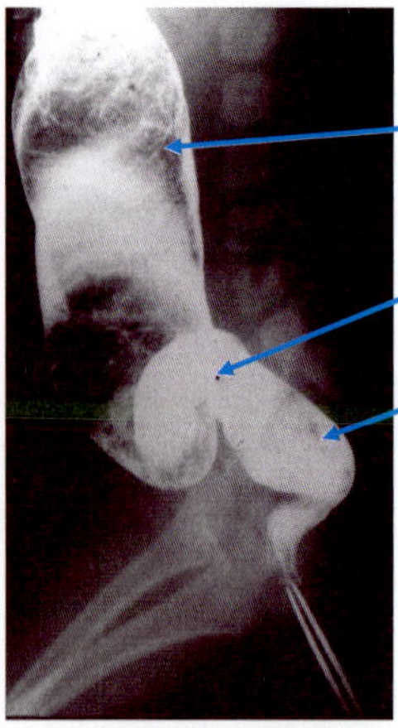

図4 注腸造影(肉眼所見)と病理の関係

維の増生，粘膜下層に神経節細胞の欠如が証明されることである．無神経節腸管の範囲の同定には注腸造影が参考になり，無神経節部の範囲により術式の選択がなされる．

3. 鑑別診断

回腸閉鎖，慢性機能性便秘，Hirschsprung病類縁疾患(次項で詳述)，低位鎖肛の直腸皮膚瘻などがある．

治 療

1. 術前管理と診断治療のアルゴリズム

拡張腸管に便が貯留し，腸炎を起こすと重篤化する．短域型では浣腸や腸洗浄によりコントロール可能であれば，経口摂取で体重増加を待って根治術を行う．新生児期に根治術を行う施設もあるが，経肛門手術ではある程度身体が大きく，肛門をブジーにより十分に拡張させて手術したほうが安全で確実な手術ができるので，3か月以後に手術を行っている．全結腸型では新生児イレウスのかたちで発症し，回腸閉鎖との鑑別で開腹により診断され，いったん拡張腸管に人工肛門を造設し，体重増加を待って根治術を行う．なお，無神経節領域の長さにより治療指針が異なるので，診断治療のフローチャートを図6に示す．

2. 手術(開腹手術から非開腹手術へ)

本症の根治手術は，無神経節腸管を切除して正常神経節腸管を肛門に吻合する手術である．その方法として，①無神経節部をほぼ完全に切除して正常腸管を肛門に吻合するSwenson法(rectosig-

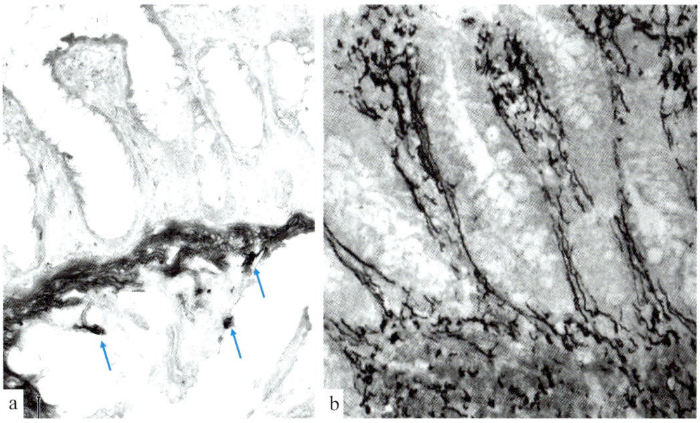

図 5　アセチルコリンエステラーゼ(AchE)染色

a：正常．粘膜下層神経節細胞(→)を認める

b：Hirschsprung 病．粘膜筋板から粘膜固有層にかけて太い AchE 陽性神経線維の増生を認める．陽性線維は粘膜固有層の先端に達し，ネットワークを形成する

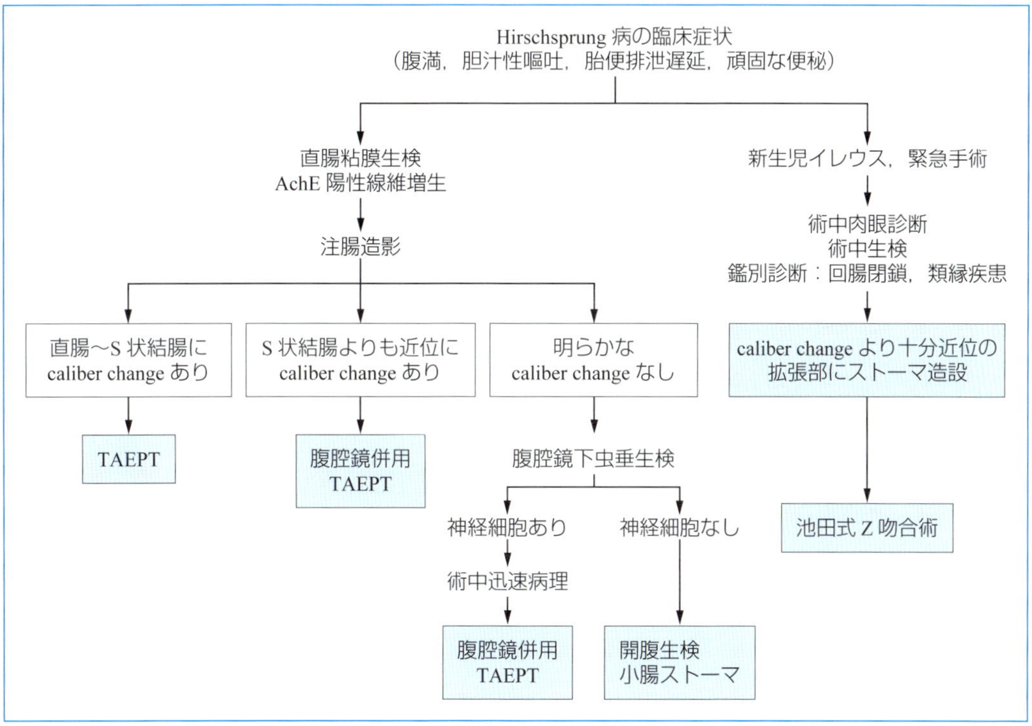

図 6　Hirschsprung 病の診断治療フローチャート

moidectomy)，②無神経節の直腸の前壁を残し後壁の後ろに正常腸管を引き下ろす Duhamel 法 (retrorectal pull-through)，③無神経節の直腸の粘膜を抜去し，直腸筋層を残したカフの中に正常腸管を引き下ろす Soave 法(endorectal pull-through)を三大術式として，開腹手術による根治手術が標準とされ，それぞれの欠点を補う改良術式が多く報告されてきた．Duhamel 法では blind pouch をなくす術式として圧座鉗子や GIA を用いる Z 型吻合術がわが国で考案され，わが国でもっ

とも多い術式で，術後成績も満足すべきものであった[1]．

しかし，腹腔鏡の登場により，本症の根治手術に大きな革命がもたらされた．1994年からDuhamel法，Soave法，Swenson法それぞれにおいて，腹腔鏡による非開腹手術が導入されてきた．腹腔鏡手術では，腹部の術創はカメラポートを含めて3か所の小創で十分となった．さらに，腹腔鏡手術を経験していくうちに，腸間膜の血管処理は腹腔鏡が必要であるが，直腸の粘膜剝離は肛門からのアプローチのみで十分であることが判明してきた．そこで1998年に，腹腔鏡を用いない肛門からの操作のみの経肛門的プルスルー(transanal endorectal pull-through：TAEPT)が発表され，この方法が普及するようになった[5]．TAEPTでは腹部には全く創はなく，腹腔内操作がないため，出血や他の臓器の損傷や癒着性イレウスなどの心配がない．最近は確実な手術を施行するために，腹腔内の観察による腸管の走行やカフの確認ため，臍部からのカメラポートのみのone port腹腔鏡補助下TAEPTが主流である．この術式も腹部は臍部以外に傷がないため，腹部に傷のない手術である．

3. 術 後

TAEPTでは，頻便のため肛門部のスキンケアが必要な場合がある．Z型吻合では，術後早期は定期的な浣腸により便貯留を防ぎ，排便習慣をつける．術後排便機能は経年的に改善し，術後5年では90%以上の症例がほぼ正常な排便状態となる[6]．ただし，一部の症例では下痢時の汚染や便秘を呈する症例もあり，長期的なケアが必要である．

合併症

術前腸炎，術後腸炎，癒着性イレウス，縫合不全，術式によりTAEPTでは術後早期の頻便，Z型吻合では直腸便貯留など．

表1　無神経節領域の長さによる死亡率

	I期	II期	III期
全症例	7.1%	4.9%	3.0%
全結腸未満	4.1%	3.2%	1.4%
全結腸以上	40.0%	21.5%	15.8%
全結腸型	30.4%	8.0%	7.1%
小腸型	53.6%	33.3%	35.5%
回盲弁から30 cm以上Treitz靱帯より70 cmまで	32.0%	11.0%	25.0%
Treitz靱帯より70 cmよりも口側に及ぶ	71.0%	59.0%	83.3%

I期：1978〜1982年，II期：1988〜1992年，III期：1998〜2002年

転帰・長期予後

生命予後は一般に良好であるが，無神経節領域がきわめて長い小腸型では，Treitz靱帯から70 cm以上口側に病変が及ぶと死亡率が83%と高い(表1)．これらの症例は短腸症となるため，長期にわたる静脈栄養や経腸栄養管理が必要となる．TAEPT術後の排便機能は，術後早期は排便回数が多く，肛門びらんなども経験されるが，1年以上経過すると良好な排便状態が得られている．

●文献

1) Suita S, et al.：Hirschsprung's disease in Japan：analysis of 3852 patients based on a nationwide survey in 30 years. J Pediatr Surg 40：197-202, 2005
2) Okamoto E, et al.：Embryogenesis of intramural ganglia of the gut and its relation to Hirschsprung's disease. J Pediatr Surg 2：437-443, 1967
3) Taguchi T, et al.：Fibromuscular dysplasia of arteries in Hirschsprung's disease. Gastroenterology 88：1099-1103, 1985
4) Hirose R, et al.：The simple technique of rectal mucosal biopsy for the diagnosis of Hirschsprung's disease. J Pediatr Surg 28：942-944, 1993
5) 田口智章，他：Hirschsprung病に対する低侵襲手術. 医学のあゆみ 213：813-817，2005
6) Suita S, et al.：Longterm outcomes and quality of life after Z-shaped anastomosis for Hirschsprung's disease. J Am Coll Surg 187：577-583, 1998

(田口智章)

22 Hirschsprung 病類縁疾患

概 念

1. 定 義

Hirschsprung 病類縁疾患(H 類縁)は，直腸生検にて神経節細胞は存在するのに Hirschsprung 病(H 病)と同じような症状をきたす疾患の総称である．英文論文では, Ravitch が pseudo Hirschsprung's disease として 1958 年に報告[1]したのが最初で, allied disorders of Hirschsprung's disease, variant Hirschsprung's disease[2]などともよばれてきた．わが国では，石田らが congenital oligoganglionosis of the intestine として 1964 年に報告[3]して以来注目され，平成 3～6 年度「文部省科研費総合研究 A」として岡本らが全国調査を行い，単行本にまとめた[4]．また hypoganglionosis には，先天性(congenital)のもののみならず後天性(acquired)のものが存在することが明らかになった[5]．疾患の稀少性のため，その分類や治療方針に関するコンセンサスが得られていない．現在のところ，病理学的に神経節細胞が異常なものと正常なものに分類するのが一般的であるが，これらのなかには難治性のものと自然治癒傾向のものが混在し，それぞれの診断基準が定まっていないため，診断・治療に難渋しているのが現状である．

2. 分 類

厚生労働省の研究班(田口班)[6]では，岡本班の分類および文献的な報告を参考にし，病理学的所見(**図 1**)を基本に 8 疾患に分類している(**表 1**)．神経節細胞異常群は immaturity of ganglia(IG, 神経節細胞未熟症)，そして hypoganglionosis (HG, 腸管神経節細胞僅少症)，これには congenital と acquired があり，さらに intestinal neuronal dysplasia(IND)を加えた 4 疾患がある．神経節細胞正常群は megacystis microcolon intestinal hypoperistalsis syndrome(MMIHS, 巨大膀胱短小結腸腸管蠕動不全症)，segmental dilatation (SD, 腸管部分拡張症)，internal anal sphincter achalasia(IASA)，chronic idiopathic intestinal pseudoobstruction(CIIP, 慢性特発性偽性腸閉塞症)の 4 疾患としている．多くは新生児期に発症するため先天性と考えられるが，CIIP と SD の一部と acquired HG は後天性である．

3. 病 型

病変の範囲は IG, congenital HG, MMIHS, CIIP は全腸管に及ぶ．一方, IND, acquired HG, IASA, SD は限局性の病変と考えられる．

疫 学

H 病は出生 5,000 人に 1 人，つまり現在のわが国の出生数は約 100 万人なので，1 年間に 200 人発生している．一方 H 類縁は, 1993～1996 年の岡本班の調査では，研究班の班員の 10 施設でその年までに経験した全症例が合計 130 例であった[4]．平成 23～25 年度厚生労働省の研究班(田口班)の全国調査では，2001 年から 2010 年までの 10 年間に約 350 例である[6]．**表 1** にその内訳を示す．いずれの調査も疾患内訳はほぼ類似している．田口班調査は回答率がほぼ 100% なので，わが国ではいずれの調査でも congenital HG と CIIP の症例数が多く，2 大疾患といえる．最近 10 年間で，それぞれ 100 例程度である．

病 理

神経節細胞異常群では, IG は筋間神経叢(Auerbach plexus)は正常の大きさで神経節細胞の数は正常またはやや増加であるが，神経節細胞の核が

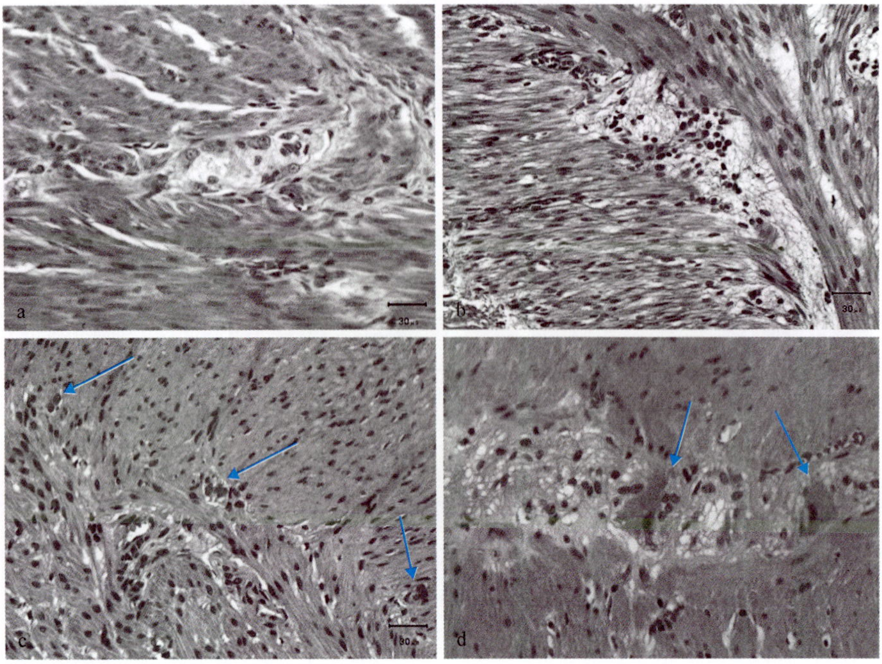

図1 H類縁疾患の病理像〔口絵19，p.vi〕

a：CIIP(normal)，b：immaturity，c：congenital hypoganglionosis，d：acquired hypoganglionosis

表1 H類縁疾患のわが国における症例数

	田口班(2013)	岡本班(1996)
a. 神経節細胞異常群		
IG	28(7.9%)	26(24.1%)
HG	130(36.6%)	44(40.8%)
congenital	121(34.1%)	
acquired	9(2.5%)	
IND	18(5.1%)	5(4.6%)
b. 神経節細胞正常群		
MMIHS	33(9.3%)	9(8.3%)
SD	43(12.1%)	NE
IASA	3(0.8%)	NE
CIIP	100(28.2%)	24(22.2%)
Total	355(100%)	108(100%)

〔岡本英三(監)：Hirschsprung病類縁疾患―病態解明と診断・治療の研究．永井書店，1997/田口智章，他：厚生労働科学研究費補助金難治性疾患等克服研究事業(難治性疾患克服研究事業)―小児期からの消化器系希少難治性疾患群の包括的調査研究とシームレスなガイドライン作成．平成24年度総括・分担研究報告書(研究代表者 田口智章)，2013〕

小さく胞体が少ない(図1-b)．congenital HGでは神経叢が小さく，神経節細胞の数が少なく大きさも小さい(図1-c，→は数少ない小型の神経節細胞の集簇)．acquired HGは神経叢の大きさは正常であるが，神経節細胞の変性と現象がみられグリア細胞が増加している(図1-d，→は変性した神経節細胞)．INDでは粘膜下神経叢(Meissner plexus)の1個当たりの神経細胞の数が多くgiant gangliaとよばれる．さらに，AchE陽性線維が粘膜筋板や粘膜固有層に増生しており，粘膜固有層の所見はH病に類似している．しかしH病ほど神経線維の太さが太くなく増殖も強くない．

神経節細胞正常群は，筋間神経叢および粘膜下神経叢ともに正常である(図1-a)．したがって，確定診断には全層生検により神経節細胞が正常であることを証明する必要がある．なおCIIPでは，ペースメーカー細胞であるCajal細胞が少ない症例も報告されている．

病 因

全く不明である．acquired HGは，後天的原因で腸管神経節細胞が消失すると考えられるが，原因については不明である．

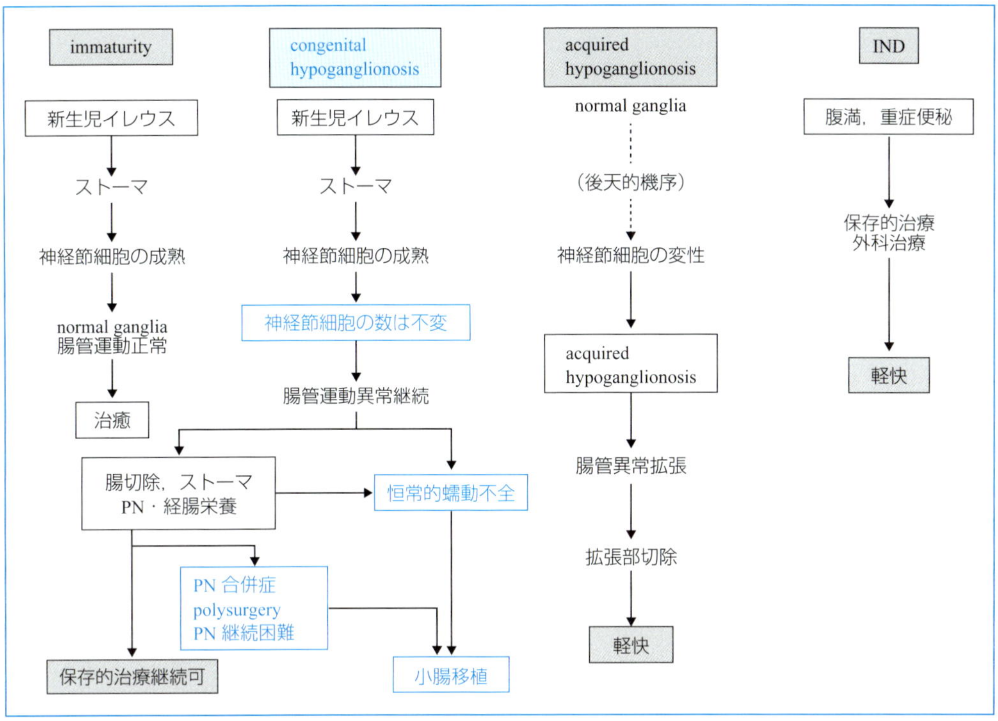

図 2　H 類縁疾患（神経節細胞異常群）の病型と予後
青字は予後不良群の経過

臨床症候

新生児期からの腹部膨満，胆汁性嘔吐などの下部消化管閉塞症状で発症することが多い．IG や congenital HG や MMIHS は新生児イレウスをきたし，小腸型 H 病や回腸閉鎖と鑑別を必要とする．また乳児期以降では，持続する頑固な便秘や腹部膨満で発見される場合もある．CIIP では，症状の軽減と再燃を繰り返す場合がある．

診断・検査

①腹部単純 X 線：イレウス症状で発症する症例は，腸管異常拡張像と多発鏡面像形成がみられる．小腸閉鎖と異なり，結腸にも少しガスがみられる．

②注腸造影：IG は microcolon を呈することが多い．MMIHS は microcolon と短結腸と腸回転異常，そして造影剤の胃への容易な逆流がみられる．SD は，消化管造影で部分拡張した嚢状の腸管に造影剤が流入し描出される．

③直腸粘膜生検の AchE 染色：IND では giant ganglia と AchE 陽性線維の増生がみられる．

④直腸肛門内圧検査：直腸肛門反射が陽性または非典型的に陽性である．ただし IASA では，直腸粘膜生検の AchE は正常であるが，直腸肛門反射が陰性である．そのため，病変範囲のきわめて狭い ultrashort segment aganglionosis と同義語で扱われることもある．

重症度と治療方針（図 2，3）

IG は新生児イレウスで発症し，回腸人工肛門が造設される．その後，時間の経過とともに神経節細胞が成熟し腸管が動くようになると人工肛門閉鎖可能である．congenital HG と SD は拡張部腸管切除により臨床症状が軽快する．IND は，便秘による二次的変化や神経成熟の過程といった意見もあり，また世界の一定地域しか報告がないなど，本当の病気かどうか疑問視する意見もある．最近は，1 歳未満では正常でもみられるため診断すべきでないという意見もある．1 歳未満で IND の所見がみられても，保存的治療による軽快するものが大部分と考えられる．IASA も便秘の診断過程で発見される．欧米では多くの症例を有する報告

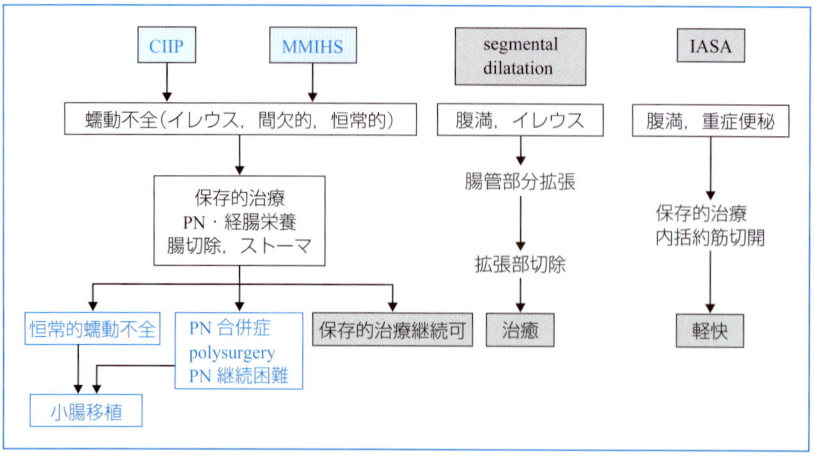

図 3　H 類縁疾患(神経節細胞正常群)の病型と予後
青字は予後不良群の経過

もあるが，わが国ではまれである．治療は肛門ブジー，括約筋切開術，ボツリヌストキシン注入などが有効とされている．これらの疾病は予後良好群といえる．

一方，病変範囲が広く，腸閉塞の症状が継続または反復するものは congenital HG，MMIHS，CIIP の 3 疾患である．腸が動かないために腸内細菌が異常繁殖し敗血症で死に至ったり，高カロリーの点滴を長期間続けることで肝臓に負担がかかり肝不全になるほど，予後不良群である．治療は，①浣腸，腸洗浄，減圧チューブ留置，ストーマやチューブ腸瘻による消化管の減圧，②高カロリーの点滴による中心静脈栄養管理，③動かない拡張腸管の切除，などであるが，いずれも対症的治療である．根治的には胃を含む小腸移植や多臓器移植であるが，小児の脳死が少ないわが国ではむずかしい．また，小腸移植の長期成績もまだ満足すべきものとはいえない．

合併症

長期静脈栄養に伴うカテーテル感染，肝機能障害．拡張腸管における腸内細菌の異常増殖による敗血症，ショックなどで急死する場合があり，十分な注意が必要である．

転帰・長期予後

予後良好群(IG, acquired HG, IND, SD, IASA)の 5 疾患の予後は良好である．適切な治療により，生命予後や QOL も良好である．一方，予後不良群(congenital HG，MMIHS，CIIP)の 3 疾患は，蠕動不全が継続ないし反復する．そのため長期にわたる静脈栄養や経腸栄養を必要とすることから QOL は不良で，腸やカテーテル感染や肝障害により死に至る場合もあり，生命予後も不良であった．しかしカテーテル管理や在宅静脈栄養の進歩により，近年は生命予後や QOL が改善している．

●文献

1) Ravitch MM：Pseudo Hirschsprung's disease. Ann Surg 147：781-795, 1958
2) Puri P：Variant Hirschsprung's disease. J Pediatr Surg 32：149-157, 1997
3) 石田正統，他：先天性腸壁神経節細胞欠乏症．手術 18：536-540，1964
4) 岡本英三(監)：Hirschsprung 病類縁疾患—病態解明と診断・治療の研究．永井書店，1997
5) Taguchi T, et al.：New classification of hypoganglionosis：congenital and acquired hypoganglionosis. J Pediatr Surg 41：2046-2051, 2006
6) 田口智章，他：厚生労働科学研究費補助金難治性疾患等克服研究事業(難治性疾患克服研究事業)—小児期からの消化器系希少難治性疾患群の包括的調査研究とシームレスなガイドライン作成．平成 24 年度総括・分担研究報告書(研究代表者　田口智章)，2013

(田口智章)

23 small left colon syndrome，胎便性イレウス

概 念

1．small left colon syndrome (SLCS)

胎便栓が形成されて腸閉塞症状を呈する疾患で，超低出生体重児に多い．注腸検査で胎便の詰まった狭小化した左結腸を認め，胎便栓の排泄により症状が改善する．

2．胎便性イレウス (meconium ileus：MI)

腸閉塞を生じる常染色体劣性遺伝の疾患で，嚢胞性線維症(cystic fibrosis：CF)に合併する．CFによって生じた高度の粘着性を有した胎便が，回腸末端から結腸に固着する．腸閉塞は成人後にも繰り返し発症する．

疫 学

1．SLCS

超低出生体重児に多い．また，インスリン依存性糖尿病の母親をもつ児の40〜50%に発症する．

2．MI

CFの発生頻度は，白人1/2,500，黒人1/7,000，東洋人1/5,000で[1)]，これらの約20%にMIが発現する[2)]．

病態生理

1．SLCS

胎便栓が回腸末端を閉塞する．一部で腸管神経節細胞の未熟性を認める．胎児期に十分量の胎便が結腸に到達しないことで，狭小化した結腸を生じる[3)]．

2．MI

腸管の水分吸収過多や粘性の強い粘液により，腸管粘膜が損傷され，回腸末端や盲腸のcryptやvilliに腸管内容が固着する．さらに，炎症による腸管運動異常，膵分泌低下や胆汁酸の吸収障害が腸管閉塞を助長する[2)]．

病 因

1．SLCS

腸管神経系の未熟性や，グルカゴンの影響による腸管運動機能の低下が考えられる．

2．MI

cystic fibrosis transmembrane conductance regulator (CFTR)の欠損で，Cl^-とHCO_3^-の分泌が低下する．HCO_3^-の減少はCa^{2+}の関与する腸管壁のムチンの形成に異常を生じ，粘液が粘稠となる．epithelial sodium channelのアップレギュレーションで，ナトリウムと水分の腸吸収が増強される．

臨床症候

SLCSもMIも，胎便の排泄遅延と腸閉塞症状を認める[3)]．SLCSは症状が一過性で，加齢により改善するが，MIは症状の再発や多彩な腹部症状を呈し，成人期まで達する[4)]．

診 断

1．検 査

1）SLCS

腹部単純X線で，拡張した腸管像と胎便の充満した結腸を認める．注腸検査で，胎便による陰影欠損を伴う狭小化した結腸を認める．直腸粘膜生検で，アセチルコリンエステラーゼ(AChE)陽性神経線維の増生を認めない．腸管の全層生検で，一部の症例に核径の小さい神経節細胞が認められる[5)]．

2）MI

汗の Cl 濃度が 60 mEq/L 以上であれば CF が疑われる．*CFTR* 遺伝子異常が証明できれば診断が確定できるが，異常を証明できない症例もある．わが国の症例では特定できていない．新生児では，免疫反応性トリプシンの血清中濃度が上昇する．胎児超音波で，高エコーな腸管像を認める[2)]．

2．鑑別診断

1）SLCS

超低出生体重児では，壊死性腸炎やその他の腸閉塞を生じる疾患と鑑別する．腸管全層生検で，正常ないしは小型の神経節細胞を含む正常神経叢を観察することで，Hirschsprung 病や hypoganglionosis と鑑別する．

2）MI

汗の電解質濃度や遺伝子診断で，腸閉塞症状が遷延した SLCS と鑑別する．幼児期以降では，便秘症，虫垂炎，腸重積，中腸軸捻転，などを鑑別する[2)]．

治　療

1．SLCS

超低出生体重児では，透視室への搬送を避けて，生理食塩水浣腸を行う．生理食塩水浣腸が無効または胎便栓が10日以上経過している例は，生理食塩水で2倍に希釈したアミドトリゾ酸ナトリウムメグルミン（ガストログラフイン®）を 50 cm 水柱圧で，X 線透視下に回腸末端に達するまで注腸する．無効例は，腸瘻を作成して胎便を洗い流す[5)]．

2．MI

新生児期には，生理食塩水で2～4倍に希釈したガストログラフイン® を注腸する．無効例は，腸瘻を造設して胎便を洗い流す．乳児期以降では，高浸透圧か等浸透圧のガストログラフイン® またはアセチルシステインを含む浣腸，あるいは腸洗浄液の経口投与を用いる．ジオクチルソジウムスルホサクシネートやラクツロースは腸閉塞症状の発現防止に有用である[6)]．

予　後

1．SLCS

ガストログラフイン® の注腸で，約 80% に腸閉塞症状の改善が期待できる．診断から 2 週間以上経過すると成功率が下がる．腸管穿孔は予後を悪くする．

2．MI

CF の病態生理の解明に伴って，栄養管理や適切な抗菌薬の使用と呼吸管理が改善され，生存率の向上が著明である[2)]．

●文献

1）Casaccia G, et al.：The impact of cystic fibrosis on neonatal intestinal obstruction：the need for prenatal/neonatal screening. Pediatric Surg Int 19：75-78, 2003
2）Carlyle BE, et al.：A review of pathophysiology and management of fetuses and neonates with meconium ileus for the pediatric surgeon. J Pediatr Surg 47：772-781, 2012
3）Kubota A, et al.：Meconium-related ileus in extremely low-birthweight neonates：etiological considerations from histology and radiology. Pediatr Int 53：887-891, 2011
4）van der Doef HP, et al.：Intestinal obstruction syndromes in cystic fibrosis：meconium ileus, distal intestinal obstruction syndrome, and constipation. Curr Gastroenterol Rep 13：265-270, 2011
5）Emil S, et al.：Meconium obstruction in extremely low-birth-weight neonates：guidelines for diagnosis and management. J Pediatr Surg 39：731-737, 2004
6）Colombo C, et al.：Guidelines for the diagnosis and management of distal intestinal obstruction syndrome in cystic fibrosis patients. J Cyst Fibros 10：S24-S28, 2011

（渡邉芳夫）

24 吸収不良症候群

概 念

消化吸収障害に起因する栄養素の吸収障害により，欠乏した栄養素による特異的な臨床症状，体重増加不良，便通異常などを呈する症候群である．類似の症候は，摂食障害，投与過誤，利用亢進，尿中・便中への喪失でも出現しうることから，鑑別が必要である．

疫 学

明らかな発生頻度は不明である．小児においては，乳糖分解酵素欠乏による二次性乳糖不耐症の頻度がもっとも多いが，診断技術や外科手術の向上に伴い，Crohn 病，食物過敏性腸症，短腸症候群による吸収障害の経験も多くなってきている．

病因・病態

病因別に分類すると，①消化酵素の異常，②小腸吸収面積の狭小，③栄養素の吸収・輸送経路障害，④その他，に大きく分けられる（表 1）[1]．以下に，わが国で認められる疾患のうちで比較的頻度の高いものを中心に述べる．

1．消化酵素の異常

1）小腸消化酵素の欠乏

上述のように急性胃腸炎後などの二次性乳糖不耐症が最多であり，2 週間以上持続する下痢のほとんどは程度の差はあれ合併していると考えられる．刷子縁における乳糖を含めた二糖類の加水分解が不完全な場合，糖が大腸に吸収されないまま流入するため，過剰な糖および腸内細菌によって分解・産生された有機酸により管腔内の浸透圧が上昇して，浸透圧性下痢を生じる．年長児では，糖を腸内細菌が分解するときに発生する水素ガスなどによる痙性の腹痛のほうが問題になることもある．先天性のものはわが国では少ないが，スクラーゼ・イソマルターゼ欠損症（常染色体劣性遺伝）はまれに認められる[1]．しょ糖，グルコースポリマーを含む食事を摂取すると鼓腸，水様性下痢などの症状を呈する．エンテロキナーゼ欠損症はまれであるが，膵トリプシノーゲン活性欠損による蛋白質分解不全に伴う重症下痢と低蛋白血症が特徴である．

2）膵外分泌機能不全

欧米では嚢胞性線維症（cystic fibrosis）が代表的な疾患であるが，わが国ではまれである．先天的な疾患として Shwachman-Diamond 症候群があるが，さらにまれである．後述する「栄養失調症」に続発するものの頻度が高いことが知られている．

2．小腸吸収面積の狭小

1）腸管感染症

腸粘膜萎縮による吸収不全症を起こす病原体として，ロタウイルス，カンピロバクター，赤痢菌，サルモネラ菌が知られている．わが国ではまれであるが，海外ではランブル鞭毛虫，クリプトスポリジウムが問題になることもある．

2）消化管の切除

50% に及ぶ小腸切除が行われた場合に，短腸症候群（short bowel syndrome）に陥る．まれながら，腸回転異常，腹壁破裂など胎生期の異常で先天性短腸症を呈する例がある．短腸症候群では，糖および脂質吸収不全が認められ，下痢に加えて成長障害をもたらすことが多い．その他，胃切除，小腸の部分切除などにより起こりうる症候について表 2 に示す．

表1　吸収不良症候群の原因別分類

消化酵素の異常	1．小腸消化酵素の欠乏 　1）原発性・二次性乳糖不耐症 　2）スクラーゼ・イソマルターゼ欠損症 　3）エンテロキナーゼ欠損症 2．膵外分泌機能不全 　1）嚢胞性線維症 　2）Shwachman-Diamond 症候群 　3）慢性膵炎 　4）Pearson 症候群
小腸吸収面積の狭小	1．腸管感染症 ロタウイルス，カンピロバクター，赤痢，サルモネラ感染症，ランブル鞭毛虫，クリプトスポリジウム感染症 2．消化管の切除 　1）短腸症候群 　2）Crohn 病 　3）食物過敏性腸症
栄養素の吸収・輸送経路障害	1．肝・胆道疾患 　1）胆道閉鎖症 　2）その他の胆汁うっ滞 　　Alagille 症候群，家族性新生児肝炎など 2．先天性微絨毛萎縮症 3．その他の先天性吸収・輸送不全 　1）先天性グルコース・ガラクトース吸収不全症 　2）クロール漏出性下痢症 　3）先天性ナトリウム性下痢症 　4）無βリポ蛋白血症 　5）アミノ酸輸送異常 　　シスチン尿症，Hartnup 病，メチオニン吸収不症など 　6）腸性先端皮膚炎（亜鉛吸収不全） 　7）Menkes 症候群（銅吸収不全）
その他	1．うっ滞性ループ症候群（細菌過剰増殖症候群） 2．免疫不全症 重症複合型免疫不全症，無ガンマグロブリン血症，Wiscott-Aldrich 症候群，分類不能型免疫不全症，慢性肉芽腫症，後天性免疫不全症候群（AIDS）など 3．栄養失調症 慢性吸収不全症 4．薬剤性 メトトレキサート，ネオマイシン，スルファサラジン，コレスチラミン，フェニトイン

〔永田　智：吸収不全症候群．矢田純一，他（監），今日の小児治療指針（第12版）．医学書院，296-297，2000，より引用改変〕

表2　消化管の切除により起こりうる症候

	吸収に必要な作用	作用を受ける臓器	吸収部位	欠乏症状
鉄	3価→2価	胃	小腸上部	小球性低色素性貧血
ビタミンB_{12}	内因子と結合	胃	回腸末端	巨赤芽球性貧血
葉　酸	—	—	小腸上部	巨赤芽球性貧血，母親の妊娠中の欠乏で，胎児に二分脊椎，無脳症，脳瘤
胆汁酸	—	—	回腸末端	必須脂肪酸欠乏

3）Crohn 病

小腸を主要病変とするCrohn病では正常な吸収上皮が失われるため，吸収障害を呈し，慢性下痢，体重増加不良の原因となる（詳細は**各論 D-Ⅲ.14. Crohn 病**を参照）．

4）食物過敏性腸症

IgE 非依存性の食物アレルギーの1つに分類される同疾患では，小腸粘膜の萎縮を伴う吸収不良を呈し，体重増加不良，遷延性下痢の原因となる．欧米では，グルテン過敏性腸症（セリアック病）が主体であるが，わが国では牛乳アレルギーによるものが多い．

3．栄養素の吸収・輸送経路障害

1）肝・胆道疾患

胆道閉鎖症に代表される胆汁うっ滞型肝疾患および胆管系疾患では，十二指腸胆汁酸濃度がミセル形成限界濃度より低下することにより，脂肪吸収障害を生ずる．脂肪性下痢に加えて，脂溶性ビタミン（ビタミンA，D，E，K）の欠乏を起こしやすい．各ビタミンの欠乏症状について**表3**に示す．

2）先天性微絨毛萎縮症

出生時に難治性水様性の下痢および重症の吸収不全を呈する疾患であり，新生児に始まる持続性下痢の原因で最多とされる．小腸生検標本の電子顕微鏡検査による診断が必要である．

3）その他の先天性吸収・輸送不全

先天性グルコース・ガラクトース吸収不全症（常染色体劣性），クロール漏出性下痢症（7番染色体突然変異），先天性ナトリウム性下痢症，無βリ

表 3 各種ビタミンの特異的欠乏症状

		欠乏症状
水溶性ビタミン	ビタミン B_1	脚気(多発ニューロパチー，心不全，全身浮腫)
	ビタミン B_2	口角炎，口唇炎，舌乳頭萎縮
	ナイアシン	ペラグラ
	ビタミン B_6	多発ニューロパチー(時にイソニアジドにより誘発)口内炎，口角炎，易刺激性，うつ病
	ビタミン B_{12}	巨赤芽球性貧血
	葉　酸	巨赤芽球性貧血，母親の妊娠中の欠乏で，胎児に二分脊椎，無脳症，脳瘤
	ビタミン C	壊血症(出血傾向，乾皮症，易感染性)
脂溶性ビタミン	ビタミン A	夜盲症，皮膚炎，成長障害
	ビタミン D	くる病，骨軟化症(低カルシウム血症)
	ビタミン E	溶血性貧血，脂肪吸収障害，多発ニューロパチー，動脈硬化の促進
	ビタミン K	血液凝固障害(凝固因子 II，VII，IX，X 活性低下)，新生児メレナ

ポ蛋白血症(常染色体劣性)，アミノ酸輸送異常(シスチン尿症，Hartnup 病，メチオニン吸収不症など)，腸性先端皮膚炎(亜鉛吸収不全)，Menkes 症候群(銅吸収不全により成長障害，縮れ毛，小脳変性症などを呈する)などがおもなものである．

4．その他

1）うっ滞性ループ症候群(盲係蹄症候群：細菌過剰増殖症候群)

先天的な原因(十二指腸靱帯による回転異常，狭窄，腸管重複症，十二指腸膜様狭窄，憩室など)，後天的原因(術後癒着，Crohn 病など)により小腸内容物が停滞し，小腸の細菌が増殖を促すことにより，二糖類吸収障害(小腸粘膜の微絨毛刷子縁の損傷)，ビタミン B_{12} 吸収障害(ビタミン B_{12} と結合)，脂肪吸収障害(胆汁酸塩の脱抱合)などを呈する．

2）免疫不全症

重症複合型免疫不全症，無ガンマグロブリン血症，Wiscott-Aldrich 症候群，分類不能型免疫不全症，慢性肉芽腫症，後天性免疫不全症候群(acqwired immune deficiency syndrome：AIDS)などの消化器合併症で吸収不全状態がしばしば観察される．多くは日和見感染に起因する吸収障害と解されるが，膵外分泌機能不全，消化管肉芽腫による吸収不全(慢性肉芽腫症)も報告されている．

3）栄養失調症

腸管の機能障害，免疫不全，小腸細菌増殖などにより，慢性的に蛋白，総エネルギーが不足すると，膵機能，小腸機能が損なわれ，吸収不全を呈する．

臨床症候

摂取エネルギーの絶対的な不足による体重増加不良(体重減少)，貧血，浮腫などとビタミンなどの特異的欠乏症状(表 2，3)を呈して気づかれることが多いが，自覚症状が乏しく，易感染性による日和見感染に罹患して医療機関を訪れるケースもあり多彩である．

診　断

1．検　査

1）栄養状態の把握

小児の身体計測による栄養評価法には Waterlow の分類を用いる．「年齢に対する身長」「年齢に対する体重」「身長に対する体重」が有効に使用されている．「年齢に対する身長」は慢性の栄養状態を反映し，95% 未満を慢性栄養障害と判定する．「年齢に対する体重」は最近と長期を含めた総合的な栄養状態，「身長に対する体重」は急性の栄養障害をそれぞれ反映するといわれている．「身長に対する体重」は，90% 未満を急性栄養障害と判定する[2]．

血清学的評価として，小児では成人の栄養指標(血清総蛋白 6.0 g/dL 以下，血清アルブミン値 3.5 g/dL 以下，総コレステロール値 120 mg/dL 以下)は一般に適応されない．プレアルブミン，ラクトフェリン，レチノール結合蛋白(retinol-binding protein：RBP)など rapid turn-over protein が時に参考にされるが，各年齢別の標準値は確定していない．

2）脂肪吸収不全に対する検査

a．便ズダン III 染色

便中脂肪の顕微鏡検査で，吸収不全の診断にもっとも有用なスクリーニング検査である．新生児では膵酵素が生理的に低いため，偽陽性になることがある．

b．便中脂肪定量検査

便ズダンIII染色で偽陽性が疑われた場合，72時間蓄便を行い，摂取脂肪量と便中脂肪量を測定する．摂取脂肪量の7%を超える便中排泄があった場合，脂肪吸収不全と判定する．

3）膵外分泌機能不全に対する検査

a．便中エラスターゼ1測定

以前は，侵襲的なセクレチン・コレシストキニン刺激試験に代わって，PFD試験（BT-PABA試験）における尿中PABA排泄率の測定が主流であったが[3)]，さらに簡便で特異度の高い膵外分泌能の検査として頻用されるようになった．エラスターゼ1はヒトの膵臓の特異的酵素であり，腸内輸送障害や膵酵素補充の影響を受けにくく，便検体を室温で1週間放置しても測定に影響がない．

b．血清トリプシノーゲン測定

残存膵機能を反映する優れたスクリーニング法といわれている．

4）糖質吸収不全に対する検査

a．便クリニテスト

乳糖分解酵素のような還元糖の欠乏症に対して，ベッドサイドで簡便にできるスクリーニングテストである．評価はマイナスから4＋までの各段階に分かれ，2＋以上は還元糖吸収不全が疑われる．しょ糖は還元糖でないため，塩酸による加水分解全処置が必要である．

b．便中pH測定

小腸で吸収されなかった糖は，大腸の腸内細菌により有機酸に分解されるため，便は酸性化する．便中pHが5.6以下では，糖質吸収不全が示唆される．

c．呼気中水素測定試験

糖質1～2 g/kg（最大50 g）を経口負荷し，2時間後までの呼気を経時的に収集し，呼気中の水素ガスの濃度を測定する[4)]．さまざまな糖質の吸収不全を評価することができる利点があるが，抗菌薬や腸内細菌のインバランスの影響を受けやすいという難点もある．20 ppmを超える水素産生があった場合に糖質吸収不全と判定する．

5）蛋白吸収不全に対する検査

便中の窒素はほとんどが腸内細菌由来のため，摂取蛋白量と便中窒素量を比較したバランススタディでは，蛋白吸収不全は評価できない．

a．血清アルブミン値測定

一般に栄養評価に利用されるパラメーターではあるが，同値が低値の場合でも，蛋白漏出性腸症，肝疾患，腎疾患，急性炎症による影響が否定されない限り，直ちに食事蛋白の同化障害を示すものとは考えにくいという難点がある．

b．便中α1-アンチトリプシン測定

1回のスポット測定で，蛋白漏出性腸症の診断に有効である．

6）小腸の吸収面積の評価（D-xyloseテスト）

D-xylose（ザイロースもしくはキシロース）14.5 g/m^2（最大25 g）を経口負荷し，1時間後の血中濃度が25 mg/dL未満であれば空腸粘膜狭小化が疑われる．ビタミンB_{12}は回腸末端で吸収されるため，回腸の吸収面積を評価するために放射性同ビタミンを用いたSchilling試験で測定することもある．24時間蓄尿を行い，放射性ビタミンB_{12}の尿中排泄が摂取量の5%未満の回収であった場合，回腸吸収面積狭小と判断する．

7）各栄養素血中濃度測定

血中濃度低下により吸収不全のスクリーニングが可能な栄養素は，鉄，葉酸，カルシウム，亜鉛，マグネシウム，ビタミンD（その代謝物），ビタミンA，ビタミンB_{12}などである．

2．鑑別診断

栄養素の摂取障害，体内利用亢進，尿への喪失，腸管への漏出の鑑別が有用である．蛋白，脂質の腸管漏出を伴う疾患として重要なものについて述べる．

・腸管リンパ管拡張症

腸管から吸収された脂肪は，通常，リンパ管を通って輸送されるため，腸管リンパ管拡張症では，腸管への蛋白，脂質漏出による低アルブミン血症，低ガンマグロブリン血症，脂質便，リンパ球減少症，乳び腹水などを呈する．原発性のほかに，外科手術によるリンパ管損傷，慢性右心不全，後腹膜腫瘍，腸回転異常によるリンパ管閉塞が原因となりうる．

3. 診断確定法

先天性微絨毛萎縮症，食物過敏性腸症，Crohn病，無βリポ蛋白血症などは，特徴的な(電子)顕微鏡学的所見を呈するため，上部消化管粘膜生検が診断確定に有用である．二糖類分解酵素活性は，凍結切片により分析が可能で診断の確定に役立つ．

治　療

吸収不良が全面的に存在しても，可能な限り経腸栄養を主体として，(完全・末梢)静脈栄養は補助療法とすることを原則とする．一般的な経腸栄養，静脈栄養の方法は，他項(**各論 D-V.26.難治性下痢症**参照)に譲り，本項では，各欠乏酵素・栄養素の補充などについて概説する．

1. 小腸酵素欠乏症

乳糖不耐症では乳糖分解酵素製剤，乳糖分解酵素消化処理乳が有効で，スクラーゼ・イソマルターゼ欠損症では，食事性のしょ糖を最小限にすることで迅速に回復する．エンテロキナーゼ欠損症は膵酵素製剤が有効だが，膵機能不全の場合に比べて少量でよい．

2. ビタミンE欠乏症

血清ビタミンE/総血清脂質比率が12歳未満で0.6未満，12歳以上で0.8未満であったらビタミンE欠乏と判定し，ビタミンE製剤により治療する[4]．

3. ビタミンD欠乏症

ビタミンD欠乏症には，ビタミンDと水溶性ビタミンE製剤との併用が有効である．乳児には，まず経口ビタミンD_3 1,000 IU/kg/日の投与を始め，1か月後の血清25-ヒドロキシビタミンD(カルシジオール)濃度が低い場合は上記の併用を行う．

4. ビタミンB_{12}欠乏症

トランスコバラミンII欠損症には1,000 μg×2回/週，その他の異常症には100 μg/月を経静脈的投与する．

5. 葉酸欠乏症

頻度は少ないが，先天性葉酸単独吸収不全症候群の場合は早期の積極的な非経口的葉酸投与の後，葉酸，フォリン酸またはメチルテトラヒドロ葉酸の大量経口投与(～100 mg/日まで)を行う．

6. 亜鉛欠乏症

腸性先端皮膚炎には，亜鉛1～2 mg/kg/日の経口補充を行う．

7. 短腸症候群

初期は，中心静脈栄養(total parenteral nutrition：TPN)下で少量の成分栄養70 kcal/kg/日を持続的胃内注入(1～5 mL/時間)し，1～2 mL/時間/日のペースで漸増し，TPNからの離脱をはかる[5]．乳児であれば，母乳を併用するとよい(母乳のIgA，ヌクレオチド，長鎖脂肪酸，上皮成長因子，成長ホルモン，グルタミンなどの利用)．胆汁酸の吸収不全に対しては，6～8時間ごとにコレスチラミン0.25～1 gの投与が水様性下痢の緩和に役立つ．

8. うっ滞性ループ症候群

細菌過剰増殖には2～4週間，メトロニダゾールが使用され，数か月間症状が緩和されるが，再燃した場合は4～8週間の投与が推奨されている．これでも再燃を繰り返す場合は，手術的に部分的小腸閉塞部位を解除する必要がある．

9. 先天性微絨毛萎縮症

診断が確定し次第，直ちにTPNの適応となるが，小腸移植以外に有効な治療法はない．

10. その他の先天性下痢症

クロール漏出性下痢症は，初期に電解質，水分喪失を静脈内投与で補充し，経口補充は1か月後から開始する．先天性ナトリウム性下痢症は，経口補液による治療が有効である．

予　後

各疾患により予後が異なることはいうまでもないので，代表的なもののみ述べる．

1. 予後が良好～比較的良好なもの

小腸刷子縁酵素の欠乏は，診断がつけば補充により，多くの場合は良好に消化機能が回復する．食物過敏性腸症を含めた非IgE依存性食物アレルギーでは，一般に2～3歳で耐性が得られる例が多いといわれている．低開発国の栄養失調症に伴う慢性吸収不全症小児の死亡率は，ビタミンAの補給により低下している．ビタミンA欠乏によるT細胞機能の低下が補充により回復するため，感染症に対抗できることが示唆されている．葉酸欠乏症の神経予後を左右するものとして，脳脊髄液中の葉酸濃度の改善が不可欠である．クロール漏出性下痢症，先天性ナトリウム性下痢症は，ともに新生児早期に診断され，速やかに的確な治療が施されれば，正常な成長・発達が見込まれる．腸性先端皮膚炎は，亜鉛の経口補充により皮膚症状と下痢の改善が見込まれる．

2．予後が比較的不良〜不良なもの

90% 以上が生存可能であり，TPN によって転帰は劇的に改善するが，カテーテル感染症，血栓症，肝毒性，胆石など，TPN による合併症の有無が予後を左右する[5]．小腸が 40 cm 未満の乳児は，40〜80 cm の小児に比べて 2 倍の適応の時間を要する（40〜80 cm：約 2 年 vs＜40 cm：約 1 年）．また回盲弁を有さない患児は，有する患児に比較して適応に 2 倍の時間を有することが知られている．先天性微絨毛萎縮症は，長期 TPN を行われなければまず致命的であるが，TPN を施行された患児の多くがその合併症で小児期早期に死亡するのが現状で，小腸移植が唯一の治療法である．銅の吸収異常である Menkes 症候群は，銅の非経口的投与にも抵抗し，大部分の患者は神経系の後遺症を呈する．

予 防

大部分の疾患は発症を予測することが困難で，予防策を講じることは不可能に近いが，病態によって予防法が知られているもののみ示す．

1．慢性胆汁うっ滞症の神経障害

経口水溶性ビタミン E 製剤を新生児では 25〜50 IU/日，乳幼児では 1.0 IU/kg/日投与により予防できる[4]．

2．無βリポ蛋白血症の神経および網膜の変性

ビタミン E（100〜200 mg/kg/日）およびビタミン A（10,000〜25,000 IU/日）の補充により予防が可能とされる[4]．

●文献

1）永田　智：吸収不全症候群．矢田純一，他（監），今日の小児治療指針（第 12 版）．医学書院，296-297，2000
2）永田　智：成長障害と栄養学的問題．順天堂医学 56：19-23，2010
3）山城雄一郎，他：消化器機能検査法．小児科診療 52：1880-1886，1989
4）Branski D, et al.：Disorders of Malabsorption. In：Kliegman RM, et al.(eds), Nelson Textbook of Pediatrics. 19th ed., Elsevier Saunders, 1304-1322, 2011
5）Leonberg BL, et al.：Long-term growth and development in children after home parental nutrition. J Pediatr 132：461-466, 1998

（永田　智）

各 論　D 腸・肛門　V. 消化・吸収の異常

25 乳糖不耐症

概 念

1. 定 義

乳糖分解酵素(ラクターゼ)の欠損もしくは活性が低下することにより，乳糖を分解，吸収することができず乳糖の消化吸収障害をきたし，腹痛，下痢，腹部膨満などの消化管症状を生じる疾患である．

2. 分 類

原因としては，民族・人種性，発達，先天性，などの一次性の乳糖分解酵素欠損症と，小腸粘膜傷害による一過性の二次性とに分けられる(**表1**)[1]．

表1 乳糖不耐症の分類

一次性	・人種，民族 ・発達 ・先天性
二次性	・腸内細菌異常増殖 ・感染性腸炎 　ロタウイルス，ランブル鞭毛虫症 ・粘膜損傷 　セリアック病 　炎症性腸疾患(特に Crohn 病) 　薬剤性 　放射線性

〔Montogomery RK, et al.：Lactose intolerance. UpToDate，より引用一部改変〕

疫 学

一次性のなかの先天性乳糖分解酵素欠損症は，生後まもなく乳糖を含む母乳やミルクを摂取した後に下痢，腹痛，体重増加不良などを生じる．民族・人種性にかかわるものでは，北欧で7～20%，アメリカで80～95%，アフリカで65～75%，アジアで90%といわれている[1,2]．発達にかかわるものでは，32週までの早産ではラクターゼ欠損に加え，他の二糖類分解酵素も欠乏している[1]．

二次性は，ウイルス性胃腸炎，特にロタウイルス胃腸炎に罹患することにより発症することが多く，小腸粘膜に絨毛萎縮，陰窩の増殖，炎症性細胞浸潤などが生じる．これによりNa/ブドウ糖輸送や二糖類吸収などの障害が起こる．その他，化学療法，炎症性腸疾患，短腸症候群に合併する細菌異常増殖症などでも乳糖不耐症を生じることもある．

病因・病態

二糖類である乳糖は，小腸の微絨毛刷子縁膜表面に存在する二糖類(乳糖)分解酵素によって分解され，単糖類(ブドウ糖，ガラクトース)となって吸収される．その乳糖分解酵素の欠損や活性の低下により，乳糖の分解ができなくなり，消化吸収障害を生じる．乳糖の消化吸収が障害されると，それらは小腸内で細菌の栄養源となり，細菌増殖をもたらし，腸内細菌により発酵，分解され，有機酸，ガス(水素，二酸化炭素，メタンなど)を産生し，吸収不全と浸透圧性の下痢を起こす．

乳糖不耐症のほとんどは二次性であり，前述したとおり，二次性はウイルス性胃腸炎，特にロタウイルス胃腸炎に罹患することにより発症することが多い．それを契機に小腸粘膜の傷害，そして絨毛萎縮や陰窩の増生を引き起こし，腸管粘膜免疫の破綻をきたし，食物アレルギー，感染，吸収不全，低栄養，免疫能低下といった因子が複雑に絡み合い，悪循環をきたした状態で，各種栄養素の吸収不全が生じていくこともある．

臨床症候[1)]

乳糖摂取により下痢，腹痛，鼓腸，腹部膨満，腹鳴を認める．便性は水様性であり，頻回となる．腹痛は，反復性の痙性腹痛である．新生児期あるいは乳児期早期には，体重増加不良を合併することもある．

診 断

1．鑑別診断

先天性ならば他の二糖類分解酵素(スクラーゼ・イソマルターゼ)欠損症があり，その他，ウイルス性胃腸炎，食物アレルギー，甲状腺機能低下症，腫瘍関連性下痢などの下痢の原因を鑑別する必要がある．

2．検 査

まずは脱水の評価として，電解質，血液ガス検査によるアシドーシス，尿酸，尿素窒素などを検査する．また，貧血，低血糖の有無，アルブミン，総蛋白などの栄養評価も重要であり，慢性下痢症が疑われる場合には，rapid turnover protein(プレアルブミン，レチノール結合蛋白，トランスフェリンなど)などの評価も必要である．その他，炎症反応評価を行い，必要であれば免疫機能評価なども進めていく．原因が不明な場合には，下痢の鑑別として，甲状腺機能などの内分泌検査，VIP(vasoactive intestinal peptide)などによる腫瘍関連性下痢などの鑑別も考慮しなければならない．

3．確定診断[1,3)]

1）乳糖除去

一時的な乳糖除去による便性や症状の改善と，再摂取による症状の再現の確認である．

2）便中還元糖検査

クリニテストが多く利用されており，腸管で吸収されなかった還元糖を検出するための検査であるが，乳糖以外にもブドウ糖，果糖も還元糖であるため，陽性反応を示すことがある．しかし，2010年にクリニテストの試薬が販売停止となっているため，現在では，便中の糖測定を行って，0.75 g/dL 以上，もしくは便中 pH5.6〜6.5 のときに 0.5 g/dL 以上である場合に診断される．

3）便中 pH

小腸で分解，吸収されなかった乳糖は，腸内細菌により分解され，有機酸を産生し酸性便となる．便中 pH5.5 未満が診断基準となるが，乳児，特に母乳栄養児の場合には，酸性便であるため，他の検査と合わせて評価する必要がある．

4）乳糖負荷試験

乳糖の吸収能を評価するために，2 g/kg の乳糖を 10% 溶液として経口摂取させて，負荷前，30 分後，60 分後，90 分後，120 分後の血糖値を測定し，血糖値の上昇が 20 mg/dL 未満であれば，乳糖吸収不全であると判断される．

5）ブドウ糖負荷試験

鑑別として，ブドウ糖経口負荷を行い，乳糖負荷試験と同様に血糖値を測定する．血糖値の上昇が 20 mg/dL 以上であり，下痢を認めなければ，単糖類であるブドウ糖の吸収不全がないと判断される．

6）水素呼気試験

乳糖負荷試験と同様の乳糖を負荷し，負荷前，30 分おきに 3 時間後まで呼気中の水素を測定する．20 ppm 以上の上昇を認める場合には，乳糖吸収不全であると判断される．

7）小腸粘膜生検

上部消化管内視鏡検査にて小腸粘膜組織を採取し，微絨毛刷子縁の二糖類分解酵素活性を測定する．しかし，評価できる施設も少ないのが現状である．

治 療

まず初期治療として脱水の管理が重要であり，下痢の頻度が多く経口摂取が可能な状態であれば，水分摂取を行う．水分摂取も不良で，脱水の進行が疑われる場合には，点滴や経鼻経管チューブを使用した水分管理を行う必要もある．

経口摂取が確認できれば，乳糖分解酵素(ミルラクト®，ガランターゼ®)の投与を行うこともあるが，腸管安静により改善することもある．

乳児期早期であれば，乳糖除去乳(ノンラクト，ラクトレス)に変更し，便性が改善するのを確認して，母乳もしくは普通ミルクに戻す．低栄養状態であり粘膜傷害による吸収障害が疑われる場合には，ミルクを普通ミルクから，蛋白を加水分解し乳糖を除去したペプチドミルク（MA-1）に変更することもある．

また，整腸薬により腸内環境の安定，乳糖吸収の補助などが期待できるとされている．その他，吸収不全を合併する場合には，カルシウムやビタミンD不足となることもあるため，その補充も行う．

予　後

多くの場合は二次性であり，ウイルス性胃腸炎後の腸炎後症候群として発症し，難治性下痢となっていることも多いため，早期の低栄養状態評価，腸管粘膜保護を行い，対処することで改善していく．

予　防

感染性腸炎に罹患したときには，ラクターゼ欠損を合併する可能性を念頭におき，下痢が長引く場合には，低栄養に陥る前に乳糖摂取量を減らし，蛋白などの必要なエネルギー摂取を維持することが重要である．

●文献

1）Montogomery RK, et al.：Lactose intolerance. UpToDate
2）Scrimshaw NS, et al.：The acceptability of milk and milk products in populations with a high prevalence of lactose intolerance. Am J Clin Nutr 48(4 Suppl.)：1079-1159, 1988
3）青柳　陽，他：ラクターゼ欠損症，スクラーゼ・イソマルターゼ欠損症．遠藤文夫，他(編)，先天代謝異常ハンドブック．中山書店，160-161，2013

（藤井　徹）

26 難治性下痢症

概 念

古典的には「生後3か月以内に発症した原因が特定されない2週間以上続く下痢症」[1]を指していたが，現在は「2週間以上遷延する原因不明の下痢」と定義されている．

病因・病態

難治性下痢症を呈する原因疾患を**表1**[2,3]に示す．以前は原因不明と考えられていた症例でも，近年の診断技術の向上などにより病態解明が進んでいる．わが国では，特に腸炎後症候群や食物過敏性腸症が重要と考えられている．下痢の発症機序の違いから分泌性下痢，浸透圧性下痢，異常腸管運動による下痢，および炎症性下痢などに分類される．以下に，わが国で認められる疾患のうちで比較的頻度の高いものを中心に述べる[2]．

1．腸炎後症候群(post-enteritis syndrome)

ウイルス性胃腸炎などへの罹患により小腸粘膜の損傷が起こり，Na/ブドウ糖のトランスポート障害や二糖類(乳糖など)の分解が低下する．刷子縁における乳糖を含めた二糖類の加水分解が不完全な場合，糖が吸収されないまま大腸に流入するため，過剰な糖および腸内細菌によって分解され産生された有機酸により管腔内の浸透圧が上昇して，浸透圧性下痢を生じる．また，腸管内の糖質の増加により小腸上部の細菌が増殖すると，胆汁酸代謝や脂肪酸代謝にも影響を与え，下痢の悪化のみならず蛋白・脂肪吸収不全も起こしてくる．さらに損傷を受けた小腸粘膜は，高分子蛋白を吸収するため，次にあげる食物過敏性腸症を起こすこともある．

表1 難治性下痢症の原因疾患

1．吸収不良症候群	
	各論 D-V. 24.吸収不良症候群；表1参照
2．分泌機能障害	
	ホルモン産生腫瘍(VIPoma)
	甲状腺機能亢進症
	副腎不全
	エンテロトキシン産生性細菌
3．消化管構造異常	
	Hirschsprung 病
	部分的小腸閉塞
	腸回転異常
4．慢性非特異性下痢症	
	toddler の下痢

〔永田 智，他：22．慢性下痢―b．小児．馬場忠雄，他(編)：新臨床栄養学(第2版)．医学書院，528-533，2012/Guarino A, et al.：Chronic Diarrhea. In：Kliegman RM, et al.(eds), Nelson Textbook of Pediatrics. 19th ed., Elsevier Saunders, 1339-1346, 2011．より改変〕

2．食物過敏性腸症(food-sensitive enteropathy)

特定の食物抗原に対する遅延型アレルギー反応により，小腸粘膜に形態学的変化を生じた状態，と定義される．乳幼児に起こりやすい病態で，原因食物抗原として牛乳蛋白(カゼイン，βラクトグロブリンなど)が重要である．乳幼児では，消化管粘膜のバリア機構(各種消化酵素，蠕動運動，粘膜ムチン層，成長因子など)および消化管免疫機構(分泌型IgA，腸管リンパ装置など)が未熟であるため，抗原性の高い高分子蛋白の吸収が容易に起こり，経口免疫寛容の破綻により，侵入した食物抗原に対して免疫寛容が成立せず，アレルギー反応が生じる方向に免疫応答が進行しやすいためと考えられている．本症の発症には，小腸粘膜の傷害を起こしやすいロタウイルス性胃腸炎への罹

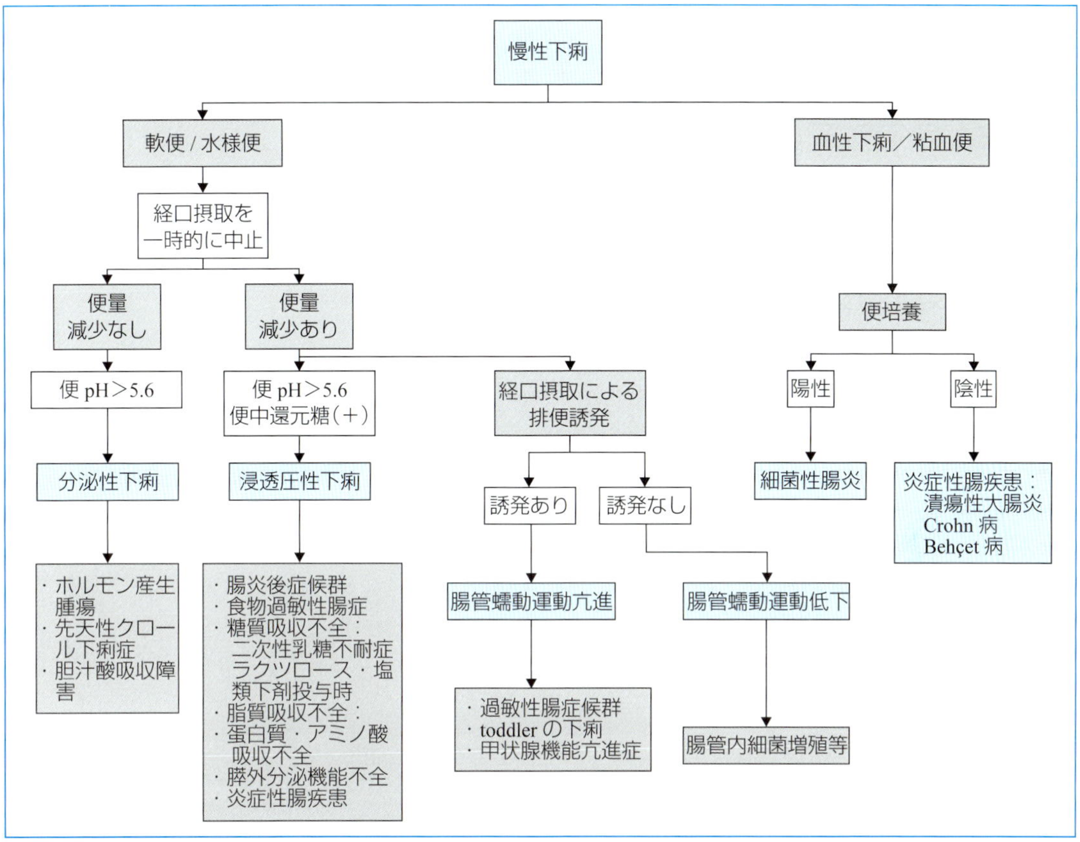

図 1 難治性下痢の診断フローチャート
〔永田 智，他：22．慢性下痢－b．小児．馬場忠雄，他（編）：新臨床栄養学（第 2 版）．医学書院，528-533，2012，より改変〕

患などが契機となっていることも多い．

臨床症候

難治性下痢の代表的な症候としては，慢性・遷延性下痢，栄養障害，体重増加不良または体重減少があげられる．

貧血，浮腫などとビタミンなどの特異的欠乏症状（**各論 D-V.24.吸収不良症候群；表 3** 参照），および腸管からの免疫グロブリンの漏出などに起因する低免疫状態による易感染性を伴うこともある．

診 断

1．検 査

まず，分泌性下痢か浸透圧性下痢かを鑑別することが，難治性下痢の病態を把握するうえで重要である．もっとも簡便な鑑別点は，絶食により下痢が改善するか否かで，改善すれば浸透圧性下痢，持続すれば分泌性下痢と考えられる．糞便検体を用いた検査は重要で，便の性状，便 pH，免疫学的潜血反応，便ズダン III 染色などに加え，必要に応じて便浸透圧，便中電解質などをチェックする．感染性下痢症が疑われる場合は，便中ウイルス抗原（ロタウイルス，アデノウイルス）および便培養を施行する．このほか，血液検査（脱水や炎症の程度，栄養状態など）も参考にすべきである．栄養状態の評価には，アルブミンおよび rapid turnover protein であるプレアルブミン，ラクトフェリン，レチノール結合蛋白の測定が有用であるが，各年齢別の標準値は確定していない．

2．鑑別診断

診断の進め方については，**図 1**[2]にフローチャートとしてまとめてある．

3．診断確定法

腹部単純 X 線，腹部超音波，さらに想定される疾患に準じて注腸造影，CT/MRI，大腸内視鏡などを選択する．また，先天性微絨毛萎縮症，食物過敏性腸症，Crohn病，無βリポ蛋白血症などは，特徴的な(電子)顕微鏡学的所見を呈するため，上部消化管粘膜生検が診断確定に有用である．

治 療

治療方針は原因疾患により異なるが，ほとんどの症例で栄養状態が不良であるため，脱水の改善の後，栄養療法を開始する．

1．栄養療法

栄養障害により悪循環に陥っているため，栄養療法は治療の主体となる．以下に，アメリカ静脈経腸栄養学会(American Society for Parenteral and Enteral Nutrition：ASPEN)の「ガイドライン2002」に述べられている乳児難治性下痢症の治療指針のエビデンスをあげる[4]．

①難治性下痢症の患児は栄養学的なリスクを有している．正規の栄養アセスメントと栄養管理計画の作成が必要な患児を特定するためには，栄養スクリーニングを実施する(推奨B)．

②経口摂取では正常な栄養状態を維持することができない難治性下痢症患児には，持続的経腸栄養を実施する(推奨B)．

③経口摂取と経腸栄養では正常な栄養状態を維持することができない難治性下痢症患児には，静脈栄養を実施する(推奨B)．

2週間以上下痢が遷延する例のなかには，特異的治療を有さない「慢性非特異的下痢症」という疾患群がある．「toddlerの下痢」といわれるもので，多くは軽症であり，体重，身長および栄養状態は正常で，便中脂肪は検出されない．過剰な果汁や炭酸飲料の摂取や低脂肪食に起因している場合，それぞれ原因となっている果汁，炭酸飲料の減量，中止，脂肪摂取率の増加(全エネルギー量の35～40%)で解決をみる．糖質吸収不良症の場合は，別項(**各論D-V.24.吸収不良症候群**および**各論D-V. 25.乳糖不耐症**)を参考されたい．

以下に，体重減少があり，脂肪便を認める吸収不良症候群の治療について述べる．

1) 初期治療

慢性下痢に伴う脱水，電解質異常，低蛋白血症，ビタミン・微量ミネラル欠乏の改善，アシドーシスの補正，および腸管の安静を目的に末梢静脈を確保し，絶食のもと補液を行う(1～3日間程度)．栄養状態が不良の場合は，糖電解質液だけではなく静注用アミノ酸製剤を含めた末梢静脈栄養(peripheral parenteral nutrition：PPN)を併用する．この間に患児の栄養障害の程度を評価し，栄養法を選択する．絶食により下痢の改善が認められれば(浸透圧性下痢)，経腸栄養剤を開始する．

a. 軽症例

牛乳蛋白加水分解乳を，最初は補液を併用しながら，7～8%の濃度で1回50 mL程度の少量から経口摂取させる．便性に問題がなければ，徐々に濃度および量を維持量まで増加させていく．

b. 中等症以上

抗原性の少ない成分栄養剤(elemental diet：ED)を補液併用のうえ，10%程度の濃度で50 mL/kg/日から開始する．経口摂取ができないことが多いので，経鼻胃管を介して1～2週間で維持量まで増加させる．EDは脂肪含有量が少ないため，必須脂肪酸欠乏の予防を目的に定期的な脂肪乳剤の経静脈的投与が必要である．改善が認められれば段階的に脂肪含量の多い牛乳蛋白加水分解乳へ変更し，脂肪乳剤を漸減中止していく．さらに経過が順調であれば，離乳食や固形食を併用する．

c. 重症例

EDによる治療を2週間行っても改善が認められない場合や重症例では，中心静脈栄養(total parenteral nutrition：TPN)を行い腸管の安静を保ち，順調な体重増加が得られた時点で，EDの再投与を開始する．EDの濃度および投与量は，より慎重に漸増することが肝要である．

d. 経腸栄養剤を用いるときの注意

経腸栄養剤のなかにはビオチン，カルニチン，亜鉛，銅，セレン，ヨウ素が欠乏しているものがある．ED，半消化態栄養剤ではカルニチン，セレン，ヨウ素，また牛乳蛋白加水分解乳では，ビオチン，カルニチンがそれぞれ欠乏していることに留意する[5]．これらへの対応として，①成分添加の融通の効かない薬価収載栄養剤から融通の効く食品扱い栄養剤への変更，②欠乏栄養素をうまく補える栄養剤との組み合わせ，③牛乳蛋白加水分解乳から調整粉末大豆乳(大豆アレルギーがないことを確認)への変更, ④微量ミネラル, ビタミン類強化経腸栄養剤による補給, ⑤カルニチン製剤による補給, などを考慮する.

2) 回復期治療

経腸栄養剤単独では小腸粘膜の再生はさほど期待できず, 固形食を併用することにより粘膜回復がより促進される. 粘膜修復が不十分であると二次的に食物蛋白過敏反応を起こすことがあるため, まずは米粥, 野菜などの抗原性の低い食材から開始し, その後は便性などに注意しながら徐々に品目を増やしていくのがよいとされる.

2. 薬物療法

薬物療法としては, 細菌性腸炎が否定された場合は止痢薬を, また腸内細菌叢の是正を目的にプロバイオティクスを用いるのが一般的である. 生後12か月以上で細菌性腸炎が否定的な中～重症の下痢に対してはロペラミド塩酸塩を投与することもあるが, 小児では長期連用の安全性が確立されていないため, できるだけ短期投与(3日程度)にとどめる. そのほか, 長期の低栄養状態の症例ではビタミン類, 微量ミネラル(鉄, 亜鉛, 銅, セレンなど), ヨウ素, カルニチン製剤, 脂肪乳剤などの補給を定期的に行うことが重要である.

予　後

難治性下痢症の予後は原因疾患によって異なるが, 食物過敏性腸症などを併発し悪循環に陥っていることがある. 以前は極度の低栄養状態から不幸な転帰に至る症例も存在したが, 現在では医療技術(経腸栄養や経静脈栄養など)の進歩により生命予後はおおむね良好といえる. しかし, 各種治療によっても慢性下痢が改善せず, TPNから離脱できない難治例も存在する. このような症例のさらなる病態解明や有効な治療法が待たれるところである.

●文献

1) Avery GB, et al：Intractable diarrhea in early infancy. Pediatrics 41：712-722, 1968
2) 永田　智, 他：22. 慢性下痢－b. 小児. 馬場忠雄, 他(編)：新臨床栄養学(第2版). 医学書院, 528-533, 2012
3) Guarino A, et al.：Chronic Diarrhea. In：Kliegman RM, et al.(eds), Nelson Textbook of Pediatrics. 19th ed., Elsevier Saunders, 1339-1346, 2011
4) ASPEN Board of Directors and the Clinical Guidelines Task Force.：Guidelines for the use of parenteral and enteral nutrition in adult and pediatric patients. J Parenter Enteral Nutr 26(1 Suppl.)：1SA-138SA, 2002
5) 児玉浩子, 他：特殊ミルク・経腸栄養剤使用時のピットホール. 日本小児科学会雑誌 116：637-654, 2012

(永田　智)

27 短腸症候群

概 念

1. 定 義

年齢や疾患によって状況は異なるが，一般には小児では小腸長が75 cm以下になると栄養障害をきたす短腸症となる，と考えられている．腸管がある一定の長さ以下になると，栄養障害だけでなく，代謝障害や肝機能障害，重篤な感染症の併発など，多岐にわたる障害を引き起こすようになる．この病態を短腸症候群とよんでいる．

2. 短腸症候群を引き起こす疾患

小児では，短腸症候群を引き起こす疾患群の多くは新生児期から乳児期に発症する疾患である．壊死性腸炎（necrotizing entero-colitis：NEC），腸閉鎖症，腹壁破裂，腸回転異常症などが代表的な疾患であるが，重症Hirschsprung病やHirschsprung病類縁疾患などの腸管運動不全の疾患でも短腸症となることがある[1]．一方，幼児期から学童期にも短腸症となる疾患が発症することがある．腸回転異常症に伴う中腸軸捻転症や，腹部手術歴のない突然のイレウスで発症する腸間膜裂孔ヘルニアなどによる絞扼性イレウスは，診断が難しく重篤な短腸症となることがある．

臨床経過

短腸症となった患児では，一般的には以下の3つのステージをたどると考えられている[1]．

①ステージ1（急性期）：術後1〜3週間は大量の腸液喪失が起こる．そのために水分補給や電解質補給が最大の治療のポイントとなり，経静脈的な輸液管理が中心となる．胃液の分泌過剰に対しH_2遮断薬の投与なども必要となる．

②ステージ2（回復期）：急性期を過ぎると患児の全身状態は安定してくるが，それに伴って腸液の分泌も減少し，次第に短腸に適応する反応が起こってくる．この時期にはできるだけ早期に経腸栄養を開始して，腸管粘膜の機能的な成長を促すことが重要である．

③ステージ3（適応期）：回復期をうまく乗り切れると患児の栄養状態は好転し，成長がみられるようになり，腸管長も進展して短腸症候群として発症する重篤な感染症や肝機能障害を起こしにくくなる．経口摂取も進めることができるようになる．

また，残存する腸管の長さも重要な予後決定因子である．残存小腸が35 cmになった患児の50%は静脈栄養から離脱できる，とする報告がある．最近では，より短い小腸残存でも生存や中心静脈栄養からの離脱も報告されるようになっている．

大腸が合併切除されると水分・電解質吸収障害が著明となり，小腸での栄養物の通過時間の短縮が起こるため，重篤な結果を生みやすい．Hirschsprung病関連の疾患や，中腸軸捻転で大腸が巻き込まれた場合などにそのような問題が起こる．

最近の進歩の一つとして，血漿中シトルリン測定による機能的小腸ボリュームの評価がある．血漿中シトルリン値の測定は小児短腸症においても残存小腸の機能的ボリュームをよく反映することが示されて，小腸機能をかなり正確に評価できるようになった．この値は同時に小腸機能の変動をよく反映するために，急性期からの小腸機能の時間的推移を評価することも可能である．血漿中シトルリン値が10 μmol/L以下では静脈栄養からの離脱は難しく，15 μmol/Lを超えると離脱の可能性が高くなってくることが報告されている（**図1**）[2,3]．

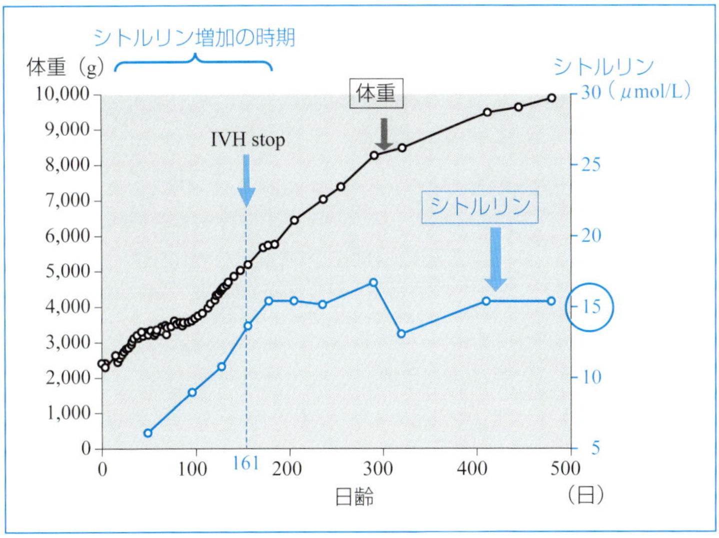

図1 短腸症患児における血漿中シトルリン値の推移

高位空腸閉鎖症により小腸長が 35 cm となった患児の，手術後のシトルリンと体重の推移を示す．体重増加は順調で，生後 6 か月時に中心静脈栄養から離脱した．血漿中シトルリン値は生後より増加傾向を示し，中心静脈離脱時には 15 μmol/L に近い値となっていた

〔金森　豊：新しい知見に基づいた新生児短腸症患児の栄養管理．福澤正洋（監），「臨床栄養」別冊：在宅静脈経腸栄養－今日の進歩．医歯薬出版，215-220，2013．より引用改変〕

合併症[1)]

短腸症候群で起こる合併症は，それぞれが密接に関連して起こることが特徴で，1 つの合併症が生じると連鎖反応的にそのほかの病態が惹起されて悪循環に陥る．

1. 腸管内細菌異常増殖症

短腸症の児では，小腸の栄養吸収効率を上げるためと思われる生理的な腸管拡張がみられる．また，腸内容のうっ滞も起こりやすい．このような状態では，腸管内容の停滞による細菌の異常増殖・腸炎がしばしば起こる．腸炎を繰り返すと小腸上皮細胞の機能は低下し，腸管筋層に炎症が及ぶと腸管蠕動も低下する．このためますます腸内容が停滞して菌が増殖する，という悪循環に陥る．その結果，細菌が腸管壁を通過して血中や所属リンパ節内に入るようになる．この病態を bacterial translocation とよんでいる．bacterial translocation という合併症は短腸症候群において重要なもので，門脈血中に入った菌が肝臓に至って肝機能障害を起こし，全身にめぐった菌が中心静脈カテーテル感染の原因になるなど，さまざまな問題を惹起する．

また，腸内細菌のなかには乳酸を産生する菌が存在するが，細菌異常増殖により通常は産生されない D-lactate を産生する菌株が増殖すると，D-lactic acidosis という病態を生じる．D-lactate は体内に多量に蓄積すると代謝されず，脳血管関門を通過して中枢神経症状を引き起こす．突然の意識障害や傾眠傾向などが出現する．大量の炭水化物摂取を避け，腸内細菌叢をコントロールすることが重要である．

2. 肝機能障害

短腸症候群に起因する肝機能障害は，薬剤性のもの，中心静脈栄養に起因するもの，bacterial translocation などの感染症に起因するもの，など原因が多岐にわたり，それに小児の肝臓の未熟性が関与して重篤な障害を引き起こす．このような病態を，腸管機能不全関連性肝機能障害(intestinal failure associated liver disease：IFALD)とよんでいる．経腸栄養が進まないために起こる胆汁うっ滞，アミノ酸や脂肪酸の過負荷による肝細胞傷害，細菌の侵入による肝障害などが複雑に絡み合い，進行すると肝硬変から肝不全に陥り，短腸症候群患児の死因の 1 つとなる．

3. 中心静脈カテーテル感染症

短腸症では経腸栄養が確立するまでの間，中心静脈栄養が必須となる．そのために中心静脈カテーテルを使用するが，このカテーテルに起因する感染症はしばしば重篤で，早期に対応する必要がある．新生児や乳児では最近は PI カテーテル(peripheral vein inserted catheter)が用いられることが多くなってきた．ベッドサイドで挿入可能であり初期にはこのカテーテルが重宝するが，感染には十分な注意が必要であり，また長期には使用が難しい欠点もある．長期的には，カフ付きのカテーテルが使用され，感染に対する予防効果や固定のしやすさなどで有用であるが，この場合には挿入や抜去がやや煩雑である．

カテーテル感染は繰り返すと静脈の閉塞をきたし，次第に使用できるルートが限られてくる．小腸移植において静脈ルートの維持は死活問題で，なるべく静脈を温存する工夫が必要とされている．その1つがエタノールロック療法である．カテーテル感染が証明された場合，70% エタノールをカテーテル内に注入して一定時間ロックして回収する方法で，カテーテルの使用期間が延長するという報告がある[4]．

治療[1,5]（図 2）

1．内科治療

1）経静脈栄養

急性期には水分・電解質の適切な補給を行い，抗菌薬や必要な薬剤の投与などをしながら全身状態が安定化するのを待つことが重要である．全身状態が安定化したら，まず経静脈的な栄養補給を開始する．三大栄養素として，炭水化物，アミノ酸，脂肪酸の投与を開始する．アミノ酸や脂肪酸は加療投与すると肝臓に負担がかかるので，少量から投与を開始する．ビタミン，微量ミネラルなども適宜投与する．脂肪酸製剤の生体での利用にはカルニチンが必要で，カルニチン欠乏には注意が必要である．

また，従来から使用されている大豆油を用いた脂肪酸製剤は *n*-6 系脂肪酸で構成されており，肝臓での炎症反応を惹起する可能性が指摘されていて，IFALD が発症した場合には抗炎症作用のある *n*-3 系脂肪酸製剤が有効であるとの報告があり，脚光を浴びている．わが国では未承認薬であり，現在，施設ごとに研究的な使用がされている．

安定期には高カロリー輸液は持続的に投与するのではなく，間欠的に投与することで血糖の波をつくり，胆汁うっ滞などの静脈栄養に起因する肝機能障害を予防する方法が行われる．この方法は，在宅中心静脈栄養の患児では特に昼間の通学などに際して，QOL を維持するうえでも有用である．

2）経腸栄養

経腸栄養は，急性期を過ぎて可能になったらできるだけ速やかに開始する．われわれは，経腸栄養を開始する前にまずプロバイオティクスを開始する．プロバイオティクスは腸内環境を維持して，さまざまな合併症を引き起こすもとになる腸内異常細菌増殖を予防するために重要な短腸症候群に対する核になる治療であり，腸内細菌叢をコントロールすることで腸炎を予防し，腸管上皮細胞の機能を賦活化する[3,6]．その結果，腸管運動や腸内外分泌の促進なども誘導し，患児の栄養改善，重症感染症の予防に効果を発揮する．

経腸栄養は，新生児や乳児期前半では母乳を第一選択としている．エレンタール® P などの低残渣栄養剤はやむを得ない場合のみ使用する．短小腸では，大腸において腸内細菌叢が産生する酢酸などの短鎖脂肪酸が全身吸収エネルギーのなかで重要な比率を占めるため，大腸における腸内細菌叢の維持が重要となる．

3）薬物治療

胃分泌の亢進に対しては，H_2遮断薬やプロトンポンプ阻害薬が使用される．また腸管運動調整薬としてメトクロプラミドが使用されることもある．下痢止めに麻薬や止痢薬が使用されることも多い．肝機能異常に対してはウルソデオキシコール酸が用いられる．

さらに，腸管を成長させる因子として成長ホルモンなどが検討されているが，臨床的には十分な効果は確認されていない．また，最近では GLP-2（glucagon-like peptide 2）の臨床試験が成人で行われているが，その効果については今後の解析結果を待つ必要がある[7]．

2．外科治療

腸管延長術として，腸管を長軸方向に二分して蠕動方向につなぐ longitudinal intestinal lengthening and tailoring（LILT）法と，拡張した腸管を短軸方向に切り込んで腸管の長さを得る serial transverse enteroplasty（STEP）法が行われている[8]．

また，腸管リハビリテーションが効果的でなく中心静脈栄養が維持できないような超短腸症では小腸移植が選択されるが，わが国では症例数もいまだ少なく，長期グラフト生着率も満足できるも

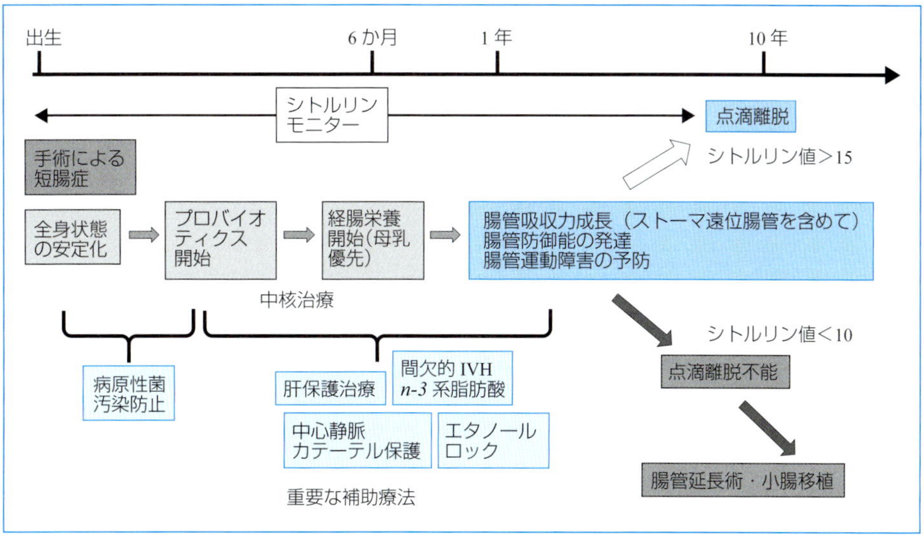

図 2　新生児短腸症患児の治療戦略

まず中核治療として，早期には全身状態を安定化するために輸液を行い，全身状態が安定化したらプロバイオティクスによる腸内細菌叢のコントロールを開始し，腸内環境を維持しながら経腸栄養を進める．この中核治療を補助する治療として，間欠的中心静脈栄養(IVH)や *n*-3 系脂肪酸製剤の投与による肝保護，エタノールロックによる中心静脈カテーテルの保護などを行う．血漿中シトルリン値をモニターしながら，高カロリー輸液からの離脱を試み，不可能な場合には腸管延長術や小腸移植を考慮する

〔金森　豊：新しい知見に基づいた新生児短腸症患児の栄養管理．福澤正洋(監)，「臨床栄養」別冊：在宅静脈経腸栄養－今日の進歩．医歯薬出版，215-220，2013，より引用改変〕

のではない．今後の免疫抑制薬の開発などによる成績向上が待たれるところである[9]．

予　後

短腸症候群では，残存小腸の長さが生命予後を決める大きな要素である．最近の管理の進歩で，中心静脈カテーテル感染や肝機能障害による死亡は減少傾向にあるが，残存小腸が 30 cm 以下では中心静脈栄養からの離脱がむずかしい可能性がある．小腸移植の治療成績もいまだ満足できるものではなく，超短腸症患児では今後新しい治療法の開発が望まれる．

●文献

1) Amin SC, et al.：Short bowel syndrome in the NICU. Clin Perinatol 40：53-68, 2013
2) Suzuki K, et al.：Plasma citrulline may be a good marker of intestinal functions in intestinal dysfunction. Pediatr Int 54：899-904, 2012
3) 金森　豊：新しい知見に基づいた新生児短腸症患児の栄養管理．福澤正洋(監)，「臨床栄養」別冊：在宅静脈経腸栄養－今日の進歩．医歯薬出版，215-220，2013
4) 山根裕介，他：中心静脈栄養を行っている小腸不全患児に発症したカテーテル関連血流感染症に対するエタノールロック療法の検討．日本小児外科学会雑誌 47：993-997，2011
5) Uko V, et al.：Short bowel syndrome in children：current and potential therapies. Paediatr Drugs 14：179-188, 2012
6) Reddy VS, et al.：Role of probiotics in short bowel syndrome in infants and children－a systematic review. Nutrients 5：679-699, 2013
7) Burness CB, et al.：Teduglutide：a review of its use in the treatment of patients with short bowel syndrome. Drugs 73：935-947, 2013
8) Frongia G, et al.：Comparison of LILT and STEP procedures in children with short bowel syndrome-a systematic review of the literature. J Pediatr Surg 48：1794-1805, 2013
9) Hilmi IA, et al.：Isolated small bowel transplantation outcomes and the impact of immunosuppressants：Experience of a single transplant center. World J Transplant 3：127-133, 2013

（金森　豊）

28 蛋白漏出性胃腸症，Ménétrier 病

概 念

消化管腔内にアルブミンを主体とする血漿蛋白がさまざまな原因によって非選択的に漏出し，その喪失量が肝臓での蛋白合成能を上まわると低蛋白血症を引き起こす疾患の総称である．実際は血漿蛋白だけではなく，微量ミネラル，組織液，リンパ液なども漏出する．

病理・病態生理

蛋白漏出の病態としては，リンパ系の障害，血管透過性の亢進，腸管粘膜上皮の障害の3つの機序が，単独あるいは複数関与していると考えられるが，原因不明なものもある．

リンパ系の障害は，リンパ管の低形成や閉塞からリンパ管圧の上昇が起こり，リンパ管の拡張や破綻をきたして，リンパ管内の血漿蛋白やリンパ球が消化管内に漏出する．

血管透過性の亢進は，血管炎や壁異常により腸管の毛細血管透過性が亢進して，血漿蛋白の漏出をきたす．

腸管粘膜上皮の障害は，腸管壁の炎症や潰瘍，腫瘍などにより，粘膜損傷部位から血漿蛋白の漏出をきたす．

近年，血漿蛋白が漏出する機序として，細胞接着や増殖因子の受容体として機能する細胞表面にあるヘパラン硫酸プロテオグルカンの欠乏による消化管上皮細胞の basolateral surface からの漏出が報告されている[1]．

病 因

おもな原因疾患を表1[2]に示す．

リンパ系の障害は，一次的なリンパ管拡張をきたす疾患に原発性腸リンパ管拡張症があり，組織学的にリンパ管の無形成像や低形成像を認める．二次的なリンパ管拡張をきたす疾患には Fontan 術後がある．その特殊な血行動態から静脈系の還流障害による腸管粘膜のうっ血，リンパ管の拡張が一因と考えられているが，詳細は不明である．

表1　蛋白漏出性胃腸症の原因

リンパ系の障害	原発性腸リンパ管拡張症，腸回転異常症，小腸軸捻転症，後腹膜線維症，リンパ管腫，血管腫，Hirschsprung 病，悪性リンパ腫，Fontan 術後，収縮性心内外膜炎，うっ血性心不全，心筋症，肝硬変，Budd-Chiari 症候群，Noonan 症候群，Klippel-Trenaunay-Weber 症候群
血管透過性の亢進	細菌性腸炎（*Helicobacter pylori*，病原性大腸菌，サルモネラ菌，結核），ウイルス性胃腸炎（サイトメガロウイルス，ロタウイルス，ノロウイルス，麻疹ウイルス），寄生虫（ランブル鞭毛虫，原虫），IgA 血管炎（Henoch-Schönlein 病），Sjögren 症候群，全身性エリテマトーデス（SLE），全身性硬化症，若年性特発性関節炎（JIA），混合性結合組織病（MCTD），アミロイドーシス
腸管粘膜上皮の障害	感染性胃腸炎（細菌性，ウイルス性），潰瘍性大腸炎，Crohn 病，好酸球性胃腸炎，Ménétrier 病，セリアック病，アレルギー性腸症，十二指腸潰瘍，小腸潰瘍，bactrial overgrowth，偽膜性腸炎，Hirschsprung 病，ポリポーシス

〔工藤孝広：蛋白漏出性胃腸症．小児内科 38(Suppl.)：370-371，2006，より改変〕

臨床症候

おもに低蛋白血症による臨床症状をきたすが，出現する症状は基礎疾患の影響を受ける．全身や局所の浮腫の他に，下痢（脂肪便）や嘔吐，腹痛，食思不振などの消化器症状，乳び胸水や腹水，カルシウムの喪失によるテタニー，免疫グロブリンの喪失による易感染性，経過が長くなると蛋白漏

出や脂肪吸収障害による低栄養，成長障害が問題となる．

診 断

蛋白漏出性胃腸症の診断は，まず蛋白摂取不足や肝臓での蛋白合成能の低下，腎臓や皮膚など消化管以外からの蛋白漏出を否定する．次に，消化管腔内への蛋白漏出の確認とその漏出部位や基礎疾患の診断を行う．

1．消化管腔内への蛋白漏出

便中α1-アンチトリプシン（α1-AT）定量，^{99m}Tc-ヒトアルブミンシンチグラフィが有用である．

1）便中α1-アンチトリプシン（α1-AT）定量

α1-ATは51 kDaと分子量が大きく，腸管から再吸収されない血漿蛋白であり，便中の排泄量を調べることで蛋白漏出を証明することができる．1回の排便から便中α1-AT定量（正常：非水様便で0.33 mg/g）を行い評価することができる[3)]が，α1-ATはpH3以下では破壊されるため，胃疾患を疑う場合は胃酸分泌抑制薬の投与が必要である．また，生後早期の評価（胎便中のα1-AT濃度が高い）や消化管出血（血中α1-ATの混入），α1-AT欠損症（便中α1-ATも低値）にも注意する必要がある．

2）^{99m}Tc-ヒトアルブミンシンチグラフィ（^{99m}Tc-HSA，^{99m}Tc-DTPA-HSA）

腸管内へのアルブミンの漏出を証明できるが，漏出後の便の移動などにより漏出部位を特定するのが難しい場合がある．$^{111}InCl_3$トランスフェリンシンチグラフィの有用性が報告されている[4)]．

2．漏出部位や基礎疾患の診断

内視鏡や消化管造影，腹部超音波，リンパ管造影などにより診断する．

内視鏡では，病変部に散布性白斑や白色絨毛，乳び様付着物などを認める．

Ménétrier病では，胃底腺領域に巨大胃皺壁と胃底腺の増生を認める．

病理像でリンパ管拡張像を認めれば，リンパ管拡張症と診断できる．近年，小児でも小腸内視鏡やカプセル内視鏡が行えるようになり，小腸病変の診断に有用である．

消化管造影では，Ménétrier病が疑われるときに有用で，巨大胃皺壁像を認める．

腹部超音波は，技術を要するが非侵襲的な検査である．腸管粘膜の肥厚を認めると診断に有用であり，肝臓や膵臓など腹腔内臓器，門脈などの評価もできる．また，腹部造影CTでも同様の評価を行える．

3．血液検査

アルブミン，ガンマグロブリン，トランスフェリン，セルロプラスミンなど，多くの血漿蛋白成分やコレステロール，カルシウム，鉄，銅などの低下を認める．特に，漏出する血漿蛋白は分子量に関係なく非選択的に漏出するため，アルブミンやガンマグロブリンなどの半減期の長い血漿蛋白が影響を受けやすい．また，Tリンパ球を主体としたリンパ球の喪失が起こると，CD4/CD8比の低下を認める．

治 療

原因となる基礎疾患の治療を行うことが原則である．蛋白漏出に起因する症状に対しては，経静脈的にアルブミンやガンマグロブリン補充などの対症療法を行う．

食事療法は，低脂肪・高蛋白食を摂取させる．リンパ系の障害には，脂質は中鎖脂肪酸（medium chain triacylglycerol：MCT）を用いる．中鎖脂肪酸は，小腸で吸収されると直接門脈循環に入るため，リンパ管内圧の上昇を抑えることができる．腸管安静が必要な場合や低栄養が著明な場合は，成分栄養剤や高カロリー輸液を使用するが，必須脂肪酸の欠乏を予防するために経静脈的な脂肪投与や微量ミネラル製剤の投与が適宜必要である．

Ménétrier病の場合は，サイトメガロウイルスや*H. pylori*感染症が原因の1つと考えられており，難治例にはガンシクロビルや抗菌薬，プロトンポンプ阻害薬が有効である．

薬物療法としては，ステロイドやヘパリン，抗プラスミン薬，フロセミド，スピロノラクトンの投与がある[5)]．また，オクトレオチドも有効性を認めている[6)]．Fontan術後の場合は，心房開窓術や心臓移植，高容量スピロノラクトン，シルデナフィルやボセンタンなどの肺血管拡張薬，アザチオプリンやシクロスポリンなどの免疫調節薬の有効性が報告されている．

外科的にリンパ管の狭窄解除やリンパ管静脈吻合，Crohn 病やポリポーシスなどで病変が漏出部位に一致して限局されている場合は腸管切除が有効である．

転機・長期予後

予後も基礎疾患の重症度や治療に影響される．リンパ管拡張症を伴わない症例では，予後は良好な場合が多い．しかし，原発性腸リンパ管拡張症や Fontan 術後例のように再燃を繰り返し，長期間にわたって補充療法や食事療法，薬物療法が必要となる難治例が少なくない．特に Fontan 術後例では，死亡率は診断後 5 年で 46% と予後不良である[7]．

●文献

1）Bode L, et al.：Heparan sulfate and syndecan-1 are essential in maintaining murine and human intestinal epithelial barrier function. J Clin Invest 118：229-238, 2008
2）工藤孝広：蛋白漏出性胃腸症．小児内科 38(Suppl.)：370-371，2006
3）Catassi C, et al.：Reliability of random fecal alpha 1-antitrypsin determination on nondried stools. J Pediatr 109：500-502, 1986
4）原田太以佑，他：$^{111}InCl_3$トランスフェリンシンチグラフィが有用であった蛋白漏出性胃腸症の小児例．市立札幌病院医誌 70：73-77，2010
5）野口篤子：蛋白漏出性胃腸症．大関武彦(編)，今日の小児治療指針．第 15 版，医学書院，426-427，2012
6）Kuroiwa G, et al.：Primary intestinal lymphangiectasia successfully treated with octreotide. J Gastroenterol 36：129-132, 2001
7）Feldt RH, et al.：Protein-losing enteropathy after Fontan operation. J Thorac Cardiovasc Surg 112：672-680, 1996

（藤武義人）

各論 D 腸・肛門 Ⅵ．その他の小腸・大腸疾患

29 壊死性腸炎

概 念

1．定 義

新生児壊死性腸炎（neonatal necrotizing enterocolitis：NEC）は新生児期の急性腹症のなかでもっとも頻度の高い疾患であり，消化管粘膜から粘膜下のさまざまな程度の壊死を特徴としている．NEC の原因はいまだ完全には解明されていないが，腸管の未熟性や循環障害，細菌感染，経腸栄養の負荷などが関連して発症すると考えられている．

2．分 類

Bell らによる壊死性腸炎の病期分類を**表 1**[1)]に示す．

疫 学

発症頻度は新生児 1,000 人中に 1～2 人，極低出生体重児や超低出生体重児の 3～7% とされている．在胎週数や出生体重が小さいほど，発症率や死亡率が高くなる傾向がある．正期産児ではまれである[2)]．

病理・病態生理

低出生体重児の腸間膜血流は，低血圧や症候性動脈管開存症，またこれに対するインドメタシン投与などによる血行動態の変化に影響されやすい．重症仮死やチアノーゼ型先天性心奇形などの低酸素血症をきたす病態では，腸管は組織低酸素症に陥る．これら虚血・低酸素とそれに続く再灌流は粘膜障害・炎症性カスケードの活性化へと至り，NEC の原因となる（**図 1**）[3)]．

表 1 Bell による壊死性腸炎の病期分類

病期Ⅰ：疑診例	・周産期におけるストレスの履歴 ・全身所見：不安定な体温，嗜眠，無呼吸 ・消化器症状：哺乳力低下，胃残量増加，嘔吐，軽度の腹部膨満，便潜血陽性
病期Ⅱ：確診例	病期Ⅰのいずれかの所見に加えて ・消化器症状：便潜血の遷延，肉眼的消化管出血，著明な腹部膨満 ・腹部 X 線所見：消化管拡張，腹壁の浮腫，固定した腸管ループ，腸管壁内ガス像，門脈内ガス像
病期Ⅲ：進行例	病期Ⅰまたは病期Ⅱのいずれかの所見に加えて ・全身所見：バイタルサインの悪化，敗血症性ショックの所見，著明な消化管出血 ・腹部 X 線所見：病期Ⅱのいずれかの所見に加えて腹腔内遊離ガス像

〔Bell MJ, et al.：Neonatal necrotizing enterocolitis：therapeutic decisions based upon clinical staging. Ann Surg 187：1-7, 1978〕

病 因

NEC の病因として，腸管の未熟性，病原性微生物の異常増殖，人工乳投与，経腸栄養の負荷などがある．静脈栄養の進歩した現在では，早期の母乳投与は栄養目的ではなく，腸管の修復能・免疫能などの成熟の促進と，病原性微生物の異常増殖の予防が目的である．

また，未熟な腸管内の細菌叢の異常が NEC の病因として重要視されてきた．事実，プロバイオティクスの予防投与が NEC の発症率と重症度を有意に下げたとするランダム化比較研究（randomized controlled study：RCT）の報告[4)]があり，腸管内の細菌叢の異常が本症発生の重要な因子であると考えられる．ビフィズス菌の NEC に対す

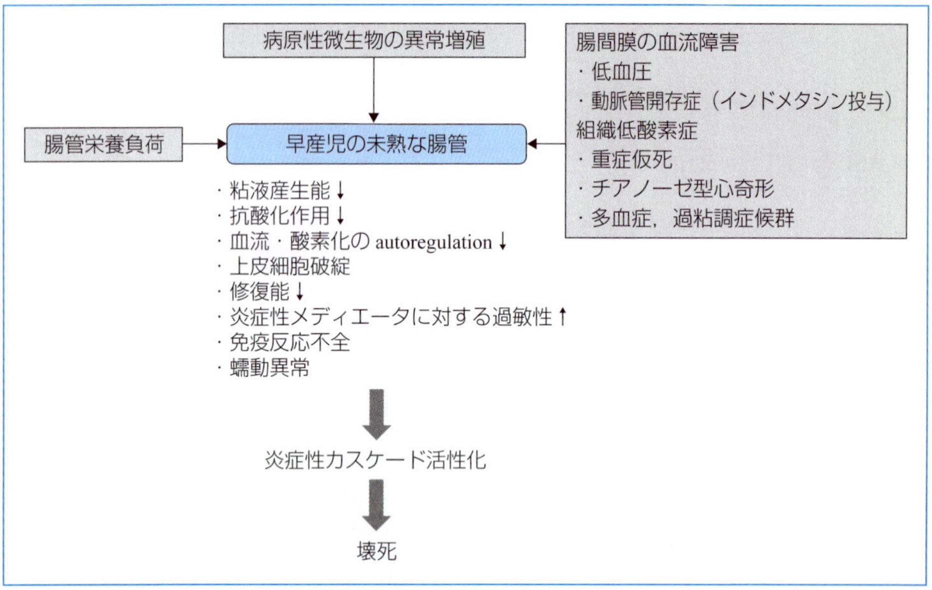

図 1　壊死性腸炎の病態

〔林田良啓，他：壊死性腸炎・胎便関連性腸閉塞．ネオネイタルケア 22：350-360，2009，より引用一部改変〕

る効果として，①腸管内での病原菌の定着を防止，②pH の低下や抗菌物質の分泌により病原菌の繁殖を抑制，③腸内バリア機能の強化，④bacterial translocation を抑制，⑤炎症性サイトカイン(IL-1，IL-6，TNF-α)産生を抑制，⑥分泌型免疫グロブリン A(secretory immunoglobulin A：sIgA)の産生を刺激，⑦NEC の発症に関与する短鎖脂肪酸(酪酸)の産生を抑制，⑧PLA2 活性を抑制，などがあげられる．低出生体重児にビフィズス菌を投与することによりビフィズス菌の早期定着が誘導され，感染防御，免疫賦活，バリア機能強化などの作用によって NEC の発症が予防されるものと考えられる．さらに，ビフィズス菌増殖因子の同時投与(シンバイオティクス)や早期の投与によって，作用の増強が期待される[5]．

臨床症候

1．発症初期の症状

NECの徴候や症状はさまざまであり，潜伏性に進行することもあれば，突然に破局的な経過で発症することもある．通常は出生後 2 週間以内の発症が多いが，超低出生体重児や極低出生体重児ではまれに生後 3 か月になって発症することもある．最初の徴候は，哺乳不良，胃内ミルク残量の増加，嘔吐，腹部膨満，血便などの消化器症状と腸蠕動低下である．肉眼的血便は NEC の約 25% に認められる．また，腸管の異常に気づく前に，敗血症が先に疑われることもある．

2．進行期の症状

細菌感染と壊死領域の進展とともに全身状態が不安定となり，無呼吸発作の出現，体温低下，除脈，活気低下などの症状が出現する．進行期には末梢循環不全が特徴的で，足底採血が困難になるほど末梢循環が不良になる．症状の進行程度はさまざまで，便潜血陽性のみの症状から，穿孔，腹膜炎，ショック症状，死亡に至るものまである．

診 断

1．検 査

1）X 線

通常の仰臥位正面像と左側臥位の正面写真だけでなく，仰臥位での cross table view による評価も行う．6～8 時間ごとに病変の進行を X 線で追跡する．初期診断としては，局所に拡張した腸管ガス像が固定し経時的にも変化しない fixed gas pattern や，腸管壁の肥厚，もしくは腸管ガス像の消失が重要である．腸管壁内ガス像(pneumatosis intestinalis)(図 2)は NEC と診断する決め手と

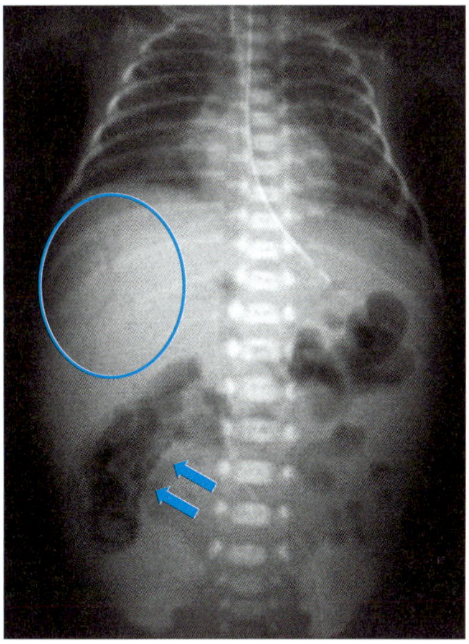

図 2 腹部 X 線所見(仰臥位正面像)
門脈内ガス像(○部分)および腸管壁内ガス像(➡)を認める

なり，NEC の治療開始時に 50〜75% の症例はこの所見を有している[2]．門脈内ガス像(図 2)をみる機会はまれであるが，重篤な NEC の徴候である．最終的に穿孔してしまうと free air を認める．

2) 血液検査

検査データ上は敗血症に類似し，CRP 上昇，白血球増多，血小板減少，混合性アシドーシスなどを認める．

2. 鑑別診断

全身性もしくは腸管の感染症，腸閉塞，胃軸捻転，局所的な消化管穿孔，消化管アレルギーなどがあげられる．特発性の局所的腸穿孔(focal intestinal perforation：FIP)が，生後早期のステロイドやインドメタシンの投与後に発症することがある．

3. 確定診断

Bell 分類(表 1)の病期 II で確定診断となる．

治　療

発症の予防がもっとも重要であるが，疑われた場合は早急に診断・治療に移る．まず経腸栄養を中止し，腸管を休める．循環血液量の確保，強心薬の投与，体液の補正，呼吸管理，さらに抗菌薬の投与を行い，身体所見やバイタルサインの変化を慎重に追う．胃吸引を数時間ごとに行い，腹部膨満を少しでも軽減させるようにする．初期の抗菌薬は腸内細菌に対応し，嫌気性菌もカバーするアミノグリコシド系，バンコマイシンなどを投与し，培養検査の結果に応じて抗菌薬を変更する．

穿孔すれば絶対的外科治療の適応である．腹壁変色(blue abdomen)や腹水貯留などの腹膜炎所見を呈した場合には，手術を考慮する．ただし，穿孔が明らかであっても全身状態がきわめて不良な場合には，腹腔ドレナージを留置し，呼吸や全身状態の改善を待つ場合もある．

合併症・転帰・長期予後

消化管壁内のガス貯留で NEC と診断された症例の約 20% は内科治療には反応せず，死亡率は 9〜25% とされている．早期の術後合併症には，創部感染，創部裂開，人工肛門のトラブルなどがある．腸管壊死部の消化管狭窄は，外科治療を受けた児の約 10% に合併し，この場合は狭窄部位を再び切除する必要がある．広範に腸管を切除した症例では，短腸症候群や経静脈栄養への依存などが問題となる．

●文献

1) Bell MJ, et al.：Neonatal necrotizing enterocolitis：therapeutic decisions based upon clinical staging. Ann Surg 187：1-7, 1978
2) 土田晋也：新生児壊死性腸炎．ネオネイタルケア 26：482-488，2013
3) 林田良啓，他：壊死性腸炎・胎便関連性腸閉塞．ネオネイタルケア 22：350-360，2009
4) Lin HC, et al.：Oral probiotics reduce the incidence and severity of necrotizing enterocolitis in very low birth weight infants. Pediatrics 115：1-4, 2005
5) 清水俊明：新生児医療におけるプロバイオティクスの有用性．医学のあゆみ 240：228-231，2012

(大塚宜一)

30 腸重積

概　念

1. 定　義

腸管の一部がその連続した腸管管腔内へ陥入する結果，腸閉塞をきたし，進展すると腸管および腸間膜の血行障害から絞扼性腸閉塞へ至る[1)]．小児では，口側腸管の先進部が肛門側腸管内へ引き込まれることが多い．

2. 分　類

腸管ポリープ，悪性リンパ腫，Meckel憩室，腸管重複症，IgA血管炎（アレルギー性紫斑病）等の病的先進部（pathological leading point：PLP）の有無により，PLPを認めない特発性（95%），PLPのある4%，術後（1%）に分けられ，重積部位により回腸結腸型（95%），虫垂結腸型・結腸結腸型（2.5%），小腸小腸型（2.5%）に分類され，回腸末端が上行結腸に重積する回腸結腸型がもっとも多い[2)]．

疫　学

1歳未満の発生頻度は出生10万人に対し約50人であり，わが国での年間発生数は約4,000人とされている[3)]．生後4か月～1歳未満の乳児で全体の60～80%を占め，生後3か月未満や6歳以上はまれである[4)]．男女比は約2対1である．

病理・病態生理

腸管輪状筋が何らかの刺激によりけいれん性に収縮し，肛門側の弛緩した腸管に嵌入し腸重積が起こる「けいれん説」がある[5)]．重積が進行すると，嵌入腸管の腸間膜血管圧迫から腸管はむくみ，腸閉塞となる．静脈うっ血と虚血により腸管からの粘液分泌増加と粘膜出血が起こり，発症から12～24時間で粘血便となる．さらに進行すると腸管壊死に至り，絞扼性腸閉塞や腸管穿孔から腹膜炎，敗血症に進展し死亡する．術後腸重積やイレウス管留置によるものは小腸小腸型が多く，特に術後腸重積は術後2週間以内発症の術後早期腸閉塞の1つとしてあげられ，術後癒着性腸閉塞と鑑別を要する．

病　因

1. 特発性の病因

上気道感染や腸炎が先行することが多く，アデノウイルスやロタウイルス等により，回腸Payer板の肥厚や腸間膜リンパ節腫脹が誘因になるとされている[4,6)]．

2. 術後腸重積

原疾患として後腹膜腔を広く郭清した場合，長時間手術，胃食道逆流症，横隔膜裂孔ヘルニア，Hirschsprung病，神経芽腫術後に発症する症例が多く，いったん正常な腸管機能が復活した後に，突然発生する術後2週間以内の術後早期腸閉塞の場合には，本症をまず考える必要がある[7)]．予後は比較的良好であるが，診断の遅れが全身状態を悪くし，腸切除に至る症例もあり，早期診断が重要である．手術に伴い後腹膜の神経および神経節を障害し，腸管運動への影響を与えることが原因の1つと考えられている[8)]．

臨床症候

1. 症　状

三徴は腹痛（不機嫌），嘔吐，血便（イチゴゼリー様粘血便または血液）（図1）であり（初診時に10～50%そろう），間欠的腹痛（5～30分ごと，不機嫌，啼泣で表現）が初発となることが多く，嘔吐（当初は非胆汁性，腸閉塞を伴うと胆汁性）を伴う．来院

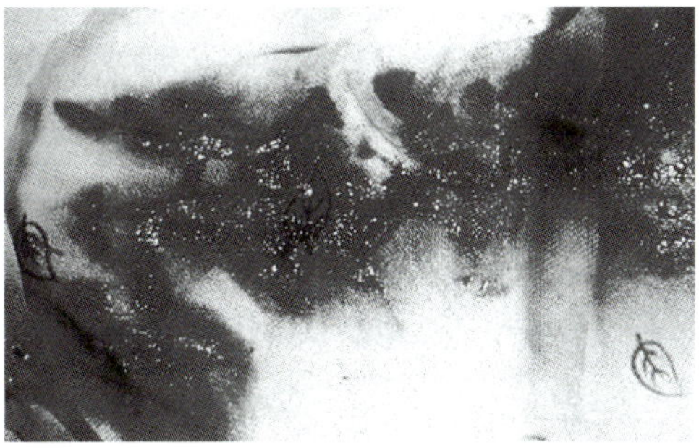

図 1 イチゴゼリー様粘血便〔口絵 20, p.vii〕
（教育用スライド．文光堂より）

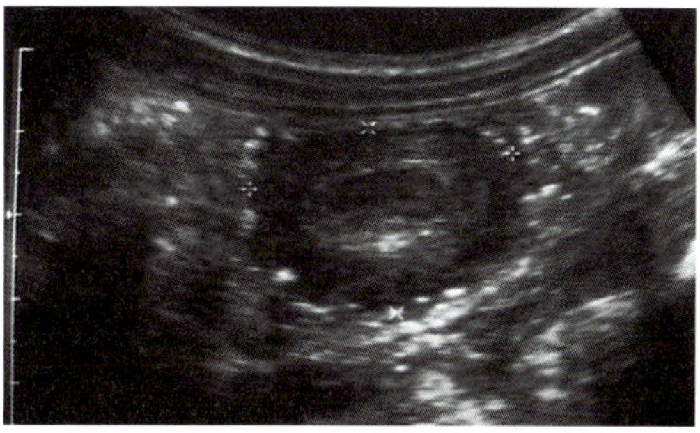

図 2 超音波での target sign

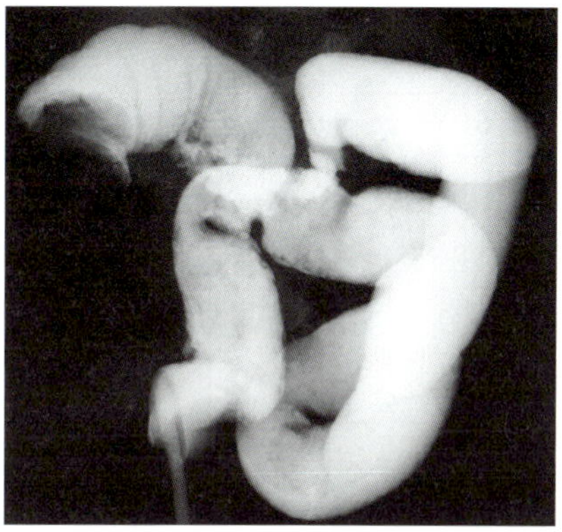

図 3 注腸造影での蟹爪様陰影欠損

時に重積れん縮が軽減していて，症状改善から本疾患が見逃されることがあり，浣腸で血便がなくても年齢や症状から本症を疑うことが重要である．

2．所 見

初期と進行状態では異なり，一般所見としては右季肋部にソーセージ様腫瘤を触れ，右下腹部は空虚な Dance 徴候がある．進行すると腸閉塞から腹部膨満や腹膜刺激症状をきたし，発熱は腹膜炎や敗血症の徴候である．

診 断

1．検 査

1）腹部単純 X 線

非特異的であり，腸閉塞は診断可能であるが本症は診断できない．

2）超音波

短軸方向で target sign（図 2），長軸方向で pseudokidney sign（**各論 D-Ⅱ.10.虫垂炎**参照）を呈し，感度・特異度とも 100% に近く，診断価値が高い．さらに PLP が腸管重複症の場合，重複腸管が指摘できる．

3）注腸造影

PLP が陰影欠損として認められる蟹爪様陰影欠損（図 3）で確定診断がつくが，腹膜炎や腸穿孔の徴候がある場合は，注腸造影は禁忌である．注腸造影検査の大きな利点は，診断後，引き続き治療に移行できることである．

4）CT

小腸小腸型の診断や年長児で診断に苦慮する場合に有用であるが，本症を疑う場合は積極的に注腸造影を施行する．全身状態が悪い場合や腸閉塞の鑑別を急ぐ場合は，CT で情報を得ることがある．

2．鑑別診断

急性胃腸炎，急性虫垂炎，Meckel 憩室炎，腸回転異常症，中腸軸捻転，鼠径ヘルニア陥頓があげられる．

3．確定診断

1）診断基準

日本小児救急医学会「エビデンスに基づいた小児腸重積症ガイドライン」[4]では，A 項目「腹痛ないし不機嫌，血便（浣腸を含む），腹部腫瘤ないし膨満」，B 項目「嘔吐，顔面蒼白，ぐったりして不活発，ショック，腹部単純 X 線写真で腸管ガス分布の異常」，C 項目「注腸造影，超音波，CT，MRI などの画像検査で特徴的所見」の 3 項目に分類され，疑診は A2 つ，A1 つと B1 つ，ないし B3 つ以上（ただし，A の腹痛ないし不機嫌が間欠的な場合は，それだけで疑診），確診は疑診に加え，さらに C を確認したもの，とされている．

2）重症度診断基準

前記ガイドラインでは，全身状態不良で腸管壊死が疑われる「重症」（ショック，腹膜炎症状，腹腔内遊離ガス像のいずれか)，全身状態は良好であるが腸管虚血が疑われる「中等症」(48 時間以上経過，生後 3 か月以下，WBC＞2 万/μL，CRP＞10 mg/dL，腹部単純 X 線で小腸閉塞)，それ以下の「軽症」に分けられる．重症は手術を前提とし非観血的整復術は禁忌であり，中等症は非観血的整復術の際の腸穿孔に注意が必要である．

3) 紹介基準

重症では非観血的整復術は行わず，外科的対応を含む集中治療が可能な施設へ緊急移送させ，中等症，軽症で整復不可能な場合は手術が可能な施設へ迅速に移送させる．

治　療

腸管壊死，腹膜炎，敗血症から全身状態不良な場合は，非観血的整復術を行わず外科治療を行う．

1．非観血的整復術

1) 鎮静薬や全身麻酔の併用について

鎮静薬を使用すると，整復時に嘔吐をきたした場合の誤嚥に対応しづらくなる．また，全身麻酔下と非全身麻酔下の整復率は，それぞれ 91%，95% と差はないとされ[9]，鎮静薬や全身麻酔は併用しなくてよい．

2) 方　法

X 線透視下に 6 倍希釈ガストログラフィンや 3 倍希釈バリウムによる高圧注腸整復(22～36 Fr の太めのバルーン使用，液面の高さ 100 cm 以下で使用)(図 4)や空気整復，腹部超音波下に生理食塩水注入整復がある．バリウムは腸穿孔時にバリウム腹膜炎で重篤化するため，勧められていない．1 回 3 分間，計 3 回施行が基本であるが，途中で必ず 1～2 分間の減圧を行う．

2．観血的整復術

手術適応は，整復不可能例，全身状態不良例，腸重壊死が疑われる例，PLP に器質的病変がある例であり，口側から尾側へ用手的に重積腸管を押し出す Hutchinson 手技を行う．

合併症

絞扼性腸閉塞，腸壊死，腸穿孔，腹膜炎，敗血症，ショックを合併しうるため，最悪，死亡に至ることもありうる．1989～2008 年の 20 年間にわが国で 50 例(年平均 2.5 例)に死亡例が集計されており，うち 5 歳以下は 40 例(年平均 2 例)と多くを占めていた．受診時点で全身状態が非常に悪く，腸穿孔，腹膜炎，ショック等を併発していた[4]．

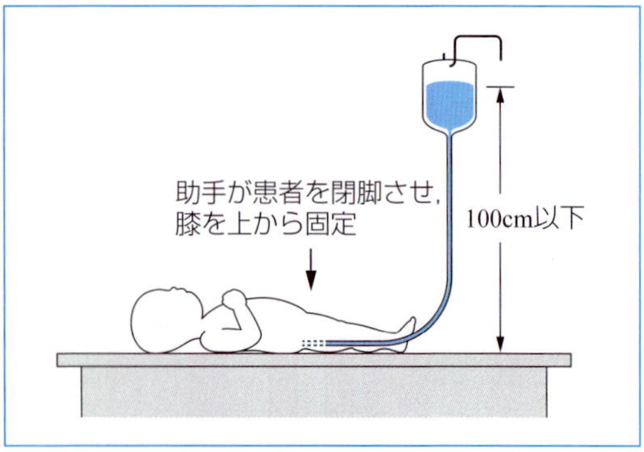

図 4　腸重積の非観血的整復術

転帰・長期予後

再発率は非観血的整復術で約 10%，観血的整復術で 4% 以下である[4]．再発予防の意味で，観血的整復術時に回腸末端部を上行結腸に固定する回腸結腸固定術や，回腸結腸皺の切離または虫垂切除術を加える付加手術は，その成績に鑑みて有効性は乏しいとされている．

●文献

1) 内田恵一，他：腸重積症．浅香正博，他(編)，カラー版消化器病学―基礎と臨床―．西村書店，797-800，2013
2) Columbani PM, et al.：Intussusception. In：Coran AG, et al.(eds), Pediatric Surgery. 7th ed., Elsevier, 1093-1110, 2012
3) 伊藤泰雄：腸重積症．小児科診療 76：239-245，2013
4) 日本小児救急医学会(監)：エビデンスに基づいた小児腸重積症の診療ガイドライン．へるす出版，2012
5) Raymond RD：The mechanism of intussusception. a theoretical analysis of the phenomenon. Br J Surg 45：1-7, 1972
6) Bruce J, et al.：Intussusception：evolution of current management. J Pediatr Gastroenterol Nutr 6：673-674, 1987
7) 石曽根新八，他：術後腸重積症．小児外科 31：543-546，1999
8) 宗崎良太，他：神経芽腫摘出術後に発症した術後腸重積症の 1 例．小児がん：小児悪性腫瘍研究会記録 46：393-397，2009
9) Suzuki M, et al.：Intussusception：the role of general anesthesia during hydrostatic barium reduction. Radiat Med 17：121-124, 1999

(岡田忠雄)

各 論 D 腸・肛門 Ⅵ. その他の小腸・大腸疾患

31 肛門周囲膿瘍，痔瘻，痔核

肛門周囲膿瘍

概 念

1. 定 義

肛門周囲膿瘍は，歯状線上の肛門陰窩(一次口)から細菌が侵入して肛門腺管を通って肛門腺に達し，内外括約筋間に肛門痛，腫脹，発赤を伴った急性化膿巣を形成し，小児では肛門周囲の浅い皮下に二次口が開口する皮下型が多い．皮下型では膿瘍周囲は脂肪組織で囲まれ，時に蜂窩織炎も呈する．

2. 分 類

膿瘍および瘻孔開口部(二次口)は肛門側方の3時と9時方向が多く，複数開口することもある(図1)．

小児がんに対する化学療法中の白血球低値時に伴うこともあり，その場合は，白血球値改善とともに膿瘍が改善しうる．1歳以降に膿瘍が発症する場合や再発をくり返す場合には，Crohn 病の可能性も考慮すべきである．

疫 学

多くは新生児期を含めて生後6か月未満に発症することが多く，男児に多い(90%)．

病因・病態生理

歯状線にある肛門小窩(クリプト)に開口する肛門腺が細菌感染(腸内細菌が主)し，炎症が肛門周囲皮下へ波及して肛門周囲に膿瘍を形成する「肛門小窩・肛門腺感染説」(cryptograndular infection theory)が成因であるが，誘因として発症ピークが免疫グロブリンの生理的低値である時期に一致し，それが増加する生後6か月以降に自然治癒傾向があることや漢方薬の十全大補湯(じゅうぜんだいほとう)が有効であることから，腸管免疫の未熟性や機能不全説がある[1]．また，圧倒的に男児が多いという性差から，子宮内からのアンドロゲン過剰により皮脂腺の機能亢進が問題である「ホルモン説」や肛門小窩の発生異常や異常肛門腺発生説等の「解剖学的異常説」もあり，病因が明確でないのが現状である[2]．下痢やそれに伴うおむつかぶれが先行する

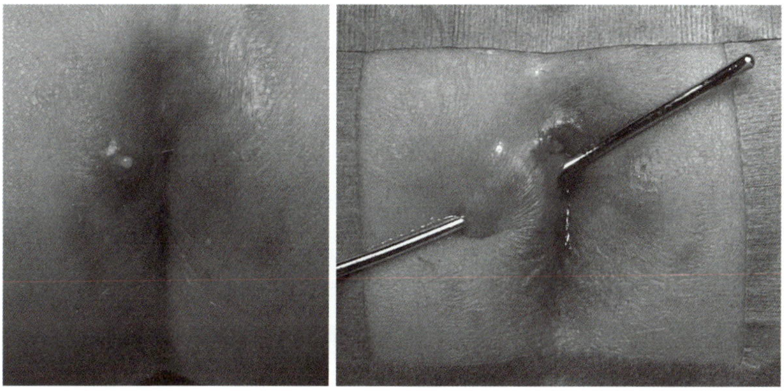

図1 瘻孔開口部

ことが多い．

臨床症候

1．症 状

下痢に伴い発症，増悪する．排便時や肛門清拭で啼泣し，炎症の程度に応じて発赤，腫脹し波動を伴った膿瘍へと進展する．

2．所 見

炎症と感染の程度により発赤，腫脹，硬結の程度はさまざまである．

診 断

肛門周囲膿瘍，痔瘻も含めて視診に触診を加えた身体所見で診断を行うが，存在診断は高い率で可能である．示指と母指による双指診で，硬結や膿瘍の大きさや柔らかさを診察する．画像診断は病変自体の大きさ，存在部位，膿瘍形成の有無等を把握する補助診断法としての意味が大きく，小児が故に被ばくのない経皮的超音波検査があげられる．

1．検 査

1）超音波

肛門周囲の炎症が膿瘍化している場合は低エコー領域として描出され，切開排膿術適応の際の補助診断法となる．

2）注腸造影，CT

注腸造影はCrohn病を疑った場合に施行し，肛門周囲膿瘍や痔瘻自体に注腸造影やCTを施行する意味は乏しい．

2．鑑別診断

肛門重複症は出生時から肛門の6時方向に存在し，異所性開口部から時に排便を認めること，仙尾部奇形種は画像所見により診断できるが，発赤や感染から膿瘍化することは少ない．

3．確定診断

1）診断基準と重症度診断基準

明確な診断基準や重症度分類はないが，発症年齢，臨床経過，局所所見等から診断は可能である．

2）紹介基準

肛門周囲膿瘍に対しては漢方薬や整腸薬の使用により保存的治療が先行されるが，再発例や症状が遷延する例では膿瘍の切開・排膿術が必要になり，専門施設への移送が望ましい．

治 療

1．保存的治療（非観血的治療）

肛門周囲膿瘍は自然軽快することが多い病態であり，排膿がある場合や次に記載する膿瘍切開を加えた場合は，母親に硬結をしぼって排膿してもらい（2回/日）膿瘍の腫脹や疼痛を緩和させる．また，通常に入浴して局所の清潔を保ち，炎症や感染の程度に応じて抗菌薬（内服，局所塗布）を使用するが，経口抗菌薬による便性軟化で生じる膿瘍の悪化に注意が必要である．

最近，漢方薬内服がいわれ，なかでも十全大補湯（10種類の生薬で構成された補剤）は液性・細胞性免疫，NK細胞活性，マクロファージ活性，サイトカイン産生等の免疫調節作用から病後の体力低下，疲労倦怠感，食欲不振，寝汗，手足の冷え，貧血に対して効能・効果があるとされている．消化管免疫機序として，本剤の経口投与で腸間膜リンパ節やPeyer板におけるIgA分泌細胞を誘導するIL-5の産生を増加させ，腸管上皮では腸管分泌能に関係するINF-γの分泌を刺激する等の免疫調節を行うことが報告されている[3]．この十全大補湯（0.2～0.65 g/kg/日，2～3回/日，授乳前に投与）が乳児肛門周囲膿瘍の腸管免疫能改善に有効と報告され始め，奏効率は内服3か月で約80～100%といわれている．さらに，比較的早期に治療効果が得られること，瘻孔を形成し手術へ移行する例は0～約20%と少なく，通院回数が少ないこと，また約10～25%と再発率が低いことも特徴とされている[4]．本剤の投与期間は治癒までの投与や治癒後2～3か月間の維持療法継続も勧められており，乳児免疫能が改善する生後9か月までは整腸薬併用の本剤維持療法継続を勧める報告もある[4]．本剤長期投与に伴う副作用としては，構成成分の1つである甘草（かんぞう）の長期使用による副作用として低カリウム血症起因のミオパチーがあげられるが，その頻度はまれとされている[4]．

最近，ヒト塩基性線維芽細胞増殖因子（basic fibroblast growth factor：bFGF，フィブブラスト® スプレー）噴霧（2回/日，在宅で親が施行）を初期治療として行い，平均7日間の早期に排膿停

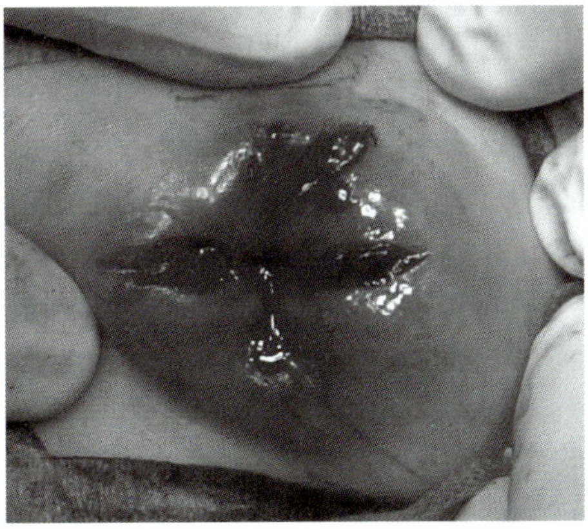
図 2　瘻孔開放術

止と炎症消失から速効性の炎症抑制効果が得られたことが報告された[5]．

2．外科治療(観血的治療)

二次口として肛門皮膚に自壊するか，膿瘍が波動を伴い膿瘍壁が菲薄化した場合には，肛門皮膚を肛門皺に平行で放射状に切開排膿する方法，さらに切開後，膿瘍から一次口まで外科ゾンデを挿入し，膿瘍を放射状に完全開放(瘻孔開放術，lay open，fistolotomy)する方法(外来で施行し帰宅可能)(図 2)で，多くは炎症が消退する．切開時に膿瘍壁の掻爬処置を加えると出血が多くなることから，膿の細菌培養提出後，生食で膿瘍内を洗浄し，切開翌日に創部を確認し止血されていたら，積極的に入浴を行い肛門周囲の清潔に努める．

問題点は異時性異所性に再発を繰り返すことであり，母親に皮膚開口部周囲を用手圧迫してもらい(2 回/日)排膿を促す．

合併症

肛門周囲膿瘍の再発が問題であり，硬結がある間は再発に留意する．また，いったんよくなっても，便性が水様になると膿瘍が増悪し，再発することがある．

転帰・長期予後

分泌型 IgA の肛門局所免疫機構が確立する 1 歳頃までに自然治癒することが多い(約 90%)[6]．

予　防

入浴を行い局所の清潔を保つ．また水様便で炎症が惹起され症状の増悪や再発を繰り返す要因となるので便性に注意する．便性軟化の場合は，適宜，整腸薬で調整する．

痔　瘻

概　念

1．定　義

痔瘻は広義には肛門内部と肛門周囲皮膚の後天性で難治性の炎症性疾患を意味し[7]，膿が肛門周囲の皮膚に出る外痔瘻，直腸内部に出る内痔瘻，瘻孔の両端が開いている完全痔瘻，一側端が閉じている不完全痔瘻に分類される[7]．

2．分　類

発症時期から乳児痔瘻と思春期以降にみられる痔瘻に区別した方がわかりやすい[8]．存在部位の分類として，瘻管の括約筋を貫く部位，深さにより，皮下痔瘻，粘膜下痔瘻，低位筋間痔瘻，高位筋間痔瘻，坐骨直腸窩痔瘻，骨盤直腸窩痔瘻に分類される．

乳児痔瘻は成人の痔瘻とは異なる臨床的特徴をもつ．病型としては残直線型で皮下または低位筋間痔瘻であることが特徴であり，瘻孔開口部(2 次口)は肛門方の 3 時と 9 時方向が多く，複数開口(10～20%)することもある．1 歳以降に膿瘍や瘻孔が発症する場合，Crohn 病，慢性肉芽腫症等の免疫不全をあげる．

疫　学

男性ホルモンにより肛門小窩(クリプト)が深く細菌が停滞しやすいとされ，肛門周囲膿瘍と同様に男児に多い[8]．

病因・病態生理

肛門周囲膿瘍の化膿が継続し瘻管を形成したものが乳児痔瘻であり，乳児肛門周囲膿瘍の 10～20% が乳児痔瘻となる[2]．思春期例では肛門周囲膿瘍の膿瘍腔が排膿後急速に小さくなり炎症性瘻管を形成して痔瘻となる[9]．思春期例における乳児痔瘻の既往は約70%とされる[10]．

臨床症候

1．症 状

肛門周囲の発赤，腫脹，疼痛，肛門皮膚の小孔からの排膿や出血等である．

2．所 見

一次口(原発口)と二次口が連続し瘻管化した痔瘻を形成すると索状物が触れる．

診 断

痔瘻診断は身体所見として視診に触診を加えて行い存在診断は高い率で可能である．二次口を外側に牽引しつつ肛門との間の皮膚を触診する．浅い位置を走行する瘻管(皮下・低位筋間痔瘻)は浮かび上がってきて触診することが可能となり[11]，触診不可の場合は深部痔瘻となる．画像診断は病変自体の大きさ，存在部位，膿瘍・痔瘻形成の有無等を把握する補助診断法としての意味が大きく，小児が故に被ばくのない経皮的超音波が勧められる．

1．検 査

1）超音波

正診率は視診と大差なしとされるが，誤診に関しては視診19%，超音波10%とされ超音波では誤診が少ないとされる[9]．超音波の欠点としては偽陰性例がいわれており，また括約筋との解剖関係の把握が難しく，体動を伴う幼小児期では検査しづらい．

2）注腸造影，CT

注腸造影はCrohn病を疑った場合に施行し，痔瘻自体に注腸造影やCTを施行する意味は乏しい．瘻孔造影として瘻孔開口部から直接造影剤を注入し，完全型と不完全型瘻孔の鑑別を行うことや瘻孔開口部(二次口)からピオクタニン等の色素を注入し肛門の一次口を探す方法があるが，小児では全身麻酔が必要であり現実的ではない．

3）MRI

成人領域の深部痔瘻の存在診断に対してMRI診断能が優れていることが報告され，仙骨前直腸後方の，三日月様陰影(crescent sign)と呼称されている[12]．

2．鑑別診断

肛門周囲膿瘍と同じ．

3．確定診断

1）診断基準と重症度診断基準

明確な診断基準や重症度分類はないが，発症年齢，臨床経過，局所所見等から診断は可能である．

2）紹介基準

肛門周囲膿瘍と同じであるが，1歳を超えた特に思春期例の有症状痔瘻形成例は手術適応となり専門医による加療を勧める．

治 療

1．保存的治療(非観血的治療)

創部洗浄を行い創部の清潔に努めること，創部圧迫を行い膿の排出を図ること，便性状のコントロールが重要であるが，乳児痔瘻に対しては漢方薬の内服を含めて**肛門周囲膿瘍**の項参照．思春期以降発生の痔瘻に対して肛門の瘻管をプラグで塞ぐプラグ療法やフィブリンのりで塞ぐ方法があるが，奏効率が低く根本的治療法は手術である．

2．外科治療(観血的治療)

乳児痔瘻では一次口から二次口に向かって放射状切開を行う切開排膿術(fisutolotomy, lay open)を行うが約10〜20%で再発する．1歳を過ぎても治癒しない難治性痔瘻[10]，特に思春期例で完全瘻管化し(痔瘻形成)症状を繰り返す場合は，炎症が消退している時期に，全身麻酔下で成人の場合と同様に括約筋温存術としての全瘻管くり抜き内方閉鎖術(瘻管摘出術, fistelectomy)を選択する．この年齢での切開排膿術は約20%に再発する[9]．瘻管摘出術に際しては，痔瘻の発生機序から考えても一次口の確実な閉鎖が重要であり，一次口と連続する瘻管が遺残すると再発しうる．切開した創は止血を十分に行い縫合せずに開放創とする．一方，無症状乳児痔瘻の多くは生後12〜24か月で治癒する[8]．女児で肛門腟前庭瘻をきたした際は瘻孔摘出術と直腸前壁の修復術を行う．また，低侵襲手術として一次口・原発巣のSeton術と痔瘻腔のドレナージの併用法もある[13]．

合併症

再発が問題であり硬結がある間は再発に留意する．また，いったんよくなっても便性が水様になると膿瘍が増悪し，再発することがある．

転記・長期予後

乳児痔瘻は分泌型IgAの肛門局所免疫機構が確立する1歳頃までに自然治癒することが多い(約90%)[4]．

予防

肛門周囲膿瘍と同じ．

痔 核

概 念

1．定 義

直腸肛門皮下及び粘膜下の静脈叢の拡張した静脈瘤腫瘤をいう．

2．分 類

歯状線より口側に発生する内痔核，尾側に発生する外痔核に分類され，痔核が肛門外に脱出したまま放置されると血行障害を併発して腫れあがり，固く血栓化を呈した場合，血栓性痔核となる．肛門内に還納されない状態を嵌頓痔核といい疼痛が激しい[14]．外痔核と内痔核が連続して発生する場合を内外痔核(混合痔核)とよび，痔核脱出を痔核の自然状態と用手による還納法で病期分類するGoligherの進行度分類(I度：排便時肛門管内に突出するが肛門外に脱出しないもの，II度：排便時肛門管外に突出するが排便後に自然に還納するもの，III度：排便時肛門管外に突出し用手的還納が必要なもの，IV度：常に肛門外に脱出しているもの)が利用される[5]．

小児では肛門皮下の外痔核がほとんどであり，血栓性痔核をきたすことは少ない．

疫 学

小児痔核の頻度はまれであり，幼小児期よりは10代に発生し[16]，欧米では外痔核と内痔核の比率は2対1とされる[8]．

病因・病態生理

肛門管の粘膜下には静脈叢とそれを内肛門括約筋と固定している多数の血管，一部動静脈吻合をもつ痔静脈叢，平滑筋，弾性結合線維からなる支持組織(anal cushion)があり，粘膜下静脈叢のうっ血を病因とする血管起源説と排便時の怒責習慣や立位歩行，座位などからanal cushionが減弱，弛緩，断裂し，その結果，粘膜下部分が肥大増大し出血，滑脱する支持組織脆弱説がある[14, 17]．小児では，慢性的な排便障害(下痢や便秘による硬便)や排便時の過度の力みによる静脈圧上昇により発生するとされるが，小児門脈圧亢進症の33%(肝性26%，肝外性57%)に痔核を伴う[18]ことや直腸血管奇形が痔核の基礎疾患となり得ることに注意を要する[8]．

臨床症候

1．症 状

外痔核では，排便時に肛門から突出して排便後には見えなくなる肛門腫瘤や排便時の疼痛，肛門出血(新鮮血)を訴える．血栓性痔核は腫瘤が固く持続し，違和感や痛みが強く，内痔核では排便時に疼痛がないことが多い．脱出は初期のうちは排便の際に脱出し自然と戻っていたものが，程度が進むと指で戻さなければ戻らなくなり，最後は脱出したままとなることがある[11]．

2．所 見

診察時の体位は幼小児期では載石位をとり，年長児では左側臥位をとる．幼小児期は肛門鏡を挿入すると肛門を傷つけ，症状が増悪することから使用しづらい．肛門縁皮膚を外側に牽引し肛門縁に暗赤色調に隆起する柔らかい腫瘤を視診で確認する．血栓性となった場合は暗青色調を呈する．

診 断

視診が重要であるが，外来受診時には肛門腫瘤が観察されることは少なく，再診までに家で肛門が腫れたらデジカメやビデオに記録してきてもらうことを勧める[19]．また，幼小児に指診を行うと指診自体が肛門部の痛みを誘発することから指診による痔核の触知は難しいことが多い．一方，思春期例で指診を行う場合でも愛護的に行い，潤滑油としてオリーブ油やKYゼリーを使用しキシロカインゼリーは極力使用しない．キシロカインゼリーを口腔～肛門に使用した6歳以下の8,576例中7例(0.08%)に死亡例が報告されていることは注意を要する[20]．肛門周囲を触り硬結，腫脹，圧痛の有無を確認し，挿入した指を360°回転させて指腹側面で痔核の膨隆と硬さや，その膨隆が痛みを伴うか指先で確認する．指を引き抜き，指に血液付着がないか確認する．

1．検 査

1）超音波

門脈圧亢進症有無の精査の意味で肝内門脈や門脈本幹の開存の有無，肝硬変の有無，脾腫の有無等を調べる．またカラードプラ検査で門脈本幹や脾静脈の血行動態(求肝性，遠肝性)，肝門部近傍のcavernous transformation形成の有無も調べる．

2）C T

超音波で門脈圧亢進症が疑われる場合は，造影CTにて肝前性(門脈本幹の開存とcavernous transformation形成の有無)，肝性(肝内門脈の狭小化や肝内が肝動脈血優位の動脈肝等)，肝後性門脈圧亢進症(Budd-Chiari症候群)の所見の有無を調べる．

3）食道・胃内視鏡

門脈圧亢進症を基礎疾患とする痔核の場合，食道・胃静脈瘤の有無と程度診断のために全身麻酔下の食道・胃内視鏡検査を施行する．

2．鑑別診断

裂肛に伴う見張りいぼは肛門外に突出する肉芽様小腫瘤であり，肛門の6時と12時方向に多く色調が赤色調である．肥大乳頭は裂肛に伴う歯状線部の米粒大隆起性小腫瘤であり色調が赤色調である．

3．確定診断

1）診断基準と重症度診断基準

明確な診断基準はないが，視診と触診で診断は可能である．重症度の判定としてGoligherの進行度分類を代用することが多い．

2）紹介基準

保存的療法で効果なく出血を繰り返す場合や嵌頓痔核や血栓性外痔核が専門医による緊急対応となる．

治 療

小児では排便習慣の改善と保存的療法(内服薬，座薬，軟膏療法)が基本である[21]．

1．保存的治療(非観血的治療)

便秘に対して硬便を伴う場合は緩下剤で便性を柔らかくし，排便時に怒責しないようにする．排便後に便が付着したままであると患部を刺激し症状を持続させるので，肛門衛生の指導の意味でウォシュレットが使用できる年齢では排便後に積極的に肛門洗浄を行う．疼痛や出血等の局所症状を伴う場合は，抗炎症作用と鎮痛効果のあるステロイド含有のポステリザン軟膏™またはネリプロクト軟膏™を綿棒につけて，歯状線の頭側まで2回/日軟膏を塗布する．症状が消失するまで塗布するが，漫然としたステロイド含有軟膏の長期使用は控える．

2．外科治療(観血的治療)

保存的治療抵抗例や脱出の程度が強い例(Goligher III，IV度)，出血が著しい例が手術適応となる．術式としては，痔核結紮切除術(Milligan-Morgan)，ゴム輪結紮術，半導体レーザー，ALTA(aluminum sulfate tannic acid：痔核に硬化剤のpolidocanolを注射し痔核を縮小させる方法)があり，それぞれの肛門機能の温存性，根治性，合併症発生率から考慮する．痔核結紮切除術の術後合併症としては術後晩期出血2.2%(うち81%は術後14日目までに発症)，術後肛門狭窄0.1%とされ，再発率は0.2%と高い改善率をほこる[22]．ALTAは脱出を伴う内痔核が適応であるが，外痔核を伴う例でも内痔核本体が十分に大きい症例や粘膜脱も適応とされ，ALTA施行後1年目での再発率は15%前後である．

直腸血管奇形等の基礎疾患に伴う痔核出血の場合，粘膜抜去術による直腸切除術と痔核切除術で対応する[23]．

合併症

痔核自体では血栓性痔核と嵌頓痔核の合併に，また痔核を併発しうる門脈圧亢進症や直腸静脈奇形の合併に留意する.

転記・長期予後

保存的療法で局所の腫脹が軽快し，3 か月以内に 75% が治癒するとされる[21].

予　防

便秘を伴う場合は緩下剤等で便性を改善し排便時の怒責をなくし，また排便後の肛門洗浄で肛門周囲を清潔に保ち局所の安静化を図る.

文献

1) 秋吉健二郎，他：乳児痔瘻について：保存療法の具体例と手術時期は？　小児外科 38：330-332，2006
2) 佐々木　潔：乳児痔瘻．小児外科 41：873-874，2009
3) Matsumoto T, et al.：Orally administered Kampo (Japanese herbal) medicine, "Juzen-Taiho-To" modulates cytokine secretion in gut associated lymphoreticular tissues in mice. Phytomedicine 6：425-430, 2000
4) 増本幸二，他：乳児肛門周囲膿瘍に対する十全大補湯の長期使用経験．月刊臨床と研究 87：1164-1167, 2010
5) 平山　裕，他：乳児肛門周囲膿瘍に対する塩基性線維芽細胞増殖因子(basic fibroblast growth factor：bFGF)の効果．日本小児科学会雑誌 45：1037-1041, 2009
6) 松川泰廣：ミニ・シンポジウム「乳幼児健診 Up to date」母親が気になる外科的異常．日本小児科医会会報 39：69-73，2010
7) 大塩猛人：痔瘻．小児外科 41；875-876，2009
8) Rintala RJ, et al.：Other disorders of the anus and rectum, anorectal function. In：Coran AG, et al (eds), Pediatric Surgery. 7th ed., Elsevier, Philaderphia, 1311-1320, 2012
9) 松田保秀：肛門感染症．浅香正博，他(編)，カラー版消化器病学―基礎と臨床―．西村書店，936-947，2013
10) 小池能宣，他：乳児痔瘻の臨床的検討．小児外科 16：1237-1240，1984
11) 岩垂純一：肛門病変の診かた―適切に専門医へ紹介するために―Medical Practice 27：1309-1314，2010
12) 佐藤公治，他：骨盤直腸窩痔瘻の成因と診断について(特に超音波と MRI を中心に)．日本大腸肛門病会誌 55：807-810，2002
13) 松田保秀，他：直腸肛門周囲膿瘍と痔瘻―分類と治療―．外科治療 105：37-50，2011
14) 小出　和，他：肛門疾患．医学と薬学 68：966-972, 2012
15) 小杉光世：肛門管内外の解剖学的区画と病態に基づく痔核程度分類．日本大腸肛門病学会雑誌 5；307-312, 2012
16) Stites T, et al.：Common anorectal problems. Semin Pediatr Surg 16：71-78, 2007
17) Thomson WHF：The nature of hemorrhoids. Br J Surg 62：542-552, 1975
18) Heaton ND, et al.：Incidence of haemorrhoids and anorectal varices in children with portal hypertension. ―Br J Surg. 80：616-618, 1993
19) 岩垂純一：肛門病変の診かた―適切に専門医へ紹介するために―．Medical Practice 27：1309-1314, 2010
20) Akkoyun J, et al.：The use of digital photos and video images taken by a parent in the diagnosis of anal swelling and anal protrusions in children with normal physical examination. J Pediatr Surg 46：2132-2134, 2011
16) Curtis LA. et al.：Are one or two dangerous? Lidocaine and topical anesthetic exposures in children. J Emerg Med 37：32-39, 2009
21) 内山昌則，他：小児後天性肛門疾患の治療についての検討．日本小児外科学会雑誌 26：1151-1156, 1990
22) 松島　誠，他：痔核結紮切除術は GOLD STANDARD か？―結紮切除術の基本手技とそのエビデンス―．日本大腸肛門病学会雑誌 63：831-837，2010
23) Lv Z, et al.：Modified Soave procedure for the treatment of vascular malformations involving anorectum and sigmoid colon. J Pediatr Surg. 44：2359-2363, 2009

(岡田忠雄)

32 粘膜脱症候群

概 念

1. 定 義

粘膜脱症候群(mucosal prolapsed syndrome：MPS)は，習慣的な過度のいきみなどの排便障害による直腸粘膜の機械的刺激や虚血性変化により，直腸や肛門管内に隆起性病変や潰瘍性病変を形成する疾患である．

病理組織学的に粘膜固有層の線維筋症(fibromuscular obliteration)が特徴的である．

2. 分 類

肉眼型は隆起型・潰瘍型・平坦型に分類される．隆起型は直腸下部に，潰瘍型と平坦型は直腸中部または上部に多くみられ，いずれも前壁に好発する傾向にあるが，全周性のこともある．病変の大きさはさまざまである．

疫 学

わが国における発生頻度は10万人当たり1人程度で，小児から高齢者まですべての年齢層でみられるが，男女ともに20〜30歳代に多い．成人では性差がないという報告も多いが，小児では男児が多い[1]．小児では比較的まれとされているが，頻度は不明である[2]．

臨床症候

血便，粘液排出，肛門痛などを呈する．多くの患者が強い排便困難とともに残便感を訴え，トイレが長時間で強いいきみの習慣を有している．その結果，粘膜脱を生じ，これが便意を刺激するとともに便通を障害していきみを増強するという悪循環となる．この悪循環がさらに残便感も増強させる．その結果，トイレの回数が1日に10回を超えることや，肛門・直腸の picking や用手排便がみられることもある．

診 断

1. 検 査

直腸鏡や下部消化管内視鏡で直腸内腔には隆起型・潰瘍型・平坦型病変のほか，粘液や血液の貯留を認める(図1)．

2. 鑑別診断

年長児や成人の場合，悪性疾患との鑑別を要する．

3. 確定診断

病理組織学的に，線維性平滑筋の粘膜固有層への侵入(fibromuscular obliteration)を認める[3](図2)．

合併症

小児の場合，精神発達遅滞，自閉症，強迫神経症などの基礎疾患をもつ児の排便困難により，本症を合併することがある．また，Prader-Willi 症候群(PWS)のような骨盤底筋群の筋力低下を伴うような疾患に合併することがある．

治 療

保存的治療としては，いきまず短時間で排便する習慣を身につけることが第一である．このために，便秘薬を使用することもある．上記合併症に伴う場合は排便習慣を身につけることが困難なことが多く，難治な傾向にある．PWS のような骨盤底筋群の筋力低下を伴うような疾患に合併する場合は，補中益気湯(ほちゅうえっきとう)などの漢方薬が有効なことがある．

外科治療は，保存的治療を行っても症状が改善

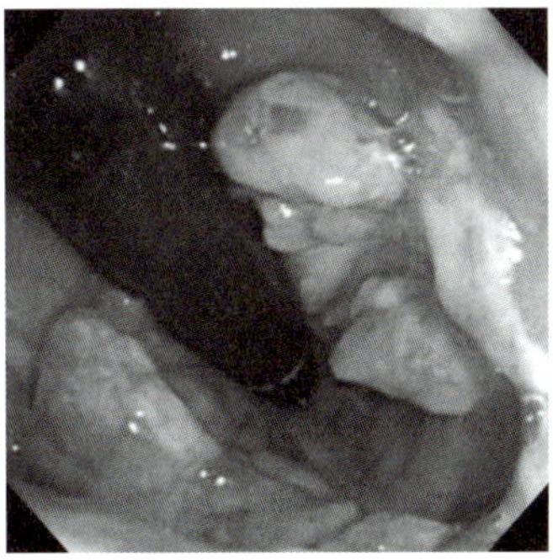

図1　下部消化管内視鏡
直腸に広基性のポリープ様隆起を全周性に認める

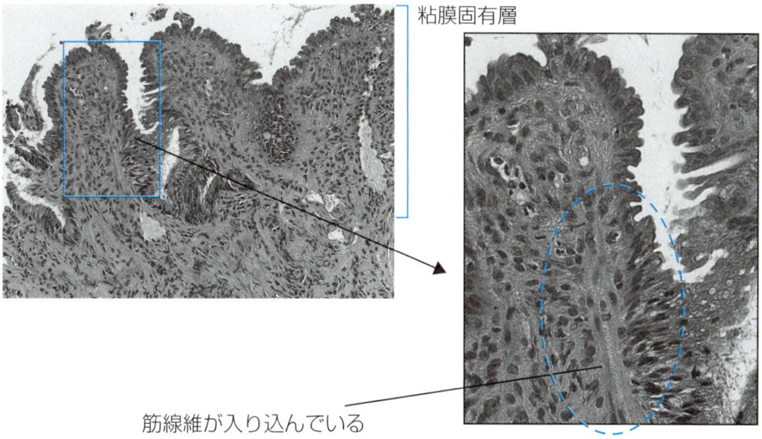

図2　HE 染色
粘膜固有層に筋線維が入り込んでいる

しない症例などに考慮される．

転帰・長期予後

しばしば難治性ではあるが，生命予後は良好である．

予　防

便秘治療，短時間で排便する習慣を身につける．

●文献

1）幸地克憲，他：小児直腸粘膜脱症候群の 2 例．日本小児外科学会雑誌 42：263-269，2006
2）藤沼澄夫，他：直腸粘膜脱症候群（mucosal prolapse syndrome）の診断と治療．Gastroenterol Endosc 50：3010-3018，2008
3）窪田昭夫，他：粘膜脱症候群．大阪府立母子保健総合医療センター（編），小児消化器疾患臨床・病理カンファレンス．診断と治療社，92，2012

（山田寛之）

各論　E　全身疾患の消化管病変・その他の消化管疾患

1 食物アレルギー：IgE 依存性アレルギー

概　念

特定の食物に対して生体が不利益な反応を起こすものを食物過敏症といい，そのうち免疫学的機序によって引き起こされるものを食物アレルギーという．

疫　学

0～1 歳に多く，年齢が長ずれば減少傾向にある．わが国の乳幼児罹患率は 5～10%，学童期有病率は 1～2% と推測される[1]．

病　態

乳幼児は牛乳（特にカゼイン），卵白，小麦，ソバ，魚類，学童期以降ではソバ，ピーナッツ，甲殻類，小麦，魚類，果実によるものがよく知られている．発症機序として，昨今は，湿疹合併例における食物蛋白の経皮感作が話題になっており，湿疹合併例では，食物抗原の除去療法とともにスキンケアが重要なカギを握っている[2]．

臨床症候

症状の出現時期は，「即時型」と「遅延型」に大きく大別される．本項では，昨今，教育の現場で年長児の食物アレルギーによるアナフィラキシーショックが問題になっていることを受けて「IgE 依存性の即時型反応」に焦点を絞る．

1．IgE 抗体が関与するもの

1）即時型症状

食物摂取後 30 分～数時間以内に出現するもので，IgE 抗体を介した肥満細胞の脱顆粒によるヒスタミンなどの chemical mediator の生理作用による臓器別の反応に端を発したものである．もっとも頻度が高い症状は，皮疹，蕁麻疹などの皮膚症状であるが，消化器症状として早期に嘔吐，遅発性に下痢を生じることもある．緊急性のある症状は呼吸器症状で，咳込みに始まり喘鳴，呼吸困難を生じる．もっとも緊急性があるのは，循環器症状を呈する場合で，頻脈に始まり，血圧低下をきたせば意識消失に陥り死に至る可能性がある．呼吸器症状，2 つ以上の臓器症状を呈する場合をアナフィラキシー，循環器症状まで至ったものはアナフィラキシー・ショックと定義される．

2）口腔アレルギー症候群

幼児期～成人期に多く，食物が口腔粘膜に直接接触して口腔内や眼瞼の瘙痒，腫脹などの症状が出現するもの．本来，ハンノキ，シラカンバ，ブタクサなどの花粉症をもっていた患者において，ラテックス，リンゴ，モモ，バナナ，アボガドなどの蛋白がこれらの花粉の蛋白と構造が類似しているため，交差反応を示すものと考えられている．

3）食物依存性運動誘発アナフィラキシー（food-dependent exercise-induced anaphylaxis：FEIAn/FDEIA）

10 歳代に多い，特定食物摂取後 2～3 時間以内に運動負荷が加わることにより生じるアナフィラキシー反応で，蕁麻疹などの皮膚症状を伴うことが多く，原因食物としては，わが国では小麦，エビの症例がよく知られている．アスピリンなどの痛み止めにより増悪しやすい例もある．予防として，食物摂取後少なくとも 2 時間（可能ならば 4 時間）は激しい運動を控えることだが，運動制限は患児の QOL を下げるので，後述するアドレナリン自己注射薬（エピペン®）が処方される例が多い．

2．IgE 抗体と細胞性免疫が関与するもの

好酸球が食道，胃，腸のいずれかの消化管に浸

潤するかによって，①好酸球性食道炎，②好酸球性胃腸炎，③好酸球性大腸炎，の3群に分類される．約半数の症例に末梢血好酸球増多を合併する．好酸球が，筋層まで達すればイレウス，漿膜まで達すれば腹水を生じうる（**各論 E. 2. 食物アレルギー：新生児－乳児消化管アレルギー，好酸球性胃腸炎**を参照）．

3．細胞性免疫が関与するもの

食物摂取後数時間から数日で発症する「遅延型反応」を呈し，アレルギー性腸炎，アレルギー性直腸炎（母乳性血便），アレルギー性腸症に分類され，下痢，腹痛，血便，体重増加不良などさまざまな症状を呈する．診断には，便中好酸球，時に内視鏡が必要なこともあり一般に困難である．昨今は「新生児乳児消化管アレルギー」という概念も提唱され学術的な関心も高まっている（**各論 E. 2. 食物アレルギー：新生児－乳児消化管アレルギー，好酸球性胃腸炎**を参照）．

診 断

1．血液検査

IgE 抗体が関与する食物アレルギーでは，IgE CAP RAST 法による特異的 IgE 抗体検出法がもっとも一般的である．RAST score 3 以上を陽性とするが，RAST が陽性になった食品が必ずしも食物アレルギーを起こしているとは限らないことに留意する．負荷試験との一致率は 80% 程度といわれている．IgE 抗体非関与のものに対する血液検査としてリンパ球幼弱化試験（lymphocyte stimulating test：LST）が用いられることがあるが，コマーシャルレベルでは，信頼度の高い検査とまではまだいえないようである．

2．皮膚テスト（プリックテスト）

IgE CAP RAST 法とともに，食物アレルギーの代表的診断法であるが，アレルゲンエキスが実際に消化管を経て消化吸収され皮膚に運ばれる抗原蛋白と同一のものかは不確実で，食物抗原に対する皮膚の過敏反応のみを反映することもあり，特異度は高いとはいえない．

3．食物除去試験

病歴，血液検査などで類推された食物を一定期間（通常，2 週間以上）除去して，臨床症状が消失することを確認する試験である．長期に及ぶ場合は，栄養不良に気をつける（後述の**治療** 2. 除去食の実際参照）．

4．食物負荷試験

食物抗原との反応性には非常に多様性があるため，食物負荷試験の適応，方法については，エビデンスに基づいた標準法はなかなか決定しにくいため，以下にその 1 例を示す．即時型反応であれば，病歴上，抗原は比較的容易に推測されることが多い．アナフィラキシー以上の反応を呈した場合は，少なくとも 1 年は負荷試験の適応としないことが多い．一般に IgE CAP RAST で 3 UA/mL 以下の場合が負荷試験の適応である．3 UA/mL 以上でも前回の RAST 値より大幅に低下した場合，早期に経口を開始したい食品の場合は，食物アレルギー診療の経験豊かな医師の判断で試験を行うこともあるが，10 UA/mL 以上では一般に試験を控える．試験は，入院のセッティングで行うことが勧められるが，負荷試験の経験豊かな指導医のもとで外来において食物抗原負荷がされる場合もある．また，経口可能限界量を確認する目的で行う場合は，即時型反応の出現が十分予想されるため，患者家族の同意を得たうえで（年長児なら患児からも），入院にて十分な観察のもとで行われるべきである．**図 1** に，負荷試験スケジュールの 1 例を示す．まず，アレルゲンの種類はもちろんのこと，その調理形態，目標量を決め，1/8 量から 30～60 分間隔で経口負荷を行う．

治 療

1．即時型反応

1）家庭，保育所，幼稚園，学校での対応

食物アレルギーの即時型反応である蕁麻疹などの皮膚症状が生じたときは，病変部をぬれタオルなどで冷却しながら慎重に観察するように指導する．経口ステロイド，抗ヒスタミン薬が処方されている場合は内服させる．咳込みなどの軽度の呼吸器症状，単発の嘔吐などの消化器症状が加わる場合，元気がよくても初期のアナフィラキシーと判断されるので，救急外来への受診を指導する．喘鳴，繰り返す嘔吐，頻脈，元気不良のいずれでも生じれば，アナフィラキシーショックへの進行

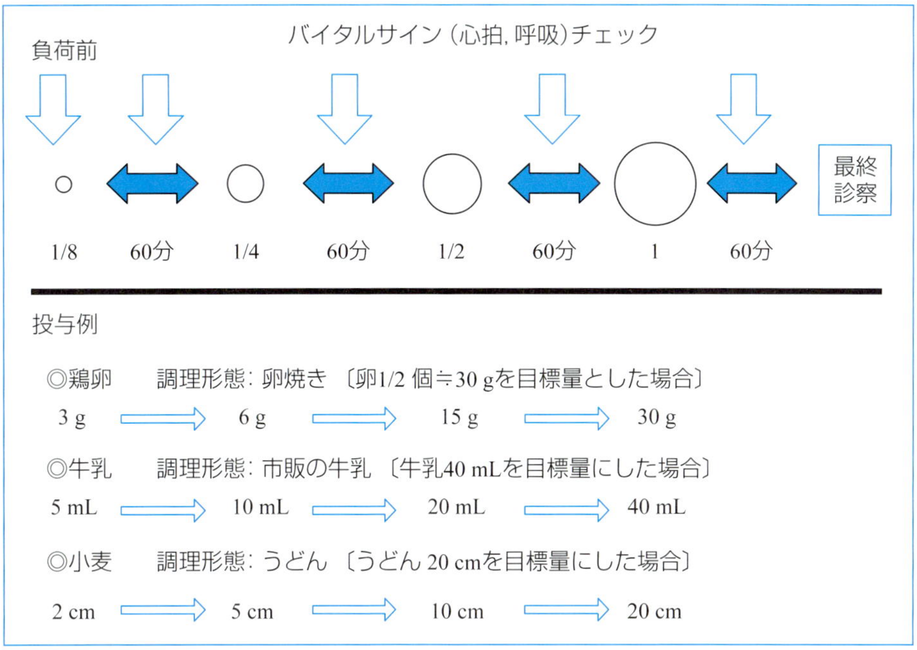

図1　負荷試験スケジュールの１例

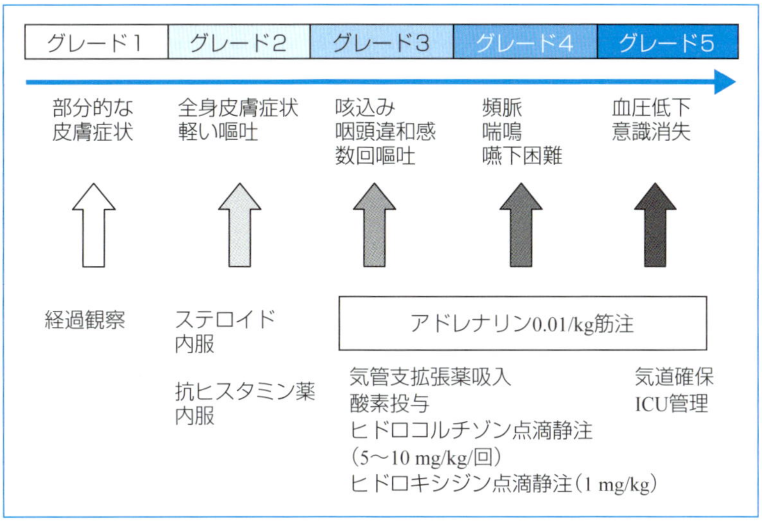

図2　急性反応への対応

を考え，救急車での迅速な来院を指導する．アドレナリン自己注射薬（エピペン®）が処方されていれば注射を指示する．意識消失がある場合は，アナフィラキシーショックであるので，救急要請，エピペン® 注射の指示はいうまでもないが，ここまで進行する前に的確に家族，教育・保護施設の担当者を指導することが重要である．エピペン® を処方する場合は，注射手技は当然のこと，使用のタイミングについて詳細に指導する．代理で注射する立場の者に対しては，エピペン® を誤注射した場合やその副作用が出現した場合の法的責任はとらなくてよいことも伝える．

2）病院での初期治療

アナフィラキシーのグレードとそれに対応した薬物治療を図２に示す．

2．除去食の実際

明らかなアナフィラキシー例，負荷試験陽性例，IgE CAP RAST 高値のため負荷試験の適応にならなかった例は，原因抗原の除去食の対象となる．食物除去を必要最低限に抑える目的で，負荷試験の結果をもとに症状を誘発しない程度の抗原量を含む食品の日常の摂取が勧められる．ただし，アナフィラキシー例などで完全除去が余儀なく行われる例では栄養不良に十分気をつけ，代用食を考慮する必要がある．通常は，抗原を少量ずつ摂取するほうが経口免疫寛容の成立は早まるといわれているため，無用な完全除去は勧められない[3]．牛乳アレルギーの場合は，従来よりカゼイン加水分解乳が導入されているが，味が悪いうえに，ビオチン，カルニチンなどの欠乏している製品も指摘され，長期の無計画な飲用には不適である．最近は，大豆のアレルギーがなければ，栄養学的配慮の行き届いた大豆蛋白調整乳を勧めるという方法もある．

3．スキンケア

前述したように，皮膚炎のある患児では，経皮的食物抗原侵入により食物アレルギーが増悪する可能性が高いことから，抗原除去食とともに皮膚炎の治療および予防が必要である．外用ステロイドによる消炎治療と保湿薬による予防を行うべきである．

4．薬物療法

除去食の補助的療法として，クロモグリク酸20～40 mg/kg/日食前15～20分の分服が行われることもある．

予 後

従来は，食物アレルギーの予後は一般に良好で，ソバ，ピーナッツ，魚肉，甲殻類など一部の品目を除いて2～3歳までに寛解するといわれていたが，昨今の牛乳アレルギーの年長児の学校給食中のアナフィラキシーショック死や石鹸中に含まれる小麦の経皮感作による成人のアナフィラキシー例など，年齢が長じても寛解しない例が問題になっている．患者や家族に寛解の希望を失わせないように鼓舞しつつも，寛解の判定については慎重に見極めていく必要がある．

●文献

1）西間三馨，他(監)：即時型食物アレルギーの有病率―食物アレルギーの疫学．小児アレルギー疾患総合ガイドライン2011．協和企画，208，2011

2）Lack G：Epidemiologic risks for food allergy. J Allergy Clin Immunol 121：1331-1336, 2008

3）Longo G, et al.：Specific oral tolerance induction in children with very severe cow's milk-induced reactions. J Allergy Clin Immunol 121：343-347, 2008

（永田 智）

各　論　E　全身疾患の消化管病変・その他の消化管疾患

2 食物アレルギー：新生児-乳児消化管アレルギー，好酸球性胃腸炎

本項では，近年，急速に患者数の増加をみている，おもに食物アレルゲンにより消化管粘膜において非即時型アレルギーを起こす疾患群について述べる．

概　念

1．定　義

食物アレルギーは，IgE 依存型の即時型食物アレルギーと，IgE に依存しない，非即時型食物アレルギーに分かれる．即時型食物アレルギーは，皮膚，呼吸器，消化管をはじめ，全身の反応を引き起こす．非即時型アレルギーは，消化管や皮膚などに限局することが多い．

1）新生児-乳児消化管アレルギー

新生児期～乳児期に発症したものは，消化管の非即時型食物アレルギーを一括して新生児-乳児消化管アレルギーとよぶ．このうち，消化管内視鏡組織検査にて好酸球の増加を認めた場合は，好酸球性胃腸炎とよんでも差し支えない．

2）好酸球性胃腸炎

主に 1 歳以上に発症し，病理学的に好酸球の増多が認められた，消化管の非即時型食物アレルギーを好酸球性胃腸炎(eosinophilic gastroenteritis：EGE)とよぶ．欧米の基準では，正確には即時型と非即時型の混合型とされている．症状を認め，他疾患に該当せず，消化管内視鏡組織検査で好酸球の増加を認めた場合，それが食道のみに限局していれば，好酸球性食道炎(eosinophilic esophagitis：EoE)と定義し，それ以外であれば EGE とよぶ(図 1)．

2．分　類

1）新生児-乳児消化管アレルギー

欧米とは症状や検査所見が異なる点が多いため，厚労省難治性疾患研究班では次に述べるわが国独自の分類法を採用している(図 2)[1]．負荷試験を行って確定診断が可能であった患者の臨床症状と検査所見を使用してクラスター分析およびその後の判別分析を行ったところ，嘔吐と血便の有無によって，4 つのクラスターが生成された．す

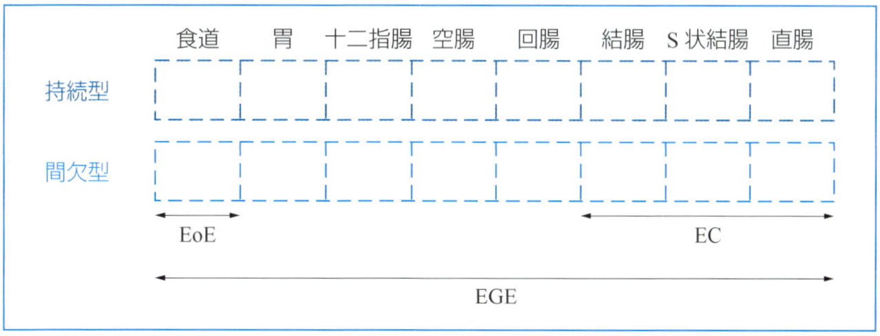

図 1　消化管における病変の広がり

消化管内視鏡組織検査で診断される，好酸球性食道炎(EoE)，好酸球性胃腸炎(EGE)，好酸球性大腸炎(EC)の病変の広がりを示す．治療方針は，どこに病変が存在するか，症状は持続しているのか，間欠的にみられるのか，QOL の障害程度を測って，治療の副作用を利益がまさるかについて考慮して決定する

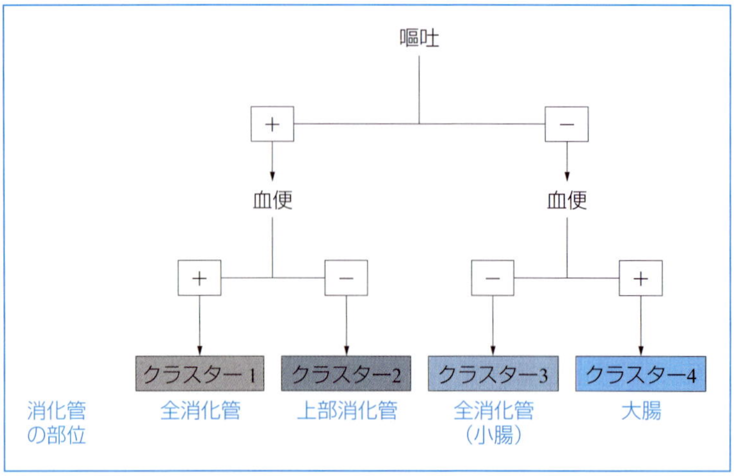

図 2　新生児-乳児消化管アレルギーの分類法

発症から 1 か月以内の症状により，クラスター 1（嘔吐＋・血便＋），クラスター 2（嘔吐＋・血便－），クラスター 3（嘔吐－・血便－），クラスター 4（嘔吐－・血便＋）に分かれ，それぞれ，責任消化管炎症部位が推定されている．クラスター 3 は消化管の広い範囲に炎症が見られるが，特に小腸の症状（吸収障害）が前面に立つ

〔Nomura I, et al. : Four distinct subtypes of non-IgE-mediated gastrointestinal food allergies in neonates and infants, distinguished by their initial symptoms. J Allergy Clin Immunol 127 : 685-688, 2011〕

なわち，クラスター 1（嘔吐＋，血便＋），クラスター 2（嘔吐＋，血便－），クラスター 3（嘔吐－，血便－），クラスター 4（嘔吐－，血便＋）である（図 2）．それぞれ発症時期，出生体重などに差があり，炎症部位が推定されている（図 2）．

欧米では，わが国と違って，嘔吐と血便が同時に起きる患者はほとんどいないなどの差がある．反復性嘔吐を主徴とする food-protein-induced enterocolitis syndrome（FPIES）と，血便のみの症状をみる food-protein-induced proctocolitis syndrome（FPIP）の報告が多い．

2）好酸球性胃腸炎

定義に述べたとおり，欧米と共通である．

疫 学

1．新生児-乳児消化管アレルギー

以前はまれな疾患と考えられていたが，2000 年以降急激に症例報告が増加し，2009 年前後に行われた調査で，ハイリスク新生児を扱う専門病院においても，東京都の全数調査においても同じく発症率は 0.21% と推定され，まれな疾患とはいえなくなった．外国では，イスラエルで 0.5% という報告がある[2)]．

2．好酸球性胃腸炎

欧米では，2000 年頃から EoE が急激に増加している．わが国の症例集積研究によれば，いまのところ欧米とは違い，EGE が多く EoE は少ない[3)]．

病 理

1．新生児-乳児消化管アレルギー

消化管内視鏡組織検査が行われているのは，長期にわたる持続炎症を示すクラスター 3 が多い．クラスター 1 やクラスター 4 も少ないが行われている．いずれも好酸球の増加を認めることが多い．ただ，好酸球増加が認められるのは長期にわたって炎症が持続した場合であることに注意する．

2．好酸球性胃腸炎

胃～直腸は正常でも好酸球が存在し[4)]，判定には正常値を超える値であることが基準となる．現在，厚労省難治性疾患研究班で正常値を制作中である．

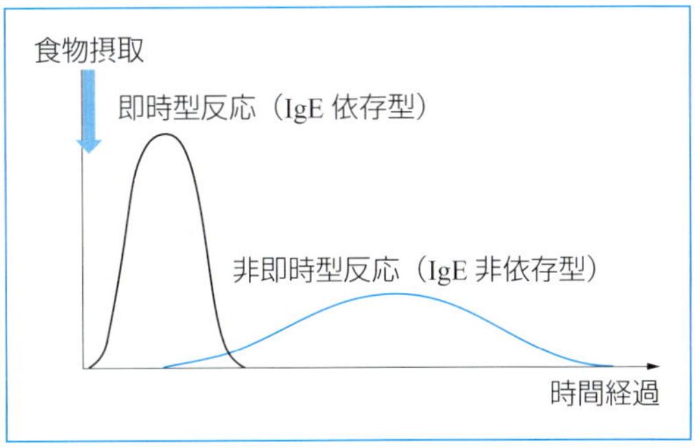

図 3　食物アレルギー，即時型と非即時型
即時型は食物摂取から数分～2 時間以内に発症し，全身蕁麻疹，呼吸困難，嘔吐，下痢など全身の症状がみられる．アレルゲン特異的 IgE 抗体と組織のマスト細胞が主役である
非即時型は IgE 抗体を必要とせず，細胞性免疫が主体．食物摂取から数時間～数日経って炎症を悪化させる．消化管または皮膚など臓器特異的に炎症の場が限局していることが多い

病態生理

同じ食物アレルギーの一種でありながら，IgE-mediated の即時型食物アレルギーとは症状も病態も全く異なる(図 3).

1．新生児-乳児消化管アレルギー

本疾患の本質はいまだ理解が遅れており，おそらく T 細胞がアレルゲン認識の中心であり，上皮細胞，マスト細胞，好酸球そのほかの免疫細胞が協同して炎症を形づくっていると予想される．好酸球は組織に集結していると確認しやすいため注目されるが，必須の細胞か否かは現時点ではわからない．わが国の新生児-乳児消化管アレルギーは，Type 2 炎症を示す報告が多い．一方で，負荷試験後の好中球の左方移動や CRP の陽性化などから，Type 2 炎症以外の免疫システムの発動が示唆される．

2．好酸球性胃腸炎

欧米では，EoE について多くの報告がある．Type 2 inflammation のサイトカインである IL-13，IL-5 などの上昇がみられ，好酸球を呼び寄せる eotaxin-3 が上昇しており，thymic stromal lymphopoietin（TSLP）はゲノムワイド関連解析（genome-wide association study：GWAS）で疾患との関連が見出されているとともに，組織での発現増加が認められている．

病　因

わが国で新生児-乳児消化管アレルギーが，欧米で EoE が増加した原因は不明であるが，何らかの環境因子が発症に寄与していると思われる．

新生児-乳児消化管アレルギーにおいてアレルゲンとなる食物は，牛乳由来のミルクが 90% 以上，母乳 20%，米 10%，大豆 10% らの頻度が高く，そのほかの食物は 1% 以下である．

わが国の EGE は，研究班協力施設で 6 つの食物を同時に除去する 6 種除去が行われていて，その効果を検証中である．

臨床症候

1．症　状

1）新生児-乳児消化管アレルギー

嘔吐と血便の有無が基調となるが，これに加えて，体重増加不良，下痢，腹部膨満，などが加わることが多い．特にクラスター 3 は，嘔吐と血便という顕著な消化器症状がないため，診断が困難となる．

2）好酸球性胃腸炎

障害される場所に応じて，消化管のあらゆる症状がみられる可能性がある．すなわち，嘔吐，腹痛，下痢，血便，体重減少などである．

2．所　見

成長曲線を評価することは特に重要である．新生児-乳児消化管アレルギーのクラスター 3 では，新生児期に腹部膨満をみることが少なくない．

診　断

1．検　査

1）新生児-乳児消化管アレルギー

a．血液検査

①末梢血好酸球：20% 以上の高値であれば，診断的価値は高い．特に 30% 以上であれば，重症アトピー性皮膚炎，血液疾患などがなければ，本症を強く疑う．

②CRP：炎症反応が陽性となることも少なくない．細菌感染と鑑別が難しいことがある．

③血清総蛋白，アルブミン：小腸の吸収障害や蛋

白漏出性胃腸症，低栄養状態がある場合に低値となる．

④リンパ球刺激試験：牛乳蛋白がアレルゲンとなっている場合に有用である．ただし，感度は高いとはいえず，クラスター1と2で70%程度，クラスター3，4が50%前後である（正田ら，米国アレルギー免疫学会2014）．また，陽性であっても，他疾患が除外されるわけではない．

⑤血清Th2ケモカインTARC（thymus and activation-regulated chemokine＝CCL17）：アトピー性皮膚炎の病勢マーカーとして保険収載されている．アトピー性皮膚炎が寛解しているにもかかわらず，TARCが高値を示した場合，消化管のTh2炎症を示唆していることがある．

⑥ミルク特異的IgE抗体：本質的にはIgEは病態とのかかわりは薄いが，陽性であった場合には，ミルク蛋白を認識するTh2系細胞の参画があるとの間接証明となる．

⑦皮膚プリックテスト：即時型食物アレルギーの合併有無を確認するのに有用である．

⑧皮膚パッチテスト：有用な場合もまれにあるが，本検査は皮膚ホーミングなアレルゲン特異的T細胞があってはじめて陽性となりうる．消化管のみに存在するアレルゲン特異的T細胞で消化管アレルギーが成立している場合は，陽性とはならない．

b．画像検査

①腹部単純X線：イレウスや壊死性腸炎様の粘膜内ガスの検出に役立つ．

②腹部超音波：消化管炎症からくる腸管壁肥厚や血流増加を観察することが可能な場合がある．

③腹部CT：おもに鑑別目的で行われる．発がん性のデメリットを考慮し，有益性が上まわる場合のみ行う．

c．消化管内視鏡組織検査

体重増加不良や低蛋白血症が存在するクラスター3などの患者で必要となる．また，乳児の炎症性腸疾患，免疫異常に伴う持続消化管炎症などの鑑別に役立つ．熟練した専門医が行う必要があり，体重3kgを超えていれば可能である．内視鏡のマクロ所見は，クラスター3は異常を認めない場合が多い．顕微鏡観察して初めて診断可能となる．好酸球の著明な増加がみられ，crypt abscessなど他疾患の所見がなければ診断できる．

d．便粘液好酸球

便の透明ゼリー状に見える粘液部分を採取し，薄くスライドグラス上に塗布，染色して観察する．

2）好酸球性胃腸炎

成人で行われた症例集積研究をもとに記載する．年長児では参考となる．

a．血液検査

①末梢血好酸球：EGEで15%を超える高値を示す場合には病勢マーカーとして役立つが，正常値をとることも多い．

②CRP：軽度の上昇を示すこともある．

③血清総蛋白，アルブミン：新生児-乳児と同様．

④TARC：新生児-乳児消化管アレルギーと同様，アトピー性皮膚炎が寛解状態にもかかわらず，明らかな上昇を示す場合に病勢マーカーとなる（著者私見）．

b．画像検査

①腹部CT：EGEには75%に消化管壁の肥厚を認める．また，成人EGEの56%に腹水が検出される．小児では，被ばくを避けるために積極的に行うことはないが，他疾患鑑別に必要な場合は考慮する．

c．消化管内視鏡組織検査

EGEは外観のみで判断はできない．やはり，組織を採取して検査することが必須である．EGE，EoEともに，好酸球が組織で正常上限を超えて多数みられること，そのほかの疾患が病理学的に除外できたときに診断可能となる．注意すべきは，通常，食道はその上皮内には好酸球の浸潤がないため，400倍の1視野（HPF）で15個以上の好酸球を認めた場合，異常とすることが可能であるが，胃～大腸ではその粘膜に正常者でも好酸球を認め，線引きが難しい点である．DeBrosseら[4]の小児の正常値の報告をみると，胃で10個/HPF以上，十二指腸15個以上，空回腸25個以上，上行結腸40個以上，横行結腸25個以上，直腸25個以上でないと，異常とはいえない．

2．鑑別診断

1）新生児-乳児消化管アレルギー

壊死性腸炎，細菌性腸炎，サイトメガロウイルス胃腸炎，乳糖不耐症，新生児メレナ，Meckel 憩室症，中軸捻転症，腸重積，肥厚性幽門狭窄症，Hirschsprung 病，逆流性食道炎，母乳性血便，リンパ濾胞増殖症，早期発症 Crohn 病，早期発症潰瘍性大腸炎，免疫不全に伴う持続消化管炎症をはじめとして，多くの疾患を鑑別する必要がある．しかし，本疾患の可能性が高いと考える場合，診断的治療を行えば消化管の炎症症状は消失するはずである．消失しない場合は，稀少な消化管持続炎症症候群を鑑別すべきであり，消化管全体の内視鏡組織検査が必須となる．

2）好酸球性胃腸炎

Crohn 病，潰瘍性大腸炎，胃・十二指腸潰瘍，*Helicobacter pylori* 感染症，薬剤性消化管障害，薬剤起因性 microscopic colitis，消化管リンパ腫，胃食道逆流症，寄生虫疾患，細菌性腸炎，Hirschsprung 病など，多くの疾患を鑑別する必要がある．

3．確定診断

1）新生児-乳児消化管アレルギー

診断治療は，①症状から本症を疑う，②検査による他疾患との鑑別，③治療乳へ変更し症状消失を確認，④1か月ごとに体重増加の確認（体重曲線を描く），⑤確定診断のための負荷試験，の流れで行うとよい．確定診断はあくまでも負荷試験であるが，重症者や保護者が望まない場合には行わず，2〜3歳まで寛解状態を続ける方法もある．負荷試験はクラスターごとにデザインが異なる．詳細は別項を参照いただきたい[5]．

2）好酸球性胃腸炎

診断治療の流れは，①症状から本症を疑う，②検査による他疾患との鑑別（消化管内視鏡組織検査が必須），③長期の除去負荷試験による原因食物の同定，である．EGE，EoE ともに病理学的診断名であるため，②の段階で確定診断としてよい．しかし，抗炎症薬への反応性を確かめた場合や，さらには6種除去による改善後の chronic tolerance test（各食物3〜4週間程度，連日摂取する）により，原因食物の同定が可能であった場合には，診断精度が増す．

治 療

1．新生児-乳児消化管アレルギー

患者の重症度により，QOL の障害や将来にわたっての症状持続が心配される場合には，鑑別診断，確定診断にこだわることなく治療開始すべき場合が多い．治療の中心は，十分な栄養の確保とアレルゲンの除去である．治療を行えば，ほぼすべての患者で症状は寛解し，体重増加はキャッチアップする．重症者ではいったん絶食とし，中心静脈栄養を行って低栄養による不可逆的な発育障害を防ぐべきである．栄養素の不足には特に気を使う．そして治療乳を開始する．エレメンタルフォーミュラ®やエレンタール® P は通常17%（白湯 100 mL に対して 17 g の粉ミルク重量）で使用するが，9〜12% の濃度で開始し，症状がなければ濃度をあげていく．治療乳や離乳食開始の詳細については，インターネットで公開中の診断治療指針を参照いただきたい[6]．

2．好酸球性胃腸炎

EGE の治療は，症状，消化管の障害された部位の広がり，持続型か間欠型か，QOL の障害程度によって，適切な治療を行う必要がある．間欠型であれば，病歴から原因食物の同定が可能な場合がある．持続型で QOL が障害されている場合には治療が必要となるが，現時点で治療の中心であるステロイドは，成長障害や骨粗鬆症を起こすため，今後は6種除去などに治療主体が移行する可能性がある．ただし食事療法の困難性は，好みの確立した年長児で初めて開始する場合，幼児期から行っているそれとは比較にならない．専門施設で時間をかけて行わなければ成功しがたい．

合併症

1．新生児-乳児消化管アレルギー

消化管閉塞，消化管穿孔，壊死性腸炎様変化，循環虚脱，低蛋白血症，低栄養による精神運動発達遅滞の報告が多い．

2．好酸球性胃腸炎

消化管閉塞，急性腹症による緊急手術，消化管穿孔，ステロイド内服依存状態からの骨粗鬆症，うつ状態などの報告がある．

転帰・長期予後

1．新生児-乳児消化管アレルギー

合併症や成長発達障害が起きる前に，症状を寛解させることができた場合は，予後はよい．原因食物の除去が適切になされている場合は，1歳で50%，2歳で85%，3歳で95%が完全に寛解していて，原因食物を摂取できるようになっている．原因食物をとり続けている場合，症状は持続する．

2．好酸球性胃腸炎

EGEの長期予後のデータはない．持続型中等症以上では，食事療法に成功しない限り症状は寛解しないのではないだろうか．

予 防

予防法は確立していない．新生児-乳児消化管アレルギーにおいては，次子の妊娠中，出産後に牛乳や牛由来ミルクの摂取を控えたほうがよいと思い込んでいる保護者もいるが，むしろ摂取して免疫寛容誘導を期待すべきである．

●文献

1) Nomura I, et al.：Four distinct subtypes of non-IgE-mediated gastrointestinal food allergies in neonates and infants, distinguished by their initial symptoms. J Allergy Clin Immunol 127：685-688, 2011
2) Katz Y, et al.：The prevalence and natural course of food protein-induced enterocolitis syndrome to cow's milk：a large-scale, prospective population-based study. J Allergy Clin Immunol 127：647-653, 2011
3) Kinoshita Y, et al.：Clinical characteristics of Japanese patients with eosinophilic esophagitis and eosinophilic gastroenteritis. J Gastroenterol 48：333-339, 2013
4) DeBrosse CW, et al.：Quantity and distribution of eosinophils in the gastrointestinal tract of children. Pediatr Dev Pathol 9：210-218, 2006
5) 野村伊知郎：新生児・乳児消化管アレルギー，4つの病型とそれぞれの診断治療法について．日本小児アレルギー学会誌 27：674-683，2013
6) 厚生労働省難治性疾患研究班，他：新生児-乳児消化管アレルギー診断治療指針．2014（http://nrichd.ncchd.go.jp/imal/FPIES/icho/pdf/fpies.pdf）

（野村伊知郎）

各 論 E 全身疾患の消化管病変・その他の消化管疾患

3 免疫不全症の消化管病変

概 念

1. 定 義

消化管は常にさまざまな外来抗原や病原体に曝露されている．消化管粘膜には，Peyer 板(Peyer's patch)などを中心としたGALT(gut-associated lymphoid tissue)があり，B細胞，T細胞，NK(natural killer)細胞，マクロファージ，好酸球などの免疫担当細胞が，侵入しようとする外来抗原や病原体を排除し，生体機能の恒常性を保っている．一方，それらの構成因子に異常がある免疫不全症では，その防御機能が破綻し，さまざまな消化管病変を形成する．

2. 分 類

免疫不全症には，遺伝子異常などの先天的な要因による原発性免疫不全症と，蛋白漏出性胃腸症やネフローゼ症候群などによる免疫グロブリンの喪失，ウイルス感染(HIV 感染症，HTLV-1 感染症など)や医原性要因(抗腫瘍薬，免疫調節薬，放射線照射などによる骨髄抑制)などによる続発性免疫不全症に分けられる．

原発性免疫不全症は，①複合型免疫不全症，②免疫不全を伴う特徴的な症候群，③抗体産生不全症，④免疫調節障害，⑤食細胞の数・機能の異常症，⑥自然免疫異常，⑦自己炎症性疾患，⑧補体欠損症などの8つに大きく分類されている[1]．

臨床的な分類として，B細胞異常(抗体産生不全症)，T細胞異常(複合型免疫不全症)，自然免疫系の異常，食細胞の異常(好中球の質・量の異常)に分類した場合，それぞれに特徴的な罹患しやすい病原体がある(**表1**)[2]．

表1 免疫不全症の分類と罹患しやすい感染症

	抗体産生不全症	複合型免疫不全	貪食細胞異常	自然免疫異常
ウイルス	エンテロウイルス属	すべて	該当なし	該当なし
細菌	ヘリコバクター	サルモネラ菌	サルモネラ菌食中毒の起因菌	サルモネラ菌
抗酸菌	該当なし	非定型抗酸菌	非定型抗酸菌	非定型抗酸菌
真菌	該当なし	カンジタ	カンジタ	該当なし
原虫	ランブル鞭毛虫	クリプトスポリジウム	該当なし	該当なし

〔森尾友宏：原発性免疫不全症における消化管感染症．小児内科 46：123-126，2014〕

病 因

原発性免疫不全症においては，遺伝子異常，酵素欠損，臓器発育障害などにより，炎症，蛋白漏出，潰瘍，狭窄，短腸，瘻孔形成，発がんウイルス感染による悪性腫瘍の発生などの消化管病変を形成する[3]．これらの変化は，①生体の防御機構が破綻し易感染性を呈することによる感染症，および②病原体を排除するために欠如している免疫担当細胞の機能を補うかたちで，残った免疫担当細胞が賦活したことによる消化管病変，と考えられる．

臨床症候

原発性免疫不全症では消化管感染症，スプルー様病変(吸収不良症候群，蛋白漏出性胃腸症，小腸絨毛の平低化など)，潰瘍を伴う多彩な炎症性変化，自己免疫病様変化〔炎症性腸疾患(inflammatory bowel disease：IBD)，悪性貧血〕，消化管の

表 2 原発性免疫不全症と消化管病変

原発性免疫不全	消化管病変
分類不能型免疫不全症（common variable immunodeficiency：CVID）	スプルー様病変，結節性リンパ濾胞増殖症，lymphocytric colitis，潰瘍性大腸炎類似病変，Behçet 類似多発潰瘍，非 Hodgkin リンパ腫
IgA 欠損症	スプルー様病変，結節性リンパ濾胞増殖症，炎症性腸疾患，悪性貧血，胃がん，大腸がん，MALT リンパ腫
X 連鎖無ガンマグロブリン血症	スプルー様病変，結節性リンパ濾胞増殖症，腸管囊胞性気腫，炎症性腸疾患，悪性貧血，非 Hodgkin リンパ腫，好酸球性胃腸炎
重症複合型免疫不全症（severe combined Immunodeficiency：SCID）	スプルー様病変，腸管囊胞性気腫，非 Hodgkin リンパ腫
Wiskott-Aldrich 症候群（WAS）	非 Hodgkin リンパ腫
毛細血管拡張性失調症（ataxia telangiectasia：AT）	胃がん，非 Hodgkin リンパ腫
慢性肉芽腫症（chronic granulomatous disease：CGD）	Crohn 病類似病変，腸管囊胞性気腫
Chédiak-Higashi 症候群（CHS）	多発潰瘍・狭小化＋アミロイドーシス（回腸～結腸）
無汗性外胚葉形成不全	Behçet 類似病変，Crohn 病類似病変
高 IgE 症候群	類円形出血性多発潰瘍＋血管性紫斑病

〔平田一郎：免疫異常の病態と消化管病変．胃と腸 40：1094-1104，2005，より引用一部改変〕

悪性腫瘍（がん，リンパ腫）などの報告例がある（表 2）[4]．

続発性免疫不全症にみられる消化管病変には，種々の真菌，寄生虫，ウイルスなどを中心とした日和見感染，組織のアポトーシス，Kaposi 肉腫，原発腫瘍の消化管浸潤などがある．

症状は慢性の下痢，血便，腹痛，発熱，体重増加不良，発達障害など多彩である．臨床像は，免疫不全症とそれに伴う腸管感染症や治療に用いられた薬剤による修飾が加わって複雑なものとなる．内視鏡検査ならびに生検を行い，病理像を解析し，effector 細胞を同定しながら，それぞれの病態を認識することが，治療の方向性を決めるうえで重要である．

検査・診断

血液検査による炎症性変化の確認，多臓器の生化学的評価，貧血の有無，免疫学的検索（B 細胞，T 細胞，免疫グロブリン，補体，好中球など），栄養学的評価などをまず行う．便潜血反応が陽性であれば，炎症性変化に伴う出血性病変が予想される．また，クリニテストや D-xylose テストを行うことで粘膜表面の状態を予想することができる．そのうえで上下部消化管内視鏡を行い，消化管粘膜の観察ならびに生検を行う．消化管感染症が疑われる場合は，培養検査，ウイルス分離，抗体価，免疫染色法，PCR 法などの病原体検査も施行し，基礎疾患とあわせて総合的に判断する．さらに，免疫染色法により effector 細胞を同定し，その分布を確認することが可能である．

特に幹細胞移植後に認められる慢性下痢症は，原疾患によるものなのか，移植片対宿主反応（graft versus host disease：GVHD）なのか，または感染症に伴うものか判断に苦しむことがしばしばである．このような場合は小腸生検を行い，絨毛の萎縮や陰窩の過形成といった細胞性免疫反応に伴う粘膜障害の有無を確認することで GVHD の関与を確認できる．

治療・予防

消化器症状に対するコンセンサスのある治療法は確立されていないのが現状であるが，局所における感染の有無で治療法が自ずと変わってくる．易感染性に対しては ST 合剤などの予防投与，ガンマグロブリン製剤の定期投与，早期の抗菌薬投与が勧められる．潰瘍や瘻孔形成などの慢性炎症性変化を認めた場合は，Crohn 病に準じた治療法〔ステロイド，メサラジン（5-アミノサリチル酸：5-ASA），免疫調節薬，栄養療法など〕が採用されることが多い．骨髄幹細胞移植が有効であったとの報告がある一方，すでにウイルス感染が存在する場合は，移植後，ウイルスを排除しようとするより強い炎症反応が誘導されることもあり，注意が必要である[5)]．また，慢性の下痢を呈し体重増加不良を伴う症例では，極度の低栄養状態にあることが予想される．そのような症例では，適切な治療をしていても下痢などの症状の回復に時間がかかることに留意する．まずは中心静脈栄養などを用い，アミノ酸，微量ミネラル，必須脂肪酸などの補充を行うことで，粘膜の再生を促すことができる．

●文献

1) Al-Herz W, et al.：Primary immunodeficiency diseases：an update on the classification from the international union of immunological societies expert committee for primary immunodeficiency. Front Immunol 2：54, 2011
2) 森尾友宏：原発性免疫不全症における消化管感染症. 小児内科 46：123-126, 2014
3) 村野実之, 他：免疫不全状態における消化管病変の特徴－特定感染症以外の消化管病変. 胃と腸 46：217-228, 2011
4) 平田一郎：免疫異常の病態と消化管病変. 胃と腸 40：1094-1104, 2005
5) Ohtsuka Y, et al.：Successful engraftment and decrease of cytomegalovirus load after cord blood stem cell transplantation in a patient with DiGeorge syndrome. Eur J Pediatr 163：747-748, 2004

（大塚宜一）

各論　E　全身疾患の消化管病変・その他の消化管疾患

4 消化管移植片対宿主病

概　念

移植片対宿主病(graft versus host disease：GVHD)とは，移植した細胞が宿主の臓器を異物と認識して攻撃する病態を指す．消化管GVHDは主要な標的臓器の1つである消化管に起こったものである[1)]．GVHDは，造血幹細胞移植(骨髄移植)後や輸血後のみならず，さまざまな臓器移植で発生しうる．急性(おおむね移植後100日以内)と慢性(おおむね100日以上)に分類されるが，特有の臓器所見により粘膜細胞アポトーシス主体とする急性と，線維化を特徴とする主として食道にみられる慢性に分類される．主として下痢の量を基準に，重症度のステージングが行われている(表1)[1)]．

頻　度

消化管GVHDは，急性を中心に約30～60%に発症する．消化管単独の発生はまれで，通常皮膚病変が先行し，1～2週間後に水溶性下痢が生じてくる．ヒト白血球型抗原(human leukocyte antigen：HLA)の1座以上の不一致，ABO等血液型不一致，老齢ドナー，バンクドナー，強い前処置や化学療法などにより頻度は上昇する．

病理・病態生理

消化管GVHDに特徴的な病理所見[2)]は，消化管粘膜上皮，特に腺管を構成する細胞が個別にアポトーシスに陥り，核の縮小，クロマチンの凝縮，周囲細胞との接着がなくなり，ついには縮小して消滅する，一連の過程である[1,3)](図1)．初期には周囲に免疫担当細胞の増加はみられず，また，薬剤や炎症性腸疾患でみられることの多い，好酸球の粘膜固有層での増加もみられない．消化管病理所見のグレード分け(表2)[1)]も行われている．発症のメカニズムとしては，まず原疾患や感染，治療による組織障害からIL-1，TNF-α，IFN-γなどの炎症性サイトカインが放出され，樹状細胞やマクロファージが活性化，ホスト細胞のアロ抗原を提示し，次いでIL-2を中心としたドナー細胞の活性化と増殖から細胞障害性T細胞やNK細胞のFas-Fas Lシステムやパーフォリン/グランザイムBシステムを介したアポトーシス誘導，活性化

表1　急性腸管GVHDの臨床病期(重症度)分類

Stage Ⅰ	下痢	成人 500～1,000 mL
		小児 280～555 mL/m²または持続する悪心
Stage Ⅱ	下痢	成人 1,001～1,500 mL
		小児 556～833 mL/m²
Stage Ⅲ	下痢	成人＞1,500 mL
		小児＞833 mL/m²
Stage Ⅳ	高度の腹痛	

〔日本造血細胞移植学会：造血細胞移植ガイドライン—GVHD．2008，より改変〕

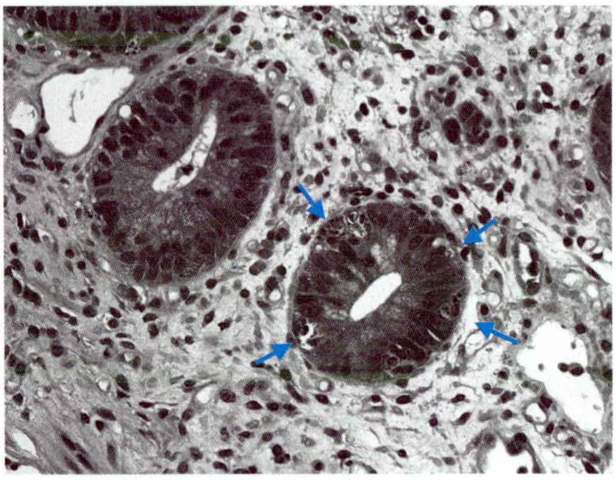

図1　消化管GVHDの大腸粘膜
腺管上皮細胞が個々にアポトーシスに陥っている(➡)

表2　消化管急性 GVHD の病理

(1) 腸管：陰窩基底部に異化の病変が存在する
　Grade Ⅰ：空胞変性を伴うアポトーシス(exploding crypt necrosis)と少数のリンパ球浸潤
　Grade Ⅱ：好中球浸潤を見る crypt abscess
　Grade Ⅲ：crypt loss
　Grade Ⅳ：粘膜脱落
(2) 胃・十二指腸：尖圭部にアポトーシスと少数のリンパ球浸潤を認める．空胞化は目立たない

〔日本造血細胞移植学会：造血細胞移植ガイドライン—GVHD．2008，より改変〕

マクロファージ由来のサイトカインによる組織障害が生じる．活性化されたヘルパー T 細胞サブセットは，それぞれ特徴的なエフェクターメカニズムを動員してホストの細胞傷害を引き起こす．また，制御性 T 細胞，メモリー T 細胞や，移植後の免疫再構築に伴う T 細胞再教育の異常が GVHD の終息・持続や，慢性 GVHD に関連するものと考えられる．消化管 GVHD においては小腸の Paneth 細胞も標的になり，細菌抑制作用のある α-ディフェンシン産生の低下により，腸内細菌叢の多様性の消失から大腸菌のような特定の細菌の増殖や敗血症に関連することが示されている[4)]．消化管 GVHD では細胞接着の連続性が失われた粘膜から体液が流出し，一方，ミトコンドリアの機能不全により再吸収に必要なエネルギー供給が不十分となる結果，大量の下痢が生じる．腸内細菌叢の変化も下痢に大きく関与する．

臨床症候

水溶性下痢が主症状であり，脱水，電解質異常，低容量性ショックをきたす．進行すると腹痛，血便を生じ，発熱を伴う敗血症に至り，死亡することもある．内視鏡所見として特異的なものはないが，粘膜浮腫を反映する亀甲状粘膜がみられることがある．上部では胃，下部では回腸末端〜深部結腸に浮腫，発赤，びらん，潰瘍など非特異的な所見を呈する．

診　断

Stage Ⅰ以上の下痢が移植後 100 日以内にみられ，多くは皮膚や肝臓など他臓器障害を伴う．消化器のみの場合や他疾患との鑑別困難の場合はもとより，治療の影響や感染症の合併はより病態を複雑化するため，臨床所見に加え内視鏡下生検による病理診断が必要である．

1．鑑別診断[1)]

①感染症：CMV，エンテロウイルス，ADV，ロタウイルス，EBV，細菌，真菌感染など．

②血栓性微小血管障害症(thrombotic microangiopathy：TMA)：移植関連微小血管障害による虚血性腸炎．水様下痢，腹痛，血便を呈し，致死的なこともある．病変部が回盲部や上部大腸に多いため，回盲部までの検索が望ましい．病理では微小血管障害，上皮細胞成分の虚血性脱落(crypt ghost)，間質の硝子様変性，炎症性変化の乏しい病変を特徴とする．血小板血栓の同定には，血小板の免疫染色が有用である．

③消化管運動亢進．

④治療関連毒性(regimen related toxicity：RRT)：移植後 7 日頃までは，移植前処置による粘膜炎の影響で下痢が高頻度でみられる．

⑤消化不良(いずれも GVHD に合併しうる)．

⑥その他．

2．確定診断

移植の内容(原疾患，HLA 一致の有無，臍帯血，前処置など)と下痢を中心とした症状に加え，前述した特徴的な病理所見と，他疾患の除外で確定する．カプセル内視鏡，拡大内視鏡などの進歩による診断精度の向上が期待される[5)]が，現時点では病理所見は必須と思われる．

治　療[1)]

感染予防，循環呼吸管理，出血/血栓傾向のコントロール，水分管理，栄養管理など幅広い全身管理対応が求められる．一次治療としてプレドニゾロン 1〜2 mg/kg/日，あるいはメチルプレドニゾロンを 2 週間程度投与し，その後漸減する方法が一般的である．無効ないし再燃すれば，ステロイドの増量，さらに無効な場合は抗ヒト胸腺細胞グロブリン(anti-human thymocyte immunoglobulin：ATG)，ミコフェノール酸モフェチル，インフリキシマブ等が考慮される．アポトーシス抑制能のあるシクロスポリンを使用した取り組みもあ

るが，評価は定まっていない．慢性GVHDで膵外分泌能低下をきたした場合は膵酵素製剤を補充する．体重減少にはグルカゴンやノルエピネフリン増加による代謝賦活も関与すると考えられている．栄養サポートチームの関与は有用であり，時には高カロリー補液が必要である．

転帰・長期予後[2)]

Stage II以上のGVHDの患者のうち半数はステロイド治療に反応し，1週間後から漸減できる．反応しない患者に対する種々の二次治療が行われるが効果は限定的である．

予　防[1)]

GVHDをきたすと，コントロールが困難であることが多いことより，予防が要諦である．多くのGVHD予防法は，シクロスポリンあるいはタクロリムスにメトトレキサートを併用した方法であり，原疾患，移植法によりプロトコルは異なる．タクロリムスのほうが急性GVHDを抑える力は強いが，免疫抑制が強い分，移植片対白血病(graft versus leukemia：GVL)効果を弱め，白血病再発や感染リスクを高める可能性がある．

●文献

1) 日本造血細胞移植学会：造血細胞移植ガイドライン―GVHD．2008
2) Tuncer HH, et al.：Gastrointestinal and hepatic complications of hematopoietic stem cell transplantation. World J Gastroenterol 18：1851-1860, 2012
3) McDonald GB, et al.：Intestinal and hepatic complications of human bone marrow transplantation. Part 1. Gastroenterology 90：460-477, 1986
4) Eriguchi Y, et al.：Graft-versus-host disease disrupts intestinal microbial ecology by inhibiting Paneth cell production of α-defensins. Blood 120：223-231, 2012
5) Malard F, et al.：New insight for the diagnosis of gastrointestinal acute graft-versus-host disease. Mediators Inflamm 2014：701013, 2014

（鍵本聖一）

各 論 E 全身疾患の消化管病変・その他の消化管疾患

5 IgA 血管炎(血管性紫斑病)の消化管病変

概 念

IgA 血管炎は，2012 年の Chapel Hill 新分類において，いわゆる血管性紫斑病から名称変更されたものであり，IgA1 を主体とする免疫複合体が毛細血管や細動脈，細静脈などの小血管の血管壁に沈着することにより生じる血管炎[1]，と定義されている．皮膚，消化管，関節が高率に侵され，IgA 腎症と鑑別が困難な糸球体腎炎を合併することもある．まれではあるが，胆嚢，肝臓，膵臓，心臓，肺，精巣，中枢神経系，などが侵される場合もある[2]．

疫 学

好発年齢は 3～10 歳である．日本人における正確な発生頻度は不明であるが，海外では 10 万人当たり年間 20 人前後と報告されている[2,3]．一般的には男児で約 2 倍多いとされているが，性差はないとする報告もある．白人やアジア人に比べて黒人で少ない[4]．

病理・病態生理

病因はいまだ不明であるが，本態は IgA を主体とする免疫複合体により惹起されるアレルギー性血管炎である．1～2 週間前に A 群 β 溶レン菌をはじめとした上気道感染が先行することが多いことから，感染症との関連が指摘されている．薬剤，ワクチン，悪性腫瘍，*Helicobacter pylori* 感染なども誘因となることが知られている．近年，IgA1 ヒンジ領域の糖鎖付加異常や遺伝的素因の関与が指摘されている[4]．

臨床症候

皮膚症状はほぼ全例でみられる．下腿，殿部，前腕に左右対称性に出現する点状出血や触知できる紫斑が典型的であるが，紅斑や蕁麻疹様の膨隆疹のこともある．関節症状は約 3/4 でみられる．膝関節や足関節が好発部位であり，腫脹や疼痛を認めることが多い．腎合併症は 20～55% でみられる．発症から 4 週間以内に顕微鏡的血尿が出現することが多く，さまざまな程度の蛋白尿がみられることもある[2]．

消化器症状は約 2/3 で出現する．腹痛がもっとも多く，食事摂取により増強する．疝痛性の強い腹痛であることが多い．悪心・嘔吐，下痢，血便などを伴うこともある．急性腹症を呈し，誤って開腹される場合もあるので注意が必要である．10～20% は紫斑に先行して消化器症状が初発症状となり，このような場合は診断が難しい．粘膜内血腫に伴う腸重積，大量の消化管出血，蛋白漏出性腸症，腸管壊死や消化管穿孔，腸管の麻痺や浮腫による腸閉塞といった重篤な病態を合併することもある．腸重積は小腸で発生することが多い．

診 断

1．検 査

1）一般検査

IgA 血管炎に特異的な検査所見はない．血小板数や凝固能は正常である．しばしば血清 IgA 値の上昇を認めるが，診断や予後予測における有用性は低い．わが国を中心に，IgA 血管炎，特にその消化管病変と血液凝固第 XIII 因子低下の関連性が報告されている．消化器症状が紫斑に先行する症例では診断の一助となるかもしれないが，機序

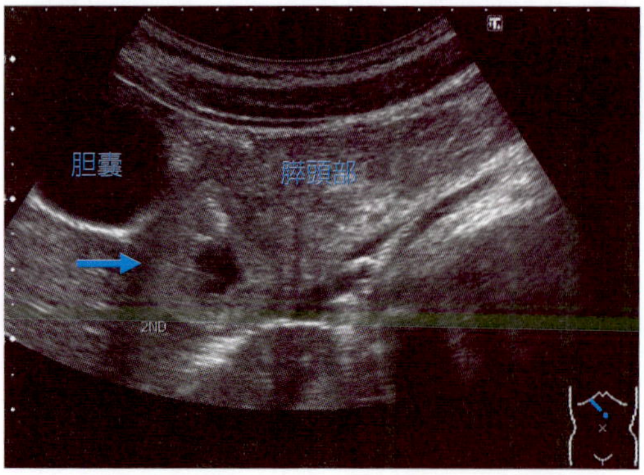

図1 超音波所見
胆嚢と膵頭部のあいだに存在する十二指腸下行脚の壁肥厚を認める(➡). 蠕動の低下も認めた

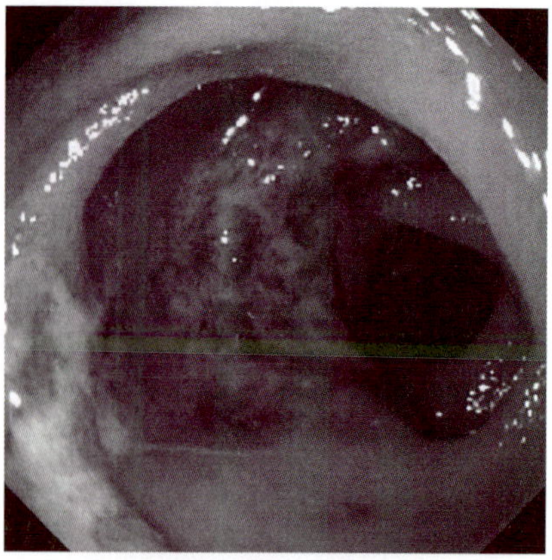

図2 内視鏡所見〔口絵21, p.vii〕
十二指腸下行脚に浅い不整形潰瘍を認める. 潰瘍底では粘膜内出血と凹凸が目立ち, 腸管の長軸方向に対して横走する傾向がある

や臨床的意義はまだ不明な点が多いので, 解釈には注意が必要である.

2) 画像検査

a. 腹部超音波

十二指腸下行脚から上部空腸に病変を認めることが多い. 浮腫や粘膜内出血により腸管壁は肥厚し, 蠕動も低下する(図1). 病変の程度が強いと壁の層構造は不明瞭化する[5]. 血管炎に伴う虚血性の病態であるが, ドプラで豊富な血流シグナルを認めることもある. 病変はびまん性のことも部分的なこともある. スキップして区域性にみられたり, 数日単位で部位が変化することもある. 腹水や腸管膜リンパ節腫脹も高頻度でみられる. 腹痛が強いときは, 腸重積や消化管穿孔にも注意が必要である.

b. CT

著明な浮腫により, 十二指腸を含む小腸の壁肥厚がみられる. 病変はスキップして区域性にみられることもある.

c. 消化管内視鏡

十二指腸球部よりも下行脚で病変が顕著であり, 病変はさらに深部まで続くことが特徴である. 十二指腸では, 粘膜発赤, 浮腫, 粘膜内出血, 血豆様所見, びらん, 潰瘍など多彩な所見がみられる(図2). 潰瘍は辺縁不整で浅く, 多発することが多い. 潰瘍底の凹凸や, 腸管の長軸方向に対して横走する病変が特徴的である, という意見もある. 組織学的には血管周囲に好中球やリンパ球浸潤を伴った白血球破砕性血管炎が特徴であるが, 皮膚生検とは異なり, 消化管の生検組織は粘膜固有層を中心とした表層部しか採取できないことが多いため, 血管炎の所見が得られることは少ない. 粘膜表層部では, 血管炎に伴う虚血により非特異的な炎症像や潰瘍, 浮腫, 出血などがみられる[3].

2. 鑑別診断

上記のような病変の鑑別疾患として, Crohn病, Zollinger-Ellison症候群, エルシニア感染症, 好酸球性胃腸炎, Behçet病, NSAIDsなどの薬剤性消化管障害, 全身性エリテマトーデスの消化管病変, 寄生虫感染症, などがあげられる.

3. 診断確定法

小児では, IgA血管炎の診断は特徴的な皮膚症状があれば容易である. 腹痛は疝痛性で強いことが多く, そのような場合は急性腹症をきたす他疾患の鑑別や, IgA血管炎の合併症としての腸重積や消化管穿孔の検索が必要となる. 消化管など腹腔内の検索には腹部超音波やCTなどが有用である. 消化管病変が紫斑に先行する場合は, 消化管内視鏡と生検が診断に有用である. 消化管病変は食道から直腸までどの部位でも発生しうるが, 好発部位は十二指腸下行脚であるので, 内視鏡を行う場合はまず上部消化管内視鏡を行う. 近年, 原因不明の消化管出血や腹痛の原因検索にカプセル内視鏡が用いられるようになってきているが, IgA血管炎におけるカプセル内視鏡の安全性や有用性に関する知見はまだ少なく，今後の検討課題である．

治　療

対症療法が基本である．確立された治療方法はない．腹痛が強い場合は補液を行い，1 mg/kg/日程度のプレドニゾロンを投与する．消化器症状が強い重症例においてXIII因子製剤が有効とする意見もある．難治例では，ガンマグロブリン静注，血漿交換，シクロスポリン，メトトレキサート，シクロホスファミド，ジアフェニルスルフォンなどの有効性も報告されている[2,3]．

予　後

IgA血管炎の消化管病変は，80%以上が2週間以内に自然軽快する．約30%は4週間以内に再発するが，基本的には予後は良好である．血管性紫斑病の長期的な予後を規定する重要な因子は腎合併症である．

●文献

1) Jennette JC, et al.：2012 revised International Chapel Hill Consensus Conference Nomenclature of Vasculitides. Arthritis Rheum 65：1-11, 2013
2) Trnka P：Henoch-Schönlein purpura in children. J Paediatr Child Health 49：995-1003, 2013
3) Ebert EC：Gastrointestinal manifestations of Henoch-Schonlein Purpura. Dig Dis Sci 53：2011-2019, 2008
4) McCarthy HJ, et al.：Clinical practice：Diagnosis and management of Henoch-Schönlein purpura. Eur J Pediatr 169：643-650, 2010
5) Nchimi A, et al.：Significance of bowel wall abnormalities at ultrasound in Henoch-Schönlein purpura. J Pediatr Gastroenterol Nutr 46：48-53, 2008

（青松友槻）

各 論　E　全身疾患の消化管病変・その他の消化管疾患

6 Münchhausen syndrome by proxy

概　念

1. Münchhausen syndrome by proxy という名称について

Münchhausen syndrome by proxy（MSBP）とは，1977 年に Roy Meadow[1)]が名づけて発表した事象である．1951 年に Asher[2)]が，全く虚偽であることをもっともらしい劇的な病歴として複数の病院を受診して必要のない医学的精査，手術，治療を繰り返す患者を Münchhausen syndrome と名づけたが，MSBP は親が子どもを代理として病気をつくり出して不必要な検査，手術，治療等を繰り返すことからこの名前が使われた．しかし，Münchhausen syndrome が特定の患者の病態であるのに対して，MSBP は Meadow 自身が「虐待の奥地」（the hinterland of child abuse）[1)]とよんだように，特定の個人の病態ではなく，虐待の 1 つの形である．にもかかわらず，MSBP が親の診断名として診断基準にも残っており（factitious disorder by proxy），それが混乱を招いている面もある．

2. MSBP とは

MSBP とは，親または養育者によって子どもに病的な状態が持続的につくられ，医師がその子どもにはさまざまな検査や治療が必要であると誤診するような，巧妙な虚偽や症状の捏造による子ども虐待の特異な形である．けいれんもしていないのに「けいれんした」といって子どもを病院に連れていくような「模倣」，下剤を飲ませ続けて下痢状態をつくり出すといった「捏造」など，さまざまである．

疫　学

発生率に関しては，定義の困難さおよび発見の困難さがあり，発生数の推定は難しい．MSBP のタイプとして，模倣と捏造の比率に関する Rosenberg による検討[3)]からは，模倣が約 25%，捏造が 50%，両方が混在していたのが 25% であったという．われわれの日本の 21 例の報告[4)]では，模倣 28.6%，捏造 57.1%，混在 14.3% と比較的類似した分布であった．しかしながら，身体症状群と精神症状群に分けてみると，精神症状群はすべて模倣であり，身体症状群では 1 例を除いてすべて何らかの捏造がなされていた．

被害を受ける子どもはどの年齢にもありうるが，低年齢が多く，乳児期が約 30%，就学前が約 60% といわれる．日本での 21 例に関しては，年齢は 1 か月～13 歳で平均 4.3 歳であったが，身体症状群では平均年齢は 2.8 歳であり，精神症状群では平均 9.2 歳となっていた[4)]．なお，同報告[4)]では MSBP として被害を受けていた期間は 1 か月～5 年で，平均は 1.8 年であった．1 か月の事例は乳児期に死亡した事例とそのきょうだいであった．一般的には比較的長く続くことが多い．

海外の報告では，加害者は 95～98% が実母とされている．われわれの 21 例でも実母が 85.7%，実父母 9.5% であり，実母がかかわっていたのは合計 95.2% と，海外同様ほとんどを占めていた[4)]．しかしながら，海外の報告では医師や看護師やそのトレーニングを受けている人に多いとされているが，日本の報告の 21 例[4)]のなかには，母が「自称，元看護師で，実際には異なった」という 1 例を除いて，本人にも家族にも健康関連の職についている人はいなかった．

MSBPによって訴えられる症状は多岐にわたる．比較的多いのは，無呼吸，けいれん，出血(血尿，吐血など)，中枢神経機能障害，下痢，嘔吐，体重増加不良，敗血症，局所の感染，などとされる．日本の21症例では，複数あったのは消化器症状10例，精神症状5例，てんかん4例，行動や行為の問題3例，尿崩症2例，PTSD2例であり，消化器症状が多いという結果[4]であった．日本の特徴なのかどうかは症例を重ねていく必要がある．なお，日本での21例[4]に関しては，身体症状群では全例が入院治療を受けていたが，精神症状群では60%が入院をしていなかった．また，5か所以上の医療機関を受診してたケースも30%にのぼっていた．

日本の21例の報告[4]では，疑った理由として「母との関係の不自然さ」および「症状の不自然さ」がもっとも多く，8例ずつであり，その次が「複数の医療機関からの情報の食い違い」4例となっていた．また，同報告では，確定された15例中11例が児童相談所の一時保護等による親子分離によって確定されていた．なお，身体症状群では81.3%が確定されていたが，精神症状群では確定できていない例が60%にのぼっていた．

MSBPではその死亡率は高いと報告されている．1987年のRosenbergの報告[3]では9%，2001年のAyoubの報告[5]では17%となっている．前述の日本の21例の報告[4]では死亡は2例(9.5%)であり，死亡の危険があったのは5例(23.8%)，そのまま放置すれば危険に至った可能性があると考えられたのは7例(33.3%)であった．ただ，精神症状群は6例全例が危険がなかった症例であり，したがって，身体症状群16例中では「死亡」12.5%，「死亡の危険あり」31.3%，「死亡の危険があり得た」43.8%となり，死亡の危険がなかったのは12.5%に過ぎなかった．

MSBPの発見の困難さ

1．MSBPのサイン

MSBPを発見し，子どもの苦痛を早期に解決するためには「MSBPのサイン」を見逃さないことである．サインとしては以下のようなものがある．

①持続的なあるいは反復する病気で，「今まで診たことがない」というような症状や医学的に説明が困難な病状．

②一見では健康そうに見える子どもの状態と，危機的な症状や重篤な検査結果を伴う病歴の不一致．

③注意が行き届き，子どもの側を離れようとせず，重篤な臨床状況に直面しても，驚くほど明るく見える養育者．

④養育者と分離すると症状が落ち着く．

⑤ルーチンの治療や薬物療法がうまくいかない．

⑥過去にいくつかの専門医からの症状に対する意見書が作成されており，加害者はその記録を失くしているか「忘れた」という．

2．発見を困難にする加害者の医師の言動の利用

MSBPの加害者は「重篤な子どもをもつ献身的な母親を演じたい」という欲求があると考えられている．そのためには，巧妙に医師の言葉を利用する．たとえば，子どもの尿に自分の血液を混入させて血尿をつくり出して受診したときに，医師は，著明な肉眼的な血尿と他の所見が一致しないと思っても，熱心に見える親に対して丁寧に説明し，考えられる病態や予想される経過を説明する．その結果，加害者である親は次回からは医師の説明にあうような微細な血尿をつくり出す，などが行われるのである．加えて，医師が疑問を投げかけると「子どもがこんなに大変なのに，先生はどうしてそんなことがいえるのですか？」と訴えてくるなどし，優しい医師は「そうですね．これまでの医学でわからないこともあるかもしれません．もう少し詳しい検査をしましょう」と，さらに侵襲の高い検査を行ってしまうこともある．

筆者が経験した蛋白尿の事例でも，実際には卵白を混入させていたのだが，腎生検まで行われていた．加害者は医師の質問や説明から情報を得て，次第に高度な専門的色彩を帯び，1つの症状では満足せず次々と症状がつくり出されて重症化していくこともある．なかには，まれな事例として症例報告などが行われていた事例もある．

MSBPを疑ったときの対応

1．第三者の必要性

主治医は，多くの場合，何とか治療をして改善させようと必死になっている．少しの疑いが生じ

ても，本当の「病気」である可能性を否定できないため，さらに詳しい検査を繰り返してしまう．第三者がかかわることで，客観的な見方ができるようになる．現在，多くの病院で子どもの虐待対応組織が形成されている．そのような第三者のチームが必要である．

2. MSBP の証明

親の付き添いを外すなど，親子を分離する努力が必要である．しかし，なかなか応じないことが多い．科学的な証明も試みられる必要がある．たとえば，多尿の子どもの尿から女性ホルモンが多く検出され，母親の尿の混入が疑われた例や，尿蛋白の分析からヒト由来の蛋白ではないことが明らかになった例もある．ビデオ撮影が用いられることもあるが，プライバシーの問題などがあり，躊躇されることが多い．さらにビデオでは撮影できる部分が限られ，証拠となる映像を得ることは難しい．最終的には児童相談所に通告して，一時保護を行うことで明らかになることが多い．多くの場合は，「病気」の可能性や中心静脈栄養などの医療手技管理から，他の病院への親に居場所を隠した一時保護委託が行われることが多い．

3. 子どもを安全に保護し続けるために

分離をされて症状が消失しても MSBP を認めない親が圧倒的に多く，加害者でない親やその他の家族も否認することが多い．親が認めない場合は親が精神的な治療を受けても改善しないし，子どもと再統合すると再発の危険が高い．しかし，医療に不案内な児童相談所等では，親の言葉に流されてしまう危険がある．医療者は，子どもの危険を適切に伝え続けることが求められる．また，子どもにしっかりと真実を伝え，自分の身を守ることを教育することも必要となる．その際には医学的な問題が絡むため，できるだけ医師が参加して真実を告げることが必要である．

◎おわりに

MSBP は，頻度が高いとはいえないが，医師であれば誰でも遭遇する可能性のある虐待の形である．MSBP という可能性を常に認識し，医療者が虐待の加害に手を貸して子どもを苦しめることがないよう，注意を払う必要がある．

●文献

1) Meadow R：Munchausen syndrome by proxy：The hinterland of child abuse. Lancet 2：343-345, 1977
2) Asher R：Munchausen's syndrome. Lancet 1：339-341, 1951
3) Rosenberg DA：Web of deceit：a literature review of Münchausen syndrome by proxy. Child Abuse Negl 11：547-563, 1987
4) 奥山眞紀子：被虐待児と家族への医療における在宅ケアに関する研究．平成16年度厚生労働科学研究費補助金（子ども家庭総合研究事業）被虐待児への医学的総合治療システムのあり方に関する研究（主任研究者　杉山登志郎）報告書．84-94，2005
5) Ayoub C, et al.：Munchausen by Proxy. Definitions, Assessment & Integrative Treatment. Presented at 13th ISPCAN Meeting at Denver, CO, 2002

（奥山眞紀子）

各論 E 全身疾患の消化管病変・その他の消化管疾患

7 ポリープ，ポリポーシス

ポリープ

小児期にみられる若年性ポリープ，炎症性ポリープ，良性リンパ濾胞性ポリープについて述べる．

概 念

ポリープとは，消化管内腔に突出する限局性隆起性病変の形態的総称である．ポリープの分類は，Morson の分類およびその改変されたものが一般的である（表 1）[1]．

疫 学

若年性ポリープは小児期に診断される腸管ポリープとしてはもっとも頻度が高いが，その正確な頻度は明らかにされていない．好発年齢は2～6歳であるが，成人でみられることもある．全大腸に発生するが，70% は直腸から S 状結腸に発生する．

病理・病態生理

若年性ポリープは，病理組織学的に過誤腫性ポリープに分類される．過誤腫とは，細胞異型はないが囊胞状の拡張腺管や粘膜筋板の樹枝状走行などの構造異型を認めるもの，と定義される．炎症性ポリープは，背景に感染症や炎症性腸疾患などの腸管の炎症があり，残存した粘膜の過剰な再生反応と間質の炎症細胞浸潤によって形成される．良性リンパ濾胞性ポリープは，粘膜固有層および粘膜下層において反応性リンパ濾胞が限局性に増生している．

表 1 大腸ポリープの分類

腫瘍性	上皮性	<u>腺腫</u> がん カルチノイド
	非上皮性	平滑筋性腫瘍 神経性腫瘍 gastrointestinal stromal tumor（GIST） リンパ腫 血管腫
非腫瘍性	過形成性	過形成性ポリープ 過形成結節
	過誤腫性	<u>若年性ポリープ</u> <u>Peutz-Jeghers 型ポリープ</u>
	炎症性	<u>炎症性ポリープ</u>
	その他	<u>良性リンパ濾胞性ポリープ</u> 粘膜脱症候群 cap polyposis 炎症性筋腺管ポリープ 炎症性類線維ポリープ colonic muco-submucosal elongated polyp 肉芽腫性ポリープ 腸管囊胞状気腫症 子宮内膜症

小児期にみられるものを<u>下線</u>で示した
〔藤井茂彦，他：大腸ポリープ．消化管症候群（第2版）（下）．別冊「日本臨牀」新領域別症候群シリーズ（No. 12），127-130，2009〕

病 因

若年性ポリープの病因としては炎症説が有力であるが，その他の要因も関係しているとする意見が多い．炎症性ポリープは，潰瘍性大腸炎や Crohn 病，腸結核による炎症の結果生じる．良性リンパ濾胞性ポリープは，感染やアレルギーといった外因または内因に対する生体反応としての反応性リンパ増殖と考えられている．

臨床症候

1．症　状

若年性ポリープは，無痛性の直腸出血や便への血液付着，肛門からのポリープ脱出などで気づかれる．ポリープが自然に脱落し，出血性ショックを起こすこともある．

2．所　見

肛門から近い部位にあるポリープを直腸指診で触れることもある．

診　断

1．検　査

診断は大腸内視鏡検査で行う．若年性ポリープの 40% は複数個ポリープが存在するため，全大腸の観察が必要である．ポリープ径は数 mm～数 cm で，有茎性または亜有茎性であることが多い．ポリープの表面は平滑で赤色を呈し，易出血性であることが多い．炎症性ポリープの形態・大きさはさまざまであるが，癒合するとブドウの房状，鍾乳石状，石筍状などと形容されることもある．良性リンパ濾胞性ポリープは 4 mm 以下であることが多く，表面平滑で白色からや黄色調を帯びた半球状小隆起をなす．血便を呈する乳児においてしばしば観察される大腸のリンパ濾胞過形成(Lymphoid hyperplasia)は表面の粘膜が発赤している，または紅暈を伴うリンパ濾胞が多発している状態を指す．径の大きなポリープは，腹部超音波で同定できることもある．

2．確定診断

ポリープを生検または内視鏡的粘膜切除術(endoscopic mucosal resection，EMR)/ポリペクトミーにて切除し，組織学的検査の結果より確定診断を行う．

治　療

若年性ポリープは，出血予防とまれにがん化例も報告されていることから，内視鏡的ポリープ切除術が選択される．良性リンパ濾胞性ポリープは切除の必要性はないが，腺腫との鑑別はポリポーシスの診断のために必要であるため，小さいものでも生検または EMR/ポリペクトミーし組織学的検査を行う．炎症性ポリープは，潰瘍性大腸炎や Crohn 病の長期罹患例では生検または切除が必要な場合もある．

合併症

ポリープの自然脱落による出血，および腸重積を起こすことがある．

転帰・長期予後

若年性ポリープは腺腫の混在や悪性化の報告もあるが予後は良好である．一般的に若年性ポリープが再発することは少なく(再発率 4% という報告あり[2])，単発の若年性ポリープの EMR/ポリペクトミー後の大腸内視鏡検査は不要である．

ポリポーシス

小児期にみられる家族性腺腫性ポリポーシス(familial adenomatous polyposis：FAP)，若年性ポリポーシス症候群(juvenile polyposis syndrome：JPS)，Peutz-Jeghers 症候群(PJS)，*PTEN* 過誤腫性腫瘍症候群(*PTEN* hamartoma tumor syndrome：PHTS)〔Cowden 症候群(CS)，Bannayan-Riley-Ruvalcaba 症候群(BRRS)，Proteus 症候群(PS)〕，炎症性ポリポーシスについて述べる．

概　念

ポリポーシスは消化管にポリープが多発した状態(100 個以上)と定義され，多発するポリープの組織型および病因遺伝子や随伴症候によって分類される(**表 2**)．FAP は *APC* 遺伝子異常を原因とし，大腸に 100 個以上の腺腫が発生し大腸がんが高率に発生する．JPS は，①大腸に 5 個以上の若年性ポリープ，②消化管全体に若年性ポリープ，③少なくとも 1 つの若年性のポリープと JPS の家族歴のいずれか，と定義される．PJS は口唇，口腔粘膜，手足の色素斑と消化管の過誤腫性ポリポーシスを特徴とする．*PTEN* 過誤腫性腫瘍症候群は *PTEN* 遺伝子変異を原因とし，過誤腫性ポリポーシスと消化管外症候によっていくつかの症候群(**表 2**)に定義される．炎症性ポリポーシスは，炎症性ポリープが多発している状態で，潰瘍性大

表2 ポリポーシスの分類

組織型	名称	原因遺伝子	遺伝性	ポリポーシス発生部位	悪性腫瘍の合併	消化管外症候
腫瘍性（腺腫性）	家族性腺腫性ポリポーシス（FAP） 単純型 FAP Gardner 症候群 Turcot 症候群	*APC*	AD	大腸，胃，十二指腸	あり（大腸，胃，十二指腸，Vater 乳頭，子宮，卵巣）	表3
過誤腫性	若年性ポリポーシス症候群（JPS）	*SMDA*（*MADH4*），*BMPR1A*，*ENG1*	AD	全消化管	あり（大腸，胃）	ばち指，巨頭症，脱毛，口唇・口蓋裂，先天性心疾患，泌尿生殖器奇形，精神発達遅滞
	Peutz-Jeghers 症候群（PJS）	*STK11*（*LKB1*）	AD	全消化管	あり（大腸，胃，小腸，十二指腸，膵，子宮，卵巣，肺）	色素斑（口唇，口腔粘膜，眼瞼結膜，四肢末端）
	PTEN 過誤腫性腫瘍症候群	*PTEN*	AD			
	Cowden 病（CS）			全消化管	あり（乳腺，甲状腺）	皮膚・口腔粘膜病変
	Bannayan-Riley-Ruvalcaba 症候群（BRRS）			全消化管	あり（乳腺，子宮）	巨頭症，多発性脂肪腫，亀頭の色素沈着
	Proteus 症候群（PS）					片側肥大症，骨・皮膚の異常成長，血管異常
	Cronkhite-Canada 症候群		なし	全消化管	あり（胃，大腸）	脱毛，爪甲異常，皮膚色素沈着
炎症性	炎症性ポリポーシス		なし	大腸	あり	なし
	大腸良性リンパ濾胞性ポリポーシス		なし	大腸	なし	なし
混合性	遺伝性混合性ポリポーシス症候群（HMPS）	*HMPS*（*CRAC1*），*BMPR1A*	AD	大腸	あり	なし

小児期にみられるものを下線で示した
AD：autosomal dominant（常染色体優性）

腸炎では10〜30%の頻度で合併するといわれている．

疫　学

発生率としては，FAP が出生10,000人に1人，JPS は出生24,000人に1人，PJS は出生50,000から200,000人に1人と，どれもまれな疾患である．

病　因

多くのポリポーシスは，遺伝性や原因遺伝子が特定されている（表2）．家族歴のない孤発例も存在する．

臨床症候

小児期にポリポーシス症候群が発見されるのは，家族検査が契機であることが多い．FAP では，小児期に直腸出血などで孤発性の腺腫が発見されることがある（図1）．また，FAP の消化管外症候が小児期に明らかになることがある（表3）．JPS の多くは2〜12歳の間に直腸出血，直腸脱，腹痛，腸重積などで発症する．JPS のポリープはほとんど大腸に発生し，胃，小腸，十二指腸と続く．PJS は小児期に特徴的な色素斑で気づかれるか，1/3の症例は10歳までに，1/2の症例は20歳までに小腸ポリープによる腸重積，または消化管出血を発症する．炎症性ポリポーシスは，炎症性

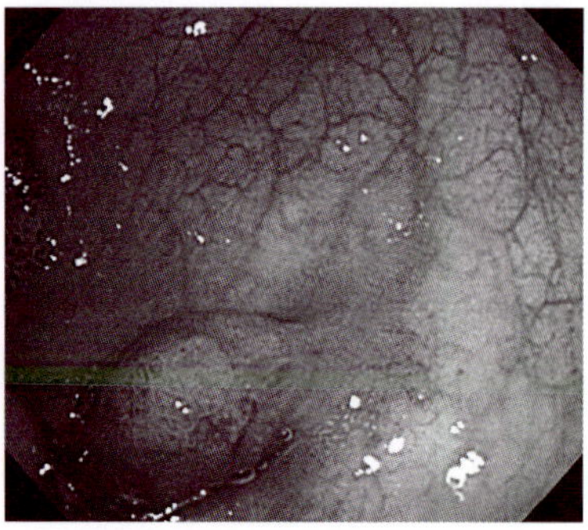

図 1　FAP における腺腫

腸疾患では経過観察中に内視鏡検査で発見される.

診　断

1. 検　査

①上部下部および小腸内視鏡，カプセル内視鏡による消化管ポリポーシスの証明.

②遺伝子検査(表 2).

2. 確定診断

家族歴，内視鏡による消化管ポリポーシスの証明，消化管外症候，遺伝子検査によって確定診断となる.

治療・転帰・長期予後

どれも根本的治療法はなく，スクリーニングによる悪性腫瘍の早期発見が予後に影響する．FAP や PJS では，サーベイランスのプログラムが確立している[3]．その他のポリポーシス症候群も悪性腫瘍の合併頻度が高いため，消化管およびその他の臓器のサーベイランスが必須である(表 2)．FAP は放置すると 100% の確率で大腸がんを発症するため，予防的大腸全摘術が推奨されている．術式や大腸全摘術を行う時期については定まったものはない．NSAIDs が FAP の腺腫の発生予防に効果があるとする報告がなされたが，その効果は限定的である．PJS は腸重積を発症すると腸管切除となることが多く，それを繰り返すと短腸症候群となる．よって PJS は，10 歳までにカプセル内視鏡または小腸内視鏡による全小腸観察を行うことと，定期的(2 年ごと)に小腸内視鏡を行い径の大きいポリープを切除することが推奨されている.

表 3　小児期および青年期の FAP の消化管外症候

部位	症候
骨	骨腫，下顎および上顎の外骨腫，硬化
歯牙	嵌入または過剰歯，未萌出歯
結合組織	デスモイド腫瘍，過剰腹腔内癒着，線維腫，粘膜下嚢腫
眼	先天性網膜色素上皮肥厚(congenital hypertrophy of the retinal pigment epithelium：CHRPE)
中枢神経	膠芽腫(Turcot 症候群)
腺腫	胃，十二指腸，小腸，副腎皮質，甲状腺
がん	甲状腺，副腎
肝	肝芽腫

●文献

1) 藤井茂彦，他：大腸ポリープ．消化管症候群(第 2 版)(下)．別冊「日本臨牀」新領域別症候群シリーズ(No. 12)，127-130，2009

2) Jean-François M, et al.：Intestinal Polyps and Polyposis. In：Kleinman R, et al.(eds), Walker's Pediatric Gastrointestinal Disease. 5th ed., JB Lippincott, Philadelphia, 637-652, 2008

3) Hyer W, et al.：Clinical management and genetics of gastrointestinal polyps in children. J Pediatr Gastroenterol Nutr 31：469-479, 2000

●参考文献

・浅香正博，他：消化管症候群(第 2 版)(下)．別冊「日本臨牀」新領域別症候群シリーズ(No. 12)，2009

・Warren H：Pediatric Polyposis Syndromes. In：Wyllie R, et al.(eds), Pediatric Gastrointestinal and Liver Disease. 4th ed., Saunders, 462-471, 2011

(岩間　達)

各論 E 全身疾患の消化管病変・その他の消化管疾患

8 その他の良性・悪性腫瘍

腸管は発生学的に前腸，中腸，後腸に分類され，各部位で発生する腫瘍の種類や特徴が異なる．小児の消化管腫瘍は小児腫瘍全体の5%以下で，Laddらの報告では，34年間で58例を経験し，平均年齢は13.8歳，2/3が悪性腫瘍（悪性リンパ腫が75%，大腸・直腸がん15%，残りは平滑筋肉腫やカルチノイド腫瘍），良性腫瘍は炎症性偽腫瘍，ポリープ，神経線維腫，神経節種，血管腫，若年性ポリープが数例ずつであった[1]．そのほかに胃発生奇形腫なども報告されているが，いずれも症例数が少なく，まれな腫瘍の詳細に関しては不明な部分が多い．本項では，悪性腫瘍として悪性リンパ腫，大腸・直腸がん，境界病変として炎症性偽腫瘍，神経内分泌腫瘍，消化管間質腫瘍（gastrointestinal stromal tumor：GIST）をとりあげた．これら疾患は相互に鑑別診断として重要であり，確定診断には腫瘍の免疫組織学的検査が不可欠である．

消化管悪性リンパ腫

概　念

小児の消化管リンパ組織から発生する悪性腫瘍で，表在性や縦隔リンパ節腫脹がなく，血算も正常で，肝や脾にも病変がなく，病変部所属リンパ節腫脹のない疾患である．

疫　学

小児がんの5%程度を占め，5～15歳に発症ピークがある．小児の消化器がんでもっとも頻度が高く，非Hodgkinリンパ腫（non-Hodgkin lymphoma：NHL）のBurkitt typeが多い．成人では胃発生が多いが，小児では終末回腸から回盲部に好発する．小腸腫瘍としてはもっとも頻度が高く，大腸では大腸腺がんについで多い．男児に7倍程度好発する．

病　因

成人の胃発生悪性リンパ腫では，*Helicobacter pylori* 感染の関与が考えられているが，小児では不明である．

臨床症候

無痛性腹部腫瘤から，腹痛，嘔吐，イレウスを呈す．腸重積の原因となる．

検　査

血液生化学検査所見は非特異的で，LDHの上昇がみられる．CT，MRI，内視鏡．

治　療

切除可能であれば外科切除を行うが，進行例では化学療法が主体となる．10歳以下では外科治療群と外科治療なし群で予後に差がなく，10歳以上では外科治療群のほうが予後が悪い．近年，外科治療の意義が見直されている．放射線治療は二次がんの危険性があり，慎重に適応を決定する．

予　後

全体の10年生存率は83%で，発生部位では胃の生存率が59%ともっとも悪く，直腸・肛門がもっとも良好で100%．小腸も予後良好で，年齢では10歳以下発症が10歳以上に比べて悪い[2]．

大腸・直腸がん

概 念

直腸・大腸に発生する上皮性腺がんである.

疫 学

肝腫瘍に続いて頻度が高く，小児腫瘍の1%を占める．家族歴はなく，ほとんどが散発発症である．平均発症年齢は11.6歳で，男児に多い．低分化型，ムチン産生型，signet ring型が多く，疾患の認識不足のため，早期診断が遅れ進行例が多い．成人より予後不良である.

病 因

家族性大腸腺腫症，Turcot症候群，Turner症候群，Peutz-Jeghers症候群，潰瘍性大腸炎などの合併が10～30%に認められる．microsatellite instabilityやmismatch repair geneの胚細胞レベルでの異常が半数程度に認められる.

臨床症候

腹痛，嘔吐，血便，疝痛発作，腹部膨満，体重減少．進行するとイレウスをきたす.

検 査

注腸検査，大腸内視鏡，CT.

治 療

リンパ節郭清を含めた外科切除を行う．化学療法に関しては有用性が確定されていないが，成人と同じプロトコールが用いられている.

予 後

限局性の切除可能な腫瘍は2年生存率が80%であるが，進行例では20%である．19～29歳の若年発症例に比べて，小児では明らかに予後が悪い．発がんしやすい素因が背景にあると考えられ，消化器系の二次がん（図1）や他臓器がんの危険性がある.

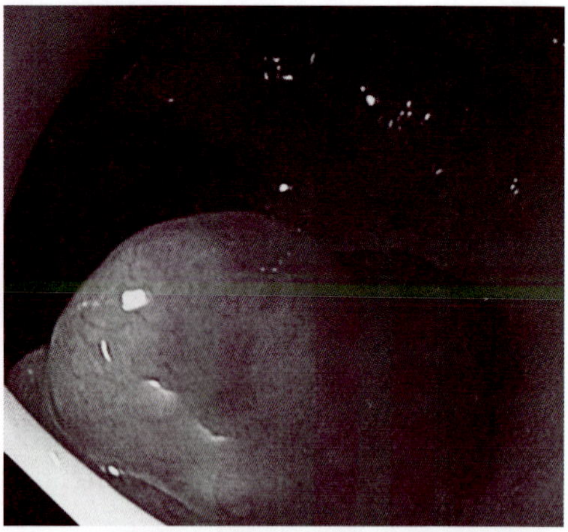

図1　12歳男児，直腸上部に発生した大腸がん
大腸内視鏡写真．有茎性のポリープで，若年性ポリープ類似であるが，生検にて大腸腺がんと診断された．症例は，3歳時に前立腺部原発横紋筋肉腫で，膀胱・前立腺摘出を受けている．骨盤部に放射線治療の既往があり，照射野からのがん発生で，二次がんと考えられる

炎症性偽腫瘍

概 念

小児と若年成人に好発する炎症性の肉腫様病変．組織傷害に対する筋線維芽細胞の異常反応と考えられ，線維化と形質細胞浸潤を特徴とする良性組織病変であるが，臨床的には浸潤性を有するため肉腫との鑑別が必要である.

疫 学

高齢者では肺と眼窩に好発するが，若年者ではすべての臓器に発生し，成人より浸潤性が高い．小児の消化器では胃からの発生がもっとも多く，女児に3倍好発する．約半数に，基礎疾患としてのCastleman病，Hodgkinリンパ腫，消化性潰瘍，Behçet病，外傷や手術の既往がある.

病 因

サイトカインカスケードを惹起するTNF-α産生が病因として考えられている.

臨床症候

発熱や体重減少などの非特異的な症状のほか

に，消化器発生では腹痛が主症状となる．嚥下障害や鉄欠乏性貧血，小児では成長障害も発生する．

検　査

赤沈の亢進，白血球増多，血小板増多，高ガンマグロブリン血症の有無を検査する．

治　療

ステロイドや非ステロイド性抗炎症薬（non-steroidal anti-inflammatory drugs：NSAIDs）による縮小効果が報告されている．サリドマイドはTNF mRNAの分解を亢進させ，内因性サイトカイン産生を抑制することで有用とされている．外科切除が治療の要となるが，非切除例では放射線治療も試みられている．

予　後

18〜40%に再発があり，肺以外の発生で腫瘍径が8 cm以上の場合に再発が多い．多発する場合，死亡率は5〜7%と報告されている[3)]．

神経内分泌腫瘍

定　義

消化管上皮に分布する神経堤由来の神経内分泌細胞起源の腫瘍で，インスリンやガストリンのほかに，VIP（vasoactive intestinal peptide），グルカゴン，ソマトスタチン，成長ホルモン放出ホルモン（GHRH），副腎皮質刺激ホルモン（ACTH），セロトニン，タキキニン，カルシトニン，レニン，黄体形成ホルモン（LH），インスリン様成長因子2（IGF-2）など多彩な物質が分泌され，肝転移巣や膵臓発生では，血中に分泌物質が移行し，分泌物質による臨床症状が発生する．

疫　学

小児がんの0.1%程度，年長児に多く，女児の発生頻度が3倍高い．過去30年間において，発生頻度が小腸では4.6倍，消化器系全体では7.2倍に増加している[4)]．成人の発生部位は，虫垂35%，回腸20%，胃10%，直腸10%，気管支10%，十二指腸5%，他の部位5%，である．

病　因

多発性内分泌腫瘍症1型（multiple endocrine neoplasia 1：MEN1），von Hippel-Lindau病，神経線維腫症I型（neurofibromatosis type 1：NF1）に伴って発生することがあり，MEN1にみられるmenin遺伝子が病因遺伝子候補として考えられている．

臨床症候

多くは無症状で緩徐に経過し，発見時に転移を有する場合が多い．胃に発生する場合は，慢性萎縮性胃炎の続発性病変として，またZollinger-Ellison症候群として高ガストリン血症をきたす．孤在性巨大腫瘤の場合は高ガストリン血症を伴わず，転移をきたしやすい．十二指腸に発生する場合は，ガストリン産生腫瘍でZollinger-Ellison症候群をきたし，MEN1の合併症として出現する．小腸では，回腸と虫垂から発生する無機能な腫瘍が多い．小腸発生でも，腫瘍径が大きい場合は肝転移巣を有し予後不良で，小腸発生の18%がカルチノイド症候群を呈し，予後不良である．大腸発生は巨大でもっとも予後不良であり，肝転移で発見されることが多い．グルカゴノーマは，糖尿病と壊死性遊走性紅斑（necrolytic migratory erythema）という特徴的紅斑を呈し，VIP産生腫瘍では抵抗性下痢をきたす．セロトニン，タキキニンなどが分泌される場合は，皮膚発赤，下痢，腹痛といったカルチノイド症候群をきたす．

検　査

血清クロモグラニンAは非機能性腫瘍でも上昇し，60〜80%の症例で高値となる．カルチノイド症候群では，尿中のセロトニン，5-ヒドロキシインドール酢酸（5-HIAA）が高値となる．症状にあわせてガストリン，インスリンを測定する．通常のCTやMRIでは20〜50%は発見困難とされ，血液サンプリングを含む血管造影や内視鏡，PET-CTなどが必要である．

治 療

外科切除が必要であるが，80% に肝やリンパ節転移があるとされ，外科切除を妨げる因子となっている．肝転移には，肝部分切除，肝動注化学療法，肝動脈塞栓術が行われる．ソマトスタチン類似物質は，75% の症例で症状緩和と腫瘍増大抑制に有用とされている．

消化管間質腫瘍(GIST)

概 念

消化管でもっとも頻度の高い中胚葉起源の腫瘍で，腸管平滑筋運動のペースメーカー細胞である interstitial cell of Cajal(ICC)起源とされている．

疫 学

60〜70 歳代に発症ピークがあり，100 万人に対し毎年 6.5〜14.5 人の発症とされ，消化管腫瘍全体の 2% 以下．小児例は GIST 全体の 0.5〜2.7% ときわめてまれである．イギリスでの統計では，14 歳未満小児 100 万人に 0.02 人の年間発生とされている[5]．成人と比べて女児に 4 倍好発し，多発性病変で転移をきたしやすい．胃発生が 70% で，小腸 15%，大腸・直腸 10% である．

病 因

家族性 GIST では胚細胞レベルの *KIT* 遺伝子異常があり，NF1，Carney 三徴，Carney-Stratakis 症候群に伴って発症することがある．小児では，成人と異なり *KIT* や *PDGFRA*(platelet-derived growth factor receptor alpha)遺伝子異常はまれとされている．

臨床症候

下血や吐血，それに起因する貧血や失神が 90% に認められる．腫瘤触知，腹痛，嘔吐が 1 割程度に認められる．

検 査

CT，MRI，消化管内視鏡，FGP-PET，便潜血などを行う．

治 療

化学療法は効果に乏しく，多発病変を考慮した腫瘍の完全切除が原則である．所属リンパ節転移例や不完全切除では，遠隔転移や局所再発をきたす．KIT やその下流にある AKT, mTOR, PDK1, MAPK は活性化していることから，近年は分子標的治療薬(イマチニブ：KIT 阻害薬，スニチニブ：RTK 阻害薬)が用いられている．

予 後

予後を評価するほどの十分な症例経験がないが，成人と比べて再発や転移をきたした場合でも，経過は緩やかとされている．

●文献

1) Ladd AP, et al.：Gastrointestinal tumors in children and adolescents. Semin Pediatr Surg 15：37-47, 2006
2) Kassira N, et al.：Primary gastrointestinal tract lymphoma in the pediatric patient：review of 265 patients from the SEER registry. J Pediatr Surg 46：1956-1964, 2011
3) Dao AH, et al.：Inflammatory pseudotumor of the pelvis：case review of recent developments. Am Surg 64：1188-1191, 1998
4) Modlin IM, et al.：Gastroenteropancreatic neuroendocrine tumours. Lancet Oncol 9：61-72, 2008
5) Kang G, et al.：Gastrointestinal stromal tumors in children and young adults：a clinicopathologic and molecular genetic study of 22 Korean cases. APMIS 121：938-944, 2013

(窪田正幸)

各論 E 全身疾患の消化管病変・その他の消化管疾患

9 消化管異物(胃石，腐食性誤飲含む)

概念

1．定 義

消化管異物とは，本来，消化管に存在しないものが消化管の中に停留する状態のことである．胃石とは，摂取した食物成分や毛髪などの異物が胃内で不溶性の結石を形成したものである．腐食性誤飲とは，腐食性物質の誤飲であり，少量の誤飲で重篤な組織障害を起こす．

2．分 類

1）消化管異物

総論E.3.2)d消化管異物除去を参照されたい[1)]．

2）胃 石

柿胃石，線維胃石，毛髪胃石などがある．

3）腐食性誤飲

腐食性物質として強酸と強アルカリが代表的なものである．腐食性食道炎は，内視鏡所見による分類でI度(充血，浮腫，粘膜表層潰瘍)，II度(紅斑，水疱，フィブリン浸出を伴う表層潰瘍)，III度(表皮脱落，深い潰瘍，肉芽組織)に分けられる．

疫 学

1．消化管異物

消化管異物の好発年齢は，6か月～3歳前後である．アメリカの2011年度の報告では，110,000件以上の消化管異物のうち85%以上が小児であった[2)]．

2．胃 石

非常にまれであり，小児での頻度は不明である．わが国では毛髪胃石は少なく，食物胃石が大半を占める．そのなかでも，柿胃石が70%以上にみられるという報告がある．小児では，成人と異なり毛髪胃石の頻度が高いとされている[3)]．

3．腐食性誤飲

小児例では洗剤の誤飲，成人例は自殺目的の飲用が大半を占める．

臨床症候

1．消化管異物

ほどんどの場合，無症候性である．症状がある場合は，非特異的な症状であることが多い．共通の症状としては，嚥下障害・嘔吐・流涎・吃逆・咳嗽・呼吸苦・腹痛・食べ物を拒否する，などがあげられる．

2．胃 石

柿胃石の場合，悪心・嘔吐，上腹部痛などの消化管症状が出現することがある．柿胃石以外では，無症状あるいは軽度な症状で，慢性的に経過することが多い．

3．腐食性誤飲

急性期には，口腔，食道および胃粘膜の腐食による疼痛や嘔吐が認められる．腐食が深層に及ぶと縦隔炎を引き起こし，さらに深部に及ぶと大動脈に穿破することがある．

診 断

1．問診・診察

保護者が児の異物を飲み込む瞬間を目撃していることが多いため，十分な問診を行う．誤飲したことが疑われるものと同じ物があれば，持参してもらう．診察は一般的な視診，聴診，触診を行う．

2．検 査

1）X 線

単純X線が基本の検査となり，食道異物の場合は正面・側面の両方を撮影する(図1)．飲みこんだ異物と同様の物があれば持参してもらい，患者

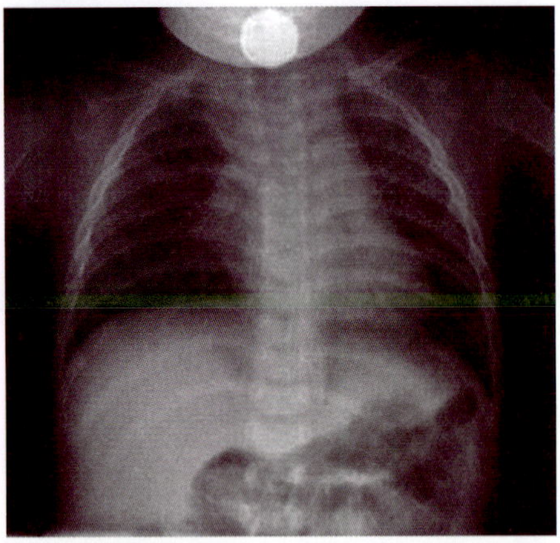

図 1　胸部単純 X 線
食道第一狭窄部位に硬貨を認める

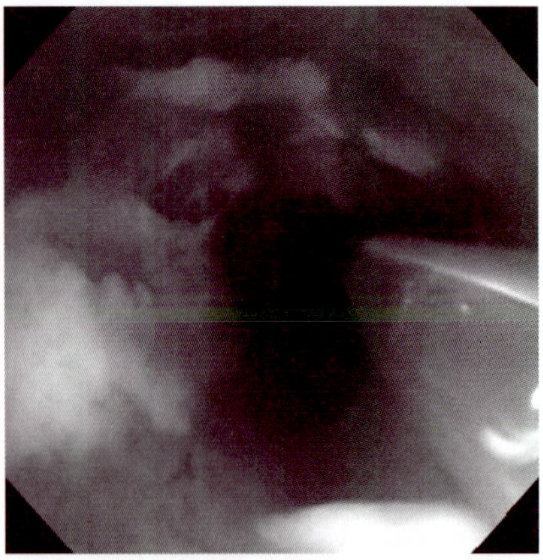

図 3　腐食性食道炎(強アルカリ洗剤 誤飲)
〔口絵 22，p.vii〕
白苔を伴う縦走性の食道潰瘍を認める

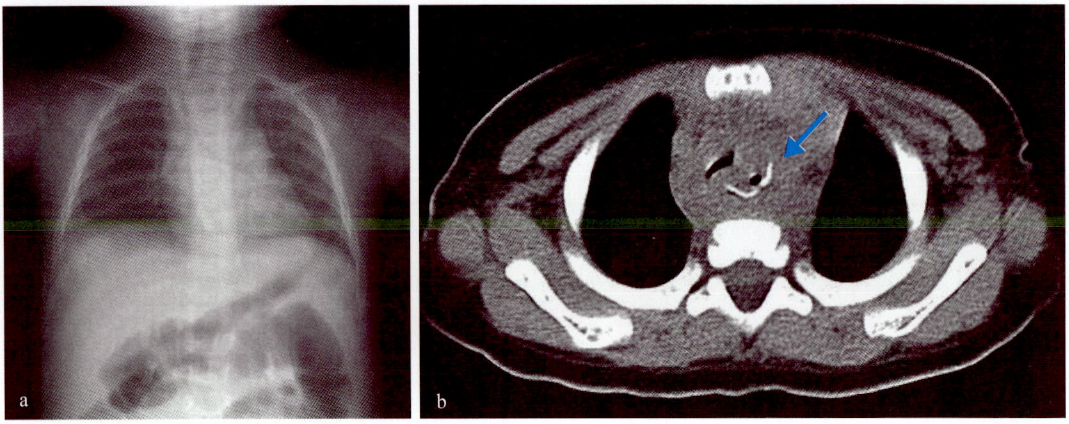

図 2　X 線透過性異物
a：胸部単純 X 線．異物は指摘できないが，気管の偏位を認める
b：胸部 CT．食道内異物(ピスタチオの殻)，気管偏位・気管周囲の上縦隔組織の腫大を認める

と一緒に撮影することも重要である．

2) C　T

単純 X 線では異物が映らなくても，消化管異物が否定できない場合，CT が診断の助けになる(図 2)．また，穿孔による炎症や膿瘍が疑われる場合には造影 CT が有用である．

3) 内視鏡

診断と治療を兼ねた検査である．特に上部消化管内視鏡は，上部消化管異物を確認できるだけでなく，粘膜の状態や出血の有無を確認することができ，さらには直視下で異物を摘出することができる(図 3)．

治　療

1．消化管異物

総論 E.3.2)d 消化管異物除去を参照されたい．

2．胃　石

消化管内視鏡による摘出術や開腹手術が行われることが多い．

3．腐食性誤飲

希釈目的の牛乳投与は，嘔吐を引き起こし，合併症を起こす可能性がある．また，腐食剤を賦形するのに必要な牛乳は大量であり，実際に行うことはむずかしい．重症例では，喉頭浮腫をきたす場合があり，人工呼吸器管理を行う．呼吸・循環を安定させたうえで，胃管を挿入する．その後，胸腹部X線やCTを撮影し，縦隔炎や腹膜炎があれば手術を行う．縦隔炎や腹膜炎がなければ，受傷してから48時間以内に重症度評価のために上部消化管内視鏡を行う．内視鏡所見によって治療方針が異なってくる[4]．ステロイド投与に関しては，食道狭窄への進展を予防できず，逆に有害となる可能性[5]も示唆されており，確立されてはいない．

合併症

1．消化管異物

食道異物であれば，潰瘍・壊死・食道動脈瘻・気管食道瘻・食道穿孔・出血・縦隔炎・狭窄，があげられる．食道以外の消化管異物であれば，潰瘍・壊死・腸閉塞・腸穿孔・幽門十二指腸通過障害，があげられる[3]．

2．胃　石

胃石の合併症として胃潰瘍と腸閉塞があげられる．

3．腐食性誤飲

晩期合併症として食道がんや胃がんが2.5～33%の頻度で発生し，がん発生のリスクは通常の1,000倍に達するとの報告もある．

予　防

消化管異物や腐食性誤飲は防げる事故である．保護者に対して，乳幼児を取り巻く環境の整理を説明し，事故を防ぐための具体的な指導を行う必要がある．

●文献

1）赤松泰次，他：異物摘出術ガイドライン．日本消化器内視鏡学会（監），消化器内視鏡ガイドライン（第3版）．医学書院，206-215，2006
2）Wright CC, et al.：Updates in pediatric gastrointestinal foreign bodies. Pediatr Clin North Am 60：1221-1239, 2013
3）石川暢己，他：胃石・異物によるイレウス．小児外科 39：588-593，2007
4）Huang YC, et al.：Corrosive esophagitis in children. Pediatr Surg Int 20：207-210, 2004
5）Pelclová D, et al.：Do corticosteroids prevent oesophageal stricture after corrosive ingestion? Toxicol Rev 24：125-129, 2005

（萩原真一郎）

各 論 F 腸間膜・腹壁疾患

1 腸間膜囊腫，大網囊腫

概 念

腸間膜囊腫は腸間膜に発生するリンパ管異常，大網囊腫は大網に発生したリンパ管異常で，ともに胎児期のリンパ管発生時に正常のリンパ管交通から外れて孤立した異常リンパ管にリンパ液が貯留したもの，と考えられている．

疫 学

リンパ管腫は頭頸部に多く発生するのに対し，縦郭や腹部に発生するものはまれで，リンパ管腫全体の5%ほどといわれている．特に腹部に発生する症例は，入院症例105,000～140,000人に1人の頻度，あるいは小児入院症例の20,000人に1人といわれ，きわめてまれである[1~4]．大網囊腫は腸間膜囊腫に比してさらにまれで，腹部のリンパ性囊腫のなかで2.2%の頻度といわれるが，文献的にも150例ほどしか報告がない．腸間膜囊腫では，腸管のどこにでも発生するが小腸に頻度が高く，特に回腸が多いとされている[4]．

病 因

腸間膜囊腫，大網囊腫の発症原因は不明である．一般には，リンパ管発生の過程で通常のリンパ管網から隔絶された閉鎖腔を形成したリンパ管内に，リンパ液が貯留して発症すると考えられており，いわゆる腫瘍性病変ではないと理解されている．

臨床症候

多くは腹部腫瘤，腹部膨満，腹痛などを契機に発見される[1~4]．これは，囊腫の感染によって腫瘤が増大したり炎症を起こしたり破裂したりすることや，囊腫自体が捻転を起こすこと，あるいは腸管膜囊腫で腫瘤増大により腸管が軸捻転を起こしてイレウスとなったりすることで症状を呈するためである．腹部超音波や腹部CT，MRIなどの画像検査によって病変が発見される．最近では，出生前に胎児超音波で腹部囊胞として発見される症例もあり，この場合には無症状であり，生後経過観察をして症状や囊胞の大きさ，場所などを考慮して治療方針を決定する．まれに，全身にリンパ管病変が多発するリンパ管腫症の一部として，腹腔内囊胞が診断されることがある．この場合には，脾臓病変や骨病変の有無，胸水の有無などを評価する必要があるが，難治性である．また，成人症例では悪性腫瘍の報告(sarcoma，lymphangioendothelioma)[5]があるが，小児例では悪性腫瘍の報告はない．

診 断

1．検 査

感染を契機に発症した場合には，発熱や炎症反応の上昇をみる．スクリーニングで行われる腹部超音波にて，腸管を圧迫する囊胞性病変が見つかったり，腹部を占める巨大な囊胞性病変が見つかるなどが，診断のきっかけとなる．囊胞は単発性のものや多発性のものがあり，また単房性のこともあれば多房性のものもある．感染を起こした場合には，囊胞内は混濁液を認めることもある．これは乳びが貯留していることや，出血した血液が貯留していることなどによる．腹部CTやMRIにより病変の局在ははっきりするが，腹部全体を占めるような巨大な病変の場合には診断は難しい(図1-a, b)．腸管捻転やイレウス像などが明らかになることがある(図2-a, b)．

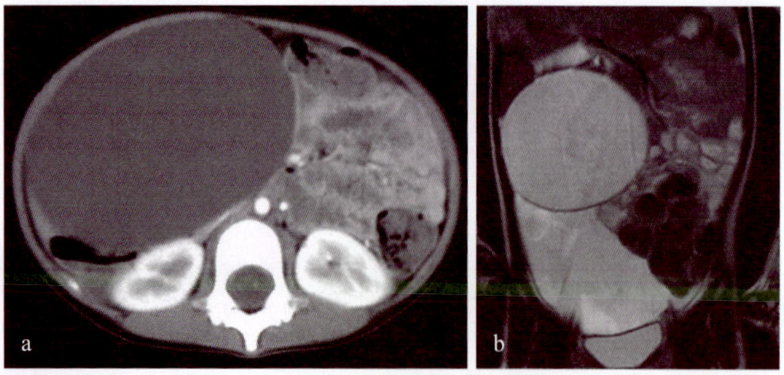

図1　大網嚢腫の検査画像
4歳・女児，腹部膨満と嘔吐を主訴に来院した
a：腹部CT．病変は右上腹部を占める嚢胞性病変である
b：腹部MRI．嚢胞は多房性で，上腹部から下腹部に至る巨大な病変であった

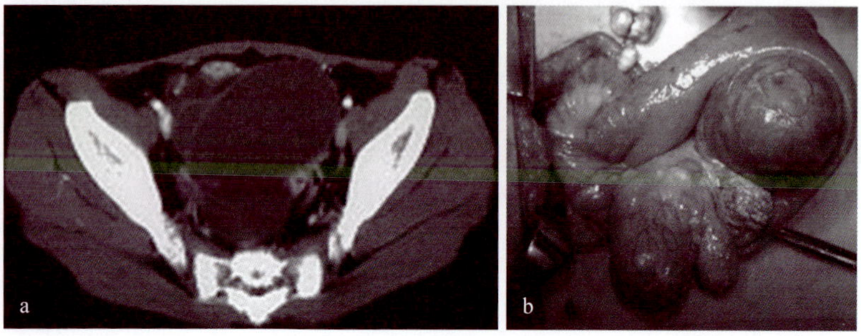

図2　腸間膜嚢腫
10歳・女児，腹痛・嘔吐を主訴に来院．腸閉塞症状を呈していた
a：腹部CTでは，下腹部に多発性の嚢胞を認め，一部に石灰化が認められた．腸管の拡張も認め，イレウス状態であった
b：術中写真．嚢胞性病変が多発し石灰化を示す病変も存在していた．小腸が，これらの嚢腫を軸に捻転を起こしていた

2．鑑別診断

巨大な嚢胞性病変では，大量の腹水との鑑別が難しいことがある[6]．また，腹部嚢胞性病変との鑑別が重要で，胆道拡張症，巨大卵巣嚢腫，腹部奇形腫，腸管重複症，膵仮性嚢胞，水腎症などの腎嚢胞性病変などが鑑別すべき疾患である．診断を確定するためには，腹腔鏡による精査や開腹による精査が必要である．

治　療

大網嚢腫は，診断がつけば嚢腫切除術を行う．腸間膜嚢腫では，嚢腫のみを摘出可能であれば施行するが，嚢腫の性状によっては腸管との分離が難しいこともあり，その場合には巻き込まれた腸管も同時に切除することがある．多発する嚢腫の場合には，嚢腫開窓術を行って経過をみることもある．最近では，診断のために腹腔鏡検査を行うことが多くなり，そのまま嚢腫摘出術を施行したり，内溶液を吸引して創外に脱転して摘出するような工夫がされている[7]．

予　後

適切に診断されて切除術が行われれば，予後は良好である．多発する腸間膜嚢腫では，リンパ管腫症という重症の病態の場合があり，この場合は予後が不良になる症例もある．その場合は，合併する脾臓病変や骨病変などを検索する必要がある．

●文献

1) Chung MA, et al.：Mesenteric cysts in children. J Pediatr Surg 26：1306-1308, 1991
2) Kurtz RJ, et al.：Mesenteric and retroperitoneal cysts. Ann Surg 203：109-112, 1986
3) Chang TS, et al.：Mesenteric cystic masses：a series of 21 pediatric cases and review of the literature. Fetal Pediatr Pathol 30：40-44, 2011
4) Ricketts RR：Mesenteric and omental cysts. In：Coran AG, et al.(eds)Pediatric Surgery. 7th ed., Saunders, 1165-1170, 2012
5) Tan JJ, et al.：Mesenteric cysts：an institution experience over 14 years and review of literature. World J Surg 33：1961-1965, 2009
6) Shafi SM, et al.：Giant primary omental cyst mimicking a pseudoascites. Afr J Paediatr Surg 6：58-60, 2009
7) Pampal A, et al.：Successful laparoscopic removal of mesenteric and omental cysts in toddlers：3 cases with a literature review. J Pediatr Surg 47：e5-e8, 2012

（金森　豊）

各　論　F　腸間膜・腹壁疾患

2 腸間膜リンパ節炎

概　念

ウイルス感染や細菌感染を起因とする腸間膜リンパ節の腫大性炎症である．回盲部の腸間膜リンパ節にみられることが多く，急性虫垂炎との鑑別が問題となる．

疫　学

3歳以上の全年齢における小児においてみられる．自験例では，腹痛を主訴に急性虫垂炎疑いで紹介された約20％に認められた．

病　因

腸間膜リンパ節の腫大性炎症はウイルス感染や細菌感染を起因とするが，原因として同定される際は *Yersinia enterocolitica* がみられることが多い．まれではあるが，結核菌によるものも念頭においておく必要がある．

臨床症候

1．症　状

腹痛は初期には臍周囲を中心にみられ，次第に右下腹部へ移動することが多い．悪心・嘔吐や発熱といった症状がみられるが，下痢を認めることは少ない．右下腹部に移動すると圧痛や反跳痛(rebound tenderness)を認める．しかしながら，急性虫垂炎でみられる筋性防御(muscular defense)はみられない．

2．所　見

白血球増多，CRP上昇といった炎症所見を認めることが多い．腹部超音波では，リンパ節の腫脹を多数認める(図1)．虫垂は描出されないか，もしくは正常の大きさで描出される(図2)．急性腸炎から続発的に発症することも多く，急性腸炎による腸管壁の肥厚を認めることも少なくない[1]．通常，腹部超音波が行われれば腹部CTは不要であるが，ときにCTで腸間膜リンパ節の腫脹が明確に描出されることがある(図3)．

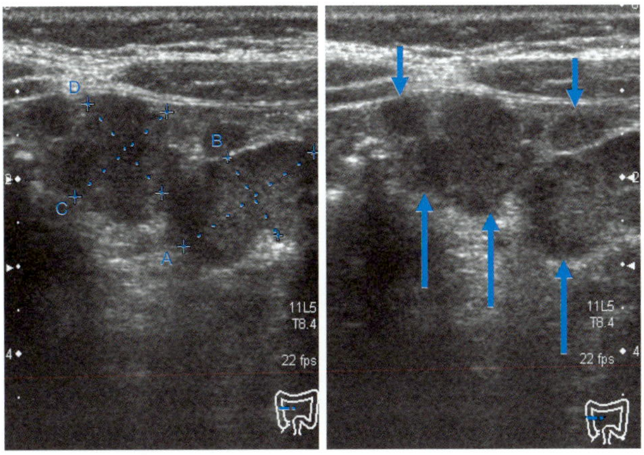

図1　腹部超音波：6歳，男児①
4〜18 mmに腫大したリンパ節を多数認めた

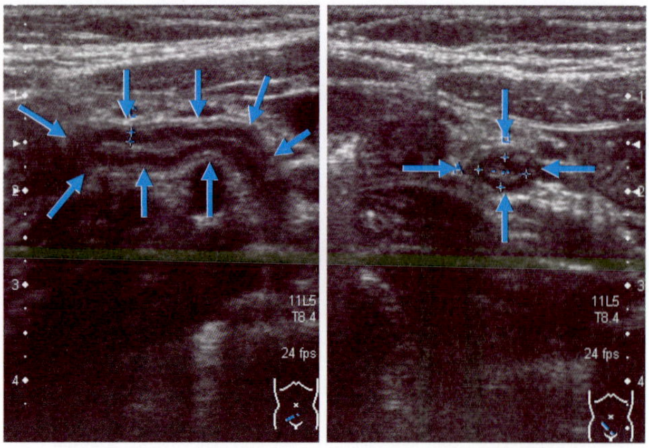

図 2 腹部超音波：6 歳，男児②
虫垂が描出され，その径は 5.0 mm であった

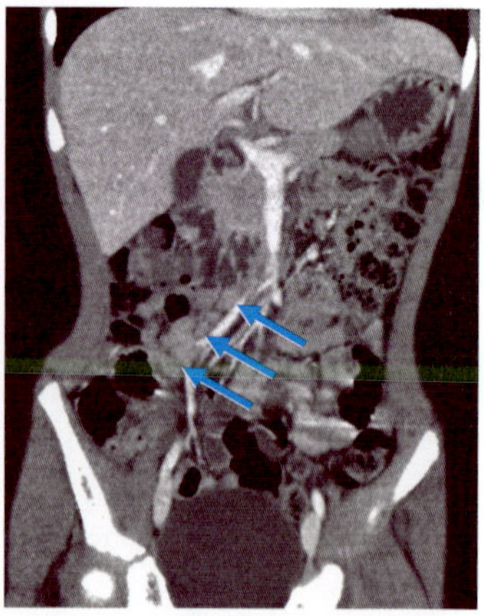

図 3 腹部 CT：11 歳，男児
腫大したリンパ節を多数と正常の虫垂を認めた

診 断

1. 検 査

1）血液検査

白血球増多，CRP 上昇といった炎症所見がみられることが多いが，みられないこともある．

2）便培養

頻度は多くはないが，細菌性リンパ節炎のときに原因菌が検出されることがあるので，行っておくほうがよい．陽性となるときには *Y. enterocolitica* が多くみられる．

3）腹部 X 線

糞石がないことを確認する．糞石を示唆する石灰化像がみられれば，急性虫垂炎を疑う．

4）腹部超音波

もっとも有用な検査であり，5～10 mm 大の円形の多数の低エコー域（hypoechoic region）を腸間膜に認める（図 1）．リンパ節炎として有意な腫大は 10 mm 以上といわれている[2]．また，虫垂を描出して，径が 5 mm 以下であることを確認する（図 2）．虫垂径が 6 mm 以上に腫大していれば，急性虫垂炎を疑う[3]．

5）腹部 CT

円形の低吸収域を示す多数のリンパ節と，腫大していない虫垂を確認する．虫垂径が 6 mm 以上に腫大していれば，急性虫垂炎を疑う[4]．

2. 鑑別診断

①急性虫垂炎：腹部超音波にて腫大した虫垂が確認される．筋性防御を認める．

②急性腸炎：下痢を伴うことが多い．

3. 確定診断

炎症所見や腹部臨床症状が矛盾せず，画像（超音波，腹部 CT）にて腫大した複数のリンパ節と虫垂の腫大がないことが確認できれば，確定診断となる．

治 療

基本的に対症療法・保存的治療で軽快するが，急性虫垂炎との鑑別は時に困難であり，原則として 1～数日の入院による経過観察が必要である．

合併症

まれに化膿性リンパ節炎に進行することがある．

転帰・長期予後

良好である．

●文献

1）内田正志：腸間膜リンパ節炎と急性腸炎．小児科診療 63：1401-1406，2000
2）Simanovsky N, et al.：Importance of sonographic detection of enlarged abdominal lymph nodes in children. J Ultrasound Med 26：581-584, 2007
3）福本泰規，他：疾患における診断ポイント―虫垂炎．小児科 53：976-980，2012
4）Doria AS, et al.：US or CT for diagnosis of appendicitis in children and adults? A meta-analysis. Radiology 241：83-94, 2006

（岡島英明）

各 論 F 腸間膜・腹壁疾患

3 腹膜炎，乳び腹水

腹膜炎

概 念

腹膜炎はさまざまな原因で生じた腹膜の炎症の総称である．その経過から急性と慢性に，病態から原発性と続発性に，病因から細菌性（化膿性）と非細菌性に，そして炎症の範囲から汎発性と限局性とに分類することができる．腹膜炎の多くは続発性細菌性腹膜炎である．

病態生理

表1に腹膜炎のおもな原因を示す．腹膜炎の原因としては細菌性がほとんどである．非細菌性の原因としては腹腔内への血液，膵液，胆汁，尿の漏出などの化学的刺激に伴う場合がある．腹膜の炎症により腹膜面に毛細血管の拡張が生じ，腸管の浮腫，滲出液の漏出が起きる．細菌性の場合は，敗血症から炎症が全身に波及し，全身性炎症反応症候群（systemic inflammatory response syndrome：SIRS），播種性血管内凝固症候群（disseminated intravascular coagulation：DIC），多臓器不全（multiple organ failure：MOF）へと進展していく場合がある．

1．原発性腹膜炎

腹腔外からの血行性，リンパ行性の感染が関与していることが多い．小児では，ネフローゼ症候群，腹膜透析中，肝硬変による腹水に伴ってみられることがあるが，健康小児において発症する場合もある．起因菌で頻度が高いのは，肺炎球菌，A群レンサ球菌，腸球菌，ブドウ球菌，グラム陰性腸内細菌（大腸菌，肺炎桿菌）である．

表1 腹膜炎の原因

原発性細菌性腹膜炎	ネフローゼ症候群 腹膜透析 肝硬変
続発性非細菌性腹膜炎	外傷に伴う尿，膵液，胆汁などの漏出 中心静脈カテーテルの迷入 腫瘍破裂
続発性細菌性腹膜炎	壊死性腸炎 胎便性腹膜炎 消化管穿孔 腹壁破裂 腸軸捻転 急性虫垂炎 Meckel 憩室炎 胆嚢炎 膵炎 炎症性腸疾患 卵巣捻転 消化管潰瘍 膠原病 結核 外傷

2．続発性腹膜炎

続発性細菌性腹膜炎は，腸管やその他腹部臓器の損傷に起因して腹腔内に細菌が侵入して生じる．小児の場合，急性虫垂炎の穿孔によって生じる場合がもっとも多い．その他，種々の消化管疾患に関連した穿孔，腹部外傷，腹部手術，医原性の汚染などにより発症する．思春期以降の女性では，経卵管的に細菌（淋菌，クラミジア・トラコマチスなど）が腹腔に侵入し腹膜炎を生じる場合がある．

続発性非細菌性腹膜炎は，捻転，外傷，医原性などのさまざまな原因で，血液，膵液，胆汁，尿，腹部腫瘍内容，中心静脈輸液などの漏出が生じ，無菌状態ではあるが腹膜の化学的な刺激により生じる．

臨床症候

症状としては腹痛が主体であり，発熱，悪心・嘔吐を伴う場合がある．苦悶様表情であり，体動は少ない．身体所見としては腹部の圧痛，腹膜刺激症状として反跳痛，筋性防御，腹壁硬直を認める．進行すると，腸管の麻痺により腹部膨満，腸蠕動音の低下をきたす．低年齢の小児ではこういった症状が進行するまでわかりにくい場合もあり，注意を要する．

診 断

問診と身体所見，特に腹部触診における腹膜刺激症状は重要な所見である．血液検査では初期から白血球増多(好中球増加，核の左方移動)を認め，やや遅れてCRPも上昇する．全身状態の悪い場合には血液ガス検査，凝固検査，血液培養検査なども施行する必要がある．腹部X線では，進行すると麻痺性イレウスのため拡張腸管像，腸管壁肥厚，ニボー像を認め，腹水貯留のため腸管ガス像相互間の拡大を認める．穿孔があればfree airが確認できる．超音波，単純・造影CTも腹膜炎所見・膿瘍の有無の確認および原因疾患の同定に有用である．特に小児の腹膜炎の大半は虫垂炎が原因疾患であるため，超音波をしっかりと行うことで早期の診断・治療が可能である．

治 療

1．一般的治療

輸液，絶飲食，経鼻胃管の挿入・減圧を行い，全身状態に応じた対応が必要である．またその治療方針に関しても，特に続発性腹膜炎の場合は原因疾患によって異なり，保存的療法を先行させたほうがよい場合と，緊急手術を必要とする場合がある．原因，病態を把握して治療方針を決定することが重要である．

2．抗菌薬

一般的には，上部消化管ではグラム陽性球菌，下部消化管，肝・胆・膵疾患ではグラム陰性桿菌および嫌気性菌に感受性を有する抗菌薬を使用する．すなわち，上部消化管では広域ペニシリン系，第一，第二世代セフェム系，セファマイシン系などを選択し，下部消化管では第二～第四世代セフェム系，セファマイシン系などを選択する．必要に応じてアミノグリコシド系やクリンダマイシンを併用する．効果不十分な場合や，重症度の高い場合はカルバペネム系も考慮する．いずれにしても，培養・薬剤感受性試験の結果を参考にすることが重要である．抗菌薬の適正な使用期間は腹膜炎の程度により変わるが，抗菌薬中止時には白血球が正常で平熱であることが最低限必要である．

3．手 術

続発性腹膜炎については，原因となる疾患に応じた外科的な介入が必要となる．小児に多い消化管穿孔や虫垂炎が原因の場合は，ほとんどの症例で緊急手術が適応となる．手術の詳細は他項を参照されたい．

乳び腹水

概 念

乳び腹水は，腹腔内のリンパ管，胸管の奇形，閉塞，損傷などによって，トリグリセリドの多く含まれた乳白色のリンパ液が腹腔内に漏出することで生じる．

病 因

先天的なリンパ管形成異常，二次的には腫瘍，炎症，外傷，外科手術，腸軸捻転症などが原因となる．

臨床症候

腹部膨満，嘔吐，下痢，体重増加不良などの症状を呈する．腹部膨満が重度な場合は，呼吸困難症状も出現する．先天性の乳び腹水は，近年では胎児超音波で指摘されることが増えている．

診 断

乳び腹水の特徴を表2[1)]に示す．腹水の外観所見および成分分析結果から診断する．エーテル添加で透明化することやズダンIII染色でのオレン

表2 乳びの特徴

外観	無臭透明，食事後乳白色に混濁
比重	1.012〜1.025
コレステロール	低
トリグリセリド	高
白血球	6.0〜8.0×10^9/L
リンパ球	90% 以上
総蛋白	血清値に近い
電解質	血清値に近い

〔四本克己，他：乳び胸・乳び腹水の栄養管理．周産期医学 35(Suppl.)：591-593，2005，より引用一部改変〕

ジ色の脂肪球の確認も診断の補助となる．血液検査では低アルブミン血症，低ガンマグロブリン血症，リンパ球減少などがみられる．一部の症例では，リンパ液の漏出部位の同定にリンパ管シンチグラフィやリンパ管造影が有効である．

治　療

1．保存的療法

リンパ管の流速は食事により大きく変動し，特に脂肪分が多い場合は通常の10〜100倍にまでなるとされている．したがって，栄養管理は非常に重要である．高蛋白・低脂肪食に加え，脂質としては経リンパ管ではなく門脈循環に直接吸収される中鎖脂肪酸(medium chain triglycerides：MCT)を与える．改善しなければ，絶食，中心静脈栄養管理を行う．ソマトスタチンアナログ製剤であるオクトレオチドはリンパ管の流量を減少させる作用を有するため，栄養療法に併用すると有効である．大半の症例では予後は良好であり，保存的療法にて改善する．

2．外科療法

保存的療法に抵抗性な場合に適応となる．リンパ管の破綻部位を閉塞させることが目的となるが，術前検査としてはリンパ管造影やリンパ管シンチグラフィが部位の同定に役立つ可能性がある．術中に漏出部位を同定する場合は，色素を使用する．Evans blue や isosulfan blue，methylene blue，Sudan black などの使用報告がある[2]．手術では，腹腔鏡下もしくは開腹下に破綻したリンパ管を結紮し閉鎖する．フィブリン糊の塗布が有効であったとする報告もある．

●文献

1）四本克己，他：乳び胸・乳び腹水の栄養管理．周産期医学 35(Suppl.)：591-593，2005
2）黒岩　実：術後の乳糜腹水の治療方針．臨床外科 65：1408-1413，2010

●参考文献

・Thompson AE, et al.：Intraabdominal infections in infants and children：descriptions and definitions. Pediar Crit Care Med 6：S30-S35, 2005
・石毛　崇：腹膜炎，乳び腹水．小児内科 44(Suppl.)：408-409，2012
・Solomkin JS, et al.：Diagnosis and management of complicated intra-abdominal infection in adults and children：guidelines by the Surgical Infection Society and the Infectious Disease Society of America. Clin Infect Dis 50：133-164, 2010

（中原康雄）

各 論　F　腸間膜・腹壁疾患

4 横隔膜ヘルニア

概　念

1. 定　義

横隔膜ヘルニアとは，先天性または後天性に生じた横隔膜の裂孔を通じて，腹部臓器が胸腔内または縦隔内へ脱出する疾患をいう．裂孔は横隔膜のどの部位に生じてもよく，ヘルニア囊を伴わない無囊性のものも含まれる．

2. 分　類

裂孔を生じる原因によって，外傷性と非外傷性に大別される．非外傷性横隔膜ヘルニアは，裂孔の生じる部位によって食道裂孔ヘルニア，Bochdalek孔ヘルニア（胸腹裂孔ヘルニア），胸骨後ヘルニアに分類される（図1）．Bochdalek孔ヘルニアと胸骨後ヘルニアは先天性であり，食道裂孔ヘルニアには先天性のものと後天性のものとがある．

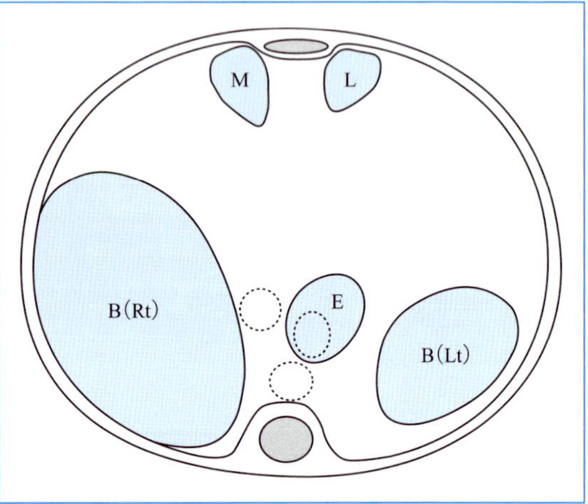

図1　横隔膜ヘルニアが発生する裂孔の部位

E：食道裂孔ヘルニア，B：Bochdalek孔ヘルニア（Rt：右側，Lt：左側），M：胸骨後ヘルニア（右側：Morgagniヘルニア），L：胸骨後ヘルニア（左側：Larreyヘルニア）

1）外傷性横隔膜ヘルニア

胸部や腹部の鈍的外傷の際に，急激に上昇した胸腔内圧または腹腔内圧により横隔膜が損傷して裂孔が発生する．肝臓のない左側に発症しやすい．受傷直後に発症する場合もあるが，受傷後何年も経過したのちに発症する遅発例もある．肺の圧迫による呼吸困難症状のほか，胃や腸管などの通過障害による消化器症状を呈する．

2）非外傷性横隔膜ヘルニア

a. 食道裂孔ヘルニア

成人例を含めれば，横隔膜ヘルニアのなかでもっとも頻度が高い．食道裂孔から胃を中心に，大網や結腸などの腹部臓器が縦隔や胸腔内に脱出する．胃食道接合部とともに胃が脱出する滑脱型，胃食道接合部は腹腔内にとどまり，胃が穹窿部から脱出する傍食道型，両者が混合した混合型に分類される．小児ではほとんどが滑脱型であり，食道閉鎖症の術後や重症心身障害児に発症しやすい．滑脱型では胃食道逆流防止機構が損なわれるため，胃食道逆流症を呈する（症状や治療などの詳細は**各論B.3.胃食道逆流症，食道裂孔ヘルニア**を参照）．

b. 先天性横隔膜ヘルニア

発生異常によって先天的に横隔膜の裂孔（欠損）が生じるものをいい，通常，胸骨後ヘルニアとBochdalek孔ヘルニアを指す．胸骨後ヘルニアは，右側のものはMorgagniヘルニア，左側のものはLarreyヘルニアとよばれ，ほとんどは有囊性である[1]．ヘルニア内容は腸管や大網が多いが，肝臓や胃が脱出することもある[1]．Bochdalek孔ヘルニアは，横隔膜の後外側を中心に裂孔（欠損）が発生する．欠損孔の大きさは，裂隙程度のものからほぼ全欠損に至るまで非常に幅広い．欠損が非常に大きい場合でも，通常，横隔膜の前縁と内縁はわずかに残存している．脱出臓器は，小腸，結腸，肝臓，胃，十二指腸，脾臓，膵臓，腎臓などであり，約85%は無嚢性である．頻度が高く臨床的意義が大きいのはBochdalek孔ヘルニアのため，単に先天性横隔膜ヘルニアといえばBochdalek孔ヘルニアを指す場合も多い．

以下，本項ではBochdalek孔ヘルニアを中心にして，先天性横隔膜ヘルニアについて詳述する．

疫 学

Bochdalek孔ヘルニアの発生頻度は，2,000〜5,000出生に対して1例といわれる．左側例が約90%を占め，右側例は10%程度であり，両側例は1%未満である[2]．約95%の症例は新生児期に発症し，約5%は乳児期以降に発症する．二次的な合併奇形として腸回転異常がもっとも多いが，これを除けば約70%は本症単独で発症する．約30%に心大血管奇形，肺葉外肺分画症，口唇口蓋裂，停留精巣，Meckel憩室などの合併奇形を伴う．約15%の症例には，生命に重大な影響を及ぼす重症心奇形やその他の重症奇形，18トリソミー，13トリソミーなどの重症染色体異常を合併する[2]．

胸骨後ヘルニアは，先天性横隔膜ヘルニアのうち3〜4%程度と頻度は低い．Bochdalek孔ヘルニアとは逆に，右側例が約90%を占める[1]．

病理・病態生理

Bochdalek孔ヘルニアでは，肺の発育にとって重要な時期に腹部臓器が胸腔に脱出するため，しばしば肺低形成を発症する．すなわち，胎児が羊水中で行う呼吸様運動の際の圧・伸展刺激が肺の発育を促進するとされるが，この呼吸様運動が阻害されるため肺の発育が低下する．圧迫の影響は対側肺にも及ぶため，患側肺のみならず対側肺も低形成となる．このような肺では肺血管床が減少し，肺動脈自体も異常なため，出生後に新生児遷延性肺高血圧(persistent pulmonary hypertension of the newborn：PPHN)をきたしやすい．

横隔膜の欠損孔の大きさと，腹部臓器が脱出する時期によって重症度が大きく異なり，出生直後に死亡する超重症例から，新生児期を無症状で過ごす軽症例まで非常に幅広い．重症度は，肺低形成の程度とそれに続発するPPHNの程度によって決まる．ガス交換能が低下した低形成肺に圧迫による肺の拡張障害が加わると，患児は出生直後から高度の呼吸困難を呈する．このような肺にひとたびPPHNが発症すると，中心静脈血は短絡して肺を経由せずに全身に流れるため，低酸素血症やアシドーシスが進行する．

病 因

疾患の本態は，横隔膜の先天的な形成不全である．胎生初期に連続していた胸腔と腹腔は，胎生8週にはいくつかの襞の融合した膜により分離されるが，Bochdalek孔ヘルニアでは後外側から延びる胸腹裂孔膜が形成不全を起こして裂孔を生じるとされる．形成不全の原因として，レチノイン酸経路の障害や病因遺伝子の関与が示唆されているものの，いまだ明らかではない．

臨床症候

もっとも重症な例では，生直後からの著明な呼吸循環不全によりチアノーゼ，徐脈，無呼吸などを呈し，しばしば蘇生処置を要する．蘇生を要さない場合でも，約90%の症例では生後24時間以内に頻呼吸，陥没呼吸，呼吸促迫，呻吟などの呼吸困難症状を呈する．乳児期以降に発症する例では，呼吸困難症状のほかに，消化管の通過障害による嘔吐や腹痛などの症状が主体となる(図2)．時に，胸部X線で偶然発見される無症状例もある．

胸骨後ヘルニアでは，新生児期・乳児期の発症はまれで，年長児や成人に発症する場合が多い．長期間無症状で経過する例も多いが，発症時には腹痛，便秘，嘔吐など消化器症状を認めることが多く，呼吸困難や咳などの呼吸器症状を認める場合もある．

診 断

1. 検 査

わが国ではBochdalek孔ヘルニアの約75%が出生前診断される[2]．胎児超音波で胃泡の位置異常や心臓の偏位などを手がかりに発見されることが多いが，近年では超音波診断装置の性能が向上したため，腸管のみが脱出した軽症例の出生前診断

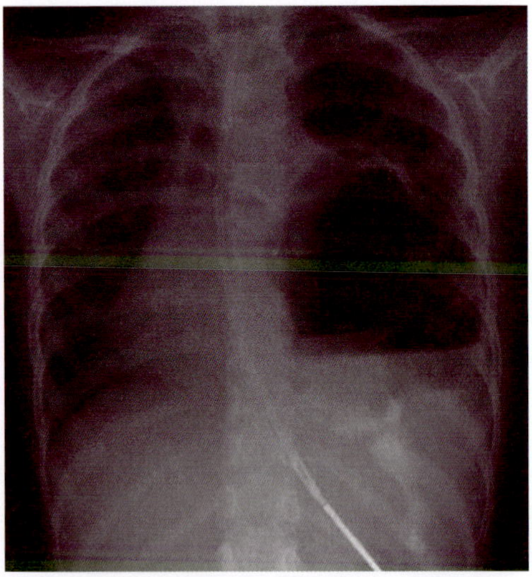

図 2　消化器症状で発症した 4 歳女児の Bochdalek 孔ヘルニア症例

左胸腔内に拡張した結腸ガス像を認め，心臓は右方へ偏位している．胃は腹腔内に留まっている．本症例では腹腔鏡下に修復術を行った

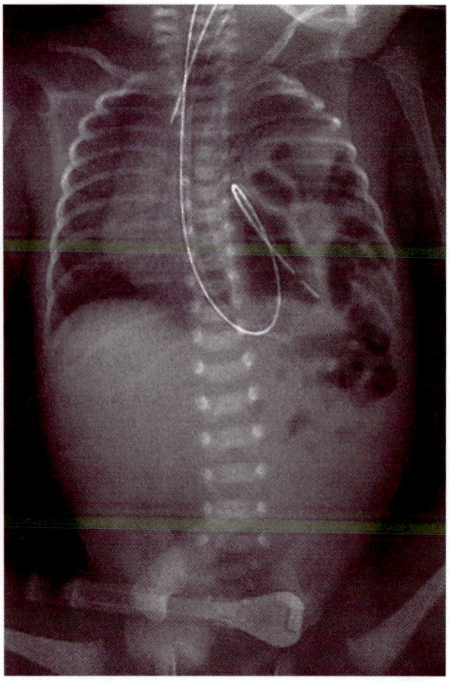

図 3　出生前診断された新生児左 Bochdalek 孔ヘルニア症例

左胸腔内に胃と腸管のガス像を認め，心臓は右方へ偏位している

も増えている．出生前診断例では，肝臓や胃など脱出臓器の状態に加え，肺のサイズから重症度が評価できる．胎児の画像検査として胎児MRIも有用である．

出生後は，胸郭の膨隆や腹部の陥凹などの特徴的な外観から本症が疑われる．胸部の聴診では，心音最強点の偏位，呼吸音の減弱，腸管蠕動音の聴取などを認める．胸腹部 X 線では，胸腔内に胃や腸管のガス像を認めること，食道や心臓など縦隔陰影の偏位，腹部腸管ガス像の減少などが特徴である(図 3)．

胸骨後ヘルニアでは，胸腹部 X 線の側面像が有用なほか，消化管の造影や胸腹部 CT などによって確定診断される．

2．鑑別診断

時に肺の嚢胞像を消化管ガス像と見誤るため，先天性嚢胞性肺疾患との鑑別が必要となる．有嚢性の横隔膜ヘルニアと横隔膜弛緩症との鑑別は，手術所見や剖検所見などの肉眼的所見，病理所見によって行う．

治　療

Bochdalek 孔ヘルニアが出生前診断されれば，本症の治療に習熟した施設に母体搬送する．あらかじめ治療計画を立て，新生児科医・小児外科医が待機して計画分娩を行う．治療は手術によって完結するが，手術そのものよりも術前術後管理が重要である．

1．呼吸管理

かつては，肺血管抵抗を下げる目的で呼吸性アルカローシスを目標とした過換気が行われていたが，本症に対して過換気を行うと肺に圧外傷を生じやすく，結果的に気胸や気管支肺異形成などの慢性肺障害が原因で死亡する例が多かった．そこで現在では，「gentle ventilation」とよばれる高二酸化炭素血症容認，低酸素血症容認の基本方針に従い，最小限の条件で肺の圧外傷を回避する呼吸管理が一般的となった[3]．

2．循環管理

循環管理は，肺血管抵抗を選択的に低下させる一酸化窒素(NO)吸入療法によって肺血管抵抗を極力低下させて，右室の後負荷を軽減させる．肺動脈圧が体血圧を上まわっている間は，動脈管の開存を維持して，右心不全を回避しながら心拍出量の維持に努める．体外式膜型人工肺（extracorporeal membrane oxygenation：ECMO）は，PPHN時の低酸素血症の回避と呼吸条件の低減に有用であるが，継続可能な期間には限りがある．わが国では近年，ECMO施行症例は減少している[2]．

3．手　術

手術は一般に呼吸循環状態の安定化を確認してから行うが[3]，何をもって安定化とするか，いつまで待機すべきかについては一定の見解がない．直視下手術は一般に経腹的に行われる．脱出臓器を胸腔から脱転させたあと，横隔膜の修復を行う．横隔膜の欠損孔が小さければ直接縫合閉鎖，大きければ人工布を用いてパッチ閉鎖を行う．近年では，横隔膜欠損孔が比較的小さく，呼吸循環状態の安定した軽症例に対して，鏡視下手術が行われることもある．一方，きわめて重症な症例に対して，欧米では胎児の気管内にバルーンを留置する胎児鏡下気管閉塞術が試みられているが，最近になってわが国で数例が試行された．

胸骨後ヘルニアの手術は，経腹的に行われる場合が多い．ヘルニア嚢は必ずしも切除する必要はなく[1]，鏡視下手術のよい適応である．

合併症

術後早期の合併症として，気胸，乳び胸水，腸閉塞などがある．ヘルニアの再発にも注意が必要である．晩期の合併症として，イレウス，反復する呼吸器感染，気管支喘息，慢性肺機能障害，慢性肺高血圧症，胃食道逆流症，栄養障害に伴う成長障害，精神運動発達遅滞，聴力障害，漏斗胸，脊椎側彎，などがある．

転帰・長期予後

Bochdalek孔ヘルニアの予後は，近年，治療法の進歩によって急速に改善しつつある．2011年の全国調査では，新生児例全体の75％が生存退院し，重篤な合併奇形や染色体異常を伴わない単独症例では84％が生存退院している[2]．出生後24時間以降に発症する軽症例はほぼ100％救命される．

軽症例の長期予後は良好であるが，重症救命例では上記のような後遺症や障害を伴いやすく，生存例の15～30％程度に後遺症や障害を伴う[4]．重症救命例の増加に伴い，本症の長期経過観察は今後いっそう重要になると思われる．

一方，胸骨後ヘルニアの生命予後や術後の長期予後は良好で，通常，後遺症などを残さない．

●文献

1) Aghajanzadeh M, et al.：Clinical presentation and operative repair of Morgagni hernia. Interact Cardiovasc Thorac Surg 15：608-611, 2012
2) Nagata K, et al.：The current profile and outcome of congenital diaphragmatic hernia：a nationwide survey in Japan. J Pediatr Surg 48：738-744, 2013
3) Reiss I, et al.：Standardized postnatal management of infants with congenital diaphragmatic hernia in Europe：the CDH EURO Consortium consensus. Neonatology 98：354-364, 2010
4) Peetsold MG, et al.：The long-term follow-up of patients with a congenital diaphragmatic hernia：a broad spectrum of morbidity. Pediatr Surg Int 25：1-17, 2009

（臼井規朗）

各 論 F 腸間膜・腹壁疾患

5 鼠径ヘルニア，腹壁ヘルニア

概 念

1. 定 義

腹腔内臓器の一部が，腹膜に包まれた状態で体腔外に脱出した状態をヘルニアという．小児では一般的に鼠径部，臍，腹壁に多くみられ，それぞれ鼠径ヘルニア，臍ヘルニア，腹壁ヘルニアとよばれる．

2. 分 類

鼠径部に出現するヘルニアは，外鼠径ヘルニア（間接鼠径ヘルニア），内鼠径ヘルニア（直接鼠径ヘルニア），大腿ヘルニアに分類されるが，小児においては99％以上が外鼠径ヘルニアであるため，本項では主に外鼠径ヘルニアについて述べる．臍ヘルニアに関しては，別項（**各論 F.7.臍の異常**）で述べる．

腹壁ヘルニアは，腹壁の脆弱な部位から腹腔巾臓器の一部が脱出した状態であり，先天的なものには腹直筋正中に発生する白線ヘルニア，腹直筋鞘外縁に発生する半月線ヘルニアがある．後天的には，外科手術などにより腹壁の筋膜が欠損した瘢痕部位から発生する腹壁瘢痕ヘルニアがある．

疫 学

外鼠径ヘルニアは，小児の3.5〜5％にみられるとされる非常に多い疾患であり，やや男児に多く発症する[1]．30〜40％が1歳未満で発症するが，年長児で発見されることもある．

病 因

胎生3か月に腹膜の一部が内鼠径輪内に突出することにより発生する腹膜鞘状突起が生後も開存していると，ここに腹腔内臓器が脱出して外鼠径ヘルニアとなる．腹膜鞘状突起が細く開存し，腹水が貯留すると陰嚢（精索）水腫やNuck管水腫となる．

腹壁ヘルニアは，先天的もしくは後天的な腹壁の筋膜の欠損に起因する．

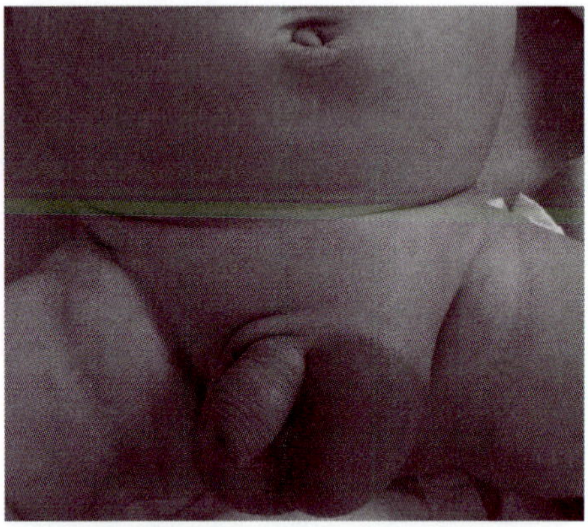

図1 男児の左鼠径ヘルニア
左鼠径部から陰嚢にかけて大きく膨隆を認める

臨床症候

1. 症 状

1）鼠径ヘルニア

鼠径ヘルニアの多くは，啼泣などで腹圧が上昇したときや立位により鼠径部への圧が上昇した際に，鼠径部に軟に触れる膨隆として出現する．男児では陰嚢まで膨隆が連続することもある（**図1**）．

鼠径ヘルニアは，多くの場合は自然と還納するが，圧迫を行っても還納できない場合は非還納性ヘルニアとよばれる．さらにヘルニア基部での強い絞扼により脱出臓器への血流障害を認める場合を嵌頓ヘルニアとよび，強い疼痛や嘔吐，不機嫌などの症状を呈する．嵌頓のリスクは6〜18％とされており，1歳未満で頻度が高い[1]．

2) 腹壁ヘルニア

腹壁ヘルニアでは筋膜の欠損部位に膨隆が生じる．鼠径ヘルニアと同様に嵌頓のリスクがあるが，正確な頻度は不明である．

2. 所　見

脱出臓器は腸管が最多であり，膨隆した鼠径ヘルニアを内鼠径輪に向かって圧迫すると，腸管を還納する「グシュグシュ」という独特な感覚を伴って整復される．乳幼児の女児では卵巣をヘルニア内容とすることが多く，鼠径部に弾性軟で可動性良好な腫瘤として触知する．ヘルニア内容として脱出した卵巣は捻転の危険性が高いとされており，なるべく早期の手術が必要である．

診　断

1. 検　査

1) 鼠径ヘルニア

小児において，腹圧にて膨隆し圧迫にて整復可能な鼠径部の膨隆を認めれば，触診と視診のみで鼠径ヘルニアの診断は可能である．また，診察時にヘルニアが出現していない場合は，鼠径部の皮下を擦るように触診した際に，肥厚したヘルニア嚢と精索が絹を擦り合わせるように触れる感覚(silk sign)を認めることが診断の助けとなる．

超音波にて膨隆した鼠径部の内容物を確認することが鑑別診断に有用である．

2) 腹壁ヘルニア

腹壁ヘルニアでは腹壁や過去の術創が腹圧で膨隆することで診断が可能である．筋膜の欠損孔の同定に超音波が有用である．

2. 鑑別診断

陰嚢(精索)水腫・Nuck 管水腫との鑑別がもっとも重要で，超音波で容易に鑑別可能である．その他の鑑別診断としては，鼠径部のリンパ節炎，精巣捻転，精巣上体炎，陰嚢リンパ管腫，精巣奇形腫，などがある．

治　療

1. 鼠径ヘルニア

小児鼠径ヘルニアの治療は手術が原則となる．特に1歳未満の乳幼児では嵌頓の危険性が高く，嵌頓時の症状が明瞭でないため，早期の手術が勧められる．

嵌頓症例では，発症後早期であれば緊急で用手還納を行い，数日後の手術が勧められるが，還納不能の症例では緊急手術が必要となる．嵌頓から12時間以上が経過している症例や，体表からヘルニア内容が明らかに壊死しているような暗赤色の色調を透見できる症例では，無理に用手還納を行わずに手術を施行すべきである．

小児鼠径ヘルニアの手術は，従来，鼠径部切開によりヘルニア嚢を直接剝離し，内鼠径輪の高さで単純高位結紮を行う Potts 法などの手術法が主流であった．鼠径部切開による手術法では，手術中に反対側の腹膜鞘状突起の開存の有無を検索する方法に確実なものがなく，7% 程度で手術後に反対側にヘルニアが出現し，再度手術が必要となる場合がある[2]．最近では，腹腔鏡下に経皮的腹膜外閉鎖を行う LPEC 法を施行する施設が増加してきている[3]．腹腔鏡手術は，患側の反対側の腹膜鞘状突起の開存の有無の検索と同時閉鎖が容易に行える(図 2)．また，整容性にも優れていることが利点とされている．

手術侵襲がそれほど強くないことから，施設によっては日帰り手術(day surgery)が行われている．

2. 腹壁ヘルニア

腹壁ヘルニアの治療も手術が原則である．腹壁の欠損部の直上を切開し，ヘルニア嚢を周囲より剝離した後，腹壁の欠損孔を閉鎖する．

合併症

手術の合併症として，精巣の萎縮や挙上，ヘルニアの再発などがあるが，術後の鼠径ヘルニアの再発の頻度は 0.1〜0.5% 程度と成人と比べて非常に低く，予後は良好である．

転帰・長期予後

鼠径ヘルニア，腹壁ヘルニアともに予後は良好であるが，特に鼠径ヘルニアの男児で嵌頓を起こした症例では，後に精巣への血流障害から精巣萎縮をきたすこともあり，注意が必要である．

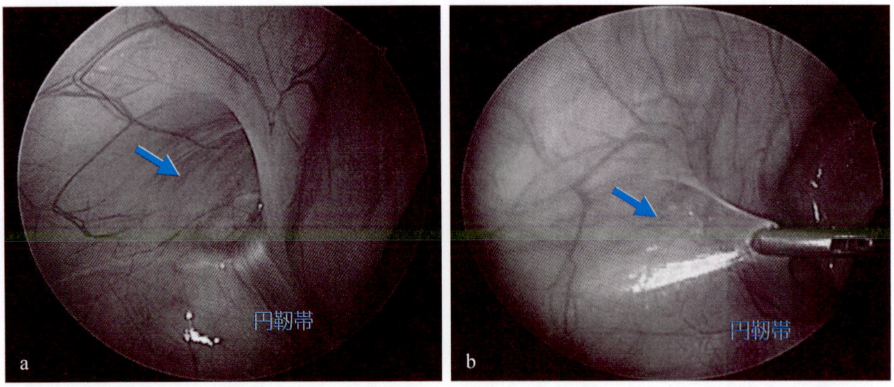

図 2　腹腔内から見た内鼠径輪

a：内鼠径輪にヘルニア門が大きく開存し，鼠径部に連続している(➡)

b：ヘルニア門が閉鎖している症例では，同部位に開存がみられない(➡)

腹腔鏡による観察で，腹膜鞘状突起の開存の有無が容易に検索できる

●文献

1）Aiken JJ, et al.：Inguinal hernias. In：Kliegman RM, et al.(eds), Nelson Textbook of Padiatrics. 18th ed., Saunders, 1644-1650, 2007

2）星野真由美，他：小児外鼠径ヘルニア対側発症症例の統計学的考察―エビデンスに基づいた医療を提供するために―．日本小児外科学会雑誌 47：213-219，2011

3）Takehara H, et al.：Laparoscopic percutaneous extraperitoneal closure for inguinal hernia in children：clinical outcome of 972 repairs done in 3 pediatric surgical institutions. J Pediatr Surg 41：1999-2003, 2006

（佐伯　勇）

各 論 F 腸間膜・腹壁疾患

6 腹壁破裂，臍帯ヘルニア

概 念

1. 定 義

腹壁破裂（図1-a）と臍帯ヘルニア（図1-b～d）は，先天性の腹壁欠損という包括的な概念で先天性腹壁形成異常としてまとめられているが，両者は異なる特徴を有する（表1）．臍帯ヘルニアは，upper celosomia（臍上部型腹壁形成不全：胸骨形成異常，横隔膜前部形成不全，心嚢形成不全，心奇形）や lower celosomia（臍下部型腹壁形成不全：膀胱外反，膀胱腸裂，鎖肛（図2））といったさらに重篤な腹壁形成異常に合併する．

2. 疫 学

腹壁破裂の特徴は，母親の平均年齢が若いことと経年的な増加傾向である（表1）．臍帯ヘルニアは，腹壁破裂よりも母親が高齢である．わが国では1970年代が1万の出生に0.96人であったが，2000年には2.58人に増加している[1)]．臍帯ヘルニアは，合併奇形や染色体異常が多く，小腸のみの脱出例でその頻度が高い．

3. 危険因子

腹壁破裂は，母親が喫煙することや所得が低いことと関連し，表1に示すとおり人種や服薬などが危険因子や発症低下因子として報告されている．母親が黒人であることは，腹壁破裂では発症低下因子であるが，臍帯ヘルニアでは危険因子である．

4. 身体の発生からみた発生機序

胎生2週は菱餅を重ねたような二層性胚盤構造で羊水腔と卵黄嚢に挟まれ，全体は絨毛膜腔に包まれている．胎生3週に入ると3胚葉が形成され臓器形成が始まり，胎生4週に入ると，成長の著しい胎子は卵黄嚢に収束するように外胚葉が側方と上下方から体幹前面に回り込み始め（図3），胎

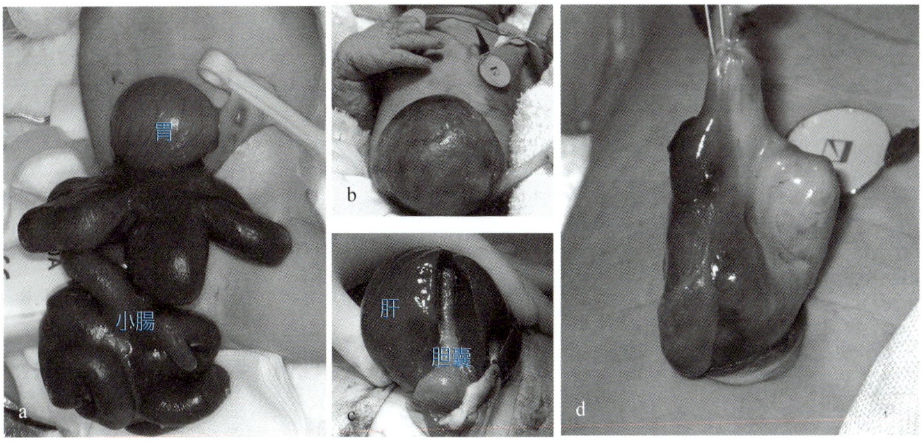

図1 腹壁破裂と臍帯ヘルニアの生下時所見
a：腹壁破裂，b・c：巨大臍帯ヘルニア，d：hernia into the umbilical cord
cは，臍帯ヘルニアの術中写真で，臍帯を取り除いたあとの肝臓を示している．dでは，腸管ループ1条がわずかに臍帯内に脱出しているのみである

生4週の終わりに腸管，腹腔，体表が形成される(図4)．この胎生4週に完成する基本的な腹壁の異常は，upper celosomiaやlower celosomiaといったきわめて重篤な病態が惹起すると考えられ，臍帯ヘルニアや腹壁破裂はこの後の発生過程異常と考えられている．

腸管は，胎生6〜10週にかけて一度臍帯内に脱出し(生理的臍帯ヘルニア)，臍帯内で回転しながら成長し腹腔内に還納固定される．この生理的臍帯ヘルニアは腹壁の形成不全を伴わないため，hernia into the umbilical cord(図1-d)のような小さな臍帯ヘルニアがこの過程の異常で発生すると考えられている．

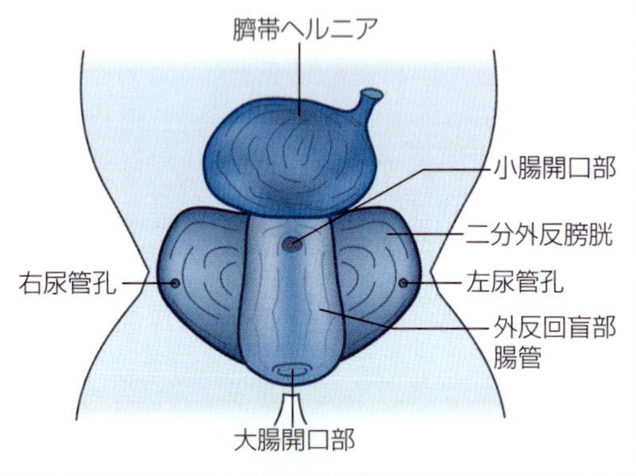

図2　lower celosomiaのシェーマ
正中より下方体壁の形成不全．臍帯ヘルニアの下方に膀胱腸裂(外反した回盲部腸管とその両側に二分し外反した膀胱)が認められる．恥骨は離開し，会陰も形成不全を伴う

腹壁の筋層や結合織構造は，胎生5〜12週に筋芽細胞の遊走と発達により緩やかに形成され，この二次的な腹壁構造形成障害で臍帯ヘルニアが発生するとの説がある[3]．また，臍帯ヘルニアに先立って臍帯腔(umbilical celom)が形成され腸管脱出スペースが確保されるが，この臍帯腔形成が不十分の場合，右臍帯静脈が消失し脆弱となった臍帯右側部より腸管が飛び出して腹壁破裂が発生するという説[2]があり，両者の違いを考察するうえで興味深い．

検　査

胎児超音波は腹壁異常のスクリーニングに有用であり，近年は約半数が1st trimesterに診断されている．胎児MRIはさらなる精査に有用で，特に臍帯ヘルニアでは脱出臓器の性状や，膀胱外反，膀胱腸裂，脊椎変形のような合併奇形の診断に有用である．臍帯ヘルニアのヘルニア囊構造も同定できるため，腹壁破裂との鑑別も容易である．T1強調像では胎便が高輝度に同定されるため，大腸

表1　腹壁破裂と臍帯ヘルニアの特徴のまとめ

	腹壁破裂	臍帯ヘルニア
病態	臍帯は正常で，臍帯のすぐ右側の腹壁が全欠損し，腸管のみが脱出する．腸管は羊水のために肥厚短縮する	臍帯周囲の腹壁筋層が欠損しているため，拡張巨大化した臍帯内に肝臓を含めた腹腔臓器が脱出する(図1-b,c)
脱出臓器	腸管のみ 肝臓の脱出(−)	腸管と肝臓が脱出している高度なもの(図1-b,c)から，小腸の一部のみが脱出しているhernia into the umbilical cord(図1-d)とよばれる軽度なものまで，症例により程度が異なる
疫学的特徴	母親の年齢が若い(3割が25歳以下で，10代の母親も多い)	腹壁破裂よりも高齢の母親に多い
発生頻度	出生1万人に1人 経年的に増加している	出生4,000〜5,000人に1人
合併奇形	14%(小腸閉鎖5%)	50〜70%(筋骨格，泌尿器，心血管など)
染色体異常	合併は例外的で，文献的にTurner症候群の1例のみ	トリソミー(13,18,21)10〜40%
危険因子	母親の喫煙，低所得 白人，母親がスペイン人 初産，妊娠期の薬物(葉酸，血管収縮薬，麻薬)	母親の年齢が若いことと高齢であること 母親が黒人 妊娠期の有熱疾患，体外受精
発症低下因子	母親が黒人	妊娠期のサプリメント 葉酸投与
合併しやすい症候群	なし	Beckwith-Wiedemann症候群(EMG症候群：exomphalos, macroglossia, gigantism)，Turner症候群，Klinefelter症候群

の描出と腸閉鎖の診断に有用で，T2 強調像では羊水が強調されるため，胎児の体表面形態評価に有用である．染色体検査には，羊水，胎児血，絨毛膜が用いられる．

臨床症候

臍帯ヘルニアの出生前診断例では，染色体異常や他の形態異常を伴う頻度は75% と高く，巨大な臍帯ヘルニア，染色体異常や他の重篤な合併奇形(無脳症，心脱出，脊髄髄膜瘤)を有する場合は，妊娠中断されることが多い．また，5.5～10% の割合で妊娠経過中の胎児死亡や自然流産が発生する．腹壁異常は絶対的な帝王切開の適応ではなく，34 週以降の予定帝王切開としている施設から，巨大なものを含め 8 割まで経腟分娩を選択している施設までさまざまである．

外科治療

臍帯ヘルニアの腹壁閉鎖術には過去 60 年間で歴史的な変遷があり，一期的閉鎖が不可能な場合には，三色素を臍帯に塗布して痂皮化を促す方法や，脱出臓器を一次的に皮膚で覆い多段階に腹壁

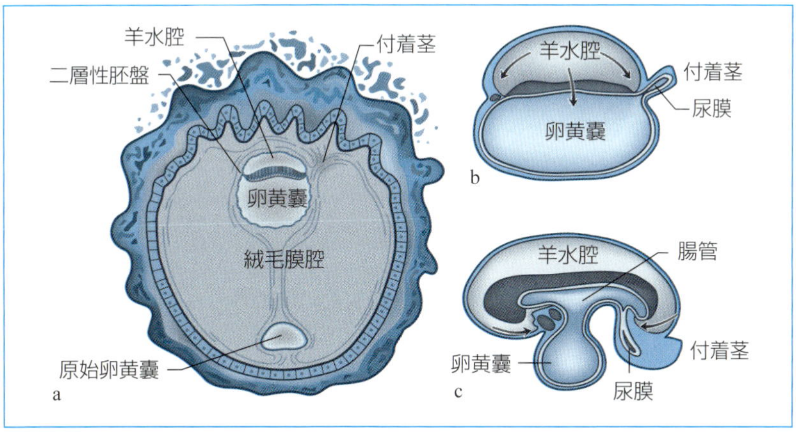

図 3　体壁と腸管の発達
a：胎生 2 週の終わり，b：胎生 4 週の初め，c：胎生 4 週の終わり(詳細は本文参照)

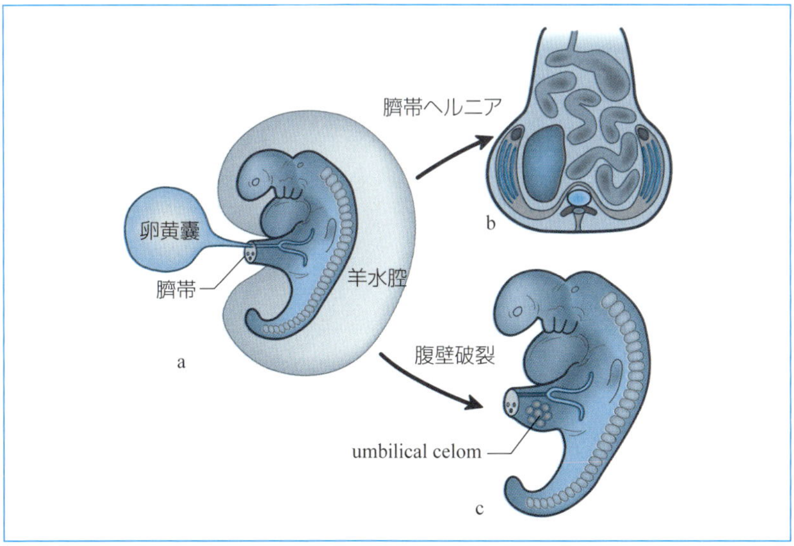

図 4　臍帯ヘルニアと腹壁破裂の発生仮説(詳細は本文参照)
a：胎生 4 週の終わり，b：胎生 5～12 週腹壁の形成不全，c：胎生 4～6 週の臍帯腔形成不全

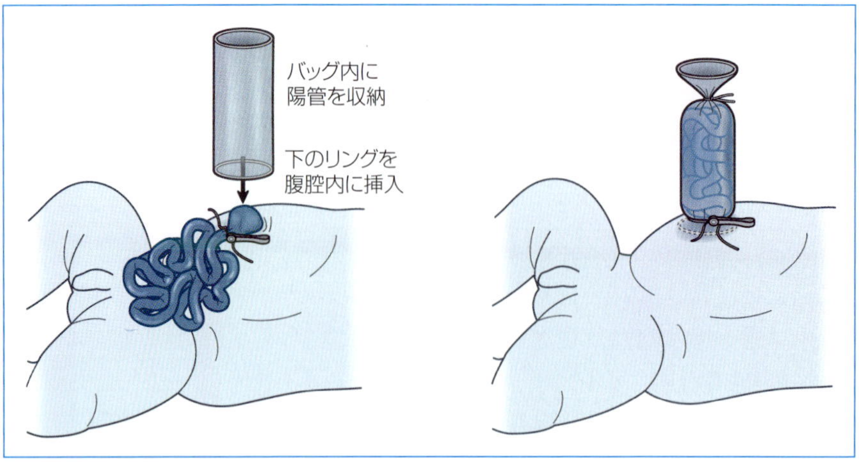

図5 サイロ形成法

閉鎖を行う手術が行われていた．米国では，円筒形のビニールチューブの両端にスプリングコイルが入ったspring loaded gastrobagが開発され，脱出臓器を包み込むようにバッグをかぶせ，腹壁欠損孔よりバッグの一端を腹腔内に挿入し，上端を糸で結紮し閉じたサイロを形成する簡便な方法が用いられている．わが国ではビニール製の開創具で代用している（図5）．サイロ状になったビニール筒の上端の糸を上方に牽引し，腸管の重みで腹腔内に自然還納されるため，数日ごとに袋を絞り込めば，1〜2週間で腹腔内に戻すことができる．腸管がほぼ腹腔内に還納された段階で，根治術を行う．この方法は，腹壁破裂に最初に用いられた方法であったが，臍帯ヘルニアにも応用可能である．巨大な臍帯ヘルニアでは，腹壁形成を行ったり，腹腔内にtissue expanderを挿入し，腹腔容積が広がった段階で腹壁閉鎖する方法も試みられている．

予　後

出生体重と在胎週数は，呼吸器管理期間や中心静脈栄養管理日数と逆相関するが，生存率とは相関が認められていない．臍帯ヘルニアの死亡率は，わが国における新生児外科全国統計では1998年が19.0%，2003年が17.1%，2008年が23.6%と20%前後を推移している．出生前に合併疾患がないと考えられた症例においても，生後にBeckwith-Wiedemann症候群，鎖肛，心奇形などの合併疾患が発見され，出生前に合併疾患を有していた群と予後に差がなくなっている．術後の合併症には，低血糖，黄疸，腹壁瘢痕ヘルニア，横隔膜ヘルニア，腸閉塞，感染，などがある．

一方，腹壁破裂の新生児期死亡率は10%以下で，臍帯ヘルニアよりも良好であるが，妊娠経過中に自然流産した症例や死産例，生後1日以内に死亡した症例を検討すると，全体の4.3%に相当するこれらの症例では，その8割に重篤な筋骨格系（35%），心大血管系（12%），中枢神経系（12%），泌尿器系異常（12%）が認められ，腹壁破裂には予後不良群が存在すると報告[4]されている．

腹壁異常では腸回転異常を伴うことが多く，長期経過観察において中腸軸捻転の発生や，虫垂炎発症時には虫垂の位置変位に留意が必要である．

●文献

1) Bermejo E, et al.：The incidence of gastroschisis：is also increasing in Spain, particularly among babies of young mothers. BMJ 332：423-424, 2006
2) Frolov P, et al.：Clinical risk factors for gastroschisis and omphalocele in humans：a review of the literature. Pediatr Surg Int 26：1135-1148, 2010
3) Nichol PF, et al.：Muscle patterning in mouse and human abdominal wall development and omphalocele specimens of humans. Anat Rec（Hoboken）295：2129-2140, 2012
4) Akhtar J, et al.：Associated malformations and the "hidden mortality" of gastroschisis. J Pediatr Surg 47：911-916, 2012

（窪田正幸）

各論　F　腸間膜・腹壁疾患

7 臍の異常

概　念

1. 定　義

胎児期には臍部には臍帯が存在し，母体の胎盤と連続して臍部より人体構造が形成される．胎児期に存在する臍帯と腸管との交通(卵黄管)は，胎生7週頃には閉鎖消失する．2本の臍動脈，尿膜管，臍静脈は，出生後にそれぞれ外側臍索，正中臍索，肝円索とよばれる索状の構造物となって萎縮する．最後に，出生後約2週間までに臍帯脱落が起きると，周囲の筋膜が臍輪に向かって収縮し，陥凹した臍が形成される．出生前後でこのような大きな変化を経て臍が形成されるが，この過程で異常が発生すると臍にさまざまな先天的な疾患を生じる．

2. 分　類

1) 臍ヘルニア

臍輪の筋膜が閉鎖せず，腹腔内臓器が臍の皮膚を押し上げて突出するもの．

2) 臍肉芽腫

臍帯組織が臍部に遺残したもの．

3) 尿膜管遺残

尿膜管が完全に閉鎖せずに残存したもの．約半数では，臍から尾側へと洞(sinus)が形成された尿膜管洞となっている．

4) 臍腸管遺残

卵黄管が開存して腸管と交通しているもの．Meckel 憩室などの臍腸管遺残に関しては，**各論D-Ⅰ.4.消化管重複症，Meckel 憩室，その他の臍腸管奇形**を参照．

5) 臍ポリープ

尿膜管や卵黄管が遺残した肉芽組織がポリープ状に臍に残存しているもの．

疫　学

臍ヘルニアは非常に多い疾患であり，日本人では新生児の約4%に認める[1]．低出生体重児では発症しやすい．1歳までに90%，2歳までに95%が自然治癒する．臍肉芽腫の正確な発症頻度は不明であるが，比較的高頻度に認められる疾患であり，やや男児に多く発症する．尿膜管遺残は生後に退縮していくため，出生直前には50%の高率で認めるが，成人になって認めるものは2%とされている[2]．

病　因

臍の異常は，前述したように基本的に消退すべき構造物の遺残や筋膜の閉鎖不全など，先天的な要因によるものである．後天的な要因(臍の緒の切り方や臍への過剰な刺激など)は無関係である．

臨床症候

1. 症　状

臍ヘルニアは，臍帯脱落後に臍部が隆起してくることで気づかれる(**図1**)．通常，生後2〜3か月頃までに最大となり，その後は縮小していく．まれに嵌頓をきたすことがあり，イレウス症状を呈するため注意が必要である．乳幼児期に巨大な臍ヘルニアを認めていた症例では，ヘルニア門が閉鎖したあとも余剰皮膚により臍が突出した形態となる(いわゆる「出べそ」)ことがあるが，腹圧とともに腹腔内臓器が脱出するわけではないため，厳密には臍ヘルニアとは区別される．

臍肉芽腫や臍ポリープ，尿膜管遺残では，臍帯脱落後に臍が「ジュクジュク」する，臍から悪臭を伴う分泌物が出る，臍に赤いできものがある，と

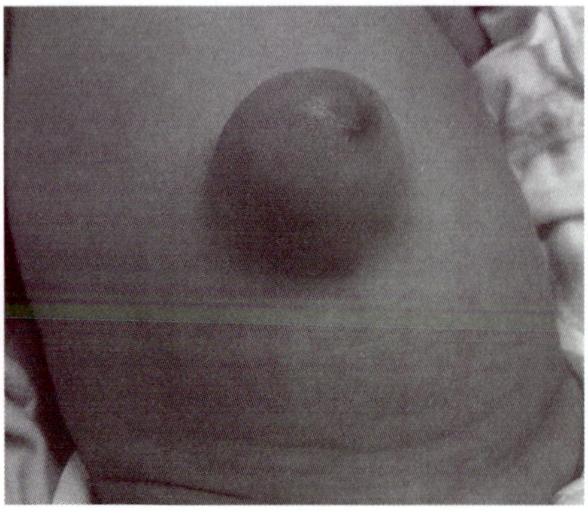

図 1　巨大な臍ヘルニア
臍部の突出を認める

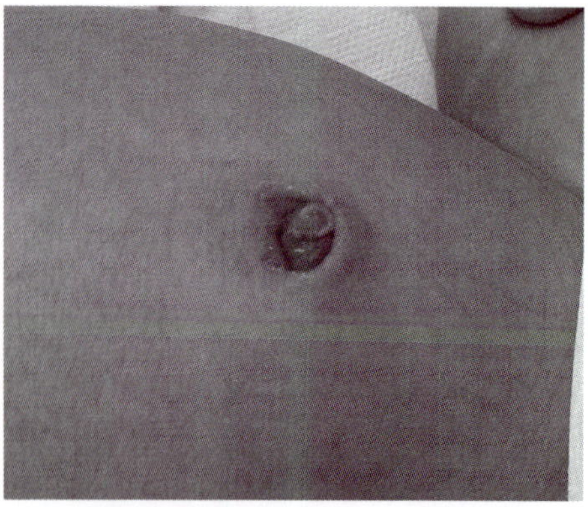

図 2　臍肉芽腫の症例〔口絵 23, p.vii〕
臍部に赤色の肉芽あり．悪臭を伴う排膿を認める

いう症状を保護者が訴えることが多い(図 2)．

2．所　見

臍ヘルニアは啼泣すると膨隆し，圧迫すると「グシュグシュ」という特徴的な感触とともに腸管などの腹腔内臓器が腹腔内に還納される．その際に，臍の内部に閉鎖していない筋膜のヘルニア門をリング状に触知する．

臍肉芽腫や臍ポリープは，臍帯脱落直後より臍部に肉芽様の赤い組織を認めるのが特徴的である．尿膜管遺残や臍腸管遺残では臍部に瘻孔を認め，外科用ゾンデや留置針の外筒などが挿入可能であることが多い．尿膜管遺残で炎症を合併している場合は，臍の尾側に向かって発赤が硬結を認める場合があり，新生児では臍炎との鑑別が必要である．

診　断

1．検　査

臍ヘルニアは視診・触診により容易に診断できるため，その他の検査は必要ない．臍肉芽腫と臍ポリープも，入念な視診により鑑別は可能である[3]．尿膜管遺残や臍腸管遺残を疑う際には，超音波や CT などの画像検査が有用である(図 3)．臍部に瘻孔を認める際には，瘻孔からの造影検査を施行して周囲臓器との交通を検索する必要がある．

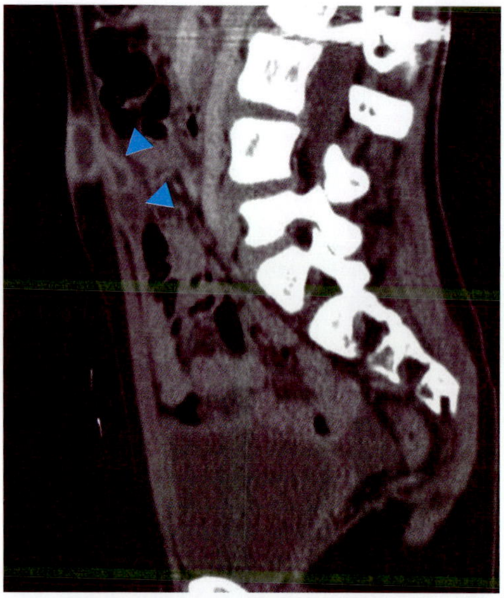

図 3　尿膜管遺残の CT 画像所見(矢状断)
臍から尾側につながる囊胞を認める．囊胞壁は炎症性に肥厚し，内部に膿が貯留している(▶)

2．鑑別診断

臍肉芽腫と臍ポリープの鑑別が問題になることがあるが，臍肉芽腫は局所の焼灼などによる治療に反応して数か月で消失するのに比べ，臍ポリープは腸粘膜や腺組織などが残存しているため切除を行わないと治癒しない．

新生児では特に臍周囲に細菌感染が生じ，膿性の分泌物を生じる臍炎を発症することがあり，尿膜管遺残に伴う感染との鑑別が問題となる．超音波や CT などの画像検査が有用であるほか，新生児期を越えて炎症が再燃する症例では，尿膜管遺残の可能性が高い．

3．確定診断

確定診断は病理検査によって行われる．肉芽腫は肉芽組織からなり，臍ポリープには腸粘膜や腺組織などが認められる．

治　療

臍ヘルニアは，前述のように2歳までに95%が自然治癒するが，治癒しない症例では手術の適応となる．手術では臍下部孤状切開を行い，ヘルニア門を閉鎖して臍を凹ませて形成する手術法が一般的である．

臍ヘルニアに対する臍部の圧迫療法の効果に関しては議論のあるところだが，大きな臍ヘルニアを認めるような症例では，2歳までにヘルニア門が閉鎖して治癒したとしても大きな余剰皮膚を残してしまう場合があるため，綿球などを用いて臍部の圧迫を行う圧迫療法を施行する施設が増加してきている[4]．

臍肉芽腫は臍帯脱落後の正常肉芽からなるため，硝酸銀による焼灼などを行うことで肉芽が乾燥して上皮化し治癒する．治癒しない場合は，臍ポリープや尿膜管遺残などを考慮しなくてはならない．

臍ポリープは異所性の粘膜からなるため，硝酸銀による焼灼には反応しない．治療には，ポリープを形成する上皮組織と下部組織を含めて完全に切除する必要がある．

尿膜管遺残の治療は，外科的に尿膜管を完全に摘出することである．尿膜管遺残の多くが感染を契機に発見されるため，まずはドレナージおよび抗菌薬の投与により局所の炎症のコントロールを行い，その後に摘出術を行う．体格の小さな乳幼児では臍下部切開のみで手術が可能であるが，年長児では追加切開が必要になることが多い．腹腔鏡下手術の報告もある．

合併症

尿膜管遺残では0.17〜0.34%に尿膜管がんが発生する．尿膜管がん自体が年間500万人に1人とまれであるが，発症すると予後が不良となるため，手術による摘出が勧められる．

転帰・長期予後

臍ヘルニア，臍肉芽腫，臍ポリープ，尿膜管遺残は，ともに治癒すれば転帰・長期予後は良好である．

●文献

1）堀　隆，他：臍ヘルニア．臨牀外科 34：1044-1048, 1979
2）Hammond G, et al.：The urachus, its anatomy and associated fasciae. Anat Rec 80：271-287, 1941
3）松川泰廣，他：臍ポリープ，臍肉芽腫の臨床像と鑑別診断．日本小児外科学会雑誌 46：935-940，2010
4）大塩猛人，他：本邦における乳幼児臍ヘルニアの診療方針に対するアンケート調査報告．日本小児外科学会雑誌 47：47-53，2011

（佐伯　勇）

1 A 型肝炎

概 念

1. 定 義

A 型肝炎は，A 型肝炎ウイルス(hepatitis A virus：HAV)感染によって引き起こされる急性のウイルス性肝炎である．

2. 分 類

「感染症法」改正に伴い，単独疾患として感染症発生動向調査の四類感染症に分類され，現在は無症状病原体保有者を含む全診断症例の届出が義務づけられている．

疫 学

わが国の衛生環境が整備されたことに伴い，国内での新たな HAV 感染は著減している．感染経路としては飲食物を介する経口感染がほとんどであり，カキやその他の魚介類がその約 90% を占める．食品流通や人の往来のグローバル化による流行のリスクが高まっているなか，2003 年の血清疫学調査では，HA 抗体保有率は，60 歳以上が 70% 以上と高い一方，40～60 歳にかけて急激に減少し，40 歳以下はほぼ 0% であり，HAV 感受性者は年々増加している．このようななか，近年のわが国における年間患者報告数は 100～200 例で推移しているが，2010 年の春には全国で多発し[1]，年間 347 例の報告があった年もある．

病理・病態生理

A 型肝炎の典型的な臨床ウイルス学的経過を図 1 に示す[2]．HAV は経口感染後，おもに肝細胞で増殖し，毛細胆管，胆管，胆汁を経由して腸管に排泄され，糞便とともに体外へ排泄される．肝細胞免疫反応は，感染肝細胞に対する細胞傷害性 T リンパ球とナチュラルキラー細胞であり，トランスアミナーゼの上昇期に続いて，IgM 型 HA 抗体が陽転する．HA 抗体は，この IgM 型 HA 抗体と，回復期から長期間にわたり検出される IgG 型 HA 抗体，さらに急性期に IgM 型 HA 抗体よりやや遅れて検出され，治癒後2～3年間は検出可能な IgA 型 HA 抗体の 3 つのクラス抗体価の総和である．HA 抗体は HAV に感染して発症後，まもなく陽性となり，その後は半永久的に持続陽性となる．したがって，HA 抗体陽性であれば HAV の感染の既往が示唆され，IgM 型 HA 抗体陽性ならば急性 A 型肝炎の確定診断となる．また，発症後 2 週間以内の便や血液中から，リアルタイム PCR (real-time polymerase chain reaction：RT-PCR)法によりウイルス RNA を検出することで診断することも可能である．HAV は感染後約 1 週間～発症数か月後まで長期に便中に排泄することがあるため，二次感染に注意する必要がある．

病 因

HAV は 1 本鎖の(＋)鎖 RNA とカプシド蛋白から構成され，直径約 27 nm の正 20 面体である．エンベロープを有さず，ポリオウイルスと同じピコルナウイルス科に属する．HAV は熱抵抗性であり，不活化には 85℃，1 分間の加熱を要する．

臨床症候

HAV 感染後，2～6 週間の潜伏期を経て，典型例では発熱，倦怠感，頭痛，食欲不振，悪心・嘔吐，腹痛などの感冒様症状が出現し，その後，黄疸，肝腫大，褐色尿，白色便などの肝炎症状を呈する．しかし，一般的に小児は軽症で，5 歳以下は約 90% が不顕性感染であり，症状を呈しても急

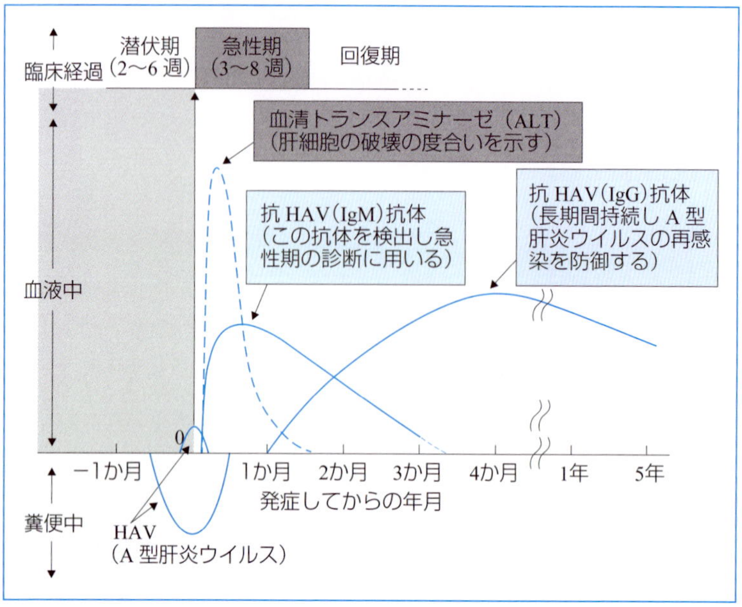

図1 A型肝炎の臨床ウイルス学的経過

〔藤澤知雄：A型肝炎ワクチン．日本小児保健協会(編)，予防接種のすべて2006．日本小児医事出版社，114-117，2006〕

性胃腸炎と誤診されることも少なくない．その一方で，小児でも劇症肝炎(急性肝不全昏睡型)を発症した例もあり，まれではあるが注意が必要である．

診 断

1．検 査

①一般肝機能検査：血算，総ビリルビン・直接ビリルビン・D-Bil/T-Bil比，AST・ALT，プロトロンビン時間(PT)．

②A型肝炎関連検査：HA抗体・IgM型HA抗体，HAV-RNA(保険適用外)．

2．鑑別診断

その他の肝炎ウイルスを初めとした急性肝炎の鑑別．特にE型肝炎は，A型肝炎と同様に汚染された食品を介する感染である．

3．確定診断

IgM型HA抗体陽性で確定診断となる．保険収載はされていない検査にはなるが，便中や血液中のHAV-RNA検査も陽性であれば，急性A型肝炎の確定診断となる．

治 療

原則として急性期には入院し，安静・対症療法を行う．入院中は血液検査などで重症化，劇症化，肝外症状の有無を観察し，①ALT＞1,000 IU/L，②PT＜60％またはPT-INR＞1.5，③総ビリルビン＞2.0 mg/dL，の3項目のうち2項目を満たした場合は劇症化(急性肝不全昏睡型)する危険性があるため，小児の肝臓専門施設と連携し，早期から肝補助療法などの集中治療を検討する[3]．

合併症

まれではあるが，肝外合併症として，血管炎，関節炎，血小板減少，膵炎，再生不良性貧血，溶血性貧血，Guillian-Barré症候群，急性腎不全，心外膜炎，などが報告されている[4]．

転帰・長期予後

HAVは肝炎後排除されやすく，遷延化することはあるが，慢性化することはない．トランスアミナーゼやビリルビン値は発症後1か月ほどで正常化し，治癒後には強い免疫が誘導され，終生持続する．

表1 A型肝炎ワクチンによる予防が必要と考えられるハイリスク者

1. HAVの高浸淫地域に渡航あるいは移住する人
2. 個人の衛生管理が十分に行いえない状況あるいは環境にいる人(たとえば，心身障害者などの施設で共同生活をしている人や職員)
3. 食品，特に生鮮食料品を取り扱う職業の人や調理師
4. 糞尿処理施設で働く人
5. A型肝炎患者の同居家族
6. HAV抗体陰性の高齢者あるいは慢性肝障害者

〔長尾由実子，他：A型肝炎の現況と予防．臨牀と研究85：964-968，2008〕

予 防

わが国では，1994年に乾燥組織培養不活化A型肝炎ワクチンが実用化され，2013年3月より16歳未満の小児における追加承認が得られた．現在，A型肝炎ワクチンを積極的に接種すべきハイリスク者は表1[5)]のように考えられているが，米国では定期接種化されており，グローバル化が進む現在，わが国でも積極的なワクチン接種の推進が望まれる．また，HAV曝露後2週以内の免疫グロブリン製剤投与も健康保険で認められているが，前述のとおり，HA抗体保有率が低下しているため，国内血由来の免疫グロブリンでは感染予防効果が乏しい．輸入血液からつくられた免疫グロブリン製剤を，抗体価を確認したうえで投与する．

●文献

1) 国立感染症研究所：A型肝炎2010年9月現在．IASR 31：284-285，2010
2) 藤澤知雄：A型肝炎ワクチン．日本小児保健協会(編)，予防接種のすべて2006．日本小児医事出版社，114-117，2006
3) 十河 剛，他：小児急性肝不全の内科的治療戦略．日本小児科学会雑誌117：718-731，2013
4) Matheny SC, et al.：Hepatitis A. Am Fam Physician 86：1027-1034, 2012
5) 長尾由実子，他：A型肝炎の現況と予防．臨牀と研究85：964-968，2008

(岩澤堅太郎)

2 B 型肝炎，D 型肝炎

概 念

B型肝炎ウイルス(HBV)は，1963年にBlumbergらによってオーストラリアの先住民アボリジニの血清から発見されたAustralia抗原を端緒として，その後に肝炎ウイルスと判明した．HBVはA～Hの8種類のgenotypeに分類される．わが国ではgenotype Bが約10%，genotype Cが約90%を占める．一方，D(delta)型肝炎ウイルス(HDV)は，1977年にイタリア人RizzettoらがB型慢性肝炎患者の肝細胞核内にHBV抗原以外の特異的な蛋白(delta抗原)を発見し，その後，HBVとは異なる肝炎ウイルスと同定された．しかし，HDVはHBs抗原を外被とするため，HBV存在下でしか感染できない不完全ウイルスである．

疫 学

HBVとHDVの感染経路は，血液や体液を介した非経口感染である．

1．HBV

わが国では約110～140万人の持続感染者(キャリア)が存在し，成人キャリア率は1～2%，小児は1%以下と推定される．感染経路は垂直感染である母子感染と水平感染に大別できる．母子感染予防措置を実施しない場合，HBe抗原陽性妊婦から出生した児の約90%が持続感染する．一方，HBe抗原陰性妊婦から出生した児が予防処置を受けない場合，感染する可能性は5%未満であるが，周産期での急性肝炎や劇症肝炎のリスクを伴う．感染の慢性化は年齢とともに減少し，1～5歳での慢性化率は25～50%，それ以上の年齢では6～10%である．

2．HDV

血清学的には，全世界のHBVキャリアの約4%がHDVに感染していると推定されている．わが国の成人HDV感染率はHBVキャリアの1%以下であるが，HBVキャリア率が高い離島ではHDVキャリア率も高値を示す報告がある．世界的な傾向として，HBVワクチン接種率の増加とともに感染率は減少傾向である．わが国では小児の報告はほとんどないが，家族内感染例が報告されている．

病 態

1．HBV

1) 急性肝炎

感染後4～10週の潜伏期を経て血中のHBs抗原が陽性になる．この潜伏期は通常は約3か月であるが，まれに6か月後に発症することもある．成人では通常は一過性感染(急性肝炎)で終息するが，genotype Aによる感染は10～30%の割合でHBs抗原陽性時期が長期に及ぶことがある．

2) 慢性肝炎

慢性肝炎は，病態が異なる5つの時期(①immune tolerance，②immune active，③inactive carrier，④HBeAg-negative chronic hepatitis B，⑤HBsAg-negative)を有する(**表1**)[1]．immune tolerance期はほとんどの場合，周産期や乳児期での感染である．HBe抗原陽性でありHBVに対して免疫寛容状態のため，血中HBV DNA量は高値，ALT値は正常，肝組織所見はほとんど正常か軽度の炎症細胞浸潤を示すのみである．immune active期はALT値が上昇し，HBe抗原陽性，HBV DNA量は低下傾向となる．この時期に肝組織の炎症は著明となり，線維化も急速に進行する．immune active期は数か月～数年持続する．inac-

表 1 各病期における慢性 HBV 感染の血液データの特徴指針

phase	ALT 値	HBe 抗原	HBe 抗体	血中 HBV DNA 量	copies/mL
immune tolerance	正常あるいはごく軽度上昇	陽性	陰性	きわめて高値	10^8～10^{11}
immnue active	持続上昇	陽性	陰性	高値	10^6～10^{10}
inactive carrier	持続正常	陰性	陽性	低値，または陰性	<10^4
HBeAg negative chronic hepatitis	上昇あるいはときどき正常化	陰性	陽性	中等度レベル，しばしば増減あり	10^4～10^8

〔Fattovich G, et al.：Natural history of chronic hepatitis B：special emphasis on disease progression and prognostic factors. J Hepatol 48：335-352，2008，より引用改変〕

tive HBV は HBe 抗原陽性から HBe 抗体陽性 seroconversion（SC）が生じた状態であり，HBV DNA は低下し，ALT 値も正常化している．宿主の免疫が HBV 感染をコントロールしている状態であり，多くの場合は長期的に肝硬変や肝細胞がんのリスクを低下させる．成人では年間約 1% の割合で HBs 抗原が消失するが，小児期では HBs 抗原消失はまれである．HBeAg-negative chronic hepatitis 期は，HBe 抗体陽性への SC 後にもかかわらず HBV DNA 量が増加し，ALT 値の異常が持続している状態である．この状態は肝硬変や肝細胞がんへの進展のリスクを増加させるため，慎重なフォローアップが必要である．HBsAg-negative 期は，肝臓内で低いレベルのウイルス増殖はあるものの，HBV DNA は通常，血液中には検出されない．HBs 抗原が消失しても HBc 抗体は持続陽性であるが，HBs 抗体が出現する場合と HBs 抗体陽転を伴わず HBc 抗体のみ持続陽性の場合がある．HBs 抗原の消失は肝硬変や肝細胞がんのリスクの減少を意味する．しかし，これらの患者では抗腫瘍薬などの免疫抑制薬投与が肝細胞内の HBV 再活性化を誘導する．

2．HDV

HDV の感染形式は，HBV と HDV が同時に感染する "simultaneous co-infection" と B 型慢性肝炎の状態に新たに HDV 感染が加わる "superinfection" の 2 とおりに分類される（**図 1**）[2]．"simultaneous co-infection" は一部が劇症化するものの，95% が一過性感染で終息する（**図 1-a**）．一方，"superinfection" は 90% が慢性化して慢性肝炎を増悪させ，肝硬変や肝細胞がんへの進展を促進する（**図 1-b**）．"simultaneous co-infection" における一過性感染では，潜伏期間が数週間～数か月であり，HBV DNA 値と HBs 抗原値の上昇に続いて HDV DNA 値の上昇がみられ，ALT 値は二峰性の上昇を示す．その後，HDV IgM 抗体の一過性上昇と HDV IgG 抗体が陽性化する．"simultaneous co-infection" では ALT 値は単峰性の上昇を示す．慢性化した場合は HDV IgM 抗体と HDV IgG 抗体は持続陽性となる．

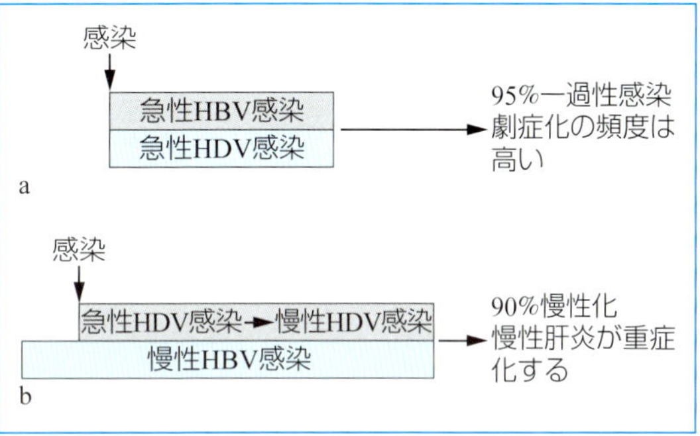

図 1 HBV/HDV の感染様式

a：simultaneous co-infection（同時感染）

b：superinfection（重複感染）

〔Grabowski J, et al.：Hepatitis delta：immunopathogenesis and clinical challenges. Dig Dis 28：133-138，2010，より引用改変〕

臨床症候

HBV 感染，HDV 感染ともに特異的な症状はなく，悪心，嘔吐，発熱，黄疸など一般的肝炎と同様の症状を示す．無症状の場合も多い．HDV 感染を疑わせる目安は，重症例，海外渡航歴，薬物注射常用，HBV DNA が低値にもかかわらず ALT 値が変動，若年の肝硬変例，などである[3]．

診 断

1. 検 査

血液検査(血算，生化学，凝固，肝炎マーカー)，画像検査(超音波)などを行う．

2. 鑑別診断

急性肝炎や慢性肝炎をきたす他の肝炎ウイルス，CMV 感染や EBV 感染などを鑑別する必要がある．

3. 診断確定法

1) HBV

HBV 感染は血清学的に診断される(表 2)．通常，診断のための HBV 遺伝子検査は不要である．

2) HDV

最初は HDV 抗体を測定する(保険適用あるが，現在は国内に検査試薬なし)．しかし，既感染でも HDV 抗体が陽性を示すため，HDV 抗体陽性の場合は HDV RNA の遺伝子検査が必要となる．

表 2　HBV マーカーと病態との関連

HBs 抗原 HBc 抗体 HBs 抗体	(−) (−) (−)	未感染(感受性者)
HBs 抗原 HBc 抗体 HBs 抗体	(−) (+) (+)	既感染
HBs 抗原 HBc 抗体 HBs 抗体	(−) (−) (+)	ワクチン接種済
HBs 抗原 HBc 抗体 IgM HBc 抗体 HBs 抗体	(+) (+) (+) (−)	急性感染
HBs 抗原 HBc 抗体 IgM HBc 抗体 HBs 抗体	(+) (+) (−) (−)	慢性感染
HBs 抗原 HBc 抗体 HBs 抗体	(−) (+) (−)	以下の可能性あり 1. 既感染 2. HBc 抗体　偽陽性 3. 慢性感染(ウイルス量少ない) 4. 軽快中の急性感染

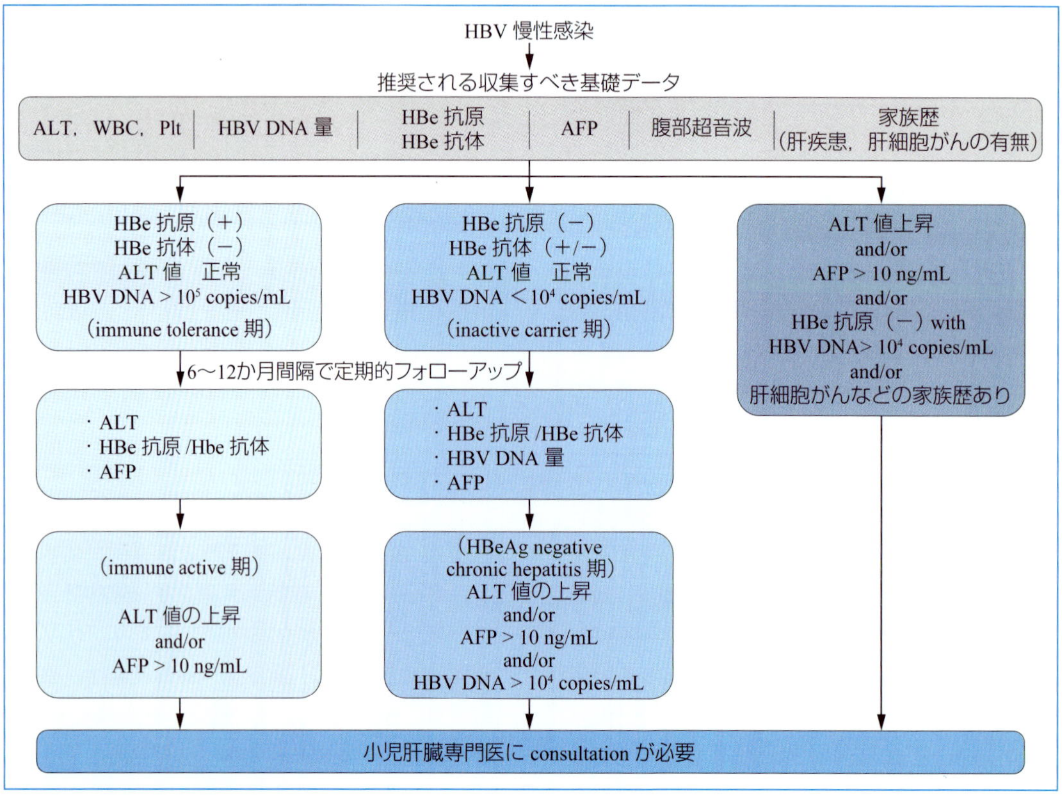

図 2　HBV 慢性感染患児の診療の指針

〔Haber BA, et al.：Recommendations for screening, monitoring, and referral of pediatric chronic hepatitis B. Pediatrics 124：e1007-e1013, 2009, より引用改変〕

治　療

1．HBV

1）慢性肝炎

HBV キャリアの診療指針を図 2 に示す[4]．HBe 抗原の有無，ALT 上昇の有無によって定期フォローの間隔を定めている．HBe 抗原抗体の有無にかかわらず ALT 値が正常値の 2 倍以上が持続する場合は，肝硬変や肝細胞がんへの進展を念頭におく．HBe 抗原陽性の immune active 期での ALT 上昇の持続や SC 後の HBe 抗原陰性での ALT 上昇の持続が肝硬変，肝細胞がんに関連している．HBV キャリアの一部では，肝硬変を伴わず肝細胞がんが出現する場合もある．治療対象は肝硬変や肝細胞がんに進展する可能性がある患児である．つまり，immune active 期で肝組織の炎症が遷延している患児が対象となる．①3 歳以上，②6 か月以上 HBe 抗原持続陽性，③ALT 値が正常値の 2 倍以上上昇し，少なくとも 3〜12 か月持続，④HBV DNA 量が 5 log copies/mL 以上，などの項目を満たす場合は治療を考慮する．HBe 抗原陰性化後も ALT 値上昇が持続し，HBV DNA 量が高値の場合も治療を考慮する．肝組織所見の炎症や線維化が高度の場合は治療の必要性を支持する根拠となる．

2）急性肝炎，劇症肝炎

HBV による急性肝炎や劇症肝炎に対する核酸アナログ投与の有効性は証明されていない．しかし，ラミブジン，テノホビル，エンテカビルのいずれかを用いた急性肝炎の早期治療は容認されている．治療終了の目安は HBs 抗体陽性化後 3 か月である．わが国の成人 B 型肝炎治療ガイドライン(第 1.1 版)では，プロトロンビン時間 40% 以下の急性肝炎に対してラミブジン投与を推奨している．投与終了は HBs 抗原陰性化が目安である．

3）治療薬

B 型肝炎の治療薬としてわが国で承認されているのは，インターフェロン(IFN)-α，IFN-β，PEG-IFN と核酸アナログのラミブジン，アデホビル，エンテカビル，テノホビルの 7 剤である．IFN-β と PEG-IFN を除く 5 剤はアメリカ食品医薬品局(Food and Drug Administration：FDA)も B 型肝炎治療薬として認可しているが，適用年齢を細かく定めている(表 3)[5]．FDA が PEG-IFN を承認すれば，日本と欧米では小児の第一選択薬は PEG-IFN になると考えられる．核酸アナログは，耐性ウイルスの出現頻度を考慮すると小児では第一選択薬にならない．しかし，IFN を用いた治療は肝予備能がない肝硬変，血球減少症，自己免疫疾患，腎不全，心不全，臓器移植など疾患が

表 3　小児 B 型肝炎の治療薬指針

	治療薬	適応年齢	投与量	投与期間
承認済み	インターフェロンα	≧生後 12 か月	5〜10 M units/m^{2}皮下注，週 3 回	6 か月
	ラミブジン	≧3 歳	3 mg/kg(最大 100 mg)，経口，1 回/日	1 年以上
	アデホビル	≧12 歳	10 mg，経口，1 回/日	1 年以上 (HBeAg seroconversion 後は+6 か月)
	エンテカビル	≧16 歳	0.5 mg/kg，経口，1 回/日	1 年以上 (HBeAg seroconversion 後は+6 か月)
	テノホビル	≧12 歳	300 mg，経口，1 回/日	1 年以上
未承認	Entecavir	Phase Ⅲ (2〜17 歳)	0.5 mg/kg，経口，1 回/日	1 年以上 (HBeAg seroconversion 後は+6 か月)
	PEG-IFN	Phase Ⅲ (2〜18 歳)	180 μg 皮下注，1 回/週	6 か月
	Telbivudine	Phase Ⅰ (2〜18 歳)	600 mg，経口，1 回/日	1 年以上

〔Sokal EM, et al.：Management of chronic hepatitis B in childhood：ESPGHAN clinical practice guidelines：consensus of an expert panel on behalf of the European Society of Pediatric Gastroenterology, Hepatology and Nutrition. J Hepatol 59：814-829, 2013. より引用改変〕

存在する場合は禁忌である．わが国の成人B型肝炎ガイドライン(第1.1版)でも，原則として初回治療はPEG-IFNが第一選択薬であり，IFNが使用できない場合，核酸アナログとしてはエンテカビルが第一選択薬となっている．

2．HDV

HBV単独感染と比べ，HDV慢性肝炎に対する治療効果は乏しく，現在のところ有効な治療方法はない．PEG-IFNおよび核酸アナログまたはリバビリンの併用でも満足な治療成績は得られていない．[6)]

予 後

3歳以上のHBe抗体へのSCは年率4～5%であり，3歳未満では2%以下と考えられている．HBe抗体へのSCは肝機能の正常化と血中HBV DNA減少をもたらし，肝硬変や肝細胞がんのリスクを減少させる．しかし，肝細胞がんはHBe抗原陰性期に生じることが多く，早期のHBe抗原の陰性化が必ずしも良好な予後を意味しない．成人を対象とした大規模な研究では，①持続するALT値の上昇，②持続するHBV DNAの高値，③肝硬変(肝組織の高度な線維化)，④肝細胞がんの家族歴，などが肝細胞がんの危険因子と考えられている．

予 防

HBV感染およびHDV感染の予防にはHBワクチンは有効である．特にB型肝炎患者の同居家族はハイリスク集団である．B型慢性肝炎だけではなく，B型急性肝炎の場合も必ず同居家族にワクチン接種を実施する．母子感染予防では出生12時間以内に抗HBsヒト免疫グロブリンとワクチンを接種し，その後ワクチンを2回(生後1か月，6か月)接種する．

●文献

1) Fattovich G, et al.：Natural history of chronic hepatitis B：special emphasis on disease progression and prognostic factors. J Hepatol 48：335-352, 2008
2) Grabowski J, et al.：Hepatitis delta：immunopathogenesis and clinical challenges. Dig Dis 28：133-138, 2010
3) 八橋　弘：デルタ(D型)肝炎：総論．日本臨牀69(Suppl 4)：595-599，2011
4) Haber BA, et al.：Recommendations for screening, monitoring, and referral of pediatric chronic hepatitis B. Pediatrics 124：e1007-e1013, 2009
5) Sokal EM, et al.：Management of chronic hepatitis B in childhood：ESPGHAN clinical practice guidelines：consensus of an expert panel on behalf of the European Society of Pediatric Gastroenterology, Hepatology and Nutrition. J Hepatol 59：814-829, 2013
6) Rizzetto M：Current management of delta hepatitis. Liver Int 33(Suppl 1)：195-197, 2013

(小松陽樹)

各 論 G 肝胆道疾患 I．ウイルス性肝炎・その他の肝炎

3 C型肝炎

概 念

1989年に非A非B型肝炎の中からC型肝炎(hepatitis C virus：HCV)が発見された当時，わが国の小児におけるHCVの感染経路は約90%が輸血関連で，母子感染はわずかに約4%であった[1]．しかし，1992年頃から始まった血液製剤のHCVスクリーニングによって輸血関連のHCV感染は激減し，現在では，小児におけるおもなHCV感染経路は母子感染になっている．わが国の母子感染の危険因子としては，①母親の血清HCV RNA量が高い，②分娩時間が長い，③陣痛による胎児膜の早期剝離があり，産道における母体血の曝露量が大きく関与している，と考えられる[2]．C型肝炎ワクチンはまだないので母子感染の予防は困難である．陣痛が発来する前に行う予定帝王切開が有効とする報告はあるが，経腟分娩に比しリスクが高いので安易には施行できない．

病 態

HCVはいかなる年齢の初感染でも70～80%はキャリア化し，高率に慢性肝炎となる．筆者らは，母子感染以外の小児のHCV感染例において，HCV感染時期から約3年で自然寛解する例を報告[3]した．母子感染例でも輸血関連例においてもHCV感染により高率にキャリア化するが，HCV感染から3年以内には，全体の約30%は自然経過でHCVが消失する．わが国の母子感染率はHCVキャリアの母親から出生した児の5～10%とされ[4]，世界的な母子感染率と大きな差はない[5]．わが国の母子感染例の約30%は3歳までに自然消失する[6]．この自然消失の機序は明らかでないが，自然消失の頻度も先進国の報告と大差ない[5,7]．

C型慢性肝炎は，たとえトランスアミナーゼ値が正常であっても，肝組織では炎症や線維化がみられることが多い．したがって，C型慢性肝炎の進展を評価するためには肝組織の評価が重要であり，特に治療前には必須である．C型慢性肝炎は自覚症状に乏しく，黄疸や全身倦怠感など肝炎を疑う症状は末期の肝不全にならなければみられない．したがって，日常生活に支障はないので，治療に関しても日常生活に制限がない方法を選択すべきである．小児でも肝硬変に進展した例はあるが，肝細胞がんの報告例はきわめて少ない．純粋にHCV感染だけでは小児期に発がんはほとんどない，と考えられる[8,9]．

治 療[9～17]

リバビリン(RBV)は，胎児への影響や催奇形性の副作用があるため，当初はペグインターフェロン(PEG-IFN)α2a単独療法が小児では試みられた[9,10,17]．しかし，**表1**[10～17]に示すとおり，欧米を含めて治療終了後にHCVが消失する「sustained viral response(SVR)率」は50%に満たなかった．米国では，2005年から3歳以上でのRBVの使用が許可され，欧米の小児では，HCVの遺伝子型にかかわらずPEG-IFN+RBVの併用療法が主流であり，遺伝子型1にはPEG-IFNの48週投与，遺伝子型2には24週投与で約65%のSVR率としている．一般に小児は成人よりも優れた治療効果が期待でき，副作用は軽く治療完遂率は高い．

1．小児のC型慢性肝炎の治療法

小児期に積極的に治療すべきか否かに関しては議論が多いが(**表2**)，C型慢性肝炎は成人領域での治療法の飛躍的な進歩により治癒が望める疾患となっている．したがって，小児期にあえて積極

表1 小児C型慢性肝炎のおもな治療成績

治療報告	文献	治療量 PEG-IFN-α(/週)	RBV (mg/kg/日)	治療期間 (週)	患者数(年齢)	genotype 1の頻度(%)	SVR率(%)
Wirth S, et al.	10)	2b 1.5 μg/kg	15	48	62(2〜17歳)	46(74%)	36(59%)
Schwarz KB, et al.	11)	2a 180 μg/1.73 m²	なし	48	14(2〜8歳)	13(93%)	6(43%)
Jara P, et al.	12)	2b 10 μg/kg	15	24 or 48	30(3〜16歳)	12(87%)	15(50%)
Wirth S, et al.	13)	2b 60 μg/m²	15	24 or 48	107(3〜17歳)	72(67%)	70(65%)
Sokal EM, et al.	14)	2a 100 μg/m²	15	24 or 48	65(6〜13歳)	47(72%)	43(66%)
Schwarz KB, et al.	15)	2a 180 μg/1.73 m²	15	48	55(5〜18歳)	45(82%)	29(53%)
Tajiri H, et al.	16)	2b 1.5 μg/kg	15	24 or 48	37(7〜30歳)	22(59%)	27(73%)
Tsunoda T, et al.	17)	2a 3 μg/kg	なし	48	22(4〜18歳)	8(36%)	10(45%)

SVR：sustained viral response

表2 小児期のC型慢性肝炎は治療すべきか否か

小児期に治療は必要ないとする意見
1）小児期には末期肝不全がほとんどいない
2）成人でも治療成績が向上している
3）成長障害など，結論がついていない副作用がある
4）リバビリンは催奇形性があり，若年成人には適していない

小児期に治療すべきとする意見
1）世界的は積極的に治療している報告がある
2）両親の思いは切実(特に母子感染例に関して)
3）副作用は少なく，治療完遂率が高い
4）投与量は少ないので低コスト，年齢により包括医療となり経済的負担が少ない

的に治療を行う必要はないと考えられる．しかし，HCV感染者に対する社会的差別は存在し，職業選択の自由が制限される例も経験する．特に母子感染例では，母親の児に対する罪悪感は強い．この点に関してGonzálezらは，小児のC型慢性肝炎例は同年齢の健康小児に比して将来の肝がん・肝硬変への不安があり，健康に関するQOLは障害されていると報告[18]している．またアメリカでは，小児のQOLは障害されていないが，保育者はHCV感染の子どもたちを扱うことにストレスを感じていると報告[19]している．

以上のような状況はわが国でも同様であり，小児のC型慢性肝炎の患家は，そのほとんどが小児期にC型慢性肝炎の治癒を望んで来院している．なお実際の治療に関しては，わが国が推進している肝疾患診療ネットワークを活用し，筆者らの施設と患家の居住地の病院や診療所の主治医と「ダブル主治医制」をとっており，遠方の患家でも病院・診療所間連携で円滑に治療を完遂している．

2. response-guided therapy[9,17,20,22]

SVR率の向上を目的としてresponse-guided therapyが行われることが多い(図1)．すなわち，最初はPEG-IFN-α2a単独で導入し，4週でHCV RNAが感度以下になれば，これはrapid viral response(RVR)とよばれ，48週で治療を終了する．開始後12週でのHCV RNA量が治療前の2 log以下(incomplete EVR)あるいは陰性化(complete EVR)していれば，治療を継続する．EVRに至らない症例はRBVを併用する．incomplete EVRで遺伝子型1bの場合はRBVを併用する．このプロトコールでは，治療開始後12週でほぼ治療の目途がつく．治療開始後24週でHCV RNA量が治療前の2 log以下になっていなければ，その時点で治療は終了する．最近は，治療開始からPEG-IFNとRBVの併用療法を希望する症例も年長児で増えている．わが国では，RBVの剤型がカプセルか錠剤のため，小学校入学前の幼児ではPEG-IFN単独療法の導入を希望する保護者は多い．

response-guided therapyを行った小児63例のSVR率は57例(86%)で[20]，欧米の報告例より高い．小児は成人と異なり，インスリン抵抗性やアルコール摂取がほとんどないことに加え，PEG-IFNによる副作用の発現頻度も少ないので，治療完遂率が高いことがおもな理由と考えられる．表3にresponse-guided therapyで出現した副作用を示した．

3. 小児特有の副作用

筆者らは，治療開始8週間まではPEG-IFN投与前に血液検査をして血球数などを確認している．それ以降は，月に1回の血液検査をしてい

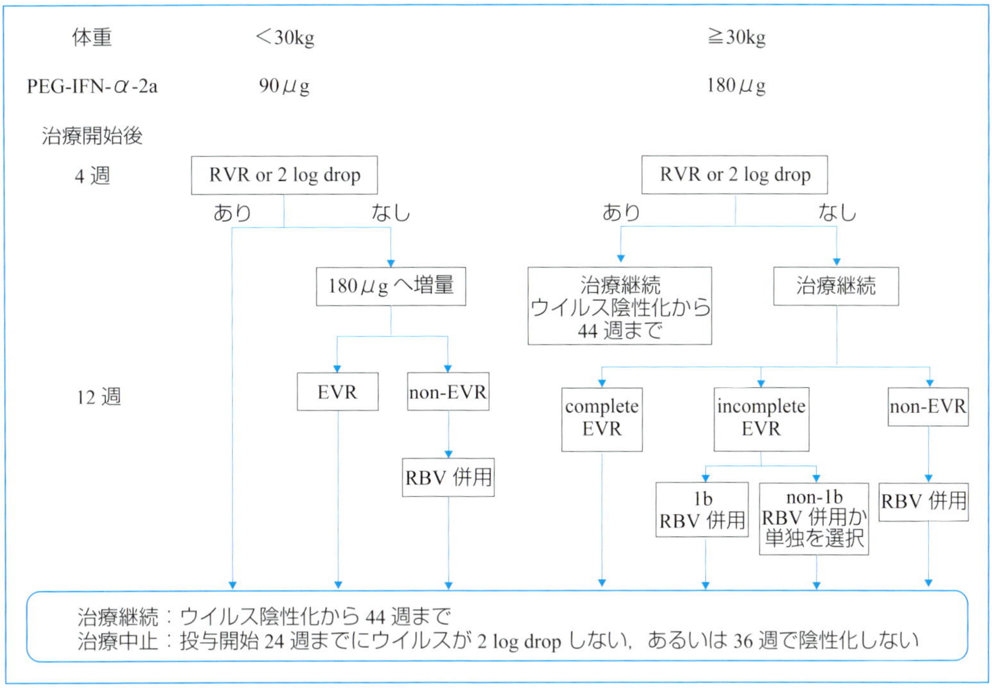

図 1　当科の治療プロトコール

表 3　response-guided therapy の 63 例でみられた副作用の頻度（自験例）

副作用の内容/対応		症例数(%)
検査所見	白血球減少（＜2,000/mL）	3(5)
	好中球減少（＜1,000/mL）	16(25)
	ヘモグロビン減少（＜10 mg/dL）	10(16)
	血小板減少（＜10 万/mL）	9(14)
臨床症状	発熱（＞38℃）	55(87)
	脱毛	19(30)
	腹痛	17(27)
	頭痛	15(24)
	全身倦怠感	14(22)
	悪心	12(19)
	嘔吐	12(19)
	注射部位の発赤	12(19)
	食欲不振	11(17)
	関節痛	8(13)
	体重減少（5〜10%）	4(6)
	悪寒	2(3)
	めまい	2(3)
	興奮	1(2)
治療	PEG-IFN 減量	1(2)

る[9]．一般的に，小児は成人よりも副作用は軽い．筆者らは，小児例では副作用のために治療を中止した例は経験していない．

小児期特有の副作用としては成長障害が注目されている．すなわち成長期の小児では，PEG-IFN and/or RBV による成長障害が問題となる．筆者らの治療法でも，PEG-IFN 治療中は身長の伸び率は低下していた[22]．この傾向は欧米小児例でも同様であり，Kelly らの報告[23]では，特に思春期での伸び率が低下していた．この時期に治療を行う場合は，特に十分な説明と同意が必要である．

4．小児 C 型慢性肝炎における *IL28B* 遺伝子多型

成人では，*IL28B* の遺伝子多型が PEG-IFN 治療効果に大きく関与している．そこで筆者らも，response-guided therapy を行った小児例において *IL28B* 遺伝子多型と治療効果を検討した[21]．その結果，筆者らの治療法では *IL28B* 遺伝子多型は多変量解析を行うと有意な関連はみられなかった．一方，Tajiri ら[24]は，わが国の小児 C 型慢性肝炎に PEG-IFN＋RBV 併用療法を行ったところ，成人と同様 *IL28B* 遺伝子多型が関与していることを報告している．治療完遂（adherence）が良好で長期間の治療が可能であれば，*IL28B* 遺伝子

の治療効果に対する関与は少なくなる可能性があると考えられる．

◎おわりに

HCV が発見されて約 25 年を経て，C 型慢性肝炎は難治ではなく完治が見込める疾患に変わった．今後，社会的な認識が深まれば，小児期に治療をする必要はなくなると考えられる．筆者の経験では成長障害が問題にならず，治療のトラウマが本人に残らない就学前の幼児がもっとも治療効果や副作用が少ないので，治療の好対象例になると考えている．また，成人を対象にして IFN を使わない抗ウイルス療法も開発されている．IFN を使用しなければ成長障害の副作用は問題がなくなる，小児の C 型慢性肝炎の治療も大きな転機を迎えている．

●文献

1）藤澤知雄，他：小児の C 型慢性肝炎に関する多施設合同調査―長期追跡例の臨床的検討．日本小児科学会雑誌 98：806，1994
2）Murakami J, et al.：Risk factors for mother-to-child transmission of hepatitis C virus：Maternal high viral load and fetal exposure in the birth canal. Hepatol Res 42：648-657, 2012
3）Fujisawa T, et al.：Spontaneous remission of chronic hepatitis C in children. Eur J Pediatr 156：773-776, 1997
4）Shiraki K, et al.：Guidelines for care of pregnant women carrying hepatitis C virus and their infants. Pediatr Int 50：138-140, 2008
5）Wirth S：Current treatment options and response rates in children with chronic hepatitis C. World J Gastroenterol 18：99-104, 2012
6）白木和夫，他：C 型肝炎ウイルスキャリア妊婦とその出生児の管理ならびに指導指針．日本小児科学会雑誌 109：78-79，2005
7）Bortolotti F, et al.：Long-term course of chronic hepatitis C in children：from viral clearance to end-stage liver disease. Gastroenterology 134：1900-1907, 2008
8）Kage M, et al.：Pathology of chronic hepatitis C in children. Child Liver Study Group of Japan. Hepatology 26：771-775, 1997
9）藤澤知雄：いつどのようにしてその治療を打切るか―B 型・C 型肝炎．小児科 54：703-711，2013
10）Wirth S, et al.：Peginterferon alfa-2b plus ribavirin treatment in children and adolescents with chronic hepatitis C. Hepatology 41：1013-1018, 2005
11）Schwarz KB, et al.：Safety, efficacy and pharmacokinetics of peginterferon alpha2a (40 kd) in children with chronic hepatitis C. J Pediatr Gastroenterol Nutr 43：499-505, 2006
12）Jara P, et al.：Efficacy and safety of peginterferon-alpha2b and ribavirin combination therapy in children with chronic hepatitis C infection. Pediatr Infect Dis J 27：142-148, 2008
13）Wirth S, et al.：High sustained virologic response rates in children with chronic hepatitis C receiving peginterferon alfa-2b plus ribavirin. J Hepatol 52：501-507, 2010
14）Sokal EM, et al.：Peginterferon alfa-2a plus ribavirin for chronic hepatitis C virus infection in children and adolescents. J Hepatol 52：827-831, 2010
15）Schwarz KB, et al.：The combination of ribavirin and peginterferon is superior to peginterferon and placebo for children and adolescents chronic hepatitis C. Gastroenterology 140：450-458, 2011
16）Tajiri H, et al.：Peginterferon and ribavirin for the treatment of chronic hepatitis C in Japanese pediatric and young adult patients：a survey of the Japan Society of Pediatric Hepatology. Eur J Gastroenterol Hepatol 21：1256-1260, 2009
17）Tsunoda T, et al.：Efficacy of pegylated interferon-α 2a monotherapy in Japanese children with chronic hepatitis C. Hepatol Res 41：399-404, 2011
18）González-Peralta RP, et al.：Interferon alfa-2b in combination with ribavirin for treatment of chronic hepatitis C in children：efficacy, safety, and pharmacokinetics. Hepatology 42：1010-1018, 2005
19）Nydegger A, et al.：Health-related quality of life in children with hepatitis C acquired in the first year of life. J Gastroenterol Hepatol 23：226-230, 2008
20）Rodrigue JR, et al.：Impact of hepatitis C virus infection on children and their caregivers：quality of life, cognitive, and emotional outcomes. J Pediatr Gastroenterol Nutr 48：341-347, 2009
21）Komatsu H, et al.：Association between an IL-28B genetic polymorphism and the efficacy of the response-guided pegylated interferon therapy in children with chronic hepatitis C infection. Hepatol Res 43：327-338, 2013
22）Tsunoda T, et al.：Effects of pegylated interferon-α-2a monotherapy on growth in Japanese children with chronic hepatitis C. Hepatol Res 44：251-258, 2014
23）Kelly D, et al.：Sustained virologic response to interferon alfa-2b plus ribavirin predicts long-term clearance of HCV in pediatric patients at 5 year follow-up. J Hepatology 48：298-299, 2008
24）Tajiri H, et al.：Association of IL28B polymorphisms with virological response to peginterferon and ribavirin therapy in children and adolescents with chronic hepatitis C. Hepatol Res 2013. doi：10.1111/hepr.12206.[Epub ahead of print]

（藤澤知雄）

4 E型肝炎

概　念

1．定　義

E型肝炎は，E型肝炎ウイルス(hepatitis E virus：HEV)の経口感染により発症する肝炎である．ほとんどが急性肝炎で終息するが，妊婦(第三半期)では劇症化しやすく，免疫不全宿主では慢性化することもある．感染症法において四類感染症に分類されており，診断後直ちに最寄りの保健所に届け出ることが義務づけられている．

2．分　類

遺伝子型により1～4型に分類され，わが国では3型と4型がおもにみられる．

疫学・病態

E型肝炎ウイルスは1983年に発見され，1990年にウイルスcDNAのクローニングに成功し，E型肝炎と命名された．ヘペスウイルス科ヘペスウイルス属に分類され，エンベロープをもたない直径27～34 nmの正二十面体の構造であり，一本鎖RNAを有する．

ブタやイノシシもHEVの宿主であり，こうした宿主動物を摂食することで経口感染する，人畜共通感染症の1つである．特にブタのレバーなどの内臓，イノシシやシカの肉・内臓を生や加熱不十分な状態で摂食することで感染する．おもに衛生環境の悪い発展途上国において流行し，流行地域を旅行した者に発症することが多かったために，輸入感染症と考えられる傾向にあったが，近年，実際には動物由来感染による国内感染例が多いことがわかってきた．

わが国では，献血者の血液を用いた全国調査により，E型肝炎ウイルス感染には地域差があり，特に北海道に多いことがわかっている．国立感染症研究所の感染症発生動向調査では，E型肝炎は年間40～70例程度(平均50件程度)が報告されている．しかし，Takahashiらの報告では30都道府県の健診受診者(約2万2千人)を対象として血清学的に検討した結果，5.3％が感染既往を有していた．特に60歳代まで抗体陽性率は上昇し，男性では10.4％にまで達した[1]．この結果から，わが国においては約500万人がHEVに感染既往があり，年間では12万人が新たに感染していると推計される．多くの場合は不顕性感染で経過しているものと推測される[2]．

その他，まれではあるが，輸血を介したHEV感染が2000年以降にも報告されている．

臨床症候

ウイルスを経口摂取することにより感染し，平均して約40日(15～60日)の潜伏期間の後に，一部の症例で急性肝炎を発症する．不顕性感染の頻度は不明である．症状は，倦怠感や食欲不振，悪心・嘔吐，腹痛，発熱，黄疸，褐色尿，肝腫大等が認められる．その他，下痢や関節痛，皮膚瘙痒感等もみられる．

診　断

血中HEV RNAは，肝炎症状が出てから平均21日まで検出される．便中のHEV RNAは平均17日までとされる．

HEVに対する抗体はIgG型，IgA型，IgM型がある．肝炎症状がある頃には多くの場合，3種類の抗体が陽性である．IgA型，IgM型は半年程度の経過で消失するが，IgG抗体は十年～数十年にわたり検出されうる．したがって，活動性の

HEV 感染を調べるためには，real time PCR を用いた HEV RNA の検出，または IgA 型もしくは IgM 型の HEV 抗体を測定する．IgA 型のほうが IgM 型に比べて検出感度が高く（IgA 型 98.8%，IgM 型 97.5%），偽陽性も低い（IgA 型 0.1%，IgM 型 0.6%）ため，IgA 型を測定するほうが望ましい[1)]．

2012 年 10 月から HEV 抗体検査薬「イムニス® IgA anti-HEV EIA」が保険適用になり，保険診療による検査が可能となった．

治療・予後

通常，E 型肝炎は一過性肝炎で終息する．このため，治療は対症療法が中心となる．症状は通常 1 か月以内に軽快することが多く，ALT 正常化までは 3 か月程度を要する．健常者では致死率は 0.5〜4.0% とされる．劇症化はまれであるが，妊婦（特に第三半期）に感染すると劇症化しやすく，劇症化した場合の死亡率は 15〜25% と高い[3)]．また，胎児にもウイルスが移行し，胎児に障害をきたしうる[4)]．

臓器移植術後や免疫調節薬を使用している免疫不全宿主では E 型肝炎が慢性化し，急速に肝硬変に移行したという報告がある．慢性化した症例に対しては，抗ウイルス治療（インターフェロン，リバビリン）等がこれまでに報告されている．

予 防

人畜共通感染症であることから，宿主として知られているブタ・シカの肉や内臓を摂取する際に，十分加熱してから喫食することが重要である．推定感染経路としては，ブタ，イノシシ，シカ，クマがこれまでに報告されている．調理の際に，70℃で 10 分以上加熱することが必要である．

E 型肝炎ワクチンは現在，開発中である．また，輸血関連の HEV 感染に対しては，現在北海道で限定的に行われている HEV-NAT スクリーニングの全国導入が望ましい．

●文献

1）Takahashi M, et al.：Simultaneous detection of immunoglobulin A（IgA）and IgM antibodies against hepatitis E virus（HEV）is highly specific for diagnosis of acute HEV infection. J Clin Microbiol 43：49-56, 2005

2）岡本宏明，他：厚生労働科学研究補助金 肝炎等克服緊急対策研究事業「経口感染する肝炎ウイルス（A 型，E 型）の感染防止，遺伝的多様性，および治療に関する研究」平成 21 年度〜平成 23 年度総合研究報告書．2012

3）Asher LV, et al.：Virus-like particles in the liver of a patient with fulminant hepatitis and antibody to hepatitis E virus. J Med Virol 31：229-233, 1990

4）Khuroo MS, et al.：Vertical transmission of hepatitis E virus. Lancet 345：1025-1026, 1995

（角田知之）

5 その他の肝炎

概　念

肝炎とは，宿主の免疫応答により肝臓に引き起こされた肝の炎症であるが，宿主の肝細胞に感染し，肝炎を起こす原因としてはA～E型肝炎ウイルスが知られている．A～E型肝炎ウイルスによる肝炎以外にも肝炎を引き起こす病態はあるが，自己免疫性肝炎，薬物性肝障害，非アルコール性脂肪肝炎は他項に譲り，本項では肝炎ウイルス以外の感染症により引き起こされる肝炎について述べる．

1．定　義

感染により宿主に免疫応答を惹起し，肝の炎症を起こす病態である．

2．分　類

肝炎を引き起こす肝炎ウイルス以外の病原体として，①単純ヘルペスウイルス（herpes simplex virus：HSV），②サイトメガロウイルス（cytomegalovirus：CMV），③EBウイルス（Epstein-Barr virus：EBV），その他について以下に述べる．

単純ヘルペスウイルス（HSV）

疫　学

HSV-1とHSV-2の2種が存在する．HSV-1は幼少時に初感染し，口内炎で発症することが多く，HSV-2は主に性行為により感染する．わが国の成人のHSV-1抗体保有率は1960年代には95%以上であったが，近年は抗体保有率が低下し，成人期以降の初感染も増えている[1]．

病理・病態生理

年長児や成人においては免疫抑制状態以外では全身感染症はまれであるが，乳幼児では全身性ヘルペス感染症の一臓器症状として肝炎がみられる．特に新生児期には劇症肝炎の成因として重要である[2]．

臨床症候

皮膚，粘膜の水疱や潰瘍性病変，脳炎などの随伴症状を伴うこともあるが，特に新生児期にはこれらの症状がはっきりしないこともある．

診　断

血液や髄液中のウイルスDNAをPCRで検出する．

治　療

HSVに劇症肝炎を疑った場合には，速やかにアシクロビルを静脈内投与する．

合併症と長期予後

診断・治療が遅れると，致死的な経過をたどる．また，救命できても神経学的後遺症を残すことがある．

サイトメガロウイルス（CMV）

疫　学

CMVは，感染すると終生にわたり体内に潜伏する．わが国の成人では80%以上が感染している[1]．唾液，尿，精液，子宮頸管分泌物，母乳などに排出され，感染源となり，感染経路としては，先天性感染，経産道感染，経母乳感染，唾液や尿による飛沫あるいは接触感染，性行為感染，輸血や臓器移植による感染などがある．

病理・病態生理

先天性感染症，生後の初感染による症状，および潜伏感染しているCMVの活性化に分けられる．先天性感染は，妊婦がCMVに初感染した場合には約30%にみられ，巨細胞性封入体症ともよばれる．生後の初感染では無症状であることが多いが，伝染性単核球症(infectious mononucleosis：IM)様の症状，肉芽腫性肝炎，重篤な多臓器症状がみられることがある．免疫不全状態の患者のCMV再活性化や初感染では，致死的な経過をたどることがある．

臨床症候

先天性感染では黄疸を伴う肝脾腫がみられ，肝臓以外の症状として，出血斑，小頭症，網膜炎，脳石灰化などがみられる．分娩時の産道や母乳からの感染では，通常，無症状であるが，肺炎や敗血症様の症状を呈する場合がある．また，血便等の消化管症状や肝機能異常のみで診断される例もある．年長児での初感染では発熱，肝脾腫，発疹等の症状を呈することがある．臓器移植後やステロイド投与などの免疫抑制状態では，CMV再活性化により消化管潰瘍，肺炎，網膜炎，中枢神経障害など，多臓器の障害により致死的経過をたどる場合もある．

診 断

成人や年長児ではCMV抗体，real time PCR法による血中CMV-DNA定量，血中CMV抗原によって診断する．しかし，乳児期では母乳を介して母から児へ感染する時期でもあり，抗体価，血中CMV-DNA，血中CMV抗原からだけでは肝障害との因果関係が明らかにならないことが多い．肝組織におけるCMV免疫染色や *in situ* hybridizationにより肝細胞へのCMV感染が証明できれば診断できるが，これらの検査ができない場合には，血清トランスアミナーゼ値，CMV抗体価，CMV-DNA量，血中CMV抗原の推移を総合的に判断して診断する．

治 療

免疫能が正常な宿主への感染では，治療の適応はないことが多いが，易感染性宿主や重症例では抗ウイルス薬やCMV高力価ガンマグロブリン投与を行う．

合併症と長期予後

移植後など免疫抑制状態では早期に治療を開始しなければ，致死的な経過をたどることがある．

EBウイルス(EBV)

疫 学

おもに唾液を介して感染し，潜伏感染として一生ウイルスを保持し続け，時に再活性化する．生後半年頃から母親からの感染が始まり，2〜3歳頃までには感染率は70%に達する[1)]．人口の90%以上が感染していると推定される[3)]．

病理・病態生理

EBVは乳児期，幼児期前期に感染すると通常は無症状で潜伏感染に移行するが，年長児に感染すると，急性IMとして発症する．急性IM患者では，EBVはB細胞に感染し，末梢血には活性化CD8陽性T細胞が異型細胞として著しく増殖し，感染B細胞を制御する．肝細胞にEBV抗原はなく，肝に浸潤したリンパ球にEBV潜伏性蛋白が高発現するのが特徴である．細胞傷害性T細胞はEBV感染B細胞を標的として攻撃し，肝細胞はそれの巻き添えになるかたちで障害される[3)]．一方，EBV関連血球貪食症候群や慢性活動性EBV感染症患者では，EBVはT細胞に感染し，EBV感染T細胞が活性化しクローン増殖している．宿主の免疫能が低下すると潜伏感染B細胞が異常増殖する．

臨床症候

典型例では，初感染により発熱，リンパ節腫脹，肝脾腫，扁桃炎，発疹などの症状がみられ，IMとして発症する．これらの症状がなく，肝機能異常のみの場合もある．また，健常児でもまれにEBVの初感染で劇症肝炎や重症肝炎を発症する．健常児では，通常，数週間～数か月で症状は消退するが，免疫不全患者では致死的IMを発症する．また，慢性活動性EBV患者ではIMを繰り返したり，6か月以上遷延したりする．

診　断

典型的にはリンパ球優位の白血球上昇と異型リンパ球増多，およびIM症状から疑い，抗体価により診断する．しかし，抗体価のみでは診断がつかない症例もあり，特に免疫不全状態では抗体価での診断は難しく，血中EBV-DNA量を測定して診断する．

治　療

通常，特に治療を必要とすることなく自然経過で治癒する．重症例や血球貪食症候群合併例などでは，血漿交換や免疫抑制療法を行うこともある．

その他の病原体

ヒトヘルペスウイルス（HHV）-6，HHV-7

HHV-6，HHV-7ともに突発性発疹症の原因ウイルスであるが，肝機能異常もしくは肝炎の原因となる．特に臓器移植後や骨髄移植後，化学療法中などの免疫抑制状態ではウイルス再活性化による肝炎に留意する必要がある[3]．また，薬剤過敏症症候群ではこれらのウイルスの関与が指摘されている．

水痘ウイルス

健常児，免疫不全状態の児，いずれにおいても肝炎の原因となる[3]．

アデノウイルス

通常は，免疫抑制状態の患者において肝炎を発症する．特にアデノウイルス7型は重篤な呼吸器感染症を発症し，致死的経過をたどることもある．乳幼児期では，健常児でも肝機能異常の原因となりうる．

パルボウイルスB19

感染経路は通常，経気道だが，血液感染もみられる．急性肝炎の原因となり，時に劇症肝炎として発症する．慢性肝炎の報告もある．

マイコプラズマ

マイコプラズマ感染に伴う肝機能異常は20～30%にみられるが，時に胆汁うっ滞性肝炎として発症する．多くは肺炎の合併症として発症するが，肺炎がない症例で肝炎のみの症例も存在する[4]．

風疹ウイルス

先天性感染では肝炎の原因となる．先天性感染以外でも，感染により肝炎やトランスアミナーゼ値の上昇がみられる．

麻疹ウイルス

小児よりも成人に多いが，肝炎の原因となる．

ヒト後天性免疫不全症ウイルス（HIV）

B型肝炎ウイルス，C型肝炎ウイルス，D型肝炎ウイルスはHIVと感染経路が同じであるため，HIVとこれらのウイルスの重複感染がしばしばみられる．肝炎ウイルスにHIVが重複感染すると，線維化の進行が速い．また，免疫能が重度に障害されると，ヘルペス属ウイルスの再活性化による肝障害がみられるようになる．さらに，HAART（highly active antiretroviral therapy）療法が行われると，薬剤による肝障害がみられることもある．

GB virus type C/hepatitis G virus（GBV-C/HGV），トークテノウイルス（TTV），SENウイルス（SENV）

GBV-C/HGV，TTV，SENVは，いずれも新たな肝炎ウイルス候補として発見された．GBV-C/HGVは，現在では肝炎との関連は否定的である．

TTV と SENV は同じサーコウイルス科に属しているが，両者とも現在では肝炎との関連性は低いと考えられている[5)].

ウイルス以外の原因

新生児期の肝炎の原因としては先天性梅毒，先天性トキソプラズマ症などを考える必要がある．また，細菌感染に伴う敗血症では肝機能異常を引き起こす．

●文献

1) 中村郁夫：ヘルペスウイルス肝炎(単純ヘルペスウイルス，EB ウイルス，サイトメガロウイルスなど)．肝・胆道系症候群(第 2 版)I 肝臓編(上)．別冊日本臨牀 新領域別症候群シリーズ 13：59-63，2010
2) 須磨崎亮，他：小児の急性肝不全の特徴．肝胆膵 55：197-205，2007
3) Craxi A, et al.：Hepatitis due to non-A-E virus. In Dooly JS, Lok ASF, Burroughs AK, Heathcote EJ (eds), Shelock's diseases of the liver and biliary system. 12th ed., Wiley-Blackwell, 427-437, 2011
4) Romero-Gómez M, et al.：Acute hepatitis due to Mycoplasma pneumoniae infection without lung involvement in adult patients. J Hepatol 44：827-828, 2006
5) Komatsu H, et al.：TTV infection in children born to mothers infected with TTV but not with HBV, HCV, or HIV. J Med Virol 74：499-506, 2004

（十河　剛）

6 胆道閉鎖症

概　念

1．定　義

肝外胆管および肝内胆管の原因不明の進行性および硬化性炎症の結果，肝外胆管の一部または全部が完全に閉塞するか，破壊されるかまたは消失して，肝から十二指腸へ胆汁を排泄できない新生児，乳児の肝胆道疾患である．

2．分　類

胎児型（出生前型）と周産期型（後天型）に分けられる．胎児型は出生直後に発症し先天性奇形を伴う．多脾，無脾，腹部内臓逆位，十二指腸前門脈，腸回転異常，などを合併する胆道閉鎖症脾奇形症候群はその典型で，北米では10％を占める[1]という．残りの大多数は周産期型で，遅くとも生後4か月までに淡黄色便を発症し，先天性奇形を伴わない．

3．病　型

基本型は3つに分類され，I型は総胆管閉塞（全体の10％），II型は肝管閉塞（同2％），III型（同88％）は肝門部閉塞による（図1）[2,3]．かつては肝外胆管と消化管との吻合の可否によって，吻合可能型と吻合不能型に分けて，前者には肝管空腸吻合を行い，後者は手術不能として閉腹していた．1959年，葛西が肝門部（空）腸吻合術[4]（以下，葛西手術）を考案して，本症の大部分を占める吻合不能型の患児の一部に黄疸消失と長期生存の道を開いた．

疫　学

出生1万人に対する頻度はおよそ，日本人では1.1人，台湾で1.5人，イギリス，フランスで0.5

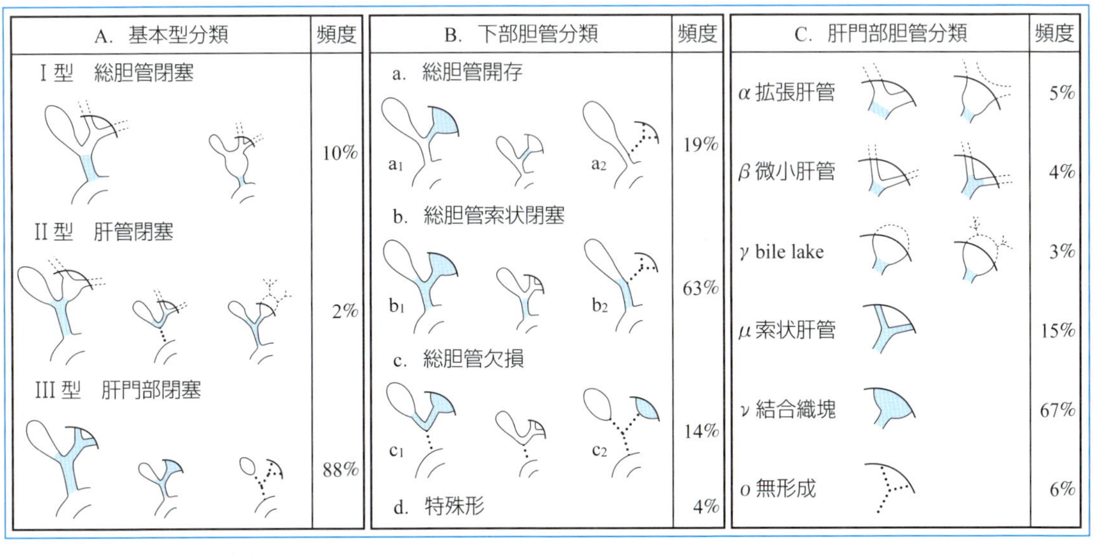
A．基本型分類
頻度
I型　総胆管閉塞
10%
II型　肝管閉塞
2%
III型　肝門部閉塞
88%
B．下部胆管分類
頻度
a．総胆管開存
a1
a2
19%
b．総胆管索状閉塞
b1
b2
63%
c．総胆管欠損
c1
c2
14%
d．特殊形
4%
C．肝門部胆管分類
頻度
α 拡張肝管
5%
β 微小肝管
4%
γ bile lake
3%
μ 索状肝管
15%
ν 結合織塊
67%
o 無形成
6%

図1　胆道閉鎖症の症型分類

〔葛西森夫，他：先天性胆道閉塞（鎖）症の新分類法試案．日本小児外科学会雑誌 12：327-331，1976/福井雄一：胆道閉鎖症（biliary atresia）．岡田　正（編著），系統小児外科学，改訂第2版，601-610，2005〕

人，フランス系ポリネシア人では2.9人で人種差がある[5]日本人での男女比は1：1.7で女児に多い．一卵性双胎の発症例（大部分は片方のみ本症），同胞・親子の報告例はあるがきわめてまれである．低出生体重児の頻度は少ないが，母の高年齢，small-for-datesがリスクファクターであるという説[6]もある．

病理・病態生理

肝門部および索状の肝外胆管組織には胆管上皮の変性，著明な細胞浸潤，胆管線維化周囲組織の線維化，管腔の閉塞（硬化性炎症）を認める．肝では著明な胆汁うっ滞，巨細胞変性と浮腫，炎症性細胞浸潤，線維芽細胞の活性化と線維組織の増加による門脈域の拡大を認める．門脈域周囲には多数の偽胆管の増生を認める．周産期型では淡黄色便の発症に先立って高胆汁酸血症を認める[5]ことから，肝外胆管の完全閉塞に先立って胆汁うっ滞が存在することが示唆される．放置すれば，線維化の進行，胆管数の減少をきたす．早ければ生後6週までに胆汁性肝硬変が，8週までに門脈圧亢進症が確立する．

病 因

硬化性胆管炎の原因は確定されていないが，ウイルス感染[7]（レオウイルス，サイトメガロウイルスなど），胆管板形成不全（ductal plate malformation）[8]，免疫学的損傷（immune-mediated damage）[9]，母性マイクロキメリズム[10]など多数の候補があがっているが，確定されていない．複数の病因が存在する（multifactorial）可能性がある．また発症の契機となるウイルスなどへの易感染性（susceptibility）に遺伝性が関与している可能性もある．

臨床症候

1．初 期

日本胆道閉鎖症研究会登録によれば，胎便の色は記載のあるものの，約70%で正常，残りは異常である．新生児期に黄疸が顕著で，光線療法を受けた患児が約40%に上る．

生後14日を過ぎても遷延する黄疸，薄いベージュ色の便（淡黄色便：図2），濃黄色尿が三主徴であるが，初期にはすべてそろっていないこともある．黄疸は中等度であることが多く，くすんだ暗い黄色調である．当初，生後4週頃までは黄色で正常と思われた便色が，以降に薄いベージュ色になることも少なくない．尿が黄色から褐色になるのはビリルビン尿のためであるが，これも初期には目立たないことがある．頭蓋内出血で発症する場合を除いて，初期には全身状態がよいことが多い．

肝は腫大して肋骨弓下および正中線上で触知し，表面は平滑で堅い．脾を触知することが多い．内臓逆位を合併することがあるので，触知する場合には肝，脾ともに全長にわたって触診する．

2．晩 期

生後3〜4か月を過ぎる頃から慢性肝疾患の様相を呈する．すなわち黄疸の増強，成長障害，皮膚瘙痒，肝脾腫大，腹壁血管の怒張，消化管出血，腹水貯留などが顕著となる．適切な治療を行うことなく放置すれば，胆汁性肝硬変，慢性肝不全をきたして，2〜3歳までに死亡する．

診 断

1．検 査

①一般臨床検査（初期の所見）：光線療法を受ける患児には，この新生児期早期から直接型ビリルビン優位（直接/総ビリルビン比が20%以上）の高ビ

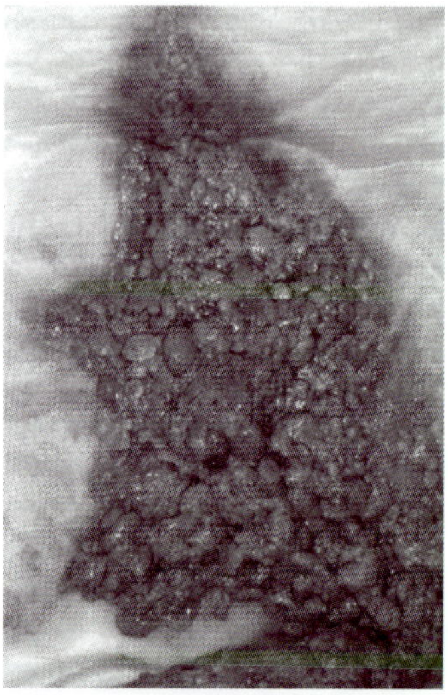

図2 淡黄色便〔口絵24，p.vii〕

リルビン血症を呈するものがある．生後1～2か月までの血清総ビリルビン値は通常，5～10 mg/dLで直接型優位（直接型/総ビリルビン比≧20%）である．一般肝機能検査では血清AST，ALTが中等度に上昇する．新生児肝炎に比べてγ-GTPが200 IU/L以上であることが多い．ビタミンKの吸収不良による欠乏をきたしやすく，かかる患児はプロトロンビン時間，ヘパプラスチン時間の延長をきたす．その他，血清総胆汁酸上昇（総3α水酸化型胆汁酸；≧40 μmol/L），AST，ALTの中等度上昇，便ビリルビン陰性を認める．胆道閉鎖症では血清リポプロテイン-X陽性のことが多いが，肝内胆汁うっ滞でも重症では陽性となる．感染症が疑われる場合には，血清CRP陰性，尿培養・血液培養陰性から細菌性肝炎・敗血症を除外する．

②超音波検査：主な所見としては，肝内胆管の拡張は通常認めない，絶食としても胆嚢が描出されないか小さいことが多い．triangular cordサインを認めれば胆道閉鎖症の可能性が高いが，感度は低い（**総論 C.3.腹部超音波検査**参照）．

③肝胆道シンチグラム：胆道閉鎖症では核種（^{99m}Tc）の腸管排泄を認めないが，肝内胆汁うっ滞の重症例では同様の所見を呈する（**総論 C.7.シンチグラフィ**参照）．

④十二指腸液検査[11)]：自然または透視下でEDチューブを十二指腸に留置し（pH7以上で確認），十二指腸液を24時間，分画採取する．胆道閉鎖症ではビリルビン色素を認めないが，重症の肝内胆汁うっ滞でも同様の所見を呈する．逆に液が黄色であれば，この時点で胆道閉鎖症の可能性はまずないので他疾患を鑑別する．

⑤肝生検：通常は経皮的針生検を行う（本項**病理・病態生理**参照）．経験豊富な病理医が必要である．できれば開腹術前または術中，術後1，2日以内に結果が報告されることが望ましい．

⑥遺伝学的検査：Alagille症候群（**各論 G-Ⅱ.8. Alagille症候群**参照），シトリン欠損症による新生児肝内胆汁うっ滞（**各論 G-Ⅱ.9.シトリン欠損による新生児肝内胆汁うっ滞**参照），ミトコンドリア異常症（**各論 G-Ⅱ.12.ミトコンドリア肝疾患**参照）など必要な場合に限られる．

⑦腹腔鏡：胆嚢の萎縮，肝の肉眼的所見の観察ができ，手術的胆道造影により肝外胆管の閉塞を直接確認できるが，全身麻酔を必要とするので，鏡視下葛西手術に先立って行うことがある．

⑧内視鏡的逆行性胆管膵管造影（ERCP）：胆道閉鎖症では膵管のみが造影され，胆管が描出されないので有用だが，技術的に容易ではないことと，全身麻酔を必要とするのが欠点である．

以上，どの検査も診断を確定することはできない．試験開腹を想定して，術前検査一式を行うとともに，小児外科医に患者の情報を予め伝え，手術予定を決定しておくことが重要である．

2．鑑別診断

感染症のうち敗血症，尿路感染症による細菌性肝炎は内科治療が，また先天性胆道拡張症は外科治療が可能なので超音波検査などから除外する．肝内胆汁うっ滞では特にAlagille症候群の除外が重要である．本症候群の一部で肝外胆管の閉塞を伴う症例があるからで，かかる症例に葛西手術を行っても減黄効果が得らないことが多い．他にシトリン欠損による新生児肝内胆汁うっ滞，進行性家族性肝内胆汁うっ滞，ミトコンドリア肝疾患などの肝内胆汁うっ滞の可能性が除外されていることが必要である（**各論 G-Ⅱ.7.その他の新生児乳児肝内胆汁うっ滞**；**表1**参照）

3．診断確定

入院後，およそ7～10日間のうちに上記の鑑別診断を可及的に行い，胆道閉鎖症の可能性を除外できない場合には，開腹手術を施行する．①胆嚢に管腔がないかまたは肝外胆管に嚢胞腔がない（胆道造影ができない），または②手術的胆道造影で十二指腸と肝内胆管の連続性が描出できないことをもって，本症と確定する．

治　療

1．術　前

プロトロンビン時間（INR）の延長または%ヘパプラスチン時間の延長があれば，胆道閉鎖症の有無にかかわらず，ビタミンKを筋注投与する．

2．手　術

原則として一期的には肝門部空腸吻合術（葛西手術）を行う．これは肝門部廓清と胆汁内瘻としての肝門部空腸Roux-en-Y吻合からなる（**図3**）[12)]．

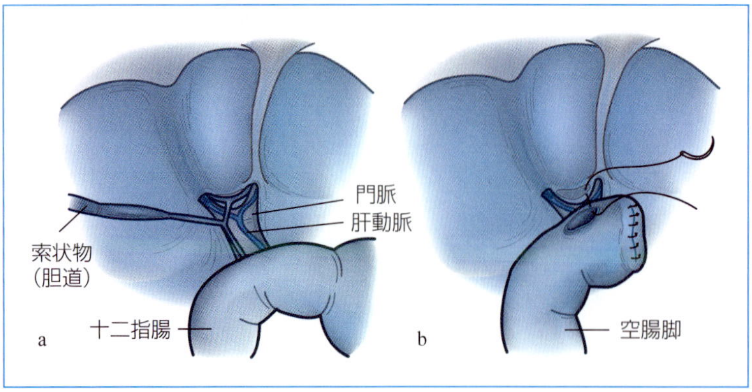

図3 葛西手術
a：肝門部廓清，b：肝門部空腸吻合
〔Kasai M, et al.：Surgical treatment of biliary atresia. J Pediatr Surg 3：665-675, 1968，を元に作成〕

3. 術　後

術直後には上行性胆管炎の予防に，抗菌薬(通常，アンピシリン4週間，ゲンタマイシン2週間)，副腎皮質ステロイド[13]の静脈内投与を行う．術後4週からはバクターの経口投与を少なくとも6か月持続する(いずれもエビデンスはなし)．栄養はMCTを主体とし，脂溶性ビタミン(A，D，E，K)を補充する．

合併症

主なものは胆管炎，肝内胆管囊胞状拡張[14]，静脈瘤破裂(食道，胃など)，汎血球減少，肺内動静脈シャント[15]，肺高血圧[16]，限局性結節性肝過形成[17]，肝悪性腫瘍[18]，などである．

転帰・長期予後

自己肝による長期生存を初期に推定する指標には諸説あるが，葛西術後2か月での血清総ビリルビン，直接型ビリルビン，ASTあるいその組み合わせが，実用的かつ信頼性が高い[19〜20]．日本胆道閉鎖症研究会登録によれば，術後1年では黄疸消失生存が57%，黄疸あり生存が11%，肝移植生存が25%，死亡が4%である．東北大学小児外科単独の結果では，Kaplan-Meier法による本症III型の20年自己肝生存率は，葛西手術時日齢が60日以内で43%，61〜90日で33%，91〜120日で25%，121〜150日で7%，151日以降で0%であった[21]．

黄疸なく長期生存する患者はこの10数年飛躍的に増加し，健常児と変わらないQOLを享受する者もいる[22]．通学ばかりでなく，通勤，就職，結婚，出産さえ経験する患者もいるが，20年生存しても，多くの患者は程度の差はあれ肝硬変を合併していて[23]，いずれ肝移植を必要とする可能性が高い．また長期生存者のQOLに関しても評価方法によって必ずしも良好とはいえないとする説[24]もあり，患者などへの説明には慎重を要する．

1. 肝移植

黄疸が消失しない，黄疸がいったん消失しても再発して持続する，胆管炎を反復する，門脈圧亢進症による消化管出血をきたす，成長障害を伴うなどの症例には，肝移植の適応がある．1989〜2010年の間にわが国で行われた生体肝移植2,224例のうち，1,471例(66.1%)は胆道閉鎖症の患児を対象としており，移植術後の20年生存率は84.8%と良好である[25]．

2. マススクリーニング

本症の患児を早期発見し，早期手術を施行することの重要性が長年にわたって強調されてきたが，生後60日以内に葛西手術を受ける患児は最近まで全体の約40%にとどまっていた．各種のスクリーニング法が検討されたが，便色カード法[26]が松井らによって考案され，1994年から栃木県などでパイロットスタディが開始された．この研究で自己肝生存率の向上が期待されたこと，台湾[27]，スイスでわが国に先立って全国的に実施されたこと，小児期肝移植数の減少が期待できる[28]という説などに後押しされて，厚生労働省は改訂版便色カード[29]を母子健康手帳の1か月健診の頁に綴じこむように各市町村に通達し，2012年4月からわが国における胆道閉鎖症のマススクリーニングが開始された．このカードは現在，北京，カナダ[30]の一部でも使用されており，本症の長期的予後の改善と患者の QOL の向上が期待される.

●文献

1) Schwarz KB, et al.：Extrahepatic anomalies in infants with biliary atresia：results of a large prospective North American multicenter study. Hepatology 58：1724-1731, 2013
2) 葛西森夫, 他：先天性胆道閉塞(鎖)症の新分類法試案. 日本小児外科学会雑誌 12：327-331, 1976
3) 福井雄一：胆道閉鎖症(biliary atresia). 岡田 正(編著), 系統小児外科学, 改訂第 2 版, 601-610, 2005
4) 葛西森夫, 他：先天性胆道閉塞症の"所謂手術不能"例に対する新手術々式－肝門部腸吻合術. 手術 13：733-739, 1959
5) Jimenez-Rivera C, et al.：International incidence and outcomes of biliary atresia. J Pediatr Gastroenterol Nutr 56：344-354, 2013
6) Fischler B, et al.：A population-based study on the incidence and possible pre- and perinatal etiologic risk factors of biliary atresia. J Pediatr 141：217-222, 2002
7) Rauschenfels S, et al.：Incidence of hepatotropic viruses in biliary atresia. Eur J Pediatr 168：469-476, 2009
8) Tan CE, et al.：The developing human biliary system at the porta hepatis level between 11 and 25 weeks of gestation：a way to understanding biliary atresia. Part 2. Pathol Int 44：600-610, 1994
9) Mack CL, et al.：Clues to the etiology of bile duct injury in biliary atresia. Semin Liver Dis 32：307-316, 2012
10) Suskind DL, et al.：Maternal microchimerism in the livers of patients with biliary atresia. BMC Gastroenterol 4：14, 2004 (http://www.biomed central.com/1471-230X/4/14)
11) Greene HL, et al.：A diagnostic approach to prolonged obstructive approach by 24-hour collection of duodenal fluid. J Pediatr 95：412-414, 1979
12) Kasai M, et al.：Surgical treatment of biliary atresia. J Pediatr Surg 3：665-675, 1968
13) Bezerra JA, et al.：Use of corticosteroids after hepatoportoenterostomy for bile drainage in infants with biliary atresia：the START randomized clinical trial. JAMA 311：1750-1759, 2014
14) Tsuchida Y, et al.：Cystic dilatation of the intrahepatic biliary system in biliary atresia after hepatic portoenterostomy. J Pediatr Surg 29：630-634, 1994
15) Sasaki T, et al.：Development of intrapulmonary arteriovenous shunting in postoperative biliary atresia: evaluation by contrast-enhanced echocardiography. J Pediatr Surg 35：1647-1650, 2000
16) Ogawa E, et al.：Living-donor liver transplantation for congenital biliary atresia with porto-pulmonary hypertension and moderate or severe pulmonary arterial hypertension：Kyoto University experience. Clin Transplant. 2014. doi：10.1111/ctr. 12415.[Epub ahead of print]
17) Yoon HJ, et al.：Hepatic tumours in children with biliary atresia：single-centre experience in 13 cases and review of the literature. Clin Radiol 69：e113-e119, 2014
18) Fukuda A, et al.：Incidentally detected cholangiocarcinoma in an explanted liver with biliary atresia after Kasai operation. Pediatr Transplant 17：E62-E66, 2013
19) Goda T, et al.：The most reliable early predictors of outcome in patients with biliary atresia after Kasai's operation. J Pediatr Surg 48：2373-2377, 2013
20) Koga H, et al.：Factors influencing jaundice-free survival with the native liver in post-portoenterostomy biliary atresia patients：results from a single institution. J Pediatr Surg 48：2368-2372, 2013
21) Nio M, et al.：Impact of age at Kasai operation on short- and long-term outcomes of type III biliary atresia at a single institution. J Pediatr Surg 45：2361-2363, 2010
22) Howard ER, et al.：Survival patterns in biliary atresia and comparison of quality of life of long-term survivors in Japan and England.J Pediatr Surg 36：892-897, 2001
23) Lykavieris P, et al.：Outcome in adulthood of biliary atresia：a study of 63 patients who survived for over 20 years with their native liver. Hepatology 41：366-371, 2005
24) Sundaram SS, et al.：Health related quality of life in patients with biliary atresia surviving with their native liver. J Pediatr 163：1052-1057, 2013
25) Kasahara M, et al.：Long-term outcomes of pediatric living donor liver transplantation in Japan: an analysis of more than 2200 cases listed in the registry of the Japanese Liver Transplantation Society. Am J Transplant 13：1830-1839, 2013
26) Matsui A, et al.：Screening for biliary atresia. Lancet 345：1181, 1995
27) Hsiao CH, et al.：Universal screening for biliary atresia using an infant stool color card in Taiwan. Hepatology 47：1233-1240, 2008
28) Serinet MO, et al.：Impact of age at Kasai operation on its results in late childhood and adolescence：a rational basis for biliary atresia screening. Pediatrics 123：1280-1286, 2009
29) 松井 陽：胆道閉鎖症早期発見のための便色カード活用マニュアル. 2012(http://www.ncchd.go.jp/center/benshoku/for_medicalperson/docs/manual2.pdf)
30) Schreiber RA, et al.：Home-based screening for biliary atresia using infant stool colour cards: A large-scale prospective cohort study and cost-effectiveness analysis. J Med Screen 21：126-132, 2014

(松井 陽)

各 論　G 肝胆道疾患　Ⅱ. 胆汁うっ滞

7 その他の新生児乳児肝内胆汁うっ滞(胆道閉鎖症と鑑別すべき疾患)

概 念

胆汁うっ滞とは胆汁に分泌されるべき成分が血液中や肝外の組織中にみられることであり[1]，血清の直接ビリルビン高値は異常である．

母乳性黄疸や生理的黄疸にまぎれて直接ビリルビン高値の胆汁うっ滞は見落とされやすいが，その多くは予後のよくない疾患であり，小児科医には黄疸をきたした新生児例からこれらの疾患例をすくいあげる努力が求められている[2]．鑑別が多岐にわたるため，頻度の高いものから順に，患児への侵襲を考慮しつつ精査する．

疫 学

乳児の胆汁うっ滞の頻度は海外では2,500例に1例程度とされ，わが国でもおおむね同程度と推測される[3]．胆汁うっ滞性疾患のなかでは胆道閉鎖症がもっとも多く，次いで比較的遭遇しやすいのはAlagille症候群，シトリン欠損症による新生児肝内胆汁うっ滞(neonatal intrahepatic cholestasis cause by citrin deficiency：NICCD)，進行性家族性肝内胆汁症(progressive familial intrahepatic cholestasis：PFIC)などである．頻度は本書の個々の項目を参照されたい．他の重篤な新生児溶血性疾患の3%は胆汁うっ滞を伴い，追跡すべきという[3]．

本項の主題はそれ以外の胆汁うっ滞症であり，**表1**のようなリストがしばしば作成されている[1,2]．

病態生理

生理的な胆汁うっ滞は生後2週頃までに改善し始める．しかし，乳児の臓器は胎児期の発生を継続しており，肝臓も例外でなく予備力は少ない．胆汁排泄能も低く，このために多彩な疾患が乳児期に胆汁うっ滞のかたちで現れる．

多彩な疾患が胆汁うっ滞に至るメカニズムは，それぞれ異なると思われる．Alagille症候群，NICCD，PFICは各項目を参照されたい．

新生児の尿路感染症が黄疸をきたすのは，流血中のエンドトキシンが肝内のKupffer細胞に作用し，微小環境内でサイトカイン放出を介してトランスポーター発現を低下させるためとみられる．これは感染症に対する肝の反応の一部とも考えられる[4]．完全中心静脈栄養(total parenteral nutrition：TPN)に伴う胆汁うっ滞症のメカニズムには胆汁産生の未熟性，感染と炎症，腸管機能の不足，有害物質の存在などが想定され，近年はフィトステロールの関与が疑われている[4]．

他に，最近，母乳性黄疸についてMaruoらは*UGT1A1*6*多型が過半数で関与することを示し，母乳に含まれる5α-pregnane-3α, 20β-diolが同遺伝子の産物に作用して肝でのグルクロン酸抱合が低下しうることを指摘している[5]．

臨床症候

1. 症 状

基礎疾患によりさまざまであるが，黄疸とともに暗黒色の尿，色の薄い便がみられる．概して初期は一見健康にみえやすく，重複する母乳性黄疸の消退は誤った先入観を与えやすい．ビタミンK欠乏に伴う皮膚の止血困難で気づかれる例がある．他の胆汁うっ滞の重篤な症状は各項目を参照されたい．

黄疸に伴って神経症状(易刺激性，活気低下，哺乳力低下，筋緊張低下，けいれんなど)をみれば，敗血症，頭蓋内出血，あるいはZellweger症候群

表1　胆道閉鎖症と鑑別すべき疾患

・胆道の閉塞をきたす疾患
- 先天性胆道拡張症
- Alagille症候群，非症候性肝内胆管減少症（non-syndromic paucity of interlobular bile duct）
- Caroli病，先天性肝線維症
- 膵胆管合流部異常，胆管狭窄
- 胆石症，濃縮胆汁症候群（inspissated bile），mucous plug
- 腫瘍・腫瘤（胆管内および胆管外）
- Claudin1変異を認める新生児硬化性胆管炎特発性胆管穿孔

・肝内胆汁うっ滞性の疾患
- 進行性家族性肝内胆汁うっ滞症
  - Type 1（Byler's disease，FIC1病），Type 2（BSEP病），Type 3（MDR3病），TJP2異常症
- 良性反復性肝内胆汁うっ滞症（Type 1）
- Dubin-Johnson症候群（MRP2病），Rotor症候群
- arthrogryposis，renal dysfunction，and cholestasis（ARC）syndrome（VPS33B病）
- Aagenaes症候群（hereditary cholestasis with lymphedema）
- 北米インディアンにみられる胆汁うっ滞症
- Nielsen症候群（グリーンランドイヌイットにみられる）

・免疫学的な異常
- 新生児ヘモクロマトーシス
- 新生児血球貪食リンパ組織球症

・感染症（先天性を含む）
- ウイルス性
  - サイトメガロウイルス（CMV），単純ヘルペスウイルス（HSV），その他のウイルス*
- 細菌性
  - *E. coli*, *K. pneumoniae*（いずれも尿路感染症，敗血症），リステリア症，結核
- 原虫・寄生虫・真菌
  - 梅毒，トキソプラズマ症，マラリア，トキソカラ症，レプトスピラ症，ヒストプラズマ症

・内分泌疾患
- 甲状腺機能低下症・亢進症，汎下垂体機能低下症（septo-optic dysplasia），McCune-Albright症候群，HNF1β変異を伴うmaturity-onset diabetes of the young type 5（MODY5），Donahue症候群（leprechaunism）

・代謝性疾患
- アミノ酸代謝異常
  - チロシン血症，高メチオニン血症
- 尿素サイクル異常症（arginase欠損症）
- 単糖類の代謝異常
  - ガラクトース血症，果糖不耐症，先天性グリコシル化異常症
- 蓄積病
  - Nieman-Pick病（type C），Gaucher病
  - Wolman病，コレステロールエステル蓄積症（CESD）
  - ムコリピドーシスII型（I cell disease），ムコ多糖症VII型
  - 糖原病IV型，Farber病IV型
- 金属の代謝異常症
  - MEDNIK症候群
- ミトコンドリアの異常
  - シトリン欠損症，呼吸鎖欠損症，GRACILE症候群
- β酸化の異常
  - 短鎖アシルCoA脱水素酵素欠損症，長鎖アシルCoA脱水素酵素欠損症
- ペルオキシゾーム病
  - Zellweger症候群，乳児Refsum病，その他
- 胆汁酸代謝異常症
  - 3β-水酸化-Δ5C27ステロイド脱水素酵素イソメラーゼ（3β-HSD）欠損，δ4-3-オキシステロイド5βリダクターゼ欠損，オキシステロール7α-ヒドロキシラーゼ欠損，ステロール27-ヒドロキシラーゼ欠損，2-methyl-CoA-racemase CoA/amino acid N-acyltransferase欠損
- コレステロール生合成の異常
  - Smith-Lemli-Opitz症候群，lathosterosis，メバロン酸キナーゼ欠損症（高IgD症候群）
- α1-アンチトリプシン欠損症，嚢胞性線維症

・中毒
- 薬物**
- 完全中心静脈栄養
- セフトリアキソンによる胆石症

・循環障害
- うっ血性心不全，新生児仮死，ショック，胎児不整脈
- 体外循環（ECMO）
- Budd-Chiari症候群，静脈閉塞性疾患

・染色体異常
- 常染色体性トリソミー（21トリソミー，18トリソミー，13トリソミーなど），Turner症候群

・不明の共存
- 新生児白血病，神経芽細胞腫，肝芽腫，histiocytosis X，新生児ループス，インド小児肝硬変，移植片対宿主病（GVHD），胎児赤芽球症，胎児血栓性血管障害，systemic juvenile xanthogranuloma, pseudo-TORCH症候群, COACH症候群（MKS3，CC2D2A，RPGRIP1L変異），Jeune症候群，Kabuki症候群

・その他の関連する病態
- 門脈体循環短絡
  - 静脈管開存，先天性門脈欠損症
- 溶血性の疾患

*：HHV-6，水痘，風疹，エコーウイルス，レオウイルス3型，アデノウイルス，コクサッキーウイルス，エンテロウイルス，パルボウイルスB19，A・B・C型肝炎，ヒト免疫不全ウイルス，Epstein-Barrウイルス
**：覚醒剤，胎児アルコール症候群，抱水クロラール，アルミニウム，エリスロマイシン，イソニアジド，リファンピシン，メトトレキサート，テトラサイクリン，含硫化合物

〔Feldman A, et al.：Chapter 8. Approach to the infant with cholestasis. In：Suchy FJ, et al.(eds), Liver Disease in Children. 4th ed., Cambridge Medicine, 101-110, 2014，ほかを改変〕

を含む代謝異常症，ミトコンドリア肝症，進行した肝不全などに注意する．

2. 所　見

新生児の黄疸は総ビリルビンが5(mg/dL)以上でないと見出されにくいが，眼球結膜は比較的観察しやすい．

高度の肝腫大は超音波を併用するか，常に腸骨縁から肝を探す工夫がないと見落とされやすい．

頬部の毛細血管拡張，手掌紅斑にも気をつけたい．ほか一般的所見は各項目を参照されたい．

診 断

胆汁うっ滞を診るには診断と並行してビタミンK欠乏症を治療する必要があり，欠乏症を発見すれば経静脈投与する．予防可能な脳出血を確実に予防することが大切である．同様のことが甲状腺機能低下症での甲状腺薬，尿路感染症での抗菌薬，ミトコンドリア肝症でのビタミンカクテル，ガラクトース血症(一次性)での乳糖除去ミルクなどについてもいえる[3)]．

1．検 査

症状がある場合のスクリーニングには直接ビリルビンを測定する．わが国では総ビリルビンと直接ビリルビンが測定されており，抱合型ビリルビンはあまり用いられていない．北米小児消化器肝臓栄養学会(North American Society for Pediatric Gastroenterology, Hepatology and Nutrition：NASPGHAN)は，血清中の抱合型ビリルビン1.0(mg/dL)をスクリーニングの閾値としこれを超えれば精査を勧めている．直接ビリルビンの場合は総ビリルビン値5(mg/dL)までであれば1.0(mg/dL)，総ビリルビン値5以上ではその20%を閾値としている[3)]．より確実なスクリーニングには血清総胆汁酸を測定する．直接ビリルビン高値で総胆汁酸正常と解離している場合は胆汁酸代謝異常症を考える．

直接ビリルビン値の1回のスクリーニングでは診断されない胆汁うっ滞症例も現存するため，ガイドラインを盲信せず，経時的に観察して病的胆汁うっ滞を確実に除外することが大切である．

スクリーニング陽性の場合に，一般状態に留意しつつ血液検査，腹部超音波，タンデムマススクリーニング，アミノ酸分析，尿中有機酸分析，十二指腸液採取など侵襲の少ない検査から鑑別を進める．

2．鑑別診断

従来「特発性新生児肝炎(idiopathic neonatal hepatitis)」が診断名として用いられたが，**表1**の疾患が診断されるようになり，徐々に用いられなくなっている．

γ-GTPはしばしば鑑別に有用であり，これが正常か，AST・ALT上昇と比べて不当に低い場合にPFIC，胆汁酸代謝異常症などが鑑別にあがりやすい．

遺伝子解析は重要な手段であり，最近は網羅的に複数遺伝子を同時に解析した報告がみられる．従来は肝生検を経て候補疾患を絞り込んでから遺伝子解析する手法が主流であったが，複数遺伝子を安価・迅速に解析できるならば，今後は頻用される可能性がある．

門脈体循環短絡があると哺乳後の高ガラクトース血症(二次性)と高胆汁酸血症がみられ，マススクリーニングから鑑別にあがる例が目立つ．黄疸・凝固障害は軽度で，画像診断で胆汁うっ滞症から除外される．

予 防

2012年4月から全国で母子手帳に便色カラーカードが添付され，保護者に「便色の異常は重要」と知れわたるようになった．これに伴い胆道閉鎖症以外でも便色の異常を訴えて早期に医療機関を受診する例が目立つようになりつつある．今後の効果拡大が期待される．

●文献

1) Feldman A, et al.：Chapter 8. Approach to the infant with cholestasis. In：Suchy FJ, et al.(eds), Liver Disease in Children. 4th ed., Cambridge Medicine, 101-110, 2014
2) Feldman A, et al.：Neonatal Cholestasis. Neoreviews 14：e63-e73, 2013. doi：10.1542/neo.14-2-e63
3) Moyer V, et al.：Guideline for the Evaluation of Cholestatic Jaundice in Infants：Recommendations of the North American Society for Pediatric Gastroenterology, Hepatology and Nutrition. J Pediatr Gastroenterol Nutr 39：115-128, 2004
4) Gupta NA, et al.：Chapter 3. Mechanism of bile formation and cholestasis. In：Suchy FJ, et al.(eds), Liver Disease in Children. 4th ed., Cambridge Medicine, 24-31, 2014
5) Maruo Y, et al.：Bilirubin uridine diphosphate-glucuronosyltransferase variation is a genetic basis of breast milk jaundice. J Pediatr 165：36-41, 2014

（工藤豊一郎）

各 論　G 肝胆道疾患　Ⅱ. 胆汁うっ滞

8 Alagille 症候群

概 念

Alagille 症候群は 1969 年に Alagille らによって報告された常染色体優性遺伝形式を示す疾患であり，古典的には生検組織における肝内胆管低形成に 5 つの主要な症候(胆汁うっ滞，特徴的顔貌，心血管奇形，椎体奇形，眼の奇形)のうち 3 つ以上を有するもの，と定義されてきた．しかし，責任遺伝子が同定されるとその臨床像が非常に多彩であることがわかり，近年，疾患概念が変化しつつある．

疫 学

以前の海外からの報告では，胆汁うっ滞を呈する症例をもとにした本症の推定発症頻度は 1/7 万人程度とされていた．しかしその後，原因遺伝子が同定され，胆汁うっ滞を呈さない症例も存在することが判明し，実際の有病率は 1/3 万人程度になると推測されている．わが国の本症患者数は 200～300 名程度と見込まれている[1]．

病 因

染色体 20p12 に存在する Jagged1 をコードする *JAG1* の変異が，臨床的に診断された患者の 94% で見つかっている．また，その Jagged1 の受容体をコードする *NOTCH2* に変異を示す患者も，これまでに 100 例ほど報告されている．Notch シグナル経路は，胆管をはじめ，血管，神経，体節など多くの発生過程における細胞の分化を制御しており，本症で認められる一連の症状は，胎生期に始まる発生・分化の異常によるものと考えられる．ただし，本症では遺伝子変異の種類と臨床像に相関が認められないことから，遺伝的修飾因子，環境因子の関与も示唆される．

表 1　Alagille 症候群の臨床像

	発端者(米国)[2]	発端者(日本)[1]	血縁者[3]
肝胆道系異常	91	95	31
心奇形	85	89	41
椎体の異常	87	52	26
眼科的異常	88	37	71
特徴的顔貌	95	—	91
成長障害	50	49	—
発達遅滞	16	26	—
腎泌尿器系異常	—	15	—
血管系の異常	—	10	—

(単位：%)

臨床症候

1. 症　状(表 1)[1~3]

本症はきわめて多彩な症状を示すことが知られている．古典的な臨床症状は以下の 5 つである．

1) 胆汁うっ滞

典型例では乳児期早期より黄疸，淡黄色便を呈する．また，多くの症例で乳児期より肝腫大を呈するが，脾腫は遅れて出現することが多い．皮膚瘙痒感は慢性肝疾患のなかでもっとも重篤で，黄疸のない症例でも乳児期から出現することが多い．

2) 心血管系の異常

末梢肺動脈狭窄がもっとも多く，心雑音を聴取する．肺動脈狭窄は単独で存在することも，Fallot 四徴症などの心内奇形を伴うこともある．心病変は，Alagille 症候群で早期の生命予後を規定する因子となっており，肝移植後の予後にも影響する．また脳血管奇形，脳動脈瘤を有する例が存在し，脳内出血も死因となりうる．その他，大動脈瘤・狭窄，腎動脈，腹腔動脈，上腸管動脈など，全身の血管に異常が報告されている．

3）特徴的顔貌

突き出した前額，後退した眼窩部，ストレートな鼻梁，小顎が特徴的であるとされるが，日本人では明確ではなく，特に新生児・乳児期には判別がむずかしいことがある．

4）椎体の異常

前弓癒合不全による蝶形椎体が典型的であるが，通常は無症状である．半椎体や二分脊椎，第12肋骨の欠損を認めることもある．

5）眼科的異常

後部胎生環が最多であるが，わが国では出現頻度は低いと報告されている．また，後部胎生環は本症以外でも出現する．本症における他の眼科的異常として小角膜，円錐角膜，外斜視をはじめ多数の症状が報告されているが，通常は視力には影響を及ぼさない．

2．合併症

1）反復性骨折

骨粗鬆症や，それに伴う病的骨折をしばしば認める．反復性の骨折，特に大腿骨の骨折を認めたときに肝移植の適応となる．肝移植後には易骨折性は改善する．

2）脂質異常症（黄色腫）

血中総コレステロール値が500 mg/dLを超える症例では，おおむね黄色腫を認める．本症における高コレステロール血症の心血管系に対するリスクは否定的である．

3）腎障害

40～70%の症例で腎病変が認められると報告されており，本症における腎病変の重要性が認識されてきた．異常のなかでは腎の形成異常がもっとも多く，尿細管性アシドーシス，膀胱尿管逆流症を伴うことがある．

4）成長障害

約半数の症例で成長障害を認める．低身長は成長ホルモン補充には不応性であり，肝移植による長期的改善効果も不明である．

5）発達遅滞

特殊支援を要する認知障害，運動障害から，うつ病，反抗的な性格，注意欠陥多動性障害まで，さまざまな発達遅延や学習障害を認める．

6）肝細胞がん

最低4歳よりの肝細胞がんの報告がある．肝細胞がんは，肝硬変の有無にかかわらず発生する．

診 断

1．検 査

1）一般肝機能検査

高直接ビリルビン血症，γ-GTP，ALPなど胆道系酵素の上昇，血清総胆汁酸の上昇を認める．トランスアミナーゼの上昇は，胆汁うっ滞に比して軽度であることが多い．また，コレステロールは上昇（総コレステロール値は時に2,000 mg/dLを超える）するが，肝臓の合成能は比較的よく保たれることが多い．

2）胸部X線撮影

先天性心奇形による心陰影の異常，および椎体の異常を認めることがある．

3）心臓超音波検査

先天性心奇形を検索する．

4）眼科検査

後部胎生環のほか，網膜色素変性症，網膜脈絡膜の萎縮などを検索する．

5）腹部画像検査

特に胆道閉鎖症との鑑別を要する場合は，腹部超音波検査および胆道排泄シンチを行う．核種の十二指腸への排泄を認めれば胆道閉鎖症は否定されるが，排泄を認めなくてもAlagille症候群は否定できない．

6）肝生検

本症の診断において，生検肝組織での小葉間胆管の低形成がもっとも重要な因子だと考えられてきた．典型例では小葉間胆管の減少を認めるが，乳児期早期には明らかでないことがある一方で，本症以外でも小葉間胆管の減少を呈する病態もあるので注意が必要である．一部，細胆管増生を伴う門脈域の炎症を示す症例は，胆道閉鎖症との鑑別を要する．必要に応じて追跡肝生検も考慮する．

7）腎機能検査

腎臓の形成異常を画像的に検索する．また尿細管性アシドーシスを検索する．

表 2　「Alagille 症候群」診断基準(案)

1．主要な症候 ①肝病理所見による小葉間胆管の減少 ②臨床所見 a．胆汁うっ滞 b．心臓血管奇形(末梢性肺動脈狭窄がもっとも特徴的所見である) c．骨格の奇形(蝶形椎体が特徴的所見である) d．眼球の異常(後部胎生環が特徴的所見である) e．特徴的な顔貌
2．その他の症候 腎臓，神経血管，膵臓などに Alagille 症候群に特徴的な異常が認められる場合も，本症の診断に重要な所見である
3．参考事項 ①常染色体優性遺伝形式の家族歴 血族内に Alagille 症候群と診断された者がおり，その遺伝形式が常染色体優性遺伝に矛盾しない ②遺伝子診断 *JAG1* 遺伝子，または *NOTCH2* 遺伝子に変異を認める
4．診断の判定基準 以下にあげた 2 つの場合のいずれかを満たす場合を，Alagille 症候群と診断する 〈典型例〉 1 の①を満たし，かつ，②の a～e のうち 3 項目以上を満たす者 〈非典型例，または変異アレルを有するが症状の乏しい不完全浸透例〉 ・1 または 2 にあげた Alagille 症候群に特徴的な症候が 1 項目以上みられる ・常染色体優性遺伝に矛盾しない家族歴がある ・遺伝子診断で上記の所見が認められる 上記の 3 項目のうち，2 項目以上を満たす者

〔須磨崎　亮：厚生労働省難治性疾患克服研究事業「Alagille 症候群など遺伝性胆汁うっ滞性疾患の診断ガイドライン作成，実態調査並びに生体試料のバンク化に関する研究」平成 21 年度総括・分担研究報告書．27，2010〕

8）遺伝子検査

JAG1 および *NOTCH2* 遺伝子の変異を検索する．

9）脳 MR 血管造影

無症候の本症患者の 23% に脳血管奇形が見つかったとする報告もあり，本症と診断された児に対しては，治療可能な異常をスクリーニングするために MR 血管造影を施行することが推奨される．

2．鑑別診断

乳児期に胆汁うっ滞を呈する疾患，特に胆道閉鎖症との鑑別が重要である．Alagille 症候群には肝外胆管にも低形成/無形成を認める例も存在し，そのような症例を胆道閉鎖症と診断し肝門部空腸吻合術を行うと予後は不良であるため，注意が必要である．また心奇形，蝶形椎体，腎奇形などは 22q11 欠失症候群，VATER 症候群などでも認める症状であり，鑑別を有する．

どの検査も単独で Alagille 症候群を診断することはできないので，胆汁うっ滞を呈する乳児を診る際には，家族歴，肝外症状を含め，本症を念頭において鑑別を進めることが重要である．

3．確定診断

古典的な診断基準のほかに，最近の疾患概念の変化に伴い，新たな診断基準が提案されている(表 2)．

治　療

1．胆汁うっ滞に対する一般的な支持療法

利胆薬としてウルソデオキシコール酸，フェノバルビタール，リファンピシン，コレスチラミンを投与する．また，脂肪吸収障害に対しては脂溶性ビタミン剤の補充を行い，胆汁うっ滞下でも吸収のよい中鎖脂肪酸(medium chain triglyceride：MCT)を投与する．

2．先天性心奇形

複雑先天性心奇形があれば修復術を行う．

3．瘙痒感・脂質異常症

瘙痒感に対しては利胆薬，抗ヒスタミン薬などが投与されるが効果は限定的である．また，脂質異常症に対してスタチンは無効であるが，いずれも肝移植により速やかに改善する．

4．肝移植

肝不全，難治性門脈圧亢進症，易骨折性，皮膚瘙痒感，などが適応となる．両親がドナー候補となることの多いわが国では，術前に MR 胆管膵管撮影(magnetic resonance cholangiopancreatography：MRCP)，肝生検を含めた保因者検査を行い，肝病変がないことを確認する必要がある．肝移植の術前には，心機能，腎機能の精査を行う．重症な心血管系異常などの合併症で肝移植の適応とならない症例に対しては，外胆汁瘻の作成により皮膚瘙痒感，黄色腫が改善したという報告がある．

転帰・長期予後

1．肝移植の必要性

Alagille 症候群における肝傷害は独特の自然経過を示す．重篤な胆汁うっ滞を示す児も，肝傷害は一般的に 5 歳頃まで持続したのち，自然に消失・改善する．この自然軽快の機序は不明である．一方で，肝症状を示す児のうち 10〜20% が肝不全に陥り肝移植を要する．総ビリルビン 6.5 mg/dL 以上，直接ビリルビン 4.5 mg/dL 以上，総コレステロール 520 mg/dL 以上が，将来，肝症状が重篤化する危険因子であるとする報告がある．

2．生命予後

本症の患者で，早期死亡の予測因子となるのは複雑心内奇形の合併である．心奇形を伴わなかった群では，20 年生存率が 75%（肝移植を要した群で 60%，要さなかった群で 80%）だったのに対し，心奇形を伴っていた群では 7 年生存率が 40% だった，という報告がある．

遺伝カウンセリング

遺伝カウンセリングの適応は，①非典型例発端者の診断，②生体肝移植ドナー検査の一環としての保因者検査，③発端者の家族のスクリーニング検査があげられる．遺伝子変異から臨床的な重症度を推測することは不可能なので，出生前診断に遺伝子診断を用いることはできない．また本症では，*de novo* の遺伝子変異により発症する例が半数以上あるとする報告があり，遺伝カウンセリングを行う際には生殖細胞におけるキメリズムにも考慮して説明する必要がある．

一方で，発端者（一般に重篤なことが多い）をきっかけに診断された家族例を含めると，症状の発症率や予後は以前報告されていたよりも良好であることがわかってきたため，遺伝子スクリーニングにより診断された患者に予後に関して説明する際には，この点も考慮する必要がある．

●文献

1）須磨崎 亮：厚生労働省難治性疾患克服研究事業「Alagille 症候群など遺伝性胆汁うっ滞性疾患の診断ガイドライン作成，実態調査並びに生体試料のバンク化に関する研究」平成 21 年度総括・分担研究報告書．1-8，27，2010
2）Alagille D, et al.：Syndromic paucity of interlobular bile ducts（Alagille syndrome or arteriohepatic dysplasia）：review of 80 cases. J Pediatr 110：195-200, 1987
3）Kamath BM, et al.：Consequences of *JAG1* mutations. J Med Genet 40：891-895, 2003

●参考文献

・Kamath BM, et al.：Alagille syndrome. In：Suchy FJ, Sokol RJ, Balistreri WF（eds）, Liver Disease in Children. 4th ed., Cambridge University Press, 216-233, 2014

（別所一彦）

9 シトリン欠損による新生児肝内胆汁うっ滞（NICCD）

概 念

1．定 義

責任遺伝子 *SLC25A13* により産生されるシトリン（citrin）の欠損による新生児肝内胆汁うっ滞（neonatal intrahepatic cholestasis caused by citrin deficiency：NICCD）であり，高シトルリン血症を伴う．

2．分 類

高シトルリン血症を示す疾患として，乳児期早期に発症する「古典型シトルリン血症」（citrullinemia type I，CTLN1）と成人期の肝脳疾患「成人発症 II 型シトルリン血症」（adult-onset type II citrullinemia，CTLN2）があるが，このCTLN2とNICCDの責任遺伝子は同一であり，シトリン欠損症は年齢依存性の2つの臨床型に分類される（図1）[1]．NICCDとして発症し，後年にCTLN2として発症した症例がある．

3．病 型

乳児期早期に発見されるNICCDは，新生児マススクリーニング陽性を契機として診断される症例と新生児肝内胆汁うっ滞の精査から診断される病型があるが，おのおの約半数である．前者は，高アミノ酸血症（メチオニン，フェニルアラニン）あるいは高ガラクトース血症陽性が契機となり，肝内胆汁うっ滞や脂肪肝等の存在が明らかにされる．後者は，閉塞性黄疸の鑑別診断にて，高シトルリン血症や脂肪肝等の所見を認めることが契機となる．

疫 学

NICCDの責任遺伝子は *SLC25A13* であるが，この遺伝子異常をもつ日本人キャリアは1/70人，ホモ接合体は1/1,7000人と推定されている．ホモ接合体の20%がCTLN2として発病すると推定されている．

病理・病態生理

シトリンは，ミトコンドリア内膜に局在するアスパラギン酸・グルタミン酸輸送体（aspartate-glutamate carrier：AGC）であることが明らかにされている．AGCはミトコンドリアで生成するアスパラギン酸を細胞質に供給するとともに，リンゴ酸・アスパラギン酸シャトルを構成して細胞質のNADH還元当量をミトコンドリアに輸送する機能をもっている．シトリンの機能喪失は，尿素・蛋白合成，好気的解糖，糖新生，さらにはエネルギー代謝などに障害を与え，シトリン欠損患者の多彩な症状につながるものと推察されている．

シトリン欠損患者では，「リンゴ酸・アスパラギン酸」シャトルが機能しないため，細胞質内で産生されたNADHがNAD^+に酸化されず，細胞質に過剰に蓄積する．また，尿素回路反応に必要なアスパラギン酸は，細胞質内のオキサロ酢酸由来で合成されると想定される．この反応が進むためにも細胞質のNADHは酸化状態（NAD^+）である必要がある．炭水化物を摂取することで細胞質内のNADHは増加し，さらに代謝不全を悪化させるため，本症患者では炭水化物を嫌うものと考えられる．炭水化物からのエネルギーが得られにくいため，蛋白を多く摂取することで，アミノ酸由来のケト酸をエネルギー源とし，さらに細胞質のアスパラギン酸を増やすと同時にNADHの再酸化を促進させ，代償期を維持しているものと推察される．

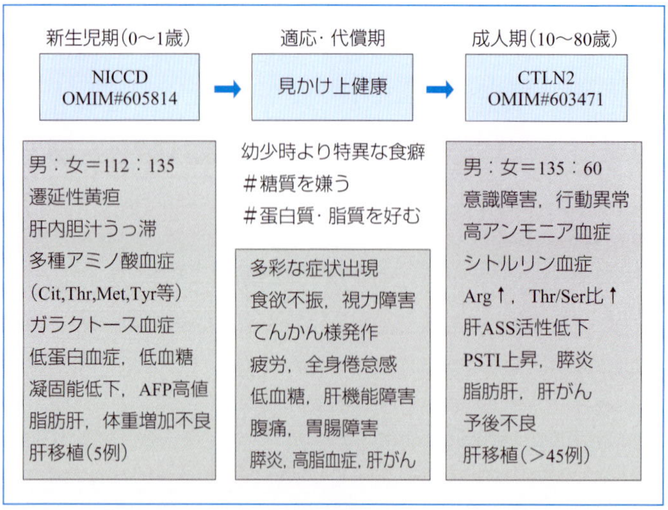

図1　NICCD と CTLN2：2 つの臨床病型

〔小林圭子，他：citrin 欠損症(NICCD，CTLN2)．小児科診療 73(Suppl.)：493，2010，より一部改変〕

臨床症候

1．症　状

新生児マススクリーニング陽性を契機に受診する症例のほか，残りの症例の大部分は，閉塞性黄疸(黄疸，濃褐色尿，灰白色あるいは淡黄色便)を主訴に新生児肝炎や胆道閉鎖が疑われて，生後1～4 か月の間に受診する．

2．所　見

閉塞性黄疸，肝脾腫大，体重増加不良，脂溶性ビタミン欠乏症(出血傾向，くる病)などを認める．

診　断

1．検　査

黄疸に比較して高度な胆汁酸血症，脂溶性ビタミン欠乏症，低蛋白血症，高シトルリン血症を含む多種高アミノ酸血症，高ガラクトース血症を認め，肝生検では脂肪肝(脂肪性肝炎)が認められる．軽度の高アンモニア血症を認めることがある．

2．鑑別診断

新生児胆汁うっ滞を示す胆道閉鎖症，新生児肝炎，Alagille 症候群，進行性家族性肝内胆汁うっ滞症は重要な鑑別すべき疾患である．門脈体循環短絡は，高ガラクトース血症や高胆汁酸血症を示すので注意する．高シトルリン血症を示さないNICCD 症例もある．

3．確定診断

特異な臨床像，脂肪肝等の検査所見から臨床診断は可能であるが，最終的には遺伝子診断による．

治　療

1．新生児・乳児期早期の治療

胆汁うっ滞が強く，肝障害が遷延する症例や体重増加不良を認める場合は，中鎖脂肪酸(medium chain triglyceride：MCT)オイル添加乳糖除去粉乳，MCT 含有フォーミュラの投与が有用である．脂溶性ビタミン，ウルソデオキシコール酸(胆汁酸)を投与する．

2．以後の治療

NICCD 患者は，離乳食が開始されると甘いジュースや米飯を嫌い，豆類や卵，乳製品，揚物などの低炭水化物・高蛋白・高脂肪食品を好む特徴的な食嗜好が現れる．この特異な食行動は，シトリン欠損による代謝不全を代償する合目的行動であると考えられている．細胞質 NADH を増加させない食品や，NADH を酸化する薬剤(ピルビン酸ナトリウム，アルギニン)は効果があると期待されている．

合併症

脂溶性ビタミン欠乏症，進行性肝病変(肝線維症，肝硬変)の潜在と進行(肝不全)に留意する．

転帰・長期予後

多くのNICCD患児は，1歳までに肝機能等の検査所見は正常化し，無症状となる．しかし，肝不全に進行し，1歳前に生体肝移植が行われた症例，16歳でCTLN2を発症した症例が報告されている．NICCD患児は将来，CTLN2を発症する危険性があり，長期の経過観察が必要である．これまでCTLN2の予後は不良で，発症後数年以内に死亡することが多く，肝臓移植が最終的な治療手段とされてきたが，今後は新治療法(低炭水化物食事療法，ピルビン酸ナトリウムやアルギニンの経口投与等)による予後の改善が期待されている．

CTLN2 発症の予防

NICCDおよびCTLN2に認められる特異な食行動は，誤解を受けやすく，躾などの社会的な理由で制限することはCTLN2発症のリスクを高める(特に学校給食では，教師に無理に食べさせないように説明し，理解してもらうことが重要である)．生クリームやチョコレートなどは食べることがあるが，これらの食物は，糖質だけでなく，蛋白や脂肪が多く含まれているためと考えられる．また，患児は「ケトン血性低血糖」を合併することがあるが，末梢点滴によるブドウ糖液は低濃度であり，問題ないと考えられている．

従来は，CTLN2の治療として，高アンモニア血症に対して低蛋白食事療法，高カロリー輸液，脳症に対するグリセリン・果糖液の投与が行われてきたが，シトリンの機能が明らかになり，現在では禁忌の治療法である．特に高カロリー輸液やグリセリン・果糖液は細胞質内のNADHを増加させ，急性代謝不全を起こす危険がある．

●文献

1) 小林圭子，他：citrin 欠損症(NICCD，CTLN2)．小児科診療 73(Suppl.)：493，2010

●参考文献

・ Kobayashi K, et al.：The gene mutated in adult-onset type II citrullinaemia encodes a putative mitochondrial carrier protein. Nat Genet 22：159-163, 1999
・ Tazawa Y, et al.：Infantile cholestatic jaundice associated with adult-onset type II citrullinemia. J Pediatr 138：735-740, 2001
・ Ohura T, et al.：Neonatal presentation of adult-onset type II citrullinemia in early infancy. Hum Genet 108：87-90, 2001
・ Tazawa Y, et al.：Clinical heterogeneity of neonatal intrahepatic cholestasis caused by citrin deficiency：case reports from 16 patients. Mol Genet Metab 83：213-219, 2004
・ Ohura T, et al.：Clinical pictures of 75 patients with neonatal intrahepatic cholestasis caused by citrin deficiency(NICCD). J Inherit Metab Dis 30：139-144, 2007

(田澤雄作)

10 進行性家族性肝内胆汁うっ滞症(PFIC, BRIC)

概 念

1. 定 義

進行性家族性肝内胆汁うっ滞症(progressive familial intrahepatic cholestasis：PFIC)は，乳児期に胆汁うっ滞型の肝障害を発症した後，慢性かつ進行性の経過で肝硬変に至る．一方，良性反復性肝内胆汁うっ滞症(benign recurrent intrahepatic cholestasis：BRIC)は平常時には黄疸はないが，手術や感染などを契機に黄疸，瘙痒感が出現し，しばらく症状が続いた後，自然に正常化するエピソードを繰り返す．

2. 分 類

PFICは，責任遺伝子により1型から3型まで分類される(表1)．

疫 学

まれである．また，日本人における頻度は不明である．

病理・病態生理

PFICの病態を理解するうえで重要な肝胆系輸送にかかわるトランスポーターを図1に示す[1)]．

1. PFIC1

FIC1(familial intrahepatic cholestasis 1)蛋白の異常による．肝細胞，小腸細胞において，胆汁酸代謝にかかわる核内受容体であるFXR(farnesoid X receptor)の発現を低下させる．肝でのFXRの低下は，胆汁酸トランスポーターであるBSEP(bile salt export pump)の発現低下を引き起こし，胆汁分泌を妨げる．

2. PFIC2

BSEP蛋白の異常による．肝細胞から胆管内に胆汁酸を分泌できなくなり，胆汁酸が蓄積し，巨細胞性肝炎を引き起こし，胆汁うっ滞をきたす．

3. PFIC3

MDR3(multi drug resistance 3)P糖タンパクの異常による．胆汁中のリン脂質が不足し，胆汁酸とのミセル形成ができなくなり，胆汁酸の界面活性作用により胆管上皮や胆管細胞の障害をきたす．

病 因

表1に示す．

臨床症候

黄疸，肝脾腫，瘙痒感，白色便などを認める．PFIC1，PFIC2では，胆汁うっ滞があるにもかかわらずγ-GTPが上昇しない．

1. PFIC1

FIC1蛋白は肝のみでなく，消化管，膵臓などさまざまな組織に幅広く発現している．そのため，膵炎，下痢，成長障害などの肝外症状が認められる．

2. PFIC2

PFIC1と比較し，進行が早い，肝外症状を伴わない，トランスアミナーゼは高値を示す，ことなどを特徴とする．

3. PFIC3

γ-GTPは上昇する．発症時期は，乳児期から成人に至るまでとさまざまである．

診 断

1. 検 査

①血液検査(γ-GTP，胆汁酸，内分泌学的検査等)，②各種画像検査，③肝生検・組織，などであり，所見を表1に示す．

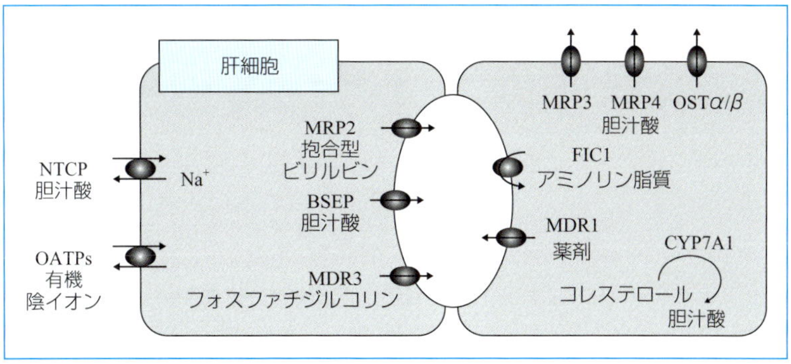

図1　肝胆系輸送にかかわるトランスポーター

BSEP：bile salt export pump, CYP：cytochrome p450, MDR：multi drug resistance gene, MRP：multi drug resistance-associated protein, NTCP：Na^{+}/taurocholate cotransporter, OATP：organic anion transporter, OST：organic solute transporter, FIC：familial intrahepatic cholestasis

〔杉浦時雄：遺伝性肝内胆汁うっ滞の病態．小児内科 43：1034-1037，2011〕

表1　進行性家族性肝内胆汁うっ滞症(PFIC)の責任遺伝子と臨床像

疾患名	PFIC1，BRIC1	PFIC2，BRIC2	PFIC3
責任遺伝子	*ATP8B1*	*ABCB11*	*ABCB4*
遺伝形式	常染色体劣性	常染色体劣性	常染色体劣性
遺伝子座	18q21	2q24	7q21
蛋白	FIC1(familial intrahepatic cholestasis 1)	BSEP(bile salt export pump)	MDR3(multi drug resistance 3)P糖タンパク
蛋白の機能	アミノリン脂質フリッパーゼ	胆汁酸分泌	フォスファチジルコリン分泌
発現部位	肝，腸管，膵，腎など	肝のみ	肝のみ
発症時期	新生児～乳児期	新生児～乳児期	乳児～成人
血清γ-GTP	低値～正常	低値～正常	高値
瘙痒感	高度	高度	中等度
経過	再発することが多い	早期に肝硬変に進行	慢性
組織所見	線維化，胆管の減少・消失，粗雑な顆粒状の胆汁	巨細胞性肝炎	胆管増生，線維化
電顕所見	Byler' s Bile	無構造な胆汁	
肝外症状	成長障害，膵炎，難聴，下痢	なし	なし
肝移植後の経過	難治性下痢	下痢なし	下痢なし

2．鑑別診断

胆汁うっ滞にもかかわらずγ-GTPが上昇しない疾患として，汎下垂体機能低下症などがあげられる．

3．確定診断

臨床像，組織像からPFIC1とPFIC2を鑑別するのはむずかしく，確定診断のためには遺伝子検査が必要となる．

治　療

1．内科治療

中鎖脂肪酸(medium chain triglyceride：MCT)ミルク，脂溶性ビタミンの補充，ウルソデオキシコール酸，フェノバルビタールの投与を行う．最近，高アンモニア血症に使用されるフェニル酪酸のPFIC2に対する有効性が報告された[2)]．

2．外科治療

肝移植までのつなぎとして，部分的胆汁外瘻（partial external biliary diversion：PEBD）が有効との報告もある[3]．

合併症

小児期においても肝細胞がんの報告があり，肝移植のタイミングを逃さないことが重要である．

転帰・長期予後

PFIC1では，FIC1蛋白は肝臓だけでなく腸管など多臓器に発現しているため，肝移植後に胆汁酸が排泄されるようになると，難治性の脂肪性下痢を認め，成長障害をきたす[4]．一方，BSEP蛋白は肝臓のみに発現しているため，PFIC2では肝移植後の予後は良好である[5]．

●文献

1）杉浦時雄：遺伝性肝内胆汁うっ滞の病態．小児内科 43：1034-1037，2011
2）Naoi S, et al.：Improved liver function and relieved pruritus after 4-phenylbutyrate therapy in a patient with progressive familial intrahepatic cholestasis type 2. J Pediatr 164：1219-1227, 2014
3）Melter M, et al.：Progressive familial intrahepatic cholestasis：partial biliary diversion normalizes serum lipids and improves growth in noncirrhotic patients. Am J Gastroenterol 95：3522-3528, 2000
4）Lykavieris P, et al.：Progressive familial intrahepatic cholestasis type 1 and extrahepatic features：no catch-up of stature growth, exacerbation of diarrhea, and appearance of liver steatosis after liver transplantation. J Hepatol 39：447-452, 2003
5）Goto K, et al.：Bile salt export pump gene mutations in two Japanese patients with progressive familial intrahepatic cholestasis. J Pediatr Gastroenterol Nutr 36：647-650, 2003

（杉浦時雄）

11 先天性胆汁酸代謝異常症

概 念

1. 定 義

先天性胆汁酸代謝異常症とは，胆汁酸生合成経路の一次性(遺伝性)酵素欠損を病因とし，中間代謝産物の異常胆汁酸もしくは胆汁アルコールの蓄積する胆汁うっ滞性肝機能障害である(胆汁酸生合成経路および代謝酵素は文献[1]の**図**を参照).

2. 分 類

先天性胆汁酸代謝異常症は，現在，8疾患が報告されている．すなわち，cholesterol 7α-hdroxylase(CYP7A1)欠損症，3β-hydroxy-Δ^5-C_{27}-steroid dehydrogenase/isomerase(HSD3B7)欠損症，3-oxo-Δ^4-steroid 5β-reductase(SRD5B1)欠損症，cholesterol 27-hydroxylase(CYP27A1)欠損症，oxysterol 7α-hdroxylase(CYP7B1)欠損症，α-methylacyl-CoA racemase(AMACR)欠損症，bile acid-CoA：amino acid N-acyl transferase(BAAT)欠損症，bile acid-CoA ligase(BACL)欠損症である．ただし，CYP7A1 欠損症は乳児の胆汁うっ滞症の報告はなく，詳しくは不明である．また，Zellweger 症候群は二次性であり，先天性胆汁酸代謝異常症には含まれない．

疫 学

欧米では，胆汁うっ滞症の2% 前後といわれている．わが国では最近，原因不明の胆汁うっ滞症の6.3% と報告[2]された．

病理・病態生理

肝病理所見(肝生検像)は，巨細胞性肝炎を示す．病状が進行すると線維化が進み，肝硬変へ移行する[3,4]．

酵素欠損に伴い，関連した中間代謝産物(その酵素欠損に伴う特異的な異常胆汁酸と胆汁アルコール)が肝細胞内に蓄積する．それらは肝毒性が強く，胆汁性肝硬変(肝不全)の原因となる．また一般に，これら異常胆汁酸は胆管へ排泄されにくく，一部は血液を介して尿中に排泄される．

病 因

それぞれの先天性胆汁酸代謝異常症は，責任遺伝子の変異によって酵素欠損を起こし，胆汁うっ滞を発症する．遺伝形式は常染色体劣性遺伝を示す．

臨床症候

生下時より続く閉塞性黄疸(胆汁うっ滞：直接ビリルビンが上昇する肝機能障害)がみられる．いわゆる遷延性黄疸である．黄疸と肝機能異常が進行すると，ビタミンK欠乏による出血傾向が出現する．他の脂溶性ビタミン欠乏による症状(くる病など)もみられる．その他，家族歴がみられる(わが国では，現在のところ家族歴のある症例はない)．

診 断

1. 検 査

①一般検査：特徴的検査所見として，閉塞性黄疸(胆汁うっ滞)があるにもかかわらず，血清γ-GTP および総胆汁酸値が正常値を示す場合がある(**表1，2**)．先天性胆汁酸代謝異常症で検出される異常胆汁酸は，胆管へ排泄されにくいため，血清γ-GTP 値が上昇しないと考えられている．また，現行の総胆汁酸測定キット(酵素3α-HSD を用いた測定法)では，異常胆汁酸は検出されない

表1　先天性胆汁酸代謝異常症とその特徴

疾　患	検出される異常胆汁酸	γ-GTP	TBA	治療，その他
HSD3B7 欠損症*	3β-hydroxy-Δ⁵胆汁酸	↓	↓	一次胆汁酸療法
SRD5B1 欠損症*	3-oxo-Δ⁴胆汁酸	↓	↓	一次胆汁酸療法あるいは肝移植
CYP7B1 欠損症*	3β-monohydroxy-Δ⁵胆汁酸	↓	↓	肝移植，成人では遺伝性痙性対麻痺を発症
CYP7A1 欠損症	?	?	?	乳幼児の胆汁うっ滞症発症の報告なし 成人報告例は家族性高コレステロール血症
CYP27A1 欠損症*	胆汁酸ではなく胆汁アルコールを検出	↓	↓	乳児胆汁うっ滞症の治療は一次胆汁酸療法？ 成人では CTX を発症，これも一次胆汁酸療法を行う
2-MACR 欠損症	(25R)THCA，(25R)DHCA	↑	↑	一次胆汁酸療法
BAAT 欠損症	遊離型胆汁酸	↓	↑	TJP2 の遺伝子異常を伴うことあり UDCA 療法，抱合型一次胆汁酸療法？
BACL 欠損症	遊離型胆汁酸	↓	↑	BSEP の遺伝子異常を伴う，UDCA 療法

*：わが国で報告のあるもの．

TBA：total bile acids，CTX：cerebrotendinous xanthomatosis（脳腱黄色腫），(25R)THCA：(25R)3α,7α,12α-trihydroxy-5β-cholestanoic acid，(25R)DHCA：(25R)3α,7α-dihydroxy-5β-cholestanoic acid，遊離型胆汁酸：ほとんどが遊離型コール酸，TJP2：tight junction protein 2，UDCA：ursodeoxycholic acid，BSEP：bile salt export pump

表2　γ-GTP および総胆汁酸値による分類

1. γ-GTP および総胆汁酸値が正常範囲の先天性胆汁酸代謝異常症	HSD3B7 欠損症，SRD5B1 欠損症，CYP27A1 欠損症および CYP7B1 欠損症
2. γ-GTP が正常範囲で総胆汁酸値が高値の先天性胆汁酸代謝異常症	アミノ酸抱合不全型の BAAT 欠損症と BACL 欠損症．抱合不全であり，いわゆる異常胆汁酸は検出されず，遊離型胆汁酸により肝障害を起こす
3. γ-GTP および総胆汁酸値が高値の先天性胆汁酸代謝異常症	AMACR 欠損症．その他にも，ペルオキシゾーム酵素の異常によるものが存在すると考えられている

ため，正常値か低値を示す．

②特殊検査：ガスクロマトグラフ質量分析（gas chromatography-mass spectrometry：GC-MS），液体クロマトグラフィ・エレクトロスプレーイオン化タンデム質量分析（liquid chromatography-electrospray ionisation-mass spectrometry/mass spectrometry：LC-ESI-MS/MS）による血清，尿中胆汁酸分析により，疾患特異的異常胆汁酸を検出，分析・定量する．これにより，どの先天性胆汁酸代謝異常症かが推測・確定される．

2．鑑別診断

胆道閉鎖症，Alagille 症候群，進行性家族性肝内胆汁うっ滞症など，新生児・乳児期の閉塞性黄疸を認める疾患である．

3．確定診断

GC-MS，LC-ESI-MS/MS による胆汁酸分析でほぼ確定診断されることが多いが，ダイレクトシークエンス法による遺伝子解析により確定診断する．特に SRD5B1 欠損症は二次性が多く，注意を要する[3,5]．

治　療

先天性胆汁酸代謝異常症を疑った時点で，ウルソデオキシコール酸（ウルソ®）10 mg/kg/日投与を開始する．また脂溶性ビタミンの補充も行う．次に，胆汁酸分析の結果，異常胆汁酸を検出したならば，ウルソデオキシコール酸を一次胆汁酸であるケノデオキシコール酸（チノ® カプセル，他）5〜10 mg/kg/日へ変更する（一次胆汁酸療法）．欧米では肝毒性の少ないコール酸が使用されるが，日本では製剤がない．不幸にして慢性胆汁うっ滞による肝硬変へ進展し，肝不全を起こしたならば，肝移植の適応となる．なお，CYP27A1 欠損症の成人型（CTX）は一次胆汁酸療法で治療可能であるが，乳児型（胆汁うっ滞症）は報告例が少なく治療方法は確立していない．

合併症

脂溶性ビタミン欠乏症，特に頭蓋内出血，くる病に注意する．

転帰・長期予後

HSD3B7 欠損症は進行が遅いので，間違いなく一次胆汁酸療法で治癒可能で，予後良好である[6]．SRD5B1 欠損症は一次胆汁酸療法で治癒可能であるが，HSD3B7 欠損症に比べ進行が早いので，発見が遅れれば肝移植の適応となる[3,7]．

●文献

1) Clayton PT : Disorders of bile acid synthesis. J Inherit Metab Dis 34 : 593-604, 2011
2) Nittono H, et al. : Diagnostic determination system for high-risk screening for inborn errors of bile acid metabolism based on an analysis of urinary bile acids using gas chromatography-mass spectrometry : results for 10 years in Japan. Pediatr Int 51 : 535-543, 2009
3) Ueki I, et al. : *SRD5B1* gene analysis needed for the accurate diagnosis of primary 3-oxo-Δ^4-steroid 5β-reductase deficiency. J Gastroenterol Hepatol 24 : 776-785, 2009
4) Mizuochi T, et al. : Successful heterozygous living donor liver transplantation for an oxysterol 7α-hydroxylase deficiency in a Japanese patient. Liver Transpl 17 : 1059-1065, 2011
5) Kimura A, et al. : Urinary 7α-hydroxy-3-oxochol-4-en-24-oic and 3-oxochola-4,6-dien-24-oic acids in infants with cholestasis. J Hepatol 28 : 270-279, 1998
6) Nittono H, et al. : 3β-hydroxy-Δ^5-C_{27}-steroid dehydrogenase/isomerase deficiency in a patient who underwent oral bile acid therapy for 10 years and delivered two healthy infants. Pediatri Int 52 : e192-e195, 2010
7) Seki Y, et al. : Two neonatal cholestasis patients with mutations in the *SRD5B1*(*AKR1D1*) gene : diagnosis and bile acid profiles during chenodeoxycholic acid treatment. J Inherit Metab Dis 36 : 565-573, 2013

（木村昭彦）

12 ミトコンドリア肝疾患

概 念

広義には，ミトコンドリア障害に伴って引き起こされる肝障害全般を指す．Sokolらは，広義のミトコンドリア肝症（mitochondrial hepatopathy）の分類について，primaryなものおよびsecondaryなものとして**表1**にあるような疾患群に分類している[1,2]．そのなかで，呼吸鎖欠損によって引き起こされるものをさらに8つに分類している．この言葉が使われる際は，呼吸鎖欠損によって引き起こされるものを指すことが多い（狭義のミトコンドリア肝症）．表中の呼吸鎖欠損によって起こるミトコンドリア肝症の8つの分類は，オーバーラップしているものもあり，さらに近年，新たな知見も増えてきており，暫定的なものと考えたほうがよい．また，これまで多用されてきた「ミトコンドリア脳筋症」という語に対して，肝障害がメインの呼吸鎖異常症（mitochondrial respiratory chain disorders：MRCD）という意味としても「ミトコンドリア肝疾患（肝症）」は用いられる．

疫 学

わが国では，藤浪らが日本における呼吸鎖異常症によるミトコンドリア肝症についてまとめている[3]．これによると，ミトコンドリア肝症は臨床診断されたMRCDの16%を占める．酵素診断は64%が複数の呼吸鎖欠損症で，24%がComplex I欠損症であった．また，ミトコンドリア肝症21例中12例が発達遅滞などを伴うミトコンドリアDNA枯渇症候群（mitochondrial DNA depletion syndrome：MTDPS）であった．MTDPSで責任遺伝子が同定されたものは，*DGUOK*，*MPV17*異常が多い．

病理・病態生理

ミトコンドリア呼吸鎖を含むミトコンドリア機能が低下することにより，①酸化還元状態の不均衡（NADH増加，NAD低下），②アポトーシス誘導因子の放出に伴うアポトーシスの進行，③活性酸素種（reactive oxygen species：ROS）の増大，などが引き起こされることにより細胞障害，臓器障害が起こるといわれている．MTDPSは，ミトコンドリアDNA（mtDNA）の複製や核酸供給などの異常に基づいて，mtDNAの枯渇を引き起こし，mtDNAが関与している呼吸鎖（Complex I, III, IV, V）の活性低下が起こる．この活性の低下は徐々に進行してくるため，Complex I単独欠損症として見つかることも多い．肝臓では脂肪の蓄積〔大小脂肪滴：シトリン欠損症や非アルコール性脂肪肝炎（non-alchoholic steatohepatitis：NASH）と区別がつかない〕や門脈域の線維化を起こすことも多い．また，Reye症候群のような急激な経過をたどり，肝細胞の破壊が起こることもある．新生児ヘモクロマトーシス（高フェリチン血症）を引き起こす報告も散見される（growth retardation, aminoaciduria, cholestasis, iron overload, lactic acidosis, and early death syndrome：GRACILE症候群）．また近年，NASHにおいても呼吸鎖機能の低下を伴うことが報告されている[4]．

病 因

本症は，核遺伝子異常またはミトコンドリア遺伝子異常に起因する．MTDPSを生じる遺伝子はすべて核遺伝子であり，常染色体劣性遺伝である．なかでも*MPV17*，*DGUOK*がわが国での2大原因遺伝子である．また，Alpers症候群の病因

表1　ミトコンドリア肝症の分類

primary disorder

1．呼吸鎖欠損
①新生児肝不全
Complex I 欠損症
Complex IV 欠損症(*SCO1* 変異)
Complex III 欠損症(*BCS1L* 変異)
複合型呼吸鎖欠損症
②ミトコンドリア DNA 枯渇症候群(*DGUOK*, *MPV17*, *POLG* 変異)
③遅発型肝不全：Alpers-Huttenlocher syndrome (*POLG* 変異)
④Pearson 症候群(mtDNA deletion)
⑤MNGIE：mtochondrial neurogastrointestinal encephalmyopathy(*TP* 変異)
⑥肝症状を有する絨毛萎縮による慢性下痢症(Complex III 欠損症)
⑦Navajo 族における神経・肝症(mtDNA depletion, *MPV17* 異常)
⑧ETF および ETF 脱水素酵素欠損症
2．脂肪酸代謝異常症
①長鎖 3-ヒドロキシアシル CoA 脱水素酵素(LCHAD)欠損症
②妊娠に伴う急性脂肪肝(AFPL)(LCHAD 酵素の変異)
③カルニチンパルミトイルトランスフェラーゼ(CPT) I および II 欠損症
④カルニチン-アシルカルニチントランスロカーゼ欠損症
⑤脂肪酸転送障害
3．ミトコンドリア翻訳過程の障害
4．尿素サイクル異常症
5．ホスホエノールピルビン酸カルボキシナーゼ欠損症

secondary disorder

1．Reye 症候群
2．Wilson 病などの銅過剰症
3．ヘモクロマトーシス，チロジン血症，Zellweger 症候群などの鉄過剰症
4．薬物や毒物関連
5．ミトコンドリア内の脂質過酸化反応をきたす病態(胆汁うっ滞，疎水胆汁酸を生じる胆汁酸代謝異常，NASH)
6．肝硬変

〔Sokol RJ：Mitochondrial hepatopathies. In：Suchy FJ, et al.(eds), Liver Disease in Children. 3rd ed., Cambridge Univ Press, 803-829, 2007/Lee WS, et al.：Mitochondrial hepatopathies：advances in genetics and pathogenesis. Hepatology 45：1555-1565, 2007. より引用一部改変〕

遺伝子である *POLG* 変異は，欧米では common 変異(p.A467T)が存在するが日本人にはみられず，非常に少ないと思われる．また，乳児期の急性肝不全および乳酸アシドーシス(時に致死的)を引き起こし，数か月で改善してくる reversible liver disease として *TRMU* 遺伝子異常が報告されているが，日本人発症はいまのところ報告されていない．

臨床症候

ミトコンドリア肝疾患は，肝外症状・所見も伴うことが多い．新生児低血糖，肝機能障害～肝不全(新生児ヘモクロマトーシスに類似することがある)，高アンモニア血症(軽度なことが多い)，全般的な発達遅滞，けいれん，ミオクローヌス，脳症，感染に関連した退行，などがある．また，高乳酸血症は伴わないことも多い．

診　断

生化学検査(酵素解析，酸素消費量など)，病理検査，遺伝子検査の 3 つに分けられる．

酵素活性に関して，Complex I，III，IV の低下と Complex II の正常もしくは上昇(病変がさらに進行すれば二次的に低下)は mtDNA の枯渇を示唆する．さらに，肝臓などで mtDNA コピー数の低下を認めれば(正常の 30～35% 以下)，mtDNA 枯渇症候群と診断できる．

ミトコンドリア肝症は組織特異性が強く，皮膚由来の線維芽細胞で診断されることは少ない．したがって，できる限り肝生検を行い，肝臓の酵素活性を直接測定することが望ましい．最近では，針生検で 2 本(－80℃凍結)あれば可能である．

呼吸鎖障害による肝疾患の組織像は，通常，脂肪変性を示し，多くの場合で線維化，胆汁うっ滞，および肝細胞の脱落を伴う．また，ミトコンドリアの数の増大や形態異常は，どちらかといえば非特異的所見である．

遺伝子検査は，mtDNA 変異についてコマーシャルベースで行われている(G & G サイエンス)が，呼吸鎖欠損がはっきりした症例であれば，筆者らの研究グループは系統的遺伝子解析(mtDNA および核 DNA の原因検索)を施行している．

表2 ミトコンドリアカクテル(千葉県こども病院モデル)

アリナミン®F(ビタミン B_1)	100 mg	分2〜3
シナール®(ビタミンC)	1 g	
ビオチン(ビタミンH)	5 mg	
ユベラ®(ビタミンE)	100 mg	
ノイキノン®(CoQ)	50 mg	
エルカルチン®(L-カルニチン)	300 mg	

各種脳症，metabolic crisis(代謝性アシドーシスを伴う意識障害)の急性期などにも使っている．1歳用(10 kg)につくってあるので，適宜調整されたい．なお，商品名は千葉県こども病院採用のものである

治 療

1．ミトコンドリア機能をサポートするビタミンや補酵素等の投与

現時点ではいずれの薬剤も，効果があったという報告は散見されるものの，十分なエビデンスを得るまでは至っていない．しかし，ミトコンドリア障害が考えられるとき，primaryであってもsecondaryであっても各種ビタミン剤や補酵素などの投与を開始することは悪いことではない．副作用も概して少ない．各種代謝性疾患はミトコンドリアの二次的障害を伴うことが多く，筆者らは表2に示す「ミトコンドリアカクテル」を急性脳症，各種急性代謝異常症，尿素サイクル異常症等に，最初から使用している．しかし，神経症状が強い症例や心筋症などは効果が乏しい傾向にある．エビデンスに関しての詳細は，2012年に出たコクランレビューを参照されたい[5)]．

2．ミトコンドリア病の食事療法

ミトコンドリア病の食事療法の基本は，高脂肪食である．特にComplex Iが低下している場合は，高脂肪食は有効である．カロリー全体の50〜60%は脂質にすることが推奨されている．普通乳に加え，高脂質のケトン乳を用いたり，中鎖脂肪酸(medium chain triglycerides：MCT)オイルを用いることもある．逆に，高濃度の糖輸液や高炭水化物食はNADHを過剰蓄積させ状態を悪化させることになるため，注意が必要である．

予 後

はっきりした予後は明らかでない．急性期をしのげば，その後問題なく経過するケースもあれば，MTDPSは発症して数年の経過で肝不全などで死亡することが多く，予後不良な疾患である．

予 防

本症を予防する方法は現在のところない．しかし，遺伝子異常が判明していれば(特にMTDPS)出生前診断を行うことは可能である．

●文献

1) Sokol RJ：Mitochondrial hepatopathies. In：Suchy FJ, et al.(eds), Liver Disease in Children. 3rd ed., Cambridge Univ Press, 803-829, 2007
2) Lee WS, et al.：Mitochondrial hepatopathies：advances in genetics and pathogenesis. Hepatology 45：1555-1565, 2007
3) 藤浪綾子，他：ミトコンドリア呼吸鎖複合体異常症における肝疾患の現状．日本小児栄養消化器肝臓学会雑誌 25：69-74，2011
4) Begriche K, et al.：Mitochondrial adaptations and dysfunctions in nonalcoholic fatty liver disease. Hepatology 58：1497-1507, 2013
5) Pfeffer G, et al.：Treatment for mitochondrial disorders. Cochrane Database Syst Rev 4：CD004426, 2012

(村山　圭)

各 論 G 肝胆道疾患 Ⅱ. 胆汁うっ滞

13 新生児ヘモクロマトーシス

概 念

新生児ヘモクロマトーシス(neonatal hemochromatosis：NH)は，出生後数日以内，多くは数時間以内に重度の全身の鉄過剰状態と肝障害(急性肝不全)を起こす，予後不良の疾患である．これまで常染色体劣性遺伝形式によるものと考えられていたが，近年，非遺伝性で胎児期から始まる同種免疫性肝炎であることが認識されている．しかし，類似した病像(鉄過剰状態)はミトコンドリア肝症(前項も参照)などの先天代謝異常症やDown症に伴う一過性骨髄異常増殖症(transient abnormal myelopoiesis：TAM)，血球貪食リンパ組織球症などでもみられており，一元的に明確に説明することは難しい．

疫 学

非常にまれな疾患ではあるが，新生児肝不全をきたす疾患のなかでの頻度は高いほうである．しかし，全国調査は行われておらず，新生児ヘモクロマトーシスの頻度は不明である．

病理・病態生理

母子間の同種免疫応答により，肝臓および肝外臓器(唾液腺，心臓，膵臓など)に鉄が過剰沈着を起こし，なかでも肝障害が重篤になる．この同種免疫応答は，胎児期から起こってくるとも考えられている．一方で，ミトコンドリア肝症などにほぼ類似の病像がみられることもあることから，複数の要因の存在も考えられる．GRACILE症候群(growth retardation, aminoaciduria, cholestasis, iron overload, lactic acidosis, and early death syndrome)は，新生児期～乳児期に発達遅滞，汎アミノ酸尿，胆汁うっ滞，鉄過剰症(ヘモクロマトーシス)，乳酸アシドーシスをきたす致死性の症候群であり，*BCS1L*遺伝子の異常により起こる．

臨床症候

本症の特徴的な臨床像は，新生児期の急性肝不全である．そのほかに胎動減少，子宮内胎児発育遅延(intrauterine growth retardation：IUGR)(正常なこともある)，胎児水腫，仮死などの胎児期発症を疑わせる症状や，生後まもなく出てくる症状として，低血糖や凝固異常，循環不全などがみられる[1,2]．

診 断

肝不全を起こすその他の疾患を否定していくことが重要である．生化学検査では，凝固能低下，α-フェトプロテイン(AFP)，フェリチンの上昇がみられ，トランスアミナーゼはそれほど高値にならないことが多い．トランスフェリンは低下し，トランスフェリン飽和率(血清鉄/総鉄結合能)が高値(80% 以上)となる．

また，画像検査(特にMRI)にて肝臓や肝外臓器での鉄の沈着を認めたり，唾液腺生検にて唾液腺に鉄沈着を認めることによって診断される．死亡した場合は，病理にて肝臓や肝外臓器になどに鉄の沈着を証明することによって診断される(図1)．

治 療

内科治療として，肝不全に対する治療のほか，交換輸血や免疫グロブリン投与が行われることがある[3]．また，抗酸化療法・キレート療法も行われることがあるが，効果については不定である(表1)．文献を参照のうえで使用されたいが，入

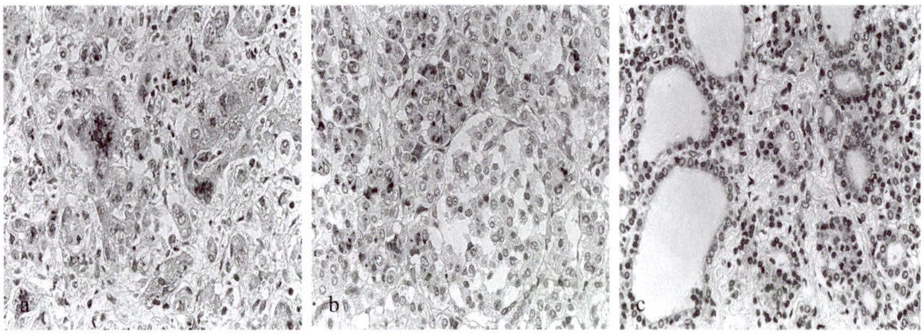

図1　新生児ヘモクロマトーシスの組織所見・鉄染色〔千葉県こども病院症例〕〔口絵 25, p.viii〕
a：肝臓，b：膵臓，c：甲状腺

表1　新生児ヘモクロマトーシスに使われる薬剤

薬剤	投与法（目安であり，文献参照のこと）	作用
Vit E	25 mg（IU）/kg/日，orally	抗酸化
N-acetylcystein*	100 mgf/kg/日，intravenously	抗酸化
selenium	3 mg/kg/日，intravenously	抗酸化
prostagrandin-E1	0.4 μg/kg/時，intravenously（最大 2 週間まで）	細胞保護
desferrioxamine	100 mg/kg/日，intravenously（フェリチン 500 ng/mL に下がるまで）	鉄のキレート
その他		
免疫グロブリン静脈内投与（intravenous immunoglobulin：IVIG）	1 g/kg（1～3 回）	中和作用など

*：日本ではサプリメントとして販売
〔Knisely AS, et al.：Iron Storage Disorders. In：Suchy FJ, et al.（eds）, Liver Disease in Children. 3rd ed., Cambridge Univ Press, 661-676, 2007/Rand EB, et al.：Treatment of neonatal hemochromatosis with exchange transfusion and intravenous immunoglobulin. J Pediatr 155：566-571, 2009，より改変〕

手困難な薬剤も含まれる．

また同胞発症例も多く，胎児治療として母体に免疫グロブリンを定期的に大量投与することにより発症を防げたという報告がなされ，わが国でもこれに基づいて施行され，良好な結果が得られた報告がある．保険適用外ではあるが，治療選択肢の1つとして今後，重要性が増してくると思われる．

肝移植についてはわが国でも行われているが，以下の問題がある．

①新生児に対する術前術後の管理が困難を伴う（搬送や血管確保，透析など）．

②ドナー/レシピエントの手術手技が困難を伴う（グラフトサイズのマッチング，血管再建など）．

③家族の移植選択の問題（産まれたばかりの児の緊急肝移植を受け入れられるか）．

一方でまた，条件が整えば大きな問題なく肝移植も行われることもあり，症例ごとに慎重な対応が必要である．

予　後

本症は基本的には予後不良の疾患である．一部の症例で前述の内科治療が反応したり，肝移植が奏効した場合，また胎児治療を行うことで良好な経過をたどることが多い．

予　防

前述したように，胎児治療を行った際の成績はよく，もし第1子がしっかりと診断がついていれば胎児治療を行う選択肢はある．しかし，高額医療となるので，保険上の問題など解決すべき課題は多い．

●文献

1）Bierings M, et al.：Systemic Iron overload Syndrome. In：Saudubray J-M, et al.（eds）, Inborn Metabolic liver Disease：Diagnosis and Treatment. 5th ed., Springer, 542-543, 2012
2）Knisely AS, et al.：Iron Storage Disorders. In：Suchy FJ, et al.（eds）, Liver Disease in Children. 3rd ed., Cambridge Univ Press, 661-676, 2007
3）Rand EB, et al.：Treatment of neonatal hemochromatosis with exchange transfusion and intravenous immunoglobulin. J Pediatr 155：566-571, 2009

（村山　圭）

各 論 G 肝胆道疾患 Ⅱ. 胆汁うっ滞

14 先天性心疾患に伴う，うっ血性肝障害

肝臓は門脈と肝動脈からの2つの血流を受けることで，全身の循環系と密接な関連性がある．さらに高い代謝活性を有しているので，種々の循環障害に対しては影響を受けやすい．肝内循環障害としては先天性心疾患のなかで「虚血性」と「うっ血性」に大きく2つに分けられる．僧帽弁狭窄症，三尖弁閉鎖不全症，肺性心，心筋炎，収縮性心内膜炎などすべての右心不全でうっ血肝をきたす．

古くから内科領域では慢性心不全に肝硬変を伴うことは知られている．たとえばKotinら[1]は605例の成人の慢性心不全で死亡した剖検例を解析しているが，約10%に肝硬変に一致する所見がみられ，これを"Cardiac cirrhosis"とよんだ．またArcidiら[2]は，心不全で死亡した1,000例の剖検例を解析しているが，うっ血肝では肝静脈圧上昇により肝類洞周囲の浮腫をきたし，肝細胞への酸素拡散が低下し，炎症を伴わない虚血性の小葉中心性の線維化をきたすことが要因と推定している．

一方，小児科領域では先天性心疾患のなかで，Fontan術後の肝合併症がもっとも注目されている．

Fontan循環における肝合併症

Fontan術後の肝合併症はFontan associated liver disease(FALD)とよばれる[3]．1981年に，Stantonら[4]がFontan術21か月後に致死的不整脈で死亡した例に肝硬変を観察した．2010年までに報告されたFALDに関するおもな報告としては，Lemmerら[5]は，Fontan術後5年半後に発症したうっ血性肝硬変の15歳女児例を報告しており，患児の肝組織所見では小葉の中心静脈周囲に放射線状の線維化，中心静脈間の線維性隔壁の形成，類洞の著明な拡大がみられた．FALDの病態は，中心静脈圧(central venous pressure：CVP)の慢性的な上昇とそれに伴う下大静脈，肝静脈のうっ血に起因し，肝線維化が進行するとうっ血性肝硬変になると考えられる[6]．しかし，Fontan術の術式，fenestrationの有無，心機能，CVP上昇がどのように肝臓に影響し，肝線維化を進展させ肝硬変に至るかなどに関する検討は少ない．うっ血肝のみならず低心拍出がFALD進展に相関する，とする報告[7]がある．またGhaferiら[8]は，Fontan術後に種々の原因で死亡した9例の剖検例のうち術後4〜18年の4例で肝硬変がみられ，術後9年の1例で肝腺腫，術後18年の1例で肝細胞がんの合併がみられたと報告し，肝腺腫や限局性結節性過形成(focal nodular hyperplasia：FNH)などの種々の肝腫瘍も報告[9,10]されている．肝線維化に関して，池本[11]らはFontan術後の16歳男児のうっ血性肝硬変例において，血清線維化マーカーが肝線維化の進行に関連していることを報告した．

2010年以降の論文として，Johnsonら[12]はFontan術後に短期間で死亡した33例の剖検例のうち，肝臓内の毛細血管である肝類洞の線維化は76%と高率にみられ，さらに肝類洞のうっ血は94%にみられ，類洞の線維化にとどまらず，小葉内の門脈域にも線維化が52%に認められることを報告した．また小葉中心性壊死は33%にみられ，小葉の中心静脈の線維化は79%にみられたと報告[12]している．一方，Schwarzら[13]はFontan術後6.9〜25年の13例の肝組織を検討しており，全例に肝類洞の線維化がみられたが，12例(92%)と高率に小葉の門脈域の線維化があり，この12例のうち9例は肝硬変に進展しており，門脈域の線維化と血液検査では血小板減少が相関しており，門脈域の

線維化が進行するほど血小板数は減少していたと報告している．血小板減少は肝線維化が進行すると門脈圧亢進による脾機能亢進と肝実質細胞の減少によるトロンボポエチン産生の低下が原因と考えられる[6]．

さらにSchwarzら[14]は，門脈域の線維化に関してはFontan術直後の剖検例の検討から，Fontan循環だけでなく先天性心疾患の心不全により肝病変の可能性を指摘している．

疫学(頻度)

FALDの頻度に関して，Baekら[15]はFontan術後の139例を解析しているが，57例(41%)に何らかの肝合併症があり，おもなものは肝硬変(25.9%)，肝腫瘤(2.9%)，血小板減少(7.2%)，高ビリルビン血症(20.9%)などであった．田中ら[16]はFontan術後に肝病変を評価した自験105例に関して，おもに腹部超音波や造影CTにより肝硬変と診断したのは5例(4.8%)であり，これらはいずれも食道静脈瘤を伴い，心機能としてはfailing Fontanの状態であったと報告している．

また豊田ら[17]は，Fontan術後遠隔期にみられるFALDを日本小児循環器学会会員を対象にした72施設において2,700例を解析しているが，肝硬変はわずかに21例(0.7%)であり，肝細胞がんは5例(0.2%)であった．

病 態

肝臓の肝循環系には全心拍出量の約25%が流入しており，その血流量の約3/4は門脈から，残りの約1/4は肝動脈から得ている．門脈血流はおもに腸間膜静脈に支えられており，この血流量は食事，運動，睡眠などによりダイナミックに変動する．この門脈血流は，門脈圧と肝静脈圧の勾配に依存している．門脈血流と肝動脈血流の間には，肝動脈緩衝反応(hepatic arterial buffer response：HABR)とよばれる相互干渉機能が存在している[3,18]．すなわち，門脈血流量が減少した際には肝動脈を拡張させ，反対に門脈血流量が増加した際には肝動脈が収縮することで肝血流量を調節している．Fontan術後はCVPが上昇することが多く，その際には肝静脈圧，さらに肝小葉内の中心静脈に圧負荷が加わり，うっ血肝を生じると考えられる．うっ血肝が進行すると門脈圧も上昇するが[3,12,18]，門脈圧が上昇すると門脈血流量は減少するので，HABRにより肝動脈血流は増加する．また，肝静脈圧の上昇により直接影響する肝類洞の圧負荷のみならず，小葉内の門脈域領域の線維化[12,13]と門脈血流減少と肝動脈血流の相対的増加は肝細胞傷害にとどまらず，FNHなどの発生に関与していると考えられている[9,12]．またFontan術後に心拍出量が低下している例では，肝血流量が低下するとともに血栓を形成することがあり，これらが肝循環系に悪影響を与える可能性もある[7]．このように門脈血流と肝動脈血流による肝血流の分布の変化，うっ血肝や血栓による肝循環不全，心拍出低下などによる肝組織への酸素供給量の低下など，複合的な要因により肝障害が発現すると考えられる[6]．

Kisewetterら[19]はFontan術後に心臓カテーテル検査と心カテーテルを用いて肝生検を行い，心機能と肝組織評価を行っているが，うっ血性肝による肝線維化と肝静脈圧は相関していた．また類洞の圧負荷のみならず，前述したような心拍出の減少による酸素供給の低下も肝線維化の一因と考えられている．さらにWanlessら[7]は，うっ血性肝硬変は類洞内に血栓が増加し，小葉内の中心静脈から肝静脈に波及し，虚血性の変化により実質細胞量の減少することが線維化に関与しているとしている．

このようにFALDでは肝類洞の線維化にとどまらず，門脈域の線維化があることが肝硬変に進展することはFontan術後の管理上重要であり，肝硬変が完成すれば著明な肝機能低下に伴う慢性肝不全や血行動態の変化によって脾腫，門脈体静脈シャント，血小板減少，消化管静脈瘤など門脈圧亢進症状が発現する．さらに肝硬変まで進行すると肝細胞がんの発生する頻度は高くなると考えられる[6]．

FALDの診断

一般的な肝機能検査では肝の予備能，慢性的な肝障害を十分に反映しないが，肝病変を示す検査値はプロトロンビン時間(PT)，ガラクトース負荷試験が有用であると報告がある．ガラクトース負荷試験はガラクトースを静注してガラクトースの消失をみる方法であり，残存肝細胞数と肝血流量を示すとされている．残存肝細胞を評価するにはICG負荷試験は有用と考えられる．PTは肝予備能を測定するには適しているので，経時的に測定すべき項目である．しかし，Fontan術後ではアスピリンやワルファリンなどを服用している例があり，慎重に評価すべきである．またIV型コラーゲン，ヒアルロン酸，プロコラーゲン-III-ペプチド(P-III-P)などの線維化マーカーがFALDの評価には有用である．線維化マーカーに関しては，もっとも高く評価されているのはヒアルロン酸であり，血中のヒアルロン酸は肝類洞の毛細血管化のためにヒアルロン酸クリアランスが低下することにより上昇してくると考えられる．IV型コラーゲン7sは肝類洞の基底膜構成成分であるIV型コラーゲンのN末端ペプチド部分の7Sドメインであり，蛋白分解酵素の影響を受けにくいため血中では安定している．また，肝線維化の比較的初期から上昇するといわれている．P-III-Pは線維化よりも線維合成を強く反映するため炎症の影響を受けやすいので，線維化のステージの診断はヒアルロン酸やIV型コラーゲンよりも劣るといわれている．前述したように血小板数も重要であり，肝線維化が進行すると血小板数は減少する．血小板数はワンポイントでの判断や無脾症候群での評価は難しいが，経時的に検査すべき項目である．

一方，肝線維化が進展した場合は常に肝細胞がんなどの発生に注意し，α-フェトプロテイン(AFP)やPIVKA-IIも定期的に検査すべきであるが，ワルファリン使用時では変性ビタミンKが増加するために，後者は疑陽性になるので注意する[6]．

超音波検査では，肝表面の凹凸，辺縁，肝静脈の拡張，占拠性病変などを観察する．肝硬変になれば超音波の診断は比較的容易であるが，肝線維化ステージの判断は難しい．井門ら[20]は，超音波所見において実質内のhyperechoic spotsに注目している．またOkaら[21]は56例を検討し，超音波による下大静脈や肝静脈血流パターンと血清γ-GTP値を検討し，肝組織の検討はしていないが，肝静脈流パターンとFALDを予測することが可能であることを報告している．最近になり，超音波を用いた肝の線維化による弾性診断が可能となっている．また，MR elastographyはMRIを用いて非侵襲的に物体の硬さを定量する方法であり，客観的評価に優れている[22]．Friedrich-Rustら[23]はFontan術後の39例に経時的に血液生化学的検査とFibroScan®による肝硬度を検討しているが，高率(95%)に肝線維化の進行が推定され，線維化はFontan術時の年齢が高いほど，経過年数が長いほど肝硬変へ進展するリスクが高いと報告している．

Kisewetterら[19]は，造影CT所見として造影効果を有する網目状陰影，表面の凹凸，hypervascular mass，腫瘍形成などを重視し，重症の肝線維化例においてZonal enhancementの頻度が高いとしている．またWallihanら[9]は，Fontan術後42例について造影CTやMRIにより詳細に検討している．画像診断は，肝硬変にとどまらず肝細胞がん，肝腺腫，FNHなどの腫瘤性病変の診断や鑑別診断に重要である．特に造影CTは肝硬変の診断には有用である．

肝生検は，現時点ではもっとも信頼できる肝線維化の診断手段である．Johnsonら[12]はFALDの肝組織を検討している．肝類洞線維化は94%，小葉中心性壊死は33%，中心静脈周囲の線維化は79%，門脈域線維化は76%にみられたと報告[12]している．前述したSchwartzら[13]は，Fontan術後の13例に肝生検を行っている．全例に肝類洞の線維化がみられるが，やはり高率に門脈域には炎症を伴わない線維化があることを示した．Kendallら[24]も18例に肝生検を行い，FALDは肝類洞の拡張と線維化，門脈域の線維化がみられ，炎症を伴っていないことを報告している．しかし，Fontan術後では肝静脈圧が高く，血栓予防のため抗凝固療法を行っている場合があるので，通常の肝針生検は出血のリスクが高くなる．経頸静脈経由のカテーテルを用いた肝生検は比較的安全と考えられるが，Fontan循環の解剖学的特性から肝静脈wedge肝生検は困難な場合もある．

以上のように，Fontan術後の肝合併症を早期に診断するにはトランスアミナーゼ値に代表される一般的な肝機能検査だけでは困難であり，血小板数，線維化マーカー，PT，AFP などの検査とともに，定期的に腹部超音波，造影 CT などの画像診断を行うことが重要である．筆者らは，基本的には血算，トランスアミナーゼ，ビリルビン，線維化マーカー，AFP，PT を半年ごとに検査し，年に一度は腹部超音波検査を行い，肝硬変を疑った場合は腎機能に問題なければ造影 CT を行っている．また，肝硬変と診断した際には胃食道静脈瘤の検索を行っている．

予防と治療

肝硬変への進展を防ぐことができれば，肝細胞がんの予防も可能と考えられる．FALD の予防は確立していないが，Baek ら[15]は心機能を良好に保つこと，右房圧を軽減するための fenestration が重要としている．また Pike ら[25]は，Fontan 術後に成人になった 54 例の QOL を報告しているが，肝臓に関しては胃食道静脈瘤，腹水，肝硬変などがみられ，肝硬変では肝細胞がんの発生リスクは増加して QOL は著しく悪化するとしている．今後，わが国でも Fontan 遠隔期における QOL の調査や肝硬変の実態を調査する必要がある．また同時に，成人に達する例では禁酒の指導やメタボリックシンドロームの予防も重要であろう．

一方，肝星細胞の活性化を抑制することが検討されているが，肝臓の線維化は創傷治癒に必須な現象であり，肝星細胞の活性化は線維化を引き起こすと同時に肝再生も促進すると考えられる．したがって，肝星細胞の肝再生を促進する働きを保ちつつ TGF-β などのサイトカインの発現を低下させることができれば肝線維化治療の有効な手段となり得る．今後このような薬剤が開発され実用化されることが期待される．また肝硬変や肝細胞がんなど重症 FALD の合併は failing Fontan 状態でみられるので，いかに心機能を改善するか問われる点であり，この点の検討も重要である[6)]．

●文献

1）Kotin P, et al.：“Cardiac”or congestive cirrhosis of liver. Am J Pathol 27：561–571, 1951
2）Arcidi JM Jr, et al.：Hepatic morphology in cardiac dysfunction：a clinicopathologic study of 1000 subjects at autopsy. Am J Pathol 104：159–166, 1981
3）Rychik J, et al.：The precarious state of the liver after a Fontan operation：summary of a multidisciplinary symposium. Pediatr Cardiol 33：1001–1012, 2012
4）Stanton RE, et al.：The Fontan procedure for tricuspid atresia. Circulation 64(2 Pt2)：II 140–146, 1981
5）Lemmer JH, et al.：Liver fibrosis(cardiac cirrhosis) five years after modified Fontan operation for tricuspid atresia. J Thorac Cardiovasc Surg 86：757–760, 1983
6）藤澤知雄，他：Fontan 循環における肝合併症．日本小児循環器学会雑誌 29：162–170，2013
7）Wanless IR, et al.：Role of thrombosis in the pathogenesis of congestive hepatic fibrosis(cardiac cirrhosis). Hepatology 21：1232–1237, 1995
8）Ghaferi AA, et al.：Progression of liver pathology in patients undergoing the Fontan procedure：Chronic passive congestion, cardiac cirrhosis, hepatic adenoma, and hepatocellular carcinoma. J Thorac and Cardiovasc Surg 129：1348–1352, 2005
9）Wallihan DB, et al.：Hepatic pathology after Fontan palliation：spectrum of imaging findings. Pediatr Radiol 43：330–338, 2012
10）Babaoglu K, et al.：Hepatic adenomatosis in a 7-year-old child treated earlier with a Fontan procedure. Pediatr Cardiol 31：861–864, 2010
11）池本裕実子，他：単心室に対する Fontan 術後に合併した肝硬変の 1 例．日本小児科学会雑誌 111：55–59, 2007
12）Johnson JA, et al.：Identifying predictors of hepatic disease in patients after the Fontan operation：a postmortem analysis. J Thorac Cardiovasc Surg 146：140–145, 2012
13）Schwartz MC, et al.：Portal and sinusoidal fibrosis are common on liver biopsy after Fontan surgery. Pediatr Cardiol 34：135–142, 2012
14）Schwartz MC, et al.：Hepatic pathology may develop before the Fontan operation in children with functional single ventricle：an autopsy study. J Thorac Cardiovasc Surg 143：904–909, 2012
15）Baek JS, et al.：Late hepatic complications after Fontan operation：non-invasive markers of hepatic fibrosis and risk factors. Heart 96：1750–1755, 2010
16）田中靖彦，他：Fontan 手術後遠隔期に発生した肝硬変．日本小児循環器学会雑誌 25：326，2009
17）豊田智彦，他：フォンタン術後遠隔期にみられる肝障害の実態調査—血液生化学的所見による検討とアンケートによる全国調査—．日本小児循環器学会雑誌 25：327，2009
18）Eipel C, et al.：Regulation of hepatic blood flow：the hepatic arterial buffer response revisited. World J Gastroenterol 16：6046–6057, 2010
19）Kiesewetter CH, et al.：Hepatic changes in the failing Fontan circulation. Heart 93：579–584, 2007
20）井門浩美，他：Fontan 手術後患者における肝臓超音波異常所見の半定量化の試み．日本成人先天性心疾患学会雑誌 1：66，2012
21）Oka T, et al.：Noninvasive estimation of central venous pressure after Fontan procedure using biochemical markers and abdominal echography. J Thorac Cardiovasc Surg 146：153–157, 2012
22）Huwart L, et al.：Liver fibrosis：non-invasive assess-

ment with MR elastography versus aspartate aminotransferase-to-platelet ratio index. Radiology 245：485-466, 2007
23) Friedrich-Rust M, et al.：Noninvasive assessment of liver fibrosis in patients with Fontan circulation using transient elastography and biochemical fibrosis markers. J Thorac Cardiovasc Surg 135：560-567, 2008
24) Kendall TJ, et al.：Hepatic fibrosis and cirrhosis in the Fontan circulation：a detailed morphological study. J Clin Pathol 61：504-508, 2008
25) Pike NA, et al.：Clinical profile of the adolescent/adult Fontan survivor. Congenit Heart Dis 6：9-17, 2011

（藤澤知雄）

15 先天性胆道拡張症と膵・胆管合流異常

概 念

1. 定 義

先天性胆道拡張症(以下，拡張症)は，胆道系の拡張をきたすすべての形成異常の総称である．膵・胆管合流異常(以下，合流異常)は，解剖学的に膵管と胆管が十二指腸壁外で合流する形成異常と定義される．通常は拡張症に伴うが，胆管拡張を伴わない非拡張型合流異常も存在する．

2. 分 類

拡張症は，5型に分類した「戸谷分類」が広く用いられる(図1)．このうち頻度の高いのはⅠ型とⅣ-A型で，他はまれである．ともに総胆管を含む胆道が限局的に拡張する形成異常で，かつ合流異常を伴う．Ⅰ型は拡張が肝外にとどまり，Ⅳ-A型は拡張が肝内胆管まで及ぶ．Ⅳ-A型においても拡張部は限局し，上流の肝内胆管は正常である(図2)．胆嚢管もしばしば拡張するが，胆嚢は拡張しない．これらの点が後天的閉塞による胆道拡張と異なる．Ⅱ型は総胆管憩室，Ⅲ型はcholedochocele，Ⅳ-B型は肝外多発嚢胞，Ⅴ型はCaroli病を含む肝内胆管嚢胞である．Ⅰ型とⅣ-A型以外は基本的に合流異常を伴わないので，別の疾患と考えられる．Ⅰ型とⅣ-A型は，肝外胆管の形状により嚢胞型と紡錘型に分類される．一方，合流異常は胆管が膵管に合流する型(胆管型，C-P type)と膵管が胆管に入る型(膵管型，P-C type)に大別される．嚢胞型は胆管型，紡錘型は膵管型が多い．共通管の拡張と膵管癒合不全を加味した合流異常の「新古味分類」もあるが，複雑なため普及していない．

疫 学

東洋人の女性に多い．男女比は約3倍である．具体的な発生頻度は不明である．成人を含めて全年齢で発症するが，半数以上が10歳以下である．

病理・病態生理

合流異常によりOddi括約筋の作用が合流部に及ばないため，膵液と胆汁の相互逆流が生じ，膵胆道系にさまざまな悪影響を及ぼす．小児期には腹痛，悪心・嘔吐，黄疸，灰白色便といった症状を間欠的に引き起こし，成人期では胆嚢や拡張胆管に発がんがみられる．膵液中に含まれるリトスタチン蛋白が胆汁中へ逆流し，同時に逆流して活性化されたトリプシンの働きで分解されて不溶性となり，蛋白栓が生じる．蛋白栓が総胆管狭小部や共通管で閉塞して特有の症状を呈する．蛋白栓は脆弱なため閉塞は一過性だが，再形成され閉塞を繰り返す．高アミラーゼ血症は，胆汁中へ逆流したアミラーゼが閉塞によりcholangio-venous refluxして生じる．胆道の前がん病変として粘膜過形成，細胞回転亢進，K-ras変異が知られ，hyperplasia-carcinoma sequenceが提唱されている．

病 因

拡張症と合流異常は膵胆道系の発生上の異常であるが，両者の発生論については諸説あり，確定したものはない．拡張症では胆管発生のsolid stageにおける上皮過剰増殖とするYotuyanagi説，胆管下部狭窄説，壁脆弱説，および合流異常説が代表である．非拡張型合流異常の存在などから，現在では合流異常説は支持されていない．合

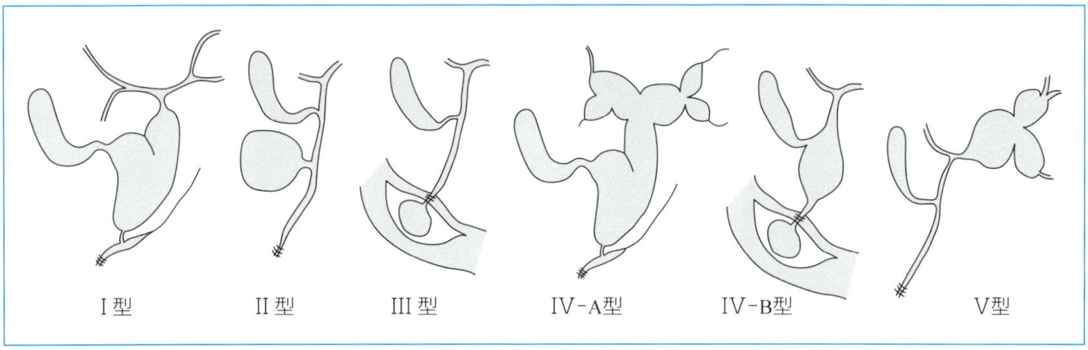

図1　先天性胆道拡張症の戸谷分類

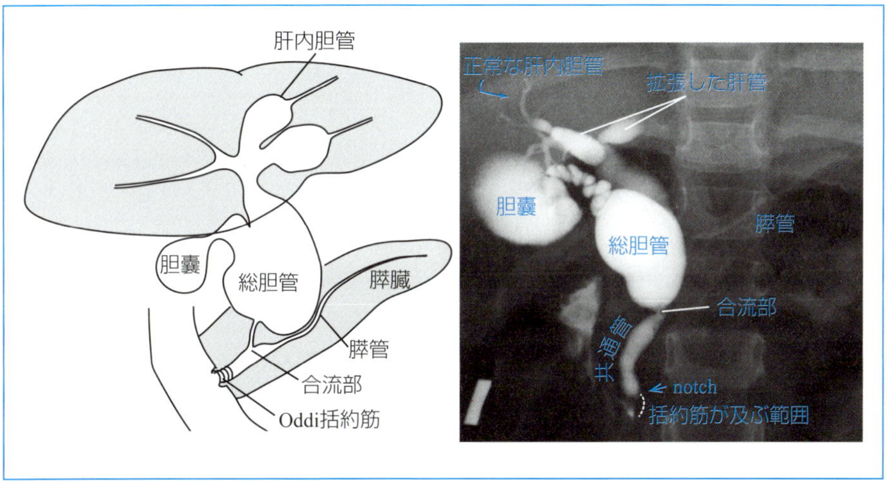

図2　先天性胆道拡張症と膵・胆管合流異常の特徴

流異常の発生については，左側腹側膵遺残説，胆管の膵管分枝への合流説，接合部の内側移動の停止説などがある．

臨床症候

拡張症の三主徴は黄疸・腹部腫瘤・腹痛だが，むしろそろうことは少ない．腹痛，悪心・嘔吐，黄疸の順に多い．症状は一過性のことがほとんどだが，繰り返すのが特徴である．出生前診断例や乳児例はほとんどが嚢胞型で，閉塞性黄疸を呈して発症する．乳児期はアミラーゼ活性が低く，高アミラーゼ血症を呈さず，また，胆汁中のアミラーゼ値も高くない．幼児期以降は3～4割で高アミラーゼ血症を伴い膵炎様症状を呈するが，真の膵炎は少なく，壊死性膵炎はきわめてまれである．また，小児期に発見される非拡張型合流異常は，拡張症と同じ症状を呈する．

診　断

拡張症の存在は超音波で容易に診断可能である．胆管の拡張範囲，および肝内胆管の狭窄の有無はMR胆管膵管撮影（magnetic resonance cholangiopancreatography：MRCP）で診断する．合流異常の診断はMRCPで可能な例も多いが，乳幼児期の嚢胞型拡張症では困難である．この場合，内視鏡的逆行性胆道膵管造影（endoscopic retrograde cholangiopancreatography：ERCP）や術中造影などの直接胆道造影が必要となる．合流異常は，胆管と膵管の合流が乳頭部括約筋の作用で共通管が細くなる部分より上流に存在する，すなわち共通管にnotchが存在することで確認できる（図2）．

治 療

症状と発がんを防止するために胆嚢を含めた肝外胆道を切除し，肝管空腸 Roux-Y 吻合により胆道再建して，相互逆流を止める分流手術が必要である．肝内結石や膵炎などの長期合併症をきたさないようにするには，肝臓側では肝内胆管の先天性狭窄の遺残や吻合部狭窄をきたさない再建が，膵臓側では膵内胆管を完全に切除することが重要である．

合併症

胆道穿孔をきたすことがある．成人では胆嚢がんと総胆管がんの発生をみる．

転帰・長期予後

手術後の経過はたいがい良好である．術後長期合併症としては，胆管炎や肝内結石，膵石・膵炎，胆道がんがある．肝内結石は戸谷IV-A型に多く，7〜8% 程度に術後平均 7〜8 年して生じる．原因は吻合部狭窄や肝内胆管狭窄の遺残である．膵石・膵炎は膵内胆管遺残例にみられる．胆道がんの予防として胆道切除されるが，術後も発がん率が正常人より高いという報告がある．よって，手術後は生涯にわたる経過観察が必要である．

●参考文献

・Todani T：Congenital choledochal dilatation：Classification, clinical features, and long-term results. J Heptobiliary Pancreat Surg 4：276-281, 1997
・日本膵・胆管合流異常研究会，他（編）：膵・胆管合流異常 診療ガイドライン．医学図書出版，2012
・安藤久實：先天性胆道拡張症．高松英夫，他（編）：標準小児外科学（第 6 版）．医学書院，232-234，2012
・Kaneko K, et al.：Proteomic analysis of protein plugs：causative agent of symptoms in patients with choledochal cyst. Dig Dis Sci 52：1979-1986, 2007

（金子健一朗）

16 Caroli 病，先天性肝線維症

概 念

1．Caroli 病, Caroli syndrome

Caroli 病は先天性の肝内胆管拡張症であり，肉眼で末梢性の肝内胆管の多発性，分節状，囊状の拡張をみるものが古典的である[1)]．Caroli の最初の記載にちなみ，門脈域に先天性肝線維症(congenital hepatic fibrosis：CHF)を伴うものを Caroli syndrome，伴わないものを Caroli disease と欧米ではよんでいる．わが国では Caroli 病として Caroli syndrome を報告する例が多く，中沼らは Caroli syndrome を CHF/Caroli 病，Caroli 病＋CHF などと表記し，Caroli disease は純型 Caroli 病と表記するなどの工夫をしている．先天性の肝内胆管拡張症の大部分は Caroli syndrome である．

2．先天性肝線維症(CHF)

CHF は歴史的には肝の線維化，門脈圧亢進症，腎の囊胞性疾患を特徴とする遺伝性疾患として記載された[2)]．多くは常染色体劣性多発性囊胞腎(autosomal recessive polycystic kidney disease：ARPKD)に伴う．肝組織では，成熟した線維性組織に囲まれた島状の正常な肝細胞が特徴的とされる[2)]．同様の組織所見が，ARPKD 以外にも複数の先天性疾患で記載されている．先天性疾患に伴うか，他疾患を伴わず先天性と推測され，特徴的肝組織像を呈するものを CHF とよぶ．

疫 学

わが国の Caroli 病に関する疫学調査は乏しい．海外で Caroli syndrome の頻度は出生 10,000〜60,000 に 1 人とされる[1)]．CHF をきたす疾患として最も多い ARPKD は，海外で出生 10,000〜40,000 に 1 人とされる[3)]．また，ARPKD の原因遺伝子である *PKHD1* の変異頻度は約 1/70 であるという[3)]．

病理・病態生理

1．発 生

肝内胆管は原始肝細胞に由来する胆管板(ductal plate)から発生する．胆管板とは 1〜2 層性の細胞からなる円筒状構造物で，ヒトでは胎生 8 週頃から前駆細胞にサイトケラチン 19 などの発現が増加し，門脈域辺縁に輪状に形成される[1,2)]．左右肝管より肝側の胆管および肝内胆管付属腺は胆管板に由来する．胎生 12 週から肝門部から末梢へ向けて胆管板は伸びていき，この過程は出生後にも持続する．発生が進むと胆管板はリモデリングを経て門脈域内に遊走し(図 1)，胎生 20 週頃に成熟肝内胆管および胆管周囲付属腺が現れ始める．出生後も胆管形成が継続する．管腔形成に至らなかった胆管板はサイトケラチン 19 の発現など胆管細胞としての性格を失って肝細胞へと分化する．リモデリングの停止などの異常から胆管板形成不全(ductal plate malformation：DPM)が生じるとされる．

ネフロンの発生も胎生 8 週頃から始まる．ARPKD をはじめ，しばしば肝と腎に囊胞性疾患をみる一群の疾患を hepatorenal fibrocystic disease という．近年，非運動性の一次繊毛(primary cilia)に関する知見が増加し，一次繊毛とその関連構造物の遺伝子変異により腎囊胞，肝・胆管の異常ほか多彩な異常をみることが解明され始め，繊毛病(cilinopathy)の一部としてこの疾患群が理解されつつある[1〜4)]．

最もよく検討されているのは常染色体優性多発性囊胞腎(autosomal dominant polycystic kidney

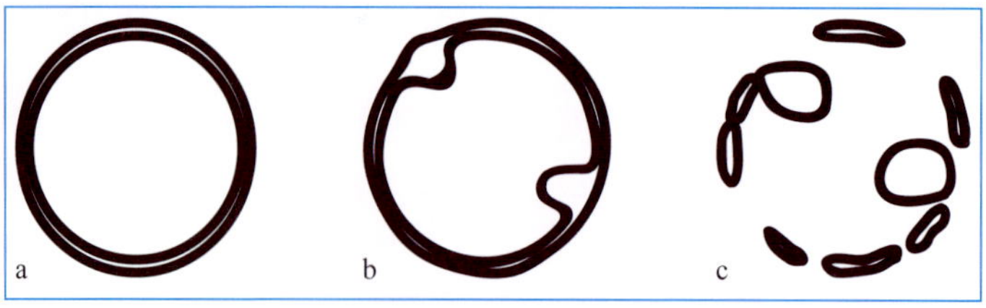

図1 胆管板(ductal plate)のリモデリングの概念的模式図
a：胆管板の2層の細胞はスリット状の腔で分かれている
b：腔の一部が拡張して管腔を形成していく
c：胆管は門脈域の実質に取り込まれ，残された胆管板は退化する

disease：ADPKD)をきたす *PKD1* と *PKD2*，および ARPKD をきたす *PKHD1* などの遺伝子であり，これらの遺伝子産物は一次繊毛基部の basal bodies に局在する．*Pkd1* の異常を有する ADPKD モデルマウスでは肝嚢胞がみられる．また，ARPKD モデルの多嚢胞腎ラットで多発性肝内胆管拡張を観察した報告がある．Joubert 症候群や orofaciodigital syndrome Ⅰに関与する *OFD1* の産物は中心体蛋白であり一次繊毛基部の basal bodies に局在している．これらの異常に関連して細胞が外界の情報を感知する仕組みが破綻し，腎嚢胞が形成されると想定されており，肝嚢胞，肝内胆管拡張にも関係すると思われる[3,4]．

同時にみられる CHF の機序はまだ十分明らかでない．CHF では膠原線維が豊富で弾性線維は乏しく，connective tissue growth factor(CTGF)やヘパラン硫酸プロテオグリカンの分布が肝硬変とは大きく異なるとされる[1~3]．

2．病 理

CHF の肝断面では，肉眼で多数の灰白色のバンド状の線維性間質を確認できる[2]．顕微鏡下では，幅の広いまたは狭い成熟した線維性組織で隔てられた正常な肝細胞が島状に分布する．線維性組織は胆管上皮を有する嚢状の DPM を含み，門脈域へと連なっている．高度の門脈域の線維化に対し炎症細胞浸潤は軽度である．

肝硬変の組織像は再生結節であり，炎症と壊死が伴っている．また線維性隔壁に胆管はみられない点で CHF と区別される．

3．病 態

Caroli 病は胆汁うっ滞を起こしやすく，異常胆管に細菌感染をきたしやすい．経過中に肝合成能の低下をみる場合は，上行性胆管炎の反復が関与することが多い[2]．

CHF では線維性の組織が末梢門脈を圧迫し，門脈分枝に異常をきたし門脈圧亢進に至るとされる．肝硬変と異なり，肝の合成能は保たれる．DPM は生後からみられるものの，線維化と門脈圧亢進は年齢とともに緩徐に進行し，初期には症状は現れない．同一家系内でも進行速度に差があり，予後予測を困難にしている[2]．

臨床症候

1．症 状

肝症状が現れる時期は幼児期から 60 歳代まで幅広いが，多くは思春期である．①門脈圧亢進症を主徴とする場合，②胆管炎を主徴とする場合，③混合型，④無症状などがある[2]．

①門脈圧亢進症型：吐下血，脾腫，血小板減少などで気づかれる．合併症として門脈肺高血圧や肝肺症候群があり，酸素飽和度低下，頻脈，労作時の多呼吸，バチ状指，チアノーゼなどに注意する．

②胆管炎型：胆汁うっ滞，反復する胆管炎をきたす．不明熱，敗血症，肝障害，成長障害などを合併しやすい．また，若年で胆石，胆管細胞がんの合併が知られており注意を要する．

2．身体所見・血液所見

胆管炎時や肝不全に至った際に黄疸を呈する．腹部膨満，肝腫大がみられることがある．肝は硬く左葉の腫大が目立つ．門脈圧亢進症で脾腫をみる．

合併症がなければ一般的血液検査は正常である．胆管炎の際には肝酵素，ビリルビン，γ-グル

表1　先天性肝線維症（CHF）または Caroli 病を伴う疾患

疾患名	遺伝形式	責任遺伝子（蛋白名）	肝病変	腎病変	特　徴
常染色体劣性多発性嚢胞腎症（ARPKD）	AR	*PKHD1*（フィブロシスチン）	DPM，CHF，Caroli 病	集合管の嚢胞性拡張	新生児期から腎腫大があり，超音波で高輝度の腎と肝の斑点状の高輝度像
常染色体優性多発性嚢胞腎症（ADPKD）	AD	*PKD1*（ポリシスチン 1），*PKD2*（ポリシスチン 2）	DPM，CHF，まれに Caroli 病	尿細管の全部位に由来する複数の嚢胞	肝嚢胞は胆管と連続しない．頭蓋内または大動脈に動脈瘤．僧帽弁逸脱，膵嚢胞，大腸憩室，鼠径ヘルニア
常染色体優性嚢胞性肝疾患（ADPLD）	AD	*PRKCSH*（ヘパトシスチン），*SEC63*	胆管性微小過誤腫に由来する嚢胞，まれに CHF	なし	ときに ADPKD と類似の腎外病変を有する
ネフロン癆 3 型	AR	*NPHP3*（ネフロシスチン-3）	CHF	皮髄境界部に多発する嚢胞	思春期ネフロン癆ともよばれ，平均 19 歳頃に末期腎不全をきたす．網膜色素変性をみる
Jeune 症候群	AR	Loci 12p，15q13；IFT8（intraflagellar transport protein）	CHF，Caroli 病	cystic renal tubular dysplasia	別名で窒息性胸郭異形成症ともよばれる
Joubert 症候群	AR	*AH11*（jouberin）ほか多数	CHF	嚢胞性変性，ネフロン癆	OMIM 上では現在 22 種類に分類されている
COACH 症候群（Joubert 症候群との重複あり）	AR	*TMEM67*（*MKS3*），ときに *CC2D2A* および *RPGRIP1L*	CHF	嚢胞，ネフロン癆など	Cerebellar vermis hypo/aplasia, oligophrenia（mental retardation）, congenital ataxia, ocular coloboma, and hepatic fibrosis の略である
Meckel-Gruber 症候群	AR	*MKS1* ほか多数	DPM	皮髄境界部嚢胞	OMIM 上では現在 11 種類に分類されている．腎の嚢胞性病変，中枢神経系の形態異常，肝線維症などが特徴．ほか先天性心疾患，多合指（趾）症など
Bardet-Biedl 症候群	AR, triallelic inheritance	*BBS1* ほか多数	CHF	嚢胞性変性，ネフロン癆	OMIM 上では現在 19 種類に分類されている．網膜変性，肥満，四肢の形態異常，性腺機能低下など
口腔顔面指趾症候群Ⅰ型（orofaciodigital syndrome Ⅰ）	X-linked	*OFD1*（中心体蛋白であり原始繊毛の起点の basal bodies に局在）	CHF, dilatations of the intrahepatic ducts	多発する腎髄質と皮質の粗大な嚢胞	口腔の裂孔，舌の過誤腫または嚢胞，指の形態異常，膵嚢胞
Ivemark 症候群	AR	Right Atrial Isomerism では *GDF1*	CHF，Caroli 病	嚢胞性変性	膵線維症，situs inversus，多脾症，先天性心疾患，中枢神経系の形態異常
先天性グリコシル化異常症 Ib	AR	*PMI*（ホスホマンノースイソメラーゼ）	DPM，CHF	なし	慢性下痢，蛋白漏出性胃腸症，凝固障害

〔Arnon R, et al.：Chapter 41. Fibrocystic liver disease. In：Suchy FJ et al.(eds),. Liver Disease in Children, 4th ed., Cambridge Medicine, 710-727, 20141/中西浩一，他：繊毛病．日本腎臓学会誌 25：127-131, 2012，を元に OMIM（http://www.ncbi.nlm.nih.gov/omim/ 2014 年 8 月接続）および Gene Reviews（http://www.ncbi.nlm.nih.gov/books/NBK1116/ 2014 年 8 月接続）を疾患ごとに参照して作成〕

タミルトランスフェラーゼ（γ-GT）などが異常を示す．また門脈圧亢進症があれば血小板減少，好中球減少などがみられる．

診 断

1．検　査

Caroli 病と CHF の診断は画像診断によるところが大きく，肝生検を要する例は限られる．

腹部超音波では，エコー輝度の高い斑状のパターンが肝実質に多発する．門脈圧亢進が進行すると脾腫を伴い，門脈血流は減少，次いで逆流が観察可能になる．拡張胆管には胆泥，胆砂・胆石をみることがある．拡張胆管内に細い門脈枝が走り，低エコー内に高エコー像がある central dot sign を呈することがある．

CT や MRI（MRCP）は超音波像の確認や病変の進展を確認するために行う．多発性肝嚢胞との鑑別にも有用である．

CHF や Caroli 病を見出した際は，腎病変，眼病変（網膜色素変性，coloboma など）など，**表 1** にみる肝外病変にも注意を払いたい[2,4]．また，遺伝的カウンセリングを検討する．

2．鑑別診断

CHF と肝硬変は混同されやすいが，CHF では通常，肝の合成能は正常である．肝細胞索などの正常な構造が保たれ，壊死はみられない．炎症もないか軽微である．ときに原発性硬化性胆管炎（primary sclerosing cholangitis：PSC）との鑑別が困難であるが，PSC は肝硬変の病態を示す．non-cirrhotic portal hypertension に伴って過形成結節がみられる場合は，さらに鑑別困難である．既往歴，画像所見，肝合成能などを参考にする．PSC や non-cirrhotic portal hypertension では，鑑別に肝生検を要することがある[2]．肝内の少数で小型の嚢胞は正常範囲内としてよいであろう．

治 療

保存的治療が主体である．胆管炎には抗菌薬を使用し，再発性の胆管炎には予防的抗菌薬投与も行われる．結石の扱いは部位，数，大きさによって方針が異なり，経験豊富な施設での対応が望ましい[2]．ウルソデオキシコール酸の功罪は不明である．門脈圧亢進症の扱いもエビデンスは乏しいが，内視鏡で高リスクの静脈瘤を同定すれば，非特異的 β 遮断薬を選択する施設もある．静脈瘤の治療には内視鏡的硬化療法（endoscopic screlotherapy）または食道静脈瘤結紮術（endoscopic variceal ligation/band ligation）がある．出血を繰り返す難治例では門脈体循環シャント術を考慮する．脾機能亢進に対する摘脾は門脈圧亢進症の治療にならず，門脈血流減少など増悪を招く点で禁忌とされている．

肝移植適応には末期肝疾患，肝肺症候群，難治性胆管炎などがある．ARPKD 例では肝・腎の 2 臓器移植が課題である．

予 防

A 型および B 型肝炎ワクチン接種を行うことが望ましい．

●文献

1）中沼安二，他：肝内胆管の形成異常—多嚢胞性肝疾患と先天性肝線維症＋カロリ病を中心に—．肝臓 44：619-631, 2003
2）Arnon R, et al.：Chapter 41. Fibrocystic liver disease. In：Suchy FJ et al.(eds),. Liver Disease in Children, 4th ed., Cambridge Medicine, 710-727, 2014
3）乳原善文，他：厚生労働省進行性腎障害調査研究班 多発性嚢胞腎診療指針　2010 年 8 月．日本腎臓学会誌 53：556-583, 2011 (http://www.jsn.or.jp/guideline/guideline.php 2014 年 8 月接続)
4）中西浩一，他：繊毛病．日本腎臓学会誌 25：127-131, 2012

（工藤豊一郎）

各　論　G　肝胆道疾患　Ⅳ．その他の肝胆道疾患

17 胆道奇形

概　念

胆道奇形とは胆道の発生過程で生じる形成異常である．数・位置・形態の異常に分けられる．

数の異常には，重複胆囊，胆囊欠損症，重複胆囊管，重複胆管がある．重複胆囊には，外見上は1つの胆囊だが長軸方向の隔壁で内腔が分かれる隔壁型，底部から分離した二葉胆囊，正常胆囊以外に存在する副胆囊がある（図1-a）．重複胆管は，2本の開存した胆管が別々に消化管に開口する奇形である．4型（I：中隔型，II：分枝型，III：分離型，IV：混合型）に分類され，III型の報告が多い（図1-b）．重複胆管では，副胆管が球部や胃へ異所性に開口することがある．

位置の異常には，左側胆囊，肝内胆囊，遊走胆囊，異所性胆囊，胆囊管低位合流，異所性胆管（いわゆる副肝管），胆囊肝管，胆管の異所性開口，膵・胆管合流異常がある．左側胆囊は，肝円索の左に胆囊が位置する異常である．肝円索は左臍静脈の遺残だが，左側胆囊では右臍静脈遺残による右肝円索で，見かけ上の“左側”であり，高率に肝内門脈の変異を伴う（図1-c）．肝内胆囊は，肝実質に埋もれた胆囊である．遊走胆囊は肝臓と間膜のみで胆囊が付着するもので，間膜が胆囊と胆囊管に付着するI型と胆囊管のみに付着するII型がある．胆囊は小網，肝鎌状間膜内，腹壁や胸腔内など異所性に存在することがあり，左側・肝内・遊走胆囊も含めて異所性胆囊と総称される．胆囊管が膵上縁から下流の胆管に合流するものを胆囊管低位合流とよぶ．胆囊管が右肝管や左肝管に流入する変異もある．異所性胆管とは，ある肝領域を支配する肝内胆管が肝実質を出て肝外を走行し，総肝管，総胆管，胆囊管，胆囊に合流する解剖学的変異をいう．副肝管ともよばれるが，その肝領域における唯一の胆汁排出であるから“副”ではない．異所性胆管は0～VIの7型に分けられるが，総肝管に入るIII型の頻度が高い（図1-d）．胆囊管に入るV型は胆囊肝管の副肝管型でもある（図1-d）．胆囊肝管は，広義には肝臓のある領域をドレナージする胆管が胆囊または胆囊管に入るものすべてを指し，全肝管型・右肝管型・副肝管型に分けられる．狭義には全肝管型，総肝管が胆囊に入るものを指す（図1-e）．胆管の異所性開口は十二指腸下行部以外への胆管の開口を指し，肛門側では水平部や上行部に，口側では球部や胃に開口する（図1-f）．

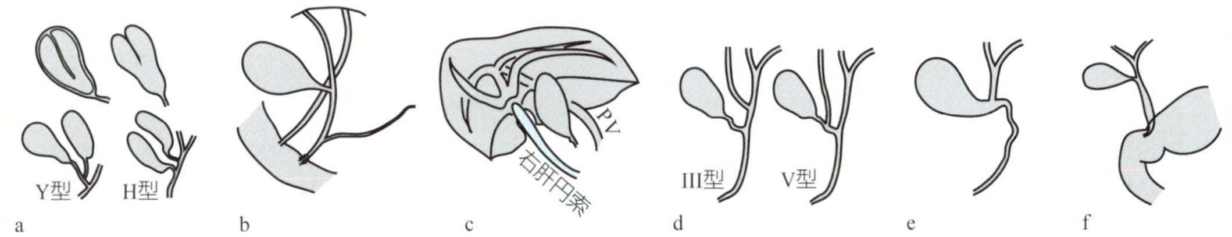

図1　代表的な胆道奇形
a：重複胆囊，b：重複胆管III型（膵・胆管合流異常合併），c：左側胆囊，d：異所性胆管，e：胆囊肝管，f：胆管の異所性開口

形態の異常としては，胆嚢変形，先天性胆道拡張症，胆道閉鎖症，隔壁胆嚢/胆管がある．胆嚢変形にはphrygian cap deformity，Hartmann's pouch，砂時計胆嚢が知られる．胆嚢/胆管の隔壁形成は，長軸に垂直な隔壁を指す．同様な隔壁は，先天性胆道拡張症の肝門部付近の胆管にしばしばみられる．多発する隔壁でブドウ房状ないし蜂の巣状になる多隔壁胆嚢もある．

疫 学

異所性胆管(0.8～35%)，胆嚢管低位合流(1.1～5.6%)，左側胆嚢(0.7～1.2%)，遊走胆嚢(4～8%)など正常変異の頻度は高いが，その他の奇形はまれである．重複胆嚢は0.02%の頻度である．胆嚢欠損症の剖検での頻度は0.045%で性差はないが，有症状例は女性に多い．重複胆管は内外で100例程度の報告しかなく，東洋人に多い．胆管異所性開口のうち，乳頭が水平部や上行部に存在するものは比較的多い(5～23%)が，口側の球部や胃への開口はまれ(0.1～0.4%)で男性に多い．

病 因

胆道は，胎生第3週に前腸から発生する肝憩室から発生する．肝憩室は2つに分離し，pars hepaticaからは肝細胞および肝内胆管と肝管が，pars cysticaからは胆嚢と胆嚢管が形成され，総胆管は共通部分より発生する．胆嚢と胆管は当初は内腔があるが6週までに閉塞し，12週以降総胆管下部から再開通する．ほとんどの異常は胎生4～6週に発生する．胆道奇形は，①上皮確立期の誤った分化，②器官が両側に存在するか誤った二分割が生じる，③胎生器官の不均衡な成長，④消失する器官の残存，⑤異所性に成長して発生する．胆嚢や胆管の隔壁形成は内腔再開通の異常である．

臨床症候

胆道奇形の多くは正常変異であり，無症状である．変異に気づかず手術すると，損傷して問題となる．胆嚢欠損症には，心奇形などの合併奇形に伴うもの，家族性を含めた無症状のもの，胆道疝痛をきたすものがある．胆道疝痛は20～40代にみられ，biliary dyskinesiaによるとされる．重複胆管では異常副胆管の開口部に括約筋を欠き，30%で結石が形成される．膵・胆管合流異常や先天性胆道拡張症を30%以上に伴い，成人では胆嚢がんが発生する．胃に異所性開口する成人では胃がんの報告がある．重複胆管を伴わない異所性開口のうち，口側の球部や胃への開口例では胆管炎，胆石や消化性潰瘍を生じるが，小児期の報告はない．肝内胆嚢の成人例では半数で胆石を合併する．遊走胆嚢は胆嚢捻転の原因となり，II型は180°以上の完全型捻転症を，I型は捻転・解除を繰り返す不完全捻転を起こしやすい．胆管隔壁では，隔壁より上流で胆汁うっ滞による胆石形成が生じる．

診 断

胆道奇形の診断はMR胆管膵管撮影(magnetic resonance cholangiopancreatography：MRCP)が有用である．内視鏡的逆行性胆道膵管造影(endoscopic retrograde cholangiopancreatography：ERCP)などの直接胆道造影が確定診断に必要な場合がある．異所性開口部は上部消化管内視鏡で確認される．

治 療

ほとんどの奇形が正常変異であるため，治療の必要はない．手術における異所性胆管損傷では，胆管径が2 mm以上の場合は再建が必要とされる．重複胆管で，異所性開口し括約筋を欠く異常副胆管は切除の対象となる．

●参考文献

- Skandalakis JE, et al.：The extrahepatic biliary ducts and the gallbladder. In：Skandalakis JE, Gray SW (eds), Embryology for Surgeons. 2nd ed., Williams & Wilkins, 296-333, 1994
- 井廻道夫(編)：肝・胆道系症候群(第2版)Ⅲ肝外胆道編．別冊日本臨牀 新領域別症候群シリーズ15，2011
- Yamashita K, et al.：Double common bile duct：a case report and a review of the Japanese literature. Surgery 131：676-681, 2002
- Disibeyaz S, et al.：Anomalous opening of the common bile duct into the duodenal bulb：endoscopic treatment. BMC Gastroenterol 7：26, 2007

（金子健一朗）

18 胆石症，胆囊炎

概　念

胆石症は胆道系に形成される結石の総称である．胆道系の良性疾患として一般的であり，小児では比較的まれとされてきたが，小児領域への画像診断の普及や小児における肥満率の上昇などにより，その頻度は増加傾向にある．

胆道結石を局在部位から分類するのが一般的であり，胆囊結石と胆管結石に大別される．胆管結石は肝内胆管結石と肝外胆管結石，あるいは総胆管結石とよばれる．

胆囊に炎症が生じると胆囊炎となり，その多くが胆囊結石を合併している．胆囊結石を伴わないものは，非常にまれで無石胆囊炎とよばれている．

疫　学

胆石の保有率は成人で約10%である一方で，小児胆石症は0.13〜1.9%の頻度と報告されている[1,2]．年齢分布としては，乳児期と思春期に二峰性のピークがあり，女児に多い傾向がある[1]．以前は溶血性疾患などの基礎疾患を有するものが多いとされており，胆石症の20〜25%が溶血性疾患を基礎疾患とする[3]．しかし，近年，基礎疾患をもたない症例も増加している．

臨床症候

小児胆石症の原因はさまざまな成因によって引き起こされる(表1)[1]．おもなものとしては，特発性，溶血，胆汁うっ滞，腸管循環異常などがある[4]．

胆石は，コレステロールを主成分とするコレステロール胆石と胆汁色素を主成分とする色素胆石に大別される．コレステロール胆石の成因の1つとして，コレステロールを中心とする脂質代謝異常が考えられ，肥満，高トリグリセリド血症，糖尿病，妊娠に伴って発生しやすい．近年，小児胆石症においてもコレステロール胆石の割合が増加している[2]．色素胆石は黒色石，ビリルビンカルシウム石に分類され，黒色石は溶血性疾患で認めることが多い．

表1　小児胆石症のリスクファクター

subgroup	risk factor
hemolytic disease	sickle cell disease, thalassemia, hereditary spherocytosis, Girbert syndrome
neonatal/congenital	prematurity, parental nutrition congenital：choledochal malformation
genetic	ABCB4, ABCBG5/G8, PFIC, cystic fibrosis
dietary	obesity, insulin resistance
systemic	sepsis, Crohn disease
medications	cephalosporins, diuretics：furosemide
sugery	cardiac surgery：hemolysis on bypass bowel resection (terminal ileum) Crohn disease, neonatal bowel resection
miscellaneous	biliary dyskinesia

ABC：ATP-binding cassette, PFIC：progressive familial intrahepatic cholestasis

〔Svensson J, et al.：Gallstone disease in children. Semin Pediatr Surg 21：255-265, 2012〕

小児胆石症では，成人と比べCharcotの三徴(黄疸，発熱，疝痛)をきたす症例は少なく，症状は多彩であり，診断は遅れる傾向にある．反復する上腹部痛はもっとも多い症状であり，右上腹部痛が最多で，次いで心窩部痛が多い．また，非特異的腹痛は特に5歳未満の溶血性疾患の症例でみられることがあり，注意を要する．さらに腹痛に悪心・嘔吐を伴うこともあり，腹痛の約60%に嘔吐を伴うといわれている．胆管炎，膵炎は症候性胆石症の7〜20%に合併し，腹痛，発熱，黄疸を

表2 急性胆嚢炎診断基準

急性胆嚢炎診断基準
A 局所の臨床徴候 ①Murphy's sign，②右上腹部の腫瘤触知・自発痛・圧痛 B 全身の炎症所見 ①発熱，②CRP 値の上昇，③白血球数の上昇 C 急性胆嚢炎の特徴的画像検査所見
確診：A のいずれか＋B のいずれか＋C のいずれかを認めるもの 疑診：A のいずれか＋B のいずれかを認めるもの
注）ただし，急性肝炎や他の急性腹症，慢性胆嚢炎が除外できるものとする

〔急性胆管炎・胆嚢炎診療ガイドライン改訂出版委員会（編）：急性胆嚢炎の診断基準と重症度判定基準・搬送基準．TG13 新基準掲載―［第2版］急性胆管炎・胆嚢炎診療ガイドライン 2013，医学図書出版，87-118，2013〕

伴う．無症候性であることも多く，その頻度は胆石症の 15～50% と報告されている[5]．

診 断

小児領域への画像診断の普及により，他疾患の検査時に偶然発見されることもある．胆嚢炎の診断は成人に準じる．「急性胆管炎・胆嚢炎診療ガイドライン 2013」における急性胆嚢炎診断基準を表に示す（表2）．臨床徴候と血液検査から急性胆嚢炎を疑い，画像所見により確定診断を行う[6]．

1．血液生化学検査

血液検査で診断に至ることはないが，総胆管への結石の落下による閉塞性黄疸や，胆嚢炎の際には参考になりうる．

2．腹部超音波

胆石症に対する超音波は簡便性，低侵襲性から有用な検査であり，胆石症の診断に広く用いられている．また，定期的な経過観察にも非常に有用である．胆石超音波像は高エコー像として描出され，後方に続く音響陰影（acoustic shadow）が特徴的である（図1）．音響陰影は小さい胆石では明らかでないことがあるが，胆石の径が 3 mm 以上なら描出可能である[7]．胆嚢結石の場合，多くは腹部超音波で検出できるが，腹腔鏡下胆嚢摘出術などの治療を行う場合に，総胆管結石の合併の有無や，胆道系の解剖の把握のため，CT や MR 胆管膵管撮影（magnetic resonance cholangiopancreatography：MRCP）等の検査を組み合わせる必要がある．

3．腹部 CT

コレステロール成分の多い非石灰化結石は CT では検出できないが，純コレステロール胆石（カルシウム含量 0.8% 以下）を除く胆石は描出される．

4．MRCP

MRI では 2～3 mm 以上の結石は検出可能である．また，その多くは T1 強調像で高信号，T2 強調像で無～低信号を示すため，MRCP 画像上は欠損像としてとらえられる（図2）．内視鏡的逆行性胆管膵管造影（endoscopic retrograde cholangiopancreatography：ERCP）と比較して低侵襲であるが，低年齢児に対しては描出困難なこともある．

治 療

胆石症の治療には，食事療法や薬物療法などの内科治療と外科治療がある．食事療法は，適度な胆嚢収縮および胆汁の排泄を規則正しく行わせることが目的であり，胆汁酸濃度を一定に保つためコレステロール・脂質摂取を適切に制限し，胆汁酸濃度の低下を防ぐために蛋白を適量摂取する[8]．それに加え，薬物治療として鎮痛薬，利胆薬，胆石溶解薬等の投与が行われる．薬物治療にはウルソデオキシコール酸（ursodeoxycholic acid：UDCA）が使用される．胆道系に解剖学的異常がなく，X 線陰性のコレステロール胆石で 15 mm 径以下の結石がよい適応となる．石灰化が明らかなもの，色素胆石，胆嚢機能が保たれていない場合は，溶解効果は期待できない．UDCA 単独投与の報告では，完全溶解率は 24～38% であり，再発率は 30～50% と報告[9]されている．また，Della Corte らによる 180 例の小児胆石症の検討[10]では，117 例に UDCA による治療が行われ，溶解されたものは 8 例のみである．そのうち 3 例に再発を認めており，胆石の溶解に対する効果は低いものの，発作，胆嚢炎などの症状を抑制する効果は認められている．

体外衝撃波結石破砕療法（extracorporeal shock-wave lithotripsy：ESWL）による胆石の治療は，1986 年に Sauerbruch らにより報告[11]された．薬物治療との併用により胆石の消失率は 42～85%

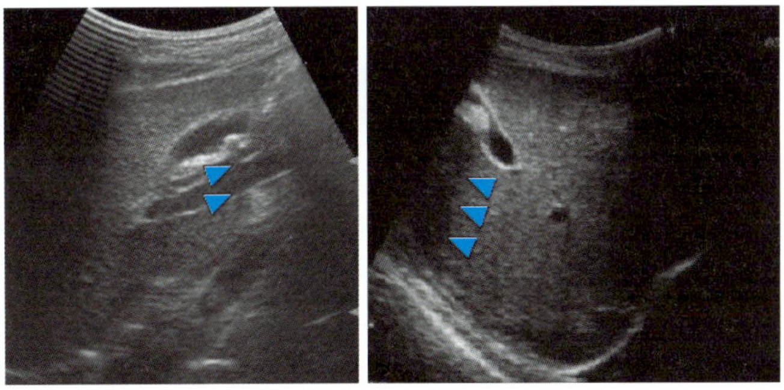

図1 胆嚢結石の超音波

胆石は高エコー像として描出され，後方に続く音響陰影（▶）が描出される

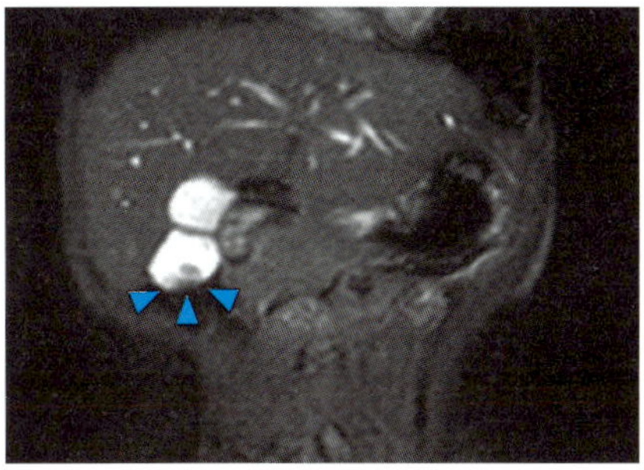

図2 胆嚢結石のMRCP

胆石の多くはT1強調像で高信号，T2強調像で無～低信号（▶）を呈する

と報告[12]されているが，5年後の再発率は43%[11]であり，10年後の再発率は60.2%[13]と再発率は高い．

小児胆石症の手術適応としては，①有症状例，②石灰化を示す胆石，③無症状であっても2～3か月の経過観察で消失しないsludgeや非石灰化胆石，とされている[14]が，全身状態の悪化の可能性のあるものや胆道穿孔症例なども手術適応となりうる．小児に対する腹腔鏡下胆嚢摘出術は，1991年にHolcombらにより報告[15]された．その手術創の整容性，低侵襲性などの利点から，今日では小児の胆嚢摘出術は腹腔鏡下手術が第一選択となっている．また，近年では単孔式腹腔鏡下胆嚢摘出術の報告例[16]も散見されるようになっている．

また，胆嚢炎を起こした際には，緊急手術やドレナージに対応できるように絶食を原則とするが，保存的治療のみで軽快する症例も多い．抗菌薬は可及的に早期に投与開始すべきであり，様々なドレナージ術に先立ち投与を行うべきである．

小児胆石症に対して，治療の選択肢が増加している．治療方針について，安全性，低侵襲性などを十分に評価し，適切なタイミング，方法を検討する必要がある．

治療についてはガイドラインも参照されたい．

●文献

1) Svensson J, et al.：Gallstone disease in children. Semin Pediatr Surg 21：255-265, 2012
2) Walker SK, et al.：Etiology and incidence of pediatric gallbladder disease. Surgery 154：927-931, 2013
3) Bailey PV, et al.：Changing spectrum of cholelithiasis and cholecystitis in infants and children. Am J Surg 158：585-588, 1989
4) 山﨑洋次，他：成因からみた小児胆石症の多様性．小児外科 17：1143-1151，1985
5) Bogue CO, et al.：Risk factors, complications, and outcomes of gallstones in children：a single-center review. J Pediatr Gastroenterol Nutr 50：303-308, 2010
6) 急性胆管炎・胆嚢炎診療ガイドライン改訂出版委員会（編）：急性胆嚢炎の診断基準と重症度判定基準・搬送基準．TG13新基準掲載―[第2版]急性胆管炎・胆嚢炎診療ガイドライン2013，医学図書出版，87-118，2013
7) 富田涼一，他：腹部超音波検査による小児胆石症のスクリーニング．小児外科 19：529-538，1987
8) 濱野貴通，他：当科で経験した小児胆石症9例の検討．臨牀小児医学 57：87-90，2009
9) 日本消化器病学会（編）：胆石症診療ガイドライン．南江堂，2-79，2009
10) Della Corte C, et al.：Management of cholelithiasis in Italian children：a national multicenter study. World J Gastroenterol 14：1383-1388, 2008
11) Sauerbruch T, et al.：Fragmentation of gallstones by extracorporeal shock waves. N Engl J Med 314：818-822, 1986
12) Rabenstein T, et al.：Ten years experience wth piezoelectric extracorporeal shockwave lithotripsy of gallbladder stones. Eur J Gastroenterol Hepatol 17：629-639, 2005
13) Janssen J, et al.：Long-term results after successful extracorporeal gallstone lithotripsy：outcome of the first 120 stone-free patients. Scand J Gastroenterol 36：314-317, 2001
14) 青木洋三：全身疾患に伴った小児胆石症．小児内科 23：940-946，1991
15) Holcomb GW 3rd, et al.：Laparoscopic cholecystectomy in the pediatric patients. J Pediatr Surg 26：1186-1190, 1991
16) Ponsky TA, et al.：Early experience with single-port laparoscopic surgery in children. J Laparoendosc Adv Surg Tech A 19：551-553, 2009

（林田 真）

19 Wilson 病

概 念

銅は微量ミネラルとして，生体中での各種の銅要求酵素のホロエンザイム化に必須な金属である．Wilson 病は，細胞内での銅の輸送システムにかかわる Wilson 病蛋白(ATP7B)の異常により，銅が肝臓，大脳基底部，角膜，腎臓などに蓄積し，種々の臓器障害を呈する疾患である．

Wilson 病は放置すると進行性で，予後がきわめて不良な疾患である．しかしながら早期発見，早期治療により，その予後は大きく改善することが知られている．現在，銅キレート薬や亜鉛薬による薬物療法や重症例に対する肝移植などの治療法が確立されており，治療可能な限られた先天代謝異常症の 1 つである．

疫 学

Aoki らの報告[1)]によれば，わが国の発症頻度は出生 35,000～45,000 人に 1 人とされている．男性：女性＝55：45 であり，男女差はないものと考えられている．発症年齢は 3～50 歳と広く分布しており，発症のピークは 10～11 歳である．

病因・病態生理

銅は食事や飲料から摂取される．1 日約 2 mg が十二指腸や小腸から吸収され，門脈を介し肝臓に輸送される．肝臓に輸送された銅のうち 5% はそのまま血中に排泄され，10% は肝細胞中でアポセルロプラスミンと結合し，ホロセルロプラスミンとして血中に排泄される．残りの大部分は肝細胞に隣接している微小胆管に排泄され，胆汁中へ排泄されることになる[2)]．

肝細胞内での銅の輸送には Wilson 病蛋白(ATP7B)が重要な役割を果たしている．ATP7B は染色体 13 番長腕，13q14.3 に位置する遺伝子 *ATP7B* によりコードされ，この遺伝子の異常により疾患が生じる．

ATP7B はおもにゴルジ体を中心に，エンドゾーム，ライソゾームに発現されているが，その詳しい局在や機能については研究が進められている．

ATP7B の機能が障害されると，銅の胆汁への排泄ならびにアポセルロプラスミンの合成が行われなくなり，銅は肝細胞内に蓄積する．肝臓内に過剰に蓄積した銅はメタロチオネインと結合して無毒化されるが，その貯蔵能を越えるとフリーの銅が酸化ストレスなどを介して細胞毒性を発揮し，肝細胞傷害をもたらす．

さらに，肝臓中から血中に放出された大量の非セルロプラスミン銅は，全身の臓器，特に大脳基底部，角膜，腎臓などに蓄積し，種々の臓器障害を呈する．

臨床症候

Wilson 病の三主徴は，肝硬変，錐体外路症状および Kayser-Fleischer 角膜輪である．精神症状や腎障害を呈する症例もみられる．以下におもな臨床症状を記載する．

①肝疾患：肝硬変，脂肪肝，急性，慢性肝炎，溶血を伴う肝不全．
②神経症状：構音障害，歩行障害，羽ばたき振戦，知能障害，ジストニア，仮性硬化症．
③Kayser-Fleischer 角膜輪：本症に特異的な所見であるが，年少時や軽症例には認められない．
④腎症状：血尿，二次性 Fanconi 症候群．

表 1 に，清水ら[3)]が提案している肝機能障害と

表1 Wilson 病の病型分類

1．肝 型
肝機能障害に基づく症状にて発症し，経過する症例 1）一過性肝障害型 急性あるいは亜急性肝炎様症状を一過性に呈する 2）慢性肝障害型 慢性肝炎様症状あるいは肝硬変の病像を呈する 3）劇症肝炎型 溶血を伴い，急性肝不全あるいは劇症肝炎の状態を呈する 4）溶血を伴う型 溶血を伴い，劇症肝炎型とならない症例
2．神経型
既往および経過中にまったく肝症状の出現や肝機能障害がなく，神経症状のみにて経過する症例
3．肝神経型
神経症状および肝症状，肝機能障害がともに認められる症例
4．発症前型
家族内検索にて症状出現前に診断された例，ならびに他疾患の検索中に偶然発見・診断された例

〔清水教一：ウィルソン病の最新の治療法―亜鉛療法を中心に―．小児内科 44：1657-1660，2012〕

表2 Wilson 病の診断基準

検査所見 1．肝銅含量 ≧200 μg/g wet tissue or ≧250 μg/g dry tissue 2．血清セルロプラスミン値 ≦20 mg/dL 3．尿中銅排泄量 ① ≧100 μg/日 ② ≧1.5 μg/kg/日 ③ ≧0.2 μg/mg creatinine
診断基準 上記検査所見 1，2，3 のうち 2 つ以上を満たせば，Wilson 病と診断してよいと考える ただし，肝銅含量の増加が認められれば，Wilson 病と診断できる *ATP7B* 遺伝子解析にて両方のアレルに変異が認められれば，やはり Wilson 病と診断できる

〔清水教一：Wilson 病．小児科 53：1293-1303，2012〕

神経症状を中心とした Wilson 病の病型分類を示す．このうち発症前型は，家族内検索やたまたま発見された症例を指すが，発見時に肝機能障害があっても，肝硬変や肝不全などの重篤な肝疾患を呈していなければ発症前型に分類される．これまでの全国集計なども本分類により行われ，治療の第一選択などの表も本病型分類がもとになっているので，発症前型の定義に注意が必要である．

診 断

Wilson 病の鑑別診断を行うべき症状，病態は以下のとおりである．

①肝硬変，肝不全などの重篤な肝疾患
②錐体外路症状
③幼児期以降の急性・慢性の肝疾患
④学童期以後の神経症状
⑤学童期以降の血尿
⑥思春期以降の精神症状

表2に，藤井が 1997 年に報告[4]した発症前症例の診断基準をもとに，清水が一部改変したもの[5]を示す．この診断基準は発症後症例にも有用とされている．これに加えて，眼科的検索は必須である．

この基準を満たさないときには，肝銅含有量の測定や *ATP7B* 遺伝子の解析が必要となる．肝銅含有量は，250 μg/g dry tissue あるいは 200 μg/g wet tissue 以上が異常である．遺伝子解析でも，約 10% の症例では遺伝子異常を確認できないことがある点には留意すべきである．*ATP7B* 遺伝子の解析は，遺伝学的検査として保険収載されている．保険点数は 4,000 点である．「NPO 法人オーファンネット」にてこの遺伝子解析を依頼することができる．

治 療

Wilson 病の内科治療としては，薬物療法による除銅と低銅食療法が中心である．

薬物療法としては 2 種類の銅キレート薬として，D-ペニシラミンとトリエンチン塩酸塩が認可されており，銅吸収阻害薬として亜鉛薬の酢酸亜鉛が認可されている．詳しい薬用量や服薬方法などは他の文献に譲る[3,5]．

亜鉛薬は，腸管上皮粘膜細胞でのメタロチオネインを誘導し，腸管からの銅の吸収を阻害することで薬効を発揮する．しかし，肝細胞内でもメタ

表3 病型別 Wilson 病治療薬選択に関する提案(清水による)

病 型	重症度など	第一選択薬	第二選択薬
肝型	軽症～中等症	酢酸亜鉛	トリエンチン塩酸塩
	重症	酢酸亜鉛＋トリエンチン塩酸塩	酢酸亜鉛＋D-ペニシラミン
神経型・肝神経型	軽症～中等症	トリエンチン塩酸塩	酢酸亜鉛
	重症	酢酸亜鉛＋トリエンチン塩酸塩	酢酸亜鉛＋D-ペニシラミン
発症前型		酢酸亜鉛	塩酸トリエンチン
治療維持期	肝型から神経型・肝神経型から	酢酸亜鉛 トリエンチン塩酸塩	トリエンチン塩酸塩 酢酸亜鉛

〔清水教一：ウィルソン病の最新の治療法—亜鉛療法を中心に—. 小児内科 44：1657-1660, 2012〕

ロチオネイン産生が誘導され, 肝細胞内の銅と結合して無毒化が行われる, との報告もある.

清水[3]は, 肝機能障害が中心の病態には亜鉛製剤中心の治療, 神経症状を有する症例にはトリエンチン塩酸塩を最初に選択すること, 重症の Wilson 病に対しては亜鉛薬と銅キレート薬(特にトリエンチン塩酸塩)の併用を勧めている.

表3に, 清水による病型別 Wilson 病治療薬選択に関する提案[3]を示す.

低銅食療法の基準としては, 治療初期には1日の銅摂取量を1 mg/日(幼児は0.5 mg/日)以下に制限する. チョコレート, マッシュルーム, エビ, ナッツ, レバーなどには, 多くの銅が含まれている.

なお, 劇症型 Wilson 病や急性あるいは慢性に肝不全に陥った Wilson 病には肝移植が行われている.

転帰・長期予後

Wilson 病の予後は, 治療開始時期とその後のコンプライアンス(アドヒアランス)により決定される.

早期発見に関してマススクリーニングが検討されているが, その実施時期(年齢)や検査方法など, 多くの検討課題が残されている.

本症の内科治療は病態を治癒させるものではなく, 一生涯にわたる服薬と管理が必要とされる. 特に青年期におけるコンプライアンスの維持はきわめて難しく, 医療者サイドも十分に気をつけていないと肝硬変, 肝不全のために死亡したり, 重篤な症状を抱えながらの生活を余儀なくさせられることが生じる.

なお, 十分な管理のもとでの妊娠出産は可能であり, 報告例も多い.

遺伝カウンセリング

Wilson 病は常染色体劣性遺伝である. 罹患者の両親はヘテロ接合保因者であり, 罹患者の子どもは必然的に保因者である. 血族婚や罹患率の高い集団を除いては, 保因者診断の臨床的重要度は低い. ただし, 治療可能な疾患なので, 未発症者に対して家族内検索を行うことは重要である.

●文献

1) Aoki T, et al.：Nationwide survey of clinical feature of Wilson's disease in Japan. In：Lam STS, et al.(eds), Neonatal and Perinatal Screening：The Asian Pacific Perspective. The Chinese University Press, 1996
2) 青木継稔：遺伝性銅代謝異常症の臨床とその分子病態. Biomed Res Trace Elements 15：307-315, 2004
3) 清水教一：ウィルソン病の最新の治療法—亜鉛療法を中心に—. 小児内科 44：1657-1660, 2012
4) 藤井秀樹：発症前 Wilson 病のセルロプラスミン及び銅代謝に関する研究, 診断基準作成の試み. Biomed Res Trace Elements 8：75-83, 1997
5) 清水教一：Wilson 病. 小児科 53：1293-1303, 2012

(高柳正樹)

各 論 G 肝胆道疾患 Ⅳ．その他の肝胆道疾患

20 全身疾患による肝病変

1）肥満，非アルコール性脂肪肝炎

概 念

非アルコール性脂肪性肝障害(non-alcoholic fatty liver disease：NAFLD)は，飲酒歴はないがアルコール性肝障害に類似した脂肪性肝障害を認める疾患の総称である．このうち，重症型である非アルコール性脂肪肝炎(non-alcoholic steatohepatitis：NASH)は壊死・炎症や線維化を伴う脂肪肝炎であり，肝硬変・肝細胞がんに進展しうる[1)]．

疫 学

成人の検診におけるNAFLDの頻度は14％で，NASHの頻度は1％と推定される[1)]．小児におけるNAFLDの頻度は2～5％と報告されている[2)]．肥満児童の頻度は2004年の10％から2007年の5.9％に減少しているが，メタボリックシンドローム(metabolic syndrome：MetS)のハイリスク群とされる低出生体重児の出生率が増加しており，NASHが減少するかは明確ではない．

病理・病態生理

内臓脂肪の蓄積によるアディポサイトカインの変化，インスリン抵抗性などが複合的に関与する[3)]．肝細胞への中性脂肪沈着(first hit)による脂肪肝に，遺伝的素因や肝細胞傷害要因(second hit)によって誘発される炎症性細胞浸潤や線維化が加わりNASHが形成されるtwo-hit theoryが提唱されたが，多くの因子群が複雑なクロストークを形成しNASH発症に至るとするmultiple parallel hits theoryが支持されつつある[4)]．

病 因

肥満，特に内臓脂肪蓄積を基盤としたMetSの，肝臓における表現型がNAFLDである．腹囲の増加はNAFLDと関連が強い[4)]．

臨床症候

1．症 状

肥満を高頻度に伴う．右上腹部痛を認めることもあるが，特異的なものはない．

2．所 見

高インスリン血症に起因する黒色表皮腫，肝腫大を認める[3)]．

診 断

1．検 査

NAFLDを予測する因子としてBMI(body mass index)，脂質，インスリン抵抗性，空腹時血糖値，腹囲があり[4)]，Pediatric NAFLD Fibrosis Index (PNFI)は次式で算出する．

$$lp = -6.539 \times \log_e[\text{年齢(歳)}] + 0.207 \times \text{腹囲(cm)} + 1.957 \times \log_e[\text{中性脂肪(mg/dL)}] - 10.074$$

$$\text{PNFI} = [1/(1+e^{-lp})] \times 10$$ (PNFI≧9で肝線維症を疑う)

腹部超音波はスクリーニングとして優れている．肝腎コントラスト増強，深部エコーの減衰，肝内脈管の不明瞭化を示す[3)]．

腹部CTでは肝CT値が低下するが，X線被ばくの問題で勧められない．腹部MRは，Dixon法やMR spectroscopyで肝内脂肪を評価できる[3)]．

2．鑑別診断

肝脂肪沈着を伴う疾患を表1にあげる[5)]．

表1　成人ならびに小児での脂肪肝をきたすおもな原因

脂肪	大滴性	小滴性
栄養/全身性	アルコール多飲，栄養失調/飢餓，完全非経口栄養，急速な体重減少，神経性食思不振症，短腸症候群	
薬剤	グルココルチコイド，合成女性ホルモン，Ca チャネル阻害薬，アミオダロン，メトトレキセート，ジドブジン，L-アスパラギナーゼ	アスピリン，テトラサイクリン，コカイン，抗レトロウイルス薬，バルプロ酸
代謝/遺伝	Wilson 病，シトリン欠損症，リポジストロフィー，βリポ蛋白欠損症，糖原病，Wolman 病，コレステロールエステル蓄積病，ミトコンドリア病，脂肪酸代謝異常症，ガラクトース血症，フルクトース血症，Weber-Christian 病，有機酸代謝異常症，チロシン血症，ヘモクロマトーシス，胆汁酸代謝異常症	Reye 症候群，Wolman 病，コレステロールエステル蓄積病，ミトコンドリア病，脂肪酸代謝異常症，妊娠性急性脂肪肝，HELLP 症候群
その他	C 型肝炎，炎症性腸疾患，ネフローゼ症候群，毒キノコ，有機溶剤，脳下垂体性疾患，甲状腺疾患，多囊胞性卵巣症候群	リン中毒，石油化学製品中毒，セレウス菌毒素

〔乾 あやの，他：非アルコール性脂肪性肝疾患の診断，経過観察，治療．臨床検査 57：416-420，2013，一部改変〕

3．確定診断

肝生検で行う．小児では，肝細胞の脂肪変性の程度と門脈域の炎症細胞浸潤が成人に比して強い[5)]．

治　療

生活習慣の改善が基本となる．食事・運動療法で徐々に減量(もとの体重の 5～10%)する．急激な減量は肝線維化が悪化する．しょ糖，果糖，飽和脂肪酸，トランス脂肪酸の過剰摂取を避け，ω-3 系多価不飽和脂肪酸，食物繊維を摂る[4)]．

薬物療法は確立されたものはない[3)]．ウルソデオキシコール酸，ビタミン E，メトホルミンは比較試験で無効であった．タウリンは比較試験がない．プロバイオティクスも試みられている[4)]．

合併症

他の MetS 疾患である糖尿病，高脂血症，高血圧症などへの治療を怠らない．

転帰・長期予後

小児期 NAFLD の長期予後は明確ではないが，成人では NAFLD の 10～15% が NASH であり，NASH は肝硬変，肝細胞がんへ進展する危険が高い[2,5)]．また，心血管イベントによる死亡率も 12～16% と高率である[2)]．

予　防

肥満をきたしうる生活習慣の改善に尽きる．

●文献

1）日本肝臓学会(編)：NASH・NAFLD の診療ガイド 2010．文光堂，2010
2）小野正文，他：疾患概念の変遷と国内外の疫学．診断と治療 99：1461-1467，2011
3）梶　俊策：脂肪肝：非アルコール性脂肪性肝疾患(NAFLD)を中心に．小児内科 44：430-431，2012
4）Nobili V, et al.：A 360-degree overview of paediatric NAFLD：recent insights. J Hepatol 58：1218-1229, 2013
5）乾 あやの，他：非アルコール性脂肪性肝疾患の診断，経過観察，治療．臨床検査 57：416-420，2013

（村上　潤）

20 全身疾患による肝病変

2）低栄養

概　念

1．定　義

正常な発育に必要な蛋白やエネルギーの摂取不足により生じる．

2．分　類

浮腫を伴わないマラスムス（marasmus），浮腫を伴うクワシオルコル（kwashiorkor），両者の混合型であるマラスムス型クワシオルコルに分類される[1]．マラスムスは著明な体重減少やるい痩が特徴で，クワシオルコルは浮腫，腹水，脂肪肝，低蛋白血症を特徴とする．

疫　学

全世界で2000〜2003年に死亡した5歳未満の小児の死因の53%が栄養障害であり，このほとんどが発展途上国に集中する[2]．先進国では虐待を含むマルトリートメント，食物アレルギーに対する不適切な除去食，集中治療下，熱傷，HIV，慢性下痢症，悪性腫瘍，骨髄移植後，先天代謝異常が要因となる[3]．

病理・病態生理

肝病変はクワシオルコルに合併する．クワシオルコルでみられる脂肪肝は，糖質に偏った栄養による脂質新生増加やアポリポ蛋白合成減少によるものと考えられている．また，アフラトキシン，下痢，腎機能障害，Na^+/K^+-ATPase活性の低下，グルタチオン減少による酸化ストレス障害がクワシオルコルの発症に関与していると推測される[3]．

病　因

マラスムスは，エネルギーないし蛋白・エネルギーとも摂取が極端に不足した場合に生じ，クワシオルコルは糖質主体で蛋白の少ない食物の摂取で生じる．

臨床徴候

1．症　状

マラスムスは，るい痩，無気力，易刺激性，便秘ないし飢餓性下痢を呈する．クワシオルコルは，傾眠，感情鈍麻あるいは易刺激性，体重増加不良，持久力低下を呈する[3]．

2．所　見

マラスムスは，皮膚ツルゴール低下，皮下脂肪の喪失を示し，干からびた外観を呈する．筋萎縮により筋力低下がみられる．進行すると低体温や徐脈も呈する．クワシオルコルは，筋萎縮，嘔吐，下痢，食思不振，たるんだ皮下組織，浮腫を呈する．浮腫のため体重増加不良が目立たない．脂肪肝による肝腫大，特徴的な皮疹，疎で薄い頭髪もみられる[3]．

診　断

1．検　査

まず血糖，電解質，貧血の補正に努める．短期にはrapid turnover proteins（プレアルブミン，レチノール結合蛋白，トランスフェリン），中長期的にはコリンエステラーゼ，コレステロール，遊離T_3，プロトロンビン時間などの定期的モニタリングを行い，栄養評価をする[4]．

2．鑑別診断

臨床所見でマラスムス，クワシオルコルを診断

表1 refeeding syndrome の臨床徴候

低リン血症	血圧低下，心拍出量低下，横隔膜収縮不全，呼吸窮迫，呼吸不全，知覚異常，脱力，錯乱，失見当識，傾眠，弛緩麻痺，けいれん，昏睡，白血球機能異常，溶血，血小板減少，死亡
低カリウム血症	不整脈，呼吸不全，脱力，麻痺，悪心，嘔吐，便秘，横紋筋融解症，筋壊死，死亡
低マグネシウム血症	不整脈，脱力，振戦，テタニー，けいれん，気分変容，昏睡，悪心，嘔吐，下痢，反応性低カリウム血症・低カルシウム血症，死亡
ビタミン欠乏	脳症，乳酸アシドーシス，死亡
Na 貯留	溢水，肺水腫，循環不全
高血糖	血圧低下，高 CO_2 血症，呼吸不全，ケトアシドーシス，昏睡，脱水，免疫機能低下

〔Alderman H, et al.：Severe acute malnutrition. In：Robert M, et al., Nelson Textbook. 19th ed., Elsevier, 174-179, 2011，より引用一部改変〕

するが，両者がオーバーラップする症例も存在する．

治 療

3段階の栄養療法を行う[3]．導入期（〜1週間）では脱水の補正と感染症治療を開始し，WHOが推奨するF75食（75 kcal/100 mL）を用いる．栄養は頻回少量で行い，徐々に回数を減らしていく．摂取エネルギーを80〜100 kcal/kg/日とする．鉄は補充しない．リハビリテーション期（〜6週）には，F75食で効果不十分な場合，F100食（100 kcal/kg/日）に変更する．F100食は液体ベースで衛生的に管理する必要があるため，代わりに扱いの簡便なready to use治療食（RTUFs）を用いる方法もある．最終的に100 kcal/kg/日とする．また，鉄の補充も開始する．この時期の終わりには浮腫や感染症も改善され，フォローアップ期に入る．成長のキャッチアップや発達を経過観察していく．

合併症

治療のリハビリテーション期にrefeeding症候群を呈し，死に至る場合もある（表1）．極度の低リン血症を呈するため，リン酸を補充すべきである[3]．

転帰・長期予後

クワシオルコルは昏睡や死に至る場合もあり，予後が悪い．肝予備能や免疫能の低下を伴いやすいためである[4]．

予 防

栄養素バランスのよい食事を必要十分に摂取することである．

●文献

1) 若林秀隆：栄養障害の基本．月刊薬事 54：1775-1778, 2012
2) Müller O, et al.：Malnutrition and health in developing countries. CMAJ 173：279-286, 2005
3) Alderman H, et al.：Severe acute malnutrition. In：Robert M, et al., Nelson Textbook. 19th ed., Elsevier, 174-179, 2011
4) 虫明聡太郎：低栄養．藤澤知雄，他（編），小児消化器肝臓病マニュアル．診断と治療社．317-318，2003

（村上 潤）

各　論　G　肝胆道疾患　Ⅳ．その他の肝胆道疾患

20 全身疾患による肝病変

3）血球貪食リンパ組織球症による肝障害

概　念

1．定　義

血球貪食リンパ組織球症（hemophagocytic lymphohistiocytosis：HLH）は，発熱，血球減少，肝脾腫，播種性血管内凝固異常（disseminated intravascular coagulation：DIC）に血球貪食組織球像を特徴とする疾患である．

2．分　類

HLH と血球貪食症候群（hemophagocytic syndrome：HPS）は同義である．HLH には，さまざまな遺伝子異常が原因となる一次性と，感染症，自己免疫疾患，悪性腫瘍，薬剤などが誘因となって起こる二次性とがある．ウイルス感染によるものをウイルス関連血球貪食症候群（virus associated hemophagocytic syndrome：VAHS），リウマチ性疾患に伴い自己免疫的機序でマクロファージと T 細胞の活性化が起こる病態をマクロファージ活性化症候群（macrophage activation syndrome：MAS）という．

疫　学

HLH 研究グループによる全国アンケート調査では，2001～2005 年に HLH 799 例が登録され，15 歳以下は53% であった．15 歳以下では VAHS，家族性 HLH（FHL）が多かった．わが国における成人も含めた HLH の発生頻度は年間 80 万人に 1 人と推測され，FHL は出生 5～30 万人に 1 人の頻度である[1]．

病理・病態生理

何らかの原因により，マクロファージや組織球などの抗原提示細胞と CD8 陽性 T 細胞が持続的かつ過剰に活性化することで，制御不能な高サイトカイン血症に陥り，組織傷害や血球減少，凝固異常などが生じる病態である．肝臓病理では重症例では肝細胞の広範囲な脱落がみられる症例もあるが，一般的にはトランスアミナーゼの上昇の割には肝細胞の破壊が軽微であり，類洞の非特異的な拡張と肝内マクロファージである Kuppfer 細胞の増生と貪食像が特徴である[2]．

臨床症候

重症例では高熱，多呼吸・努力様呼吸を認め，全身状態は不良である．肝脾腫，リンパ節腫脹，点状出血などの易出血性，浮腫，皮疹，黄疸，髄膜刺激症状など，多彩な症状を認める[3]．

診　断

1．検　査

血液検査では，血球減少，DIC の所見，低フィブリン血症，トランスアミナーゼ上昇，LDH 上昇，高フェリチン血症，高トリグリセリド血症，可溶性 IL-2 受容体高値，低ナトリウム血症，低アルブミン血症，NK 活性の低下・消失，などを示す．

AST，ALT，LD の上昇があり，急性肝炎や劇症肝炎と診断されることも少なくない．肝機能障害は AST 優位のトランスアミナーゼの上昇で始まり，1 週間程度で ALT 優位になる．LD は ALT 値の数倍～数十倍となり，通常の肝機能障害と比較すると高値である．AST，ALT，LD の上昇は肝臓だけでなく，高サイトカイン血症によって引き起こされた全身の細胞傷害に由来すると考えられる[1]．

組織所見では骨髄，肝臓，リンパ節，脾臓に血

球貪食を伴う成熟組織球の増加や，リンパ球やマクロファージの増加を認める．

2. 診　断

診断は「HLH-2004 診断基準」[2,4]や 2009 年の「HLH-2004 改訂案」[5]に沿って行う．重症例は進行が速く致命的となるため，高熱が持続している児に肝腫大，脾腫，リンパ節腫大，皮膚所見（出血斑，黄疸，皮疹）や意識障害（けいれん，髄膜刺激症状）が存在する場合には HLH を疑い，診断に必要な血液検査を迅速に進めていくことが必要である．

治　療

HLH の肝機能障害に対する特別な治療法はなく，HLH の治療を行う．

一次性 HLH には，国際組織球学会の HLH-2004 プロトコルが提唱されている．デキサメサゾン，エトポシド，シクロスポリン（CSA）の併用療法を行い，FHL には同種造血細胞移植の準備を行う．

二次性 HLH の治療は，原疾患の治療，高サイトカイン血症のコントロール，臓器不全対策を行う．VAHS に対しては抗ウイルス療法，高用量ガンマグロブリン療法から開始し，大量ステロイド投与は感染への影響を考慮し，悪性疾患を否定してから行う．EB ウイルス関連 HLH には一次性 HLH に準拠した治療法が必要となることが多い．MAS（macrophage activation syndrome）にはステロイド療法が行われ，抵抗例には CSA などが適応となる．

急性期には呼吸，循環動態を速やかに評価し対応する．重症例では臓器不全への進展を阻止すべく，血漿交換や持続血液濾過透析，抗 DIC 療法，抗菌薬療法，高カロリー輸液などの集中治療が必要となる．

転帰・長期予後

「HLH-94」プロトコル大規模国際試験での 3 年生存率は，全体で 55%，骨髄移植施行例では 62% と報告[4]されている．

●文献

1）Ishii E, et al.：Nationwide survey of hemophagocytic lymphohistiocytosis in Japan. Int J Hematol 86：58-65, 2007
2）十河　剛，他：ウイルス関連血球貪食症候群．小児科診療 71：2147-2154，2008
3）大賀正一：血球貪食症候群．小児内科 41：1197-1202, 2009
4）Henter JI, et al.：HLH-2004：Diagnostic and therapeutic guidelines for hemophagocytic lymphohistiocytosis. Pediatr Blood Cancer 48：124-131, 2007
5）Filipovich AH：Hemophagocytic lymphohistiocytosis (HLH) and related disorders. Hematology Am Soc Hematol Educ Program 2009：127-131

（髙野智子）

各 論 G 肝胆道疾患 Ⅳ．その他の肝胆道疾患

20 全身疾患による肝病変
4）内分泌異常と肝障害

概 念

1．定 義

肝臓と内分泌臓器は互いに相関しており，内分泌疾患により肝障害が起こる場合と，肝疾患自体あるいは肝疾患に対する治療により内分泌異常が起こる場合がある[1,2]．本項はおもに前者について述べる．

2．分 類

①下垂体機能低下症，②副腎疾患，③甲状腺疾患，④糖尿病，⑤その他（薬剤，性ホルモンなど）．

病態生理と臨床症候

1．下垂体機能低下症

下垂体ホルモン，特に副腎皮質刺激ホルモン（adrenocorticotropic hormone：ACTH），甲状腺刺激ホルモン（thyroid stimulating hormone：TSH），成長ホルモン（growth hormone：GH）は胆汁分泌を調節している．特に新生児は，下垂体ホルモン欠損により肝胆道系異常を示しやすい．新生児・乳児期の原因不明の胆汁うっ滞をみた場合は念頭におく必要がある．下垂体機能低下症に伴う胆汁うっ滞は適切な時期に診断されホルモン補充療法が開始されるとすみやかに改善する．

2．副腎疾患

副腎皮質機能は，過剰でも低下でも肝機能異常をきたしうる．先天性副腎皮質機能低下症では，新生児期と成人期に軽度の胆汁うっ滞と無症候性トランスアミナーゼ上昇を合併する．Addison 病では軽度のトランスアミナーゼ上昇がみられる．副腎皮質ホルモンの過剰はさらに肝疾患を合併しやすい．Cushing 症候群の患者の多くはメタボリックシンドロームに合致し，脂肪肝とインスリン抵抗性を合併する危険性がある．

3．甲状腺疾患

甲状腺ホルモンは肝臓で代謝され，血中での結合蛋白は肝臓で合成されており，甲状腺と肝臓の関連は深い[3]．甲状腺ホルモンは胆汁酸非依存性の胆汁分泌に影響し，さらに脂質代謝，肥満，代謝率，心機能の変化により二次的に肝臓に影響する．原因不明のトランスアミナーゼ上昇では，必ず甲状腺機能を確認する．

甲状腺機能亢進症による肝障害は一般的で，肝細胞傷害型あるいは胆汁うっ滞型を示す．肝細胞の酸素需要増加に対して肝血流が適切に増加せず，中心静脈領域における相対的低酸素によると考えられる．甲状腺の一過性炎症である亜急性甲状腺炎では 15～25% に肝障害がみられる．

甲状腺機能低下症でも肝機能異常がみられる．胆汁酸非依存性の胆汁流出低下に加え，肝臓でのグルクロン酸抱合酵素の低下により，軽度の黄疸と混合型高ビリルビン血症を認める．非アルコール性脂肪肝炎（non-alcoholic steatohepatitis：NASH）が起こる場合もある．

4．糖尿病

糖尿病患者の 20～50% に脂肪肝が合併し，逆に脂肪肝の 30% が糖尿病（空腹時血糖 110 mg/dL 以上）といわれており，両者は表裏一体である[4]．糖尿病における脂肪肝の形成には，インスリン抵抗性や肥満（内臓脂肪蓄積）など種々の要因がある．また脂肪肝になると，インスリン感受性が低下する．脂肪肝の 10～20% が肝硬変にまで進行する．脂肪肝を伴う糖代謝異常では，糖の取り込み低下による食後高血糖に対し，空腹時血糖は保たれていることが多い．

5. その他

プロピルチオウラシル，アミオダロン，カルバマゼピン，抗腫瘍薬は甲状腺と肝臓の両者に影響を与える．エストロゲンは胆汁うっ滞型肝障害，経口避妊薬は肝臓の腺腫，限局性結節性過形成(focal nodular hyperplasia：FNH)，血管腫と関連がある．アンドロゲンは，肝障害だけでなく腺腫や肝細胞がんに関連がある．慢性肝疾患では性ホルモン代謝への影響により，女性化や無月経・不妊が起こる．ウイルス性慢性肝炎に対するインターフェロン(interferon：IFN)治療中の甲状腺疾患は頻度が高く，IFNによる自己免疫活性化で起こるBasedow病や橋本病と，抗甲状腺抗体出現を認めない破壊性甲状腺炎がみられる．IFN開始前に必ず抗甲状腺抗体と甲状腺ホルモンを検査し，IFN治療中も定期的に甲状腺機能を確認する．抗甲状腺抗体陽性の場合は特に注意を要する．

診 断

肝障害の原因として内分泌異常の存在を疑い，内分泌機能検査(下垂体機能，副腎機能，甲状腺機能，耐糖能など)を行う必要がある．

治療・予後

それぞれの内分泌異常に対する補充療法あるいは機能抑制療法を行うことにより，原則として予後良好である．

●文献

1) Campbell KM：40. Systemic disease and the liver. In：Wyllie R, et al., Pediatric Gastrointestinal and Liver Disease. 4th ed., Elsevier, 2011
2) Burra P：Liver abnormalities and endocrine diseases. Best Pract Res Clin Gastroenterol 27：553-563, 2013
3) 日本肝臓学会(編)：全身疾患と肝―甲状腺疾患．肝臓専門医テキスト，南江堂，308-309，2013
4) 日本肝臓学会(編)：全身疾患と肝―糖尿病．肝臓専門医テキスト，南江堂，318-319，2013

(三善陽子)

20 全身疾患による肝病変

5）リウマチ性疾患に伴う肝障害

リウマチ性疾患における肝障害の頻度は比較的多く，病因として原疾患によるもの，薬剤性，ウイルスの関与などがあげられる．

分類と頻度，病態

1．若年性特発性関節炎（juvenile idiopathic arthritis：JIA）

全身型 JIA では肝脾腫を 80% に認める[1)]．初発時の肝障害は 20～30%[2)]ともいわれ，組織学的には非特異所見である．マクロファージ活性化症候群（macrophage activation syndrome：MAS）への移行がみられたときは，全身の組織傷害の一部として肝障害も急激に進行する（AST＞ALT，LDH 高値）．風疹，帯状疱疹，インフルエンザなどのウイルス感染が，原疾患と使用薬剤との関連のなかで肝障害を起こしやすい[1)]．

2．全身性エリテマトーデス（systemic lupus erythematosus：SLE）

肝障害の原因はおもに薬剤性と原疾患活動性による．20～30% は SLE 自体に起因するもので，再燃に伴ってみられることがある．病理上は小動脈炎（21%），非アルコール性脂肪肝炎（non-alcoholic steatohepatitis：NASH）（20～73%），結節性過形成（5.7%），慢性または活動性肝炎（2.4%），肝線維化（1.1%）などを認める[3)]．自己免疫性肝炎（autoimmune hepatitis：AIH）や原発性胆汁性肝硬変（primary biliary cirrhosis：PBC）の合併は 2.7% に認め，二次性リン脂質抗体症候群は，Budd-Chiari 症候群の原因になりうる．抗（リボソーム）P 抗体は一部のループス腎炎や精神疾患に関連しているといわれるが，SLE 関連肝障害においても抗 P 抗体陽性率は AIH 群に比べ高い[4)]．

3．Sjögren 症候群[3)]

AIH や慢性ウイルス肝炎を含め，18～20% に肝機能異常が存在する．そして AIH や PBC の合併が比較的多い．本疾患の 7% に PBC を，また PBC の 47～73% に乾燥症状を呈したとの報告もある．抗ミトコンドリア抗体（anti-mitochondrial antibody：AMA）陽性の Sjögren 症候群の 92% は PBC に合致した肝組織所見をもっており，AMA スクリーニングの重要性が示唆される．

4．強皮症[3)]

PBC が 2.5% に，肝機能上昇は 50% 程度に認められる．多くの PBC 合併例は，抗セントロメア抗体（anti centromere antibody：ACA）/AMA 陽性の限局性強皮症である．最近の日本の研究では，白人に比べこの 2 つの抗体の陽性率が高いことが報告されている．

5．薬剤性

非ステロイド性抗炎症薬（non-steroidal anti-inflammatory drugs：NSAIDs）（アスピリン，イブプロフェンなど）や，疾患修飾抗リウマチ薬（disease modifying anti-rheumatic drugs：DMARDs）であるメトトレキサート（MTX）などは一過性肝障害の原因となる[1)]．アスピリン性肝障害では，AST/ALT は時に 1,000 IU/L を超える．MTX は，副作用として肝障害や悪心，腹痛などの消化器症状が多く，トランスアミナーゼの上昇は 10% 前後に認められる．また，ステロイド長期投与による脂肪肝も生じうる．

6．ウイルス再活性化

従来は既感染と考えられた HBs 抗原陰性・HBc 抗体陽性や HBs 抗体陽性例でも，強力な免疫抑制療法中あるいは終了後に，HBV 再活性化により B 型肝炎が発症することが報告されている．なかには劇症化する症例があり，注意が必要である．同様に，EBウイルスやヘルペスウイルスの再活性化にも留意する．

診断

1．検査と診断

免疫抑制薬や抗炎症薬を使用する前には，肝炎ウイルス等のチェックを行う．治療開始後に肝機能異常が生じたときは，まず薬剤性を除外する．次に原疾患の再燃，そしてウイルスの再活性化やそのほか感染症の有無，さらには合併する自己免疫性肝疾患をスクリーニングする．肝生検の明確な適応はないが，持続する原因不明の肝障害や自己免疫性肝疾患合併の可能性があるときには，確定診断のために施行する．

HBV再活性化の管理に関しては「B型肝炎治療ガイドライン（日本肝臓学会，2013.9）」や「免疫抑制・化学療法により発症するB型肝炎対策ガイドライン改訂版（厚労省研究班2009.1）」(http://www.ryumachi-jp.com/info/news110926_gl.pdf)で指針が示されている．MTX，高用量ステロイド，生物学的製剤などの投与時は考慮する．

2．鑑別診断

薬剤性，原疾患起因性，ウイルス再活性化，自己免疫疾患（AIH，PBC，原発性硬化性胆管炎，自己免疫性胆管炎，IgG4関連疾患）などを鑑別する．急に肝障害が進行した際は，肝炎ウイルスの再活性化やMAS発症などの可能性を念頭におく．

治療

原疾患の治療もしくは原因薬剤の減量/休薬により改善することが多い．MTX使用中に肝障害が出現した際は減量のほか，葉酸の併用を行う[5]．MAS発症例では原因除去に加え血液浄化やステロイドパルス療法，免疫抑制薬などの導入をはかり進行に留意する．

●文献

1）横田俊平：リウマチ疾患に伴う肝障害．白木和夫（監），小児消化器・肝臓病マニュアル．診断と治療社，219-210，2003
2）林原　博：若年性関節リウマチにおける肝病変．小児内科 24：348-350，1992
3）De Santis M, et al.：Liver abnormalities in connective tissue diseases. Best Pract Res Clin Gastroenterol 27：543-551, 2013
4）Ohira H, et al.：High frequency of anti-ribosomal P antibody in patients with systemic lupus erythematosus-associated hepatitis. Hepatol Res 28：137-139, 2004
5）Shea B, et al.：Folic acid and folinic acid for reducing side effects in patients receiving methotrexate for rheumatoid arthritis. Cochrane Database Syst Rev 5：CD000951. 2013

（野口篤子）

各論 G 肝胆道疾患 Ⅳ．その他の肝胆道疾患

20 全身疾患による肝病変

6）血液疾患に伴う肝障害

肝中心静脈閉塞症（veno-occlusive disease：VOD）

概 念

肝中心静脈および小葉下静脈の閉塞により，類洞の著明なうっ血や周辺の肝細胞壊死を生じ，肝腫大，右季肋部痛，腹水，黄疸などを呈する病態である．本態は肝類洞の障害であり，肝静脈の閉塞は必須ではないことから，類洞閉塞症候群（sinusoidal obstruction syndrome：SOS）ともよばれる．危険因子としてブスルファン，メトトレキサート（MTX），ケトコナゾール，移植前のAST, ALP高値等が報告されている．発症頻度は3～53％とさまざまである．

病 態

類洞の内皮細胞障害に始まり，内皮細胞，星細胞等が剥離して類洞の非血栓性閉塞が起こる．その後，局所の凝固能亢進から肝静脈の血栓性閉塞や線維性の狭窄が生じ，肝細胞壊死に至る[1]．病理学的には類洞内皮下の浮腫，赤血球の血管外漏出，フィブリン沈着等がみられる．

臨床症候

体液貯留，肝腫大，肝叩打痛が出現し，続いて総ビリルビン（T-Bil）の上昇が起こり，3週前後で病態が完成する[1]．重症では多臓器不全への移行もある．移植後30日以内に生じることが多い．

診 断

1．検 査

アンチトロンビンIII低下，プラスミノーゲン活性化抑制因子（plasminogen activator inhibitor-1：PAI-1），プロコラーゲンIIIペプチド（procollagen III peptid：P-III-P），トランスフォーミング増殖因子-β（transforming growth factor-β：TGF-β）上昇などがみられる．超音波検査では腹水，門脈血流低下や逆流が観察されるが，早期診断において有用性は高くない．

表1 VOD診断基準

Modified Seattle criteria
移植後30日以内に下記の所見のうち2つ以上を認める
・黄疸（T-Bil：2 mg/dL以上）
・肝腫大と右上腹部痛
・腹水あるいは原因不明の体重増加（2％以上）
Baltimore criteria
移植後21日以内に2 mg/dL以上の高ビリルビン血症と，下記の所見のうち2つ以上を認める
・肝腫大
・腹水
・5％以上の体重増加

2．鑑別診断

敗血症に伴う胆汁うっ滞，薬剤性肝障害，溶血，うっ血性心不全，急性移植片対宿主病（graft versus host disease：GVHD）などがある．

3．確定診断

Modified Seattle criteriaおよびBaltimore criteriaの2つ（表1）が代表的である．病理診断は有用だが，実際には施行困難なことが多い．

治療・予防

軽症例は輸液管理で経過観察する．急なビリルビン上昇を示す場合は，フィブリン溶解や抗凝固療法が試みられる．defibrotide（Defitelio®）は抗トロンビン作用やフィブリン溶解作用を有し，海外

では有用性が報告されている．日本では現在，第II相試験が予定されている．t-PAは，重篤例では出血のリスクが懸念される．PGE_1，トロンボモジュリンが有用との報告もある．

予　後

全体の死亡率は20〜50%だが，Seattle criteriaをすべて満たす例，T-Bil上昇度や体重増加率が高い例では死亡率が高い[1]．

肝障害を伴うその他の血液疾患

一過性骨髄増殖症（transient abnormal myelopoiesis：TAM）

おもにDown症候群でみられる，新生児期に一過性に白血病様芽球が末梢血，肝・脾等に増加する病態である．X染色体上（Xp11.23）の*GATA1*遺伝子異常が同定されている[2]．肝脾腫，白血球増多，血小板減少や腹水，出血傾向のほか重症例は肝障害，閉塞性黄疸，播種性血管内凝固症候群（disseminated intravascular coagulation：DIC）を呈する．肝では芽球の分泌するTGF-β，血小板由来成長因子（platelet-derived growth factor：PDGF）などが線維化を惹起し，病理学的には線維化，中心静脈の閉鎖，肝細胞脱落，芽球浸潤，などがみられる．

多くは無治療で軽快するが，20〜30%に肝線維症や肝不全を呈する．朴ら[3]は，TAM 25例の24%で肝不全を呈しその6割が早期死亡だったと報告している．予後不良因子にはD-Bil≧5 mg/dL，LDH≧2,500 IU/L，AST≧170 IU/L，末梢白血球数≧10万/μL，在胎37週未満，全身性浮腫などがあり，肝線維症合併例ではより不良となる．少量シタラビン（Ara-C）療法（1 mg/kgを5〜7日投与）は確立した治療法ではないが有効例が報告されており，白血球数≧10万/μL，肝障害増悪，全身浮腫の例は治療を考慮する．その他，交換輸血，新鮮凍結血漿（fresh-frozen plasma：FFP），ステロイド投与などが試みられている．

輸血後鉄過剰症

再生不良性貧血や骨髄異形成症候群では，頻回輸血のための鉄過剰による肝障害をきたしうる．肝CT値や血清フェリチン値は体内鉄貯蔵量と相関し，肝CT値72 HU以上は高度の鉄沈着を示すとの報告もある．Takatokuら[4]は，血清フェリチン値2,500〜5,000 ng/mLの患者の37%，＞5,000 ng/mLの70%に肝障害がみられた，と述べている．輸血後鉄過剰症の診療ガイドラインによると，キレート療法の開始基準は「総赤血球輸血量≧40単位（小児では≧100 mL/kg），2か月にわたり血清フェリチン＞1,000 ng/dL」となっている．キレート剤（デフェロキサミン，デフェラシロクス）を適宜使用し，血清フェリチンを500〜1,000 ng/mLに維持する．

その他

GVHD，TMA（thrombotic microangiopathy），血球貪食リンパ組織球症などがある．肝膿瘍は慢性肉芽腫症や重症複合型免疫不全症などを背景にもつ場合がある．

薬剤性肝障害の原因はAra-C，6-MP，L-アスパラギナーゼの頻度が比較的高く[5]，胆汁うっ滞型よりも肝細胞傷害型が多い．また，免疫抑制状態によるB，C型肝炎の再活性化やサイトメガロウイルス，単純ヘルペスウイルスなどのウイルス感染にも注意する．

●文献

1) 櫻井千裕，他：消化器・肝合併症．神田善伸（編），みんなに役立つ造血幹細胞移植の基礎と臨床（下）．医薬ジャーナル社，77-82，2008
2) Xu G, et al.：Frequent mutations in the GATA-1 gene in the transient myeloproliferative disorder of Down syndrome. Blood 102：2960-2968, 2003
3) 朴　明子，他：TAMに合併する肝機能障害につい．日本周産期・新生児学会雑誌 49：29-30，2013
4) Takatoku M, et al.：Retrospective nationwide survey of Japanese patients with transfusion-dependent MDS and aplastic anemia highlights the negative impact of iron overload on morbidity/mortality. Eur J Haematol 78：487-494, 2007
5) 相磯光彦，他：血液疾患に伴う肝病変．月刊消化器科 45：611-620，2007

（野口篤子）

21 Reye 症候群および Reye 様症候群

概　念

1. 定　義

Reye 症候群は，オーストラリアの病理学者 R. Douglas Reye によって，1963 年に「脳症と内臓の脂肪変性」として最初に報告された．先行する上気道感染があり，その回復期に嘔吐，せん妄，けいれん，および意識障害をもって発症する．神経症状の背景には脳浮腫が関与している．低血糖，高アンモニア血症，AST，ALT，LDH，CPK の上昇が認められる一方で，黄疸や髄液細胞増多を伴わないことを特徴とし，肝細胞への微小脂肪滴沈着が認められるものを Reye 症候群とよぶ．

2. 分　類

1970 年代から 90 年代にかけて多数経験された欧米での症例解析から，インフルエンザ B，水痘などのウイルス感染の際に使用されるアスピリンやバルプロ酸などの薬剤が，本症の病因に関与していることが明らかとなった．こうした背景と臨床所見を備えつつ，明らかな代謝学的原因の特定されないものを古典的 Reye 症候群とよぶのに対して，類似の神経症状と肝障害を呈するが先行感染が明らかでないものや，感染の急性期（発熱期）に発症するもの，あるいは脂肪肝が証明されないもの（肝生検が施行されない場合を含めて）を Reye 様症候群としている．しかし，Reye 様症候群の定義は曖昧で，インフルエンザ脳症や急性壊死性脳症，脂肪酸代謝異常症に基づくミトコンドリア機能障害などの診断が確定される症例に対しても，臨床的病名として適用される．

疫　学

1980 年にはアメリカ全体で 555 例の報告があったが[1]，1982 年に CDC（Centers for Disease Control and Prevention）が Reye 症候群と水痘，およびウイルス性発熱性疾患におけるアスピリン投与との関係について注意勧告を発表して以降，症例数は激減し，1994 年以降は年間 2 例以下となった[2]．イギリス・フランスでも同様の傾向が検証されており，発生率は 100 万人に 1 例以下ときわめてまれな疾患となっている．男女比はほぼ 1：1 である．一方，わが国ではアスピリンの関与についての厳密な評価は行われておらず，正確な疫学調査はなされていない．わが国では，いわゆる Reye 様症候群に含まれうる急性脳症と非ステロイド性抗炎症薬〔non-steroidal anti-inflammatory drugs：NSAIDs（ジクロフェナク，インドメタシン，メフェナム酸など）〕との関係が指摘され，1990 年代後半からは小児の発熱に対してはアセトアミノフェンがおもに用いられるようになった．

病　因

Reye 症候群の病因はインフルエンザ（特に B 型），または水痘をはじめとするウイルス感染の小児に対してアスピリン，あるいは他の NSAIDs の一部を使用することにある．そのおもな障害はミトコンドリアにあるが，真の原因は未解明である．一方，Reye 様症候群とされる症例には，ミトコンドリアでのエネルギー産生に障害をきたす先天代謝異常やカルニチン欠乏を背景にもつ症例，バルプロ酸，テトラサイクリン系抗菌薬などの薬剤が関係する症例が存在する（**表 1**）．

病理・病態生理

Reye 症候群において急速に肝細胞内に小脂肪滴が発生するのは，アスピリンをはじめとする薬

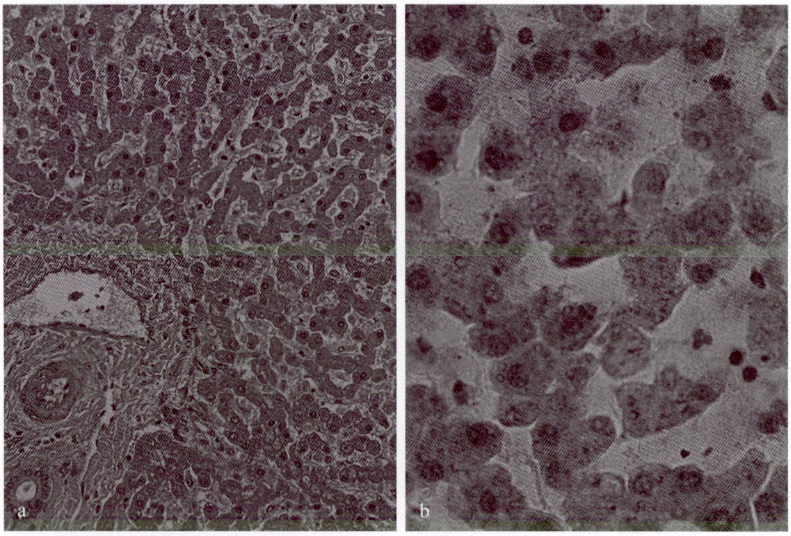

図1　剖検症例〔口絵 26，p.viii〕
a：HE 染色（弱拡大），b：脂肪（oil red-O）染色（強拡大，脂肪滴が赤く染色される）

表1　Reye 様症候群の背景となる代謝疾患

- 有機酸代謝異常症
- 酸化的リン酸化異常
- 尿素サイクル異常症（carbamoyl-phosphate synthetase deficiency，Ornithine transcarbamylase deficinency）
- 脂肪酸代謝異常症
- Acyl-CoA dehydrogenase deficiency
- systemic carnitine deficiency
- carnitine palmitoyl tranferase deficiency
- 3-OH, 3-methylglutarate acidemia
- 遺伝性果糖不耐症

剤がミトコンドリアにおける脂肪酸利用障害をもたらすためと理解されている[3]．病理学的には光学顕微鏡での小脂肪滴性脂肪肝（図1）と，電子顕微鏡で観察されるミトコンドリアの膨化・球状化が特徴的である．一方，細胞内脂肪酸の増加は細胞膜の不安定性を高め，肝逸脱酵素の上昇を招く．これがTCAサイクルの作動障害によるのか，低血糖状態下での脂肪酸のβ酸化の停止によるものかは不明であるが，結果として重篤かつ急速なエネルギー利用障害に陥るために，中枢神経活動の異常と血管内皮の透過性亢進に基づく脳浮腫が惹起される．肝細胞傷害においては，蛋白合成能と窒素代謝能の急速な低下のために，血液凝固能の低下と血漿アンモニア値の上昇が認められるが，ビリルビン抱合能と排泄能は保たれるためトランスアミナーゼ値が著明に上昇しても黄疸は出現しない．

臨床症候

古典的な Reye 症候群は，生来健常であった小児に発症し，二相性の経過を示す．すなわち，90%以上の症例で先行する発熱性疾患や上気道感染，または水痘があり，それがいったん回復したようにみえる数日後に，突然頑固な嘔吐がみられる．嘔吐と同時，あるいは数時間以内にせん妄，攻撃性，および昏迷を呈するが，通常，局所的な神経症状や麻痺は伴わない．本症の臨床病期は，次の Grade I～V に分けられる．

Grade I：通常は静かで，傾眠傾向，嘔吐があり，検査上は肝機能異常が認められる．

Grade II：深い嗜眠を呈する一方，錯乱，せん妄，攻撃的，過換気，反射亢進がみられる．

Grade III：鈍化，軽い昏睡±発作，除皮質硬直，対光反射あり．

Grade IV：発作，昏睡の深化，除脳硬直，眼球固定（眼球頭部反射消失），固定瞳孔．

Grade V：昏睡，深部腱反射の消失，呼吸停止，瞳孔散大固定，弛緩と除脳硬直，低電位脳波．

診　断

1. 検　査

①血液検査：AST，ALT，LDH上昇，γ-GTP，ビリルビン正常，アンモニア上昇，血糖低下，プロトロンビン時間延長(活性低下).

②髄液検査：髄液細胞数8/mm^{3}以下.

③画像検査：頭部CTにて脳の浮腫性変化，腹部CTにて肝のCT値やや低下(腹部超音波では肝輝度上昇は軽微なことあり).

④肝生検(急性期に施行することは容易でない)：肝細胞内小脂肪滴沈着．炎症や線維化を伴わない．

⑤その他：代謝疾患の鑑別のため，タンデムマススクリーニング，アシルカルニチン分析用の血液(濾紙血)，および有機酸分析用の尿を必ず採取しておく.

2. 鑑別診断

意識障害を伴う急性疾患，すなわち熱性けいれんのけいれん重積，インフルエンザ脳症，急性壊死性脳症，出血性ショック脳症症候群と，ミトコンドリア機能障害をきたしうる各種代謝疾患が鑑別の対象となる.

3. 確定診断

Reye症候群の診断は，臨床症状，血液，髄液検査，そして肝病理組織にて小脂肪滴性脂肪肝が証明されることをもって確定する．本症における脂肪肝はHE染色では一見わかりにくく，脂肪染色を行うことにより肝細胞内に多数の小脂肪滴沈着が描出される(図1, HEと脂肪染色)．電子顕微鏡では，ミトコンドリアの球状膨化とクリステ(cristae)の不明瞭化が特徴的に認められる.

治　療

もっとも重要なことは，中枢神経障害から患児を守ることである．そのために下記のポイントに留意して治療を進める.

①けいれんのコントロール，適切な鎮静(けいれん重積が難治な場合はラボナール®を使用し，脳圧上昇のリスクを回避する).

②輸液と血糖維持(ブドウ糖濃度10%に調整した高張維持輸液を使用し，維持輸液量の70%程度を目安として管理).

③頭蓋内圧降下療法：頭部挙上，低めの$PaCO_2$(30～35 mmHg)管理，浸透圧利尿薬〔原則として20%マンニットール(0.5～1.0 g/kg/回，1日4回)を使用し，グリセロールは避ける〕.

④けいれん重積や臨床Grade III以上では人工呼吸管理.

⑤高アンモニア対策(カナマイシン50 mg/kg分4経腸投与).

⑥カルニチンの補充(60～120 mg/kg分3経静脈または経腸投与).

血液凝固能低下が顕著な症例ではビタミンK投与，新鮮凍結血漿(fresh-frozen plasma：FFP)補充，ないし血漿交換が必要となりうるが，肝細胞の変化は基本的に可逆性であり，肝臓に対する特異的治療はない．また，肝移植の適応とはならない.

ステロイド投与の有用性は報告されていない．グルコース・インスリン療法もその有効性は検証されていない．低カリウムと水分負荷をもたらすことと，高張糖液の投与自体にインスリン分泌を促進して脂肪分解を抑制する効果があるため，あえて行うメリットは少ないと考えられる.

転帰・長期予後

Grade Iの患児では，輸液と観察のみで迅速かつ完全に回復する一方，急速に高グレードに進行する電撃型Reye症候群では集中治療を的確に行っても救命困難な場合がある．すなわち，急性期の脳浮腫に伴う脳機能障害の持続期間，および極期の臨床病期グレードがもっとも重要な予後判定指標となり，より重症の患児では神経学的，あるいは精神・心理的異常を遺すことがある.

●文献

1) Starko KM, et al.：Reye's syndrome and salicylate use. Pediatrics 66：859-864, 1980
2) Belay ED, et al.：Reye's syndrome in the United States from 1981 through 1997. N Engl J Med 340：1377-1382, 1999
3) Pugliese A, et al.：Reye's and Reye's-like syndromes. Cell Biochem Funct 26：741-746, 2008

(虫明聡太郎)

22 自己免疫性肝疾患

1）自己免疫性肝炎

概　念

自己免疫性肝炎(autoimmune hepatitis：AIH)は自己免疫学的機序により慢性的な肝障害をきたす慢性肝炎であり，進行性に肝硬変に至る．高IgG血症と自己抗体陽性，肝組織中の形質細胞浸潤によって特徴づけられるが，特異的な診断指標はいまだ明らかではない．

疫学・病態

AIHは自己免疫学的な機序により肝障害をきたす，と考えられている．肝臓を構成する自己分子を抗原として認識するメカニズムは明らかになってはいないが，体外病原体との分子的相同性が関与している可能性が指摘されている．抗原提示を受けたT細胞がTh1，Th2，Th17等の分化を誘導し，これらの細胞からIFN-γやTNF-αが産生され，形質細胞からは自己抗体が産生されることにより，肝障害をもたらすと考えられている．また，免疫自己寛容あるいは免疫恒常性の維持を担っている制御性T細胞の機能低下も，発症の一因として指摘されている[1)]．

臨床症候

AIHに特異的な症状はなく，肝障害が進行するまでは無症状なこともある．初期の症状は倦怠感や腹痛，悪心などの非特異的症状が中心であるが，肝障害が進行すると胆汁うっ滞に伴う黄疸や低アルブミン血症による浮腫，肝代謝の低下による肝性脳症を認めるようになる．発症様式は，慢性肝炎または慢性肝炎の急性増悪で診断に至る症例から，急性発症し急性肝不全昏睡型を発症する症例までさまざまである．

診　断

1．検　査

血液検査ではトランスアミナーゼの上昇(通常，ALT優位)，IgG高値，自己抗体〔抗核抗体，抗平滑筋抗体，抗LKM-1(liver kidney microsome antibody type 1)抗体等〕が認められる[2)]．HLA(human leukocyte antigen，ヒト白血球型抗原)のタイピングは，欧米においてはDR3，DR4との強い関連が指摘されているが，わが国においてはDR4のみ相関が指摘されている．

画像検査では，急性肝炎で発症した症例においては腹部超音波でperiportal collar signや胆囊壁肥厚，肝腫大が認められる．一方，肝硬変にまで移行した症例では，肝表面不整，肝萎縮，腹水，脾腫等が認められる．

典型例の肝組織では形質細胞浸潤，interface hepatitis，rosette形成等が認められる．

2．鑑別診断

小児期AIHは，原発性硬化性胆管炎(primary sclerosing cholangitis：PSC)に類似した身体所見・血液検査所見を呈することがある．両疾患では治療法と予後が大きく異なるため，鑑別が重要である．鑑別は内視鏡的逆行性胆管膵管造影(endoscopic retrograde cholangiopancreatography：ERCP)またはMR胆管膵管造影(magnetic resonance cholangiopancreatography：MRCP)による胆道病変の有無の評価によりなされる．AIHが疑われる症例では，治療開始前に必ずこれらの検査を行う．胆道病変がある場合にはPSCを考慮する．また，PSCでは高率に炎症性腸疾患を合併するため，内視鏡を用いた消化管病変の有無の評価も鑑別に有用である．その他，AIHとの鑑別には，感染症や薬物性肝障害，代謝異常症などに伴う肝機能異常等があげられ，これらを除外しておくことが必要である．

3．診断確定法

国際自己免疫性肝炎グループ(International Autoimmune Hepatitis Group：IAIHG)から1999年に“revised scoring system”(**表1**)が発表され，2008年にはより簡便に広くスクリーニングできることを目的とした“simplified scoring system”が発表されている[3,4]．これらのスコアリングシステムにより“definite”または“probable”に該当し，他疾患が除外された場合にはAIHの可能性が高いと考えられる．

治　療

治療はステロイドと免疫調節薬の併用が基本である．欧米ではステロイドの内服で治療を開始することが一般的だが，わが国の小児においてはステロイドパルス療法で治療を導入した症例のほうが早期にトランスアミナーゼの正常化が得られ，ステロイドによる副作用を減弱でき，再燃のリスクも低下することから，ステロイドパルス療法が有用と考えられる[5]．ステロイドパルス療法後はプレドニゾロン1 mg/kg(最大40 mg/日)から開始し，トランスアミナーゼの推移をみながら1～2週間おきに減量し，5 mg/日(乳幼児では0.2 mg/日)で維持する．免疫調節薬にはアザチオプリン(AZA)を併用することが多い．治療抵抗性の症例に対しては，シクロスポリン(CYA)やタクロリムス(FK-506)，ミコフェノール酸モフェチル，生物学的製剤(リツキシマブ，インフリキシマブ)などの有用性も報告されているが，エビデンスは乏しく，治療薬として保険適用はない．治療抵抗性で肝硬変まで進行した症例や，急性肝不全昏睡型に至り内科的救命が困難な症例に対しては肝移植の適応がある．

ステロイドの副作用として肥満，骨粗鬆症，眼科合併症等をきたすことがあり，定期的な観察が必要である．特に肥満による脂肪肝でトランスアミナーゼが上昇すると，AIHの再燃と鑑別に苦慮する場合がある．栄養士による適切な食事指導が重要である．骨粗鬆症予防には活性型ビタミンDやビタミンKを投与する．

表1　自己免疫性肝炎国際診断基準

女性		+2
ALP：AST(あるいはALT)比*1	＜1.5	+2
	1.5～3.0	0
	3.0＜	−2
血清グロブリンあるいはIgG(正常上限との比)	2.0＜	+3
	1.5～2.0	+2
	1.0～1.5	+1
	＜1.0	0
抗核抗体，抗平滑筋抗体または抗LKM1抗体	1：80＜	+3
	1：80	+2
	1：40	+1
	＜1：40	0
抗ミトコンドリア抗体陽性		−4
肝炎ウイルスマーカー	陽性	−3
	陰性	+3
薬物服用歴	あり	−4
	なし	+1
平均アルコール摂取量	＜25 g/日	+2
	＞60 g/日	−2
肝組織所見		
interface hepatitis		+3
著しい形質細胞浸潤		+1
肝細胞のrosette形成		+1
上記所見なし		−5
胆管変性		−3
その他所見		−3
その他の自己免疫性疾患の合併*2		+2
付加的検査項目*3		
その他の自己抗体		+2
HLA-DR3またはDR4陽性		+1
治療反応性		+1
完全寛解		+2
再燃		+3
治療開始前	definite	＞15
	probable	10～15
治療開始後	definite	＞17
	probable	12～17

*1：小児ではALPの代わりにγ-GTPを用いる

*2：患者または患者の一等親の親族

*3：付加的検査項目は，抗核抗体，抗平滑筋抗体，抗LKM-1抗体がすべて陰性の場合にのみ適応する．

〔Alvarez F, et al.：International Autoimmune Hepatitis Group Report：review of criteria for diagnosis of autoimmune hepatitis. J Hepatol 31：929-938, 1999, より筆者訳〕

予後・合併症

ほとんどの症例は前述の治療により改善し，寛解を維持することができる．治療抵抗性の症例では慢性肝炎から将来的に肝硬変へ移行し，肝がんのリスクとなる．診断時に肝硬変であった症例でも，治療が奏効すれば改善が期待できる．小児期発症AIHの長期予後は不明で，治療中止時期に関するコンセンサスは得られていない．治療中止に伴い再燃する症例もあり，急性肝不全に至る症例もある．治療を終了する場合には，トランスアミナーゼ値だけでなく，肝組織における炎症の沈静化が得られているかを確認する必要がある．

●文献

1）Liberal R, et al.：Autoimmune hepatitis：a comprehensive review. J Autoimmun 41：126–139, 2013
2）Gregorio GV, et al.：Autoimmune hepatitis in childhood：a 20–year experience. Hepatology 25：541–547, 1997
3）Alvarez F, et al.：International Autoimmune Hepatitis Group Report：review of criteria for diagnosis of autoimmune hepatitis. J Hepatol 31：929–938, 1999
4）Hennes EM, et al.：Simplified criteria for the diagnosis of autoimmune hepatitis. Hepatology 48：169–176, 2008
5）Sogo T, et al.：Intravenous methylprednisolone pulse therapy for children with autoimmune hepatitis. Hepatol Res 34：187–192, 2006

（角田知之）

22 自己免疫性肝疾患

2）原発性硬化性胆管炎

概　念

1．定　義

原発性硬化性胆管炎（primary sclerosing cholangitis：PSC）は，肝内および肝外胆管の炎症と線維化により胆管の多発性の狭窄と拡張がみられ，病期の進行とともに肝内胆汁うっ滞をきたし，最終的には胆汁性肝硬変に至る予後不良の疾患である[1]．

明らかな原因，たとえば胆管結石，腫瘍，先天性胆道拡張症，外傷あるいは手術などでも同様の胆管所見が認められるが，これは続発性硬化性胆管炎とされ，PSC とは区別される．

2．分　類

small duct PSC は PSC の亜型であり，胆道造影は正常であるにもかかわらず，血清学的には胆汁うっ滞の所見がみられ，肝組織学的には PSC に特徴的な胆管周囲の層状線維化がみられるものを指す．また，自己免疫性肝炎（autoimmune hepatitis：AIH）と PSC の病態が同時にみられる PSC/AIH オーバーラップがある．immunoglobulin G4（IgG4）関連硬化性胆管炎は，現在，PSC とは別の疾患と考えられている．新生児期に発症し，胆道閉鎖症との鑑別が問題となる新生児硬化性胆管炎は，炎症性腸疾患（inflammatory bowel disease：IBD）合併や病態の進行速度の点から PSC とは別の疾患と捉えたほうがよい．

疫　学

2012 年に実施されたわが国の PSC 全国調査では，男女差はなく，発症年齢の中央値は 48.1 歳（範囲：4.0〜86.3 歳）と幅広い年齢層にみられるが，わが国の PSC 例の特徴は，35〜40 歳と 65〜70 歳の 2 峰性のピークを認めることである[2]．IBD の合併は 34% であり，これは海外からの報告されている 50〜90% 程度の合併率と比較して低い[1,2]．わが国の小児例では，発症年齢は 1〜15 歳（平均年齢 8.7 歳）と幅広い年齢層にみられ，男女差はやや男児に多い傾向にあり，IBD 合併率は約 90% であり[3,4]，海外からの報告に類似している．

病理・病態生理

肝内および肝外の胆管周囲に多発性に高度の線維化をきたし，肝病理組織では胆管周囲の同心円状の層状線維化（onion-skin fibrosis）を特徴とする．進行例では最終的には肝硬変となるが，門脈域の強い線維化のため，門脈圧亢進症状が肝予備能低下よりも先に出現する．PSC に合併する IBD は潰瘍性大腸炎が多いとされ，右側結腸優位が特徴とされる．多くは軽症で，無症状でもスクリーニングで下部消化管内視鏡を行うと，IBD と診断される症例がある．当初は非特異性腸炎であっても，経過とともに潰瘍性大腸炎の特徴が明らかになることもある．

病　因

PSC はさまざまな原因で発症する 1 つの症候群と考えられているが，その病態についてはいまだ明らかではない．小児 PSC では成人に比し IgG が高く，自己抗体〔抗核抗体，抗平滑筋抗体，抗 DNA 抗体，抗好中球細胞質抗体（antineutrophil cytoplasmic antibody：ANCA）など〕の出現率が高いため，病態には自己免疫学的機序が関与している可能性がある．また，小児の PSC では AIH とのオーバラップが高率にみられる．

PSC には高率に IBD を合併するため，大腸の粘膜防御機構の破綻に起因する腸内細菌による門脈菌血症やendotoxinが大腸より門脈を介して肝に達することにより引き起こされる炎症がPSC発症の機序として考えられているが，その関連はいまだ明らかではない．

臨床症候

病初期はほとんど無症状であるか非特異的な症状が多い．偶然の機会に血液検査で発見された肝機能異常が診断の端緒となることが多い[1~4]．IBDが先行して発症し，経過中にPSCと診断される場合もある．その他，食欲不振，全身倦怠感，体重減少，発熱，下痢，腹痛など非特異的な症状が多く，初発症状からPSCを疑うのは困難である．進行するにつれて皮膚瘙痒症，倦怠感，黄疸などの胆汁うっ滞症状が出現する．

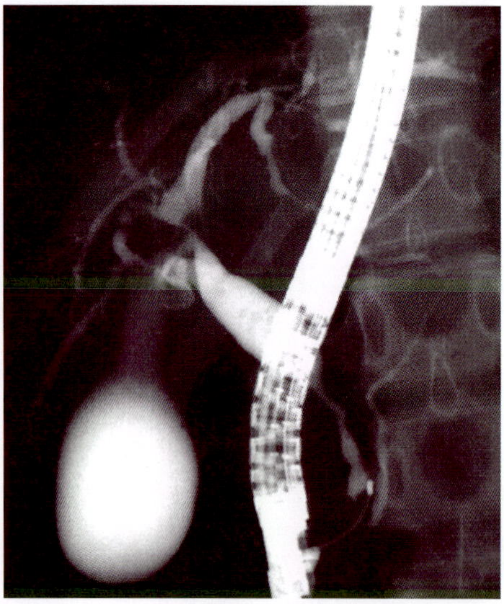

図1　PSCの典型的ERCP像
肝内および肝外の胆管に多発性の狭窄を認める．末梢胆管はわずかに細く描出されるのみである（枯れ枝状変化）

診　断

1．検　査

1）血液検査

小児ではALP値は骨由来が多いため，高値であるので，γ-GTP，総胆汁酸値で胆道系の評価を行う．病初期には高ガンマグロブリン血症，高IgG血症がみられ，抗核抗体，抗平滑筋抗体，ANCAなどの自己抗体が陽性であることが多い．高IgE血症，好酸球増多症が半数以上にみられる[3,4]．

2）肝生検

早い病期では肝組織所見はほとんど正常か，軽度の門脈域の炎症と胆管の増生がみられるのみである．AIHオーバーラップ症例では，interface hepatitis，肝細胞のロゼット形成，形質細胞浸潤などのAIHに合致した所見がみられる．

3）胆道造影

多発性狭窄，枯れ枝状変化，数珠状変化，帯状狭窄，壁不整，憩室様突出がPSCの特徴としてあげられるが，小児では成人に比してこのような変化が軽度である．

内視鏡的逆行性胆管膵管造影（endoscopic retrograde cholangiopancreatography：ERCP，図1），腹腔鏡下（もしくは開腹）経胆囊胆道造影などの直接胆道造影での診断がもっとも信頼性が高い．MR胆管膵管造影（magnetic resonance cholangiopancreatography：MRCP）でも代用可能との報告もあるが，小児では成人に比して胆管の変化が軽度のことが多く，特に病初期ではMRCPで異常が認められなくてもPSCを否定せず，経過を観察しながら時期を選んで直接胆道造影を行うべきである．また，経胆囊胆道造影では肝内胆管が十分に造影されないことが多い．

4）下部消化管内視鏡

無症状でも内視鏡では病変がみられる場合もあるので，スクリーニングとして必ず行い，step biopsyも行う．

2．鑑別診断

最も問題となるのは，AIHとの鑑別である．当初，肝組織でもERCPでも異常がなくAIHと診断された症例が，長期の経過でPSCと最終的に診断される場合もある．また，先天性肝線維症，Caroli病などのductal plate mulformationとの鑑別に苦慮する場合もある．Alagille症候群，進行性家族性肝内胆汁うっ滞症など，胆汁うっ滞をきたす病態も当然，鑑別が必要である．

3．確定診断

γ-GTPの上昇があり，他の疾患による肝障害が除外され，かつ二次性硬化性胆管炎の原因となる疾患が見出せない場合，胆道造影で特徴的な所見が認められれば診断できる[1]．ERCPでも特徴的な所見が認められず，肝組織でのみ胆管周囲の層状線維化が見られる場合にはsmall duct PSCと診断する．

治　療

現時点で内科的な有効な治療法は確立されていないが，ウルソデオキシコール酸（ursodeoxycholic acid：UDCA）（10～20 mg/kg/日），IBD合併があれば，サラゾスルファピリジンもしくはメサラジンを投与する．AIHオーバーラップ症例ではステロイドやアザチオプリンなどの免疫抑制療法を行うが[1]，胆管病変の進行はコントロールできない．成人症例ではUDCA大量療法がむしろ予後を悪くするとの報告があるが，小児ではそのような報告はない[1]．肝硬変へと進行した症例では肝移植が最終的な治療となる．

合併症

IBD，門脈圧亢進に伴う合併症以外では，胆管がんの合併に留意する．成人PSC症例では胆管がんの10年間累積発症率は7～9%である[1]．

転帰・長期予後

小児のPSCの長期予後については不明な点が多く，症例によりさまざまであるが，肝硬変症例では肝移植が必要となる[1]．海外成人PSCの症例での検討では，移植を行っても約20%に移植肝にPSCが再発する．一方，わが国での小児を含むPSCの症例の検討では，移植後のPSC再発率は全体では55%，18歳以下では67%であり，5年，10年移植片生着率はそれぞれ，68.6%，39.7%と低い[5]．

●文献

1）Chapman R, et al.：Diagnosis and management of primary sclerosing cholangitis. Hepatology 51：660-678, 2010
2）Tanaka A, et al.：Nationwide survey for primary sclerosing cholangitis and IgG4-related sclerosing cholangitis in Japan. J Hepatobiliary Pancreat Sci 21：43-50, 2014
3）十河　剛，他：小児期に発症した原発性硬化性胆管炎の10例．日本小児科学会雑誌 104：862-867，2000
4）藤澤知雄：小児期発症自己免疫性肝疾患の実態．厚生労働科学研究費補助金（難治性疾患克服研究事業）難治性の肝・胆道疾患に関する調査研究―平成19年度総括・分担研究報告書（主任研究者 大西三朗）．29，2008
5）Egawa H, et al.：Risk factors for recurrence of primary sclerosing cholangitis after living donor liver transplantation：a single center experience. Dig Dis Sci 54：1347-1354, 2009

（十河　剛）

23 薬物性肝障害

概 念

1. 定 義

薬物により肝障害をきたすことを薬物性肝障害という．薬物の副作用の1つであり，すべての薬物で生じる可能性がある．

2. 分 類

薬物性肝障害は，発症機序により中毒性肝障害と特異体質性肝障害の2つに大きく分類される．さらに，特異体質性肝障害はアレルギー性と代謝性に分けられる（**表1**）[1]．中毒性肝障害は薬物あるいはその中間代謝産物による直接障害で，濃度依存性である．すべての人に発現する可能性があるが，その発生は予測可能であり，動物実験において再現が可能である．小児で使用される代表的な薬物としては，アセトアミノフェンがある．一方，多くの薬物は生体の反応が特定の人にしか起こらない特異体質性肝障害であり，動物実験での再現性はなく，その発生は予測不可能である．アレルギー性は発熱，発疹，好酸球増多などのアレルギー症状を伴うことが多く，薬物に曝露してから1か月以内という比較的短期間に発症することが多いが，代謝性ではこのようなアレルギー症状や検査所見に乏しく，発症までに長期間を要することが多い点で異なる．

3. 病 型

肝障害は肝細胞障害型，胆汁うっ滞型，両者の中間に属する混合型の3型に分類される[2]（**表2**）．肝機能異常の状態から以下のように定義されているが，小児期のALP値は成長の過程で骨代謝の影響を大きく受けるため，筆者らの施設では，γ-GTPで代用している．

①肝細胞障害型　ALT＞2*N*＋ALP≦*N*

　　または　ALT比/ALP比≧5

②胆汁うっ滞型　ALT≦*N*＋ALP＞2*N*

　　または　ALT比/ALP比≦2

③混合型　ALT＞2*N*＋ALP＞*N*

　　かつ　2＜ALT比/ALP比＜5

（ただし，*N*：正常上限，ALT比＝ALT値/*N*，ALP比＝ALP値/*N*）

表1　薬物性肝障害の発症機序による分類

分類		特徴	予測	動物実験の再現	薬物
中毒性		濃度依存性	可能	可能	アセトアミノフェンなど
特異体質性	アレルギー性	個体の体質による	不可能	不可能	多くの薬物
	代謝性				

〔恩地森一：薬剤性肝炎の実態と対策．Medical practice 19：997-1001，2002．を参考に作成〕

疫 学

近年，新薬の開発や健康志向による民間薬や健康食品の増加に伴い，薬物性肝障害が増えている．特に代謝の特異体質に基づく肝障害が増加傾向にあるといわれている．わが国の小児の薬物性肝障害に関する詳細な報告はなく，頻度は明らかではないが，1997年1月～2006年12月までの最近10年間の薬物性肝障害の1,674例（12～99歳，平均55.0±17.1）の全国集計[3]によると，年齢は50～70歳代が多く，男女差はない．原因薬物としては抗菌薬（14.3%）がもっとも多く，次いで解熱鎮痛薬（9.9%）が多いが，従来，副作用の少ないと考えられていた漢方薬や健康食品，サプリメント

表2　DDW-J 2004 薬物性肝障害ワークショップのスコアリング

	肝細胞障害型		胆汁うっ滞または混合型		スコア
1．発症までの期間	初回投与	再投与	初回投与	再投与	
a．投与中の発症の場合	5〜90日	1〜15日	5〜90日	1〜90日	+2
投与期間からの日数	<5日，>90日	>15日	<5日，>90日	>90日	+1
b．投与中止後の発症の場合	15日以内	15日以内	30日以内	30日以内	+1
投与中止後の日数	>15日	>15日	>30日	>30日	0
2．経過	ALTのピーク値と正常上限との差		ALPのピーク値と正常上限との差		
投与中止後のデータ	8日以内に50%以上の減少		(該当なし)		+3
	30日以内に50%以上の減少		180日以内に50%以上の減少		+2
	(該当なし)		180日以内に50%未満の減少		+1
	不明または30日以内に50%未満の減少		不変，上昇，不明		0
	30日後も50%未満の減少か再上昇		(該当なし)		−2
投与続行および不明					0
3．危険因子	肝細胞障害型		胆汁うっ滞または混合型		
	飲酒あり		飲酒または妊娠あり		+1
	飲酒なし		飲酒，妊娠なし		0
4．薬物以外の原因の有無					
	カテゴリー1，2がすべて除外				+2
	カテゴリー1で6項目すべて除外				+1
	カテゴリー1で4つか5つが除外				0
	カテゴリー1の除外が3つ以下				−2
	薬物以外の原因が濃厚				−3
5．過去の肝障害の報告					
過去の報告あり，もしくは添付文書に記載あり					+1
なし					0
6．好酸球増多(6%以上)					
あり					+1
なし					0
7．薬物リンパ球刺激試験(DLST)					
陽性					+2
疑陽性					+1
陰性および未施行					0
8．偶然の再投与が行われたときの反応	肝細胞障害型		胆汁うっ滞または混合型		
単独再投与	ALT倍増		ALP(T-Bil)倍増		+3
初回肝障害時の併用薬とともに再投与	ALT倍増		ALP(T-Bil)倍増		+1
初回肝障害時と同じ条件で再投与	ALT増加するも正常域		ALP(T-Bil)増加するも正常域		−2
偶然の再投与なし，または判断不能					0

判定基準：総スコア　2点以下：可能性が低い，3〜4点：可能性あり，5点以上：可能性が高い　　総スコア

1）薬物投与前に発症した場合は「関係なし」，発症までの経過が不明の場合は「記載不十分」と判断して，スコアの対象としない．投与中の発症か，投与中止後の発症化により，aまたはbどちらかのスコアを使用する

2）カテゴリー1：HAV，HBV，HCV，胆道疾患(US)，アルコール，ショック肝
カテゴリー2：CMV，EBV
ウイルスはIgM-HA抗体，HBs抗原，HCV抗体，IgM-CMV抗体，IgH-EB-VCA抗体で判断する

〔滝川　一：DDW-J 2004ワークショップ薬物性肝障害診断基準の提案．肝臓 46：85-90，2005〕

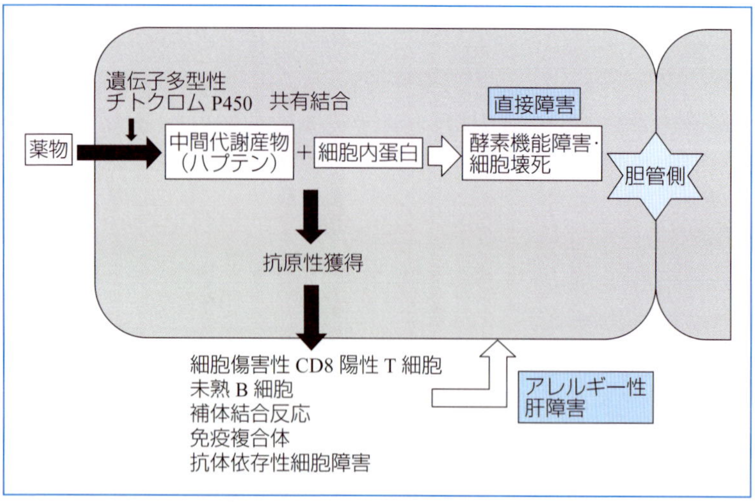

図 1　肝細胞障害の発症機序

〔Seef LB, et al.：Drug-induced liver injury. In：Dooley JS, et al.(eds), Sherlock's Diseases of The Liver and Biliary System. 12th ed., Wiley-Blackwell, 478-506, 2011, より引用一部改変〕

表 3　肝臓における薬物代謝

	反応	おもな酵素
第 I 相反応	酸化反応	チトクロム P450（CYP）
	グルクロン酸抱合	UDP-グルクロン酸転移酵素（UGT）
第 II 相反応	硫酸抱合	硫酸転移酵素（ST）
	グルタチオン抱合	グルタチオン-S-転移酵素（GST）
第 III 相反応	排泄	ABC トランスポーター（P-glycoprotein, MRP2, BCRP）

〔工藤敏之，他：薬物代謝酵素とトランスポーター．呼吸 32：439-446，2013，より引用一部改変〕

などの一般薬でも肝障害を引き起こすことが知られている．

病理・病態生理

肝臓は代謝・解毒の中心的役割をしている臓器であり，経門脈的に肝臓に運ばれた大部分の脂溶性薬物は，肝細胞にあるチトクローム P450（CYP）により代謝されて，グルクロン酸抱合などにより胆汁中に排泄される．この薬物の代謝経路は，大きく第 I 相反応と第 II 相反応の 2 段階の反応よりなる（**表 3**）[4]．

第 I 相反応において酸化・還元反応および加水分解反応を受けた薬物は，第 II 相反応ではグルクロン酸，硫酸，グルタチオンなどにより抱合され水溶性になり，胆汁中に排泄される．毛細胆管膜に存在するトランスポーターによって，これらの抱合体が能動的に胆汁中に排泄される過程を第 III 相とよぶこともある．この代謝の過程で，薬物や中間代謝産物により直接的に肝細胞障害をきたす場合や，中間代謝産物がハプテンとして肝細胞内の蛋白等と共有結合し，免疫学的ハプテン-キャリアを形成して抗原性を獲得し，これが非自己と認識されて肝細胞や胆管細胞を障害するというアレルギー反応が生じるとされている[5]（**図 1**）．

薬物性肝障害に特異的な組織所見はないが，小葉中心域の炎症，細胆管内胆汁うっ滞が明瞭，D-PAS 陽性，Kupffer 細胞の動員などは有用な所見である[6]．また，ミノサイクリンや α-メチルドパなどの薬物は自己抗体が出現し，自己免疫機序を介して肝炎を発症させることがあるため，自己免疫性肝炎との鑑別のために肝生検を要することがある．

病　因

すべての薬物が肝障害の原因となりうる．薬物代謝酵素（CYP）やトランスポーターの発現や機能は，年齢や病態，遺伝子多型などにより多彩であり，薬物動態や薬効にさまざまな影響を与えることで，個体差の要因となる．

臨床症候

薬物性肝障害の臨床症状は多彩であり，特徴的なものはないが，発現頻度の高いものとしては，全身症状(発熱，黄疸，倦怠感)，消化器症状(食欲不振，悪心・嘔吐，腹痛)，皮膚症状(発疹，掻痒感)，などがある．

診　断

疾患特異的なマーカーがないために，診断に苦慮することも多い．このため，ウイルス性や自己免疫性，代謝性疾患などの薬物以外の除外診断が重要となる．

1．検　査

1) 血液検査

血算では白血球(好酸球)，生化学ではAST，ALT，LDH，ALP，γ-GTP，T-Bil，D-Bil，Alb，ChE，凝固能ではプロトロンビン時間が必要である．薬物以外の原因の有無を調べるためにはIgM-HA抗体，HBs抗原，HCV抗体，IgM-CMV抗体，IgM-EB-VCA抗体，抗HEV-IgG，IgM，IgA，HEV-RNAが必要なことがある．ある種の薬物では抗核抗体(ANA)，抗ミトコンドリア抗体(AMA)，抗平滑筋抗体(SMA)などの自己抗体が出現する．その他，薬剤リンパ球刺激試験(drug-induced lymphocyte stimulation test：DLST)なども考慮する．

2) 画像検査

肝内病変や胆道疾患に伴う肝機能障害除外のため，腹部超音波，CT，MRIなどの画像検査を行う．

3) 肝生検

肝生検のみでは確定診断に至らないため，必須の検査ではない．しかし，肝障害の重症度判定や除外診断に有用なことがある．

2．鑑別診断

ウイルス性や自己免疫性，代謝性疾患などの薬物以外の除外が重要である．発疹を伴う場合には，DIHS(drug-induced hypersensitivity syndrome)の可能性があることも留意する．これは薬物性肝障害の亜型であり，重症型の薬疹として分類される．発疹，ウイルス感染症，肝機能障害が複合した6型ヘルペスウイルス(HHV-6)の再活性化が特徴の病態である．カルバマゼピン，フェニトイン，フェノバルビタール，ミノサイクリンなどの限られた薬剤により発症する．原因薬剤の服用後2〜6週間以内に発症することが多く，数年間服用後に発症することもある．厚生労働省研究班が提唱するDIHSの診断基準では，次の7つが主要所見とされている．

①限られた薬剤投与後に遅発性に生じ，急速に拡大する紅斑，多くの場合，紅皮症に移行する
②原因薬剤中止後も2週間以上遷延する
③38℃以上の発熱
④肝機能障害
⑤血液学的異常：次のa，b，cのうち1つ以上
a：白血球増多(11,000/μL以上)，b：異型リンパ球の出現(5%以上)，c：好酸球増多(1,500/μL以上)
⑥リンパ節腫脹
⑦HHV-6の再活性化

3．確定診断

診断には，①薬物と肝障害出現の時間的経過，②薬物中止後の肝機能異常の経過，③DLST，④他疾患の除外，⑤肝生検の所見，などから総合的に行う．わが国では，DDW-J 2004ワークショップにおいてInternational Consensus Meeting (ICM)による診断基準を参考に薬物性肝障害診断基準が提案されており(**表2**)，①発症までの時間，②中止後の経過，③飲酒・妊娠など危険因子の有無，④薬物以外の原因の有無，⑤当該薬物の過去の肝障害の報告の有無，⑥好酸球増多(6%以上)の有無，⑦DLST，⑧偶然の再投与時の反応，の8項目で評価をする．判定基準は2点以下を「可能性が低い」，5点以上を「可能性が高い」，その間を「可能性あり」としている．注意すべき点として，この診断基準は，肝臓専門医以外の臨床医が薬物性肝障害の診断を容易に行えることを意図したものであり，最終的な診断については肝臓専門医の判断が優先されることや，重症例では専門医へ早期の紹介の必要性が記載されている．

治　療

薬物投与中は定期的に肝機能検査を行い，早期発見に努めることが大切である．治療の原則は，疑わしい薬物の中止である．多くは薬物中止によ

り軽度の肝障害は速やかに軽快し，予後は良好である．現時点では，EBMに基づいた確立した特異的治療法はないが，薬物療法が必要なのは黄疸遷延化例と劇症肝炎移行が考えられる例とされている．遷延する肝障害に対して，副腎皮質ステロイド，グリチルリチン酸製剤で抗アレルギー作用を有する強力ミノファーゲンシー®(SNMC)，胆汁うっ滞型には胆汁排泄作用と肝細胞膜保護作用のあるウルソデオキシコール酸(UDCA)5～10 mg/kg/日が有効なこともある．また，胆汁うっ滞型では胆汁の流出障害が起こるため，総ビリルビン10 mg/dL以上の高度の黄疸の遷延例に対しては，脂溶性ビタミン(ビタミンA，D，E，K)の不足を補う[7]．急性肝不全の状態に陥った場合は，まずは血漿交換や血液濾過透析などの人工肝補助療法を行うが，それが不可能な場合には，時期を逸しないように速やかに専門施設へ搬送することが大切である．

転帰・長期予後

薬物の中止により症状・検査所見の改善がみられることが多く，一般に予後良好である．しかし，著明な黄疸や肝機能異常，肝の広範壊死をきたす例では肝不全となり，死に至ることもあるため，その発生予測は困難である．

●文献

1) 恩地森一：薬剤性肝炎の実態と対策．Medical practice 19：997-1001，2002
2) 滝川　一：DDW-J 2004ワークショップ薬物性肝障害診断基準の提案．肝臓 46：85-90，2005
3) 堀池典生，他：薬物性肝障害の実態—全国集計—．恩地森一(監)，薬物性肝障害の実態．中外医学社，1-10，2008
4) 工藤敏之，他：薬物代謝酵素とトランスポーター．呼吸　32：439-446，2013
5) Seef LB, et al.：Drug-induced liver injury. In：Dooley JS, et al.(eds), Sherlock's Diseases of The Liver and Biliary System. 12th ed., Wiley-Blackwell, 478-506, 2011
6) 野本　実，他：当科で経験した薬剤性肝障害の実態—組織学的検討を中心にして．恩地森一(監)，薬物性肝障害の実態．中外医学社，51-54，2008
7) 松崎靖司，他：薬物性肝障害の治療の実際．肝胆膵 48：777-783，2004

(及川〈川本〉愛里)

24 肝膿瘍

概 要

肝膿瘍は比較的まれな疾患であるが，原因不明の発熱，腹痛，腹部腫瘤を認めるときは鑑別すべき疾患である．

疫学・病因

わが国での発生頻度は不明であるが，「医中誌」で検索し得た過去 20 年間の小児の肝膿瘍の報告は約 90 例であった．そのうちの約 25% は慢性肉芽腫等の先天性免疫不全症，約 25% は急性白血病等の免疫低下状態，約 25% は特発性，約 15% が虫垂炎や猫ひっかき病等の感染，残りが肝外傷後，胆道閉鎖等の胆汁うっ滞性疾患に合併するものであった．

病原体は細菌感染，真菌感染，赤痢アメーバがある．細菌感染は，免疫不全状態の日和見感染，新生児での臍カテーテルからの感染，虫垂炎などの腹腔内感染に起因するものや，特に基礎疾患のない特発性に認める．ブドウ球菌感染がもっとも多く，次いで大腸菌，クレブシエラ属，嫌気性菌が多い．また，猫ひっかき病に伴う *Bartonella henselae* によるものも報告されている．真菌感染は，急性白血病治療中に伴う深在性真菌症として認められる．小児ではカンジダとアスペルギルスが多い．赤痢アメーバによる感染は，発展途上国からの帰国者，男性同性愛者，知的障害者施設入所者がハイリスクであるが，わが国の小児ではきわめてまれである．

臨床症候

症状は非特異的で，発熱，腹痛，右季肋部の圧痛を伴う肝腫大が多くみられる．

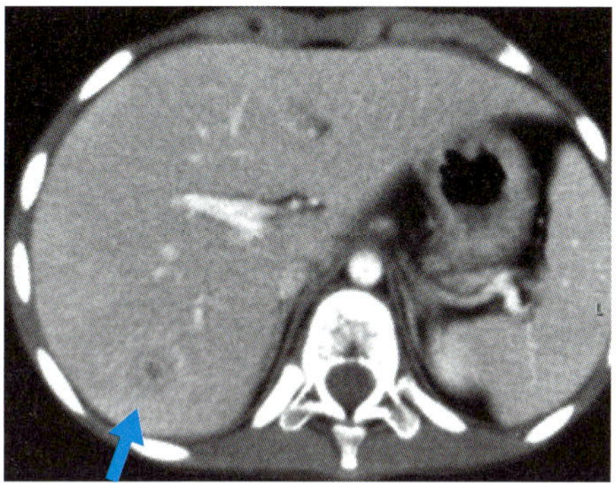

図 1 肝膿瘍症例の CT 所見

診 断

1．検 査

血液検査でも特異的な所見はなく，白血球増多，赤沈亢進，CRP の上昇などの炎症所見と貧血，アルブミン値の低下などがみられる．真菌感染の場合は β-D-グルカンの上昇がみられる．カンジダ抗原やアスペルギルス抗原の血清診断も，検出感度は β-D-グルカンよりも低いが診断的意義は高い．

2．確定診断

肝膿瘍を疑った場合は，超音波と CT で診断される．超音波では，細菌性膿瘍は低エコー病変を認め，真菌性膿瘍は多発小膿瘍を形成し，wheel-within-a wheel pattern, bull's eye pattern を認める．CT では，典型例では辺縁が造影される低吸収域(ring enhance)を認める(図 1)．なお，肝腫瘍との鑑別を要する場合は肝生検で確定診断を得る．

治 療

大きな膿瘍の場合は，穿刺吸引にて菌を同定し抗菌薬の全身投与を行う．起因菌が同定されるまでは，抗菌薬はブドウ球菌，大腸菌，クレブシエラ属，嫌気性菌に効果のある広域スペクトラムのものを投与する．起因菌が同定されれば，直ちに感受性のある抗菌薬に変更する．抗菌薬は一般的に3〜6週間投与する．必要に応じて超音波ガイド下の経皮的ドレナージを行う．場合により開腹ドレナージ，肝切除術が必要になる．*Bartonella heselae* による猫ひっかき病は通常 self-limited であるため，抗菌薬投与の効果については明確ではない．

真菌性膿瘍は免疫不全状態に合併して多発小膿瘍を呈し，通常，外科介入を要することは少ない．抗真菌薬はアムホテリシンBが第一選択薬となるが，副作用の点で使用されにくいためフルコナゾール，イトラコナゾール，ミカファンギンが使用されてきたが，新規の治療薬としてボリコナゾール，アムホテリシンBリボソーム製剤の有効性が確認されている．治療薬の投与期間は，臨床症状および検査所見(CRP，好中球など)，β-D-グルカン値および画像所見の改善状態から総合的に判断する．

赤痢アメーバによる肝膿瘍はわが国の小児ではきわめてまれであるが，衛生環境の悪い発展途上国に多くみられ，メトロニダゾールが第一選択となる．膿瘍が巨大で肝被膜下に穿破する危険性や，肝左葉の膿瘍で心外膜への穿破の危険性がきわめて高い症例を除いて，ドレーンに細菌感染を生じやすいことからドレナージは勧められない．

転帰・予後

細菌性肝膿瘍の死亡率は約15%と高く，早期に診断し適切な治療を行わなければならない．真菌性肝膿瘍はimmunocompromised hostにおける深在性真菌症として続発することが多く，予後は原疾患による．赤痢アメーバによる肝膿瘍はメトロニダゾールが奏効し，成人例では10日間で95%が治癒する．

●参考文献

・十河 剛，他：抗微生物薬の選び方・使い方—肝膿瘍・胆管炎．小児科 45：630-634，2004
・蛇川大樹，他：消化器疾患における発熱．小児内科 35：54-56，2003
・増田剛太，他：総合診療医・家庭医のためのSTD診療のコツ—STDとしてのアメーバ赤痢診療のコツ．治療 84：2003-2006，2002
・金川公夫：小児病院における実践小児画像診断—肝・胆・膵．日本小児放射線学会雑誌 24：123-130，2008
・深在性真菌症のガイドライン作成委員会(編)：深在性真菌症の診断・治療ガイドライン 2007．協和企画，2007

(横井暁子)

25 腫瘍性疾患（良性，悪性）

概 念

1．定 義

小児肝胆道系の腫瘍性疾患は，純粋な悪性腫瘍や腺腫などの良性腫瘍以外に，肝の再生や発生の異常に関連した腫瘍もあるため，一概に「腫瘍性発育をとる病変」と定義しにくい．周辺正常組織と形態を異にして一定の容積をもった病変とを定義し，その分類，性質，病理像，診断法，治療について記載する．

2．分 類

小児の胆道系腫瘍はまれで，特に良性腫瘍はきわめてまれである．組織学的分類としては，①胆管がん，②乳頭腫症，③ポリープ，④横紋筋肉腫，となる．

肝腫瘍は悪性腫瘍と良性腫瘍に分類され，それぞれ多彩な組織学的分類がなされているが，全体の8割は肝芽腫が占める．分類を表1に示す[1]．

疫 学

肝悪性腫瘍の発生数を日本小児外科学会の「外科的悪性腫瘍」の登録からみると，肝悪性腫瘍の登録件数は，1993年以降は年間30～50例であるが，直近となる2008～2012年の集計では平均46例であり，2000年代前半よりやや増加傾向にある[2]．出生数から考えると，おおむね出生100万当たり44程度，総人口100万当たり0.35となる．人種的には白人男性に多いとされる．アメリカからの報告では，国立がん研究所（National Cancer Institute：NCI）のSEER（Surveillance, Epidemiology, and End Results Program）データベース（1973～2009）を用いた集計で，20歳未満小児悪性肝腫瘍発症率は人口10万当たり0.174で，毎年微増している[3]．この増加は，肝芽腫の増加によるものとされる．アメリカより日本での発症率は低い．日本の登録集計では，肝芽腫：肝細胞がんは平均29：3となっていて，男女比は，国内集計でも若干男性に多い．

表1　小児肝腫瘍組織分類

1．上皮性腫瘍および腫瘍類似病変
①悪性腫瘍
（1）肝芽腫
（2）肝細胞がん
（3）肝内胆管がん
（4）肝細胞がん・胆管細胞がんの合併
②良性腫瘍および腫瘍類似病変
（1）肝細胞腺腫
（2）限局性結節性過形成（FNH）
（3）結節性再生性過形成（NRH）
（4）腺腫様過形成
2．非上皮性腫瘍
①悪性腫瘍
（1）胎児性肉腫（未分化肉腫）
（2）類上皮血管内皮腫
（3）血管肉腫
（4）横紋筋肉腫
（5）Rhabdoid 腫瘍
（6）悪性リンパ腫
（7）平滑筋肉腫
②良性腫瘍
（1）間葉性過誤腫
（2）乳児血管内皮腫
（3）海綿状血管腫
（4）リンパ管腫
3．その他の肝原発腫瘍および類似病変
①nested stromal and epithelial tumor of the liver
②胚細胞腫瘍
③炎症性筋線維芽細胞性腫瘍
④胞性病変

〔日本病理学会小児腫瘍組織分類委員会：小児腫瘍組織カラーアトラス 第5巻―肝臓・胆嚢・膵臓腫瘍（第1版）．金原出版，2010〕

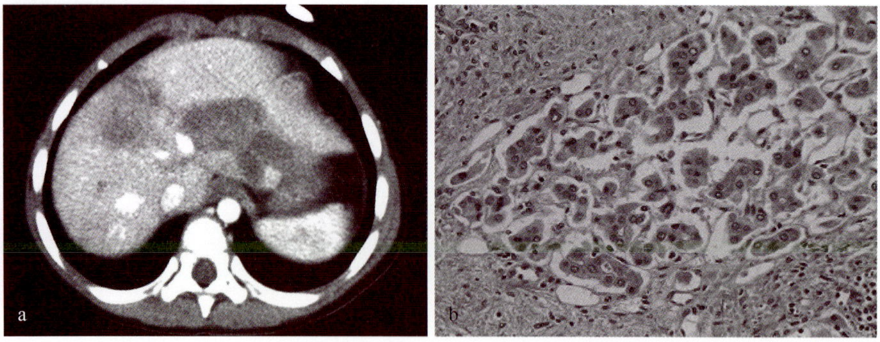

図1　肝芽腫(2歳4か月，男児)〔口絵27，p.viii〕
a：初診時CT．多発腫瘤(PRETEXT IV)，b：病理像．肝芽腫，胎児型

肝芽腫の好発年齢は，アメリカからの集計で92%が5歳未満，2012年の国内集計では肝芽腫38例中35例92%が5歳以下，29例78%は2歳以下であり，ほとんどが乳幼児期の発症である．低出生，極低出生体重児の発生頻度が高いことが知られる．

小児肝細胞がんの発症時期は肝芽腫より高く，かつ広い年齢範囲に及び，2012年の2例はいずれも2歳であった．

小児の肝非上皮性腫瘍でもっとも多いのは，胎児性肉腫(未分化肉腫)である．5〜20歳の14.9%を占め，この年齢層では肝細胞がん，限局性結節性過形成に次いで多い．この腫瘍の80%が小児に発症し，特に約半数が6〜10歳にみられる．

小児期の胆道がんはきわめてまれで，膵胆管合流異常などの基礎病変に伴うことが多い．膵胆管合流異常研究会の調査集計によると，15歳以下の胆道がんは9例(胆管がん7例，胆囊がん2例)で，最年少患児は3歳の胆管がんであるが，その他はいずれも10歳以上であった．小児期胆道系悪性腫瘍でもっとも多いのは横紋筋肉腫であるが，全横紋筋肉腫中の胆道系発生頻度は1%とされ，2012年の全国登録では31例の横紋筋肉腫中で胆道系の発生はなかった．好発時期は5歳未満である．

良性腫瘍も年齢によって好発度の差があり，生後6か月以内では乳児血管内皮腫が最多である．肝間葉性過誤腫は，肝芽腫と同様な時期に好発する．限局性結節性過形成は小児肝腫瘍の2〜3%を占め，思春期や若年女性に多い．腺腫は1.5〜2%を占める．

病　理[2)]

1．肝芽腫

通常は単発性で，病理像は胎児期，胎生期の肝細胞に類似した上皮性細胞からなり，間葉系組織の多寡がある．いくつかの分類システムがあるが，小児外科学会の登録では6型に分類している．①胎児型(fetal type)，②胎芽型(embryonal type)，③胎児・胎芽混在型(combined fetal and embryoal tpte)，④大索状型(macrotrabecular type)，⑤未分化小細胞型(undifferentiated small cell type)，⑥上皮・間葉混在型(mixed epithelial and mecenchymal type)，である．胎児型は，そのなかでも高度に分化した純胎児亜系(well-differentiated subtype)と，それ以外の富細胞亜系(mitotically active subtype)に細分されている(**図1**)．

2．肝細胞がん

小児の肝細胞がんは成人のそれと同様の病理像を示す．多くは肝硬変を基礎としない点が成人症例と異なる．

3．胎児性肉腫(未分化肉腫)

大きな単胞性腫瘍であることが多い．線維性偽被膜を有し，出血壊死を伴うことも多い．肉眼的には境界明瞭に見えるが，周辺組織に顕微鏡的浸潤を示すことも多い．粘液性の間質に紡錘状の細胞を有する．他の肉腫と病理組織学的鑑別が難しいことがある．

4．良性腫瘍

①乳児血管内皮腫：単発または多発性で病変は大小多々あり，組織学的には，単層または多層の腫

表2 肝芽腫と関連するおもな病態

- Beckwith-Wiedemann 症候群
- hemihypertrophy
- 家族性腺腫性ポリポーシス(FAP)
- Gardner 症候群
- 糖原病
- 18 トリソミー(Edwards 症候群)
- 低出生体重児

大した血管内皮細胞に裏打ちされた種々の大きさの血管網からなる．

②肝間葉性過誤腫：右葉に出現する場合が多く，時に巨大となる．80% で多胞性嚢胞を呈する．

③腺腫：1/3 は単発性で，通常数 cm の大きさを呈する．正常肝細胞よりやや大きめの腫瘍細胞からなる．グリソンはないが，毛細胆管がみられる．

④限局性結節性過形成(focal nodular hyperplasia：FNH)：組織学的には線維性隔壁で分割された腫瘍で，肝細胞の異型性は乏しく，核分裂像は乏しい．小葉構造は認めない．この隔壁と細胞の間に細胆管増生がみられる．

病態生理・病因

明確な病因は不明であるが，肝芽腫と関係する因子は多い(表2)．Beckwith-Wiedemann 症候群など，先天的な過成長異常に伴うことはよく知られている．これには，11 番短腕(11p15.5)にある遺伝子異常が関与する．また，家族性腺腫性ポリポーシス(familial adenomatous polyposis：FAP)では，*APC* 遺伝子の異常で Wnt シグナル経路の異常をきたし，β-カテニンの細胞内蓄積が腫瘍発症に関連するとされている．β-カテニン遺伝子は肝芽腫で高率に異常がみられ，発がんに関与していると想定されている．

低出生体重児における肝芽腫発症の機構はなお明確ではないが，1,500 g 未満の超低出生体重児では，正期産児に比べて 40 倍の肝芽腫発生リスクがあるとされる．酸素投与による活性酸素の影響が疑われている．

一方，小児の肝細胞がんは，成人同様 HBV，HCV によるウイルス性肝炎に関連して発症することがあるが，必ずしも肝硬変を母体としない点が成人と異なる．このほか，高チロシン血症や糖原病などの代謝疾患，胆道閉鎖症の肝硬変などにも肝細胞がんが合併することがある．

臨床症候

腹部腫瘤が初診症状としてもっとも多い．他疾患に合併の場合は，当然その症状がある．現在の超音波による偶然の発見も増えている．腹部所見としても，肝腫瘍が腫瘤として触れるほか，仮に破裂があれば腹膜刺激症状を呈する．初診では，片側肥大や巨舌などの身体所見にも留意する．

診 断[4)]

1．画像検査

小児肝悪性腫瘍の画像診断は，質的診断と治療方針決定に重要である．治療前の腫瘍進展を PRETEXT(PRETreatment EXTent of disease)として表現する方法が一般的になっていて，この分類は肝臓内での腫瘍の広がりを表し，そのまま病期決定にも関与する．肝臓全体を，右葉を前後の 2 区域，左葉を内外の 2 区域，合計 4 区域に分け，そのうちいくつの区域を占拠しているかによって PRETEXT I，II，III，IV と表す．スクリーニングや大血管との位置関係の把握には超音波が有用であるが，PRETEXT の正確な評価には造影CT(場合により MRI)がもっとも有用である．

肝芽腫では，腫瘍は周囲正常肝より低輝度で，内部に類骨などの石灰化を示すことがある．造影上も，周囲より造影効果が乏しいことが多い．典型的肝細胞がんでは dynamic 3D CT により，単純像で低輝度，造影早期に高輝度，造影後期では早期の造影剤流出での相対的造影不良，といった所見を呈する．このほか，全身CT では肺転移や骨，脳の転移も意識しておく必要がある．

2．腫瘍マーカー

α-フェトプロテイン(AFP)は小児悪性肝腫瘍の重要な腫瘍マーカーである．AFP は，新生児で 10,000 ng/mL 以上の高値を示すが，その後減少し，1 歳までに成人正常値である 20 ng/mL 以下まで減少する．肝芽腫の 90% 以上，肝細胞がんの 70% 以上で異常高値を呈する．また，治療後の病勢評価にも用いることができる．良性肝腫瘍や肝硬変でも軽度の上昇を示す場合もある．

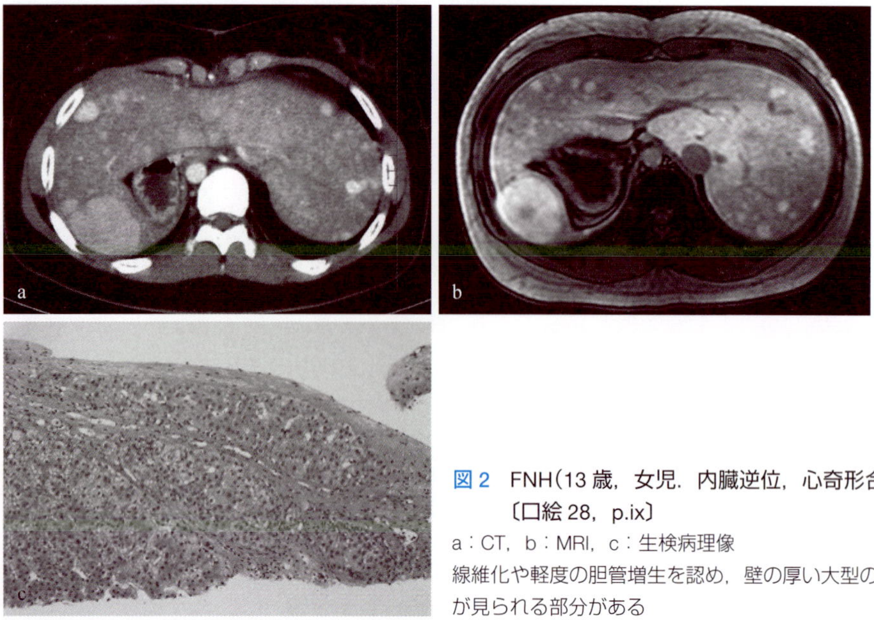

図 2 FNH(13 歳, 女児. 内臓逆位, 心奇形合併)
〔口絵 28, p.ix〕
a：CT, b：MRI, c：生検病理像
線維化や軽度の胆管増生を認め, 壁の厚い大型の血管が見られる部分がある

3. 鑑別診断

小児肝腫瘍は, まれなものを含めて種類が多いため, もっとも多い肝芽腫, および肝細胞がんとの鑑別が問題となる. 画像診断と血清 AFP の値が鑑別に用いられる. 胎児性肉腫では, 内部に石灰化を伴ったり, 嚢胞性を呈する場合がある. このほか, FNH などは特異な画像所見で強く疑われる場合もある. 腫瘍マーカーが「正常～やや高値」の場合がもっとも診断に苦慮することとなるが, MRI も用いたうえで, 最終的には確定のための生検に依存することとなる(図 2).

肝生検はすべての肝腫瘍で推奨されるが, 特に生後 6 か月未満および 3 歳以上の患者には必須である. 逆にこの間の乳児を中心とした症例では, 高 AFP 値を根拠に生検を略することもあり得る.

なお後述する日本小児肝癌スタディグループ(Japanese Study Group for Pediatric Live Tumor：JPLT Study Group)では, 中央病理診断, および中央放射線診断態勢を組織して, 診断の標準化もはかりつつある.

治 療

1. 悪性腫瘍の治療

小児の肝悪性腫瘍(以下, 小児肝がん：肝芽腫＋肝細胞がん)では, 外科切除による腫瘍の除去が現在に至るまで治療の根幹であるが, 摘出不能例や遠隔転移を有する症例に対して, まず化学療法を行って腫瘤の縮小や転移巣の抑制を行い, 完全切除に至ることもある. このように, 初診時の病巣の広がりを指標に, 治療方法を戦略的に規定して標準化をはかり, さらには一定の治療法の更新による成績の向上が目指されてきた. わが国では, JPLT が組織され, JPLT-1, JPLT-2 を経て, 現在 JPLT-3 プロトコルが設定され, それに添った治療が多くの施設で行われている. その前提として, 国際共通のリスク分類が規定されている(表 3). JPLT-3 では, 外科切除の一環として全肝摘出＋肝移植が治療選択肢に明記されており, 外科治療の適応評価のなかで肝移植も検討されることになっている.

肝臓は右葉左葉とも各 2 区域に分かれ, 連続した 3 区域までなら切除可能である. この範囲の腫瘍で, 門脈や下大静脈に浸潤がなければ肝切除可能である. 局所再発予防の観点から, 切離断端が 1 cm 以上腫瘍端から離れていることが推奨されている. 肝移植は, 安全で根治的な肝切除ができず, 明確な遠隔転移や大血管浸潤がない症例が対象になる. 肝芽腫で多い肺転移を有する症例での肝移植適応にはなお議論があるが, 術前化学療法や手術による遠隔転移の制御後の肝移植は行われ

表3　国際共通：小児肝がんリスク分類

高リスク群	遠隔転移，腹腔外リンパ節転移，血清AFP＜100 ng/mL
中間リスク群	PRETEXT Ⅳ(高リスク群基準を除く)，および，腹膜播種，横隔膜などの周辺臓器への浸潤，腹腔内出血合併，腹腔内リンパ節転移あり，左右門脈枝より末梢での門脈腫瘍栓，肝静脈3枝ともあるいはIVCへの腫瘍栓
標準リスク群	上記以外すべて

ている．肝芽腫や肝細胞がんのみならず，胎児性肉腫にも肝移植が行われた例がある．

2. 小児肝良性腫瘍の治療

1) 肝血管腫，乳児血管内皮腫

無症状のものは経過観察し，新生児症例では生後6か月以降の自然退縮傾向に期待する．しかし，心不全や血小板減少をきたしたり，肝不全を呈する重症例もあり，ステロイド，放射線，シクロホスファミドによる化学療法，インターフェロン治療などの内科治療，肝動脈結紮や部分切除などの観血治療が選択される．

2) FNH

診断が画像や生検で確定していれば，原則，経過観察する．ただし，ごくまれに悪性転化が報告されており，注意が必要である．

転帰・長期予後

国内の小児肝がんの成績は，JPLT-2プロトコルによるものがまとめられている[5)](図3)．それによると，PRETEXT Ⅱ，Ⅲは85%前後の5年生存率となっているが，PRETEXT Ⅳ症例では63.2%となお不良である．また，初診時転移を有する症例では5年生存率が43.9%と非常に厳しい結果である．なお，日本肝移植研究会の2011年末までの集計では，肝芽腫症例への肝移植は国内で61例行われ，5年生存率は70%であった(図4)[6)]．今後，JPLT-3の高リスク群プロトコルでのプラチナ製剤投与量強化，また肝移植治療の取り込みによって，成績が改善するかどうかが注目される．

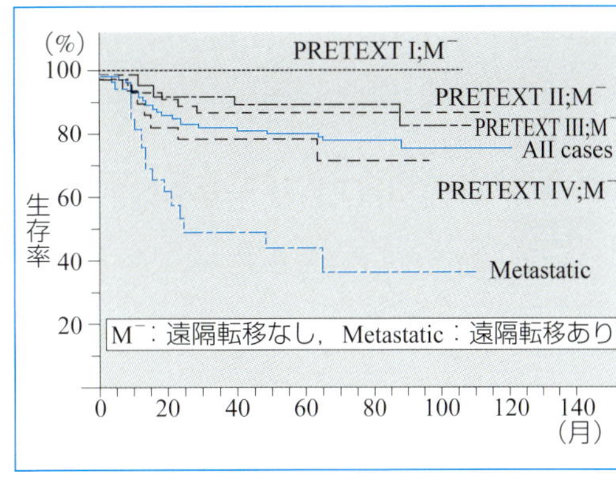

図3　JPLT-2の成績(累積患者生存率)
〔Hishiki T, et al.：Outcome of hepatoblastomas treated using the Japanese Study Group for Pediatric Liver Tumor(JPLT)protocol-2：report from the JPLT. Pediatr Surg Int 27：1-8, 2011．より引用一部改変〕

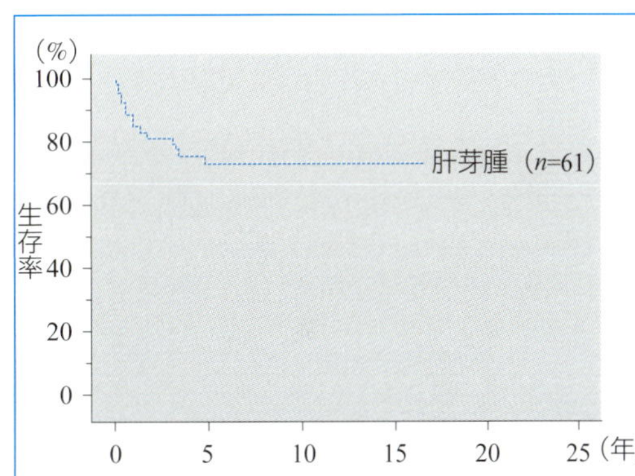

図4　肝芽腫の移植成績(移植後累積生存率)
〔日本肝移植研究会：肝移植症例登録報告．移植47：416-428, 2012〕

●文献

1) 日本病理学会小児腫瘍組織分類委員会：小児腫瘍組織カラーアトラス 第5巻—肝臓・胆嚢・膵臓腫瘍(第1版)．金原出版，2010
2) 日本小児外科学会悪性腫瘍委員会：小児の外科的悪性腫瘍，2012年登録症例の全国集計結果の報告．日本小児外科学会雑誌50：114-150，2014
3) Allan BJ, et al.：Predictors of survival and incidence of hepatoblastoma in the paediatric population. HPB 15：741-746, 2013
4) 日本小児がん学会(編)：小児肝がん．小児がん診療ガイドライン2011年版．金原出版，1-36，2011
5) Hishiki T, et al.：Outcome of hepatoblastomas treated using the Japanese Study Group for Pediatric Liver Tumor(JPLT)protocol-2：report from the JPLT. Pediatr Surg Int 27：1-8, 2011
6) 日本肝移植研究会：肝移植症例登録報告．移植47：416-428, 2012

(猪股裕紀洋)

26 門脈圧亢進症と静脈瘤

概 念

1．定 義

正常の門脈圧は5～10 mmHg程度であり，門脈圧が10 mmHg以上になると門脈圧亢進症と定義する．小児では実際に門脈圧を測定する機会は少なく，臨床的に脾腫，血小板の低下，内視鏡検査による胃食道静脈瘤あるいは直腸静脈瘤の有無などで判断される．

2．分 類

門脈圧亢進症は，肝血流の閉塞部位により肝前性，肝内性，肝後性に分類される．**表1**[1)]に小児期に門脈圧亢進症をきたすおもな疾患を示す．

表1　小児期に門脈圧亢進症を呈するおもな疾患

肝前性		肝外門脈閉鎖症，動静脈瘻，脾静脈血栓症，脾腫
肝後性		Budd-Chiari 症候群，うっ血性心不全，下大静脈閉鎖症
肝内性	肝細胞性	自己免疫性肝炎，ウイルス性肝炎(B 型肝炎，C 型肝炎など)，α1-アンチトリプシン欠損症，Wilson 病，糖原病，薬物・毒素
	胆汁うっ滞性	胆道閉鎖症，原発性硬化性胆管炎，先天性肝線維症・Caroli 病，総胆管囊腫，進行性家族性肝内胆汁うっ滞症，Alagille 症候群・非症候性肝内胆管減少症
	その他	veno-occlusive disease，特発性門脈圧亢進症

〔de Franchis R, et al.：Revising consensus in portal hypertension：report of the Baveno V consensus workshop on methodology of diagnosis and therapy in portal hypertension. J Hepatol 53：762-768, 2010. より改変〕

疫 学

欧米では，小児期に門脈圧亢進症をきたす頻度の高い疾患として門脈血栓症，先天性肝線維症，胆道閉鎖症などがあげられるが，わが国において疫学的調査はなされていない．

病理・病態生理

門脈圧亢進症の病態は，肝内の血管抵抗の上昇と循環亢進状態である．種々の原因により上昇した門脈圧を減圧しようとする結果，側副血行路の発達と内臓うっ血が起こり，消化管静脈瘤や門脈圧亢進症性胃症(portal hypertensive gastropathy：PHG)，脾機能亢進症，肝肺症候群，門脈肺高血圧症を呈する．本来門脈に入るはずの静脈血が遠肝性に胃の静脈を経由して，食道の静脈へ流入する側副血行路が形成され，静脈圧の上昇により胃・食道静脈瘤が形成される．静脈瘤からの出血は側副血行路のどこからでも起こりうるが，胃・食道接合部の静脈瘤からの出血が頻度は高い．PHGは門脈圧の上昇に伴う胃粘膜のうっ血を主体とする変化である．PHGも出血を起こしうるが，普通は潜在性である．

肝肺症候群や門脈肺高血圧症は，肺内微小血管の異常が原因で起こる動脈血酸素化異常であり，前者は肺内血管拡張が，後者は肺内血管収縮による前毛細血管性の肺高血圧が原因となる．

病 因

門脈圧亢進症の原因は，肝硬変に伴うもの(cirrhotic portal hypertension)と肝外門脈閉鎖症のような肝硬変を伴わないもの(non-cirrhotic portal hypertension)がある．小児の肝硬変は胆道閉鎖症によるものが多く，成人のようにウイルス性慢性肝炎から進展した肝硬変は少ない．また，小児期の肝硬変の原因は多彩なことが特徴であり，胆道閉鎖症のほかに自己免疫性肝疾患や代謝疾患，原発性硬化性胆管炎，先天性肝線維症，進行性家族性肝内胆汁うっ滞症などがある．肝外門脈閉鎖症の原因として，新生児期の臍静脈カテーテル使用や臍炎，手術，外傷，プロテインC欠損症，プロテインS欠損症などがあげられているが，半数以上は原因不明とされている[2,3]．

臨床症候

胃・食道静脈瘤自体による自覚症状はなく，破裂による吐血や下血がみられる．出血量が多ければショックが認められる．PHGはほとんど無症状で経過するが，時に上腹部症状を伴い，慢性出血の原因となりうる．また脾腫，腹部膨隆など脾機能亢進症，腹水などに起因する症状がみられる．

そのほか，肝肺症候群を伴う場合は低酸素血症を認め，門脈肺高血圧症を伴う場合は低酸素血症や右心不全症状を認める．肝硬変を伴う場合は手掌紅斑，クモ状血管腫，黄疸も伴うことがある．

診　断

1．検　査

1）血液検査

脾機能亢進症により，末梢血中の血小板減少がみられる．肝硬変など肝実質の障害を伴う場合はトランスアミナーゼの上昇を認め，肝硬変の重症度により，血清アルブミンの減少，血清ビリルビン値の上昇，プロトロンビン時間の延長などを伴う．

2）腹部超音波検査

進行した肝硬変では肝実質，肝表面に変化が観察される．門脈圧亢進症の所見として，門脈径の拡張や側副血行路の出現，脾腫，腹水などが認められる．成人では一般的に門脈本幹で15 mmを拡張とするが，小児における門脈本幹の太さの正常範囲は10歳未満で8.5 mm ± 2.7 mm, 10～20歳で10 ± 2 mmである[2,3]．肝外門脈閉鎖症における特徴的なcavernous transformationは肝門部を中心に門脈本幹が閉塞されて描出困難となり，同部位に海綿状の高エコー帯がみられる．その高エコー帯内あるいは門脈周囲に蛇行した管状構造が認められる．これらはカラー・ドプラ検査にて求肝性血流として観察される．

3）CT検査

肝腫大・萎縮，脾腫，腹水などの所見が得られる．dynamic CTを撮影することで門脈系の三次元画像が再構築できるので，非侵襲的に門脈の形態，閉塞部位，側副血行路などの情報を得ることができる．

4）消化管内視鏡検査

食道静脈瘤は胃・食道接合部から食道下部を中心に発生し，食道の長軸に沿って口側へ拡がる．進行すると静脈瘤の隆起は太く数珠状となり，中・上部食道まで進展する．胃静脈瘤はしばしば胃噴門部から穹窿部に形成され，食道静脈瘤に合併することもあれば，単独で認められることもある．異所性静脈瘤として十二指腸，大腸(特に直腸)に静脈瘤を形成する場合がある．十二指腸静脈瘤は特に出血症例では治療に難治を示すことが多く，経過を十分観察する必要がある．内視鏡所見の表記については「食道・胃静脈瘤内視鏡所見記載基準」[4]に従って占拠部位(L)，形態(F)，色調(C)，発赤所見(RC)，出血所見，粘膜所見について記載する(**表2**)．Fの値が大きいもの，CwよりもCbのほうが出血しやすく，RC signが陽性のものは高率に出血をきたす．PHGの内視鏡所見は，胃粘膜組織における拡張した毛細血管または粘膜内の出血と胃小区内の浮腫によってさまざまな所見が呈されると考えられている．そのなかでも臨床的にもっともよく遭遇する代表的な所見はsnake skin appearanceであり，毛細血管と集合細静脈の拡張に加えて胃小区の外側が浮腫によって白色調を呈し，ヘビのうろこ様に観察される．

2．確定診断

確定診断のために直接的門脈圧測定を行うことはほとんどなく，前述のような臨床症状や検査所見より診断をする．

治　療

1．静脈瘤出血の管理

静脈瘤破裂に伴う出血は致死的であり，頻脈や低血圧などショック症状を認める場合は，初期治療として速やかに輸液や輸血を行い循環動態の安定をはかる．ただし，過剰な輸液は門脈圧を上昇させ，出血量を増やすことがあるため注意する．

表2 食道・胃静脈瘤内視鏡所見記載基準

判定因子	記号	細分 食道静脈瘤	細分 胃静脈瘤
占拠部位 location	L	Ls：上部食道にまで認められる静脈瘤 Lm：中部食道にまで及ぶ静脈瘤 Li：下部食道のみに限局した静脈瘤	Lg-c：噴門部に限局する静脈瘤 Lg-cf：噴門部から穹窿部に連なる静脈瘤 Lg-f：穹窿部に限局する静脈瘤(注)胃体部にみられる静脈瘤はLg-b, 幽門部にみられる静脈瘤はLg-aと記載する
形態 form	F	F_0：治療後に静脈瘤が認められなくなったもの F_1：直線的な比較的細い静脈瘤 F_2：連珠状の中等度の静脈瘤 F_3：結節状あるいは腫瘤状の太い静脈瘤 (注) 治療後の経過中に red vein, blue vein を認めても静脈瘤の形態をなしていないものは F_0とする	
色調 color	C	Cw：白色静脈瘤 Cb：青色静脈瘤 (注) i) 静脈瘤内圧が高まって緊満した場合は青色静脈瘤が紫色・赤紫色になることがあり，そのときは violet(v)を付記して Cbv と記載してもよい ii) 血栓化された静脈瘤は Cw-Th, Cb-Th と付記する	
発赤所見 red color sign	RC	発赤所見には，ミミズ腫れ red wale marking(RWM)，チェリーレッドスポット cherry red spot(CRS)，血まめ hematocystic spot(HCS)の 3 つがある RC_0：発赤所見を全く認めないもの RC_1：限局性に少数認めるもの RC_2：RC_1と RC_3の間 RC_3：全周性に多数認めるもの (注) i) telangiectasia がある場合は Te を付記する ii) RC 所見の内容が RWM, CRS, HCS は, RC の後に( )をつけて付記する iii) F_0であっても発赤所見が認められるものは, $RC_{1\text{-}3}$で表現する	RC_0：発赤所見を全く認めないもの RC_1：RWM, CRS, HCS のいずれかを認めるもの (注)胃静脈瘤では RC の程度分類は行わない
出血所見 bleeding sign		出血中の所見 湧出性出血 gushing bleeding：破裂部が大きく湧き出るような出血 噴出性出血 spurting bleeding：破裂部が小さく jet 様の出血 滲出性(にじみ出る)出血 oozing bleeding 止血後の間もない時期の所見 赤色栓 red plug 白色栓 white plug	
粘膜所見 mucosal findings	E Ul S	びらん erosion(E)：認めれば E を付記する 潰瘍 ulcer(Ul)：認めれば Ul を付記する 瘢痕 scar(S)：認めれば S を付記する	

〔日本門脈圧亢進症学会(編)：門脈圧亢進症取扱い規約(第 2 版). 金原出版, 37-39, 2004, より改変〕

その他，必要があればビタミン K，新鮮凍結血漿の補充，血小板輸血などして出血傾向を是正する．肝硬変を合併する門脈圧亢進症においては，消化管出血後に肝性脳症が誘発されることがあり，高アンモニア血症用合成二糖類(ラクツロース)の投薬が望ましい．また，経鼻胃管を挿入して胃内の血液を吸引除去することは出血量のモニタリングになり，肝硬変合併例における肝性脳症の予防としても役立つ．循環動態の不安定な症例では，内視鏡を行う前の治療としてバソプレシンやオクトレオチドの静脈内投与を行うことがあり，小児においても止血の有効性が報告されている[5]．一方，わが国ではバソプレシンやオクトレオチドの小児例における有効性や安全性は検討されていない．

循環動態が安定していれば内視鏡検査を行う．

食道静脈瘤からの出血が確認されれば，内視鏡的静脈瘤結紮術(endoscopic variceal ligation：EVL)や内視鏡的静脈瘤硬化療法(endoscopic injection sclerotherapy)により止血を行う．食道静脈瘤と連続して存在する噴門部の胃静脈瘤は，食道静脈瘤の治療に準じて対処する．胃穹窿部の孤立性静脈瘤に対する内視鏡治療は再発率が高いため，バルーン閉塞下逆行性経静脈的塞栓術(balloon-occluded retrograde transvenous obliteration：BRTO)や経頸静脈的肝内門脈静脈短絡術(transjugular intrahepatic portosystemic shunt：TIPS)などの血管内治療や，脾臓摘出術＋下部食道・胃上部血行郭清を併施するHassab手術を考慮する．門脈圧低下を目的としてβ-受容体遮断薬(プロプラノロール)の投与が行われることがあるが，小児における有効性は確立していない．

2. 静脈瘤出血の予防

未出血の静脈瘤からの出血予防については，成人では非選択的β-受容体遮断薬(プロプラノロール)やEVLが推奨されている[1]．小児においてはエビデンスの蓄積が少ないこともあり，コンセンサスの得られた予防的処置はないが，静脈瘤のサイズが大きい，あるいはRC sign陽性など出血のリスクの高い食道静脈瘤では，予防的にEVLが行われている．また，遠方のため出血時に緊急の処置を受けることが困難なケースでは予防的処置が検討される．吐血例では1～2年に一度の内視鏡検査の経過観察が必要である．

3. 脾機能亢進症の治療

これまで，巨脾に合併する症状(疼痛，圧迫)が著しいとき，脾腫によると考えられる高度の血球減少のため出血傾向などの合併症がある場合は，脾摘が行われてきた．近年，特に小児では脾摘後重症感染症のリスクを考慮して，脾臓を温存する部分的脾動脈塞栓術(partial splenic embolization：PSE)が選択される．PSEは血小板減少症の改善に有用であるが，比較的早期に血小板減少の再発を認め，繰り返しPSEの処置を要する症例も存在する．PSEの合併症としては，脾梗塞に伴う腹痛，発熱は1～2週間，腹水貯留，脾膿瘍形成などがある．年長例では脾摘を選択する場合もあるが，脾摘後は肺炎球菌による重症感染の頻度が高くなることが報告されており，対策として脾摘2週間前までの肺炎球菌ワクチン接種が推奨されている．

転帰・長期予後

小児の肝硬変患者の2/3に静脈瘤が認められ，肝硬変の原因として多い胆道閉鎖症患者の40%が5年間の経過観察期間中に静脈瘤出血をきたしたことが報告されている．一方，門脈閉鎖症では静脈瘤からの出血のリスクはさらに高く，6年間の経過観察期間中に77%の患者が出血し，5歳までに約50%の患者で出血がみられた．またこれまで，門脈閉鎖症による小児の食道静脈瘤破裂のリスクは思春期以降側副血行路が発達するため減少するとされていたが，Lykavierisらの検討によると，門脈閉鎖症の患児において静脈瘤からの出血は年齢に伴って増加しており，思春期以降に自然退縮することはないと考えられる[7]．

静脈瘤出血による生命予後は肝硬変の有無による．静脈瘤出血が原因と考えられる死亡率は成人では14～50%と報告されているが，小児は門脈閉鎖症のように肝機能正常の門脈圧亢進症を多く含むなどの理由から，成人と比べて死亡率は低く，0～8%と報告されている[3,6]．

●文献

1) de Franchis R, et al.：Revising consensus in portal hypertension：report of the Baveno V consensus workshop on methodology of diagnosis and therapy in portal hypertension. J Hepatol 53：762-768, 2010
2) 藤澤知雄，他：小児の門脈圧亢進症の病態と治療．肝胆膵 61：277-284，2010
3) Hupertz VF, et al.：Portal hypertension. In：Wyllie R, et al.(eds), Pediatric Gastrointestinal and Liver Disease. 3rd ed., Elsevier, 951-965, 2006
4) 日本門脈圧亢進症学会(編)：門脈圧亢進症取扱い規約(第2版)．金原出版，37-39，2004
5) Shneider B, et al.：Expert pediatric opinion on the Report of the Baveno Ⅳ consensus workshop on methodology of diagnosis and therapy in portal hypertension. Pediatr Transplant 10：893-907, 2006
6) Molleston JP：Variceal bleeding in children. J Pediatr Gastroenterol Nutr 37：538-545, 2003
7) Lykavieris P, et al.：Risk of gastrointestinal bleeding during adolescence and early adulthood in children with portal vein obstruction. J Pediatr 136：805-808, 2000

(日衛嶋栄太郎)

27 体質性黄疸

概 念

体質性黄疸には間接型高ビリルビン血症で，ビリルビン抱合障害による遺伝性非抱合型高ビリルビン血症〔黄疸の重度によりCrigler-Najjar症候群Ⅰ型(CNI)，Ⅱ型(CNII)，Gilbert症候群(GS)に分類される〕と，抱合後の肝細胞内でのビリルビンの輸送により生じる直接型高ビリルビン血症〔Dubin-Johnson症候群(DJS)とRotor症候群(RS)〕がある[1〜4]（表1）.

疫 学

遺伝性非抱合型高ビリルビン血症の軽症型のGSはもっとも多い先天代謝疾患の1つで，3.0〜8.6％の頻度でみられる．中等症のCNIIは1/100万人，重症のCNIは1/1,000万人以下ときわめてまれである．直接型高ビリルビン血症のDJSおよびRSも1/100万人とまれな疾患である[5].

病理・病態生理（図1）

血中の間接型(非抱合型)ビリルビンはorganic anion transporter(OATP2)により肝細胞に取り込まれ，小胞体上にあるビリルビンUDP-グルクロン酸転移酵素(UGT1A1)によりグルクロン酸抱合を受ける．抱合型(直接型)ビリルビンはABCC2により毛細胆管へ排泄される．一部はABCC3により類洞に排泄されるが，OATP1A1とOATP1A3により肝細胞に再取り込みされる.

病 因

UGT1A1の異常はビリルビン抱合障害をきたし，間接型高ビリルビン血症(CNI，CNIIおよびGS)を発症する[3]．DJSでは，ABCC2の異常により肝臓から胆管への抱合型ビリルビンの排泄ができなくなる[4]．そのため，ビリルビンがABCC3により類洞へ漏れ出る．RSでは，OATP1B1とOATP1B3の2つの蛋白が両方障害されることに

表1　体質性黄疸の分類

	遺伝性非抱合型高ビリルビン血症			遺伝性抱合型高ビリルビン血症	
	Crigler-Najjar 症候群		Gilbert 症候群	Dubin-Johnson 症候群	Rotor 症候群
	Ⅰ型	Ⅱ型			
責任遺伝子	*UGT1A1*	*UGT1A1*	*UGT1A1*	*ABCC2*	*OATP1B1* と *OATP1B3*
頻度	1/1,000万人	1/100万人	人口の3〜8.6％	1/100万人	1/100万人
血清ビリルビン値(mg/dL)	30〜50	6〜20	1〜6	1〜5	1〜5
同　上　(μmol/L)	340〜850	100〜340	17〜100	17〜100	17〜100
上昇するビリルビンのタイプ	間接型優位	間接型優位	間接型優位	直接型優位	直接型優位
肝機能	正常	正常	正常	正常	正常
フェノバルビタールへの反応	なし	あり	あり		
治療	肝移植，光線療法，交換輸血	新生児期以降は不要 フェノバルビタール	不要	不要	不要

より，ABCC3により類洞へ排泄された直接型ビリルビンが肝細胞に再取り込みされず，直接型高ビリルビン血症が生じる[5]．

臨床症候

1．症 状

体質性黄疸では黄疸が主たる症状である．多くは，新生児期から持続する黄疸のみである．しかし，CNIでは著しい高ビリルビン血症のため，診断治療が遅れると核黄疸の症状(筋緊張低下，傾眠傾向，後弓反張，けいれん)を起こす．CNIIとGSも，肝臓でのUGT1A1の活性が低い新生児期は，母乳栄養とあいまって遷延性の高ビリルビン血症(母乳性黄疸)をきたし，核黄疸の危険性をもつ[6,7]．一般にGSは，新生児期～乳児期早期を過ぎると黄疸は消失し，再び思春期頃より軽度の黄疸を呈する．DJSとRSは黄疸のみを症状とする．

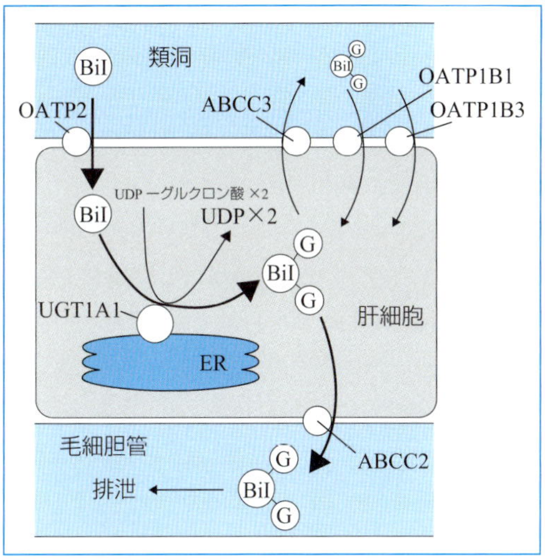

図1 肝細胞でのビリルビン代謝

類洞ビリルビンの肝細胞への取り込みはOATP2により行われる．取り込まれた非抱合型ビリルビンは，小胞体に発現しているビリルビンUDP-グルクロン酸転移酵素(UGT1A1)によりUDP-グルクロン酸からグルクロン酸の転移反応を受ける．このとき，ビリルビンは2分子のグルクロン酸が抱合される(bilirubin di-glucuronide)．抱合されたビリルビンは，肝細胞より毛細胆管内腔へABCC2(MRP2/cMOAT)により排泄される．一部の抱合型ビリルビンは，ABCC3により類洞に排泄される．類洞に排泄された抱合型ビリルビンは，OATP1B1とOATP1B3により再び肝細胞に取り込まれる

2．所 見

基本的に皮膚，眼球結膜などの黄染のみである．

診 断

1．検 査

血清ビリルビン値の上昇以外の異常値は示さない．遺伝性非抱合型高ビリルビン血症では間接型高ビリルビン血症を示し，GSでは1～5 mg/dL，CNIIでは6～20 mg/dL，CNIでは30～50 mg/dLを示す．DJSとRSは，一般に1～6 mg/dLの軽度の直接型高ビリルビン血症を示す．

2．鑑別診断

高ビリルビン血症をきたす他の病態，溶血性疾患や閉塞性黄疸の鑑別が重要である．溶血性疾患の場合，貧血やハプトグロビンの低下，また網状赤血球数の増加がみられる．閉塞性黄疸の場合は，肝機能障害や胆汁酸の上昇，また画像所見より鑑別を行う．

3．確定診断

遺伝性非抱合型高ビリルビン血症では血清ビリルビン値で鑑別するが，CNIの鑑別が必要な場合はフェノバルビタール負荷試験を行う．UGT1A1の活性のないCNIでは血清ビリルビン値は下がらない．GSで血清ビリルビン値が低い場合に，低カロリー負荷試験，ニコチン酸負荷試験で血清ビリルビン値の上昇がみられれば診断できる．DJSはBSP試験で2時間以降に再上昇がみられる．肝生検による肝臓は黒色肝で，肝細胞内褐色色素顆粒が存在するのも特徴である．RSはICG, BSP試験はいずれも延長．肝機能は正常で肝臓組織も正常である．最終診断は，原因遺伝子の変異の同定を行う必要があることも多い．

治 療

重症型のCNIは核黄疸をきたすため，新生児期の高ビリルビン血症を光線療法および交換輸血で乗り切った後は，在宅で光線療法を続ける．症状が落ち着いた後に，核黄疸になる前に早期に肝移植を行う．CNIIおよびGSは，新生児期の高ビリルビン血症を光線療法で治療した後は，一般に治療を要しない．しかし，CNIIで血清ビリルビン血症が著しい場合は，フェノバルビタール3

mg/kg/日 分1の内服で減黄する．DJSおよびRSは治療を要しない

合併症

CNIの場合は核黄疸を起こす．また，GS，CNIIに溶血性貧血を合併した場合は，胆石のリスクが上昇する．

転帰・長期予後

CNIを除き，予後はよい．

●文献

1）Crigler JF Jr, et al.：Congenital familial nonhemolytic jaundice with kernicterus. Pediatrics 10：169-180, 1952
2）Gilbert A, et al.：La cholemie simple familiale. Sem Med 21：241-243, 1901
3）Kartenbeck J, et al.：Absence of the canalicular isoform of the MRP gene-encoded conjugate export pump from the hepatocytes in Dubin-Johnson syndrome. Hepatology 23：1061-1066, 1996
4）van de Steeg E, et al.：Complete OATP1B1 and OATP1B3 deficiency causes human Rotor syndrome by interrupting conjugated bilirubin reuptake into the liver. J Clin Invest 122：519-528, 2012
5）丸尾良浩：わが国における Gilbert 症候群と Crigler-Najjar 症候群の臨床診断と遺伝子型．小児科 45：2339-2345，2004
6）Maruo Y, et al.：Association of neonatal hyperbilirubinemia with bilirubin UDP-glucuronosyltransferase polymorphism. Pediatrics 103：1224-1227, 1999
7）Maruo Y, et al.：Prolonged unconjugated hyperbilirubinemia associated with breast milk and mutations of the bilirubin uridine diphosphate-glucuronosyltransferase gene. Pediatrics 106：E59, 2000

（丸尾良浩）

各論 G 肝胆道疾患 Ⅳ．その他の肝胆道疾患

28 肝不全

1) 急性肝不全

概 念

肝不全とは，肝細胞の変性・壊死，あるいは代謝的機能障害により，肝臓の合成，代謝，および浄化能が低下した状態である．急性肝不全ではトランスアミナーゼ値の上昇，高ビリルビン血症，血液凝固能低下が短期間に進行し，重症化に伴って腹水，栄養障害，さらに意識障害(肝性脳症)などの症状をきたす．「急性」とは，正常あるいは無症候な状態からの発症を指すが，潜在性の慢性肝疾患(Wilson 病や自己免疫性肝炎など，ほとんどが肝硬変を基盤に有する)が存在し，それが急性増悪する病態を“acute on chronic”とよぶ．

1．定 義

正常肝ないし予備能が正常と考えられる肝に障害が生じ，初発症状出現から 8 週以内に高度の肝障害に基づいてプロトロンビン時間(PT)が 40% 以下，ないしは国際標準化比(international normalized ratio：INR)値 1.5 以上を示すものを「急性肝不全」と診断する．

2．分 類

急性肝不全は，肝性脳症が認められない，ないしは昏睡度がⅠ度までの「非昏睡型」と，昏睡Ⅱ度以上の肝性脳症を呈する「昏睡型」に分類する．また「昏睡型急性肝不全」は，初発症状出現から昏睡Ⅱ度以上の肝性脳症が出現するまでの期間が 10 日以内の「急性型」と，11 日以降 56 日以内の「亜急性型」に分類する．なお，わが国では，急性肝不全のうち短期間で肝臓に広汎な壊死が生じ，肝性昏睡Ⅱ度以上を呈するものを「劇症肝不全」あるいは「劇症肝炎」と呼称してきた．このことから本項では「昏睡型」への臨床的移行を「劇症化」として記載する．

表 1 小児肝性昏睡の分類

意識障害(昏睡度)	年長児	乳児
Ⅰ	いつもより元気がない	声を出して笑わない
Ⅱ	傾眠傾向でおとなしい	あやしても笑わない
	見当識障害がある	母親と視線が合わない
Ⅲ	大きな声で呼ぶとかろうじて開眼する	
Ⅳ	痛み刺激でも覚醒しないが，顔をしかめたり，払いのけようとする	
Ⅴ	痛み刺激にまったく反応しない	

〔第 5 回大山(小児肝臓)ワークショップ(代表：白木和夫)，日本小児科学会雑誌 93：212-214，1989〕

B 型肝炎ウイルスの無症候性キャリアからの急性増悪例は「急性肝不全」に含める．また，自己免疫性で先行する慢性肝疾患の有無が不明の症例は，肝障害を発症する前の肝機能に明らかな低下が認められない場合は「急性肝不全」に含めて扱う．

PT が 40% 以下ないしは INR 値 1.5 以上で，初発症状出現から 8 週以降 24 週以内に昏睡Ⅱ度以上の脳症を発現する症例は「遅発性肝不全(late-onset hepatic failure：LOHF)」と診断し，「急性肝不全」の類縁疾患として扱う．

肝性脳症の昏睡度分類は，小児では「第5回小児肝臓ワークショップによる小児肝性昏睡の分類」(1989 年)を用いる(表 1)[1]．

なお，これらの定義と分類は，厚生労働省科学研究費補助金(難治性疾患克服研究事業)「難治性の肝・胆道疾患に関する調査研究」班ワーキンググループによる「急性肝不全の診断基準」2011 年に基づく[2]．

疫 学[3]

わが国において日本小児肝臓研究会小児急性肝不全ワーキンググループが行った全国調査

（1995～2005年および2008～2010年を対象とした発症時15歳以下の急性肝不全症例）では，総計201例，年間平均14.3例の症例が登録された．うち，昏睡型は150例，非昏睡型は51例で，男女比はそれぞれ1：1と3：2であった．

病理・病態生理

肝臓は，他臓器に比べて予備能の高い臓器であり，70%以上の肝細胞を失って初めて機能不全に陥る．急性肝不全では肝細胞の量的な喪失だけでなく，質的・機能的な低下が関与する．それらは肝細胞傷害，合成能低下，および代謝・浄化機能の低下となって順次症候を呈する．

肝細胞傷害の程度はAST，ALT，LDH，γ-GTPといった血清肝酵素値の上昇に現れる．黄疸は，病態の初期には肝細胞から毛細胆管腔への胆汁排泄の障害のために直接ビリルビン優位の胆汁うっ滞性黄疸として現れる．肝合成能の低下はプロトロンビン活性の低下など半減期の短いものから始まって，コリンエステラーゼ，アルブミン，コレステロール値などの低下がそれに続き，さらに代謝・浄化能の低下，すなわち血漿アンモニアの上昇や，ビリルビン抱合能の低下による間接ビリルビン比率の上昇が現れる．

肝臓は本来，再生能の豊富な臓器であり，一定の障害を受けてもその原因が除去されれば不全状態から回復することが十分期待される．しかし，障害の原因を除去・回避することができなければ全肝的な肝細胞の変性・消失（壊死やアポトーシス）が進行して，腫大していた肝は萎縮傾向に転じる．この段階に入ると，機能障害は合成能低下から代謝・浄化能の低下へと進行し，その結果，中枢神経系に対する有害物質が蓄積して脳症が進行し，昏睡型の病態（劇症化）へと進む．

病 因

急性肝不全の原因となりうる疾患群は，感染性，薬剤（中毒）性，代謝異常，循環障害，その他に大別される．表2に小児の急性肝不全の成因を，新生児期と乳幼児期以降とに分けて示す．

これらの成因いずれにおいても，血液凝固能の低下と肝性脳症の進行があれば定義上は昏睡型急

表2　小児急性肝不全の成因

新生児期	感染症	HSV，アデノウイルス，エコーウイルス，コクサッキーウイルス
	先天代謝異常，免疫関与	ガラクトース血症，チロシン血症，新生児ヘモクロマトーシス，遺伝性果糖不耐症，チトクローム C，オキシダーゼ欠損症，Zellweger 症候群，α1 アンチトリプシン欠損症
	循環障害	先天性心疾患（左心低形成など低心拍出量の心奇形），開心術後，重症仮死
乳幼児期以降	感染症	HBV，EBV，HAV，HHV6，CMV，HSV，HCV，レプトスピラ
	薬剤性	バルプロ酸，イソニアジド，アセトアミノフェン，サリチル酸，ハロセン，その他
	代謝異常	Wilson 病，尿素サイクル異常症，シトリン欠損症，ミトコンドリア異常症および関連疾患，脂肪酸代謝異常症，Reye および Reye 様症候群，熱射病その他
	循環障害	ウイルス性心筋炎，心筋症，ショック，Budd-Chiari 症候群，肝静脈閉塞症，開心術後
	血液・免疫異常	血球貪食リンパ球組織球症，自己免疫性肝炎
学童期以降では，特に Wilson 病，自己免疫性肝炎，薬剤性に注意する		

（下線は頻度の高い基礎疾患）

性肝不全となりうるが，わが国での全国調査では昏睡型（劇症化）症例のうち代謝疾患を除くと，その半数以上が成因不明であった．なお，欧米の統計では急性肝不全の成因のうちアセトアミノフェンによるものの比率が10～15%と高いが，わが国での調査では認められていない[3]．

臨床症候

1．症 状

原因により症候の現れ方は一定ではない．多くは黄疸（褐色尿，白色調便）の発現をもって気づかれるが，Reye症候群や一部の代謝異常症では顕性の黄疸を呈さない．一方，先行する症候として発熱，全身倦怠（元気がない），食欲低下，腹痛，悪

心・嘔吐や下痢などの消化器症状がみられることがある．ただし，劇症化症例でも初期には活気や食欲がさほど低下しないことがあるので，注意が必要である．また，成因に関与する食物・薬剤や先行感染が認められる場合があるので，投与された薬剤などを含めて十分な問診を行うことが重要である．

2．所　見

腹水が認められる場合もあるが，必発ではない．初期から腹水がみられる場合には Wilson 病など，基礎に肝硬変が存在する可能性が示唆される．一方，肝腫大はほぼ全例に認められ，急速な腫大に伴う右季肋部の圧痛，叩打痛が認められる．腹部の診察時には，触知する肝下縁を油性ペンで記しておく．通常，脾腫は伴わないが，認められる場合は基礎に肝硬変や血液・免疫疾患，あるいは代謝疾患の可能性を考える．血液凝固能の低下は必ずしも早期から顕性の出血や出血斑の出現を伴うとは限らないため，採血部の止血や血腫に留意する．意識障害は鎮静薬剤の影響なども加わって，特に年少児では客観的評価が容易でなく，昏睡 I 度の判定は II 度に入った後に振り返って認識されることもある（表 1）．

診　断

1．検査・鑑別診断

原因検索に関する検査項目は，成因となりうる疾患（表 2）それぞれの各論に譲る．肝不全への進行が考えられる場合，回復と予後を予測するために，血算，AST，ALT，LDH，γ-GTP，T-Bil，D-Bil（D/T-Bil 比），プロトロンビン時間（%PT，INR），フィブリノーゲン，BUN，クレアチニン，NH_3は頻回に検査を行って経時的変化をみる．血液製剤の投与や人工肝補助療法の導入前には必ず血清，尿を保存し，代謝疾患の診断やウイルス分離，抗体価の評価に供し，被疑薬剤がある場合は薬剤リンパ球刺激試験（drug-induced lymphocyte stimulation test：DLST）を提出する．循環不全に基づく疾患では治療戦略が全く異なるため，X 線，心電図，および心臓超音波を行って迅速な鑑別が必要である．腹部超音波のほか，腹部 CT では容量測定（volumetry）を行って肝の腫大と縮小についての客観的評価を行う．また，肝性脳症の評価には脳波検査（三相波出現の評価）を施行し，頭部 CT も繰り返し行って脳浮腫の出現に備える．

血清ビリルビン値は，回復機転においてほかのマーカーに遅れて低下に転ずる場合もある．また，γ-GTP は回復期に上昇することもある．そのほか，コレステロールのエステル化能の低下（E/T-Chol 比＜0.2），血清アミノ酸プロファイルの異常（Fischer 比の低下：＜1.8）などが肝予備能不全の指標となりうる．血漿アンモニア値は尿素サイクル異常症ではしばしば 400 μg/dL 以上の高値をとるが，その他の病態では 200 μg/dL 前後までの上昇にとどまることが多く，劇症化例では窒素代謝回転の停止により BUN，UA が低下する．

2．確定診断（劇症化の診断）

急性肝不全診療においてもっとも重要な予後因子，すなわち劇症化を示唆する所見は肝性昏睡の進行であるが，それに先行して現れる所見が重要であり，下記の項目は劇症化予知の指標として有意である[4]．

①初診時 %PT 値が 40% 未満．
②PT 活性の持続的低下（血漿交換を反復して行っても PT 活性が維持できない）．
③D/T-Bil 比の経時的低下（0.67 未満は劇症化が強く疑われる）．
④トランスアミナーゼ値の急速な低下．
⑤BUN 値の低下（4 mg/dL 以下）．
⑥腫大していた肝の萎縮．

これらのほか，劇症化例では血清 HGF（hepatocyte growth factor，肝細胞増殖因子）値が上昇（3 ng/mL 以上）し，逆に肝細胞の再生機転を反映して α-フェトプロテイン値が上昇する．

なお，2009 年厚生労働省「難治性肝疾患調査研究班」より「劇症肝不全に対する肝移植適応判断のためのガイドライン」が提案された（表 3）．これら 6 項目の合計点数が高いほど死亡率が高く，成人では 5 点以上を予後不良として移植を考慮すべきとしており，小児例でも予後予測の参考となり得る[5]．

治　療

肝不全治療の大原則は，原因の除去である．そ

表3 移植適応基準スコアリング

ポイント	0	1	2
発症から脳症までの日数	0〜5日	6〜10日	11日〜
%PT	20.1%〜	5.1〜20.0%	0〜5%
T-Bil	〜9.9	10〜14.9	15〜
D/T-Bil比	0.7〜	0.5〜0.69	0〜0.49
PLT	10.1万〜	5.1〜10.0万	5.0万以下
肝萎縮	なし	あり	—

脳症(肝性昏睡II度以上)発現時のデータをもって評価
〔持田 智：劇症肝炎：わが国における問題点．肝臓 50：497-506，2009〕

のため病因診断が最重要であり，的確な診断のためのプロセスを経ず，やみくもにグリチルリチン製剤やステロイドを投与したり，安易に新鮮凍結血漿を補給したりすることは避けるべきである．以下に，各種治療の意義を述べる．

1．ビタミンK

%PT値の低下に対しては，まずビタミンKの投与を行う．乳幼児でも1回に5 mg(年長小児以上では10 mg)を静注．%PT値の改善がみられない場合は，肝予備能の重篤な低下が示唆される．

2．ステロイド

血液疾患に基づく急性肝不全や自己免疫性肝炎など，成因によっては早期の適用(メチルプレドニゾロンパルス療法)が有効であるが，一般に成因不明の劇症化予防や治療に有効であるというエビデンスはなく，無作為化試験においてステロイド投与を行った患者の転帰悪化が示されている．易感染性の助長，創傷治癒遅延などのデメリットがあり，劇症化と判断し移植手術を控えた段階での投与は行うべきでない．

3．グルカゴン・インスリン療法

おもにわが国において肝再生促進により血液凝固能の改善に効果があるとされるが，欧米での評価は得られていない．末梢輸液では水分負荷が大きく，血糖・電解質(K)の注意深い管理が必要である．

4．新鮮凍結血漿

生検や中心静脈ルートの確保などの観血的処置を行う際に，必要と考えられる場合に凝固因子補充を目的として使用する．持続低用量の投与には，肝不全の予後を改善させる効果は全くない．

5．浸透圧利尿薬

脳症・脳浮腫の予防・治療にはマンニトール®(0.5〜1.0 g/kg/回)を用いる．グリセオール®は乳酸アシドーシスを招く場合があることと，シトリン欠損症などでは病態を増悪させうるため原則として使用しない．

6．抗ウイルス療法

A型肝炎では，対症療法として輸液やビタミン剤投与を行う．B型肝炎，単純ヘルペスでは，迅速かつ適切な抗ウイルス治療が行われれば，劇症化を阻止して治癒せしめうるので，診断の確定を急ぐべきである．B型キャリア例ではエンテカビルなどの核酸アナログ製剤を投与するが，その効果発現には数日を要するため，インターフェロンを併用した抗ウイルス療法を実施するのが望ましい．

7．抗凝固療法

血小板数が減少している症例では，肝類洞内の微小循環障害が広汎肝壊死の原因であると想定されることから，抗凝固療法を実施する．抗凝固療法にはアンチトロンビンIII製剤と合成蛋白分解酵素阻害薬を用い，ヘパリンは原則として併用しない．

8．高アンモニア対策

腸内細菌によるアンモニア産生を抑制する目的でカナマイシン，ラクツロースを投与し，必要時に浣腸を行って排便を促す．

9．肝不全用アミノ酸製剤

分枝鎖アミノ酸を高配合し，芳香族アミノ酸を除いた組成により，肝性脳症の治療とアンモニアの上昇抑制に有効であるが，高度の肝細胞機能障害においては窒素負荷を助長するため，重症肝不全における適用には考慮を要する．

10．血漿交換(plasma exchange：PE)，血液濾過透析(hemodiafiltration：HDF)

PEの適応は血液凝固能の低下に伴う出血傾向であり，脳症の予防・改善に効果は期待できない．血中有害物質の除去，脳症の進行阻止にはHDFを用いる．PEと持続HDF(continuous HDF：CHDF)の併用によって劇症化例を救命できる可能性があるが，しばしば肝移植までの橋渡しにしかなり得ない．劇症化が危惧される症例では，顕性の出血傾向が出現する前に中心静脈ルート(ブラッドアクセス)を確保し，いつでも人工肝補助療法を施行できるよう備える．

11．その他

制酸剤・胃粘膜保護剤を投与し，カルニチン，亜鉛製剤，キレート剤(Wilson 病の診断兼治療)の使用を考慮する．グリチルリチン製剤には急性肝不全の予後を改善したり，劇症化を防ぐというエビデンスはない．

劇症化と肝移植について

小児，特に乳幼児の劇症化例では，肝性脳症の発現から脳浮腫や非可逆的中枢神経障害に至る経過が成人に比して急速である．実際に肝移植の対象となる可能性の高低を問わず，肝機能異常に血液凝固能低下や黄疸を伴う場合には，早期から治療手段の1つとして肝移植についても考慮した家族への説明(インフォームド・コンセント：IC)を行う必要がある．

わが国では脳死肝移植の施行率がきわめて低く，緊急的な肝移植に対応するためにはまずドナーの選定と検査が的確かつ迅速に行われなければならない．したがって，IC を行う際には，それに先立って緊急肝移植に対応可能な施設への連絡と十分な情報提供をしておくべきである．ドナー候補があり，患児の病状に対して人工肝補助療法を含めた有効な待機的治療が必要と考えられる場合は，可及的早期に(できればII度以上の肝性昏睡へ進行する前に)患児を移植施行施設へ搬送する．また，原則としてドナー検査は移植施設で進めるため，場合によっては患児の移送より先に家族に移植施設へ出向いてもらうことも必要である．

合併症

①腎機能障害：重症肝疾患では，黄疸の増悪や循環動態の異常などから続発性の腎機能障害(肝腎症候群)を呈することがある．

②消化管出血：Wilson 病など背景に肝硬変が存在する症例では，消化管粘膜のうっ血や静脈瘤があり吐・下血をきたしうる．治療過程のストレス性による急性胃粘膜病変などのリスクも大きい．

③低血糖：肝不全では実効的肝細胞量が減少する．特に年少児では体内グリコーゲン量が少なく低血糖に陥りやすいため，十分なブドウ糖(7.5～15%)の補給が必要である．ただし，シトリン欠損症における肝不全発症時には，高濃度のブドウ糖輸液はむしろ禁忌である．

④溶血性貧血：劇症肝炎型 Wilson 病では，赤血球膜に対する銅毒性により溶血発作をきたす．ハプトグロビン製剤の補充投与を行う．

⑤易感染性：重症化に伴って易感染性が問題となる．しかし，広域スペクトラム抗菌薬の予防投与には慎重であるべきで，初期から各種培養を提出して起因菌の同定に努める．

転帰・長期予後

小児急性肝不全のうち「非昏睡型」の予後は一般に良好である．一方，「昏睡型」(劇症肝不全)の予後は，わが国で肝移植が行われるようになる以前には救命率 30% 程度であったが，1995 年(肝移植導入)以降の救命率は約 70% となっている．ただし，時機を逸すれば，救命し得ても神経学的後遺症を遺すこともある．

また，劇症肝不全の移植では他の疾患に比して重篤な拒絶反応を生ずる率が高いとされるほか，原疾患の再発と考えられる経過をとる例も存在する．

●文献

1) 第5回大山(小児肝臓)ワークショップ(代表：白木和夫)．日本小児科学会雑誌 93：212-214，1989
2) 持田　智，他：我が国における「急性肝不全」の概念，診断基準の確立：厚生労働省科学研究費補助金(難治性疾患克服研究事業)「難治性の肝・胆道疾患に関する調査研究」班，ワーキンググループⅠ，研究報告．肝臓 52：393-398，2011
3) 須磨崎　亮，他：小児の急性肝不全の特徴．肝胆膵 55：197-205，2007
4) 虫明聡太郎，他：小児の劇症肝不全における劇症化の診断と予知に関する検討．日本小児科学会雑誌 114：64-72，2010
5) 持田　智：劇症肝炎：わが国における問題点．肝臓 50：497-506，2009

(虫明聡太郎)

28 肝不全

2）肝硬変，慢性肝不全

概 念

1．定 義

肝硬変とは，種々の原因による慢性の肝細胞障害により肝組織が破壊と再生を繰り返し，同時に創傷治癒としての線維化が進展した結果，肝全体にびまん性に偽小葉が形成される慢性肝疾患の終末像である[1〜4]．正常な肝組織では，類洞に沿って肝細胞が整列し中心静脈を中心に放射状に分布して六角形の肝小葉を形成するが，肝硬変では小葉構築は破壊され，線維性結合組織に囲まれた結節状の再生肝細胞集団（偽小葉結節）が形成される．その結果，肝の毛細血管は圧迫されて門脈圧が上昇し，胆管系も圧迫される．さらに，栄養素や酸素，代謝産物の運搬に不均衡が生じる．肝硬変をきたした場合には長期予後およびQOLを考慮して治療計画を立てることが大切である．

2．分 類

肝硬変の分類としては，病因的分類と形態学的分類，機能的分類に分けられる．病因的分類として，小児期に肝硬変をきたす疾患を**表1**に示す[1]．組織学的分類では「新犬山分類」が臨床でよく用いられ，線維化の程度をF0〜F4，炎症/壊死の程度をA0〜A4，肝硬変はF4と表される．機能的分類としては，肝機能がよく保たれていて，腹水などの症状がない代償期と，黄疸・腹水・出血傾向などの重篤な症状の認められる非代償期に大別する分類と，残存肝予備能を基準とした「Child-Pugh分類」[5]がある（**表2**）．特に，Child-Pugh分類は肝移植の適応を評価するうえでも肝予備能をはかる基準として広く用いられている．

疫 学

日本国内すべての患者を集計することはできないが，肝硬変患者は成人を含めて全国で40万〜50万人と推定されている[3]．そして，肝硬変だけで死亡する人の数は年間約17,000人で，70%が男性である．成人では，各病因の頻度はC型肝炎ウイルス，B型肝炎ウイルス，アルコール，原発性胆汁性肝硬変，非アルコール性脂肪肝炎，自己免疫性肝炎の順であるが，小児では先天性の原因による肝硬変が多い．

病理・病態生理

肝硬変へ進展する病態では，種々の病因により肝臓全体で，①肝細胞障害/壊死，②創傷治癒としての線維化，③肝再生，の3つの過程が競合し合いながら正常な肝組織構築が破綻していく．近年，原因治療が奏効すれば線維化は改善することから，途中の過程は可逆的であることが知られている．

次に，肝硬変の病態としては，肝機能低下と門脈圧亢進に大別できる[2]．肝硬変では蛋白，糖質，脂質，ビリルビンなどの代謝能が低下するため，低アルブミン血症，血液凝固能の低下，耐糖能異常，黄疸など，多彩な病態を呈する．また，肝線維化による類洞内圧の上昇が門脈圧亢進を引き起こす．その結果，食道胃静脈瘤などの側副血行路の発達や，脾機能亢進による血小板数の低下が認められる．肝性脳症や腹水貯留は，肝機能低下と門脈圧亢進のいずれの病態からも起こりうる．

病 因

小児では**表1**に示すように，代謝疾患，自己免

表 1 小児期に肝硬変をきたす疾患

代謝疾患	Wilson 病，先天性胆汁酸代謝異常症，ミトコンドリア異常症，シトリン欠損症(NICCD)，ヘモクロマトーシス，糖原病 III 型，IV 型，遺伝性高チロシン血症，Niemann-Pick 病 C 型，Gaucher 病，Wolman 病，フルクトース血症，ガラクトース血症，遺伝性果糖不耐症，histiocytosis X，α1-アンチトリプシン欠損症，嚢胞性線維症，インディアン小児肝硬変(Indian childhood cirrhosis)	胆道系の奇形	胆道閉鎖症，Alagille 症候群，肝内胆管減少症，総胆管嚢腫，先天性肝線維症(Calori 病，Down 症関連肝線維症を含む)
		血管系の異常	Budd-Chiari 症候群，先天性心疾患(Fontan 術後を含む)に伴ううっ血性肝障害，肝中心静脈閉塞症(veno-occlusive disease：VOD)，肝静脈閉塞症(venocaval web)
		薬物，毒物	キノコ中毒，肝毒性薬物，有機溶剤
感染症	サイトメガロウイルス，B 型慢性肝炎(±D 型肝炎)，C 型慢性肝炎，単純ヘルペスウイルス，風疹，逆行性胆管炎，繰り返す新生児敗血症，パルボウイルス B16，エンテロウイルス	栄養の異常	静脈栄養関連肝障害(短腸症候群など)，ビタミン A 過剰症，栄養障害
		特発性疾患	Zellweger 症候群，進行性家族性肝内胆汁うっ滞症(PFIC)，特発性新生児肝炎
自己免疫疾患	自己免疫性肝炎，原発性硬化性胆管炎	その他	寄生虫(日本住血吸虫など)

〔Suchy FJ, et al.(eds)：Liver Disease in Children. 4th ed., Cambridge University Press, 2014．より一部改変〕

表 2 Child-Pugh 分類

スコア	1 点	2 点	3 点
脳症	なし	軽度	時々昏睡あり
腹水	なし	あり	中等量
総ビリルビン(mg/dL)	1～2	2～3	3 以上
アルブミン(g/dL)	3.5 以上	2.5～3.5	2.8 未満
プロトロンビン時間	70% 以上	40～70%	40% 未満

各スコアの合計で診断．Grade A：5～6 点，Grade B：7～9 点，Grade C：10～15 点

〔Pugh RN, et al.：Transection of the oesophagus for bleeding oesophageal varices. Br J Surg 60：646-649, 1973〕

表 3 肝硬変でみられる所見

1．全身の所見：成長障害，全身倦怠感，易疲労感，出血傾向，栄養障害，浮腫，発熱，筋力低下，易骨折性，有痛性筋けいれん
2．皮膚・四肢の所見：黄疸，チアノーゼ，手掌紅斑，クモ状血管腫，ばち状指，Terry 爪
3．腹部の所見：腹部膨満，肝腫大あるいは萎縮，食欲不振，悪心・嘔吐，腹壁静脈怒張，腹水，脾腫，消化管出血，直腸静脈瘤
4．神経症状：羽ばたき振戦，Babinski 反射陽性，深部腱反射異常，肝性昏睡(昏睡度により多様な精神症状あり)
5．その他：女性化乳房，精巣萎縮，不妊，女性化，二次性徴の遅れ

疫疾患，胆汁うっ滞性疾患などさまざまな疾患が肝硬変に至りうる．そのうちもっとも多い疾患は胆道閉鎖症で，小児の肝移植例の約半数を占める．

臨床症候

代償期には，肝硬変の症状は認めないか，あっても軽微であることが多い．非代償期に進行すると，全身倦怠感，易疲労感，食欲不振の悪化とともに，表 3 に示すように成長障害や腹部膨満などを認める[1]．有痛性筋けいれん(こむら返り)もよくみられる．

診　断

1．検　査

個々の疾患に関する検査・診断については各項に譲るが，小児肝硬変の診断は成人同様，血液検査および画像検査でおおむね可能である．血液検査としては，一般検査に加え，生化学検査，凝固検査を行い，重症度を分類する(表 2)．脾機能亢進があれば汎血球減少，特に血小板減少がみられる．肝逸脱酵素は AST，ALT 値は上昇をみるが，肝硬変が進行してくるとかえって低値となる．コリンエステラーゼやアルブミンは代償期にはほぼ正常であるが，肝硬変が進行すると低値を示す．その他，総ビリルビン(T-Bil)や直接ビリルビン(D-Bil)，総胆汁酸も上昇するが，末期には D/T-Bil 比は低下する．血清ヒアルロン酸や IV 型コラーゲンも肝線維化の評価に有用である．プロトロンビン時間も次第に低下し，ビタミン K 投与にも反応しない．血清アミノ酸分析では，Fischer 比は低下する．肝硬変の長期経過をみる場合には発

がんを考慮し，AFPやCEA，PIVKA IIも定期的に検査し画像検査と合わせて評価する．ICG(indocyanine green)試験による静注15分後のICG残留量が30%以上なら肝硬変が疑われる．

画像検査では，腹部超音波や造影CT，MRIが定期評価に有用である．腹部超音波では肝臓の辺縁は鈍，表面は凹凸不整であり，実質内は結節状となる．ドプラ検査では，門脈血流が求肝性であるか遠肝性であるか評価できる．また，肝内腫瘤や脾腫，腹水の有無の検出にも優れている．腹部造影CTでは，側副血行路の描出や肝内腫瘤性病変の検出に有用である．門脈血流が低下してくると門脈の狭小化が観察される．

肝生検による組織検査にて偽小葉が認められれば肝硬変と診断されるが，採取される組織が肝臓全体を反映していない場合もあり，約20%の症例で偽陰性となる[4]．近年，非侵襲的に肝線維化を評価する方法として，汎用超音波画像診断装置(FibroScan®)[6]が保険適用となり，また，拡散強調像(diffusion weighted image：DWI)によるfunctional MRIも肝線維化の評価に有用である[7]．

2．鑑別診断

様々な病因により肝硬変に至りうるため，個々の原因疾患の鑑別診断に関する詳細は各論を参照されたい．

3．確定診断

血液検査および画像検査にておおむね診断は可能である．多種類の検査を組み合わせて行い，総合的に判定することで診断される．

治 療

肝線維化の進行はある程度までは可逆的であり，原因疾患の治療を行うことで肝硬変への進展が防げるとともに，線維化の改善も期待できる．代償期の治療は，病因に応じた治療が主となるが，原疾患に関する治療については各項に譲る．原因治療が困難な場合には，肝庇護療法や対症療法を行う．脾腫があれば，脾破裂の危険があるスポーツは禁じる．

さらに非代償期になると，生命予後を脅かすさまざまな合併症が現れる(**表4**)．これらの合併症は生命予後を悪化させるため，早期発見・治療が重要である．また，肝硬変の診断や治療は成人とほぼ同様であるが，小児科特有の管理もある．特に新生児・乳児期は，神経学的にも栄養学的にも大きく発達を遂げる時期であり，この時期の障害は種々の不可逆な病変を残しうるため，細心の注意を要する．以下，小児科的管理やおもな合併症の治療について述べる．

1．栄養障害

肝硬変の状態では，肝細胞機能低下からインスリン様成長因子-1(insulin-like growth factors：IGF-1)産生が低下し，成長ホルモン(growth hormone：GH)抵抗性となる[8]．また，安静時エネルギー消費量が上昇しており，通常1歳までは100〜120 kcal/kg/日のエネルギー摂取が必要であるが，それでも体重増加不良な場合，より積極的なエネルギー投与を行う[8]．肝硬変では，必要摂取エネルギーの120〜150%が必要とされる．胆汁うっ滞患児には中鎖脂肪酸(medium chain triglyceride：MCT)ミルクは効果的である．しかし，肝脾腫や腹水のために胃排泄低下，早期満腹のため哺乳量が低下することも多く，経口栄養が進まない場合は経鼻経管栄養を導入する[8]．特に胃に容量を一度に入れられない患児には持続鼻注栄養や，腸管からの吸収が期待できない場合や食道静脈瘤が著明で経口投与を進めることができない場合には中枢ルートを確保のうえ，経静脈栄養を行う．身長・体重を常にモニタリングすることが大切であるが，腹水増加や肝脾腫によって体重増加を過大評価する可能性に注意しながら行う[8]．

次に，脂溶性ビタミンやミネラルの吸収障害も重要である．これらの欠乏症では，末梢神経障害や皮膚炎，くる病・骨粗鬆症，造血障害をきたすため，十分な量を投与する必要がある．静脈ルートがある場合には，経静脈投与にて確実な投与を行う．年長児の場合には，栄養障害は二次性徴の遅れや，女児の場合は一次性，二次性無月経が起こりうる[8]．十分な栄養治療を施しても効果が認められない成長障害の場合，肝移植のよい適応となる．ただし，移植後も15%の患児には成長障害が残る[8]．

2．感染症予防，ワクチン接種[8]

小児の免疫は未熟であり，特に肝硬変や末期肝

表4　合併症

肝機能不全によるもの	黄疸，低アルブミン血症，骨粗鬆症，くる病，成長障害，皮膚瘙痒
門脈圧亢進によるもの	胃食道静脈瘤，門脈圧亢進性胃症・腸症，腹壁静脈怒張，直腸静脈瘤，脾腫，脾機能亢進症，汎血球減少
両方が関与しうるもの	腹水，血液凝固障害，肝性脳症，肝腎症候群，肝肺症候群，肺高血圧症，胆管炎（bacterial translocation を含む），敗血症，特発性細菌性腹膜炎（SBP），播種性血管内凝固（DIC），耐糖能障害

不全では易感染性があるため，可能な限りのワクチンを接種しておくべきである．肝移植を予定している場合，移植後の免疫抑制療法のため生ワクチン接種は原則困難となるため，予定を前倒ししてでも接種すべきである．それでも，サイトメガロウイルスやEBウイルスに未感染の場合，肝移植後の初感染により移植後リンパ増殖性疾患（posttransplant lymphoproliferative disorder：PTLD）のリスクは増加する．

3．低アルブミン血症，腹水の管理

小児肝硬変では，腹水は一般的な合併症である[8]．腹水が増加すれば胃排泄障害からエネルギー摂取が低下し，また肝脾腫や腹水により胸郭が下から押し上げられるため呼吸障害をきたし，呼吸器感染のリスクともなるため，腹水コントロールは重要である．黄疸や腹水を認めるときは安静，塩分制限[4]と適切なエネルギー摂取を行う．食事は，一度に多くの量を摂取すると腸管血流が一気に増加し，また長時間の絶食は肝予備能が低下してくると低血糖のリスクとなるため，決められた1日量を小分けにして摂るのがよく，就寝前補食の有効性が示されている[4]．

肝硬変では，膠質浸透圧の低下によりレニン・アンギオテンシン・アルドステロン系が活性化した二次性アルドステロン症の状態にあり，抗アルドステロン薬であるスピロノラクトンが第一選択となる．スピロノラクトンの効果が不十分な場合にはフロセミドを併用する[2]．2013年9月にバソプレシン V_2-受容体拮抗薬（トルバプタン）が肝硬変における体液貯留に適応となり，年長児では使い始めている．血清アルブミン値が3.5 g/dL 未満の場合は分枝アミノ酸製剤の投与を開始し，血清アルブミン値が2.5 g/dL 未満の場合は，アルブミン製剤の点滴静注も考慮する．アルブミン投与は腹水消失率を高めるとともに，腹水再発を予防する．また，大量腹水穿刺排液後の循環不全予防にも効果がある．特発性細菌性腹膜炎（spontaneous bacterial peritonitis：SBP）患児の全身循環動態を改善させ，肝腎症候群の発生を抑制する[4]．ただし，低アルブミン血症というだけでは，漫然とは投与しない[2]．

4．特発性細菌性腹膜炎（SBP）

小児の報告は数少ないが，SBP はしばしば合併し，徴候として腹部膨満，発熱，腹痛，嘔吐，下痢，脳症を認める．その多くは反跳痛を伴い，すべての症例で腸蠕動音が減弱していた．しかし，発症時には無症状，もしくはわずかな症状のみであったり，腹部膨満や白血球上昇のみの場合もあるため注意を要する[11]．SBP に特異的な生化学マーカーはなく，確定診断は，腹水培養陽性か，腹水中の多核球＞250個/μL（表5）[1]．起因菌としては，肺炎レンサ球菌，*Klebsiella pneumoniae*，インフルエンザ菌，大腸菌，緑色レンサ球菌，腸球菌が含まれていたと報告されている[9]．治療としてはセフォタキシムがまず選択される[8]．SBP を合併すると予後不良となり，再発予防が必要となる．成人ではノルフロキサシンやシプロフロキサシンの投与により再発を予防できると報告されている[4]．しかし，長期投与には耐性菌の出現や副作用に十分注意する．

5．肝腎症候群

肝腎症候群の病因については不明な部分が多い．また，特異的なマーカーも存在しない．疾患により治療法が大きく異なるため，他の腎疾患との鑑別が重要である．出血や体液喪失による腎前性腎不全，腎実質性腎不全，薬剤性腎障害が鑑別すべき腎疾患としてあげられる．糸球体濾過量（glomerular filtration rate：GFR），尿中電解質，血圧測定，そしてGFR低下時にはシスタチンCが腎機能をみるうえで感度が高い．治療法としては症例によっては，経頸静脈肝内門脈大循環シャント術（transjugulear intrahepatic portosystemic shunt：TIPS）は腎機能の改善や腹水軽減に有効

表5　腹水所見によるSBPと小腸穿孔による二次的腹膜炎との鑑別

検査	SBP	腸管穿孔
多核球数	>250 個/μL	>250 個/μL
総蛋白	<1 g/dL	>1 g/dL
糖	>50 mg/dL	<50 mg/dL
LDH	血清レベル	>血清レベル
培養検出菌	1種類	多種類

〔Suchy FJ, et al.(eds)：Liver Disease in Children. 4th ed., Cambridge University Press, 2014〕

な治療法[4]ではあるが，予後は改善しない．肝移植が唯一，肝腎症候群の予後を改善できる[4]．

6．肝性脳症

肝性脳症とは，重篤な肝細胞機能障害や門脈-大循環シャントの形成に伴って出現する意識障害を主とする精神神経症状の総称である．軽度から深昏睡まで幅広く含まれる[2]．昏睡度については，前項を参照されたい．病因としては，アンモニアを代表とする中毒性物質や偽性神経伝達物質が肝臓で代謝されず，最終的に脳症を引き起こす[2]．おもな誘因として，消化管出血，蛋白質の過剰摂取，便秘，感染症，鎮痛薬や利尿薬の投与などがあげられ，これらには十分な注意が必要である．高アンモニア血症に対しては，腸内アンモニア産生抑制のため，発育が障害されない程度の蛋白制限(2〜3 g/kg/日)やカナマイシンなどの抗菌薬を投与する．また，腸管アンモニア吸収抑制のためラクツロースを投与する．ラクツロースは，大腸の腸内細菌によりガラクトースとフルクトースに分解され，腸管内pHを酸性化し，アンモニア産生菌の発育を抑制して腸管内アンモニアの吸収を抑制する．重症の場合には，中毒物質除去目的で交換輸血や血漿交換を行う場合がある．

7．肝肺症候群，肺高血圧症

肝肺症候群は肝硬変に合併するが，肺高血圧症は必ずしも肝硬変まで至らなくても門脈-大循環シャントがある症例には合併しうる．これらの合併症は肝移植の治療成績を下げるため，早期発見が必要である[8]．肝肺症候群では肺内シャント血管が拡張し，ルーム・エアでのガス交換効率が低下し，酸素飽和度が低下する[8]．この状態が長期に続けば，チアノーゼやばち指が症状として現れる．酸素飽和度および定期検査で肺シンチ，A-aDO_2を測定し，肺内シャントを早期に発見できるように努める．過去の報告では，肝移植した患児の約6〜9%は肝肺症候群を合併している[8]．

次に，肺高血圧症では平均肺動脈圧が25 mmHg以上と定義され，治療しなければその予後は致死的である[8]．小児と成人を含めた報告では，肝移植患者の2〜8.5%が肺高血圧症に罹患している[10]．スクリーニングとしては心電図，胸部単純X線，心臓超音波にて定期的にモニタリングし，肺高血圧症の徴候が少しでも見つかれば，躊躇せず心臓カテーテルを行い，病状を正確に把握するように努める．心臓超音波では肺高血圧症の検出はできるが，肺高血圧の程度を正確に評価するのは困難である．これらの疾患の根本治療は肝移植しかなく，しかも病状が進行して禁忌となる前に適応を検討しなければならず，スクリーニングを怠ってはならない．

8．消化管出血，門脈圧亢進症

詳細は別項(**各論G-Ⅳ. 26. 門脈圧亢進症と静脈瘤**)に譲る．

9．肝移植

詳細は別項(**総論F.1. 肝移植**)に譲る．ドナーの年齢や体格を考慮して時期を考える必要性も出てくるため，移植時期決定は決して単純ではない．

転帰・長期予後

肝硬変の重症度や予後予測にChild-Pugh分類が有用であり，3年生存率はおよそA：Grade 90%，B：Grade 70%，C：Grade 40%とされている．さらに，重症度をより正確に評価するため，MELD scoreとのちにPELD scoreが開発された．MELD scoreは全米臓器分配ネットワーク(United Network for Organ Sharing：UNOS)において12歳以上の肝臓移植希望患者の重症度の判定，優先順位の決定に用いられており，日本でも広く使用されている．評価はPT-INR，ビリルビン，クレアチニンの値から計算される．http://optn.transplant.hrsa.gov/resources/MeldPeldCalculator.asp?index=98で簡単に計算することができ，15点以上は移植すべきと考えられている．一方，PELD scoreは12歳未満の患児に使用され，患者の年齢・性別，身長，体重，ビリルビン，PT-INR，アルブミンから計算される．http://optn.transplant.hrsa.gov/resources/MeldPeldCalculator.asp?index=99で簡単に計算することができ，15点以上は移植すべきと考えられている．

●文献

1) Suchy FJ, et al.(eds)：Liver Disease in Children. 4th ed., Cambridge University Press, 2014
2) 日本肝臓学会(編)：肝臓専門医テキスト．南江堂, 2013
3) 日本消化器病学会(編)：患者さんと家族のための肝硬変ガイドブック．南江堂，2011
4) 日本消化器病学会(編)：肝硬変診療ガイドライン．南江堂，2010
5) Pugh RN, et al.：Transection of the oesophagus for bleeding oesophageal varices. Br J Surg 60：646-649, 1973
6) Foucher J, et al.：Diagnosis of cirrhosis by transient elastography(FibroScan)：a prospective study. Gut 55：403-408, 2006
7) Fujimoto K, et al.：Evaluation of the mean and entropy of apparent diffusion coefficient values in chronic hepatitis C：correlation with pathologic fibrosis stage and inflammatory activity grade. Radiology 258：739-748, 2011
8) Leonis MA, et al.：Evaluation and management of end-stage liver disease in children. Gastroenterology 134：1741-1751, 2008
9) Giefer MJ, et al.：Pathophysiology, diagnosis, and management of pediatric ascites. J Pediatr Gastroenterol Nutr 52：503-513, 2011
10) Koch DG, et al.：Pulmonary hypertension after liver transplantation：case presentation and review of literature. Liver Transpl 15：407-412, 2009

（近藤宏樹）

各論 H 膵疾患

1 膵炎(急性，慢性，遺伝性・家族性，自己免疫性)

急性膵炎

概　念

急性膵炎とは膵臓の内部，およびその周辺に急性病変を生じた病態である．一般的には可逆的であり，臨床的回復後約6か月には，膵臓は機能的・形態的にほぼ旧に復する．

疫　学

わが国の全年齢層における急性膵炎の発生頻度は27.7/10万人/年(厚生労働省研究班2003年)である[1]．小児期における発生頻度は明らかではない．海外小児における発生頻度は2～13/10万人/年である[2]．

病態生理

過剰な膵外分泌刺激，エンテロキナーゼを含む膵液の逆流，膵管閉塞，および炎症などが誘因となり，防御能以上のトリプシン活性化や攻撃因子の増加が起こると急性膵炎が発症する．エンテロキナーゼによる活性化効率がもっとも高いが，トリプシン自身，膵腺房細胞内ライソゾーム酵素(カテプシンB)，および好中球酵素などでも活性化される．

病因(成因)

小児における成因としては薬剤性，感染症，外傷，先天性胆道拡張症や膵・胆管合流異常などの解剖学的異常に起因するものが多い(**表1**)．成因別頻度を**表2**に示す[3]．

臨床症候

成人では急性膵炎患者の90%以上で腹痛を訴える．小児においても腹痛は初発症状として重要な所見である(**表3**)[4]．年長児では，成人と同等の頻度で病初期に腹痛を認めており，年少児では嘔吐が重要な臨床症状となる．その他の症状として黄疸，発熱，下痢，背部痛，不機嫌，不活発などがあげられる．黄疸や灰白色便は，胆道拡張症などの胆道系異常が成因である場合に認められ，腹部腫瘤が触知されることもある．乳幼児では腹痛を訴えられず，嘔吐や不機嫌あるいは不活発などで発症することも少なくない．また重症の場合は，呼吸困難，乏尿，出血傾向，精神症状などのショック症状で発症することもある．

診　断

1. 診断基準

急性膵炎の診断は，①臨床所見，②生化学検査，および③画像検査から行うことが原則であり，同時に成因精査や重症度判定を行っていく(**表4**)．

2. 検　査

1) 生化学検査

血中アミラーゼ測定は，迅速検査項目として急性膵炎の診断に有用と考えられる．しかし，膵胆道系の閉塞性疾患や穿孔性腹膜炎などの消化器疾患，唾液腺疾患および腎不全でも高値を示すため，疾患特異度は低い．一方，血中リパーゼは，血中アミラーゼと比して急性膵炎の診断に対する感度および特異度が高い．一般的には，血中アミラーゼおよびリパーゼ値の高低や経時的推移は重症度とは相関しない[5]．

表1 小児期急性・慢性膵炎の成因

1）膵胆道疾患：総胆管拡張症，膵・胆管合流異常症，胆石，胆嚢炎，膵癒合不全，腫瘍，蛔虫迷入
2）感染：ムンプス，麻疹，コクサッキー，エコー，ロタ，インフルエンザ，EB，肝炎ウイルス，マイコプラズマ，サルモネラ，グラム陰性菌
3）薬剤：L-アスパラギナーゼ，ステロイド，バルプロ酸，アザチオプリン，6-MP，5-ASA，Ara-C，メサラジン，サリチル酸，インドメタシン，テトラサイクリン，クロロサイアザイド，INH，抗凝固薬，ホウ酸塩
4）腹部外傷：交通外傷，被虐待児症候群，外科手術後
5）全身疾患：Reye 症候群，全身性エリテマトーデス，結節性多発動脈炎，若年性特発性関節炎，自己免疫性，敗血症，多臓器不全，臓器移植後，溶血性尿毒症症候群，IgA 血管炎，川崎病，炎症性腸疾患，特発性偽性腸閉塞，消化性潰瘍，神経性食思不振症，食物アレルギー，嚢胞性線維症
6）代謝疾患：高リポ蛋白血症（Ⅰ，Ⅳ，Ⅴ），高カルシウム血症，糖尿病
7）栄養：低栄養，ビタミン欠乏（A，D），高カロリー輸液
8）その他：遺伝性・家族性，特発性

表2 急性膵炎の成因別頻度

報告者	報告年	地域	症例数	成因（%）								
				全身疾患	胆石症*1	解剖学的異常*2	外傷	家族性	代謝疾患*3	薬剤性	その他*4	特発性
Lopez	2002	USA	274	48	10	NA	19	NA	0.7	5	0.4	17
DeBanto, et al.	2002	USA	301	3.5	10.5	1.5	13.5	5.5	4	11	16.5	34
Werlin, et al.	2003	USA	180	14	12	7.5	14	3	5.5	12	24	8
Nydegger, et al.	2006	Australia	279	22.2	5.4	NA	36.3	NA	5.8	3.2	2.2	25.1
Suzuki, et al.	2008	Japan	135	8.9	30.4	25.9	9.6	NA	NA	11.1	3.7	10.4
Lautz, et al.	2011	USA	211	3.3	11.8	5.2	7.6	0.9	6.2	19.9	13.8	31.3

NA：記載なし，*1：胆石，胆泥，先天性胆道拡張症，*2：膵分離症など，*3：糖尿病，脂質異常症，高カルシウム血症，有機酸血症，*4：ウイルス感染，ERCP 後，アルコール，自己免疫性，嚢胞線維症，外科手術後

〔Suzuki M, et al.：Acute Pancreatitis in Children and Adolescents. World J Gastrointest Pathophysiol (in press)〕

表3 年齢別にみた主訴および初発症状

	年齢（歳）						合計（n=135）	
	1～5（n=53）		6～10（n=47）		11～17（n=35）			
腹痛	46	(86.8)	39	(83.0)	32	(91.4)	116	(85.9)
発熱	21	(39.6)	21	(44.7)	10	(28.6)	52	(38.5)
嘔吐	29	(54.7)	16	(34.0)	6	(17.1)	51	(37.8)
黄疸	9	(17.0)	2	(4.3)	0		11	(8.1)
背部痛	0		1	(2.1)	5	(14.3)	6	(4.4)
灰白色便	3	(5.7)	1	(2.1)	0		4	(3.0)
下痢	0		1	(2.1)	2	(5.7)	3	(2.2)
意識障害	1	(1.9)	1	(2.1)	1	(2.9)	3	(2.2)
その他	5	(9.5)	2	(4.2)	2	(5.8)	9	(6.6)

（ ）内は％

〔清水俊明：小児の膵臓疾患．日本小児科学会雑誌 113：1-11，2009〕

2）画像検査

胸部単純 X 線所見として，胸水貯留像，急性呼吸窮迫症候群（acute respiratory distress syndrome：ARDS）像，肺炎像などを認める．これらは急性膵炎に特異的なものではないが重症度を把握するために重要な所見である．腹部単純 X 線ではイレウス像，colon-cut-off sign，sentinel loop sign，石灰化胆石，膵石像，後腹膜ガス像など，急性膵炎の臨床経過の評価や，消化管穿孔などの他疾患の鑑別のために必要な検査である．

表4 急性膵炎の診断基準

1．上腹部に急性腹痛発作と圧痛がある 2．血中または尿中に膵酵素の上昇がある 3．超音波，CT または MRI で膵に急性膵炎に伴う異常所見がある
上記3項目中2項目以上を満たし，他の膵疾患および急性腹症を除外したものを急性膵炎と診断する．ただし，慢性膵炎の急性増悪は急性膵炎に含める． 注：膵酵素は膵特異性の高いもの(膵アミラーゼ，リパーゼなど)を測定することが望ましい．

(厚生労働省難治性膵疾患に関する調査研究班 2008年)
〔急性膵炎診療ガイドライン 2010 改訂出版委員会(編)：急性膵炎—診療ガイドライン 2010［第3版］．金原出版，2009〕

超音波は簡便かつ非侵襲的な検査であり，小児の急性膵炎の診断のみならず，スクリーニングや経過観察に第一選択の検査と考えられる．膵の形状，膵実質内部像，膵管像および膵外所見の観察を行う．

CT では，特にガスのため十分な超音波所見が得られない発症初期の病態把握に優れており，造影 CT では膵内・外病変の広がりを確認することで重症度判定に利用できる．

小児期の膵炎は，先天性胆道拡張症や膵・胆管合流異常などの解剖学的異常に起因することが多いため，原因不明の膵炎に対しては，MR 胆管膵管造影(magnetic resonance cholangiopancreatography：MRCP)を行い膵管胆道系疾患のスクリーニングを行う．膵管癒合不全が疑われる症例や膵管胆道合流部の描出が不明瞭な症例では，Vater 乳頭部の観察も兼ねて内視鏡的逆行性胆管膵管造影(endoscopic retrograde cholangiopancreatography：ERCP)を行う．

3．重症度判定

重症度判定を迅速かつ的確に行うことは，予後を推測し適切な初期治療を導入するうえで有用な指標となる．特に発症から48時間以内，そして発症72時間までは経時的に重症度評価を繰り返すことが重要である．小児期の重症度判定基準を表5に示す[4]．

治 療

初期治療の基本は，絶食をはじめとした膵の安静(膵外分泌刺激の回避)であり，それと同時に体液・電解質の補正，疼痛の軽減，感染の予防と治療，抗酵素療法を行っていく．また，適切な時期に飲水や食事を開始することも，治療を継続していくうえで重要なポイントとなる．

1．輸　液

急性膵炎では炎症に伴い膵周囲へ水分が漏出するため，細胞外液補充液を用いて十分量の初期輸液を行う必要がある．重症例では血管透過性亢進や膠原浸透圧の低下により細胞外液が膵周囲や後腹膜，ひいては腹腔・胸腔内にまで漏出し，大量の循環血漿量が失われる．急性循環障害は，急性膵炎初期の病態を悪化させる一因となる．

2．薬物療法

1）鎮痛薬

急性膵炎の疼痛は激しく持続的であり，そのコントロールが重要である．適切な鎮痛薬の使用は疼痛を効果的に軽減する一方で，診療や治療の妨げにはならない．

2）抗菌薬

軽症例では感染性合併症の発生率・死亡率はいずれも低いため，予防的抗菌薬投与は原則的に必要ない．ただし，軽症例であっても重症化の可能性がある症例や，胆管炎合併例では抗菌薬の使用を考慮する．重症例では，感染性膵合併症の抑制や生命予後の改善が期待できる．

3）蛋白分解酵素阻害薬

わが国では，急性膵炎に対する蛋白分解酵素阻害薬の静脈内投与が広く行われている．蛋白分解酵素阻害薬は組織傷害性を有する活性化膵酵素を抑制するだけではなく，播種性血管内凝固(disseminated intravascular coagulation：DIC)の発症を抑えたり，多臓器不全(multiple organ failure：MOF)への進展を防止する作用も有する．重症急性膵炎に対するガベキサートメシル酸塩の大量持続静注は，死亡率や合併症を低下させる可能性がある．小児においてもその有効性を示す報告はあるが，明確なエビデンスは存在しない．

3．栄養療法

重症例での早期からの経腸栄養は感染合併症の発生頻度を低下させ，入院期間の短縮に結びつくことが報告されている．この際，経腸栄養チューブは，十二指腸あるいは Treitz 靱帯を越えた空腸

表 5　小児期急性膵炎の重症度判定基準

予後因子

1. BE≦−3 mEq またはショック
2. PaO_2≦60 mmHg(room air)または呼吸不全(人工呼吸器が必要)
3. BUN≧40 mg/dL(または Cr≧2.0 mg/dL)または乏尿(輸液後も尿量が 0.5 mL/kg/時以下)
4. LDH≧基準値上限の 2 倍
5. 血小板数≦10 万/mL
6. 総 Ca≦7.5 mg/dL
7. CRP≧15 mg/dL
8. 小児 SIRS(systemic inflammatory response syndrome, 全身性炎症反応症候群)診断基準における陽性項目数≧3
9. 年齢<7 歳または体重<23 kg

〈小児 SIRS 診断基準項目〉

①中枢温：>38.5℃または<36.0℃
②徐脈または頻脈：30 分以上の持続(基準値：右記参照)
③多呼吸(基準値：右記参照), または急性変化に対する人工呼吸器適用
④白血球値異常(基準値：右記参照), または幼弱白血球>10%

年齢	頻脈(bpm)	徐脈(bpm)	呼吸数(rpm)	白血球($\times 10^3$/mL)
0 日～1 週	>180	<100	>50	>34
1 週～1 カ月	>180	<100	>40	>19.5 または<5
1 カ月～1 歳	>180	<90	>34	>17.5 または<5
2～5 歳	>140	―	>22	>15.5 または<6
6～12 歳	>130	―	>18	>13.5 または<4.5
13～18 歳	>110	―	>14	>11 または<4.5

判定基準：予後因子は各 1 点とする. スコア 2 点以下は軽症, 3 点以上を重症とする.

〔清水俊明：小児の膵臓疾患. 日本小児科学会雑誌 113：1-11, 2009, より一部改変〕

に留置し, 膵外分泌刺激の軽減をはかることが推奨されている.

腹痛のコントロールと血中膵酵素を指標にして, 経口摂取開始を決定する. 血中膵酵素値が低下傾向にあり, 全身状態良好でかつ腹痛が消失していれば飲水を開始する. 血中アミラーゼ値や血中リパーゼ値が正常上限のおおよそ 2 倍以下となれば, 脂肪制限食を開始し, 経過をみながら徐々にエネルギー, 脂肪量を増量する.

4. その他

循環動態が不安定で利尿が得られない重症例では, 持続的血液濾過透析の適応となる. また, サイトカインなどの病因物質除去により MOF への進展を防止する可能性がある. 蛋白分解酵素阻害薬および抗菌薬の膵局所動注療法は, 重症例に対する特殊療法として位置づけられている.

合併症

1. 膵感染

臨床的には, 急性膵炎の経過中に発熱や炎症反応が再燃した場合に感染の合併を疑う. 症状が顕著化するのは, 膵炎が発症してから 2 週間以降である場合が多い. 全身状態が安定している場合は, 抗菌薬による保存的治療で経過観察することも可能であるが, 病態の改善を認めない場合は necrosectomy が必要となる. 膵炎発症早期に necrosectomy を行うと死亡率が高いことから, 急性循環障害を脱し, 全身状態が安定した時期に行うことが推奨されている. 膵膿瘍に対しては経皮的, 内視鏡的, および外科的ドレナージが基本となる.

2. 膵仮性嚢胞

膵仮性嚢胞は, 膵管の損傷とそれに引き続く膵液の漏出により生じた嚢胞であり, 膵炎発症から 4 週間以降になって明らかとなる. 縮小傾向が認められず, 腹痛などの症状を伴うもの, 感染や出血などの合併症を生じたものでは, 経皮的, 内視鏡的ドレナージ, 外科治療の適応となる.

転帰・予後

原疾患が予後を左右する. 薬剤性や外傷による急性膵炎では重症例が多い. 海外からの報告では入院症例の約 25% が重症例で, うち致死率はおよそ 4% である[2]. 一方, わが国では膵・胆管合流異常症などの解剖学的異常による膵炎が多く, 相対的に重症例は少ない.

慢性膵炎

概 念

慢性膵炎とは，種々の原因による持続的な膵臓の炎症によって，膵実質の線維化，膵管の拡張，および膵石などが生じ，膵外分泌機能の低下や慢性の腹痛をきたす疾患であり，小児ではまれである．急性膵炎では膵臓の組織変化は可逆的であるのに対し，慢性膵炎での組織変化や外分泌機能障害は不可逆的である[6]．

病態生理・病因（成因）

慢性膵炎の基本病態は，膵臓の持続的な炎症とそれによる組織傷害であり，病理所見では，膵実質の破壊，間質の線維化，腺房の消失および炎症細胞浸潤が認められる．主膵管や分枝膵管は不整に拡張・狭窄し，膵管内には石灰化や蛋白栓を認めることがある．膵外分泌組織に比較するとLangerhans 島の障害は軽度である．

病因として，遺伝性・家族性膵炎，自己免疫性膵炎，先天性膵管形成異常，膵・胆管合流異常症，Vater 乳頭部異常，脂質異常症（Ⅰ，Ⅳ，Ⅴ型），副甲状腺機能亢進症，回虫症，炎症性腸疾患，囊胞線維症などが知られている（**表 1**）．

臨床症候

反復性の心窩部痛，季肋部痛などが主症状で，悪心・嘔吐を伴うこともある．強い腹痛発作を呈する急性増悪期と，腹痛発作を認めない間欠期に分けられる．脂肪の多量摂取により増悪を認めることが多い．膵外分泌機能が障害されると，消化吸収障害による下痢や体重増加不良などの症状が認められる．

診 断

臨床症候，生化学検査および画像所見から診断を行っていく．腹部単純 X 線や CT では膵に一致する石灰化像が，また超音波では音響陰影を伴う膵内の高エコー像が描出される．また，ERCP やMRCP において主膵管の蛇行や数珠状変化を認めることもある．膵外分泌機能不全の評価には，スクリーニング検査として便中脂肪染色法，確定診断として BT-PABA を用いた PFD（pancreatic functioning diagnostant）試験を行う．

治 療

慢性膵炎が急性増悪した場合は，急性期の治療に準じる．膵石や蛋白栓などによる膵管閉塞をきたした場合には，内視鏡的膵石除去術を行う．膵石の排石を補助する目的で，Vater 乳頭括約筋切開術が併用される．また，膵管狭窄が強い場合には，ステント留置術が選択される．炎症の反復により膵管拡張が固定した症例では，膵管空腸吻合術が行われる．炎症首座の除去を目的とした膵切除後に自家膵島移植を行い，内分泌機能の温存をはかる方法もある．

遺伝性・家族性膵炎

概 念

遺伝性膵炎とは，広義には家系内に 2 人以上の患者がみられる膵炎（家族性膵炎）であって少なくとも 1 人に既知の成因を認めない家系内集積性を示す再発性膵炎や慢性膵炎をいう．遺伝学的診断手法の進歩により，これらの患者ではカチオニックトリプシノーゲン（*PRSS1*）や膵分泌性トリプシンインヒビター（*SPINK1*）遺伝子などの遺伝子変異を有することが明らかになってきた．前者は常染色体優性遺伝形式を示すが孤発例も存在する．後者は約 4 割が常染色体劣性遺伝形式を示すが，遺伝形式が明確でない例もある．近年，カルボキシペプターゼ A1（*CAP1*）遺伝子変異が，若年性発症の慢性膵炎と関連することが報告された．20 歳までに膵炎を発症した患者の 4.6%，10 歳までに膵炎を発症した患者では 9.7% に本変異が見出された[7]．

診 断

小児期に既知の成因がない膵炎例で，①膵炎の家族歴がある，②再発性の膵炎がみられる，③E（M）CP で膵管拡張/狭窄像・膵石を認める，以上の 3 項目のいずれかを認める場合は遺伝子異常による膵炎を疑う重要な徴候であり，*PRSS1* や *SPINK1* 遺伝子変異を検索し診断確定を行う．

治 療

慢性膵炎の治療に準じる．多糖類溶解薬（塩酸ブロムヘキシン）は蛋白栓形成を抑制し，膵炎発作を減じる効果がある．近年，成人例では膵内分泌機能が保たれている段階で，膵炎発作（腹痛）抑制，QOL の向上および発がんリスク回避を目的として，膵全摘除術に自家膵島移植を組み合わせた治療が行われている．

転帰・予後

PRSS1 や *SPINK1* 遺伝子変異を有する再発性膵炎患者では，将来的に膵外分泌機能不全や糖尿病を発症し，さらには膵がん合併の高危険群となる．膵がん発症率は標準人口と比して約50～60倍である．ただし現在までに小児期の糖尿病および膵がん発症例の報告はない．

自己免疫性膵炎

概 念

自己免疫性膵炎（autoimmune pancreatitis：AIP）とは，病理学的には IgG4 陽性形質細胞・リンパ球の浸潤と線維化を特徴とし，病理学的にリンパ形質細胞性硬化性膵炎（lymphoplasmacytic sclerosing pancreatits：LPSP）と定義される．一方，若年で炎症性腸疾患（inflammatory bowel disease：IBD）を合併する AIP は，病理学的に膵管上皮などに好中球浸潤を認めており，idiopathic duct-centeric chronic pancreatitis（IDCP）または granulocyte epithelial lesion（GEL）と称される．国際コンセンサス診断基準では，前者を1型 AIP，後者を2型 AIP として区別している[8]．AIP の発症機序は不明であるが，何らかの免疫遺伝学的背景および自己免疫異常の関与が推測される．

疫 学

1型 AIP は男性に好発し，発症年齢のピークは 60 歳代で，50～80 歳で全体の8割以上を占める．小児例はまれである。

診 断

わが国では自己免疫性膵炎臨床診断基準 2011（日本膵臓学会・厚生労働省難治性膵疾患に関する調査研究班）が策定されている[9]．診断項目として，①膵腫大，②主膵管の不整狭細像（ERP），③高 IgG4 血症（≧135mg/dL），④病理所見（LPSP，IgG4陽性形質細胞浸潤），⑤膵外病変の有無（硬化性胆管炎，硬化性涙腺炎・唾液腺炎，後腹膜線維症）があり，これらを組み合わせて臨床診断を行う．

治 療

ステロイド治療が有効であるが，その投与方法（投与量，期間，漸減法，維持量など）について明確なコンセンサスは得られていない．IBD に合併する2型 AIP では，原疾患の病勢安定とともに自然軽快することがある．

●文献

1）大槻　眞．厚生労働科学研究費補助金難治性疾患克服研究事業難治性膵疾患に関する調査研究．平成16年度総括・分担報告書 2004，56-62
2）Lautz TB, et al.：Acute pancreatitis in children：spectrum of disease and predictors of severity. J Pediatr Surg 46：1144-1449, 2011
3）Suzuki M, et al.：Acute Pancreatitis in Children and Adolescents. World J Gastrointest Pathophysiol（in press）
4）清水俊明：小児の膵臓疾患．日本小児科学会雑誌 113：1-11，2009
5）急性膵炎診療ガイドライン 2010 改訂出版委員会（編）：急性膵炎—診療ガイドライン 2010［第3版］．金原出版，2009
6）日本消化器病学会（編）：慢性膵炎—診療ガイドライン．南江堂，2009
7）Witt H, et al.：Variants in CPA1 are strongly associated with early onset chronic pancreatitis. Nat Genet 45：1216-1220, 2013
8）Shimosegawa T, et al.：International consensus diagnostic criteria for autoimmune pancreatitis：guidelines of the International Association of Pancreatology. Pancreas 40：352-328, 2011
9）日本膵臓学会・厚生労働省難治性膵疾患に関する調査研究班：［ガイドライン］自己免疫性膵炎臨床診断基準 2011 膵臓 27：17-25，2012

（鈴木光幸）

各 論 H 膵疾患

2 膵腫瘍(良性，悪性)

膵臓は外分泌腺組織と内分泌腺組織から構成され，そこに発生する腫瘍もそれぞれの発生母地により大別される．表1[1)]に示すように膵腫瘍は上皮性腫瘍と非上皮性腫瘍とに分類され，上皮性腫瘍には外分泌腫瘍，内分泌腫瘍，その他の腫瘍が含まれる．本項では，膵腫瘍のうち小児期に発見されるおもな腫瘍について概説する．

膵芽腫

概 念

膵芽腫は，小児期の膵の悪性腫瘍としてはもっとも代表的な腫瘍である．発生年齢は平均約5歳，若干男児に多いとされる．膵頭部，体部，尾部いずれにも発生するが，膵頭部にやや多く，発育は比較的緩徐である．無症状で進行するため，非常に大きくなってから発見される．

臨床症候・診断

腫瘍が大きくなってくると腹部腫瘤，腹部膨満，上腹部痛，成長不良などの症状を呈する．黄疸などの症状は成人の膵がんと比較するとまれである．ホルモン産生腫瘍の場合，Cushing症候を認める場合もある．また，Beckwith-Wiedemann症候群に合併して発症することも知られている．転移は肝に多く，肺や局所リンパ節にも認める．また，門脈・上腸間膜静脈への腫瘍血栓も報告されている．腫瘍マーカーとしてはAFPがおよそ半分の症例で上昇しており，CEA，CA19-9，DUPAN-2などの膵管上皮マーカーも陽性を示すことがある．画像診断では超音波，CT，MRIが有用であり，内部が不均一で分葉傾向，隔壁形成などを認める腫瘍が描出される．確定診断は生検および病理検査でなされるが，扁平上皮小体を認め，その周囲に小型未熟細胞の充実性胞巣や腺房様配列を認める．通常，免疫染色でα1-アンチトリプシンやグルコース-6-ホスファターゼが陽性となる．

表1 膵腫瘍の分類

上皮性腫瘍	外分泌腫瘍	腺房細胞腫瘍，漿液性嚢胞腫瘍，粘液性嚢胞腫瘍，膵管内乳頭粘液腫瘍，異型上皮および上皮内がん，浸潤性膵管がん
	内分泌腫瘍	インスリノーマ，ガストリノーマ，VIPoma，グルカゴノーマ
	その他	solid pseudopapillary tumor，膵芽腫，未分化がん
非上皮性腫瘍		血管腫，リンパ管腫，平滑筋肉腫，悪性リンパ腫，悪性組織球腫，傍神経節腫

〔日本膵臓学会(編)：膵癌取扱い規約(第6版)．金原出版，2009，より一部改変〕

治療・予後

外科的切除が第一選択である．腫瘍部位によって膵頭切除術，尾側膵切除術などが選択される．切除不能例や転移を有する例では，生検後に術前化学療法を施行する．シスプラチンやドキソルビシンを含むレジメンが推奨されている．5年生存率はおよそ50%であり，多発例，転移例，初診時切除不能例は予後不良とされる．初診時に切除可能な症例の予後は比較的良好である．

solid pseudopapillary tumor (SPT)

概 念

Frantzにより1959年に最初に報告された．低悪性度の膵腫瘍であり，ほとんどが良性の経過をたどるが，まれに肝転移，リンパ節転移，腹膜播種，再発などの報告を認める．およそ90%が女性に発症し，思春期以降に多い．発生部位は，本邦からは膵頭部36%，体部19%，体尾部18%，尾部27%と報告されている．

臨床症候・診断

無症状で進行するが大きくなってくると腹痛等の症状を呈する場合もある．画像検査で偶然発見される場合や，外傷による破裂で発見される場合もあると報告されている．CT, MRIでは類円形，境界明瞭な腫瘍で，線維性の比較的厚い被膜とその内部の充実性部分と嚢胞性部分，そして血腫が混在した像が確認できる．組織学的には線維性の被膜を有し，多角形の均一な好酸性の腫瘍細胞が充実性および偽乳頭状構造や腺管状構造を示しており，間質には毛細血管が増生している．毛細血管間質を芯とした放射状の配列が特徴的である．

治療・予後

外科的切除が必要である．術式としては，膵頭切除術や尾側膵切除術を腫瘍の部位によって選択する．腫瘍が小さい場合は核出術が選択される場合もあるが，確実に全摘出することが重要である．小児では転移症例はまれであり，切除可能な場合，95%以上は治癒する．

内分泌系腫瘍

概　念

膵の内分泌系組織から発生する腫瘍で，ホルモンを産生する機能性腫瘍とホルモンを産生しない非機能性腫瘍に分けられる．小児期に非機能性腫瘍が発見されることはまれであり，ほとんどが機能性腫瘍のインスリノーマである．インスリノーマの90%以上は良性であり，膵内もしくは膵に付着して単発で発症する．

臨床症候・診断

腫瘍の産生するホルモンによって症状は異なる．インスリノーマでは，高インスリン血症性の低血糖症状を呈する．代表的な徴候としてWhipple三徴候（空腹時低血糖症状，血糖値50 mg/dL以下，ブドウ糖投与により症状の改善をみる）が知られている．また，低血糖を防ぐため過食となり，肥満である場合が多い．インスリノーマの確定診断方法としては絶食試験がある．絶食により低血糖発作を確認し，低血糖発作時におけるインスリンの不適合分泌を観察する．4～6時間ごとに血糖値を測定し，60 mg/dL以下になったら，1～2時間ごとに血糖値を測定する．血糖値が低下し，低血糖発作が誘発されたところで，血糖値，血中インスリン，C-ペプチド，プロインスリンの濃度を測定する．低血糖発作時に，血中インスリン濃度が5 μU/mL以上であるのは不適合分泌である．局在診断には，CT，MRI，超音波内視鏡，^{18}F-fluoro-L-DOPA PET，選択的動脈内カルシウム注入法が組み合わせて用いられ，ほとんどの症例で術前に腫瘍部位の同定が可能とされている．

ガストリノーマでは腹痛，胸やけ，難治性潰瘍などの過酸症状，VIPomaでは大量の水溶性下痢，低カリウム血症，無酸症（watery diarrhea hypokalemia-achlorhydria syndrome：WHDA症候群）を生じる．

治療・予後

局在診断された症例においては，外科的切除が第一選択となる．インスリノーマの術前管理にジアゾキサイド投与が有効である．術中超音波および触診により部位の確認を行い腫瘍の切除を行う．術式としては可能であれば核出術，主膵管や胆管に近接している場合はその部位に応じて適した膵切除術式を選択する．

nesidioblastosis（先天性高インスリン血症）について次項に詳細が記載されているため，本項では手術療法のみについて言及する．内科療法により低血糖がコントロールできない場合には，膵切除術が適応となる．focal formのnesidioblastosisに対しては，その部位に応じた限局的な膵切除を施行する．それに対しdiffuse formの切除範囲に関しては，依然として議論のあるところではある．膵臓の切除範囲の定義は，切除線を上腸間膜動脈直上におく場合を75%切除，上腸間膜静脈の右縁におく場合を85%切除，総胆管壁を露出せずにそれより右側の膵組織を残す場合を95%切除，膵十二指腸動脈に沿った十二指腸壁に付着する膵組織のみを残す場合を98%切除とするのが一般的である．切除範囲95%未満の場合は大半の症例で術後低血糖が持続するとされ，追加切除や内科的療法の継続が必要となる．長期的には術後糖尿病が増加するとされるが，初回手術は95%膵切除術を推奨している報告は多い．一方で，Langerhans島細胞の成熟を期待して初回手術は姑息的切除にとどめ，長期的に低血糖がコントロール不良な場合に追加切除を施行したほうがよい，という考え方もある．

膵囊胞

概　念

膵囊胞は，囊胞内腔が膵管上皮に覆われている真性膵囊胞と，上皮配列を欠いている仮性膵囊胞に分類される．真性膵囊胞はさらに先天性，貯留性，炎症性に分類される．先天性膵囊胞は膵管の発生異常を原因とするが，von Hippel-Lindau症候群や囊胞線維症に合併する特殊な場合もある．貯留性囊胞は，炎症や結石が原因で膵管系が閉塞し，上流の膵管が囊胞状に拡張して生じる．腫瘍性囊胞は膵の囊胞性腫瘍であるが，小児期にはまれである．仮性膵囊胞は炎症や外傷に随伴して生じる囊胞で，囊胞内腔面に上皮細胞を認めない．膵組織，膵管が損傷を受け，膵液，血液，自己消化産物などが膵内外に貯留し，周囲組織で被包化されることで線維または肉芽組織で囊胞壁が形成される．従来，仮性膵囊胞として包括されていたものが，Altanta分類の改定に伴い「仮性膵囊胞」と壊死性膵炎後の壊死組織を内包する「walled-off necrosis」に分類されている．

臨床症候・診断

真性膵囊胞では無症状なことが多いが，大きくなると腫瘤を触知され，嘔吐や黄疸などの症状を呈する場合もある．仮性膵囊胞では上腹部痛，背部痛，悪心・嘔吐，発熱などの症状を呈する．多くの場合は，外傷の既往や先行する急性膵炎所見などを有する．血液・尿検査ではアミラーゼの持続高値を認める場合が多い．画像診断には超音波，CT，MRIが有用である．

治療・予後

真性膵囊胞のうち，von Hippel-Lindau症候群や囊胞線維症に合併する小さな囊胞を除く先天性膵囊胞では，非常に大きくなって発見されるため，外科的手術が適応となる．

仮性膵囊胞では多くは自然消失するため，まずは保存的に経過観察する．成人では一般的に囊胞が形成されてから6週間以上経過し，囊胞径が6 cmを超える場合や出血や感染を伴い増大する場合は治療対象になるとされる．治療方法としては，経皮的ドレナージもしくは内視鏡的ドレナージ（経消化管的もしくは経乳頭的）がまずは試みられる．うまくいかない場合や消化管と距離がある場合，出血を認める場合，静脈瘤が存在するような場合には，外科的内瘻造設術が適応となる．

●文献

1）日本膵臓学会（編）：膵癌取扱い規約（第6版）．金原出版，2009

●参考文献

・Perez EA, et al.：Malignant pancreatic tumors：incidence and outcome in 58 pediatric patients. J Pediatr Surg 44：197-203, 2009
・Glick RD, et al.：Management of pancreatoblastoma in children and young adults. J Pediatr Hematol Oncol 34：S47-S50, 2012
・Dhebri AR, et al.：Diagnosis, treatment and outcome of pancreatoblastoma. Pancreatology 4：441-451, 2004
・Arnoux JB, et al.：Congenital hyperinsulinism：current trends in diagnosis and therapy. Orphanet J Rare Dis 6：63, 2011
・宮野　武，他；先天異常による膵囊胞性疾患．医学の歩み 193：987-990，2000
・Bergman S, et al.：Operative and nonoperative management of pancreatic pseudocysts. Surg Clin North Am 87：1447-1460, 2007

（中原康雄）

各 論　H 膵疾患

3 先天性高インスリン血症

概　念

1. 定　義

低血糖とは，全血での血糖値が低出生体重児で20 mg/dL 以下，正規産児では生後 12 時間までなら 30 mg/dL 以下，以降の小児では 40 mg/dL 以下の状態を指す．低血糖時にインスリンが 2〜5 μIU/mL 以上であるか，あるいはインスリン分泌の間接的指標である遊離脂肪酸が 1.5 mmol/L より低値，もしくはβヒドロキシ酪酸が 2.0 mmol/L より低値であれば，高インスリン血性低血糖症と考えられる[1]．小児では後天性(インスリノーマなど)はまれで，大部分が先天性である．そのうち糖尿病母体児や SGA (small for gestational age)児，仮死や多血児などにみられる一過性高インスリン血症や，Beckwith-Wiedemann 症候群や Sotos 症候群などに伴う症候群性のものを除外し，膵β細胞のインスリン分泌機構に先天的な異常があるものが乳児持続性高インスリン血性低血糖症(persistent hyperinsulinemic hypoglycemia of infancy：PHHI)である．かつて病理学的特徴から膵島細胞症(nesidioblastosis)ともいわれたが，現在では病態に基づいた PHHI という名称が用いられている．

2. 分類と病因

先天的な高インスリン血症の分類を表1に示す[2]．持続性と新生児期に一過性にみられるものに分類されるが，実際には持続性か一過性かを早期に臨床的に鑑別することは困難なことが多い．持続性の約半数が単一遺伝子異常によって引き起こされ，後述のように原因遺伝子が治療反応性とも関連するため，高インスリン血性低血糖症が遷延した場合は遺伝子解析によって確定診断を得ることが望ましい．

表 1　先天性高インスリン血症の分類

持続性 (非症候群性)	K_{ATP}チャネル遺伝子異常 SUR1 (*ABCC8*) Kir 6.2 (*KCNJ11*) グルタミン酸脱水素酵素(*GLUD1*)遺伝子異常 グルコキナーゼ(*GCK*)遺伝子異常 *HADH* (short chain hydroxyacyl-CoA dehydrogenase)欠損症 UPD2 異常症 インスリン受容体異常症 運動誘発性(*SLC16A1* 異常症)
持続性 (症候群性)	Beckwith-Wiedemann 症候群 congenital deficiency of glycosylation 1a, 1b, 1c など
一過性	糖尿病母体児 SGA (small for gestational age)児 ストレス誘発性高インスリン血症 母体リトドリン塩酸塩投与後 *HNF4A* 異常症

〔依藤　亨：遺伝性インスリン分泌異常症の診療最前線—personalized medicine のモデルとして．日本小児科学会雑誌 115：1727-1735，2011．より引用一部改変〕

疫　学

PHHI は約 35,000 出生に 1 人とまれだが，一過性のものはその数倍存在すると考えられている．

病理・病態生理

PHHI のうち，膵β細胞のインスリン分泌調節を行っている ATP 依存性カリウムチャネル (K_{ATP}チャネル)を構成する 2 つの遺伝子，すなわち *ABCC8* と *KCNJ11* の変異によるものがもっとも頻度が高く，かつ重症である．本来は血糖上昇によってβ細胞内の ATP 濃度が上昇すると K_{ATP}

チャネルが閉鎖し，その結果，細胞膜の脱分極をきたして電位依存性カルシウムチャネルが活性化し，細胞内にカルシウムが流入してインスリンが分泌される[3]．しかし，K_{ATP}チャネル異常症の場合はATP依存性カリウムチャネルが常時閉鎖しているため，血糖値によるコントロールを受けず，常にインスリンが分泌されてしまう．これらの遺伝子異常に伴うK_{ATP}チャネル異常症のうち，一部は異常β細胞が膵臓に限局して存在することが知られており，後述のように膵臓の亜全摘を検討する場合には重要なポイントとなる．病理学的には，膵β細胞がLangerhans島を形成せずにびまん性に増殖している像が特徴的であり，この形態からかつて膵島細胞症とよばれていた．

臨床症候

新生児期の低血糖症状は非特異的であり，無呼吸，低体温，末梢循環不全，不活発などさまざまであるが，重篤な場合はけいれんや意識障害をきたす．乳児期以降では発汗，顔面蒼白，動悸などの交感神経刺激症状が参考になる．なお，診断が遅れると低血糖の遷延による知的発達の遅れを認めることもある．

診　断

本症を診断するには，低血糖にもかかわらずインスリンが異常に分泌されていることを確認する必要がある．したがって，低血糖が疑われた際の採血検体（いわゆるcritical sample）において血糖値とインスリンの値を同時に測定することが重要であるが，簡易測定器による血糖値は誤差が大きいため，必ず検査室で測定したデータで確認する．

なお，critical sampleが得られなかった場合は臨床的に低血糖が疑われ，血糖値を正常に維持するために6～8 mg/kg/分以上のブドウ糖静注量を必要とする場合もインスリンの過剰分泌が強く疑われる．持続性の約半数が単一遺伝子異常によって引き起こされることから，遺伝子診断も非常に有用である．

治　療

低血糖に対する対症療法と，インスリンの過剰分泌を抑制する治療を行うことになる[1]．一過性の高インスリン血症の場合は，生後1か月頃までに軽快してくることが多いが，初期には持続性高インスリン血性低血糖症との鑑別がむずかしい場合も多く，まず低血糖の治療を優先し，効果が不十分であればインスリン分泌抑制薬の投与を行う．1か月以上低血糖が遷延するようであれば，持続性と考えて治療方針を検討する．

表2　高インスリン血性低血糖症の治療

低血糖に対する治療	1）10% ブドウ糖，1回2 mL/kg，ゆっくり静注 2）ブドウ糖持続静注 6～8 mg/kg/分 上記で血糖維持できない場合 3）中心静脈カテーテルからブドウ糖持続静注 10～15 mg/kg/分 4）グルカゴン 0.02 mg/kg の静注もしくは筋注 5）水溶性ハイドロコートン注，1回2.5 mg/kg 静注　8～12時間ごと
インスリン過剰分泌に対する治療	1）ジアゾキシド 1歳未満：5～10 mg/kg で開始，8～15 mg/kg（20 mg/kg まで増量可）分3～4 1歳以上：3～5 mg/kg/日で開始，3～8 mg/kg（25 mg/kg まで増量可）分2～3 2）ソマトスタチンアナログ（サンドスタチン®） 2～5 μg/kg で開始し，効果不十分な場合は5 μg/kg/日ずつ増量，最大25 μg/kg を分3皮下注あるいは持続皮下注（インスリン持続皮下注射用の注入器を用いる） 3）外科治療

1．低血糖の治療

速やかにブドウ糖を投与する必要があるが，できるだけ投与前にcritical sampleを多めに採取しておくことも非常に重要である．血糖値を50 mg/dL以上に保つよう適宜投与量を増量するが，インスリン過剰症の場合はブドウ糖の持続静注だけでは血糖を維持できないことが多く，表2に示すようなさまざまな治療を試みる必要がある．ミルクを経鼻チューブから持続投与するとインスリン分泌の刺激が抑えられ，血糖値が安定することもある．

2．インスリン分泌抑制薬（表2）

第一選択はジアゾキシドの内服である．本薬剤はベンゾチアジン誘導体の一種で，膵β細胞のATP依存性カリウムチャネルを開くことによってインスリン分泌を抑制する．副作用として多毛があり，水分貯留や浮腫も時にみられる．利尿薬の併用である程度コントロール可能だが，心疾患のある児では注意が必要である．

近年，重症PHHIの大部分を占めるK_{ATP}チャネル遺伝子（*ABCC8*, *KCNJ11*）異常症の多くがジアゾキシド抵抗性であることが判明しており，ジアゾキシドが無効である場合，あるいは副作用で継続できない場合は，保険適用外だがソマトスタチンアナログ（サンドスタチン®）の投与がよく行われている．本薬剤は，ソマトスタチン受容体を介して膵β細胞からのインスリン分泌を抑制することが知られている．副作用として嘔吐，下痢，胆石，長期大量使用時の成長障害などがあり，まれに壊死性腸炎をきたすことがあるので注意が必要である．

3．外科治療

内科治療で低血糖がコントロールできない場合は膵部分切除を行うことも考慮するが，PHHIでは長期的には膵β細胞のインスリン分泌能の枯渇により症状が自然軽快し，さらには糖尿病を発症することもあるため，慎重な判断が必要である．近年，PHHIの遺伝子異常と臨床病型との関連についての解析が進み，父由来の*ABCC8*ないし*KCNJ11*の片アレル変異を有する症例では，膵の病変が局在性の可能性があることが明らかとなっている．さらに^{18}F-DOPAを用いたpositron emission tomography（PET）によって膵臓の病変がびまん性（diffuse form）か局在性（focal form）かを調べることが可能となっており（**図1**），外科治療を検討する場合には遺伝子解析とPETによる術前評価に基づいて適応を判断することが望ましいが[3,4]，残念ながら遺伝子検査もPETも非常に限られた施設しか行っていない．（詳しくは**各論H.2.膵腫瘍（良性，悪性）**を参照）

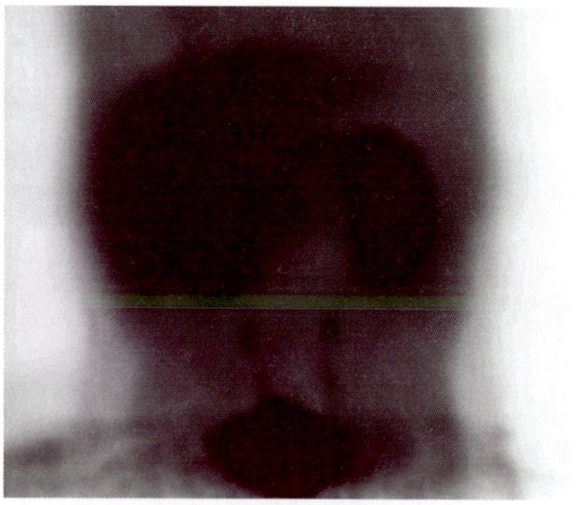

図1　^{18}F-DOPAによるPET画像
当科で経験した父由来の*ABCC8*遺伝子異常症（生後8か月，男児）．膵頭部に集積を認めた（木沢記念病院　増江道哉先生，西堀弘記先生により検査施行）

合併症

低血糖のコントロールが不良の場合，けいれん，意識障害，てんかんや知的発達の遅れを認めることがある．また，膵亜全摘による医原性糖尿病をきたす症例もある[3]．

転帰・長期予後

PHHIでは長期的には病変部の膵β細胞が疲弊し，インスリン分泌能が低下していくため，低血糖は自然軽快する．さらにいずれは，むしろインスリン分泌が不足するようになり，糖尿病を発症することもある．

●文献

1）長谷川奉延，他：高インスリン血性低血糖症の診断と治療ガイドライン—日本小児内分泌学会報告．日本小児科学会雑誌 110：1472-1474，2006
2）依藤　亨：遺伝性インスリン分泌異常症の診療最前線—personalized medicine のモデルとして．日本小児科学会雑誌 115：1727-1735，2011
3）Lord K, et al.：Monogenic hyperinsulinemic hypoglycemia：current insights into the pathogenesis and management. Int J Pediatr Endocrinol 2013：3, 2013
4）Kapoor RR, et al.：Advances in the diagnosis and management of hyperinsulinemic hypoglycemia. Nat Clin Pract Endocrinol Metab 5：101-112, 2009

（惠谷ゆり）

資料2

年齢別食事摂取基準

厚生労働省：日本人の食事摂取基準(2015年版)データより．

表1　乳児の食事摂取基準

エネルギー・栄養素			月齢 / 策定項目	0~5(月) 男児	0~5(月) 女児	6~8(月) 男児	6~8(月) 女児	9~11(月) 男児	9~11(月) 女児
エネルギー(kcal/日)			推定エネルギー必要量	550	500	650	600	700	650
たんぱく質(g/日)			目安量	10		15		25	
脂質		脂質(% エネルギー)	目安量	50		40			
脂質		飽和脂肪酸(% エネルギー)	—	—		—			
脂質		*n*-6系脂肪酸(g/日)	目安量	4		4			
脂質		*n*-3系脂肪酸(g/日)	目安量	0.9		0.8			
炭水化物		炭水化物(% エネルギー)	—	—		—			
炭水化物		食物繊維(g/日)	—	—		—			
ビタミン	脂溶性	ビタミンA(μgRAE/日)*1	目安量	300		400			
ビタミン	脂溶性	ビタミンA(μgRAE/日)*1	耐容上限量	600		600			
ビタミン	脂溶性	ビタミンD(μg/日)	目安量	5		5			
ビタミン	脂溶性	ビタミンD(μg/日)	耐容上限量	25		25			
ビタミン	脂溶性	ビタミンE(mg/日)	目安量	3		4			
ビタミン	脂溶性	ビタミンK(μg/日)	目安量	4		7			
ビタミン	水溶性	ビタミンB_1(mg/日)	目安量	0.1		0.2			
ビタミン	水溶性	ビタミンB_2(mg/日)	目安量	0.3		0.4			
ビタミン	水溶性	ナイアシン(mgNE/日)*2	目安量	2		3			
ビタミン	水溶性	ビタミンB_6(mg/日)	目安量	0.2		0.3			
ビタミン	水溶性	ビタミンB_{12}(μg/日)	目安量	0.4		0.5			
ビタミン	水溶性	葉酸(μg/日)	目安量	40		60			
ビタミン	水溶性	パントテン酸(mg/日)	目安量	4		3			
ビタミン	水溶性	ビオチン(μg/日)	目安量	4		10			
ビタミン	水溶性	ビタミンC(mg/日)	目安量	40		40			
ミネラル	多量	ナトリウム(mg/日)	目安量	100		600			
ミネラル	多量	(食塩相当量)(g/日)	目安量	0.3		1.5			
ミネラル	多量	カリウム(mg/日)	目安量	400		700			
ミネラル	多量	カルシウム(mg/日)	目安量	200		250			
ミネラル	多量	マグネシウム(mg/日)	目安量	20		60			
ミネラル	多量	リン(mg/日)	目安量	120		260			
ミネラル	微量	鉄(mg/日)*3	目安量	0.5		—			
ミネラル	微量	鉄(mg/日)*3	推定平均必要量	—		3.5	3.5	3.5	3.5
ミネラル	微量	鉄(mg/日)*3	推奨量	—		5	4.5	5	4.5
ミネラル	微量	亜鉛(mg/日)	目安量	2		3			
ミネラル	微量	銅(mg/日)	目安量	0.3		0.4			
ミネラル	微量	マンガン(mg/日)	目安量	0.01		0.5			
ミネラル	微量	ヨウ素(μg/日)	目安量	100		130			
ミネラル	微量	ヨウ素(μg/日)	耐容上限量	250		250			
ミネラル	微量	セレン(μg/日)	目安量	15		15			
ミネラル	微量	クロム(μg/日)	目安量	0.8		1			
ミネラル	微量	モリブデン(μg/日)	目安量	2		10			

*1：プロビタミンAカロテノイドを含まない，*2：0~5か月児の目安量の単位はmg/日

*3：6~11か月は1つの月齢区分として男女別に算定した

表2　1〜2歳の食事摂取基準

栄養素			男子					女子				
			推定平均必要量	推奨量	目安量	耐容上限量	目標量	推定平均必要量	推奨量	目安量	耐容上限量	目標量
たんぱく質(g/日)			15	20	—	—	—	15	20	—	—	—
(% エネルギー)			—	—	—	—	13〜20 (16.5)*1	—	—	—	—	13〜20 (16.5)*1
脂質		脂質(% エネルギー)	—	—	—	—	20〜30 (25)*1	—	—	—	—	20〜30 (25)*1
		飽和脂肪酸(% エネルギー)	—	—	—	—	—	—	—	—	—	—
		n-6 系脂肪酸(g/日)	—	—	5	—	—	—	—	5	—	—
		n-3 系脂肪酸(g/日)	—	—	0.7	—	—	—	—	0.8	—	—
炭水化物		炭水化物(% エネルギー)	—	—	—	—	50〜65 (57.5)*1	—	—	—	—	50〜65 (57.5)*1
		食物繊維(g/日)	—	—	—	—	—	—	—	—	—	—
ビタミン	脂溶性	ビタミンA(μgRAE/日)*2	300	400	—	600	—	250	350	—	600	—
		ビタミンD(μg/日)	—	—	2.0	20	—	—	—	2.0	20	—
		ビタミンE(mg/日)*3	—	—	3.5	150	—	—	—	3.5	150	—
		ビタミンK(μg/日)	—	—	60	—	—	—	—	60	—	—
	水溶性	ビタミンB_1(mg/日)	0.4	0.5	—	—	—	0.4	0.5	—	—	—
		ビタミンB_2(mg/日)	0.5	0.6	—	—	—	0.5	0.5	—	—	—
		ナイアシン(mgNE/日)*4	5	5	—	60(15)	—	4	5	—	60(15)	—
		ビタミンB_6(mg/日)*5	0.4	0.5	—	10	—	0.4	0.5	—	10	—
		ビタミンB_{12}(μg/日)	0.7	0.9	—	—	—	0.7	0.9	—	—	—
		葉酸(μg/日)*6	70	90	—	200	—	70	90	—	200	—
		パントテン酸(mg/日)	—	—	3	—	—	—	—	3	—	—
		ビオチン(μg/日)	—	—	20	—	—	—	—	20	—	—
		ビタミンC(mg/日)	35	35	—	—	—	30	35	—	—	—
ミネラル	多量	ナトリウム(mg/日)	—	—	—	—	—	—	—	—	—	—
		(食塩相当量)(g/日)	—	—	—	—	(3.0 未満)	—	—	—	—	(3.5 未満)
		カリウム(mg/日)	—	—	900	—	—	—	—	800	—	—
		カルシウム(mg/日)	350	450	—	—	—	350	400	—	—	—
		マグネシウム(mg/日)*7	60	70	—	—	—	60	70	—	—	—
		リン(mg/日)	—	—	500	—	—	—	—	500	—	—
	微量	鉄(mg/日)	3.0	4.5	—	25	—	3.0	4.5	—	20	—
		亜鉛(mg/日)	3	3	—	—	—	3	3	—	—	—
		銅(mg/日)	0.2	0.3	—	—	—	0.2	0.3	—	—	—
		マンガン(mg/日)	—	—	1.5	—	—	—	—	1.5	—	—
		ヨウ素(μg/日)	35	50	—	250	—	35	50	—	250	—
		セレン(μg/日)	10	10	—	80	—	10	10	—	70	—
		クロム(μg/日)	—	—	—	—	—	—	—	—	—	—
		モリブデン(μg/日)	—	—	—	—	—	—	—	—	—	—

*1：範囲については，おおむねの値を示したものである．(　)内は範囲の中央値を示したものであり，もっとも望ましい値を示すものではない

*2：推定平均必要量，推奨量はプロビタミンAカロテノイドを含む．耐容上限量は，プロビタミンAカロテノイドを含まない

*3：α-トコフェロールについて算定した．α-トコフェロール以外のビタミンEは含んでいない

*4：耐容上限量は，ニコチンアミドのmg量，(　)内はニコチン酸のmg量．参照体重を用いて算定した

*5：耐容上限量は，食事性ビタミンB_6の量ではなく，ピリドキシンとしての量である

*6：耐容上限量は，プテロイルモノグルタミン酸の量として算定した

*7：通常の食品からの摂取の場合，耐容上限量は設定しない．通常の食品以外からの摂取量の耐容上限量は，小児では5 mg/kg 体重/日とする

表 3　3〜5 歳の食事摂取基準

栄養素			男子 推定平均必要量	男子 推奨量	男子 目安量	男子 耐容上限量	男子 目標量	女子 推定平均必要量	女子 推奨量	女子 目安量	女子 耐容上限量	女子 目標量
たんぱく質(g/日)			20	25	—	—	—	20	25	—	—	—
(% エネルギー)			—	—	—	—	13〜20 (16.5)*1	—	—	—	—	13〜20 (16.5)*1
脂質		脂質(% エネルギー)	—	—	—	—	20〜30 (25)*1	—	—	—	—	20〜30 (25)*1
脂質		飽和脂肪酸(% エネルギー)	—	—	—	—	—	—	—	—	—	—
脂質		*n*-6 系脂肪酸(g/日)	—	—	7	—	—	—	—	6	—	—
脂質		*n*-3 系脂肪酸(g/日)	—	—	1.3	—	—	—	—	1.1	—	—
炭水化物		炭水化物(% エネルギー)	—	—	—	—	50〜65 (57.5)*1	—	—	—	—	50〜65 (57.5)*1
炭水化物		食物繊維(g/日)	—	—	—	—	—	—	—	—	—	—
ビタミン	脂溶性	ビタミン A(μgRAE/日)*2	350	500	—	700	—	300	400	—	700	—
ビタミン	脂溶性	ビタミン D(μg/日)	—	—	2.5	30	—	—	—	2.5	30	—
ビタミン	脂溶性	ビタミン E(mg/日)*3	—	—	4.5	200	—	—	—	4.5	200	—
ビタミン	脂溶性	ビタミン K(μg/日)	—	—	70	—	—	—	—	70	—	—
ビタミン	水溶性	ビタミン B_1(mg/日)	0.6	0.7	—	—	—	0.6	0.7	—	—	—
ビタミン	水溶性	ビタミン B_2(mg/日)	0.7	0.8	—	—	—	0.6	0.8	—	—	—
ビタミン	水溶性	ナイアシン(mgNE/日)*4	6	7	—	80(20)	—	6	7	—	80(20)	—
ビタミン	水溶性	ビタミン B_6(mg/日)*5	0.5	0.6	—	15	—	0.5	0.6	—	15	—
ビタミン	水溶性	ビタミン B_{12}(μg/日)	0.8	1.0	—	—	—	0.8	1.0	—	—	—
ビタミン	水溶性	葉酸(μg/日)*6	80	100	—	300	—	80	100	—	300	—
ビタミン	水溶性	パントテン酸(mg/日)	—	—	4	—	—	—	—	4	—	—
ビタミン	水溶性	ビオチン(μg/日)	—	—	20	—	—	—	—	20	—	—
ビタミン	水溶性	ビタミン C(mg/日)	35	40	—	—	—	35	40	—	—	—
ミネラル	多量	ナトリウム(mg/日)	—	—	—	—	—	—	—	—	—	—
ミネラル	多量	(食塩相当量)(g/日)	—	—	—	—	(4.0 未満)	—	—	—	—	(4.5 未満)
ミネラル	多量	カリウム(mg/日)	—	—	1,100	—	—	—	—	1,000	—	—
ミネラル	多量	カルシウム(mg/日)	500	600	—	—	—	450	550	—	—	—
ミネラル	多量	マグネシウム(mg/日)*7	80	100	—	—	—	80	100	—	—	—
ミネラル	多量	リン(mg/日)	—	—	800	—	—	—	—	600	—	—
ミネラル	微量	鉄(mg/日)	4.0	5.5	—	25	—	3.5	5.0	—	25	—
ミネラル	微量	亜鉛(mg/日)	3	4	—	—	—	3	4	—	—	—
ミネラル	微量	銅(mg/日)	0.3	0.4	—	—	—	0.3	0.4	—	—	—
ミネラル	微量	マンガン(mg/日)	—	—	1.5	—	—	—	—	1.5	—	—
ミネラル	微量	ヨウ素(μg/日)	45	60	—	350	—	45	60	—	350	—
ミネラル	微量	セレン(μg/日)	10	15	—	110	—	10	10	—	110	—
ミネラル	微量	クロム(μg/日)	—	—	—	—	—	—	—	—	—	—
ミネラル	微量	モリブデン(μg/日)	—	—	—	—	—	—	—	—	—	—

*1〜7：表 2 脚注を参照

表 4　6～7 歳の食事摂取基準

栄養素			男子					女子				
			推定平均必要量	推奨量	目安量	耐容上限量	目標量	推定平均必要量	推奨量	目安量	耐容上限量	目標量
たんぱく質(g/日)			25	35	—	—	—	25	30	—	—	—
(% エネルギー)			—	—	—	—	13～20 (16.5)*1	—	—	—	—	13～20 (16.5)*1
脂質		脂質(% エネルギー)	—	—	—	—	20～30 (25)*1	—	—	—	—	20～30 (25)*1
脂質		飽和脂肪酸(% エネルギー)	—	—	—	—	—	—	—	—	—	—
脂質		*n*-6 系脂肪酸(g/日)	—	—	7	—	—	—	—	7	—	—
脂質		*n*-3 系脂肪酸(g/日)	—	—	1.4	—	—	—	—	1.3	—	—
炭水化物		炭水化物(% エネルギー)	—	—	—	—	50～65 (57.5)*1	—	—	—	—	50～65 (57.5)*1
炭水化物		食物繊維(g/日)	—	—	—	—	11 以上	—	—	—	—	10 以上
ビタミン	脂溶性	ビタミン A(µgRAE/日)*2	300	450	—	900	—	300	400	—	900	—
ビタミン	脂溶性	ビタミン D(µg/日)	—	—	3.0	40	—	—	—	3.0	40	—
ビタミン	脂溶性	ビタミン E(mg/日)*3	—	—	5.0	300	—	—	—	5.0	300	—
ビタミン	脂溶性	ビタミン K(µg/日)	—	—	85	—	—	—	—	85	—	—
ビタミン	水溶性	ビタミン B_1(mg/日)	0.7	0.8	—	—	—	0.7	0.8	—	—	—
ビタミン	水溶性	ビタミン B_2(mg/日)	0.8	0.9	—	—	—	0.7	0.9	—	—	—
ビタミン	水溶性	ナイアシン(mgNE/日)*4	7	9	—	100 (30)	—	7	8	—	100 (25)	—
ビタミン	水溶性	ビタミン B_6(mg/日)*5	0.7	0.8	—	20	—	0.6	0.7	—	20	—
ビタミン	水溶性	ビタミン B_{12}(µg/日)	1.0	1.3	—	—	—	1.0	1.3	—	—	—
ビタミン	水溶性	葉酸(µg/日)*6	100	130	—	400	—	100	130	—	400	—
ビタミン	水溶性	パントテン酸(mg/日)	—	—	5	—	—	—	—	5	—	—
ビタミン	水溶性	ビオチン(µg/日)	—	—	25	—	—	—	—	25	—	—
ビタミン	水溶性	ビタミン C(mg/日)	45	55	—	—	—	45	55	—	—	—
ミネラル	多量	ナトリウム(mg/日)	—	—	—	—	—	—	—	—	—	—
ミネラル	多量	(食塩相当量)(g/日)	—	—	—	—	(5.0 未満)	—	—	—	—	(5.5 未満)
ミネラル	多量	カリウム(mg/日)	—	—	1,300	—	1,800 以上	—	—	1,200	—	1,800 以上
ミネラル	多量	カルシウム(mg/日)	500	600	—	—	—	450	550	—	—	—
ミネラル	多量	マグネシウム(mg/日)*7	110	130	—	—	—	110	130	—	—	—
ミネラル	多量	リン(mg/日)	—	—	900	—	—	—	—	900	—	—
ミネラル	微量	鉄(mg/日)	4.5	6.5	—	30	—	4.5	6.5	—	30	—
ミネラル	微量	亜鉛(mg/日)	4	5	—	—	—	4	5	—	—	—
ミネラル	微量	銅(mg/日)	0.4	0.5	—	—	—	0.4	0.5	—	—	—
ミネラル	微量	マンガン(mg/日)	—	—	2.0	—	—	—	—	2.0	—	—
ミネラル	微量	ヨウ素(µg/日)	55	75	—	500	—	55	75	—	500	—
ミネラル	微量	セレン(µg/日)	15	15	—	150	—	15	15	—	150	—
ミネラル	微量	クロム(µg/日)	—	—	—	—	—	—	—	—	—	—
ミネラル	微量	モリブデン(µg/日)	—	—	—	—	—	—	—	—	—	—

*1～7：表 2 脚注を参照

表 5　8～9 歳の食事摂取基準

栄養素			男子 推定平均必要量	男子 推奨量	男子 目安量	男子 耐容上限量	男子 目標量	女子 推定平均必要量	女子 推奨量	女子 目安量	女子 耐容上限量	女子 目標量
たんぱく質(g/日)			35	40	—	—	—	30	40	—	—	—
(% エネルギー)			—	—	—	—	13～20 (16.5)*1	—	—	—	—	13～20 (16.5)*1
脂質		脂質(% エネルギー)	—	—	—	—	20～30 (25)*1	—	—	—	—	20～30 (25)*1
脂質		飽和脂肪酸(% エネルギー)	—	—	—	—	—	—	—	—	—	—
脂質		*n*-6 系脂肪酸(g/日)	—	—	9	—	—	—	—	7	—	—
脂質		*n*-3 系脂肪酸(g/日)	—	—	1.7	—	—	—	—	1.4	—	—
炭水化物		炭水化物(% エネルギー)	—	—	—	—	50～65 (57.5)*1	—	—	—	—	50～65 (57.5)*1
炭水化物		食物繊維(g/日)	—	—	—	—	12 以上	—	—	—	—	12 以上
ビタミン	脂溶性	ビタミン A(μgRAE/日)*2	350	500	—	1,200	—	350	500	—	1,200	—
ビタミン	脂溶性	ビタミン D(μg/日)	—	—	3.5	40	—	—	—	3.5	40	—
ビタミン	脂溶性	ビタミン E(mg/日)*3	—	—	5.5	350	—	—	—	5.5	350	—
ビタミン	脂溶性	ビタミン K(μg/日)	—	—	100	—	—	—	—	100	—	—
ビタミン	水溶性	ビタミン B_1(mg/日)	0.8	1.0	—	—	—	0.8	0.9	—	—	—
ビタミン	水溶性	ビタミン B_2(mg/日)	0.9	1.1	—	—	—	0.9	1.0	—	—	—
ビタミン	水溶性	ナイアシン(mgNE/日)*4	9	11	—	150 (35)	—	8	10	—	150 (35)	—
ビタミン	水溶性	ビタミン B_6(mg/日)*5	0.8	0.9	—	25	—	0.8	0.9	—	25	—
ビタミン	水溶性	ビタミン B_{12}(μg/日)	1.2	1.5	—	—	—	1.2	1.5	—	—	—
ビタミン	水溶性	葉酸(μg/日)*6	120	150	—	500	—	120	150	—	500	—
ビタミン	水溶性	パントテン酸(mg/日)	—	—	5	—	—	—	—	5	—	—
ビタミン	水溶性	ビオチン(μg/日)	—	—	30	—	—	—	—	30	—	—
ビタミン	水溶性	ビタミン C(mg/日)	50	60	—	—	—	50	60	—	—	—
ミネラル	多量	ナトリウム(mg/日)	—	—	—	—	—	—	—	—	—	—
ミネラル	多量	(食塩相当量)(g/日)	—	—	—	—	(5.5 未満)	—	—	—	—	(6.0 未満)
ミネラル	多量	カリウム(mg/日)	—	—	1,600	—	2,000 以上	—	—	1,500	—	2,000 以上
ミネラル	多量	カルシウム(mg/日)	550	650	—	—	—	600	750	—	—	—
ミネラル	多量	マグネシウム(mg/日)*7	140	170	—	—	—	140	160	—	—	—
ミネラル	多量	リン(mg/日)	—	—	1,000	—	—	—	—	900	—	—
ミネラル	微量	鉄(mg/日)	6.0	8.0	—	35	—	6.0	8.5	—	35	—
ミネラル	微量	亜鉛(mg/日)	5	6	—	—	—	5	5	—	—	—
ミネラル	微量	銅(mg/日)	0.4	0.6	—	—	—	0.4	0.5	—	—	—
ミネラル	微量	マンガン(mg/日)	—	—	2.5	—	—	—	—	2.5	—	—
ミネラル	微量	ヨウ素(μg/日)	65	90	—	500	—	65	90	—	500	—
ミネラル	微量	セレン(μg/日)	15	20	—	190	—	15	20	—	180	—
ミネラル	微量	クロム(μg/日)	—	—	—	—	—	—	—	—	—	—
ミネラル	微量	モリブデン(μg/日)	—	—	—	—	—	—	—	—	—	—

*1～7：表 2 脚注を参照

表 6　10～11 歳の食事摂取基準

栄養素			男子					女子				
			推定平均必要量	推奨量	目安量	耐容上限量	目標量	推定平均必要量	推奨量	目安量	耐容上限量	目標量
たんぱく質(g/日)			40	50	—	—	—	40	50	—	—	—
(% エネルギー)			—	—	—	—	13～20 (16.5)*1	—	—	—	—	13～20 (16.5)*1
脂質		脂質(% エネルギー)	—	—	—	—	20～30 (25)*1	—	—	—	—	20～30 (25)*1
		飽和脂肪酸(% エネルギー)	—	—	—	—	—	—	—	—	—	—
		n-6 系脂肪酸(g/日)	—	—	9	—	—	—	—	8	—	—
		n-3 系脂肪酸(g/日)	—	—	1.7	—	—	—	—	1.5	—	—
炭水化物		炭水化物(% エネルギー)	—	—	—	—	50～65 (57.5)*1	—	—	—	—	50～65 (57.5)*1
		食物繊維(g/日)	—	—	—	—	13 以上	—	—	—	—	13 以上
ビタミン	脂溶性	ビタミン A(μgRAE/日)*2	450	600	—	1,500	—	400	600	—	1,500	—
		ビタミン D(μg/日)	—	—	4.5	60	—	—	—	4.5	60	—
		ビタミン E(mg/日)*3	—	—	5.5	450	—	—	—	5.5	450	—
		ビタミン K(μg/日)	—	—	120	—	—	—	—	120	—	—
	水溶性	ビタミン B_1(mg/日)	1.0	1.2	—	—	—	0.9	1.1	—	—	—
		ビタミン B_2(mg/日)	1.1	1.4	—	—	—	1.1	1.3	—	—	—
		ナイアシン(mgNE/日)*4	11	13	—	200 (45)	—	10	12	—	200 (45)	—
		ビタミン B_6(mg/日)*5	1.0	1.2	—	30	—	1.0	1.2	—	30	—
		ビタミン B_{12}(μg/日)	1.5	1.8	—	—	—	1.5	1.8	—	—	—
		葉酸(μg/日)*6	150	180	—	700	—	150	180	—	700	—
		パントテン酸(mg/日)	—	—	6	—	—	—	—	6	—	—
		ビオチン(μg/日)	—	—	35	—	—	—	—	35	—	—
		ビタミン C(mg/日)	60	75	—	—	—	60	75	—	—	—
ミネラル	多量	ナトリウム(mg/日)	—	—	—	—	—	—	—	—	—	—
		(食塩相当量)(g/日)	—	—	—	—	(6.5 未満)	—	—	—	—	(7.0 未満)
		カリウム(mg/日)	—	—	1,900	—	2,200 以上	—	—	1,800	—	2,000 以上
		カルシウム(mg/日)	600	700	—	—	—	600	750	—	—	—
		マグネシウム(mg/日)*7	180	210	—	—	—	180	220	—	—	—
		リン(mg/日)	—	—	1,100	—	—	—	—	1,000	—	—
	微量	鉄(mg/日)*8	7.0	10.0	—	35	—	7.0 (10.0)	10.0 (14.0)	—	35	—
		亜鉛(mg/日)	6	7	—	—	—	6	7	—	—	—
		銅(mg/日)	0.5	0.7	—	—	—	0.5	0.7	—	—	—
		マンガン(mg/日)	—	—	3.0	—	—	—	—	3.0	—	—
		ヨウ素(μg/日)	80	110	—	500	—	80	110	—	500	—
		セレン(μg/日)	20	25	—	240	—	20	25	—	240	—
		クロム(μg/日)	—	—	—	—	—	—	—	—	—	—
		モリブデン(μg/日)	—	—	—	—	—	—	—	—	—	—

*1～7：表 2 脚注を参照

*8：女子の推定平均必要量，推奨量の(　)内は，月経血ありの値である

表 7　12～14 歳の食事摂取基準

栄養素			男子					女子				
			推定平均必要量	推奨量	目安量	耐容上限量	目標量	推定平均必要量	推奨量	目安量	耐容上限量	目標量
たんぱく質(g/日)			50	60	—	—	—	45	55	—	—	—
(% エネルギー)			—	—	—	—	13～20 (16.5)*1	—	—	—	—	13～20 (16.5)*1
脂質		脂質(% エネルギー)	—	—	—	—	20～30 (25)*1	—	—	—	—	20～30 (25)*1
		飽和脂肪酸(% エネルギー)	—	—	—	—	—	—	—	—	—	—
		n-6 系脂肪酸(g/日)	—	—	12	—	—	—	—	10	—	—
		n-3 系脂肪酸(g/日)	—	—	2.1	—	—	—	—	1.8	—	—
炭水化物		炭水化物(% エネルギー)	—	—	—	—	50～65 (57.5)*1	—	—	—	—	50～65 (57.5)*1
		食物繊維(g/日)	—	—	—	—	17 以上	—	—	—	—	16 以上
ビタミン	脂溶性	ビタミン A(μgRAE/日)*2	550	800	—	2,100	—	500	700	—	2,100	—
		ビタミン D(μg/日)	—	—	5.5	80	—	—	—	5.5	80	—
		ビタミン E(mg/日)*3	—	—	7.5	650	—	—	—	6.0	600	—
		ビタミン K(μg/日)	—	—	150	—	—	—	—	150	—	—
	水溶性	ビタミン B_1(mg/日)	1.2	1.4	—	—	—	1.1	1.3	—	—	—
		ビタミン B_2(mg/日)	1.3	1.6	—	—	—	1.2	1.4	—	—	—
		ナイアシン(mgNE/日)*4	12	15	—	250 (60)	—	12	14	—	250 (60)	—
		ビタミン B_6(mg/日)*5	1.2	1.4	—	40	—	1.1	1.3	—	40	—
		ビタミン B_{12}(μg/日)	1.9	2.3	—	—	—	1.9	2.3	—	—	—
		葉酸(μg/日)*6	190	230	—	900	—	190	230	—	900	—
		パントテン酸(mg/日)	—	—	7	—	—	—	—	6	—	—
		ビオチン(μg/日)	—	—	50	—	—	—	—	50	—	—
		ビタミン C(mg/日)	80	95	—	—	—	80	95	—	—	—
ミネラル	多量	ナトリウム(mg/日)	—	—	—	—	—	—	—	—	—	—
		(食塩相当量)(g/日)	—	—	—	—	(8.0 未満)	—	—	—	—	(7.0 未満)
		カリウム(mg/日)	—	—	2,400	—	2,600 以上	—	—	2,200	—	2,400 以上
		カルシウム(mg/日)	850	1,000	—	—	—	700	800	—	—	—
		マグネシウム(mg/日)*7	250	290	—	—	—	240	290	—	—	—
		リン(mg/日)	—	—	1,200	—	—	—	—	1,100	—	—
	微量	鉄(mg/日)*8	8.0	11.5	—	50	—	7.0 (10.0)	10.0 (14.0)	—	50	—
		亜鉛(mg/日)	8	9	—	—	—	7	8	—	—	—
		銅(mg/日)	0.7	0.8	—	—	—	0.6	0.8	—	—	—
		マンガン(mg/日)	—	—	4.0	—	—	—	—	4.0	—	—
		ヨウ素(μg/日)	100	140	—	1,200	—	100	140	—	1,200	—
		セレン(μg/日)	25	30	—	330	—	25	30	—	320	—
		クロム(μg/日)	—	—	—	—	—	—	—	—	—	—
		モリブデン(μg/日)	—	—	—	—	—	—	—	—	—	—

*1～8：表 6 脚注を参照

表 8　15〜17 歳の食事摂取基準

栄養素			男子 推定平均必要量	男子 推奨量	男子 目安量	男子 耐容上限量	男子 目標量	女子 推定平均必要量	女子 推奨量	女子 目安量	女子 耐容上限量	女子 目標量
たんぱく質(g/日)			50	65	—	—	—	45	55	—	—	—
(% エネルギー)			—	—	—	—	13〜20 (16.5) *1	—	—	—	—	13〜20 (16.5) *1
脂質		脂質(% エネルギー)	—	—	—	—	20〜30 (25) *1	—	—	—	—	20〜30 (25) *1
脂質		飽和脂肪酸(% エネルギー)	—	—	—	—	—	—	—	—	—	—
脂質		*n*-6 系脂肪酸(g/日)	—	—	13	—	—	—	—	10	—	—
脂質		*n*-3 系脂肪酸(g/日)	—	—	2.3	—	—	—	—	1.7	—	—
炭水化物		炭水化物(% エネルギー)	—	—	—	—	50〜65 (57.5) *1	—	—	—	—	50〜65 (57.5) *1
炭水化物		食物繊維(g/日)	—	—	—	—	19 以上	—	—	—	—	17 以上
ビタミン	脂溶性	ビタミン A(μgRAE/日) *2	650	900	—	2,600	—	500	650	—	2,600	—
ビタミン	脂溶性	ビタミン D(μg/日)	—	—	6.0	90	—	—	—	6.0	90	—
ビタミン	脂溶性	ビタミン E(mg/日) *3	—	—	7.5	750	—	—	—	6.0	650	—
ビタミン	脂溶性	ビタミン K(μg/日)	—	—	160	—	—	—	—	160	—	—
ビタミン	水溶性	ビタミン B_1(mg/日)	1.3	1.5	—	—	—	1.0	1.2	—	—	—
ビタミン	水溶性	ビタミン B_2(mg/日)	1.4	1.7	—	—	—	1.2	1.4	—	—	—
ビタミン	水溶性	ナイアシン(mgNE/日) *4	14	16	—	300 (75)	—	11	13	—	250 (65)	—
ビタミン	水溶性	ビタミン B_6(mg/日) *5	1.2	1.5	—	50	—	1.1	1.3	—	45	—
ビタミン	水溶性	ビタミン B_{12}(μg/日)	2.1	2.5	—	—	—	2.1	2.5	—	—	—
ビタミン	水溶性	葉酸(μg/日) *6	220	250	—	900	—	220	250	—	900	—
ビタミン	水溶性	パントテン酸(mg/日)	—	—	7	—	—	—	—	5	—	—
ビタミン	水溶性	ビオチン(μg/日)	—	—	50	—	—	—	—	50	—	—
ビタミン	水溶性	ビタミン C(mg/日)	85	100	—	—	—	85	100	—	—	—
ミネラル	多量	ナトリウム(mg/日)	—	—	—	—	—	—	—	—	—	—
ミネラル	多量	(食塩相当量)(g/日)	—	—	—	—	(8.0 未満)	—	—	—	—	(7.0 未満)
ミネラル	多量	カリウム(mg/日)	—	—	2,800	—	3,000 以上	—	—	2,100	—	2,600 以上
ミネラル	多量	カルシウム(mg/日)	650	800	—	—	—	550	650	—	—	—
ミネラル	多量	マグネシウム(mg/日) *7	300	360	—	—	—	260	310	—	—	—
ミネラル	多量	リン(mg/日)	—	—	1,200	—	—	—	—	900	—	—
ミネラル	微量	鉄(mg/日) *8	8.0	9.5	—	50	—	5.5 (8.5)	7.0 (10.5)	—	40	—
ミネラル	微量	亜鉛(mg/日)	9	10	—	—	—	6	8	—	—	—
ミネラル	微量	銅(mg/日)	0.8	1.0	—	—	—	0.6	0.8	—	—	—
ミネラル	微量	マンガン(mg/日)	—	—	4.5	—	—	—	—	3.5	—	—
ミネラル	微量	ヨウ素(μg/日)	100	140	—	2,000	—	100	140	—	2,000	—
ミネラル	微量	セレン(μg/日)	30	35	—	400	—	20	25	—	350	—
ミネラル	微量	クロム(μg/日)	—	—	—	—	—	—	—	—	—	—
ミネラル	微量	モリブデン(μg/日)	—	—	—	—	—	—	—	—	—	—

*1〜8：表 6 脚注を参照

（瀧谷公隆）

索　引

■和文

■欧文

■数字・ギリシャ文字

しょうにえいようしょうかきかんぞうびょうがく
小児栄養消化器肝臓病学　ISBN978-4-7878-2110-2

2014 年 10 月 17 日　初版第 1 刷発行

編　　集	日本小児栄養消化器肝臓学会（にほんしょうにえいようしょうかきかんぞうがっかい）
発 行 者	藤実彰一
発 行 所	株式会社　診断と治療社
	〒 100-0014　東京都千代田区永田町 2-14-2　山王グランドビル 4 階
	TEL：03-3580-2750（編集）　03-3580-2770（営業）
	FAX：03-3580-2776
	E-mail：hen@shindan.co.jp（編集）
	eigyobu@shindan.co.jp（営業）
	URL：http://www.shindan.co.jp/
装　　丁	長谷川真由美
本文イラスト	小牧良次（イオジン）
印刷・製本	三報社印刷株式会社